Herausgeberbeirat

Springer-Verlag Berlin Heidelberg GmbH

Molekulare Medizin

Aus dem Themenbereich der molekularen Medizin sind bereits folgende Titel der Herausgeber D. Ganten und K. Ruckpaul erschienen:

Molekular- und Zellbiologische Grundlagen (1997)
ISBN 3-540-61954-2

Tumorerkrankungen (1998)
ISBN 3-540-62463-5

Herz-Kreislauf-Erkrankungen (1998)
ISBN 3-540-62462-7

Immunsystem und Infektiologie (1999)
ISBN 3-540-62464-3

Erkrankungen des Zentralnervensystems (1999)
ISBN 3-540-64552-7

Monogen bedingte Erbkrankheiten 1 (2000)
ISBN 3-540-65529-8

Monogen bedingte Erbkrankheiten 2 (2000)
ISBN 3-540-65530-1

Molekularmedizinische Grundlagen
von hereditären Tumoren (2001)
ISBN 3-540-67808-5

Molekularmedizinische Grundlagen
von Endokrinopathien I (2001)
ISBN 3-540-67788-7

Molekularmedizinische Grundlagen
von nicht-hereditären Tumoren (2002)
ISBN 3-540-41577-7

Grundlagen der Molekularen Medizin,
2. überarbeitete und erweiterte Aufl. (2003)
ISBN 3-540-43207-8

Molekularmedizinische Grundlagen
von hämatologischen Neoplasien (2003)
ISBN 3-540-41640-4

Molekularmedizinische Grundlagen
von rheumatischen Erkrankungen (2003)
ISBN 3-540-43735-5

Detlev Ganten Klaus Ruckpaul (Hrsg.)
gemeinsam mit Antonio Ruiz-Torres

Molekularmedizinische Grundlagen von altersspezifischen Erkrankungen

Mit Beiträgen von

Mathias Bähr, Christian Behl, Jens Behrends, Daniela Berg, Carlo Bertoni-Freddari, Georg Brabant, Klaus Dalhoff, Martina Dören, Patrizia Fattoretti, Ulrich Finckh, Tanja C. Fischer, Christoph Hock, Gerhard Hofecker, Franz Jakob, Siegfried Kanowski, Julia Kirchheiner, Theodor Klotz, Hans A. Kretzschmar, William A. Meier-Ruge, Christian Meisel, Hans Niedermüller, Roger Nitsch, Volker Richter, Peter Riederer, Lothar Rink, Ivar Roots, Bernd Rosenkranz, Klaus Sames, Norbert Schütze, Frank Sommer, Wolfram Sterry, Jens Weise, Peter F. Wieacker, Stephan Wolter

Mit 166 Abbildungen und 67 Tabellen

Springer

Professor Dr. med. Detlev Ganten
Professor Dr. Klaus Ruckpaul
Max-Delbrück-Centrum
für Molekulare Medizin (MDC)
Robert-Rössle-Straße 10
13122 Berlin-Buch

Professor Dr. Antonio Ruiz-Torres
Instituto Universitario
de Investigación Gerontológica
Diego de León 62
E-28006 Madrid

Legende zur Umschlagabbildung: Alzheimer-Fibrillen und senile Plaques mit Ablagerungen des Amyloid β-Proteins im frontalen Kortex des Gehirns eines Alzheimer-Patienten. Das Präparat wurde freundlicherweise von Priv.-Doz. Dr. Matthias Weber vom Historischen Archiv des Max-Planck-Instituts für Psychiatrie (Direktor: Prof. Dr. Dr. Florian Holsboer) zur Verfügung gestellt.

ISBN 978-3-642-62272-4 ISBN 978-3-642-18741-4 (eBook)
DOI 10.1007/978-3-642-18741-4

Bibliografische Information Der Deutschen Bibliothek
Die Deutsche Bibliothek verzeichnet diese Publikation in der Deutschen Nationalbibliografie; detaillierte bibliografische Daten sind im Internet über <http://dnb.ddb.de> abrufbar.

springer.de

Ursprünglich erschienen bei Springer-Verlag Berlin Heidelberg New York 2004

Herstellung: PRO EDIT GmbH, 69126 Heidelberg
Umschlaggestaltung: design & production, 69121 Heidelberg
Satz: K+V Fotosatz GmbH, 64743 Beerfelden-Airlenbach

Gedruckt auf säurefreiem Papier 27/3150/göh-5 4 3 2 1 0

Vorwort

Altersspezifische Erkrankungen sind durch Überlagerung von zwei parallel ablaufenden Prozessen gekennzeichnet: durch den Alterungsprozess einerseits und durch in diesem Lebensabschnitt auftretende Erkrankungen andererseits. Der Alterungsprozess kann als biologisches Phänomen aufgefasst werden, wobei zwischen Lebensspanne und Lebenserwartung zu unterscheiden ist. Die maximale Lebensspanne einer Spezies ist durch die Biologie und das Genom festgelegt. Die durchschnittliche Lebenserwartung hingegen wird wesentlich mitbestimmt durch individuelle Lebensbedingungen und durch Umweltfaktoren vielfältigster Art.

Zu diesem biologischen Prozess addieren sich altersspezifische pathologische Abweichungen wie beispielsweise eine verminderte Regenerationsfähigkeit der Gewebe und Veränderungen der Leistungsfähigkeit vieler Organe. Diese können teilweise eigenständigen Krankheitscharakter gewinnen, wie z.B. Erkrankungen des ZNS, oder sie werden durch altersspezifische biologische Besonderheiten in ihrem Verlauf modifiziert. Ursache für das Ende des Lebens stellen pathologische Zustände dar, am häufigsten Herz-Kreislauf-Affektionen, Krebs und neurodegenerative Krankheiten. Viele dieser Erkrankungen können mit zunehmenden molekularmedizinischen Kenntnissen auf polygenetische Ursachen zurückgeführt werden. Um zwischen dem physiologischen Alterungsprozess und altersspezifischen Erkrankungen unterscheiden zu können, gewinnen die präventiv wirksame Früherkennung und die differenzialdiagnostische Analyse besondere Bedeutung.

Ein solches Vorgehen gewinnt besonders dann an Wert, wenn man sich die Änderungen der Altersstruktur der Bevölkerung in den Industriestaaten vor Augen hält. Die demographische Entwicklung zeigt bei zunehmender Lebenserwartung ein bemerkenswertes Anwachsen der Zahl der Menschen über 60 Jahre. Hinzu kommt, dass die Abnahme der Geburtenrate eine sich verändernde Lebenspyramide zur Folge hat und dadurch in wenigen Jahren die Zahl der Menschen über 60 Jahre etwa die Hälfte der Bevölkerung ausmachen wird. Hochrechnungen haben ergeben, dass im Jahre 2003 mit etwa 10 000 und im Jahre 2047 mit etwa 1 Million über 100-jähriger Menschen zu rechnen ist. Ohne auf die sozialen Folgen dieser immer älter werdenden Bevölkerung näher einzugehen, ergeben sich daraus neben wirtschaftlichen Problemen erhebliche gesundheitspolitische und medizinische Konsequenzen.

Kennzeichnend für alte Menschen ist ein multimorbides Krankheitsgeschehen, welches die Behandlung mit verschiedenen Arzneimitteln erfordert. So steigen die Ausgaben für Arzneimittel mit zunehmendem Alter erheblich an und betragen in der Gruppe der 65- bis 85-Jährigen zwei Drittel der Ausgaben der Altersgruppe der 20- bis 60-Jährigen. Diese Tatsache hat nicht nur wirtschaftliche Konsequenzen. Aus der Notwendigkeit, mehrere Arzneimittel bei einem Patienten anzuwenden, ergeben sich auch pharmakologische Probleme wie beispielsweise Wirkungsinterferenzen, von Standardwerten abweichende Resorption und Ausscheidung, denen zumeist noch Mittelwerte eines mittleren Alters zugrunde liegen. Relativ einheitliche pharmakokinetische Parameter bei jüngeren Patienten zeigen bei alten Menschen stärkere Divergenzen. Genetische Faktoren und Polymorphismen gewinnen an Bedeutung und müssen für eine optimale Dosierung berücksichtigt werden. Hinzu kommen altersbedingte mentale Veränderungen, die durch pathologische Zustände überlagert werden und die Behandlung auf vielfältige Weise erschweren können. Hieraus ergibt sich die Notwendigkeit einer individualisierten Therapie, die neben speziellen pflegerischen und ärztlichen Kenntnissen besonders auch Forschungskapazitäten für die Entwicklung geeigneter präventiver ärztlicher Interventionen notwendig macht.

Das besondere Anliegen dieses Bandes besteht darin, altersspezifische Krankheiten mit molekulargenetischen Methoden zu charakterisieren und soweit heute bekannt auf ihre molekularen Ursachen zurückzuführen mit dem Ziel, präventive ärztliche Interventionen abzuleiten bzw. frühzeitig therapeutische Maßnahmen zu begründen, um dadurch Einschränkungen der Lebensqualität zu vermeiden oder diese zu verbessern.

Ein wesentliches Kennzeichen des Alterns auf molekularer Ebene ist die Schädigung des Genoms. Die DNA-Homöostase ist beeinträchtigt, woraus sich eine verminderte Adaptationsfähigkeit ergibt. Genomische Stabilität wird unter anderem durch „Caretaker-Gene" erreicht. Deren Genprodukte erkennen DNA-Schäden und/oder leiten Reparaturprozesse ein. Als Beispiele seien folgende Gene angeführt: *xpaxpg* und *blm* sind am Schutz gegen UV-Licht beteiligt, Nibrin *(nbs1)* bewirkt den Schutz gegen ionisierende Strahlen. *msh2, msh6* und *mlh1* sind zuständig für Mismatch-Reparaturen; *p53* ist für die Zellzykluskontrolle verantwortlich und hemmt die Krebsentstehung. *wrn* führt bei einem Gendefekt durch Ausfall einer Helikase zu vorzeitigem Altern (Progerie). Caretaker-Gen-Syndrome sind autosomal-rezessiv vererbte Erkrankungen, d.h. heterozygote Mutationsträger sind klinisch gesund.

Sich teilende somatische Zellen zeigen eine mit der Mitose einhergehende progressive Verkürzung der Telomere, deren Länge dem noch vorhandenen Lebenspotenzial dieser Zellen in etwa entspricht. Dagegen wird in Krebs- und Keimzellen die Telomerlänge aufgrund einer aktiven Telomerase konstant gehalten. Dieser Sachverhalt wurde mit dem Prozess des Alterns in Zusammenhang gebracht, ist aber nur eines von vielen Phänomenen.

Die Häufigkeit genetisch bedingter bzw. mitbedingter Alterskrankheiten erklärt sich z.T. durch eine fehlende evolutionäre Selektion gegen Gendefekte nach der Generationsphase und dadurch erst im Alter manifest werdende Defekte, die dem Prinzip der antagonistischen Pleiotropie folgen. Als Beispiel sei die familiäre Hypercholesterinämie genannt, die in der Jugend mit möglichen Selektionsvorteilen verbunden ist, im Alter jedoch zu einer Krankheitsursache werden kann.

Weiterhin spielen endogene Schädigungsfaktoren eine bestimmende Rolle für das Zustandekommen genetisch veränderter und genetisch instabiler Zellen, welche Auslöser krankheitsverursachender Prozesse sein können. Von besonderer Bedeutung sind hierbei die Thermoinstabilität der DNA und der mit der Entstehung von Radikalen verbundene „oxidative Stress". Letzterer wird u.a. mit Erkrankungen des ZNS, seniler Makuladegeneration, Morbus Alzheimer und Morbus Parkinson in Verbindung gebracht. Genexpressionsprofile alter und junger Zellen zeigen eine Vielzahl von Besonderheiten, die mit dem Alterungsprozess einhergehen. Besonders deutliche Unterschiede sind in Genfamilien des Zellzyklus beschrieben worden, der für die Zellreplikation verantwortlich ist.

Namhafte Autoren berichten in 4 größeren Abschnitten mit jeweils 3 bis 5 Kapiteln den gegenwärtigen Erkenntnisstand. Die Darstellung allgemeiner Aspekte führt den Leser in die Problematik Altern und altersspezifische Erkrankungen ein. Der zweite Abschnitt behandelt altersspezifische Erkrankungen des ZNS, dem sich ein Abschnitt über altersspezifische Erkrankungen des Endokriniums und des Mineralstoffwechsels anschließt. Im vierten Abschnitt werden altersspezifische Allgemeinerkrankungen sowie ethische Aspekte in der Geriatrie behandelt.

Dieser Band sei allen medizinisch interessierten jungen und alten Lesern empfohlen, welche die stürmische Entwicklung der geriatrisch/gerontologischen Grundlagenforschung bis hin zur Entwicklung pharmakologisch wirksamer Verbindungen verfolgen möchten. Die Herausgeber bedanken sich bei den Autoren, bei der Redaktion „Biomedizin" des Springer-Verlages und bei dem Hersteller für eine stets fruchtbare Zusammenarbeit auch bei diesem Band der Buchreihe „Molekulare Medizin".

Berlin/Madrid,
im Herbst 2003

Die Herausgeber

Inhaltsverzeichnis

Autorenverzeichnis

Prof. Dr. Mathias Bähr
Universitätsklinikum Göttingen
Abteilung für Neurologie
Robert-Koch-Str. 40, 37075 Göttingen
E-Mail: mbaehr@gwdg.de

Prof. Dr. Christian Behl
Institut für Physiologische
Chemie und Pathobiochemie
Johannes Gutenberg-Universität Mainz
Duesbergweg 6, 55099 Mainz
E-Mail: cbehl@uni-mainz.de

Dr. Jens Behrends
Abt. Gastroenterologie, Hepatologie
und Endokrinologie
Medizinische Hochschule Hannover
Carl-Neuberg-Straße 1, 30625 Hannover
E-Mail: behrends.jens@mh-hannover.de

Dr. Daniela Berg
Universitätsklinikum Tübingen
Institut für Anthropologie und Humangenetik
Medizinische Genetik
Calwerstraße 7, 72076 Tübingen
E-Mail: daniela.berg@uni-tuebingen.de

Ph. D. Carlo Bertoni-Freddari
Neurobiology of Aging Laboratory
I.N.R.C.A., Research Department
Via Biarelli 8, 60121 Ancona, Italien
E-Mail: c.bertoni@inrca.it

Prof. Dr. Georg Brabant
Abt. Gastroenterologie, Hepatologie
und Endokrinologie
Medizinische Hochschule Hannover
Carl-Neuberg-Straße 1, 30625 Hannover

Prof. Dr. Klaus Dalhoff
Medizinische Klinik III
Universität zu Lübeck
Ratzeburger Allee 160, 23538 Lübeck
E-Mail: klaus.dalhoff@medinf.mu-luebeck.de

Prof. Dr. Martina Dören
Klinisches Forschungszentrum Frauengesundheit
Universitätsklinikum Benjamin Franklin
Freie Universität Berlin
Hindenburgdamm 30, 12203 Berlin
E-Mail: martina.doeren@medizin.fu-berlin.de

Ph. D. Patrizia Fattoretti
Neurobiology of Aging Laboratory
I.N.R.C.A., Research Department
Via Biarelli 8, 60121 Ancona, Italien
E-Mail: p.fattoretti@inrca.it

Priv.-Doz. Dr. Ulrich Finckh
Institut für Humangenetik
Universitätsklinikum Hamburg-Eppendorf
Butenfeld 42, 22529 Hamburg
E-Mail: finckh@uke.uni-hamburg.de

Dr. Tanja C. Fischer
Klinik für Dermatologie, Venerologie
und Allergologie
Charité, Universitätsmedizin Berlin
Campus Mitte
Schumannstraße 20/21, 10117 Berlin
E-Mail: tanja.fischer@charite.de

Prof. Dr. Christoph Hock
Abteilung für Psychiatrische Forschung
Psychiatrische Universitätsklinik
Lengstr. 31, 8008 Zürich, Schweiz
E-Mail: chock@bli.unizh.ch

Prof. Dr. GERHARD HOFECKER
Institut für Physiologie und
Ludwig-Boltzmann-Institut
für Alternsforschung
Veterinärmedizinische Universität
Abt. Biogerontologie
Veterinärplatz 1, 1210 Wien, Österreich

Prof. Dr. FRANZ JAKOB
Experimentelle und Klinische Osteologie
Orthopädische Klinik im König-Ludwig-Haus
Brettreichstraße 11, 97074 Würzburg
E-Mail: f-jakob.klh@mail.uni-wuerzburg.de

Prof. Dr. SIEGFRIED KANOWSKI
Helmstedter Straße 11, 10717 Berlin
E-Mail: kanowski@epost.de

Dr. JULIA KIRCHHEINER
Institut für Klinische Pharmakologie
Charité, Universitätsmedizin Berlin
Campus Charité Mitte
Schumannstraße 20/21, 10117 Berlin
E-Mail: julia.kirchheiner@charite.de

Priv.-Doz. Dr. THEODOR KLOTZ
Abteilung Urologie
Klinikum Weiden
Söllner Straße 16, 92637 Weiden

Prof. Dr. HANS A. KRETZSCHMAR
Institut für Neuropathologie
Ludwig-Maximilians-Universität
Marchioninistraße 17, 81377 München
E-Mail:
hans.kretzschmar@inp.med.uni-muenchen.de

Prof. Dr. WILLIAM A. MEIER-RUGE
Gerontologische Forschung
Institut für Pathologie, Universität Basel
Schönbeinstraße 40, 4003 Basel, Schweiz
E-Mail: dsc.oberwil@bluewin.ch

Dr. CHRISTIAN MEISEL
Institut für Klinische Pharmakologie
Charité, Universitätsmedizin Berlin
Campus Charité Mitte
Schumannstraße 20/21, 10117 Berlin

Prof. Dr. HANS NIEDERMÜLLER
Institut für Physiologie und
Ludwig-Boltzmann-Institut
für Alternsforschung
Veterinärmedizinische Universität
Abt. Biogerontologie
Veterinärplatz 1, 1210 Wien, Österreich
E-Mail: hans.niedermueller@vu-wien.at

Prof. Dr. ROGER NITSCH
Abteilung für Psychiatrische Forschung
Psychiatrische Universitätsklinik
Lengstr. 31, 8008 Zürich, Schweiz
E-Mail: nitsch@bli.unizh.ch

Prof. Dr. VOLKER RICHTER
Institut für Laboratoriumsmedizin,
Klinische Chemie und Molekulare Diagnostik
Universitätsklinikum Leipzig
Liebigstraße 27, 04103 Leipzig
E-Mail: richv@medizin.uni-leipzig.de

Prof. Dr. PETER RIEDERER
Klinik und Poliklinik für Psychiatrie
und Psychotherapie
Klinische Neurochemie
Universitäts-Nervenklinik
Füchsleinstraße 15, 97080 Würzburg
E-Mail: peter.riederer@mail.uni-wuerzburg.de

Prof. Dr. LOTHAR RINK
Institut für Immunologie
Universitätsklinikum der RWTH Aachen
Pauwelsstraße 30, 52074 Aachen
E-Mail: LRink@ukaachen.de

Prof. Dr. IVAR ROOTS
Institut für Klinische Pharmakologie
Charité, Universitätsmedizin Berlin
Campus Charité Mitte
Schumannstraße 20/21, 10117 Berlin
E-Mail: ivar.roots@charite.de

Priv.-Doz. Dr. BERND ROSENKRANZ
Clinical Development
Jerini AG
Invalidenstr. 130, 10115 Berlin

Prof. Dr. KLAUS SAMES
Zentrum für Experimentelle Medizin
Institut für Anatomie II, Exp. Morphologie
Universitätsklinikum Hamburg-Eppendorf
Martinistraße 52, 20246 Hamburg
E-Mail: sames@uke.uni-hamburg.de

Dr. Norbert Schütze
Experimentelle und Klinische Osteologie
Orthopädische Klinik im König-Ludwig-Haus
Brettreichstraße 11, 97074 Würzburg

Priv.-Doz. Dr. Frank Sommer
Klinik und Poliklinik für Urologie
Universität zu Köln
Joseph-Stelzmann-Straße 9, 50924 Köln

Prof. Dr. Wolfram Sterry
Klinik für Dermatologie,
Venerologie und Allergologie
Charité, Universitätsmedizin Berlin
Campus Mitte
Schumannstraße 20/21, 10117 Berlin
E-Mail: wolfram.sterry@charite.de

Dr. Jens Weise
Universitätsklinikum Göttingen
Abteilung für Neurologie
Robert-Koch-Straße 40, 37075 Göttingen
E-Mail: jweise@gwdg.de

Prof. Dr. Peter F. Wieacker
Institut für Humangenetik
Medizinische Fakultät
Otto-von-Guericke-Universität
Leipziger Straße 44, 39120 Magdeburg
E-Mail: Peter.Wieacker@medizin.uni-magdeburg.de

Dr. Stephan Wolter
Klinik und Poliklinik für Urologie
Universität zu Köln
Joseph-Stelzmann-Straße 9, 50924 Köln
E-Mail: stephan.wolter@uni-koeln.de

Abkürzungen und Erläuterungen

AaRS	Aminoacyl-tRNA-Synthetasen
Aβ	Amyloid-β-Protein
ABCA1	Gruppe von Transmembran-Transportproteinen mit zentraler Bedeutung für die Regulation des Transports von Lipiden durch zelluläre Membranen und für den HDL-Stoffwechsel
ABC-Transporter	ABC steht für ATP (Adenosintriphosphat) bindende Kassette: membranständige Transporterfamilie, zu der die meisten Arzneistofftransporter zählen
ACAT	Acyl-CoA-Cholesterol-Acyltransferase: Enzym, welches die intrazelluläre Veresterung von freiem Cholesterol katalysiert
ACE	Angiotensin converting enzyme I
ACE-Inhibitoren	Hemmer des Angiotensinkonversionsenzyms I, Einsatz als Antihypertensiva
AD	Alzheimer-Demenz
ADA	American Diabetes Association
Adhäsionsmoleküle	Moleküle auf der Zelloberfläche, welche die Zell-Zell-Interaktion vermitteln und verstärken
Adiponektin	Vom Fettgewebe freigesetzter Faktor, der die Produktion von TNF-*α* hemmt
Affinität	Spezifität und damit auch Stärke einer Bindung
AGE	Advanced glycation end products entstammen einer nichtenzymatischen Glykosylierung und nehmen altersabhängig in verschiedenen langlebigen Proteinen ohne oder mit geringem Umsatz zu
AgrP	Agouti-related peptide: zentral synthetisiertes Protein (ähnlich dem peripher produzierten Agouti), das den MC3/4-Rezeptor blockiert und die Wirkung von *α*-MSH verhindert
AIDS	Acquired immune deficiency syndrome: erworbene Immunschwäche aufgrund einer HIV-Infektion
AIF	Apoptose induzierender Faktor: intramitochondrial vorliegendes Protein, welches nach Translokation in das Zytoplasma an der apoptotischen Zelltodkaskade beteiligt ist
aire	Autoimmunregulatorgen, welches bei der APECED (s. dort) mutiert ist
AKAP	Proteinkinase-A-Adapter-Protein: steuert die lokalisierte Funktion der Proteinkinase A
Allel	Bestimmter Zustand oder bestimmte Ausführung eines Gens
Allogen	Material aus einem Spender der gleichen Spezies
1*α*-Hydroxylase	25-Hydroxyvitamin-D_3-1*α*-Hydroxylase: Schlüsselenzym in der Synthese des Vitamin D-Hormons (1,25-Dihydroxyvitamin D_3)
α_2-M	α_2-Makroglobulin, ein Akutphaseprotein
α-Tocopherol	Vitamin E
Alternsveränderung	Durch die noch unbekannten ursächlichen Mechanismen des Alterns direkt bewirkte Änderung. Die Bezeichnung einer altersabhängigen Veränderung als Alternsveränderung beruht auf einer Annahme
AMPA	*α*-Amino-3-hydroxy-5-methyl-4-isoxazolproprionsäure: Agonist für den AMPA-Rezeptor, einen ionotropen Glutamatrezeptor, dessen Aktivierung zum nekrotischen Zelltod beiträgt (s. NMDA)
Androgenresistenzsyndrom	Androgenrezeptordefekt: Betroffene haben normalen männlichen Karyotyp 46, XY und Hoden, aber unterschiedlich stark ausgeprägten weiblichen Phänotyp (komplette/partielle Androgenresistenz)

Androgen-rezeptor	Nukleärer Rezeptor: Phosphoprotein mit 2 sog. Zinkfingern, die für die Promotererkennung bzw. Stabilität der DNA-Bindung wesentlich sind
Androsten-dion	Männliches Geschlechtshormon, das von Aromatase zu Östrogenen metabolisiert werden kann
ANP	Atriales natriuretisches Peptid: ein blutdruckwirksames Hormon
Antiapoptotische Proteine	Proteine, welche die Apoptose unterdrücken
Antiassoziationsfaktor	Verhindert Bildung des Präinitiationskomplexes
Antigen präsentierende Zellen	Zellen, die zur Antigenpräsentation über MHC-II befähigt sind
Antigen-präsentation	Expression von MHC-Molekülen mit eingelagertem Antigen (Peptid) in der Antigenbindungsgrube auf der Zelloberfläche
Antigen-prozessierung	Vorgang der intrazellulären Verarbeitung von Proteinen zu Peptiden, die in MHC-I oder MHC-II eingelagert werden können
Antioxidanzien	Substanzen, die reaktive freie Radikale chemisch abfangen und somit unschädlich machen können
AP-1	Aktivatorprotein 1 ist ein Transkriptionsfaktor, der als Heterodimer aus den Protoonkogenen *jun* und *fos* gebildet wird und u. a. als negativer Regulator der Kollagenbiosynthese wirkt
APAF-1	Apoptotic protease activating factor 1: führt durch eine Zytochrom-C-abhängige Aktivierung von Caspasen zur Apoptose. Ein APAF-1-Verlust soll wesentlich an der Melanomentstehung beteiligt sein
APC-Resistenz	Resistenz des Faktors V des Blutgerinnungssystems gegen aktiviertes Protein C, bedingt durch Mutation im Faktor-V-Gen (Typ Leiden); führt zu einer verminderten Gerinnungshemmung
APECED	Autoimmune polyendocrinopathy candidiasis ectodermal dystrophy: autosomal-rezessiv erbliche Form von Autoimmunerkrankungen
APH-1	Protein, das den Sekretasekomplex stabilisiert und zugleich eine Sekretase inhibierende Wirkung hat
APLP	Amyloid beta (A4) precursor-like protein: APP-ähnliches Protein
Apo-A-I, -II	Apolipoprotein A-I, A-II: Bestandteile der vasoprotektiven HDL-Partikel
Apo-B	Apolipoprotein B: Bestandteil der LDL-Partikel und triglyzeridreicher Lipoproteine
Apo-C-II	Apolipoprotein C-II: in erster Linie als Bestandteil von triglyzeridreichen Lipoproteinen und HDL-Aktivator der Lipoproteinlipase
Apo-C-III	Apolipoprotein C-III: in erster Linie als Bestandteil von triglyzeridreichen Lipoproteinen und HDL-Inhibitor der Lipoproteinlipase
Apo-E	Apolipoprotein E: spielt eine zentrale Rolle beim Cholesterol- und Lipidtransport und bindet an alle sieben der bislang bekannten Rezeptoren der LDL-Rezeptorenfamilie (LDLR, VLDLR, ApoER2, MEGF7, LRP, LRP1B, Megalin). Neben ihrer Funktion bei Transport und Endozytose von Blutfetten beeinflussen diese multifunktionalen Rezeptoren und deren Liganden über im Einzelnen noch nicht aufgeklärte Mechanismen die Entwicklung und Aufrechterhaltung physiologischer Funktionen im Nervensystem. Darüber hinaus spielt Apo-E eine Rolle bei der Genese der Alzheimer-Erkrankung
apoe	Gen für Apolipoprotein E. Die allelische Variante von *apoe* ist der bislang einzige bekannte genetische Risikofaktor für die sporadische, zumeist spät manifeste AD
Apo-ER2	Apolipoprotein-E-Rezeptor 2, Synonym: LRP8 (low density lipoprotein receptor-related protein 8)
Apolipoproteine	Trägerproteine der Plasmalipide
Apoptose	Mechanismus des Zelltods: genetisch kontrolliert und ausgeführt durch Caspasen
APP	Amyloid precursor protein: Amyloidvorläuferprotein, aus dem durch konsekutive Spaltung durch BACE und den γ-Sekretasekomplex das amyloidogene Endprodukt A gebildet wird, welches Hauptbestandteil der Alzheimer-typischen senilen Plaques oder Amyloidplaques ist. Gen: *app*. Verschiedene Mutationen im *app* sind

	bei der FAD sowie der zerebralen Amyloidangiopathie (CAA), einer ebenfalls autosomal-dominant erblichen Erkrankung mit präferenzieller Amyloidablagerung in den Hirngefäßen bekannt. Alle bislang bekannten *app*-Mutationen liegen in den Exons 16 oder 17 von *app* und führen auf Proteinebene zu Aminosäureaustauschen in der Nähe der α-, β- und γ-Sekretase-Schnittstellen
APS	Antiphospholipid-Syndrom: Erkrankung geht mit erhöhten Antiphospholipid-Antikörper-Spiegeln (Antikardiolipin-Antikörper, β_2-Glykoprotein-I-Antikörper, Lupusantikoagulans) einher
AIIRA	Angiotensin-II-Rezeptor-Antagonist
AT	Ataxia teleangiectatica: Chromosomeninstabilitätssyndrom
AT1a, AT1b	Angiotensinrezeptoren
ATP	Energiereiches Phosphat (Adenosintriphosphat): wichtigste energiereiche Verbindung des Zellstoffwechsels, dient der Bereitstellung von Energie für biochemische Prozesse
ATR-X	X-Chromosom-verknüpfte α-Thalassämie, mentales Retardierungssyndrom
Atrophisch	Rückgebildet, z. B. Abbau des Thymus mit dem Lebensalter
AUC	Area under the curve: Fläche unter der Konzentrationszeitkurve eines Medikamentes (Maß für die gesamte freigesetzte und im Plasma erschienene Wirkstoffmenge nach Einnahme eines Arzneimittels)
Autolog	Innerhalb eines Organismus
Autoreferenziell	Sich selbst steuernd, regulierend und kontrollierend
AVM	Arteriovenöse Malformation: Gefäßmissbildung mit pathologischem Kurzschluss von arteriellen und venösen Gefäßen
Bal1	Restriktionsenzym, welches einen bestimmten Polymorphismus im Dopamin-D3-Rezeptor schneidet
BACE	β-site APP-cleaving enzyme: Aspartylprotease, welche APP zwischen M671 und D672 (ausgehend von der APP-Isoform mit 770 Aminosäuren) spaltet und damit das amyloidogene Vorprodukt zu β-Amyloid, v. a. $A\beta_{40}$ und $A\beta_{42}$, liefert. D672 entspricht Aminosäure 1 von $A\beta_{40}/A\beta_{42}$
BAD	Proapoptotisch wirkendes Protein der BCL2-Familie: Effekt wird über Spaltung von BCL2 vermittelt
Basophile	Basophile Granulozyten: Einteilung gemäß der Färbeeigenschaften nach May-Grünwald-Giemsa; Funktion: Parasitenabwehr durch Degranulation
BAX	Proapoptotisch wirkendes Protein der BCL2-Familie: induziert die Freisetzung von Zytochrom C, AIF und Procaspase 9 aus Mitochondrien durch Porenbildung in äußerer Mitochondrienmembran
BCL2	Ursprünglich als Onkogen *(bcl2)* in B-Zell-Lymphomen charakterisiertes, antiapoptotisch wirkendes Protein. Gegenspieler von BAX und BAD
BCL-XL	Antiapoptotisch wirkendes Protein der BCL2-Familie
BCR	B-Zell-Rezeptor: Komplex aus membranständigen Antikörpern und akzessorischen Molekülen, die zu einer Signaltransduktion nach Antigenbindung führen
BDNF	Brain-derived neurotrophic factor: hirneigenes Protein aus der Familie der Neurotrophine. Im Tiermodell neuroprotektive Wirkung nach zerebraler Ischämie
bFGF	Basischer Fibroblastenwachstumsfaktor: ubiquitär vorkommendes Molekül mit wichtiger Rolle bei neuronaler Differenzierung während der ZNS-Entwicklung. Starke neuroprotektive Wirkung
BID	Proapoptotisch wirksames Protein der BCL2-Familie: vermittelt die Freisetzung von Zytochrom C und AIF aus den Mitochondrien
Biomarker	Substanz, die als Kenngröße (Parameter) für bestimmte biologische Zustände gilt
Biomorphose	Stetiger Wandel von Struktur und Funktion
blm	Mutationen im *blm*-Gen sind für die Entwicklung des Bloom-Syndroms (Wachstumshormonmangel, Hautveränderungen, Fotosensibilität, variable Immundefizienzen, Prädisposition zu Malignombildung, Typ-2-Diabetes, früher Tod) verantwortlich

BMI	Body Mass Index: Verhältniszahl zur Beurteilung des Körpergewichts im Vergleich zur Größe
BMR	Basal metabolic rate: Grundumsatz
BN-Ratte	Brown-Norway-Ratte
BNP	Brain natriuretic peptide: ein neuroendokrines, im Gehirn freigesetztes Peptid, welches Blutdruck senkend wirkt
12-bp-Repeat	Repetitive DNA-Sequenz von 12 Basenpaaren Länge, z. B. im Exon 1 des Dopamin-D4-Rezeptors
BP180, BP230	Bullous pemphigoid antigens (mit einem Molekulargewicht von 180 kD bzw. 230 kD): Strukturproteine, die an der hemidesmosomalen Plaque beteiligt sind. Autoantikörper gegen diese Proteine führen zum bullösen Pemphigoid
BPES1	Blepharophimose-Ptosis-Epicanthus-inversus-Syndrom Typ 1
BPH	Benigne Prostatahyperplasie
braf	Das *v-raf* virale Maussarkom-Onkogen B1 (*v-raf* murine sarcoma viral oncogene homologue B1) ist eine Serin-Threonin-Kinase, die an der Entstehung von Melanomen beteiligt ist
BS	Bloom Syndrom: Syndrom beschleunigten Alterns
BSE	Bovine spongiforme Enzephalopathie, „Rinderwahn"
B-Zell-Rezeptor	s. BCR
C	Caenorhabditis (Rundwurm)
C-4-S	Chondroitin-4-sulfat
C3435T-Polymorphismus	Basenaustausch an der Position 3435 der DNA des *mdr1*-Gens; statt eines Cytosins haben Träger der genetischen Variante ein Tyrosin
CADASIL	Zerebrale autosomal-dominante Arteriopathie mit subkortikalen Infarkten und Leukoenzephalopathie. Generalisierte Angiopathie mit überwiegendem Befall kleiner Hirngefäße
Calbindin	Kalzium (Ca^{++}) bindendes Protein
camKIIδ	Cell adhesion molecule KIIδ
cAMP	Zyklisches AMP (cyclic adenosine monophosphate)
capn10	Kodiert für Calpain 10: gehört zu einer Familie von nicht lysosomalen Cysteinproteasen, die an der Regulation von zahlreichen zellulären Funktionen beteiligt sind (intrazelluläre Signalübertragung, Proliferation, Differenzierung)
CART	Durch Kokain und Amphetamin reguliertes Transkript: im Nucleus arcuatus des Hypothalamus synthetisiert, hemmt ähnlich wie α-MSH die Nahrungsaufnahme und erhöht den Energieverbrauch
Caspasen	Sind die biochemischen Exekutoren der Apoptose und gehören zur Familie der Cysteinproteasen; bisher sind 14 unterschiedliche Caspasen bekannt
CAT	Katalase
CBF	Zerebraler Blutfluss
CCT	Kraniale Computertomographie: strukturelles Bildgebungsverfahren, das zur Ausschlussdiagnostik nicht idiopathischer Parkinson-Syndrome eingesetzt wird
CD	Cluster of differentiation: Oberflächenmarker von Zellen, anhand derer der Differenzierungszustand definiert werden kann
CD2	Adhäsionsmolekül (LFA-2), das an CD58 (LFA-3) bindet, beteiligt an der Zellaktivierung, alter Marker für T-Zellen (Schafserythrozytenrezeptor, T11), ist aber auch auf NK-Zellen
CD3	Leitmarker für T-Zellen: Signaltransduktionskomplex des TCR
CD4	Korezeptor für MHC-II, charakterisiert TH-Zellen
CD4/CD8-Ratio	Verhältnis der TH-Zellen zu zytotoxischen (Suppressor-)T-Zellen, Verlaufsparameter bei z. B. HIV-Infektionen
CD5	Marker zur Subdifferenzierung von B-Zellen, aber auch auf T-Zellen vorhanden, Scavenger-Rezeptor
CD7	Marker für pluripotente Stammzellen, Thymozyten und T-Zellen: diagnostischer Marker bei Leukämie der T-Zellen
CD8	Korezeptor für MHC-I, charakterisiert CTL
CD11	Integrin α: es gibt 4 Varianten, die jeweils mit CD18 (Integrin β) das funktionelle Integrin (Adhäsionsmolekül) bilden: CD11a/CD18 = LFA-1; CD11b/CD18 = Mac-1 bzw. Komplementrezeptor 3 (CR3); CD11c/CD18 = gp150.95 bzw. Komplementrezeptor 4 (CR4); CD11d/CD18 = Ligand von CD50 (ICAM-3)

CD14 Marker für Monozyten/Makrophagen: bindet LPS im Komplex mit dem LPS bindenden Protein (LBP)
CD15s Adhäsionsmolekül Sialyl-Lewis*: Ligand von CD62E und P (Endothel- bzw. Plättchenselektin)
CD16 Niedrigaffiner Rezeptor für IgG (FcγRIII)
CD18 Integrin β, siehe CD11
CD19 B-Zell-Marker: bildet einen Komplex mit CD21 innerhalb des B-Zell-Rezeptor-Komplexes
CD20 B-Zell-Marker: beteiligt an der B-Zell-Aktivierung
CD21 B-Zell-Marker: Komplementrezeptor 2 (CR2, Rezeptor für C3d und das Epstein-Barr-Virus), bildet einen Komplex mit CD19 innerhalb des B-Zell-Rezeptor-Komplexes
CD23 Niedrigaffiner Rezeptor für IgE (FcεRII), reguliert die IgE-Synthese
CD25 α-Kette des IL-2-Rezeptors (Tac-Antigen): charakterisiert den hochaffinen IL-2R, Marker für aktivierte T-Zellen
CD28 Rezeptor für die kostimulierenden Moleküle B7.1 (CD80) und B7.2 (CD86)
CD29 β1-Untereinheit der Integrine
CD32 niedrigaffiner Rezeptor für IgG (FcγRII)
CD40 Rezeptor für kostimulierende Signale auf B-Zellen
CD44 Lymphozytenantigen: einige Isoformen von CD44 regulieren die Aktivität von Lymphozyten und Makrophagen
CD45 leukocyte common antigen: Marker für sämtliche Leukozyten, Tyrosinphosphatase, welche die Signale in T- und B-Zellen verstärkt, Isoformen R0 („null“, „Memory-Zellen“), RA (naive Zellen), RB und RC
CD54 ICAM-1
CD56 Marker für NK-Zellen, Adhäsionsmolekül NCAM (neuronal cell adhesion molecule)
CD57 Marker für NK-Zellen, aber auch auf Subpopulationen von T- und B-Zellen
CD62L L-Selektin, vermittelt das Rollen der Zellen am Endothel, Liganden sind CD34 und GlyCAM
CD68 Marker für Monozyten/Makrophagen
CD69 Marker für aktivierte T-, B- und NK-Zellen (activation induced molecule, AIM)
CD81 bildet mit CD19 und CD21 den B-Zell-Korezeptor
CD94 C-Typ-Lektin, NK-Zell-Rezeptor
CD95 FAS, Apo-1, Rezeptor für den FAS-Liganden, der Apoptose induziert
CDC Cell division cycle
CDK Cyclinabhängige Proteinkinasen
CDK5 Cyclin-dependent kinase 5: v.a. neuronal exprimierte Kinase
C/EBP CAAT/enhancer binding protein: Transkriptionsfaktor
Centenarians Gruppe der Personen über 100 Lebensjahre
CETP Cholesteryl ester transfer protein: in den Cholesterinstoffwechsel involviertes Protein
CFU Colony-forming unit
cGMP Zyklisches Guanosin-3′,5′monophosphat: second messenger, vermittelt Wirkung von Stickstoffoxid
Chaperone Nach Stressoren gebildete Proteine zur Stressabwehr, dienen auch der richtigen Faltung von Proteinen und anderen wichtigen metabolischen Funktionen (s. auch Hitzeschock-Proteine)
Chemokine Chemotaktisch aktive Zytokine
Chemotaxis Gerichtete Bewegung entlang eines Konzentrationsgradienten einer Substanz
Chol Wesentliches Sterin des tierischen bzw. menschlichen Organismus, Bestandteil von Membranen und Lipoproteinen, Ausgangssubstrat für Gallensäuren und Steroidhormone
Chyl Triglyzeridreiche Lipoproteine, gebildet in der Dünndarmmukosa
cis-wirkende Elemente Gen kontrolliert Genexpression auf eigener DNA
CJD Creutzfeldt-Jakob-Krankheit
Clamp Untersuchungsstrategie, bei der unter kontinuierlicher Glukosegabe die Blutglukose auf einem festgelegten Niveau durch variable Infusion von Insulin gehalten wird, sodass die Insulinmenge als Maß der Insulinresistenz gewertet werden kann
Clk *clock*-Gen
CD Cluster of differentiation
C_{max} Maximale Plasmakonzentration

c-MET (Auch HGF-R): ist eine Rezeptortyrosinkinase. Mit dem korrespondierenden Liganden HGF wird ihr eine Rolle bei der malignen Transformation und Metastasierung des Melanoms zugeschrieben

CNTF Ciliary neurotrophic factor: zur Zytokinfamilie gehörendes Protein mit neuroprotektiver Wirkung im zentralen und peripheren Nervensystem

Cockayne-Syndrom Angeborene Erkrankung mit Überempfindlichkeit gegenüber UV-Licht, Kleinwuchs und frühen Alterungserscheinungen

COMT Katechol-O-Methyltransferase: zusammen mit den Monoaminooxidasen wichtigstes Abbauenzym für Katecholamine

COPD Chronisch-obstruktive pulmonale Erkrankung

COX-2 Cyclooxygenase 2, beteiligt am Arachidonsäurestoffwechsel

CR Kalorische Reduktion (caloric restriction)

CRE cAMP-response element

CrmA Cytokine response modifier A: virales Protein mit antiapoptotischer Wirkung durch Inhibition der Caspasen 1 und 8

Cross talk Vernetzte Information zwischen Signalmolekülen

CRP C-reaktives Protein, Akutphaseprotein: wird in der Leber synthetisiert und unter entzündlichen Bedingungen in erhöhter Menge in den Kreislauf abgegeben

CS Chondroitinsulfat

CSF Kolonie stimulierender Faktor: Wachstumsfaktoren, die in der Hämatopoese wichtig sind und zur Bildung von Kolonien im Weichagar führen

CT Kalzitonin, Hormon im Knochenstoffwechsel

CTL Zytotoxische T-Lymphozyten

CTx, NTx Carboxy- und aminoterminale Telopeptide des Kollagens I: Marker für Knochenresorption

CycE/CDK2 Cyclin-E-CDK2-Komplex

Cycline Zellzyklusassoziierte Proteine, die an CDK-Proteine binden und diese aktivieren, s. CDK

CYP Zytochrom-P450-Enzyme: Enzymsystem in der Leber, welches für den Abbau der meisten Arzneistoffe eine wichtige Rolle spielt. Unterklassen sind z. B. CYP2D6, CYP2C9, CYP3A4

cyp17 Zytochrom-P450c17-Gen, welches beim 17-Hydroxylase-Mangel mutiert ist

Cyproteronacetat Antiandrogen: kompetitiver Hemmer des Dihydrotestosterons am Androgenrezeptor

D Drosophila (Fruchtfliege)

$D_{1,4}$-Rezeptor Dopaminrezeptoren, Subtypen 1–4

daf2 Homologes Gen des Insulinrezeptors bei Nematoden

DAG Diacylglycerol

DAT1 Dopamintransporter 1

DC Dendritische Zellen: professionelle Antigen präsentierende Zellen

DDD Defined daily dose: definierte Tagesdosis eines Medikamentes

Dedifferenzierungshypothese Es kommt nicht zur Entdifferenzierung der alten Zelle, sondern zu einer Umdifferenzierung

Degranulation Ausschüttung des Inhaltes von intrazellulären Granula

Demenz Verlust ehemals vorhandener kognitiver Fähigkeiten (im Gegensatz zur mentalen Retardierung, bei der ein altersentsprechendes kognitives Niveau nicht erreicht wird)

Dendritische Zellen s. DC

Depolarisation Abfall des Membranpotenzials

Desmocolline, Desmogleine Transmembranproteine aus der Familie der Cadherine, die mit ihren extrazellulären Anteilen kalziumabhängig zur Interaktion benachbarter Keratinozyten beitragen und mit ihren intrazellulären Anteilen an der desmosomalen Plaque verankert sind. Autoantikörper gegen diese Proteine führen zum Pemphigus foliacaeus, Pemphigus vulgaris oder zum paraneoplastischen Pemphigus

Desmoplakin Strukturprotein desmosomaler Plaques, das für die Verankerung und Signaltransduktion mit dem Zytoskelett (Zytokeratine) verantwortlich ist

DH DNase I hypersensitive

DHEA Dehydroepiandrosteron: ein Steroidhormon, dessen Konzentration auch in Ruhe altersabhängig abnehmen soll

DHEAS	Dehydroepiandrosteronsulfat: Vorstufe der Androgene
DHT	Dihydrotestosteron: das aus Testosteron durch eine 5α-Reduktase irreversibel reduzierte, essenzielle regulatorische Androgen
diaph2	Diaphanous Drosophila homolog 2: Kandidatengen für die prämature Ovarialinsuffizienz
Differenzielle Genexpression	Aufgrund des Milieus, Alters oder anderer Bedingungen gerichtet veränderte Expression des Genmusters
DNA	Desoxyribonukleinsäure ist die menschliche Erbsubstanz
DNA-Arrays	DNA in Form von cDNAs oder Oligonukleotiden, die auf einem Mikrochip fixiert sind und zur Hybridisierung und Erstellung von Expressionsprofilen eingesetzt werden
DNA-Reparatur	Alle Prozesse, die Schäden in der DNA entfernen
DRU	Digital-rektale Untersuchung
DS	Dermatansulfat
DS	Down-Syndrom, Chromosom-21-Trisomie: mit einem Vorkommen von 1:700 Neugeborenen die häufigste der überlebensfähigen unbalancierten Chromosomenaberrationen. DS ist die häufigste genetische Ursache für mentale Retardierung und für ca. 30% aller schweren Formen der mentalen Retardierung verantwortlich
Durchschnittliche Lebenserwartung	(auch mittlere, LE) Alter, in dem die Hälfte einer Kohorte (= Gruppe von zur selben Zeit geborenen Individuen) verstorben ist
E-Cadherin	(Synonyme: M-Cadherin 1, Uvomorulin) kalziumabhängiges Zelladhäsionsmolekül
eEF	Eukaryontischer Elongationsfaktor
EF	Elongationsfaktor
Effektorzellen	Ausdifferenzierte Zellen, die ihre Funktion ohne weitere Hilfe ausführen
EGF	Epidermal growth factor: Wachstumsfaktor mit stimulierender Wirkung auf die Epithelproliferation
EGFR	EGF-Rezeptor
eIF	Eukaryontischer Initiationsfaktor, verantwortlich für die Initiierung der Translation. Die postischämische Inhibierung der Proteinsynthese wird durch reperfusionsinduzierte Modifikation der eIF vermittelt
EM	Extensive metabolizer: erhöhter Metabolisierer bezüglich eines polymorphen Zytochrom-P450-Enzyms
Endreplikationsproblematik	Bezeichnet die Verkürzung des Tochter-DNA-Stranges um eine bestimmte Länge während des Replikationsprozesses
Eosinophile	Eosinophile Granulozyten: Einteilung gemäß der Färbeeigenschaften nach May-Grünwald-Giemsa; Funktion: Parasitenabwehr durch Degranulation
ErbB4	Mitglied der Familie der Rezeptortyrosinkinasen Typ I
eRF	Eukaryontischer Freisetzungsfaktor (eukaryotic release factor)
E-Selektin	Zelladhäsionsmolekül: der Selektinfamilie angehörend, unter entzündlichen und atherogenen Bedingungen auf Gefäßwandendothelzellen exprimiert, funktionell für das „Rolling" von Leukozyten bedeutsam
esr1	Gen des Rezeptors für Östrogene (weibliche Geschlechtshormone)
ET	Enhancer trap
ET-1	Endothelin 1: vasoaktives Polypeptid, gebildet im Gefäßendothel, bewirkt eine Vasokonstriktion
Exon	Transkribierbarer Bereich eines Gens
Expressionsprofil	Bezeichnet das zu einer bestimmten Zeit von der Zelle exprimierte Muster an mRNA bzw. Proteinen
FA	Familienanamnese
FAD	Familiäre Alzheimer-Demenz: Die Abkürzung FAD wird i.d.R. für die zumeist frühmanifeste, autosomal-dominant erbliche Form der AD verwendet. Bislang sind kausale Mutationen in den Genen für APP und den Präsenilinen, Präsenilin 1 und Präsenilin 2, bekannt
FAS	Vertreter der „Todesrezeptoren", vermittelt nach Ligandenbindung (FAS-Ligand) apoptotischen Zelltod über Caspase-8-Aktivierung. Synonym: CD95
Fc-Rezeptoren	Rezeptoren für Antikörper (binden Fc-Teil der Immunglobuline)
fCJD	Familiäre Creutzfeldt-Jakob-Krankheit
FDB	Familiär defektes Apolipoprotein B-100, mutiert im Kodon 3500; Austausch von Arginin gegen Glutamin im Protein oder andere Mutationen mit der Folge einer verringerten Bin-

	dungsfähigkeit an den LDL-Rezeptor und hieraus resultierende Hypercholesterolämie
Fe65	Synonym: APBB1 (amyloid beta A4 precursor protein-binding, family B, member 1), interagiert mit Carboxyterminus von APP
FFI	Tödliche familiäre Insomnie
FGF	Fibroblast growth factor: Wachstumsfaktor, mitogene Wirkung auf Prostatafibroblasten
FHC	Familiäre Hypercholesterolämie: genetisch bedingter Anstieg des Plasmacholesterolspiegels, in erster Linie durch unterschiedliche Mutationen auf dem LDL-Rezeptor-Gen hervorgerufen, die zu einer herabgesetzten Internalisierung von im Blutplasma zirkulierenden LDL-Partikeln führen. Im weiteren Sinne wird eine FHC auch durch familiär defektes Apo-B bedingt
Fibronektin	Extrazelluläres Protein, besonders in der Matrix
Finasterid	Selektiver Hemmer der 5α-Reduktase, bewirkt klinisch eine Größenreduktion der Prostata
FISH	Fluoreszenz-in-situ-Hybridisierung
fMLP	N-formyl-Methionyl-Leucyl-Phenylalanin: Peptid, das Phagozyten aktiviert und chemotaktisch auf diese wirkt
fmr1	Fragile X-linked (site) mental retardation 1: FRAXA-Gen, s. FRAXA
fmr2	Fragile X-linked (site) mental retardation 2: FRAXE-Gen, s. FRAXE
FNT	Fibronektin (s. dort)
foxl2	Forkhead-Transkriptionsfaktor-2-Gen, welches bei BPES1 deletiert oder mutiert ist
fPSA	Nicht Eiweiß gebundenes sog. freies PSA: über Quotientenbildung mit gesamtem/totalem PSA (tPSA) verbesserte Diskriminierung zwischen BPH und PCA möglich
FRAXA	Fragiles X-Syndrom A (Synonyme: Marker-X-Syndrom, Martin-Bell-Syndrom): häufigste X-chromosomale Ursache für eine geistige Retardierung
FRAXE	Fragiles X-Syndrom E
Freie (Sauerstoff-) Radikale	(Sauerstoff-)Moleküle, die sich durch ein ungepaartes hoch reaktives Elektron auszeichnen, z. B. Superoxidradikal, Hydroxylradikal
Freisetzungsfaktor	Releasing factor, leitet den Terminationsprozess ein
FS	Aliphatische Monocarbonsäuren, vorkommend in freier Form (freie Fettsäuren) oder als Bestandteil zahlreicher Lipide des Organismus
FSH	Follikel stimulierendes Hormon
fsrh	Gen für den FSH-Rezeptor
GABA	Gamma-Amino-Buttersäure: zerebrale, inhibitorisch wirkende Transmittersubstanz
GAG	Glykosaminoglykan: saure Polysaccharidseitenkette des Proteoglykans
γ-Sekretase	γ-Sekretasekomplex: heteromultimerer, membranassoziierter Enzymkomplex, welcher zumindest die Proteine Präsenilin, PEN-2, APH-1 und Nicastrin enthält und für die Spaltung des amyloidogenen Vorproduktes von APP (BACE) innerhalb der Transmembrandomäne von APP verantwortlich ist
gas	Growth arrest-specific genes
G-CSF	Granulozytenkolonie stimulierender Faktor: Zytokin, das zur Freisetzung und Ausreifung von Granulozyten aus dem Knochenmark führt
GDNF	Glial cell line-derived neurotrophic factor: zur TGF-Superfamilie (s. TGF) gehörender neurotropher Faktor mit besonderer Bedeutung für das Überleben dopaminerger Neurone
Gedächtniszellen	„Memory-Zellen“: T- und B-Zellen, die nach Antigenkontakt in einen voraktivierten Ruhezustand gehen
Gelatinasen	Typ-IV-Kollagenasen
Gen	Chromosomale DNA, welche in RNA transkribiert wird
Genom	Gesamtheit aller Gene in Zellkern oder Mitochondrien
Genotypisierung	Feststellung der genetischen Konstitution
Gerontogene	Gene, welche den Alternsvorgang programmieren
GF	Wachstumsfaktor (growth factor): dient der Hochregulation von Genen und der Förderung der Proliferation
GFR	Glomeruläre Filtrationsrate
GH	Wachstumshormon
Ghrelin	Erstmals im Magen nachgewiesenes Peptidhormon, das die Freisetzung von STH aus dem Hypophysenvorderlappen steuert und als Gegenspie-

	ler von Leptin als starker Appetitstimulator wirkt
GHRH	Das hypothalamische Wachstumshormon-Releasing-Hormon reguliert die Ausschüttung von STH aus dem Hypophysenvorderlappen
GHS	Growth hormone secretagogue: synthetisch hergestellter Ligand des an GTP-Bindungsprotein gekoppelten Rezeptors von Hypophyse und Hypothalamus, der die Ausschüttung von Wachstumshormon verursacht
gli1, gli2	Glioma-associated oncogenes: sie werden durch die SHH-PTCH1-SMO-Kaskade aktiviert und bei der Basaliomentstehung mit einer unkontrollierten Zellteilung in Verbindung gebracht
GLUT4	Insulinabhängiger Glukosetransporter: spielt bei der Pathogenese der Insulinresistenz eine wichtige Rolle
Glutamat	Wichtigster exzitatorischer Neurotransmitter
Glykosylierung	Nichtenzymatische Zuckerreste werden durch normale chemische Reaktionen an Proteine gebunden
GM-CSF	Granulozyten-Makrophagen-Kolonie stimulierender Faktor: fördert die Osteoklastenbildung
GnRH	Gonadotropin-Releasing-Hormon: wird im Hypothalamus synthetisiert und steuert die Ausschüttung von LH und FSH im Hypophysenvorderlappen
Gonadotrop	Gonadotrope Hypophysenvorderlappen-(HVL-)Zellen produzieren LH und FSH zur Steuerung der Gonadenfunktion
GPx	Glutathionperoxidase
GRB2	Growth factor receptor bound protein 2: in den Signaltransduktionsweg von Wachstumsfaktoren eingebundenes intrazelluläres Protein
GSC	Keimplasmastammzellen (germ-line stem cells)
GSK3	Glykogensynthasekinase 3 (α, β): involviert in die Phosphorylierung von Tau. GSK3 moduliert auch direkt oder indirekt die Aktivität des γ-Sekretasekomplexes
GSS	Gerstmann-Sträussler-Scheinker-Syndrom
Hayflick-Limit	Bezeichnet die begrenzte Zahl von Teilungen, die primäre humane Zellen in der Kulturschale durchführen können
hCG	Human chorionic gonadotropin
HDL	High-Density-Lipoprotein: Lipoprotein mit hoher Dichte, Phospholipid- und Apolipoprotein-A-reiche Lipoproteine mit vasoprotektiven Effekten
Helikase	DNA-Entwindungsenzym
HGF	Der Hepatozytenwachstumsfaktor ist neben seiner Bedeutung als Wachstumsfaktor während der Entwicklung mit seinem Rezeptor HGFR (auch c-MET genannt) an der Entstehung des Melanoms beteiligt
HGS	Progerie (Hutchinson-Gilford-Syndrom)
HHT	Hereditäre hämorrhagische Teleangiektasie (Morbus Osler-Weber-Rendu): autosomal-dominant vererbte vaskuläre Dysplasie
HIFU	High intensity focused ultrasound: Thermoablation der Prostata, mechanische Energie der Ultraschallwellen wird im Fokuspunkt in Wärme umgewandelt
Hitzeschock-Proteine, -Gene	Nach Einfluss von Stressoren gebildete Proteine bzw. aktivierte Gene
HIV	Human immune deficiency virus: humanes Immundefizienzvirus, das zum Krankheitsbild AIDS führt
HL	Hepatische Lipase bzw. hepatische endotheliale Lipase: innerhalb der Leber am Gefäßendothel in den Lipoproteinkatabolismus einbezogen
HLA	Humanes Leukozytenantigen, MHC des Menschen: HLA-A, -B und -C sind die MHC-I-Moleküle und HLA-DR, -DQ und -DP sind die MHC-II-Moleküle
HM	Haploid mating (haploide Paarung)
HMG-CoA-Reduktase	3-Hydroxy-3-methylglutaryl-Coenzym-A-Reduktase: Schlüsselenzym der Cholesterolsynthese
HNF	Hepatocyte nuclear factor: ursprünglich aus Leberzellen der Ratte isolierter Transkriptionsfaktor
H_2O_2	Wasserstoffperoxid: entsteht im Rahmen der Autooxidation von Dopamin und ist selbst nur schwach reaktiv. In Interaktion mit z. B. Eisen kann es jedoch zur Bildung deutlich stärkerer reaktiver Sauerstoffradikalverbindungen führen

HSF	Hitzeschockfaktor
HSP	Hitzeschockprotein
5-HT, 5-HT2	5-Hydroxytryptamin, Serotonin (zentralnervöser Transmitter)
HTERT	Katalytische Untereinheit der menschlichen Telomerase
5-HTT	5-Hydroxytryptamintransporter
Hybridzelle	Fusion von zwei oder mehreren verschiedenen Zellen (z. B. alt und jung)
Hyperplasie	Gewebs- und Organvergrößerung durch Zunahme der Zellzahl, also Wachstum
Hyperpolarisation	Erhöhung des Ruhemembranpotenzials und damit Erniedrigung der Erregbarkeit
Hypovitaminosis D	Vitamin-D-Mangel
ICAD	Inhibitor der caspaseaktivierten Desoxyribonuklease
ICAM-1	Interzelluläres Zelladhäsionsmolekül 1, der Immunglobulinfamilie angehörend: unter entzündlichen und atherogenen Bedingungen in der Gefäßwand verstärkt exprimiert, funktionell für die Adhäsion und transendotheliale Wanderung von Leukozyten bedeutsam
iCJD	Iatrogen übertragene Creutzfeldt-Jakob-Krankheit
IDL	Lipoproteine mittlerer (intermediärer) Dichte, Zwischenprodukte im Katabolismus von VLDL und LDL
IF	Initiationsfaktor
IFN	Interferone: es gibt IFN-γ (Typ-II-Interferon), das vor allem ein immunregulatives TH1-Zytokin ist und Typ-I-Interferone (IFN-α, -β, ω, -δ), die vor allem antiviral wirken
Ig	Immunglobulin (chemische Bezeichnung für Antikörper): es gibt die Antikörperklassen IgA, IgD, IgE, IgM und IgG (mit Subklassen 1 bis 4)
IGF	Insulin-like growth factor: Wachstumsfaktor u. a. im Knochenstoffwechsel
IGF-I	Insulinähnlicher Wachstumsfaktor, der die Effekte von Wachstumshormon (Somatotropin) vermittelt
IGF-BP	Bindungsprotein für IGF
IL	Interleukine, Gruppe von Peptiden: gebildet in Leukozyten, Makrophagen und Stammzellen des Knochenmarks mit lokalen und systemischen Wirkungen, vor allem im Rahmen der Immunregulation, Entzündung und Hämatopoese
IL-1	Interleukin 1: proinflammatorisches Zytokin, fördert Entzündungsreaktionen und aktiviert T-Zellen
IL-1β	Interleukin 1β: stark proinflammatorisch wirkendes Zytokin. IL-1-Blockade wirkt neuroprotektiv nach zerebraler Ischämie
IL-2	Interleukin 2: wichtigstes Zytokin für die Vermehrung von T-Zellen
IL-3	Interleukin 3 (Multi-CSF): ein Wachstumsfaktor, der die Differenzierung verschiedener Zelllinien fördert
IL-4	Interleukin 4: TH2-Zytokin, Antagonist von IFN-γ
IL-6	Interleukin 6: proinflammatorisches Zytokin, fördert die Akutphasereaktion, Stimulans für B-Zellen
IL-8	Interleukin 8: ein Chemokin
IL-10	Interleukin 10: antiinflammatorisches Zytokin (früher Zytokinsynthese inhibierender Faktor, CSIF), gehört zu den TH2-Zytokinen
IL-12	Interleukin 12: fördert die TH1-Reaktion
IL-1-RA	Interleukin-1-Rezeptor-Antagonist: Gegenspieler von Interleukin 1
IM	Intermediate metabolizer: mittlere Enzymaktivität eines Zytochrom-P450-Enzyms
Immungerontologie	Lehre vom Immunsystem im Alter
Impfschema	Zeitliche Sequenz der Impfungen gegen ein bestimmtes Antigen, um den bestmöglichen Impfschutz zu erreichen
Innate immunity	Natürliche (angeborene) Immunität, früher als unspezifische Immunität bezeichnet: diese Immunreaktionen bedürfen keiner Voraktivierung, haben aber auch keine Gedächtnisfunktion
Initiale Mortalitätsrate (IMR)	Anteil der innerhalb eines bestimmten Zeitraums nach der Geburt Gestorbenen an der Kohorte oder Population
iNOS	Induzierbare Form der Stickstoffmonoxidsynthase (s. NOS)
INR	International Normalized Ratio: internationales Standardmaß der Gerinnungshemmung durch Vitamin-K-Antagonisten (Cumarinderivate)

Integrine	Transmembranrezeptoren, die als Heterodimere aus einer α- und einer β-Untereinheit bestehen. Die häufigsten Integrine im Epithel sind $\alpha_6\beta_4$-Integrine (Lamininrezeptor), die neben der mechanischen Verbindung auch an der Regulation der epithelialen Erneuerung und Differenzierung beteiligt sind
Interferon	Siehe IFN
Interleukin	Siehe IL
Intron	Nichttranskribierter Bereich eines Gens
IPS	Idiopathisches Parkinson-Syndrom: hierbei handelt es sich um die sporadisch auftretenden Parkinson-Erkrankungen, die derzeit weder auf eine genetische Veranlagung noch auf eine symptomatische Ursache zurückgeführt werden können. Ausgeschlossen von dieser Definition sind ebenfalls Parkinson-Syndrome, die im Rahmen anderer neurodegenerativer Erkrankungen auftreten
IRS	Insulinrezeptorsubstrat: Kopplungselement in der Signaltransduktionskaskade des Insulinrezeptors
JMS	Juberg-Massidi-Syndrom
Kalorische Reduktion	Verminderung der Energieaufnahme, aber keine Änderung des Nahrungsmusters
Kalorische Restriktion	Verminderung des Kaloriengehaltes in einer sonst ausgewogenen Diät, die im Tierversuch lebensverlängernd wirkt
Kandidatengen	Positionelles Kandidatengen: ein in einer mit einer bestimmten Erkrankung gekoppelten chromosomalen Region lokalisiertes Gen, dessen allelischen Varianten sich potenziell quantitativ oder qualitativ hinsichtlich pathogenetischer Effekte unterscheiden. Funktionelles Kandidatengen: ein Gen, dessen Genprodukt in die Pathogenese einer Erkrankung involviert ist und dessen allelische Varianten sich potenziell quantitativ oder qualitativ hinsichtlich pathogenetischer Effekte unterscheiden
kD (D)	Atomare Masseneinheit: Kilodalton (Dalton)
KHK	Koronare Herzkrankheit
Ki67	Proliferationsmarker: intranukleäre Verteilung, Expression des Ki67-Proteins für Zellzyklus erforderlich
Kinase	Phosphatgruppen übertragende Enzyme
Kir6.2	Untereinheit des ATP-abhängigen Kaliumkanals in der Betazelle des Pankreas
Klonale Seneszenz	Altern von Zellen in Kultur
Knock-out-Maus	Tiermodell mit funktioneller Inaktivierung eines spezifischen Gens
Kohorte	Zur selben Zeit oder innerhalb eines engen Zeitraums geborene Population
Komplement	Ein chemotaktisches, opsonisierendes und lytisches Proteinsystem der angeborenen Immunität
Komplementation	Funktionelle Ergänzung von zwei verschieden mutierten Allelen
Konstitutive Gene	Gene, die laufend aktiviert sind
Laminin	Kleines, mit Kollagen interagierendes Glykoprotein der Basalmembran
Langlebigkeit sichernde Gene	Alle Gene, die für Langlebigkeitsstrategien kodieren und dadurch den stochastischen Alternsprozessen entgegenarbeiten (s. auch LDG und Vitagene)
LCAT	Lecithin-Cholesterol-Acyltransferase: hepatisch gebildetes und in den Kreislauf abgegebenes Enzym, bevorzugt mit der HDL-Fraktion assoziiert, funktionell für die Veresterung von freiem Cholesterol innerhalb der HDL-Partikel bedeutsam
LDG	Lebenserwartung bestimmende Gene (longevity determinant genes oder anti-aging genes)
LDL	Low-Density-Lipoprotein: Lipoprotein niedriger Dichte, wird von der Leber gebildet, besteht zu 75% aus Lipiden
LDLR	LDL-Rezeptor
LE	Mittlere (durchschnittliche) Lebenserwartung
LEPR	Leptinrezeptor
Leptin	Leptin ist ein im Fettgewebe synthetisiertes Hormon (Genprodukt des *ob*-Gens), das eine Rolle bei der Appetitregulation und Gewichtsregulation spielt, in Adipozyten gebildet wird und im Hypothalamus an den membranständigen Leptinrezeptor bindet
Leydig-Zellen	Ort der Produktion von Testosteron im Hoden

LFA-1	Leukocyte function-associated antigen-1: Adhäsionsmolekül, das den Zell-Zell-Kontakt vermittelt, Bindungspartner von ICAM-1, -2 und -3
L-Glutamat	Exzitatorische Aminosäure
LH	Luteinisierendes Hormon
LHRH-Analoga	Analoga des luteinisierenden Hormon-Releasing-Hormons: stimulieren die Gonadotropinausschüttung aus der Hypophyse (LH, FSH) bis Downregulation der hypophysären Rezeptoren mit konsekutiv erniedrigter Sekretion von LH und FSH
lhrh	Luteinizing hormone-releasing hormone: Gen für den LH/hCG-Rezeptor
Lipopolysaccharid	Siehe LPS
lmna	Gen, das für Lamin A/C kodiert. Die Lamine gehören zur multigenen Familie der intermediären Filamente und sind die Hauptbestandteile der inneren Kernmembran
LOH	Loss of heterozygosity: somatischer Verlust des zweiten (gesunden) Allels eines Tumorsuppressorgens. Das erste Allel ist in der Keimbahn der Familie des Patienten verloren gegangen
LP	Komplexe von Lipiden mit unterschiedlichen Proteinen, Transportform der Lipide im Blutkreislauf
Lp(a)	Cholesterolreiches, atherogenes Lipoprotein analog LDL, jedoch zusätzlich assoziiert mit dem Apolipoprotein (a)
LP-A-I	Lipoproteinfraktion im HDL-Bereich mit Apo-A-I als Apolipoprotein, Lipoprotein mit hoher Effizienz im reversen Cholesteroltransport
LP-A-I:A-II	Lipoproteinfraktion im HDL-Bereich mit Apo-A-I und Apo-A-II als Apolipoprotein
LPL	Lipoproteinlipase: Geschwindigkeitsbestimmendes Enzym des Katabolismus triglyzeridreicher Lipoproteine, bedeutsam für die Regulation des Spiegels verschiedener Lipoproteinklassen
LPS	Lipopolysaccharid ist ein Zellwandbestandteil von gramnegativen Bakterien und führt zu einer starken Aktivierung (proinflammatorische Reaktion) von Monozyten/Makrophagen und Granulozyten
LRP1	Low-Density-Lipoprotein-(LDL-)Rezeptor-verwandtes Protein. Identisch mit α_2-Makroglobulin-Rezeptor
LRP1B	Strukturell dem LRP ähnlich. LRP1B interagiert mit dem Urokinaserezeptor (uPAR) und hat dadurch Einfluss auf die uPAR-Regeneration
LT-HSC	Long-term hematopoietic stem cells
Lytische Aktivität	Kapazität von NK-Zellen und CTL zur Abtötung von Zielzellen
MALDI-TOF-MS	Matrix-assisted laser desorption/ionization-time of flight (mass spectrometry): massenspektrometrisches Verfahren zur Detektion von DNA-SNP
MAO-B	Isoenzym der Monoaminooxidase (MAO): es ist an der äußeren Mitochondrienmembran lokalisiert und am Metabolismus biogener Amine beteiligt. Dopamin im menschlichen Gehirn weist eine größere Affinität zur MAO-B, das Dopamin desaminiert und oxidiert, als zu dem Isoenzym MAO-A auf
MAP-Kinase	Mitogenaktivierte Proteinkinasen: Phosphorylgruppen übertragende Enzyme
Matrix	Extrazellulärbereich
Maximale Lebenserwartung (MLP, MLSP)	Alter, in dem das letzte Individuum einer Gesamtpopulation stirbt
MC4R	Melanokortin-4-Rezeptor: Rezeptor für das Melanozyten stimulierende Hormon, Mutationen im Rezeptorgen *(mc4r)* sind häufig mit Adipositas korreliert
M-CSF	Makrophagenkolonie stimulierender Faktor: fördert die Osteoklastenbildung
MD	Myotone Dystrophie
MDMA	3,4-Methylenedioxymethamphetamin, „Ecstasy"
mdr1	Multidrug resistance gene 1: ein Gen, was ursprünglich in Krebszellen entdeckt wurde, die multiresistent für Chemotherapie waren, und für den Arzneistofftransporter P-Glykoprotein kodiert
Megalin	Synonym: LRP2, LDL-Rezeptor-verwandtes Protein
MEGF7	Synonym: LRP4, Apo-E-Rezeptor mit einer EGF-homologen Domäne
MELAS	Ein durch Gendefekt bedingter Symptomkomplex einer mitochond-

	rialen Myopathie mit Enzephalopathie, Laktazidose und schlaganfallähnlichen Episoden mit Manifestation im Kindesalter
Membranfluidität	Zähigkeit der Zellmembran, welche die Beweglichkeit der Rezeptoren innerhalb der Membran beeinflusst
Membranständige Antikörper	Antikörper auf der Oberfläche von B-Zellen, die mit akzessorischen Molekülen den BCR bilden
MHC	Haupthistokompatibilitätskomplex (major histocompatibility complex): es gibt MHC-I-(Klasse-I-)Moleküle, die aus einer α-Kette und β_2-Mikroglobulin bestehen und auf allen kernhaltigen Zellen und Thrombozyten vorkommen, und MHC-II-Moleküle, die nur auf immunkompetenten Zellen oder nach Induktion auf anderen Zellen zu finden sind
MHC-Restriktion	Der Begriff ist doppelt belegt: 1.) Es gibt die MHC-Selbstrestriktion, d.h. T-Zellen erkennen Antigen nur im Komplex mit dem eigenen (autologen) MHC. 2.) Die MHC-CD4-CD8-Restriktion, d.h. $CD4^+$-TH-Zellen erkennen Antigene nur im Komplex mit MHC-II und $CD8^+$-zytotoxische T-Zellen erkennen Antigene nur im Komplex mit MHC-I
Missense-Mutation	Eine Mutation, die auf Proteinebene einen Aminosäureaustausch zur Folge hat
Mitogen	Ein Stimulans für Lymphozyten, das diese zur Proliferation anregt
Mitotisch	Zellen, die sich teilen
Mittlere Lebenserwartung	(auch durchschnittliche, LE) Alter, in dem die Hälfte einer Kohorte (= Gruppe von zur selben Zeit geborenen Individuen) verstorben ist
MLP oder MLSP	Maximale Lebenserwartung (maximum life span potential). Alter, in dem das letzte Individuum einer Gesamtpopulation stirbt
MMP	Matrixmetalloproteinasen sind Enzyme, die für den Abbau der extrazellulären Matrix verantwortlich sind, z.B. zinkabhängige Kollagenasen, Gelatinasen oder Stromelysine
MMSE	Mini-Mental State Examination: ein einfacher 30-Item-Test (Totalscore 0–30 Punkte) zur grob orientierenden Erfassung kognitiver Leistungseinbußen, insbesondere in den Bereichen Gedächtnis, Orientierung und sprachassoziierte Fähigkeiten. Bei einem Score von <26 Punkten besteht eine mögliche Kognitionsstörung. Trotzdem kann ein Score >26 einen demenziellen Prozess nicht ausschließen und ein Score <26 eine Demenz nicht beweisen. Hierfür sind weitere individuelle Untersuchungen erforderlich
MODY	Maturity onset diabetes of the young: Diabeteserkrankung des jungen Menschen mit klinischen Charakteristika des Typ-2-Diabetes
Monozyten/Makrophagen	Mononukleäre Phagozyten: Monozyten sind die Vorläufer von Makrophagen und befinden sich im Blut, differenzieren dann bei der Auswanderung ins Gewebe zu Makrophagen
Monoklonal	Aus einer Zelle (einem Klon) hervorgehend
Mortalität	Sterblichkeit, auch Anzahl der Verstorbenen aus einer Population (Kohorte)
Mortalitätsrate	Sterblichkeit pro Zeiteinheit
MPTP	1-Methyl-4-phenyl-1,2,3,6-tetrahydropyridin, ist als Verunreinigung in synthetischem Heroin enthalten und wird durch die MAO-B zu dem eigentlich toxischen MPP^+ umgewandelt. MPTP-Exposition hat eine Abnahme des Dopamingehaltes im Striatum zur Folge und kann somit das klinische Bild einer Parkinson-Erkrankung auslösen
MRDT	Verdopplungszeit der Mortalitätsrate (mortality rate doubling time): Zeit, in der sich die Mortalitätsrate verdoppelt, drückt die Beschleunigung der Mortalität aus
mRNA	Messenger RNA (Ribonukleinsäure): Transkriptionsprodukt der DNA, welches nur die in Protein transkribierten Gensequenzen enthält. Sie dient als Matrize für die Proteinbiosynthese
MRP	MDR-related protein: zur Klasse der ABC-Transporter gehörende membranständige Transportermoleküle
MRT	Magnetresonanztomographie: bildgebendes, anatomisch höher auflösendes Verfahren als die CCT, das eine gezielte Beurteilung von Hirnstamm und Stammganglien zulässt

MSH	Melanozyten stimulierendes Hormon: im Hypophysenzwischenlappen gebildetes Hormon
mth	Methusalem-Gen
Multimorbidität	Zusammentreffen mehrerer Krankheiten beim geriatrischen Patienten als Ausdruck der Alterung
Mutation	Veränderung einer Gensequenz: auf Genebene wird eine Mutation bezogen auf das Gen beschrieben, z.B. *app*275341G → A beschreibt eine Substitution des Nukleotids G (Guanylsäure) in Position 275341 durch A (Adenylsäure). Sofern die Mutation einen Einfluss auf die Proteinsequenz hat, kann eine Mutation auch auf Proteinebene beschrieben werden, z.B. APPV717I würde eine Mutation beschreiben, die zum Austausch der Aminosäure Valin 717 in APP durch Isoleuzin führt
NAD^+	Nikotinamid-Adenin-Dinukleotid: Substrat im Prozess der oxidativen Phosphorylierung, PARP-Substrat
NADH	Reduzierte Form des Wasserstoff übertragenden Coenzyms NAD, in zahlreiche intrazelluläre enzymatische Reaktionen einbezogen
NADPH	Nikotinamid-Adenin-Dinukleotid-phosphat: reduzierte Form des wasserstoffübertragenden Coenzyms NADP, in zahlreiche intrazelluläre enzymatische Reaktionen einbezogen
Naive Zellen	Lymphozyten, die noch keinen Antigenkontakt hatten
NAT2	N-Acetyltransferase 2: metabolisierendes Enzym der Phase II im Leberstoffwechsel
NBS	Nijmegen breakage syndrome: Chromosomeninstabilitätssyndrom
Nekrose	Zelltodmechanismus: im Gegensatz zur Apoptose verläuft er passiv, häufig induziert durch einen toxischen Insult oder ein Trauma
Neoantigene	Antigene, die dem Immunsystem bis dahin noch nicht bekannt waren, d.h. zu denen es keinen Kontakt hatte
Neutrophile	Neutrophile Granulozyten: Einteilung gemäß der Färbeeigenschaft nach May-Grünwald-Giemsa, Funktion: Phagozytose von Bakterien und Pilzen
NF-κB	Der nukleäre Faktor κB ist ein Transkriptionsfaktor, der insbesondere im Rahmen von Entzündungen zur Aktivierung der Transkription von Zytokinen führt
NGF	Nervenwachstumsfaktor
Nicastrin	Synonym: APH-2, stabilisierender Bestandteil des γ-Sekretasekomplexes
niddm1	Non-insulin-dependent diabetes mellitus 1: im Rahmen eines genomweiten Screenings entdeckter Genlocus auf Chromosom 2
niddm2	Genlocus auf Chromosom 12, der in einem bestimmten finnischen Kollektiv mit familiärer Häufung von Typ-2-Diabetes mit einer beeinträchtigten Insulinsensitivität korreliert
NIK	NF-κB induzierende Kinase: Kinase, die verbunden mit einer Phosphorylierung des Inhibitorproteins von NF-κB zu dessen verstärktem Abbau und damit zur NF-κB-Aktivierung beiträgt
NINCDS-ADRDA-Kriterien	Kriterien zur Alzheimer-Diagnostik, erarbeitet vom National Institute of Neurological and Communicative Disorders and Stroke (heute: NINDS) und der Alzheimer's Disease and Related Disorders Association (heute: Alzheimer's Association)
NK-Zellen	Natürliche Killerzellen: zelluläre Immunität des angeborenen Immunsystems; NK-Zellen töten virusinfizierte und entartete Zellen ohne MHC-Restriktion
NMDA	N-Methyl-D-aspartat. NMDA-, AMPA- und metabotrophe Rezeptoren: postsynaptische Bindungsstelle für das glutamaterge System. Die Bindung an den NMDA-Rezeptor führt zu einem Kalzium- und Natriumeinstrom und damit zur Erregung der Zelle; bei Bindung an den AMPA-Rezeptor erfolgt die Erregung über Natriumeinstrom, während die Zielzelle über den metabotrophen Rezeptor durch Aktivierung von Second-Messenger-Systemen zur Freisetzung von intrazellulärem Kalzium erregt wird
$NO^\bullet$	Stickstoffmonoxid: wichtiger Botenstoff des zentralen und peripheren Nervensystem. $NO^\bullet$ kann einerseits als Radikalfänger fungieren, andererseits besitzt es hohe Toxizität aufgrund der eigenen hohen Reaktivität und kann zur Bildung weiterer hoch-

	reaktiver Radikale wie Peroxinitrit beitragen
NONA-Studie	Schwedische Langzeitstudie an über 90-Jährigen, Fortführung der OCTO-Studie
Nonsense-Mutation	Eine Mutation, die einen Stoppkodon einführt und dadurch zu einem verkürzten Protein führen kann. Häufig resultiert eine Nonsense-Mutation auch in einer verminderten Stabilität des Transkriptes des mutierten Gens. Daher kann eine Nonsense-Mutation in manchen Fällen seine pathogene Wirkung durch ein verändertes Protein, in anderen Fällen durch den Verlust der RNA verursachen
NOS	$NO^{\bullet}$-Synthase: 3 Isoformen des $NO^{\bullet}$ bildenden Enzyms sind bekannt: 2 konstitutive Formen (nNOS, eNOS) und 1 induzierbare Form (iNOS)
Notch	Translocation-associated Notch homolog 1, TAN1; Synonym: Notch1: ein Transmembranrezeptor, welcher analog zu APP vom γ-Sekretasekomplex prozessiert wird. Notch-abhängige Signale sind in Zelldifferenzierungsprozesse involviert
NPY	Neuropeptide Y: im N. arcuatus des Hypothalamus synthetisiert, stärkster bekannter Stimulationsfaktor der Nahrungsaufnahme
NSAID	Nichtsteroidale antiinflammatorische Substanzen (Drug)
NT-3	Neurotropin-3
(n)vCJD	(neue) Variante der Creutzfeldt-Jakob-Krankheit
NYHA	Stadieneinteilung der Herzinsuffizienz der New York Heart Association
O_2^-	Superoxidradikal
OCTO-Studie	Schwedische Langzeitstudie an über 80-Jährigen
$OH^{\bullet}$	Hydroxylradikal
Oligoklonal	Spezifische Vermehrung mehrerer Zellen (Klone)
Onkogene	Gene mit Krebs induzierender Aktivität, z. B. *myc, ras*: Aktivierung durch Veränderung von Protoonkogenen, die eine wichtige Rolle bei der normalen Wachstumsregulation der Zelle spielen
OPG	Osteoprotegerin: Hemmfaktor der Osteoklastenbildung
OPGL	Osteoprotegerinligand: Gegenspieler von OPG, fördert die Osteoklastenbildung
Osteoid	Von Osteoblasten sezernierte Extrazellulärmatrix vor Mineralisierung
Östrogen	Weibliches Sexualhormon: 17β-Estradiol als biologisch aktive Substanz
Oxidative burst	Generierung reaktiver Sauerstoffspezies
Oxidativer Stress	Störung des Gleichgewichts zwischen der Erzeugung prooxidativer Signale (z. B. Sauerstoffradikale) und Antioxidanzien (nichtenzymatische und enzymatische). Oxidativer Stress führt zu Oxidationsschäden an den zellulären Biomolekülen und vielfach zum Zelltod
$P16_{INK4a}$	Tumorprotein mit einem Molekulargewicht von 16 kD, das als Inhibitor der cyclinabhängigen Kinase 4a wirkt (neue Nomenklatur: cyclinabhängiger Kinaseinhibitor 2A, CDKN2A). Als Tumorsuppressorgen ($p16_{INK4a}$, *cdkn2a*) ist es normalerweise in die Regulation des Zellzyklus eingebunden
P35	Virales Protein mit antiapoptotischer Wirkung durch Inhibition von Caspase 3
P53	Tumorsuppressorgen-Produkt: nukleäres Protein, das den Eintritt in und den Fortgang durch den Zellzyklus reguliert
PA	Plasminogenaktivator, spielt eine fördernde Rolle für die Fibrose
PAI-1	Plasminogenaktivator-Inhibitor 1: wird direkt durch Angiotensin aktiviert und verzögert den Matrixabbau und wird durch AIIRA erniedrigt
PARP	Poly-(ADP-Ribose-)Polymerase: DNA-Reparaturenzym, dessen massive Aktivierung nach zerebraler Ischämie über ATP-Depletion zu überwiegend nekrotischem Zelltod führt. Substrat der Caspase 3
Pattern recognition	Rezeptoren, die nicht spezifisch eine Substanz, sondern Stoffklassen erkennen
PCA	Prostatakarzinom
PCNA	Proliferating cell nuclear antigen: Hilfsprotein für das Enzym DNA-Polymerase δ, Bedeutung als Proliferationsmarker

PCR	Polymerase chain reaction: Polymerasekettenreaktion, Verfahren zur Vervielfältigung bestimmter DNA-Genabschnitte mittels enzymvermittelter DNA-Synthese
PD-Zahl	Populationsverdopplungen
PDGF	Platelet-derived growth factor: lokal wirksamer Wachstumsfaktor
PDK	Phosphatidylinositol-dependent kinase: wird von Pl-3,4,5-Phosphat aktiviert und führt selbst zur Stimulation von Proteinkinase B (Akt)
PEN-2	Presenilin enhancer 2: Bestandteil des γ-Sekretasekomplexes, fördert Aβ-Produktion
Perforin	Protein, das in der Zielzellmembran aggregiert und Poren bildet, zytotoxisches Agens von CTL und NK-Zellen
PET	Positronenemissionstomographie: nuklearmedizinisches Verfahren zur quantitativen funktionellen Beurteilung von Metabolismus oder Rezeptorstatus verschiedener Nervenzellsysteme
PFO	Persistierendes Foramen ovale: ermöglicht paradoxe Embolien (kardialer Rechts-links-Shunt) als Ursache zerebraler Ischämien. Häufige Schlaganfallursache bei jungen Menschen
PG	Proteoglykan: spezielles anionisches Polysaccharidprotein, das zur großen Gruppe der Glykoproteine gerechnet werden kann
PGI_2	Prostaglandin I_2: Prostazyklin, Derivat der Arachidonsäure mit Hemmwirkung auf die Thrombozytenaggregation, gebildet im Gefäßendothel
P-GP	P-Glykoprotein: membranständiger Arzneistofftransporter
Phagozyten	Fresszellen, Monozyten/Makrophagen und Granulozyten
Phagozytose	Aufnahme von Partikeln und deren Unschädlichmachung („Fressen") durch Zellen
PHEX	Phosphat regulierendes Protein mit Homologien zur Familie der Endopeptidasen
PI3K	Phosphatidylinositol-3-Kinase
PICP	Carboxyterminales Propeptid des Typ-I-Kollagens: Marker für Knochenaufbau
PIT-1	Transkriptionsfaktor, der bei der Entwicklung von somatotropen, laktotropen und thyreotropen Zellen des Hypophysenvorderlappens eine wichtige Rolle spielt
PK	Proteinase K
PKA	Proteinkinase A
PKC	Phosphokinase C
$PL_{A1/A2}$	Genetische Mutationen im Platelet Glykoprotein IIIa, Exon 2, C196T, genannt A1 und A2
Plakoglobin	Strukturprotein desmosomaler Plaques: dient der Verankerung transmembranärer Proteine (wie den Desmogleinen und Desmocollinen) einerseits und der Verbindung zum Zytoskelett (über Desmoplakin) andererseits
PLD	Phospholipase D
Pleiotropie	Unterschiedliche, oft gegensätzliche Wirkung einer Substanz (auch eines Gens) zu verschiedenen Zeiten
Plektin	Strukturprotein hemidesmosomaler Plaques, die der Verankerung transmembranärer Proteine wie den Integrinen dienen
PM	Poor metabolizer: langsamer Metabolisierer, geringe Aktivität eines Zytochrom-P450-Enzyms
PMA	Phorbolester (Phorbol-12-myristat-13-acetat): Tumorpromotor
PMN	Polymorphkernige Neutrophile (siehe Neutrophile)
POF	Premature ovarian failure
Polyklonal	Aktivierung aller Zellklone
POMC	Proopiomelanocortin: Vorläufermolekül für viele Peptidhormone, u. a. für MSH
Postmitotisch	Zellen, die ihre Teilung eingestellt haben
PP1	Proteinphosphatase Typ 1: reguliert die Glykogensynthase im Muskel
PPARγ	Peroxisome proliferator-activated receptor γ: intrazellulärer Rezeptor, involviert in Adipogenese, Diabetes und Atherosklerose
Prädisposition	Neigung bzw. Vorprägung (genetisch) für etwas
Präinitiationskomplex	Für die Initiation der Transkription notwendige Struktur aus verschiedenen Proteinen und Faktoren
Präseniline	Präsenilin1 (PS1), Präsenilin 2 (PS2). Mutationen in *psen1*, dem auf dem langen Arm des Chromosom 14 lokalisierten Gen für PS1, und *psen2*, dem auf dem langen Arm des Chro-

	mosom 1 lokalisierten Gen für PS2, sind verantwortlich für die autosomal-dominant erbliche FAD. PS1 und PS2 sind zentrale, vermutlich alternative, und dabei äquivalente Bestandteile des γ-Sekretasekomplexes
prnp	Humanes Prionproteingen
prnp$^{\%}$	*Ablation von prnp* (in *prnp*-knockout- oder *prnp*-Null-Mäusen)
Progeroide Syndrome	Alle Krankheiten, die zu vorzeitigem Altern führen
Proinflammatorisch	Entzündungsfördernd
Proliferation	Zellvermehrung durch Mitose (Zellteilung)
Promotor	Regulationselement eines Gens, initiiert RNA-Polymerase
prop1	Prophet of PIT-1: Mutation in diesem Gen verursacht eine kombinierte Hypophyseninsuffizienz mit Beeinträchtigung der somatotropen, thyreotropen, laktotropen und gonadotropen Partialfunktionen
Protoonkogene	Zelluläre Homologe viraler Onkogene mit normaler Funktion, werden durch Mutation zu Onkogenen
PrP^{C}	Zelluläre Isoform des Prionproteins
PrP^{Sc}	Scrapie-Isoform des Prionproteins
PrP^{res}	PK-resistente Form des PrP
PSA	Prostataspezifisches Antigen: kallikreinähnliche Protease (E.C. 3.4.21), Sekretionsprodukt der Prostata, Tumormarker
psen1	Gen für Präsenilin 1
psen2	Gen für Präsenilin 2
Pseudogen	Funktionslose Genstruktur im Genom
ptch1	Das Tumorsuppressorgen *patched* ist der Rezeptor des Sonic-Hedgehog-Proteins und wird mit der Entstehung von Basaliomen in Verbindung gebracht
PTH	Parathormon: dominanter Stellparameter für die Regulation des Kalzium- und Knochenstoffwechsels
RAAS	Renin-Angiotensin-Aldosteron-System
RANK	Receptor activator of nuclear factor κB: Rezeptor für OPGL (RANKL), vermittelt die stimulierende Wirkung von OPGL auf die Osteoklastenbildung
ras	Onkogenfamilie, bestehend aus *H-ras*, *K-ras*, *N-ras*, die für drei 21-kD-Proteine kodieren: H-RAS, K-RAS, N-RAS. Diese sind als kleine GTPasen an der Signaltransduktion von Wachstumsfaktoren beteiligt
RB	Retinoblastomprotein: Tumorsuppressorprotein
Reaktive Sauerstoffspezies	Sammelbegriff für Sauerstoffradikale und Peroxide mit zellschädigender Wirkung
Rearrangements	Chromosomenmutationen
Rem	Remnants: Lipoproteinpartikel, die als Zwischenprodukte im Abbau von Chylomikronen entstehen
Replikative Seneszenz	Bezeichnet die Prozesse, die letztendlich mit dem Hayflick-Limit (begrenzte Zellteilungszahl in vitro) enden
Reportergen	Für Expressionsregulationsanalyse verwendetes Fusionskonstrukt
Resistin	Fettgewebsfaktor, der die Insulinresistenz erhöht
Respiratory burst	Synonym zum „oxidative burst“
Revitalisierung	Erreichen einer Vitalität, die einem jüngeren kalendarischen Alter entspricht
RF	Release factor (Freisetzungsfaktor)
RFLP	Restriktionsfragmentlängen-Polymorphismus: Verdau eines DNA-Fragments mit einem Restriktionsenzym erlaubt Unterscheidung von genetischen Polymorphismen aufgrund der Länge der geschnittenen Fragmente
ROS	s. reaktive Sauerstoffspezies
RR	Blutdruckmessung nach Riva-Rocci
SCE	Schwesterchromatidaustausch: Teile der Chromosomenarme werden ausgetauscht, besonders wenn ein DNA-Schaden vorliegt (Reparaturmechanismus)
sCJD	Sporadische Creutzfeldt-Jakob-Krankheit
SDAT	Demenz vom Alzheimer-Typ
Selektine	Lektinähnliche Adhäsionsmoleküle
Selektionsschatten	Alter, ab dem die Evolution keine Selektion mehr bewirkt, weil die Reproduktion eingestellt ist
Seneszenz	Alterungsbegriff mit verschiedenen Deutungen, wie z. B. Rückbildungsphase der Biomorphose ab dem 80. Lebensjahr
SENIEUR-Protokoll	Standardprotokoll, das gesunde alte Menschen anhand von medizinischen Parametern definiert

Ser/Gly	Aminosäureaustausch: ein Serin wird durch Glyzin ersetzt
sGC	Lösliche Guanylatzyklase (u. a. durch NO aktiviert): z. B. an Reduktion der Plättchenreaktivität und Relaxation glatter Muskulatur im Respirationstrakt, Urogenitaltrakt und in Gefäßen beteiligt
SHBG	Sexualhormon bindendes Globulin
SHH	Protein „sonic hedgehog homolog" zu Drosophila, ist der Ligand des PTCH1-Rezeptors und während der Embryogenese für die normale Gestaltentwicklung bedeutsam. Unter physiologischen Bedingungen wirkt es über PTCH1 als Tumorsuppressor
SHT	Schädel-Hirn-Trauma
Signaltransduktion	Leitung von Signalen innerhalb der Zelle, von Matrix zur und in die Zelle oder umgekehrt und im Gesamtorganismus mittels Molekülen oder Energiepaketen
Signaltransduktionskomplex	Räumliche Einheit von Molekülen auf der Zelloberfläche, die für die Vermittlung eines Signals notwendig sind
Silencing	Verstummen der transkriptionalen Aktivität
Sklerose	Wird oft synonym zu Fibrose gebraucht z. B. bei fibrotischen Vorgängen an Gefäßen
SM	Slow metabolizer: homozygote Träger des *cyp2C9*-Allels *3, stark herabgesetzte Enzymaktivität
smad	Humanes Homolog von „screening for mutants" aus C. elegans und „mothers against decapentaplegic" aus Drosophila. Mitglieder der *smad*-Familie sind an der Signaltransduktion von TGF-β und anderen Wachstumsfaktoren beteiligt
SMO	Rezeptorprotein, das als Homolog des Drosophila-Gens *smoothened* kloniert wurde. Es wird in seiner Aktivität durch SHH-PTCH1 unterdrückt
SN	Substantia nigra: mesenzephales Kerngebiet, das in einen Anteil mit vielen neuromelaninhaltigen Neuronen (Substantia nigra pars compacta, SNc) und einen retikulären Anteil (Substantia nigra pars reticulata, SNr) unterteilt wird. Die Neurodegeneration bei der Parkinson-Krankheit findet in der SN in den dopaminergen Neuronen der SNc statt und betrifft v. a. den ventralen Teil
SNP	Single nucleotide polymorphism: genetische Variante, durch Einzelbasenaustausch in der DNA-Sequenz gekennzeichnet
SOD	s. Superoxiddismutase
Somatostatin	Hypothalamischer Faktor, der die Ausschüttung von STH aus dem HVL inhibiert
Somatotrop	Hypophysenvorderlappenfunktion, welche die zentrale Wachstumshormonsynthese (s. STH) und periphere IGF-I-Produktion umfasst
SOS	Son of sevenless: intrazelluläres Signaltransduktionsprotein, das mit GRB2 einen Komplex bildet und dadurch mit aktivierten Tyrosinkinaserezeptoren extrazelluläre Signale von Wachstumsfaktoren intrazellulär weitergeben kann
SPECT	Single-Photonen-Emissionscomputertomographie: nuklearmedizinisches Verfahren, mit dem durch geeignete Radioliganden der Rezeptorstatus von Nervenzellsystemen dargestellt und semiquantitativ ermittelt werden kann
Spleißen	Herausschneiden von Introns und Zusammenfügen der Exons in cDNA
Sprouting	Axonales Wiederauswachsen überlebender Neuronen nach Schädigung, im zentralen Nervensystem von Primaten im Gegensatz zum peripheren Nervensystem nur sehr begrenzt möglich
SR-B1	Scavenger-Rezeptor Klasse B, Typ 1: Rezeptor zur Aufnahme von HDL-Cholesterol durch die Leber und Organe mit ausgeprägter Steroidogenese
SRE	Serum response element
SRF	Serum response factor
SSCP	Single-stranded conformational polymorphism
SSRI	Selective serotonin re-uptake inhibitors (Wiederaufnahmehemmer): eine Klasse von Antidepressiva
Stammzellen	Zellen, die noch nicht differenziert und auf eine bestimmte Funktion festgelegt sind. Sie haben kein Hayflick-Limit; aus ihnen kann jede Zelle differenzieren

STAT3	Transkriptionsfaktor: beteiligt an TNF-α- und IL-1β-Regulation. Teil der CNTF-induzierten Signalkaskade
STAT5b	Signal transducer and activator of transcription 5b: gehört zu einer Gruppe von intrazellulären Signalüberträgern, die im Zellkern durch Bindung an die DNA die Transkription von Genen regulieren
Statine	Hemmer der HMG-CoA-Reduktase
STH	Somatotropes Hormon, Wachstumshormon: im Hypophysenvorderlappen gebildetes Proteohormon
Stochastisch	Zufällige Ereignisse, die zwar nicht akausal sind, deren Kausalität sich aber dem menschlichen Bewusstsein entzieht
Stressproteine	Nach Einfluss von Stressoren gebildete Proteine (auch Hitzeschockproteine)
Stro-1	Früher Marker der osteogenen Differenzierung
Stromabwärts	Gene oder Elemente, die in 3′-Richtung des Promotors liegen
Stromaufwärts	Gene oder Elemente, die in 5′-Richtung des Promotors liegen
Superoxiddismutase	Enzym, das Superoxidradikale zu Wasserstoffperoxid und Sauerstoff dismutiert
SUR	Sulfonylharnstoffrezeptor: Angriffspunkt der therapeutisch eingesetzten Sulfonylharnstoffe, die durch Verschluss der ATP-abhängigen Kaliumkanäle die Freisetzung von Insulin aus der Betazelle stimulieren
Suszeptibilitätsgene	Für eine erbliche Prädisposition von Krebserkrankungen verantwortliche Gene; für das PCA z. B. *hpc2*
SVN	Selektiv vulnerable Neurone
$Taq1^{A1}$	Durch das Restriktionsenzym Taq1 geschnittene Mutation im Dopamin-D2-Rezeptor
Taq-Polymerase	DNA-Polymerase, gewonnen aus dem Organismus *Thermus aquaticus*
Tau	Mikrotubulus stabilisierendes Protein. Gen: *mapt*. Mikrotubuli sind essenziell für neuronale Transportprozesse. Durch ständigen Auf- und Abbau der Mikrotubuli können sich Neuronen an geänderte Anforderungen anpassen. Im Rahmen verschiedener neurodegenerativer Erkrankungen und in geringem Ausmaß auch beim normalen Hirnalterungsprozess werden unlösliche Tauaggregationen in Neuronen beobachtet, welche histologisch als Neurofibrillenbündel imponieren
Taurin	Nicht essenzielle Aminosäure (aus Zystin gebildet), die bei der Entwicklung des ZNS eine Rolle spielt
Tauschhandel (trade off)	Terminus von Kirkwood, der die Regulation der Energiezuweisung an (bzw. die Energieaufteilung zwischen) Reproduktion und Somaerhaltung bezeichnet
TCR	T-Zell-Rezeptor: Antigenrezeptor von T-Zellen
Tc-Zellen	Zytotoxische T-Zellen: $CD8^+$-T-Zellen, die ihre Zielzellen töten können
TDM	Therapeutisches Drugmonitoring
Telomerase	Enzym mit einer spezifischen Reverse-Transkriptase-Aktivität, das die Länge der Telomeren konstant hält
Telomere	Enden der linearen Chromosomen
TERT	Telomerase reverse Transkriptase
TG	Triglyzeride
TGF-α	Transforming growth factor α: autoparakriner wachstumsstimulierender Faktor
TGF-β	Transforming growth factor β: 5 Isoformen sind bekannt, wachstumshemmende Funktion auf Epithel und Fibroblasten
Thapsigargin	Aktiviert in seiner aktiven Form die Apoptose durch Erhöhung der intrazellulären Kalziumkonzentration
T-Helferzellen	TH-Zellen: $CD4^+$-T-Zellen, die andere Leukozyten in ihrer Funktion unterstützen und so immunregulativ wirken. TH1-Zellen (Leitzytokin IFN-γ) fördern vor allem die zelluläre Immunantwort, TH2-Zellen (Leitzytokin IL-4) die humorale Immunantwort
Thymulin	Thymushormon: Nonapeptid, das nur im Komplex mit Zink aktiv ist
Thymus	Organ, in dem aus Thymozyten T-Zellen reifen, wobei diese auf MHC restringiert werden und autoreaktive Zellen selektionieren
TIA	Transitorische ischämische Attacke
TIMP	Tissue inhibitor of metalloproteinases
Tip60	HIV-1 Tat-interacting protein (Synonym: HTATIP): Histonacetylase, interagiert mit Carboxyterminus von APP
TNF	Tumornekrosefaktor (α und β): proinflammatorische Zytokine, die auch

	rezeptorvermittelt Apoptose induzieren können
TNF-*α*	Mediator der Fibrose und Zytokin mit vielfältigen Wirkungen im Rahmen der Proliferation sowie Differenzierung von Immunzellen bzw. innerhalb inflammatorischer Prozesse. Ursprünglich in Makrophagen entdeckt, wird TNF-*α* aber auch vom Fettgewebe synthetisiert. Hohe Spiegel von TNF-*α* stehen im Zusammenhang mit der Entwicklung von Insulinresistenz
Topoisomerase	Enzym, das vor der RNA-Polymerase die DNA-Supercoils öffnet
TPE	Telomerpositionseffekt
TRAIL	Tumor necrosis factor-related apoptosis-inducing ligand; TRAIL-Rezeptor ist ein Vertreter der „Todesrezeptoren", die über eine Caspase-8-Aktivierung apoptotischen Zelltod vermitteln
Transgene	Komplementieren Mutationen durch Wildtyp-Sequenzen
Transition	Austausch einer Purin-(Adenin/Guanin) oder Pyrimidinbase (Cytosin/Thymin) gegen die jeweils andere Purin- oder Pyrimidinbase
Transkaltachie	Kalziumresorptionsprozess im Dünndarm unter Kontrolle von Vitamin D
Transkriptionsfaktor	Protein, das an die DNA bindet und die Ablesung von Genen (Umschreibung in RNA) vermittelt
Translokation	Teile des Chromosoms werden an andere Orte verschoben
Transversion	Austausch einer Purinbase (Adenin/Guanin) gegen eine Pyrimidinbase (Cytosin/Thymin)
trans-wirkende Elemente	Gen kontrolliert Genexpression auf anderer als der eigenen DNA
trk1	Gen, das am Aufbau des Tyrosinkinaserezeptors beteiligt ist
Trp	Aminosäure Tryptophan
TRUS	Transrektaler Ultrabeschallung der Prostata, 7–8 MHz
TSE	Transmissible spongiforme Enzephalopathie
TSP-1	Thrombospondin 1
TTD	Trichothiodystrophie
Tumorsuppressor	Verhindert das Auftreten von Krebs
Tumorsuppressorgene	Im normalen Genom verstreute Gene mit wachstumsregulierender Funktion, Übermittlung von wachstumsinhibierenden Signalen, bei Ausfall resultiert eine gegenregulierte Wachstumsstimulation, z. B. Retinoblastom-Suszeptibilitätsgen *(rb)*, *brca2*, *kai1*
TUR-P	Transurethrale Resektion der Prostata
T-Zell-Rezeptor	s. TCR
UAW	Unerwünschte Arzneimittelwirkung
UKPDS	United Kingdom Prospective Diabetes Study
UM	Ultrafast metabolizer: Träger von *cyp2D6*-Genduplikationen
usp9X	Ubiquitin-specific protease 9: Kandidatengen für die prämature Ovarialinsuffizienz
VCAM-1	Vaskuläres Zelladhäsionsmolekül 1: Zelladhäsionsmolekül, der Immunglobulinfamilie angehörend, unter entzündlichen und atherogenen Bedingungen in der Gefäßwand verstärkt exprimiert, funktionell für die Adhäsion und transendotheliale Wanderung von Leukozyten bedeutsam
VDR	Vitamin-D-Rezeptor: ligandenabhängiger Transkriptionsfaktor
Vitagene	Gene, welche Produkte zur Erhöhung der Lebenserwartung kodieren
Vitalität	Funktionale Kapazität als Maß für das Vermögen eines Organismus, alle lebensnotwendigen biologischen Funktionen zu realisieren
VLDL	Very-low-Density-Lipoproteine: Lipoproteine sehr niedriger Dichte, triglyzeridreiche Lipoproteine hepatischer Herkunft
VLDLR	VLDL-Rezeptor
VNTR	Variable number tandem repeat: genetische Varianten, durch variable Insertionen von repetitiven DNA-Sequenzen gekennzeichnet
Wachstumsfaktor	s. GF
wrn	Gen für das Werner-Syndrom
WS	Werner-Syndrom: Syndrom beschleunigten Alterns
X11	Synonym: APBA1 (amyloid beta A4 precursor protein-binding, family A, member 1), interagiert mit Carboxyterminus von APP
XP	Scleroderma pigmentosum
xpa	Nukleotidexzisionsreparaturgen

xpnpep2	X-Propyl-Aminopeptidase-2-Gen: Kandidatengen für die prämature Ovarialinsuffizienz
YAC	Yeast artificial chromosome, künstliches Hefechromosom: Yacs dienen als Vektoren, in denen man bis zu 300 kb große DNA-Fragmente klonieren kann
YAC-Zellen	Mutierte Lymphozyten
Zentenare	Menschen im Alter über 100 Jahre
ZFX	„X-linked" Zinkfingerprotein, das für die Erhaltung des Follikelapparats eine Rolle spielen könnte
ZNS	Zentrales Nervensystem
Zytokine	Während der Immunantwort freigesetzte Peptide, die steuernde Funktionen haben; sie sind wichtig für die Reparatur von Gewebsschäden und können als Wachstumsfaktoren wirken

1 Allgemeine Aspekte

1.1 Einführung

Antonio Ruiz-Torres

Ausgelöst durch die technisch-industrielle Revolution im 19. Jahrhundert werden auch die auf Empirie basierenden Vorstellungen und Methoden in der Medizin zunehmend durch naturwissenschaftliches Denken ergänzt. Dieser Umbruch ist unter anderem gekennzeichnet durch die Entwicklung der experimentellen Physiologie und Pharmakologie, der Entwicklung der Zellularpathologie sowie der Bakteriologie am Ende des 19. Jahrhunderts. Mit wachsenden Kenntnissen über zelluläre Strukturen und biochemische Zusammenhänge in der ersten Hälfte des 20. Jahrhunderts entwickeln sich medizinische Forschungsziele, die darauf gerichtet sind, Entstehungsmechanismen von Krankheiten auf gestörte zelluläre Strukturen bzw. molekulare Funktionen zurückzuführen und so die Ursachen von Krankheiten durch naturwissenschaftlich belegbare Sachverhalte zu erklären.

Diese Bemühungen fanden ihren Ausdruck in der Entwicklung einer modernen Pathophysiologie, die darauf zielt, den Entstehungsmechanismus von Krankheiten abzuklären. So entsteht die Pathophysiologie als theoretische Grundlage einer ursachenorientierten Diagnostik. In der Tat sind Pathogenese und Diagnostik so eng miteinander verzahnt, dass schon allein die pathophysiologische Analyse von Krankheitssymptomen die Diagnose ermöglicht. Eine daraus ableitbare kausale Therapie erfordert jedoch die Kenntnis molekularer bzw. molekulargenetischer Faktoren und Methoden. Diese sog. molekulargenetische Diagnostik basiert auf der Anwendung molekularbiologischer Erkenntnisse und der Übertragung ihrer Methoden in die Medizin. Damit wird die Zuordnung definierter Krankheitsbilder zu spezifischen molekularen Veränderungen genomischer Strukturen wie beispielsweise Mutationen, Deletionen oder Insertionen von Genen, die zu Krankheiten disponieren, möglich.

Allerdings ist eine besondere Wertung der Ergebnisse notwendig, da hierfür die Anwendung des Normalitätsbegriffes der Statistik nicht genügt. Aus entsprechenden Untersuchungen wurde nämlich bekannt, dass bestimmte als krankhaft angesehene molekulargenetische Profile – z.B. während des Wachstums – keine pathogene Bedeutung besitzen. Die Relativierung solcher Ergebnisse für zeitlich umgrenzte Lebensabschnitte ist bei der Beurteilung von Alterungsprozessen noch eindeutiger. Demzufolge wird der einschlägig arbeitende Kliniker gezwungen, sich nicht nur Kenntnisse in der Molekularbiologie, sondern auch in der Physiologie des Wachstums und der Alterung anzueignen. Während sich der erstgenannte Prozess zeitlich definieren und abgrenzen lässt, ist dies bei der Alterung umstritten. Daher sind gerontologische Kenntnisse erforderlich, um die Altersspezifität einer bestimmten Krankheit aufgrund molekulargenetischer Veränderungen zu charakterisieren und gegen den physiologischen Alterungsprozess abzugrenzen.

Krankheiten, die vorzugsweise im fortgeschrittenen Erwachsenenalter auftreten, entstehen auf der Grundlage von molekularen Veränderungen, die – direkt oder indirekt – mit dem Alterungsprozess zusammenhängen. Dennoch ist dies ein physiologischer Vorgang. Daher könnte es widersprüchlich erscheinen, ihm eine pathogenetische Bedeutung beizumessen. Ein Beispiel von exemplarischer Bedeutung stellen die Altersosteoporose und die evtl. nachfolgende Fraktur dar. Sie stehen in Beziehung zur Abnahme der Osteoblasten und somit der Mineralisation des Knochens, die als normale Manifestationen der Alterung zu verstehen sind. Ausmaß und Komplikationen sind daher Determinanten, um pathologisch von normal unterscheiden zu können. Hier liegt eine der wichtigen Fragen der Gerontologie, nämlich festzustellen, ob überhaupt und ggf. wann und wie das Alter zur Krankheit führt. Um die Komplexität dieser Frage zu klären, sollen im Folgenden einige grundlegende Begriffe der Gerontologie erläutert werden.

Alter ist von Altern zu unterscheiden wie Zustand von Vorgang. Während Alter als „alt sein" verstanden wird und dementsprechend verlebte Zeit – üblicherweise in Lebensjahren – ausdrückt,

Ganten/Ruckpaul (Hrsg.)
gemeinsam mit A. Ruiz-Torres
Molekularmedizinische Grundlagen
von altersspezifischen Erkrankungen

entspricht Altern der Dynamik des Prozesses, der den Ablauf von multiplen Veränderungen des Organismus wiedergibt. Diese Veränderungen führen zu fortschreitender Abnahme der Vitalität, die als Maß für das „Lebendigsein" ein funktioneller Begriff ist. Somit beinhaltet Altern den Rückgang von Funktionen und Kapazitäten des Organismus, der dem medizinischen Begriff der Regression entspricht. Hieraus wird die enge inhaltliche Beziehung von Medizin und Gerontologie deutlich. Dennoch ist Altern – wie bereits betont – ein physiologischer Prozess, dessen fehlende Umkehrbarkeit diesbezüglich medizinische Maßnahmen sinnlos erscheinen lässt. Der Organismus eines Individuums stellt also zu einem bestimmten Zeitpunkt den Zustand der bis dahin durchlaufenen Regression dar. Die entsprechende Dimension ist das biologische Alter. Als Konsequenz ergibt sich daraus, dass das Alter sowohl chronologisch nach Kalenderjahren als auch biologisch nach dem Ausmaß der noch vorhandenen Vitalität definiert werden kann.

Chronologisches und biologisches Alter entsprechen sich nur bedingt. Es gibt jedoch bisher kein Verfahren, das eine zuverlässige Bestimmung des biologischen Alters erlaubt. Deshalb ist man auf Schätzungen angewiesen. Diese können mit Hilfe von Parametern erfolgen, die sich natürlicherweise mit dem Alterungsprozess verändern. In diesem Band erlangen sie als molekulare altersspezifische Veränderungen eine besondere Bedeutung für das Verständnis der Entstehung der hier besprochenen Alterskrankheiten. Biologisches Alter stellt sich demnach als das Ergebnis der Vitalitätsabnahme im Rahmen von Wechselwirkungen zwischen den Fehler kumulierenden Prozessen und einem genetischen Plan dar. Daraus ergibt sich eine Dimension, die dem Ausmaß der Regression entspricht und die Vulnerabilität des Organismus gegenüber exogenen Herausforderungen ausdrückt. Daher ist es verständlich, dass frühzeitig gealterte Organismen krankheitsanfälliger sind.

Bekanntlich ist die menschliche Lebensspanne sehr unterschiedlich. Langlebigkeit beschreibt eine individuelle Eigenschaft für das Überschreiten der derzeitigen demographisch erfassten Lebenserwartung. Zum Beispiel ist ein Achtzigjähriger als langlebig anzusehen, da seine Lebenserwartung z.Z. um die 76 Jahre liegt. Dagegen ist das Lebenspotenzial mit derzeit angenommenen etwa 120 Jahren sehr viel höher. Man versteht darunter die Lebensdauer, welche die für den menschlichen Organismus maximal verfügbare Zeit darstellt. Für einen kurzlebigen Organismus lässt sich dann ableiten, dass auch hier trotz des relativ niedrigen kalendarischen Alters ein biologisch determiniertes Ende erreicht wird.

Ein Vergleich der Lebensspanne verschiedener Tierarten lässt vermuten, dass die maximale Lebensdauer aller Organismen genetisch determiniert ist. Dennoch ist diese Annahme nicht unumstritten, da das Altern selbst keinem genetischen Programm folgt. Das Gegenbeispiel ist der Wachstumsprozess. Tatsächlich ist dieser Prozess einem der Differenzierung zielstrebig folgenden biologischen Verlauf untergeordnet, der einen Anfang und ein ebenso klares Ende beinhaltet. Dennoch sind mittlerweile beim Erwachsenen Gene ermittelt, die zur Langlebigkeit beitragen, ebenso wie andere, die in Verbindung mit dem Auftreten von Alterskrankheiten stehen und somit die Lebensdauer verkürzen. Am Beispiel der Lipoproteine ist dieses erkennbar. Lebensverlängernd wirkt nach derzeitigem Wissensstand eine vermehrte HDL-Cholesterol-Synthese. Dagegen führen zum umgekehrten Ergebnis diejenigen Gene, die zur Erhöhung des LDL-Cholesterols im Serum beitragen. Hierdurch könnten unterschiedliche Dispositionen entstehen, sodass – wie im diesbezüglichen Kapitel ausgeführt – das biologische Alter zu einem bestimmten Zeitpunkt des kalendarischen Alters eines Menschen entsprechend der Lipoproteinkonstellation mehr oder weniger fortgeschritten sein dürfte. Die Beziehung zwischen Lebensdauer, Altern und genetischer Disposition ist zwar offensichtlich, aber die Rolle der Umwelt darf nicht unterschätzt werden. Aus diesem Grunde könnte man daraus schließen, dass es eine genetische Determinierung gibt, die eine biologische Zeit bei unterschiedlichen Tierarten fixiert. Andererseits könnten multiple Gene eine bestimmte Konstellation bedingen, die zusammen mit den Umweltbedingungen zur Lang- oder Kurzlebigkeit des Individuums führt.

Aus dem bisher Dargelegten geht hervor, dass im Ablauf der biologischen Zeit des Menschen nur die Akzeleration individuell unterschiedlich ist. Einerseits beschleunigen Krankheiten den Alterungsprozess, andererseits begünstigt das Altern das Auftreten von Krankheiten. Die daraus entstehenden Interdependenzen unterstreichen die Schwierigkeit, in der Gerontologie physiologische von pathologischen Prozessen zu unterscheiden. Dieser Problematik wird in den beiden nachfolgenden Kapiteln besondere Aufmerksamkeit gewidmet.

Bekanntlich stellt die Krankheit eher einen dynamischen Prozess von sich wechselseitig beeinflussenden Veränderungen als einen Zustand dar.

Tritt eine Krankheit im Alter auf, so ist eine Wechselwirkung mit den physiologischen Veränderungen des alternden Organismus wahrscheinlich, die bei zunehmendem Näherrücken des biologischen Lebensendes durch eine besondere Hinfälligkeit gekennzeichnet ist. Krankheiten im Alter sind dann altersspezifisch, wenn sie auf der Grundlage der physiologischen Veränderungen des Alterns entstehen. Dennoch ist eine präzise Zuordnung schwierig. Zum Beispiel ist die Prostatahypertrophie wegen der altersabhängigen Prävalenz als Alterskrankheit anzusehen. Nach der obigen Definition darf sie aber beim derzeitigen Stand der Forschung nicht ohne weiteres als altersspezifisch definiert werden. Es fehlt nämlich der Beweis, dass das Altern die Entstehungsgrundlage darstellt. Dennoch gibt es eine Reihe von Befunden, die für eine Altersspezifität sprechen. Im entsprechenden Kapitel werden die molekularbiologischen Befunde der benignen Prostatahyperplasie und des Prostatakarzinoms behandelt und aus gerontologischer Sicht analysiert. Dies führt zu der gut begründeten Vermutung, dass beide Erkrankungen doch eine pathogenetische Beziehung zum Altern aufweisen, sodass eine Einordnung zu den altersspezifischen Erkrankungen gerechtfertigt erscheint. Ähnliches trifft auch auf andere Alterskrankheiten zu, wie beispielsweise die Bronchopneumonie beim alten Menschen. Gerade am Beispiel der Infektionskrankheiten wird die Relevanz molekularmedizinischer Aspekte des Alterns ersichtlich, da diese größtenteils die diesbezügliche Krankheitsanfälligkeit bei zunehmendem Alter erklären. Ein weiteres Beispiel für die enge Beziehung zwischen Erkrankung und Altersbezogenheit stellen bestimmte Knochen- und Gelenkaffektionen dar. Beispielsweise ist die Arthrose eine altersspezifische Erkrankung, welcher der Alterungsprozess von Knochen und Gelenken zugrunde liegt, wenn auch das Ausmaß der Abnutzung und der Zeitpunkt des Auftretens wesentlich von der äußeren Belastung abhängt. Unabhängig von diesen Überlegungen zur Altersspezifität wurden in diesen Band auch solche Erkrankungen aufgenommen, die im Alter eine besondere Rolle spielen oder besonderer Aufmerksamkeit bedürfen.

Umstritten ist die Frage, wann das Altern beginnt, um den Zusammenhang einer bestimmten Krankheit mit dem Altern erkennen zu können. Geht man davon aus, dass Altern mit einer stetig fortschreitenden Abnahme der Vitalität verbunden ist, so kann angenommen werden, dass das Altern nach Vollendung des Wachstums und der Differenzierung beginnt. Demzufolge ist Altern ein lebenslanger Prozess des Erwachsenen. In der Regel manifestieren sich die Alterskrankheiten in der zweiten Hälfte des Erwachsenenalters. Allerdings können sie auch früher auftreten. Die Progerie Typ Hutchinson-Gilford und andere Formen der frühzeitigen Vergreisung wie das Werner-Syndrom, das Seip-Lawrence-Syndrom oder die Metagerie sind Beispiele, bei denen genetische Defekte die Beschleunigung des Alterns bedingen und dadurch das relativ frühzeitige Auftreten von degenerativen Herz-Kreislauf-Erkrankungen begünstigen. Dabei ist zu betonen, dass altersspezifische Erkrankungen durch altersbezogene molekularbiologische Veränderungen, aber nicht durch das chronologische Alter des Patienten charakterisiert sind. Die Geriatrie ist das medizinische Spezialgebiet des alten Menschen. Aber sie kann nicht allein für Diagnose und Behandlung der altersspezifischen Erkrankungen zuständig sein. Sie sieht sich nämlich in der Regel nur kompetent, wenn der Patient das 65. Lebensjahr überschritten hat. Die Nachteile dieser nur chronologisch fixierten Definition des „Altseins" sind aus dem vorher Gesagten offensichtlich. Außerdem sind die Alterskrankheiten derart mannigfaltig, dass sie fast alle Spezialgebiete der Medizin betreffen. Demzufolge sind neben den Geriatern auch andere Fachärzte wie Chirurgen, Ophthalmologen, Urologen oder Internisten u.a. weitgehend geriatrisch tätig – ein Grund mehr, um die Ausbildung und das Interesse in den Alterskrankheiten generell zu fördern.

Auf die Irreversibilität des Alterns ist bereits zuvor hingewiesen worden. Daraus ergibt sich die Frage, in welchem Ausmaß und ob überhaupt eine altersspezifische Krankheit mit medizinischen Maßnahmen zum Rückgang gebracht werden kann, d.h. der Genesende den vor der Erkrankung bestehenden Zustand wieder erlangen kann. Eine Beantwortung wird insofern erschwert, als das Fortschreiten des Alterns während der Dauer der Erkrankung zu berücksichtigen ist. Daher ist der traditionelle Begriff der Heilung mit der durch die Gerontologie bestimmten Logik nicht zu vereinbaren. Deshalb ist davon auszugehen, dass während der Krankheit die für den Organismus verfügbare biologische Zeit fortschreitet und daher eine Umkehrung dieses Prozesses nicht möglich ist. Wie mit biologischen Alternsparametern unter Verwendung verschiedener Berechnungsmethoden beobachtet werden konnte, beschleunigt die Erkrankung die Alternsrate. Es kann daraus abgeleitet werden, dass die gerontologische Interpretation der Heilung das Wiedererlangen der vor der Krankheit bestehenden Alternsrate ist. Mit anderen Worten, es würde sich die Akzeleration der biologischen Regression nach Ablauf der Erkrankung normalisieren. Diese gerontologische Wertung der Heilung ist nicht nur logisch, sondern auch hilfreich, um das Ergebnis von Therapiemaßnahmen besser bewerten und insbesondere Prognosen stellen zu können.

Regulative Mechanismen treten beim Altern wie auch generell bei Krankheit auf. Sie besitzen in der Gerontologie große Bedeutung. Die Regulation des Alterns kann sich funktionell und strukturell manifestieren. Zum Beispiel steht die altersabhängige Abnahme der körperlichen Aktivität u.a. mit dem beim Altern stattfindenden Rückgang der Muskelmasse in Beziehung und kann als eine Manifestation der funktionellen Regulation des Alterns gedeutet werden. Andere bei der Alterung stattfindende Veränderungen wie etwa in der Lebensweise oder bei den Nahrungsgewohnheiten sind auch im Rahmen der Altersregulation zu beschreiben. Viele der molekularen Merkmale verschiedener Krankheiten entsprechen der regulativen Zielsetzung.

Ähnliches geschieht im Falle der altersspezifischen Erkrankungen. Z.B. in jedem Lebensalter löst der Zellschwund die Zunahme des Kollagengehaltes eines bestimmten Organs als Folge der notwendig gewordenen Reparation des betroffenen Gewebes aus. Steht der Zellschwund mit der Alterung in Verbindung, so darf die nachfolgende Organkollagenisierung als reaktive Erscheinung des Alterns angesehen werden. Wenn aber dadurch die Funktion des betroffenen Organs eingeschränkt wird, ergibt sich aus der physiologischen Reparation eine krankhafte Manifestation altersspezifischen Charakters. Aus diesem Beispiel lässt sich ableiten, dass regulative Prozesse im alternden Organismus den gleichen Mechanismen wie bei jungen Menschen folgen. In allen Fällen dienen sie der Aufrechterhaltung bzw. der Wiederherstellung des Organismus, seien sie auf die DNA-Reparatur oder die Enzymsynthese bei Schädigung durch freie Radikale gerichtet.

Beim gealterten Menschen haben solche Prozesse häufig lebensverlängernde Bedeutung und sind deshalb bei jeder Therapie zu berücksichtigen. Wahrscheinlich geht die genetische Determinierung dieser Prozesse bis in die Wachstumsperiode zurück. Dabei kommt der Sekretion von Wachstumshormon auch nach Beendigung des Wachstumsprozesses eine Schlüsselrolle zu. Es gibt nämlich Hinweise, die dem STH/IGF-I die für das Überleben wichtige regulative Funktion beimessen.

Allerdings impliziert der regressive Charakter des Alterns auch die Regulation, sodass ihre Kapazität altersabhängig abnimmt. Sie steht in engem Zusammenhang mit der bei der Alterung beobachteten Abnahme der Umweltadaptation. Die allgemeine Folge ist eine Abnahme der Regulationseffizienz, wodurch sich die Überlebenskraft verringert. Wie in diesem Band erörtert, verlangsamt das Altern die Narbenbildung. In der Chirurgie ist gut bekannt, dass der alte Patient einen längeren Zeitraum bis zum Ende der Vernarbung benötigt. Diese altersbedingte Abnahme der Vernarbungsgeschwindigkeit, die sich experimentell in altersabhängig abnehmenden Kollagenumsatzraten widerspiegelt, stellt in diesem Zusammenhang ein demonstratives Beispiel der nachlassenden Regulationseffizienz dar. Möglicherweise liegt ihre Ursache in multiplen molekulargenomischen Einwirkungsfolgen endogenen und exogenen Ursprungs, die insbesondere den Vorgang der Eiweißsynthese bei alternsbedingter Abnahme der STH/IGF-I-Sekretion betreffen.

Aus dem zuvor Erwähnten darf die Regulation des Alterns als das Resultat der Abnutzung oder Regression gegenläufiger Prozesse angesehen werden. Auf molekularer Ebene zeigen die entsprechenden Blutparameter altersabhängig eine steigende Tendenz. Das Gegenteil wird bei Parametern beobachtet, die eine Regression widerspiegeln. Im Allgemeinen ist die Regulation unerlässlich für das Überleben bei Krankheiten bzw. Anforderungen durch die Umwelt. Beim Altern gehört sie zum Begriff der „maintenance", indem sie dazu beiträgt, während des Erwachsenenlebens für den Organismus die bestmöglichen Bedingungen aufrechtzuerhalten. Dennoch bedarf die bisher sehr positiv dargestellte Lebenswichtigkeit der Altersregulation einer kritischen Wertung.

Tatsächlich sind – ebenso wie im Falle einer Krankheit – die beim Altern stattfindenden regulativen Vorgänge nicht nur vorteilhaft, sondern auch mit Nebenwirkungen verbunden. Auf die exuberante mit Fibrosierung und Funktionsbeeinträchtigung einhergehende Vernarbung des betroffenen Organs ist bereits hingewiesen worden. Auch die Zunahme der Fettmasse gehört zu der bereits erwähnten Reduzierung der Muskulatur beim Altern. Diese notwendig gewordene Mehrspeicherung von Energie ist wahrscheinlich evolutionär sinnvoll und als spezifische Regulation genetisch angelegt. Allerdings können die abdominelle Fettansammlung und die damit in Verbindung stehende Insulinresistenz mit einer Erhöhung des Nüchternblutzuckers eindeutige Nachteile dieser Regulation sein. Ähnliches kann auf die Cholesterinämie als wichtigem Stabilitätsfaktor der Zellmembran zutreffen, da dessen Serumkonzentration alternsabhängig ansteigt und als Risikofaktor für Herzinfarkt und Schlaganfall eine erhebliche Rolle spielt. Als Begleiterscheinung des Alterungsprozesses gewinnt dieser Faktor zunehmend morbiditäts- und mortalitätsstatistische Bedeutung.

Zwischen Altern und altersspezifischen Erkrankungen besteht also eine enge Beziehung. Obwohl Altern ein physiologischer Prozess ist, beeinträchtigt er aufgrund von strukturellen und funktionellen Veränderungen einzelner Organe oder des gesamten Organismus das Wohlbefinden. Gesundheit aber ist gleichbedeutend mit Wohlbefinden und die Krankheit ist gleichzusetzen mit dessen Verlust. Aus gerontologischer Sicht wäre demnach die so verstandene Gesundheit eine Variable, für die als Dimension eine alternsspezifische Vitalität angenommen werden kann. Es ist bemerkenswert, dass die gerontologische Auffassung von Gesundheit mit dem Volksempfinden im Einklang steht. Tatsächlich wird volkstümlich angenommen, dass weniger Gesundheit zu haben eine Altersfolge ist. Dagegen wäre der Verlust des Wohlbefindens, sollte dieses der Vitalität gleichkommen, mit dem Leben nicht zu vereinbaren. Lediglich eine durch die Krankheit erfolgte Reduzierung des Wohlbefindens bzw. der Vitalität, die aber nicht zum Startpunkt umkehrbar ist, wäre mit dem Verständnis des Alterns vereinbar.

Dieser Band behandelt Erkrankungen und deren molekulare Ursachen, die sich vorzugsweise in der zweiten Hälfte des Erwachsenenalters manifestieren. Der molekularmedizinisch basierte und gerontologisch orientierte Erkenntnisgewinn erlaubt eine differenzialdiagnostische Unterscheidung von physiologischer Alterung und altersspezifischen Erkrankungen und auf dieser Grundlage eine klare therapeutische Indikationsstellung neben der Anwendung präventiver Maßnahmen.

1.2 Lebensdauer: Genetische Determinierung und lebensverlängernde Strategien

Hans Niedermüller und Gerhard Hofecker

Inhaltsverzeichnis

Ganten/Ruckpaul (Hrsg.)
gemeinsam mit A. Ruiz-Torres
Molekularmedizinische Grundlagen
von altersspezifischen Erkrankungen

1.2.1 Altern als zellulärer und/oder systemtheoretischer Prozess

Altern ist ein grundlegender physiologischer Prozess, der ausnahmslos in allen arbeitsteiligen multizellulären Organismen auftritt. In dieser Arbeit werden wir uns beim Begriff „Spezies" besonders auf Mammalia beziehen - auf Abweichungen wird hingewiesen. Aus medizinisch-biologischer Sicht umfasst der Begriff „Altern" die regressive Phase des stetigen Wandels von Struktur und Funktion, den Bürger (1947) als Biomorphose bezeichnete (Abb. 1.2.1).

Ganz allgemein können wir das Altern auch als Anhäufung von ungünstigen und nachteiligen Änderungen charakterisieren, welche das Todesrisiko erhöhen. Betrachtet man die altersabhängigen Veränderungen physiologischer Parameter des Menschen, so stellt man fest, dass nach einer Phase raschen Zuwachses an funktioneller Kapazität ein progressiver Abbau funktioneller Fähigkeiten erfolgt. Die Rückbildungsphase der Biomorphose wird allgemein als Altern im engeren Sinne oder Seneszenz bezeichnet.

Wenn wir vom Altern sprechen, interessiert uns in erster Linie das Altern des Gesamtorganismus - aus praktischem Interesse das des Menschen und verschiedener Haustiere, im Rahmen der Grundlagenforschung das von Versuchstieren.

Die Biomorphose physiologischer Funktionen verläuft bei allen Säugetieren in weitgehend analoger Weise, sodass die an Säugetieren gewonnenen tierexperimentellen Befunde auch Schlüsse auf Gesetzmäßigkeiten der Biomorphose anderer Spezies dieser Klasse erlauben.

Wenn auch das Altern ein komplexer biologischer Prozess ist, der auf den physiologischen Ebenen erst Erklärungsmöglichkeiten für die dabei auftretenden Veränderungen des Organismus liefert, dürfen wir nicht außer Acht lassen, dass auf molekularer und zellulärer Ebene Vorgänge ablaufen, die grundlegend auch für das organische Altern sind.

Zwar hat Rosen (1975) überzeugend nachgewiesen, dass Organismen auch dann altern, wenn die Zellen selbst keine Alterung zeigten, also ihre optimale Funktion unabhängig von der Zeit immer erfüllten, doch gelänge es den Zellen trotzdem nur dann, das Altern des Organismus zu verhindern, wenn sie in der Lage wären, immer von neuem die Interaktionen zwischen ihnen so zu justieren, dass die Funktion der übergeordneten Ebene (Organe) auf optimalem Niveau aufrecht erhalten werden kann. Diese Eigenschaften von Zellen konnten bis jetzt nur in eingeschränktem Maße beobachtet werden. Ein beträchtlicher Teil neuerer experimentell-gerontologischer Untersuchungen befasst sich mit altersabhängigen Veränderungen im molekular-zellulären Bereich, wobei Veränderungen der Nukleoproteine und Fehler der Proteinsynthese die wichtigsten Arbeitshypothesen über das Altern darstellen. Stabilität, Verfügbarkeit und fehlerfreier Fluss genetischer Information sind grundlegende Bedingungen für die Erhaltung von Struktur und Funktion. Es liegt nahe, in diesem Bereich fundamentale Alternsprozesse zu vermuten (Abb. 1.2.2).

Es erschöpft sich also, auch in sehr alten Organismen, individuell kein Gewebe, Organ oder System funktionell, es sind also ihre kombinierte Tätigkeit, Wechselwirkung und Interdependenz, die das Überleben als Ganzes bestimmen (Abb. 1.2.3).

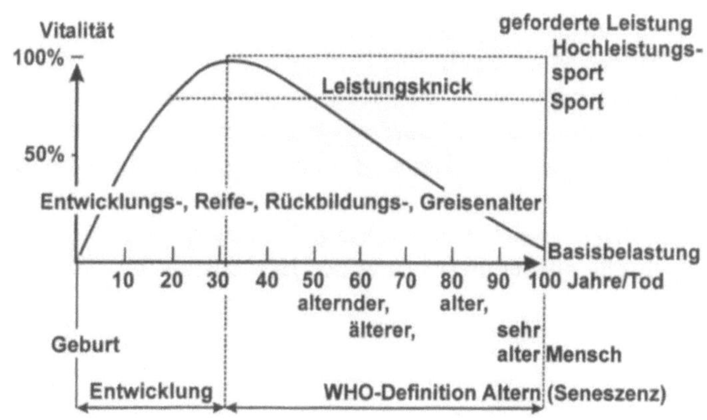

Abb. 1.2.1. Biomorphose und Vitalität. Das biologische Alter und damit die Veränderung von Struktur und Funktion (Biomorphose) spiegelt sich in einem Parameter, den man Vitalität nennt und der die Änderungen der Gesamtkapazität angibt. Diese steigt während der Entwicklung bis zu einem Maximum, um dann bis zum Tod auf Null abzusinken. Wird die Abszisse normiert, ergeben sich ähnliche Kurven für alle Säugetierspezies und für viele andere Vertebraten

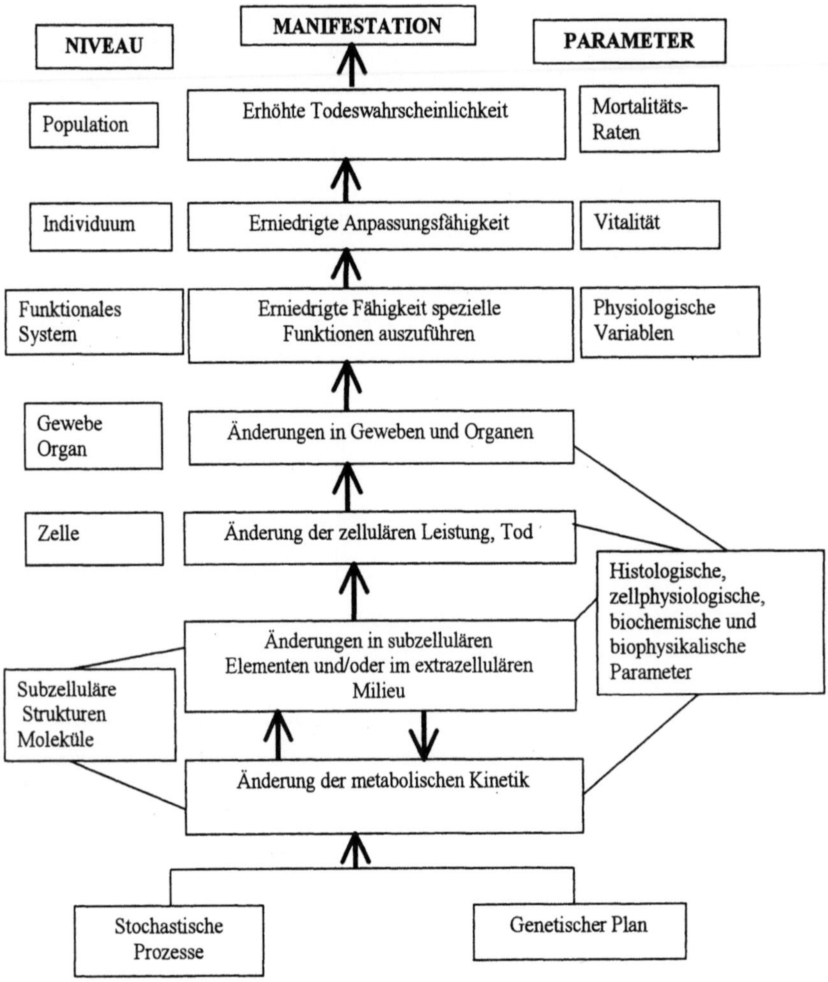

Abb. 1.2.2. Hierarchie der Alternsprozesse. In der linken Spalte ist die organische Ebene dargestellt, auf der Alternsprozesse auftreten, in der mittleren deren Manifestation und in der rechten Spalte die messbaren Kenngrößen. Altern taucht zuerst auf der molekularen Ebene auf, ist das Resultat zufälliger Prozesse und auch eines genetischen Plans, setzt sich auf allen Organisationsebenen fort und führt schließlich zum Tod. Gegen den Alternsprozess arbeiten Langlebigkeitsstrategien

Der erwachsene Organismus wird in erster Linie durch mindestens zehn Mechanismen in einem funktionalen Zustand erhalten, welche zusammen einen substanziellen Anteil aller biologischen Prozesse darstellen. Schließlich versagen diese Erhaltungsmechanismen – vielleicht weil der physiologisch-anatomische Entwurf mit einem ewigen Leben unvereinbar ist. Weiter ist einsichtig, dass alle Mechanismen in quantitativ und qualitativ verschiedener Weise zur Erhaltung beitragen, sind doch alle an der Bewahrung der Homöostase beteiligt.

1.2.2 Inter- und intraspezifische Unterschiede der Lebenserwartung: Allgemeine Betrachtungen und genetische Studien an Wirbellosen, Säugern und Mensch

Die maximale Lebenserwartung (MLP oder MLSP, „maximum life span potential") jeder Spezies hängt von der Wirksamkeit der Erhaltung von Zellen und Geweben ab und es ist einsichtig, dass diese Erhaltung in langlebigen Arten wirksamer ist. Weiter ist offensichtlich, dass eine umgekehrte Beziehung zwischen Reproduktionspotenzial und MLP besteht: die verfügbaren metabolisch-energetischen Mittel müssen zwischen dem Einsatz in Fortpflanzung und in Erhaltung des erwachsenen Somas aufgeteilt werden.

Gerontologen haben in dieser Hinsicht immer auf die vorhandenen Modelle der Genetiker und

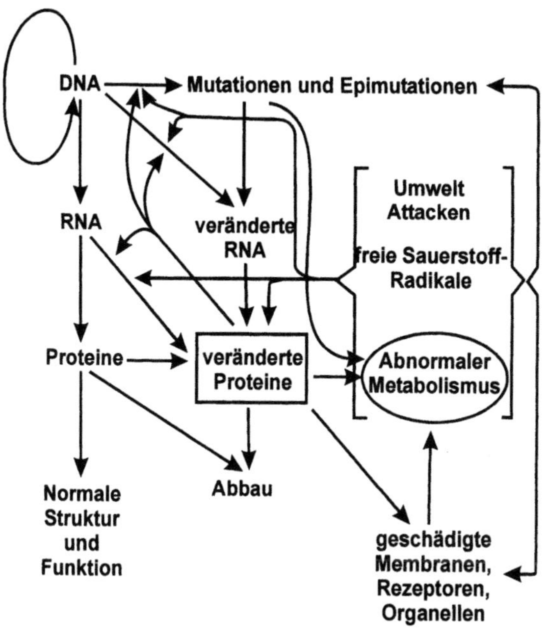

Abb. 1.2.3. Normaler und entarteter Informationsweg. Entartete Wege führen zu verschiedenartigen Schäden. In normalen Zellen werden die selten auftretenden Schäden durch Reparaturmechanismen auf niedrigem Niveau gehalten *(dicke Pfeile)*. Bei deren Zusammenbruch kommt es zu abnormalen Wegen *(dünne Pfeile)*

Immunologen zurückgegriffen. Diese Arten unterscheiden sich in Bezug auf ihre Lebenserwartung, aber auch in Bezug auf morphologische und funktionale Eigenarten. Dabei sind eine Fülle von Daten für folgende Arten vorhanden: Hefen, andere Pilze (*Podospora, Neurospora*), Protozoen (*Amoeba,* Ciliaten: *Tetrahymena pyriformis, Paramecium*), Algen (*Volvox carteri*), Rädertierchen (*Rotifer vulgaris*), *Nemathelminthes* (Fadenwürmer: *Caenorhabditis elegans*), Insekten (Frucht- und andere Fliegen: *Drosophila melanogaster, Musca domestica*), die Mäusestämme und Menschen. Die unterschiedliche genetische Ausstattung bedingt eine unterschiedliche MLP und ist auf die spezifische Selektion zurückzuführen (Tabelle 1.2.1, 1.2.2).

Der Umfang und die Vielfalt der Erscheinungen, auf die wir bei der Betrachtung des alternden Phänotyps treffen, zeigen Folgendes: Altern läuft in verschiedenen Arten unterschiedlich ab, ebenso in verschiedenen Individuen innerhalb einer Art und in verschiedenen Organen, Systemen und Geweben innerhalb eines Individuums (Abb. 1.2.4), weiter in verschiedenen Zellen innerhalb eines Organs, in verschiedenen Organellen und auch Makromolekülen innerhalb einer Zelle. Es gibt vier Kennzeichen für die Beschreibung und den Vergleich der Alternsgeschwindigkeit in verschiedenen Arten:

- die MLP,
- die mittlere (durchschnittliche) Lebenserwartung (LE) (50% Überlebende einer Kohorte, d.h. einer innerhalb eines bestimmten Zeitraums geborenen Population),
- die initiale Mortalitätsrate (IMR, bestimmt durch die Hauptursache für den Tod im frühen Leben) und
- die Verdopplungszeit der Mortalitätsrate (MRDT, „mortality rate doubling time", welche die Beschleunigung der Mortalität ausdrückt).

Tabelle 1.2.1. Maximale Lebenserwartung von Invertebraten

Gattung	Art	MLP	Wo ermittelt?
Schwämme	Suberites carnosus	15 a	G
Nesseltiere	Cereus pedunculatus	85–95 a	G
Plattwürmer	Taniarhynchus saginatus	>35 a	K
Schlauchwürmer			
Fadenwürmer (Nematoda)	Wucheriea bancrofti	17 a	K
Rädertierchen (Rotifera)	Callidina	15 m	G
Ringelwürmer			
Vielborster	Sabella pavonina	>10 a	G
Gliederfüßler			
Spinnentiere	Filistata insidiatrix	11 a	G
Krustentiere	Astacus	15–25 a	xxx
Insekten			
Fliegen	Drosophila melanogaster	9 s	G
Termiten	Neotermes castaneus	>25 a	W
Hautflügler	Lasius niger	>19 a	G
Stachelhäuter	Seeigel (Echinus esculentus)	>8 a	W
Weichtiere			
Schnecken (Gastropoda)	Patella vulgata	15 a	W, WT
Muscheln (Bivalvia)	Margaritana margaritifera	70–80 a	W, WT

MLP maximale Lebenserwartung, *G* Gefangenschaft, *K* Kohortenstudien, *WT* Wachstum, *W* Wildtiere, *a* Jahre, *m* Monate, *s* Wochen.

Tabelle 1.2.2. Maximale Lebenserwartung von Vertebraten

Gattung	Art	MLP	Wo ermittelt?
Primaten	Rhesusaffe	45 a	G
	Gorilla	54 a	G
	Homo sapiens (Mensch)	122 a	G
Raubtiere	Katze	28 a	G
	Hund	34 a	G
	Braunbär	47 a	G
Huftiere	Schaf	20 a	G
	Schwein	27 a	G
	Pferd	46 a	G
	Indischer Elefant	70 a	G
Nager	Hausmaus	3 a	G
	Hausratte	5 a	G
	Eichhörnchen	24 a	G
	Stachelschwein	27 a	G
Fledermäuse	Vampirfledermaus	20 a	G
	Indische Fruchtfledermaus	31 a	W
Vögel	Ringeltaube	35 a	G
	Möwe	44 a	G
	Steinadler	46 a	G
	Eule	68 a	G
Reptilien	Anakonda	29 a	G
	Schnappschildkröte	>58 a	G
	Alligator	52 a	G
	Galapagos-Schildkröte	<100 a	WT
Amphibien	Afrikanische Klauenkröte	15 a	W
	Gemeine Kröte	36 a	W
	Japanischer Molch	25 a	G
	Ochsenfrosch	16 a	W
Fische	Kabeljau	>20 a	W,
	Hecht	>40 a	WTW,
	Heilbutt	>60 a	WTW,
	Guppy	6 a	WTGW,
	Stör	>80 a	WT

MLP maximale Lebenserwartung, *G* Gefangenschaft, *WT* Wachstum, *W* Wildtiere, *a* Jahre, *m* Monate, *s* Wochen.

Die MLP und MRDT sind spezifisch für die Arten, da sie die größten Unterschiede zwischen diesen aufweisen (1:40). Dies zeigt, dass diese Kennzeichen durch eine signifikante genetische Komponente bestimmt werden, wie es Finch (1990) auf mehreren hundert Seiten ausgeführt hat.

1.2.3 Genetische Determination von Altern oder von lebensverlängernden Strategien

Immer noch besteht eine kontroverse Diskussion darüber, ob das Altern in der Evolution selektiert wurde und von einem oder mehreren Genen ein kontrollierter Alternsprozess determiniert wird oder ob die oben erwähnten lebenserhaltenden Strategien selektiert wurden, d.h. die für diese kodierenden Gene, die dann für die jeweilige MLP relevant wurden. Die meisten Daten stützen jedoch einen stochastischen Alternsprozess, dem von lebensverlängernden Strategien entgegengearbeitet wird. Selektiert wird für reproduktiven Erfolg, was keinen Spielraum für die Selektion von Altern und Tod lässt. Evolutionäre Kräfte arbeiten nur für Lebensprozesse.

Dafür, dass Altern doch einen genetischen Bezug aufweist, sprechen verschiedene Beobachtungen:
- die praktische Grenze der MLP innerhalb einer Art,
- Zwillingsuntersuchungen und Erbkomponenten,

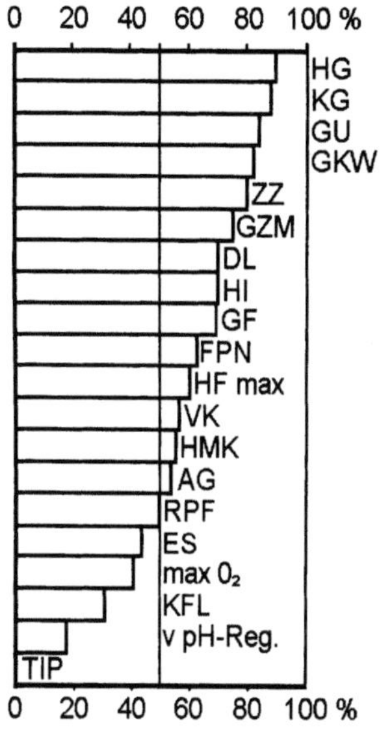

Abb. 1.2.4. Abnahme an Substanz und Funktion. Die Balken geben die Prozent erhaltener Funktion im 80. Lebensjahr in Bezug auf das 30. Lebensjahr (=100%) an. *HG* Hirngewicht, *KG* Körpergewicht, *GU* Grundumsatz, *GKW* Gesamtkörperwasser, *ZZ* zerebrale Zirkulation, *GZM* Gesamtzellmasse, *DL* Dauerleistung, *HI* Herzindex, *GF* glomeruläre Filtrationsrate, *FPN* Fasern in peripheren Nerven, *HFmax* maximale Herzfrequenz, *VK* Vitalkapazität, *HMK* Handmuskelkraft, *AG* Atemgrenzwert, *RPF* renaler Plasmafluss, *ES* Expirationsstoß, $maxO_2$ maximale Sauerstoffaufnahme, *KFL* Kompressionsfestigkeit Lendenwirbel, *vpH-Reg* Geschwindigkeit der pH-Regulation, *TIP* Thymushormone im Plasma

- vorzeitiges Altern von Mutanten und
- genetische Marker für außerordentliche MLP. Wie beide Ansichten zu vereinen sind, soll später weiter ausgeführt werden.

Die genetische Basis der Lebenserwartung versucht Kirkwood (1985, 1991) anhand von drei Theorien zu erklären. Diese hat er nach neuesten Untersuchungen erst kürzlich überarbeitet und zusammengefasst (Kirkwood u. Austad 2000) und ausführlich in einem Gemeinschaftswerk (Finch u. Kirkwood 2000) und in seinen letzten Büchern „Aging Vulnerability: Causes and Interventions", „Atlas" und „The End of Age" (Kirkwood 2001) dargestellt. Im Folgenden werden die betreffenden Bereiche kurz umrissen.

1.2.3.1 Alternsprogramme

Viele Beobachtungen weisen auf eine weite Verbreitung von Alternsprogrammen hin. So korreliert die Länge der Reifungsphase mit der Länge der Phase der Seneszenz, sodass ähnlich programmierte genetische Prozesse beides kontrollieren könnten (Russel 1978); viele Hormone haben einen Einfluss auf beide Phasen (Everitt u. Meites 1989, Regelson 1983, Gresik et al. 1986, Pierpaoli et al. 1991).

Solche Änderungen bei der Aufrechterhaltung der Homöostase im Endokrinium oder Nervensystem können entweder programmiert sein oder aufgrund eines Verlusts der Transkriptionskontrolle auftreten, was zur Programmtheorie des Alterns führte.

Dagegen spricht, dass Wildtiere nicht lang genug leben und daher die natürliche Selektion nur eine sehr begrenzte Gelegenheit hat, einen direkten Einfluss auf den Alternsprozess auszuüben. Jedes hypothetische das Altern beschleunigende Gen wäre unvorteilhaft für das Individuum. Mit steigendem Alter tritt eine progressive Schwächung der Selektionskraft auf. Diese ist zu schwach, um die Anhäufung von Keimzellmutationen mit spät auftretenden schädlichen Effekten zu verhindern. Medawar (1952) spricht vom „Selektionsschatten". Daher ist es sehr unwahrscheinlich, dass Altern per se selektiert wurde.

1.2.3.2 Keimzellgene

Gene in Keimzellen können Mutationen enthalten, die zwar für die Reproduktion vorteilhaft sind, jedoch später schädliche Wirkungen zeigen; wenn solche in Regionen auftreten, die für Proteine kodieren, bei denen die Selektion nicht so streng ist, führt diese später zu Schäden und Seneszenz (Williams 1957), was zur Theorie der pleiotropen Gene führte.

Eine kleine günstige Wirkung früh im Leben kann eine später schädliche überwiegen. Dies führt zu den nachstehend erläuterten Überlegungen.

1.2.3.3 Programm für Langlebigkeit

Am wahrscheinlichsten ist, dass die Lebenserwartung als Folge eines Tauschhandels („trade-off") zwischen früher Fruchtbarkeit und spätem Überleben bestimmt wird. Die beste Anlage in die Erhaltung des Somas liegt immer unter der hypothetischen Schwelle, die für Unsterblichkeit notwendig wäre. Aus diesen Überlegungen ist die Theorie des verfügbaren (disponiblen) Somas entstanden (Kirkwood 2000), welche die zentrale Rolle des Energiestoffwechsels und der Funktionen zur Erhaltung des Somas bei der Festlegung der MLP vorhersagt (Abb. 1.2.5).

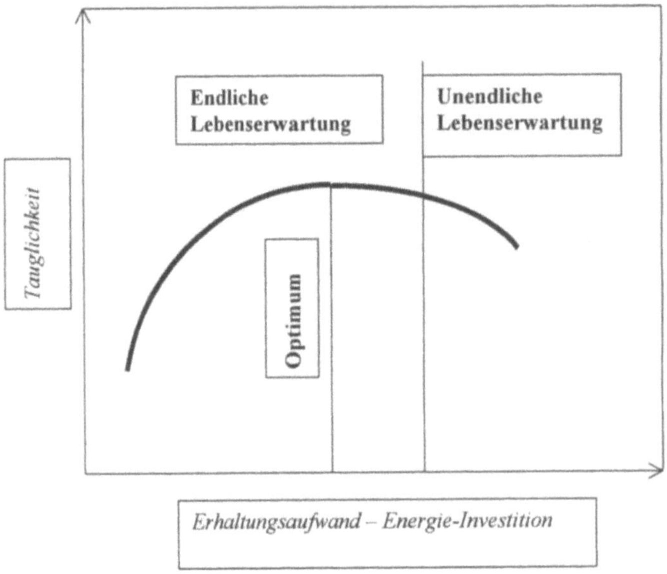

Abb. 1.2.5. Theorie des disponiblen Somas. Die Kurve zeigt das Verhältnis zwischen dem Einsatz metabolischer Ressourcen und Darwin-Tauglichkeit. Die notwendigen Ressourcen für unendliche Lebenserwartung, ohne Altern, würden die Tauglichkeit immer unter den optimalen Wert reduzieren. Um maximale Tauglichkeit zu erreichen, resultiert der optimale Aufwand zur Erhaltung in endlicher Lebenserwartung. Der für unendliche Lebenserwartung benötigte Aufwand, d. h. Unsterblichkeit, würde immer die Tauglichkeit reduzieren (Kirkwood 1985, Kirkwood u. Austad 2000)

Es käme also zu einer optimalen Zuteilung der Stoffwechselressourcen zwischen der Erhaltung des Somas und der Reproduktion. Eine wirksame Erhaltung des Somas ist nur notwendig, um einen fehlerfreien physiologischen Zustand so lange aufrecht zu erhalten, bis eine vernünftige Aussicht für das Überleben in der Wildnis besteht. Da wir wissen, dass nur ein minimaler Bruchteil der Individuen ein höheres Alter erreicht, ist einzusehen, dass ein weiteres Zuteilen der Energieressourcen in somatische Erhaltungsprozesse nichts zur Selektion beiträgt. Dies legt nahe, dass Individuen mehr Energie zur Aufrechterhaltung der Homöostase, Thermogenese (Berry u. Bronson 1992) und Reproduktion einsetzen, obwohl dadurch später Schäden auftreten, die unter anderem zur Seneszenz führen können.

Allgemein gilt, dass die MLP des Wildtyps niedrig ist, wenn das Niveau der exogenen Mortalität hoch ist - mit all den oben erwähnten Folgen, was sich auch auf die MLP derselben Spezies in geschützter Umgebung auswirkt. Daher erklärt sich die unterschiedliche MLP der Mammalia, wobei die in der Wildnis besonders geschützten Arten (gepanzerte, fliegende und große Tiere, aber besonders der Mensch) eine sehr hohe MLP aufweisen. Der Mensch hat ein extrem leistungsfähiges Gehirn, was eine bessere Arterhaltung ermöglicht, besonders in Hinblick auf die Aufzucht der Nachkommen, und zwar auch durch die vorvorhergehende Generation, also die Großeltern (Hawkes et al. 1998). Ein weiterer Selektionsvorteil in Bezug auf die MLP ist das Lernen (Niedermüller u. Hofecker 1994).

Viele weitere Untersuchungen an verschiedenen Arten, auf die hier nur kursorisch eingegangen werden kann, bestätigen die Überlegungen dieser evolutionären Alternstheorie (Klass u. Hirsh 1976, Masoro 1998, Walford u. Spindler 1997, Shanley u. Kirkwood 2000, Partridge et al. 1999, Buck et al. 2000, van Voorheis u. Ward 1999, Walker et al. 2000, Finch 1990).

Der Schluss, den wir aus all diesen Untersuchungen und Befunden ziehen können, ist, dass verschiedenartigste Gene die MLP bestimmen, wobei sie aber nicht den Alternsprozess per se beeinflussen, denn nichts weist auf ihre Selektion hin. Altern ist also nicht programmiert, sondern entsteht weitgehend aus der Anhäufung somatischer Schäden, da begrenzte Energie in die Erhaltung und Reparatur des Somas angelegt wird. Darüber hinaus existieren schädliche und pleiotrope Gene, welche in höherem Alter eine ungünstige Genexpression verursachen. Welche Gene an der Bestimmung der MLP beteiligt sind, soll im Folgenden diskutiert werden.

1.2.4 Beteiligung von Genen an altersspezifischen Merkmalen und Besonderheiten

Die Untersuchung altersspezifischer Merkmale kann Schutz- und Risikofaktoren identifizieren. So ist die Identifikation von Genen, die am erfolgreichen Altern beteiligt sind, ein wichtiger Beitrag zu genetisch-epidemiologischen Studien des Alterns. Untersucht werden folgende Merkmale:

das Überleben;

das erweiterte Überleben (es können z.B. Risikofaktoren gegen ein anderes Risiko schützen), wobei MLP, aktive Lebenserwartung und Gesundheitserwartung, das verzögerte oder beschleunigte Risiko für Multimorbidität und unerkannte altersbezogene Pathologien eine Rolle spielen;

die Geschwindigkeit von Altersveränderungen (diese werden von genetischen Faktoren bestimmt, die eben nicht nur physiologische Funktionen zu einem bestimmten Zeitpunkt bestimmen);

die genetischen Polymorphismen dieser Merkmale (Gene für die Selektion erhöhter MLP oder in denen die allelische Variation mit der MLP verbunden ist - s. Tabelle 1.2.5, 1.2.6);

die Gene, die progeroide Syndrome verursachen, und

die Gene, die quantitative Merkmale beeinflussen, deren Niveau Mortalitätsraten aus vielfältigen Ursachen vorhersagen kann.

1.2.4.1 Vitagene

Durch Selektion wird ein effizientes Vitagennetzwerk aufgebaut, um die Erfüllung des Lebenszwecks zu garantieren: die Fortpflanzung und den Fortbestand der Generationen. Die Suche nach Genen, welche den Alternsprozess programmieren sollten - Gerontogene - ist also obsolet. Auch wenn bei manchen Arten solche Gene zu existieren scheinen (*age1* bei C. elegans usw.) kann sich der Begriff Gerontogene nur auf die funktionale Umwandlung des Vitagennetzwerks beziehen, hervorgerufen durch die dauernde Anhäufung von zufälligen Schäden, also einen veränderten Zustand der Vitagene; d.h. Gerontogene existieren nur virtuell.

Auf den verschiedenen Ebenen der multizellulären Organisation finden sich eine Fülle von Genen:

a) auf molekularer Ebene: Erhaltung und Reparatur des Genoms, Genauigkeit der Informationsübertragung, Umsatz von Makromolekülen, Synthese von Stressproteinen, Zerstörung freier Radikale („reactive oxygen species", ROS);
b) auf zellulärer Ebene: Aufrechterhaltung des Differenzierungszustands, Regulation der Stoffwechselprozesse und der Zellteilung, Aufrechterhaltung der Homöostase, der Stabilität des zellulären Milieus (pH, Ionen, Moleküle, Viskosität), der Stabilität der Membranen;
c) auf der Gewebs- und Organebene: Neutralisation und Entfernung toxischer Moleküle, Geweberegeneration und Wundheilung, Zelltod und -ersatz und
d) auf physiologischer Ebene: neuronale, humorale, Immun- und Stressantwort, Thermoregulation.

Es ist unseres Erachtens jedoch sinnlos, von genau 10 oder 27 oder 131 Genen zu sprechen, wenn man bedenkt, dass ein Gen mehrere Strategien oder mehrere Gene zusammen eine Strategie kodieren können. Darüber hinaus müssen die verschiedenen Leseraster, das „Silencing" (Verstummen der transkriptionalen Aktivität durch ein bestimmtes Sequenzmotiv), und alle regulatorischen Wechselwirkungen von der Replikation bis über die Translation hinaus, berücksichtigt werden, denn jedes trägt in verschiedenem Ausmaß zur Kodierung lebensverlängernder Strategien bei.

Uns werden nur die Ebenen a) und b) interessieren, die beiden anderen werden nur dann berücksichtigt, wenn molekular-zelluläre Prozesse betroffen sind.

Etwa ein Viertel der Mammaliagene sind konstitutive Gene („housekeeping genes"), die ohne weitere Regulation allein aufgrund der Wechselwirkungen zwischen RNA-Polymerase und Promotor exprimiert werden. Sie kodieren oft für Funktionen, die in allen Zellen gebraucht und deshalb überall exprimiert werden. Alle übrigen sind gewebsspezifisch und induzierbar (Antequera u. Bird 1993). Deutliche Altersveränderungen sind nur in induzierbaren Genen bzw. in deren Genexpression zu finden. Im Gegensatz zur Entwicklung als programmiertem und gut koordiniertem Prozess ist Altern, wie oben ausgeführt, eine stochastische und nichtdeterministische Erscheinung. Die Gene, welche die MLP bestimmen, wurden in Übereinstimmung mit der Lebensgeschichte einer Art selektiert, um die essenzielle Lebenserwartung zu sichern, also die optimale Zeit, die für erfolgreiche Reproduktion notwendig ist. Diese Gene - zuerst von Cutler (1973, 1985) als „longevity determinant genes" (LDG) oder „anti-aging genes" bezeichnet - werden Langlebigkeit sichernde Gene („longevity assurance genes" (Jazwinski 1996, D'Mello et al. 1994) oder heute einfacher Vitagene genannt (Rattan 1998a, b, 2001).

Wir können uns die Vitagene in ein Netzwerk organisiert vorstellen, zu dem verschiedene Systeme gehören: die DNA-Reparatur, das Immunsystem, die Signaltransduktionselemente, antioxidative Prozesse, Informationsweitergabe, Stressabwehr, Wundheilung usw. Obwohl es nach den bisherigen Ausführungen nicht sinnvoll erscheint, von „Gerontogenen" zu sprechen, also von Genen, welche den Alternsprozess per se beeinflussen, ist es vielleicht angebracht, in heuristischem Sinn diesen Terminus zu verwenden, um genabhängige biochemische Prozesse zu beschreiben, die mit dem Altern zu tun haben (Rattan 1995a). Denn spät wirkende frühe Mutationen und die schon erwähnte antagonistische Pleiotropie von Genen, welche für günstige Wirkungen in der frühen Entwicklung selektiert wurden und später - nach der Reproduktionsphase - schädliche Auswirkungen zeigen, umfassen ein Repertoire von Genen, deren mutierte Allele den Alternsprozess beschleunigen oder verlangsamen können (Miller 1999). Doch auch diese sind im eigentlichen Sinn Vitagene.

1.2.4.2 Genexpression

Besonders interessant ist, dass die Expression der Vitagene in verschiedenen Arten völlig unähnlich ist; aber auch innerhalb einer Art werden verschiedene metabolische Wege kodiert. Besonders eingehende Untersuchungen der Hefealternsgenetik hat Jazwinski (1998, 1999) durchgeführt und einige Gene und ihre Produkte identifiziert, wie die *lag1*- und *lag2*-Gene, welche für eine Transmembrandomäne kodieren, die Signalwege bestimmenden *ras1* und *ras2*, welche den Inositphospholipidumsatz stimulieren und am MAP-Kinase-Weg beteiligt sind (Abb. 1.2.6), und den *sir*-Komplex, der aus vier Loci besteht, die eine transkriptionelle Stilllegung von Telomeren (Abb. 1.2.7) und HM-(„haploid mating"-)Loci bewirken (Sinclair et al. 1997). Im Caenorhabditis (C.) elegans sind die bisher identifizierten Gene an der Signaltransduktion beteiligt (Abb. 1.2.8), das *age1* reguliert die Phosphatidylinosit-3-Kinase (PI3K), die Gene *daf2* und *daf16* kodieren für ein insulinrezeptorartiges Protein bzw. eine Familie von Transkriptionsfaktoren und das *trk1* ist am Aufbau des Tyrosinkinaserezeptors 1 beteiligt (Morris et al. 1996, Kimura et al. 1997, Lin et al. 1997, Murakami u. Johnson 1998). In der *Drosophila (D.) melanogaster* ist das Methusalem-Gen *mth* ebenso mit erhöhter MLP und Widerstand gegenüber Stress verknüpft, wobei es eine Homologie gegenüber G-Protein-gekoppelten Rezeptoren aufweist (Lin et al. 1998). Das *klotho*-Gen der Maus, eine membranständige Protein-β-Glukosidase (Kuro-o et al. 1997), und das menschliche Werner-Syndrom-Gen *wrn*, eine DNA-Helikase (Yu et al. 1996), verursachen neben vorzeitigem Altern eine Vielzahl an Krankheiten.

Weiter wurden bei der Maus MHC-Regionen als mögliche Gerontogene identifiziert (Gelman et al. 1988) und beim Menschen bestimmte Allele des HLA-Locus, der Apolipoproteine und des Angiotensinkonvertierungsenzyms (ACE) mit seiner hohen Lebenserwartung in Verbindung gebracht (Schächter et al. 1994, Jian-Gang et al. 1998). Es gibt auch wichtige Hinweise darauf, dass DNA-Reparatur-Gene, wie die *ercc*-(„excision repair")-Gene in Mäusen und Ratten, mit dem Altern verändert werden (van Duin et al. 1988, Louda u. Niedermüller 1994).

Weitere mögliche Vitagene sind die *clk*-(„clock")-Gene, die bisher nur in C. elegans identifiziert wurden. Sie werden mit dem Zeitmanagement des Zellzyklus in Verbindung gebracht (Lakowski u. Hekimi 1996), was natürlich auch die meisten anderen an der Regulation des Zyklus beteiligten Gene zu Kandidaten macht, besonders die *p53*- und *rb*-Gene (Pipkin et al. 1997, Chang et al. 1999, Hsieh et al. 2000) und die damit verbundenen cyclinabhängigen Kinaseinhibitorgene, wie *p16* und $p21^{waf1/cip1}$ (Stein et al. 1999, Chang et al. 2000, Dulić et al. 2000, Medcalf et al. 1996, Pantoja u. Serrano 1999) in Mammalia. Schließlich ist auch das jüngst in C. elegans entdeckte *age2*-Gen von Interesse (Yang u. Wilson 1999).

Abschließend können wir bemerken, dass prinzipiell alle Gene des Genoms als Vitagene in Frage kommen, jedoch nur ein Bruchteil von ihnen und besonders solche, die den induzierbaren angehören, eine wirklich bedeutende Langlebigkeits- und MLP bestimmende Wirkung als Vitagene ausüben.

1.2.5 Langlebigkeit („longevity") als Merkmal

Die MLP ist leicht zu messen. Die Lebenserwartung ist einfach das Alter zum Todeszeitpunkt oder als anspruchsvolleres Maß das integrierte Mortalitätsrisiko, abgeleitet aus der Summe jährlicher Risiken bis zum Tod. Doch wenn wir die Lebenserwartung als kontinuierliche Variable (Abb. 1.2.9) betrachten, begegnen wir praktischen He-

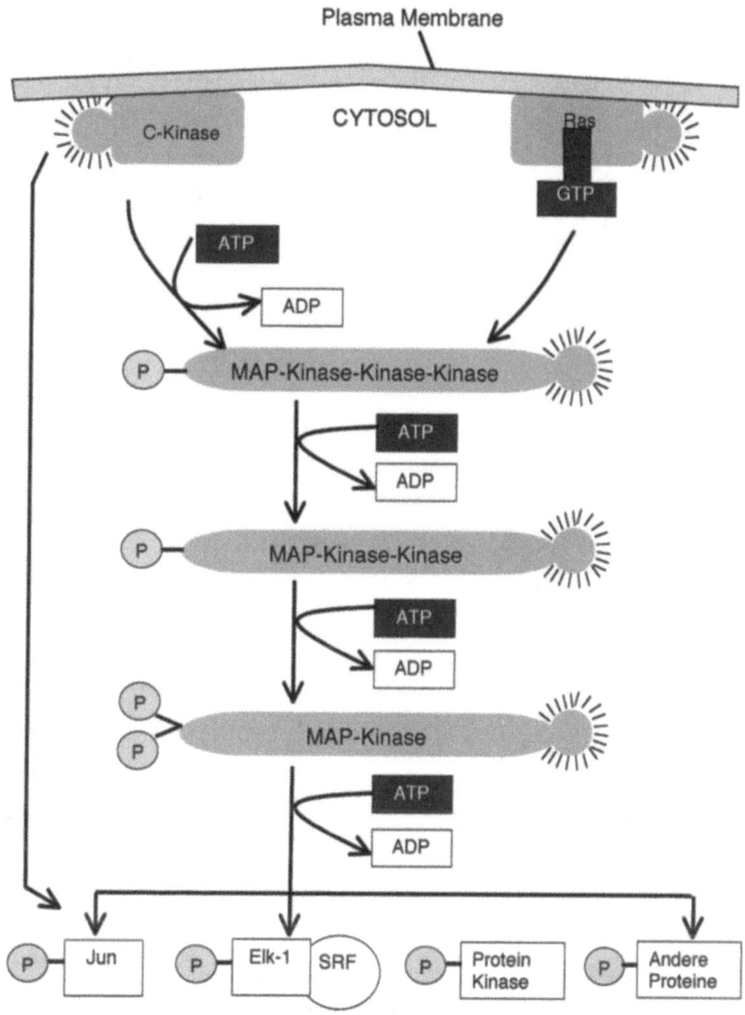

Abb. 1.2.6. Ras-MAP-Signalweg. Dieses vereinfachte Schema zeigt die Phosphorylierungsaktivierung einiger Genprodukte über eine MAP-Kinase-Kaskade ausgehend von Ras (und von der C-Kinase). *„Strahlende"* Proteinenden stellen aktivierte Proteine dar. *Elk* Transkriptionsfaktor, *Jun* Genprodukt des Onkogens *jun*, *MAP* mitogenaktiviertes Protein, *SRF* Serum-Response-Faktor

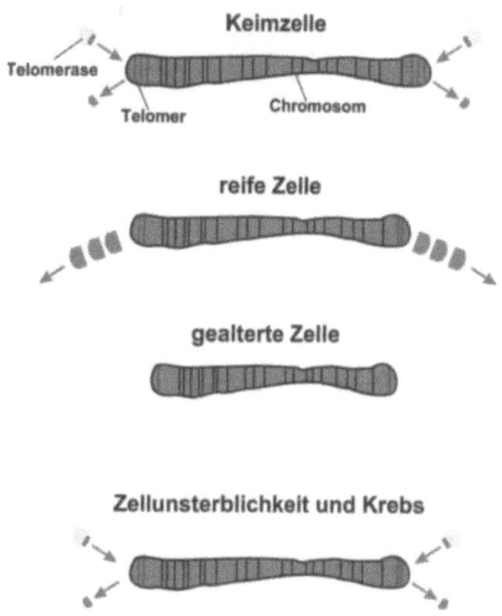

Abb. 1.2.7. Telomeren. Chromosomen enthalten an den Enden Verlängerungen, die aus repetitiven Sequenzen bestehen. Diese Telomeren werden bei jeder Zellteilung in kleinen Portionen verkürzt, bis bei gealterten Zellen fast keine Sequenzen mehr vorhanden sind. Bei Keim- und Krebszellen und bei transformierten Zellen („Unsterblichkeit") werden sie immer wieder durch das Enzym Telomerase nachsynthetisiert und bleiben daher erhalten

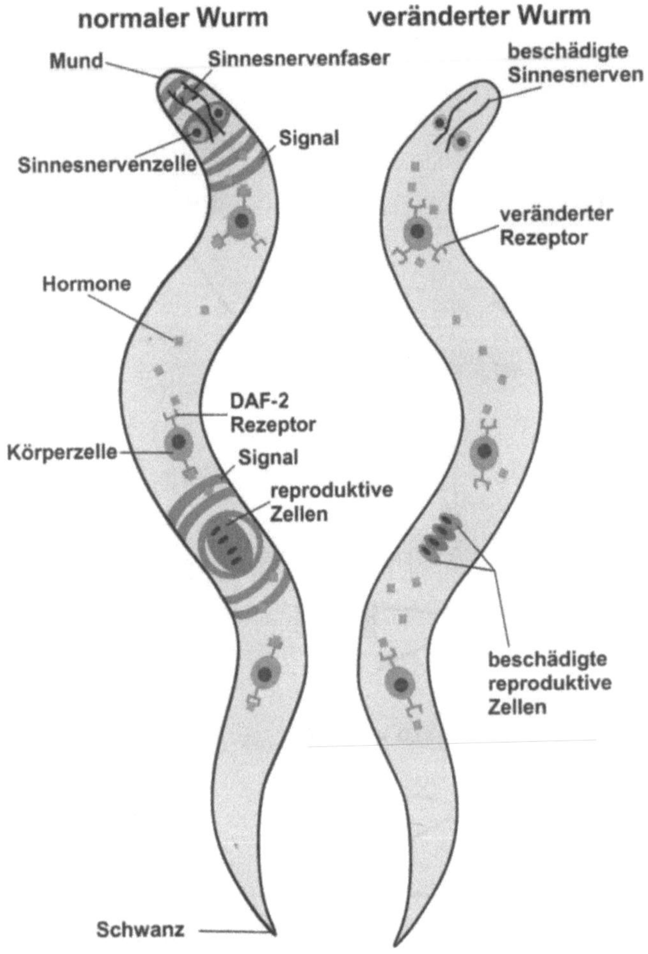

Abb. 1.2.8. *Caenorhabditis elegans* (Rundwurm). Links ist der Wildtyp gezeigt, rechts die Mutante, die eine erhöhte Lebenserwartung aufweist. *Links:* Das reproduktive und sensorische System des Wurms sendet Signale aus, welche die Aktivität von Faktoren verändern, die wiederum – wenigstens – den DAF2-Rezeptor stimulieren. Solche Faktoren beeinflussen die MLP. *Rechts:* Mutanten leben länger als der Wildtyp, wenn ihre sensorischen Nerven zerstört werden, der Rezeptor genetisch inaktiviert wird oder einzelne reproduktive Zellen verletzt werden

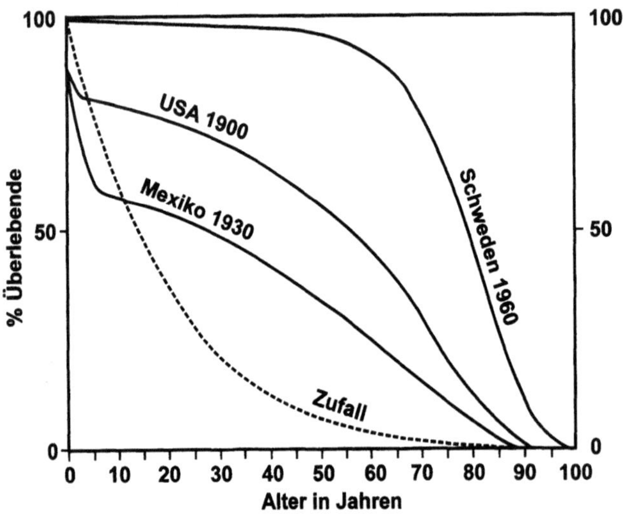

Abb. 1.2.9. Überlebenskurven. *Zufall:* stochastischer Zerfall von Dingen oder Tod von Organismen, wie z. B. Wildtierpopulationen, Verlauf nach einer (manchmal mehrerer) abfallenden Exponentiale; *Mexiko 1930:* durch hohe Kindersterblichkeit zuerst exponentialer Abfall, dann leichte Abweichung, jedoch immer hohe Mortalitätsrate; über *USA 1900* und *Schweden 1960* nähert sich die Kurve dem erwünschten Ziel eines Rechtecks an, also maximale Abweichung von Stochastik dank stark wirksamer, meist molekularer und zellulärer Langlebigkeitsstrategien. Die MLP blieb mit ≥100 Jahren immer gleich

rausforderungen bei genetisch-epidemiologischen Studien: So ist es schwierig, DNA von Individuen zu gewinnen, bis man das Merkmal (ihr Alter beim Tod) kennt. Ein Ausweg ist, ihre Genotypisierung aus der Verwandtschaft zu gewinnen. Allgemein wird oft die Lebenserwartung als zweigeteiltes Merkmal definiert und DNA von Personen gewonnen, deren Alter über dem Schnittpunkt liegt.

Es geht hier darum, geeignete Kriterien für die Bestimmung des Alters zu finden, die molekulargenetische Untersuchungen der Altersmechanismen erlauben. Unsere eigene Arbeitsgruppe hat Parameter als Altersparameter oder Biomarker danach definiert, wie hoch deren Veränderung mit dem chronologischen Alter korreliert und wie stark die Veränderung selbst ist; beides trägt in einem Faktorenmodell zur Gewichtung (Hofecker et al. 1980) (Abb. 1.2.10) bei. Arking (1998) zählt eine Reihe von Kriterien auf, denen ein Biomarker gehorchen muss, darunter folgende:

- Die Änderungsgeschwindigkeit eines Biomarkers sollte die des Alterns reflektieren;
- Der Biomarker sollte einen grundlegenden und wichtigen Prozess darstellen und verfolgen, wie z. B. die Genexpression eines Vitagens;
- Die Tests sollten höchst reproduzierbar sein und das biologische Alter reflektieren;
- Die untersuchte Funktion sollte sich schnell verändern und entscheidend für die wirksame Aufrechterhaltung der Gesundheit sein;
- Der Biomarker sollte in allen Spezies dieselben Eigenschaften, also eine hohe interartliche Korrelation, haben;
- Er sollte als prospektiver Indikator für die Lebenserwartung und als retrospektiver Marker für das Altern eingesetzt werden können;
- Er sollte methodologisch nicht durch vorherige Messungen beeinflusst werden können und widerstandsfähig gegenüber experimentellen Bedingungen sein und
- Er muss das Alter stichhaltig und verlässlich messen. Es geht also darum, wie und wie genau dieses Etwas gemessen wird. Trotzdem werden wir wohl nie erreichen, dass ein Marker das Altern an sich misst, es werden immer nur Teilerscheinungen des Prozesses sein (McClearn

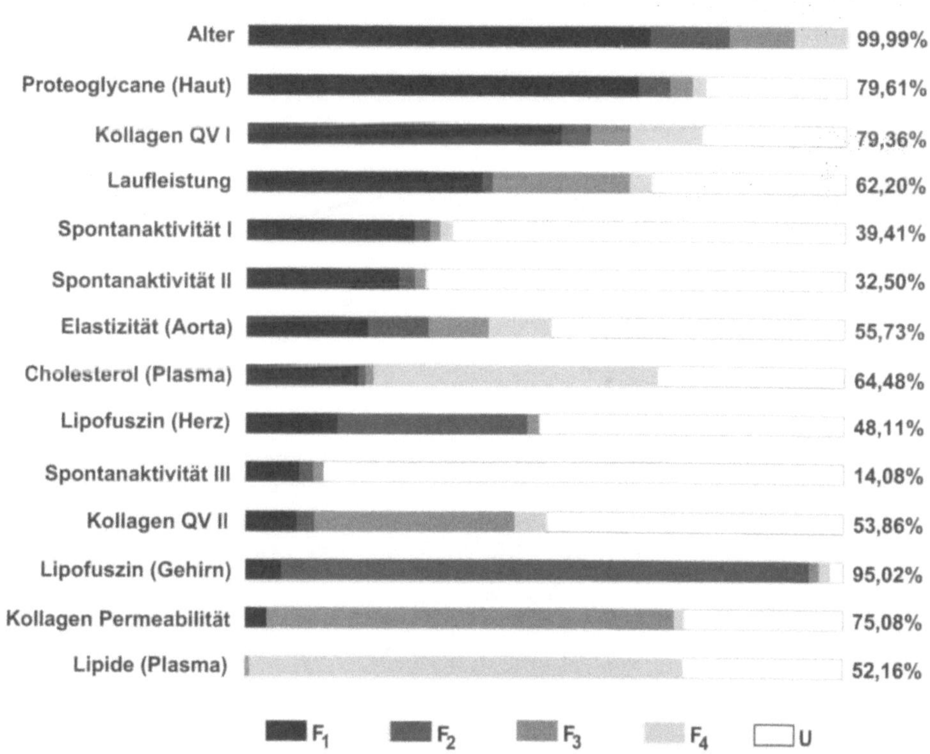

Abb. 1.2.10. Faktorenmodell von Altersparametern. Die Varianzaufspaltung verschiedener Altersparameter mittels Faktorenanalyse zeigt an, welche Anteile der Parametervarianz durch die Faktoren F_1–F_4 erklärt werden können. Die leeren Abschnitte der Balken geben die parametereigene Varianz, die nicht auf die in den Faktoren ausgedrückten Alternsprozesse zurückgeführt werden können, an (*U:* Uniqueness). Die Zahlen neben den Balken (Kommunalitäten) geben jenen Anteil der Varianz an, der durch die extrahierten Faktoren erklärt wird

1996). Doch diese Unsicherheit teilt die Gerontologie mit allen anderen Wissenschaften. Uns geht es hier darum, auch im Bereich der molekularen und genetischen Prozesse des Alterns den höchsten wissenschaftlichen Standard zu halten.

1.2.6 Genexpression und ihre Regulation während des Alterns

1.2.6.1 Genexpression

Änderungen der Genexpression umfassen die Gene für Enzyme und andere Proteine, sowie stressinduzierte Gene, Onkogene und Transgene. Weiter ergeben In-vitro-Arbeiten neue Erkenntnisse. Von Interesse sind auch die Reaktivierung, die erhöhte Aktivierung, Methylierung, die mtDNA und das alternative Spleißen.

Wie schon ausgeführt stellen wir uns die MLP als genetisch determiniert vor, wobei ihre exogene Modulierung die LE ergibt (LE: durchschnittliche oder mittlere Lebenserwartung, auch MLS: „mean life span"). Die MLP jeder Spezies hängt von der Wirksamkeit der Erhaltung von Zellen und Geweben ab und es ist einsehbar, dass diese Erhaltung in langlebigen Arten wirksamer ist.

Der führende Mechanismus, durch den das Genom seine Kontrolle ausübt, ist die Regulation der Genexpression. Die scharfsinnig differenzierten und ausgeklügelt eleganten Veränderungen, welche während des erwachsenen Lebens auftreten, können deshalb im Spiegel der Genexpression betrachtet werden. Heute erlauben neue Techniken eine sehr genaue Erfassung solcher Änderungen und Mechanismen.

1.2.6.2 Regulation

Die neue Fülle der Erkenntnisse über regulatorische DNA-Sequenzen innerhalb und außerhalb kodierender Regionen legt nahe, dass die meisten Gene physiologischen Regulatoren in erwachsenen Zellen unterworfen sind. Die selektive Genexpression verlangt eine ebenso selektive, in verschiedenen Zellarten unterschiedliche Regulation. Auch müssen die gewebespezifischen Muster erklärt werden (Abb. 1.2.11, 1.2.12, 1.2.13, 1.2.14).

Weiter kann ein Verlust der differenziellen Genexpression auftreten, wie z.B. der von Hornsby et al. (1990) beschriebene Verlust des Steroid-17α-Hydroxylase-Gens in adrenokortikalen Zellen. Denn die Zellen zeigen ein stochastisches Muster des Umschlagens von einem Zustand, in welchem sie das Gen exprimieren, in einen, in dem das Gen nicht mehr induzierbar ist. Eine wichtige zelluläre Funktion fällt also im Alter aus, wodurch die Synthese von Androgenen, Östrogenen und Kortisol verhindert bzw. eingeschränkt wird.

Drei Arten von Änderungen der Genexpression können beim Altern auftreten: Ein Ansteigen, eine Verminderung und keine Änderung. Weiter können Gene, die bis zum Erwachsenenstadium nicht exprimiert werden, danach aktiviert werden. Uns interessieren besonders die Änderungen, auch wenn Informationen über das molekulare Altern auch von Ereignissen gewonnen werden können, bei denen keine Änderung auftritt.

Wir wollen hier die Expression verschiedener Genarten untersuchen, für Enzyme, andere Proteine, (Proto)Onkogene und nach Stress induzierbare Gene; auf die besonderen Verhältnisse in Zellkulturen werden wir in den Abschnitten 1.2.14, 1.2.15 und 1.2.16 eingehen und Veränderungen in der mitochondrialen DNA (mtDNA) in Abschnitt 1.2.12 untersuchen.

Die mikrosomalen Enzyme, die in den Organen von Mammalia, besonders der Leber, wichtige biochemische Funktionen erfüllen, werden von wenigstens 5 Zytochrom-P450-Genfamilien exprimiert. Untersuchungen der Genexpression (Horbach u. van Bezooijen 1991) in der Rattenleber zeigten keine Altersabhängigkeit, doch ihre exogene Induzierbarkeit sank in alten Tieren auf ein Drittel. Auch eine kalorische Reduktion, welche die Lebenserwartung um 50% erhöhte, regte die Induzierbarkeit an. Für das genauer untersuchte P450(B+E)-Gen der Leber zeigte sich, dass bei weiblichen und männlichen Ratten die Induzierbarkeit sinkt, bei männlichen auch die mRNA-Menge abnimmt. Dabei relaxieren die Nukleosomen in der Promotorregion langsamer, was bedeutet, dass sie kompakter sind. In der Promotorregion gibt es auch weniger DNAse-I-hypersensitive (DH-)Stellen, die mit Genexpression in Zusammenhang gebracht werden. Viele weitere Gene und Genprodukte wurden untersucht, darunter solche, die an der oxidativen Abwehr beteiligt sind. So zeigten Tolmasoff et al. (1980) eine positive Korrelation zwischen der spezifischen Aktivität der Superoxiddismutase SOD, dem Grundumsatz und der MLP, eine negative mit dem Altern.

Fibronektine (FNT) sind an Prozessen wie Matrixaufbau, Differenzierung, Signaltransduktion, Zelladhäsion, Metastasenbildung u.s.w. beteiligt

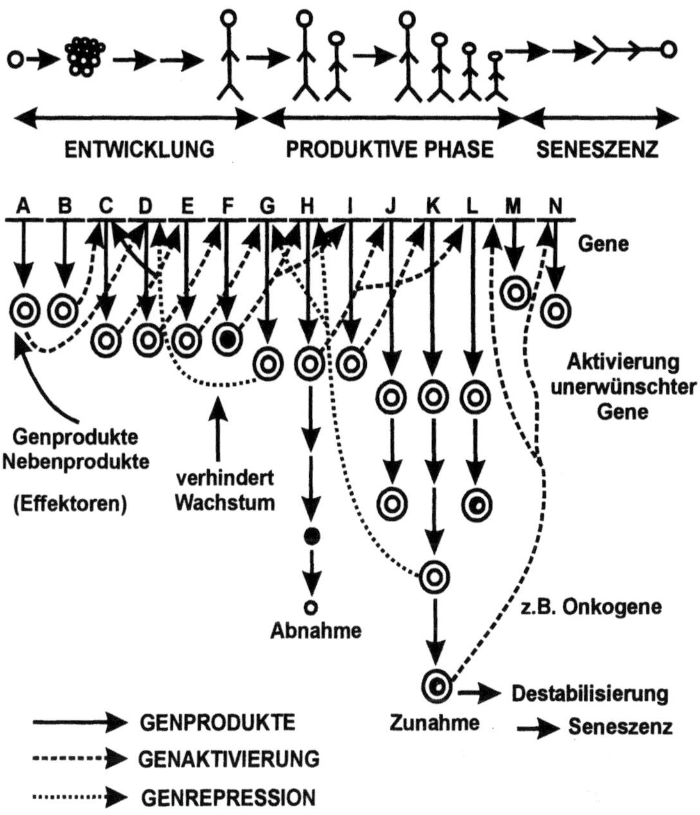

Abb. 1.2.11. Altern und differenzielle Genexpression. Über den Genen und genetischen Prozessen ist nochmals die Biomorphose dargestellt. Das stark vereinfachte Schema zeigt, wie die Entwicklungs- und reproduktive Phase von einzelnen, bestimmten Genen (*A–F* bzw. *G–L*) abhängt. Sie werden in aufeinander folgender Weise durch das Einschalten eines Gens mittels des Produkts eines früher aktivierten Gens aktiviert. Das Wachstum endet nach einem bestimmten Zeitraum durch Rückkopplungsrepression eines Wachstum fördernden Gens. Fortgesetzte Reproduktion und Stressoren während der Reifephase verursachen den Verlust von für die Erhaltung dieser Phase nötigen Faktoren. Andere Faktoren können sich auch anhäufen. Dadurch kommt es zu einer fortschreitenden Destabilisierung der homöostatischen Funktion von Genen, was in der Zerstörung vieler Funktionen und im Altern endet

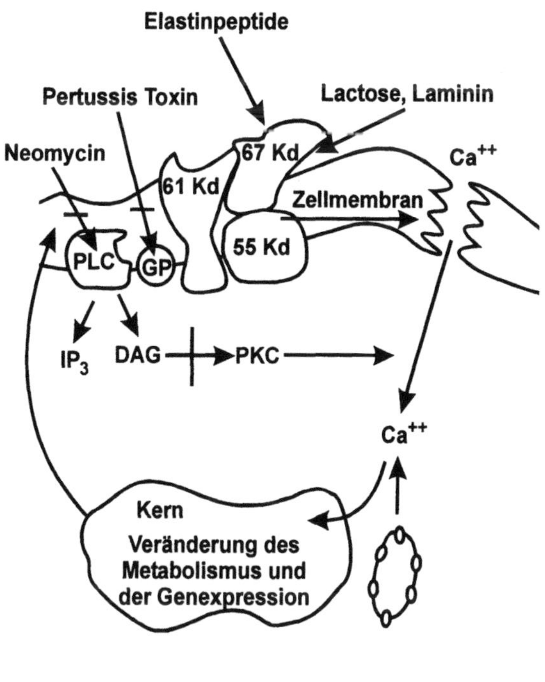

Abb. 1.2.12. Differenzielle Genexpression. Rückkopplungsmöglichkeiten der differenziellen Genexpression bei Einwirkung von exogenen Faktoren. Antibiotika, Toxine, Matrixmoleküle, Kleinmoleküle und Ionen können Membranproteine so modifizieren, dass die Signaltransduktion verändert wird

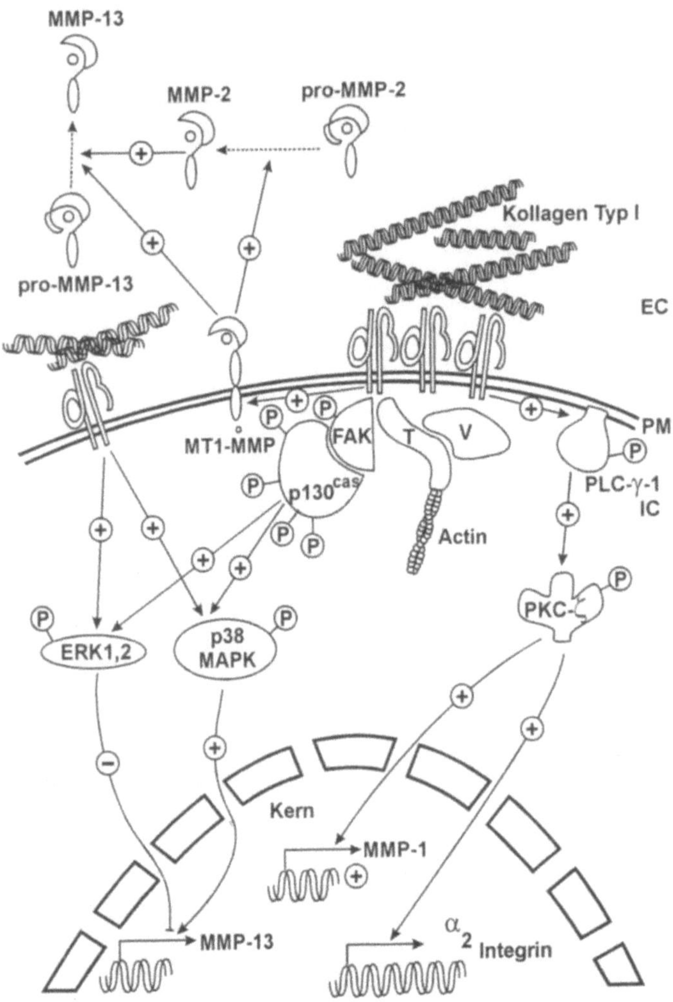

Abb. 1.2.13. Differenzielle Genexpression am Beispiel von Matrix-Zell-Wechselwirkungen. Kontakt mit Kollagen I führt zur Aktivierung von Integrinen, gefolgt von Signal-Kaskaden und -Netzwerken und Genaktivierung, die von allen diesen Ereignissen abhängt und sich mit dem Alter ändert. Es kommt dabei auch zu posttranslationalen Veränderungen von Matrixproteinen. *EC* extrazellulär, *ERK-1,2* extrazelluläre signalregulierte Kinase, *FAK* fokale Adhäsionskinase, *IC* Intrazellulär, *MAPK* mitogenaktivierte Proteinkinase, *MMP* Matrixmetalloproteinase, *P* Phosphat, *p130*^{cas} p130-Protein-CRK-assoziiertes Substrat; *PKC* Proteinkinase C, *PLC* Phospholipase C, *PM* Plasmamembran, *T* Talin, *V* Vinculin

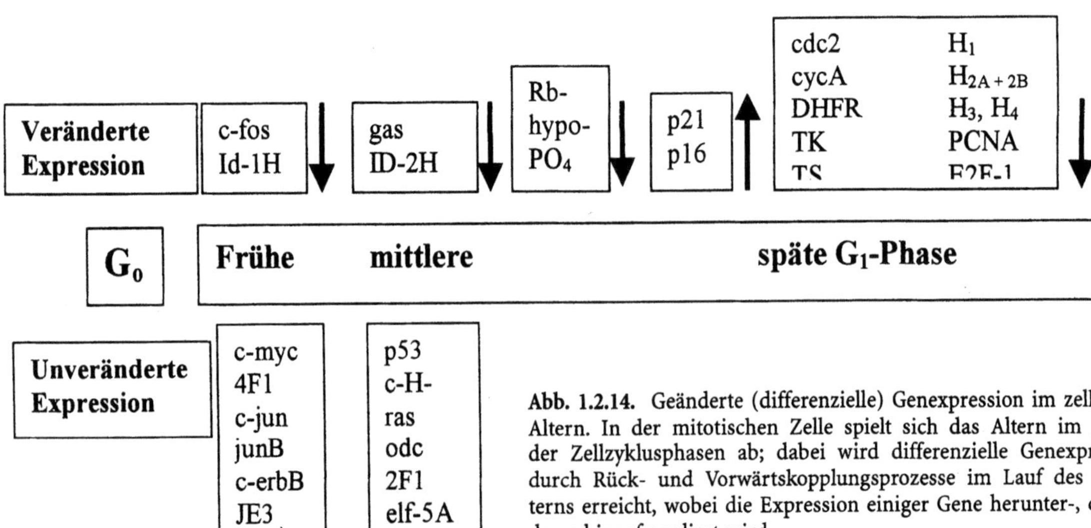

Abb. 1.2.14. Geänderte (differenzielle) Genexpression im zellulären Altern. In der mitotischen Zelle spielt sich das Altern im Ablauf der Zellzyklusphasen ab; dabei wird differenzielle Genexpression durch Rück- und Vorwärtskopplungsprozesse im Lauf des Zellalterns erreicht, wobei die Expression einiger Gene herunter-, die anderer hinaufreguliert wird

und werden von einem Gen exprimiert, dessen Promotorregion Antwortelemente für cAMP („cyclic adenosine monophosphate"), Glukokortikoide und Stress enthält, also über die Signaltransduktion reguliert wird. FNT selbst sinkt im Plasma von Ratte und Mensch, wobei eine niedrigere Fließgleichgewichtskonzentration der mRNA festgestellt werden konnte, was einer niedrigeren Transkription entspricht. Auch hier sind die DH-Stellen von Bedeutung (Singh u. Kanungo 1991, 1993). Die niedrigere Expression scheint der Erniedrigung der trans-wirkenden Faktoren, die an cis-wirkende Elemente (CRE, „cAMP-response element") binden und für die Stimulation der Transkription notwendig sind, zu entsprechen.

Die Expression von *smp1* und *smp2*, welche die Altersmarker SMP-1 und SMP-2 kodieren, wurde von Chatterjee et al. (1987) untersucht. *smp1*, ein androgeninduzierbares Gen, wird in der Ratte vom 40. bis zum 750. Tag, *smp2* bis zum 40. Tag exprimiert und dann reprimiert, nach dem 750. Tag wieder exprimiert, ist also durch Androgene reprimierbar. Beide variieren mit dem Androgenniveau. Beim Calbindin, einem Kalzium bindenden Protein, erfolgt die Expressionsregulation über die Translation, da überraschenderweise die mRNA ansteigt, aber das Calbindin sinkt (Armbrecht et al. 1989). An der Signaltransduktion ist auch der epidermale Wachstumsfaktor (EGF) bedeutend beteiligt. Er sinkt um 75%, ebenso der Nerven-GF (β-NGF) (Gresik et al. 1986). Es gibt also bei Mammalia dramatische Einflüsse auf wichtige Regulationsmechanismen mit dem Altern.

Interessant sind auch die nach Entzündungen in der Leber gebildeten positiven (ansteigenden) und negativen (sinkenden) Akute-Phase-Reaktanten bzw. -Proteine. Von den positiven ruht die Expression beim T-Kininogen-Gen bei der Ratte bis zu 18 Monaten und steigt dann abrupt an (Sierra et al. 1989). Auch Haptoglobin, ebenfalls positiv, steigt bis auf das Vierfache (Milman et al. 1988). Beides zeigt, dass dieser Stress sich bei alten Ratten viel stärker auswirkt. Andere von den *hsp*-Genen exprimierte Stressreaktionen werden in 1.2.8 behandelt.

Ein ähnliches Expressionsverhalten wie die Akut-Phase-Proteine zeigen Onkogene: Es kommt zu einer Hinaufregulierung und Überexpression von *c-fos*, *c-myc* und *c-H-ras* in Gehirn, Leber und Herz alter Ratten (Fujita u. Maruyama 1991). Entweder wird die Expression durch sich anhäufende Schäden über einen noch unbekannten Mechanismus stimuliert oder die in Zellkulturen bekannten Mechanismen der Zellzyklusregulation werden in vivo wirksam (s. 1.2.14).

Die komplizierten Verhältnisse der Änderung der Regulation der Genexpression bei einem der bestuntersuchten Modellsysteme der Genetiker, *Drosophila (D.) melanogaster* (Fruchtfliege), werden ausführlich bei Helfand u. Rogina (2000) beschrieben. *D. melanogaster* eignet sich ausgezeichnet für solche Untersuchungen, denn fast alle ihre Zellen sind postmitotisch. Die Autoren haben mit der „Enhancer-Trap"-(ET-) und der Reporter-Gen-Technik unter Verwendung des Reporterproteins β-Gal, einem genauen Indikator für Änderungen der Genaktivität, 49 verschiedene ET-markierte Gene untersucht und in 80% davon eine dramatische Änderung der Genexpression mit dem Altern festgestellt. Einige Gene werden dabei durch Mechanismen reguliert, welche mit der MLP gekoppelt sind und als Biomarker des Alterns dienen können. Diese Untersuchungen ergaben auch ein weiteres interessantes Resultat: Nicht alle Mechanismen desintegrieren, wenigstens in *D. melanogaster*, was sich aus der konstant bleibenden Variabilität der untersuchten Parameter ergibt. Die Homöostase wird also nur partikular und nicht global verloren. Die Genexpression ändert sich, doch es kommt zu keinem globalen Verlust der Regulation, die sorgfältig während des ganzen erwachsenen Lebens kontrolliert wird.

Zur Genexpression gehört auch das Spleißen (Abb. 1.2.15). Es gibt ein konstitutives Spleißen, d.h. die ursprüngliche Ordnung der Folge der Exons bleibt aufrecht, und ein alternatives Spleißen, d.h. Prä-mRNAs werden auf mehr als eine Art gespleißt und liefern eine Familie strukturell verwandter mRNAs, die in eine Familie von Proteinisoformen translatiert wird. So können viele Proteine von einem Gen kodiert werden. Es gibt viele Isoformen des FNT, mit dem Altern verändert sich das Muster beträchtlich (Magnuson et al. 1991). Die FNT-Synthese in alten Fibroblasten steigt.

In diesem Zusammenhang ist auch zu überlegen, was diese gewonnenen Erkenntnisse über den Unterschied des Alterns in mitotischen und postmitotischen (hier ist die Expression ganz bestimmter einzelner Gene auf ewig festgelegt) Zellen aussagen. Die Veränderung des Hormonmusters greift auch in die Expression und damit in die Homöostase ein. Schon subtile Änderungen in diesem Netzwerk können über die Lebensdauer hinweg zu ihrer Destabilisierung führen (Abb. 1.2.16).

Mehr über die Genexpression, ihre Regulation und die Änderungen mit dem Altern werden uns künftige Untersuchungen der trans-wirkenden Faktoren, die an cis-Elemente des Promotors bin-

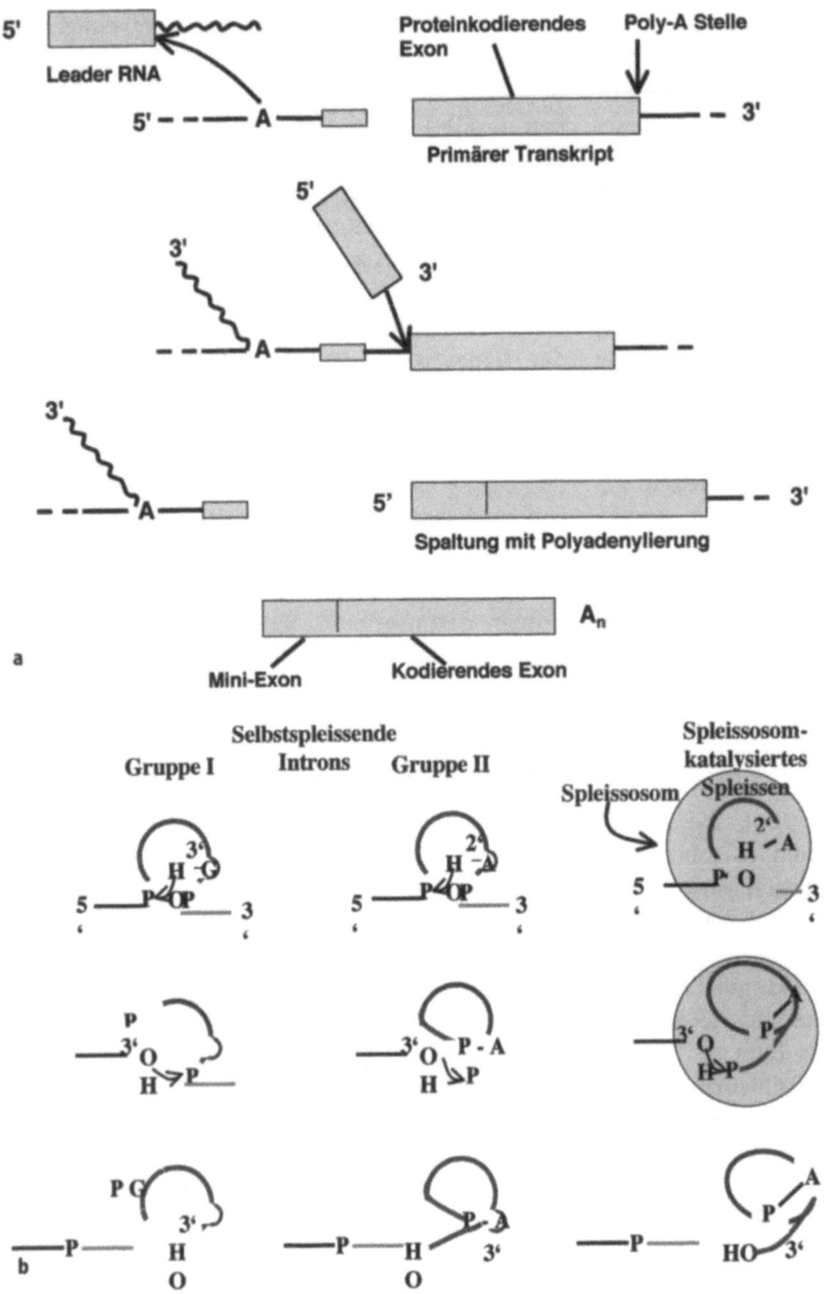

Abb. 1.2.15. Spleißen. **a** Einfaches Schema eines Spleißvorgangs bei Eukaryonten (Trypanosoma). Ein Teil der Leader-RNA (Mini-Exon) wird zuerst an das primäre Transkript (5'-Ende, analog zur Prä-mRNA) gebunden (gespleißt). Dieses primäre Transkript weist keine internen Introns auf und ist Protein kodierend. Dieses Mini-Exon, das in allen mRNAs der Trypanosomen vorkommt, hilft dabei der Initiation der Translation. Dieses Spleißen löst Spaltung und Polyadenylierung am 3'-Ende aus und verändert sich mit dem Altern. **b** *Links:* Die Prä-mRNA organisiert sich mithilfe von snRNA (kleine Kern-RNA) selbst und bringt so die Enden der Exons zusammen, um dann die Introns zu entfernen. *Rechts:* Derselbe Vorgang wird durch den Enzym-Protein-Komplex Spleißosom katalysiert

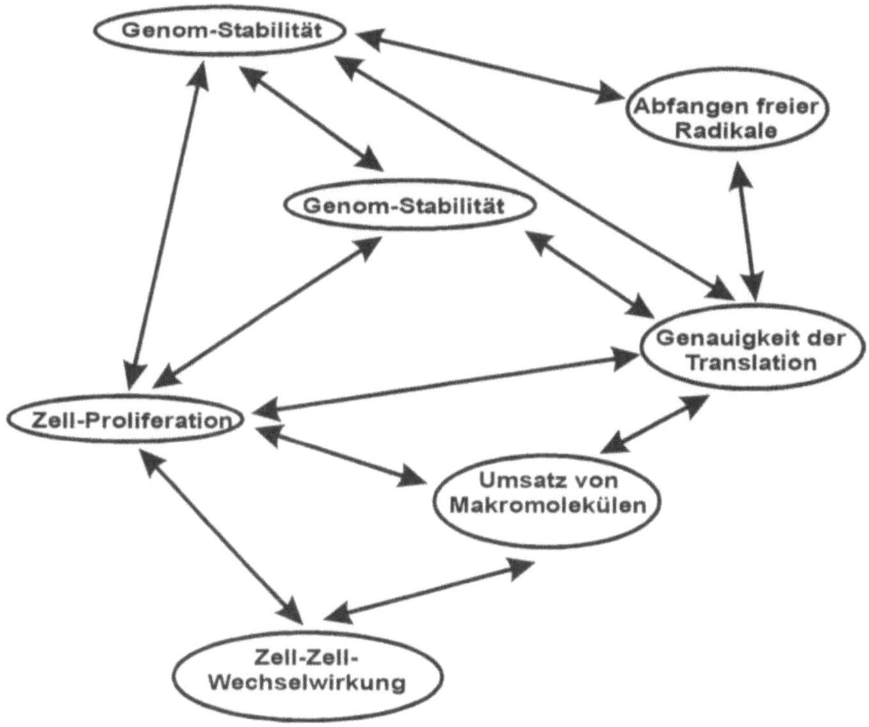

Abb. 1.2.16. Destabilisierung der Genexpression. Diese Destabilisierung wird durch besondere Stressoren hervorgerufen, wobei die Abnahme von Energie den zellulären Widerstand beeinflusst. Energie wird durch die Abwehr- und Reparatursysteme aufgebraucht, auch Änderungen der Energie produzierenden Systeme (s. 1.2.12) sind daran beteiligt. Die Destabilisierung erfolgt in einem wechselwirkenden Netzwerk. Wenn dazu noch eine Unterversorgung mit Energiesubstraten kommt, führt dies zum stärkeren Auftreten von Schäden, beschleunigten Zellaltern und Zelltod (s. auch Abb. 1.2.37)

den, des Netzwerks sowie der „cross talks" der Signaltransduktion aussagen.

1.2.7 Von den Genen zu funktionellen Genprodukten während des Alterns

Nur wenn die genomische Information zur Aufrechterhaltung der Homöostase präzise in Genprodukte übersetzt wird, ist sie funktionell bedeutsam. Hier sollen die Schritte dazu diskutiert und Änderungen der wichtigsten Genprodukte aufgezeigt, aber auch auf posttranslationale Modifikationen eingegangen werden.

Die Schritte, also die metabolischen Wege, die von der DNA-Information zu funktionierenden Proteinen und schließlich zu notwendigen Metaboliten führen, sind alle vom Altern betroffen.

1.2.7.1 Transkription

Zuerst ist die Transkriptionsinitiation vom Altern betroffen, da sie besonders komplex reguliert wird. Aus den Untersuchungen, die besonders Campisi und Mitarbeiter durchgeführt haben (Dimri u. Campisi 1994), in denen eine Fülle von Faktoren gemessen wurden, geht aber kein klares Muster von Änderungen hervor. Allgemein ist das Niveau der Transkription reduziert, doch das RNA-Muster ändert sich nicht. Reduziert sind auch der Nukleotidpool und die Aktivität der an der RNA-Synthese beteiligten Enzyme (Müller et al. 1995). Schröder und Mitarbeiter fanden einen bis zu 60fachen Anstieg der UAG-Suppressor-tRNA, welche das Stoppkodon unterdrückt (Schröder et al. 1992). Mit dem Altern sinken die Gesamtmenge, die Synthesegeschwindigkeit und die Methylierung der tRNA, die Gesamt-Polyadenyl-RNA und ihre Länge sowie die Halbwertszeit der mRNA in einigen Organen. Weiter fand man in verschiedenen Organen eine Reduktion der Aktivität vieler Aminoacyl-tRNA-Synthetasen (aaRS) (Gabius et al. 1982, Takahashi et al. 1985). Da diese Aktivitäten begrenzend für die Transkriptionsleistung sind, ist ein Zusammenhang mit dem Altern anzunehmen, obwohl der detaillierte molekulare Mechanismus und seine Bedeutung noch unklar sind.

Wenig ist bisher über die differenzielle Regulation der mRNA-Verfügbarkeit mit dem Altern bekannt, sie wird jedoch durch eine Änderung der Hybridisierung von mRNA an ihre cDNA nahe gelegt.

In verschiedenen Arten, Organen und Zellen wird von einer signifikanten Abnahme der Menge und Syntheserate der rRNA berichtet (Medvedev 1986). Welche Folgen ein solcher differenzieller Verlust verschiedener rRNA-Spezies hat, ist aber noch völlig unbekannt.

1.2.7.2 Translation

Wie bei der Transkription ist der Initiationsschritt auch bei der Translation das Hauptziel für die Regulation der Proteinsynthese. Da Proteine direkt und indirekt an allen metabolischen Prozessen beteiligt sind und auch bei Abwehrreaktionen eine große Rolle spielen, fallen unter diese Regulation der Zellzyklus, das Wachstum und die Entwicklung, die endokrine Regulation und die Signaltransduktion, die Bildung von Chaperonen und Molekülen der Immunabwehr und alle molekularen Reaktionen auf exogene schädigende Einflüsse. Aus eigenen Untersuchungen und aus der Literatur hat Rattan (1992) eine Übersicht über Alternsveränderungen auf der Translationsebene zusammengestellt (Tabelle 1.2.3, 1.2.4).

So ist bekannt, dass die gesamte translationale Aktivität vermindert ist, was z. T. an einer verminderten rRNA-Synthese und schlechterer Bindung der aatRNA an die Synthetasen und die Ribosomen, aber auch mit einer reduzierten Ribosomenzahl zusammenhängt. Letzteres könnte mit dem Ansteigen des antiribosomalen Assoziationsfaktors (De Rijk et al. 1997, van de Peer et al. 1997) zusammenhängen, ersteres mit einer immer chaotischer und unkoordinierter werdenden differenziellen Transkription der verschiedenen RNAs. Zur näheren Erläuterung dieses komplizierten Systems der Ribosomenassoziation und -bindung hier einige Hinweise: Die Initiation der Proteinsynthese beginnt mit der Bildung eines Präinitiationskomplexes, wobei zwei eukaryontische Faktoren, eIF3 und eIF6, die ribosomalen Untereinheiten nach der Synthese eines Proteins auseinander halten. Um dann einen ternären Präinitiationskomplex zu bilden, muss der Komplex aus eIF2, GTP, Met-tRNA$_i^{Met}$ mit der kleinen Ribosomenuntereinheit, die mit eIF3 und eIF4 verbunden ist, zusammentreten. Durch Serinphosphorylierung der eIF2B-Untereinheit wird die Proteinsynthese gehemmt, da dann keine Bindung von Met-tRNA$_i^{Met}$ mehr möglich ist. Zur Erläuterung ist ein einfaches Schema in Abb. 1.2.17 dargestellt. Auch eIF3 reguliert, indem er durch seine Bindung an die kleine eine stabile freie Untereinheit

Tabelle 1.2.3. Änderungen an den Ribosomen während des Alterns

Parameter	Änderung	Organ, System, Organismus
Anzahl	Abnahme	Ratte: Gehirn, Leber; Drosophila; Nematoden
Leistungsfähigkeit	Abnahme	Ratte: Leber; Nematoden
Bindung an aatRNA	Abnahme	Ratte: Leber, Niere; Drosophila; Nematoden
Thermische Stabilität	Abnahme Keine Änderung	Drosophila; Nematoden;Maus: Leber
Genauigkeit der Poly-U-Translation	Keine Änderung	Ratte: Leber, Gehirn, Niere; Maus: Leber
Empfindlichkeit gegenüber Aminoglykosiden	Zunahme	Mensch: Fibroblasten; Ratte: Leber
rRNA-Synthese	Abnahme	Ratte: Herz; Maus: Leber
rRNA-Konzentration	Zunahme	Mensch: Fibroblasten
Proteinmuster	Keine Änderung	Maus: Leber; Drosophila

Tabelle 1.2.4. Änderungen der tRNA während des Alterns

Parameter	Änderung	Organ, System, Organismus
Syntheserate	Abnahme	Maus: Leber, Niere, Herz, Muskel
Gesamtkonzentration	Abnahme	Maus: Leber, Niere, Herz, Muskel
Aminosäurebindung	Variabel	Ratte: Leber
Methylierung	Abnahme	Mensch: Fibroblasten; Ratte: Leber, Niere; Maus: Leber, Niere; Nematoden
Nukleosidmuster	Keine Änderung	Maus: Leber; Moskitos
6-Isopentenyl-Adenosin-Konzentration	Zunahme	Ratte: Leber

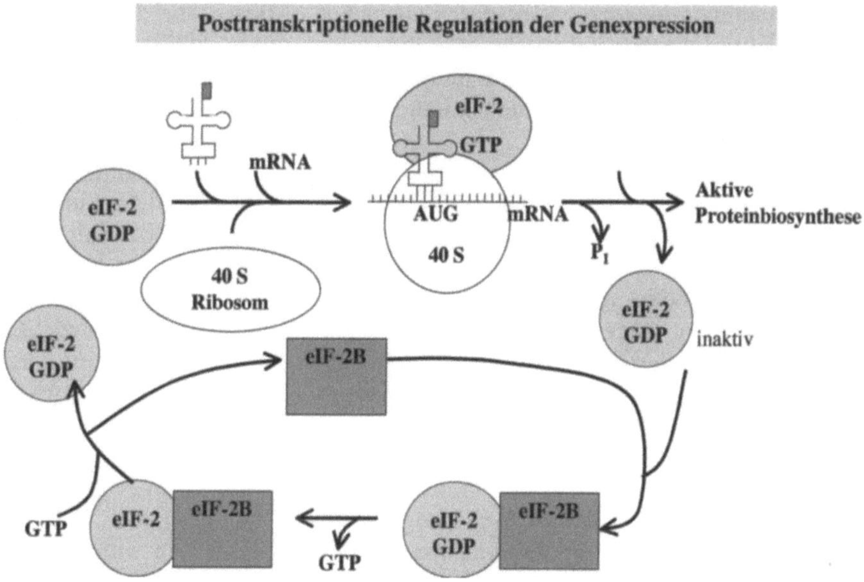

Abb. 1.2.17. Translation und eIF-2. eIF-2 ist eine regulatorische ATPase. Mit den angezeigten Einheiten bildet es einen Komplex, der den Scanningprozess einleitet. Das eIF-2B-Protein hat die Funktion eines G-Nukleotid-Austauschproteins. *eIF* Transkriptionsfaktor

bildet und die Verbindung mit der großen verhindern kann. Er wird daher auch Antiassoziationsfaktor genannt. Seine Verfügbarkeit bestimmt also die Zahl stabiler freier Untereinheiten. eIF3 wird nicht nur zur Stabilisierung der freien Untereinheiten gebraucht, er ist auch notwendig, um diese an die mRNA zu heften. Die Wechselwirkung der kleinen Untereinheit mit der methylierten 5′-Cap-Struktur der mRNAs erfordert eine Gruppe von Proteinen, eIF4 genannt, welche die methylierte Cap-Struktur erkennt und durch ihre Helikaseaktivität jede Sekundärstruktur am 5′-Ende entfernt. Dann gleitet der gebundene Präinitiationskomplex an der mRNA entlang und hält beim ersten AUG. Ist alles richtig erkannt, bildet sich schließlich der 40S-Initiationskomplex, und wenn dieser richtig am Startcodon positioniert ist, kommt es zur Vereinigung mit der großen Untereinheit zum 80S-Initiationskomplex und die Proteinsynthese kann ablaufen.

Relevant für das Altern kann also jeder Schritt in diesem Prozess sein, bekannt ist bisher nur die Abschwächung der Proteinsynthese durch den Anstieg der Menge an eIF3 (Rattan 1995b, 1996) und die Reduktion der Aktivität von eIF2, das zur Bildung des ternären Komplexes gebraucht wird (Calés et al. 1986, Castañeda et al. 1986).

1.2.7.3 Proteinsynthese

Die altersspezifische Abnahme der Proteinsynthese wird aber auch noch durch Änderungen in der Elongationsphase verursacht. Eine Reduktion der Elongation um 30 bis 80% wurde in Drosophila-, Nematoden und Mammalia-Organen beobachtet (Rattan 1995a, 1996, Richardson u. Semsei 1987, Khasigov u. Nikolaev 1987, Merry u. Holehan 1991). Da alle diese Ergebnisse sich nur auf die Gesamtproteine beziehen, wäre es wünschenswert, auch einzelne Proteine – die ja oft als Vitagenprodukte differenzierte Aufgaben haben – zu untersuchen.

Warum kommt es zu dieser Erniedrigung? Um diese Frage zu beantworten, bieten sich die Veränderungen der Elongationsfaktoren-(EF-)Aktivität an. Genauer untersucht ist EF1α in verschiedenen Organen und Spezies, dessen Aktivität in diesen, aber auch in vitro in seneszenten menschlichen Fibroblasten abnimmt (Webster 1985, 1986). Dieser Befund hat dazu geführt, transgene Drosophila mit einem zusätzlichen Gen zu erzeugen, die eine erhöhte Lebenserwartung aufwiesen (Shepherd et al. 1989). Rattan (1995b, 1996) konnte diese Ergebnisse bestätigen. Andererseits korrelierte eine veränderte Genexpression nicht mit der MLP (Stearns u. Kaiser 1993, Stearns et al. 1993, Dudas u. Arking 1994), was weitere Funktionen des *eef1A*-Gens nahe legt, die noch nicht bekannt sind.

Der Terminationsprozess wird durch einen Freisetzungsfaktor („release factor“, eRF1) bewirkt, wobei keine besondere Regulation und Abhängigkeit vom Alter festgestellt werden konnten (Webster 1985, 1986).

1.2.7.4 Postsynthetische Veränderungen

Da solche Veränderungen, welche erst nach der vervollständigten Genexpression auftreten, nicht direkt zur Molekularbiologie und genetischen Prozessen gehören, soll nur kurz auf sie hingewiesen werden.

Eine der wichtigsten Veränderungen, die auch das Rätsel des Bindegewebsalterns z.T. gelöst hat, ist die nichtenzymatische Glykosylierung (s. Abb. 1.2.28), die durch kovalente Bindung von Sacchariden an Proteine und Polynukleotide zu den „advanced glycation end products“ (AGEs) führt. Diese AGEs können dann durch verschiedene chemische Reaktionen zu Quervernetzungen zwischen den Makromolekülen führen und dadurch deren Funktion beeinträchtigen; ein Faktor für dieses Fortschreiten ist die Zeit, also das Altern, ein anderer die Saccharidkonzentration in der Molekülumgebung (z.B. Diabetes), wobei dieses Fortschreiten zum Funktionsverlust dieser Moleküle – besonders langlebig mit geringem Umsatz – führt. Da meist auch Oxidationen an diesen Reaktionen beteiligt sind, werden die AGEs auch als „glycoxidation products“ bezeichnet. Unter der Fülle an Arbeiten seien nur folgende angegeben: Veletzky et al. 1990, Kohn et al. 1984, Lee u. Cerami 1992, Cerami 1985, Cerami et al. 1987.

Bei der Untersuchung von Histonen wurde eine eingeschränkte Methylierung gefunden, welche zur Aktivierung der Funktionen vieler Proteine dient. Dadurch wird die Funktion der Histone mit dem Altern eingeschränkt, was auch eine Veränderung der Konformation und Funktion der DNA nach sich zieht (Rattan et al. 1992, Mays-Hoopes 1985). Die Methylierung gilt wie die Acetylierung, über die uns keine Alternsveränderungen bekannt sind, auch als Schutz gegen Proteolyse. Ein anderer, für das Altern bedeutenderer Ort der Methylierung ist die an Cytosin durch eine Methylase (Holliday 1984, Mays-Hoopes 1989). Die normale Zellentwicklung führt zu differenzierten Zellen mit einem ganz bestimmten konstanten Genproduktmuster; im Alter kommt es jedoch in der einen Zelle zur Synthese eines Moleküls einer anderen Zelle, was Cutler zur Aufstellung seiner Dysdifferenzierungshypothese (Cutler 1982) bewog. Diese könnte durch die Einschränkung der Methylierungsprozesse (Wilson u. Jones 1983, Wilson et al. 1987) erhärtet werden, da das Methylierungsmuster spezifisch und stabil durch die Erhaltungsmethylase vererbt wird, die als das Produkt eines Vitagens (s. 1.2.4) erscheint. Etwas verwirrend im Zusammenhang mit dem Altern ist die Tatsache, dass Methylierungsstellen als „Hotspots“ besonders anfällig für Punktmutationen sind, da die Basen spontan desaminiert werden.

Eine weitere Bedeutung für das Altern kann der ADP-Ribosylierung, der Phosphorylierung und der Oxidation zugesprochen werden (Abb. 1.2.18). Viele Proteine werden durch ADP-Ribosylierung moduliert und sie spielt eine Rolle bei der induzierbaren DNA-Amplifikation, wobei bekannt ist, dass die Aktivität der Poly-ADP-Ribose-Polymerase (PARP) in humanen Fibroblasten sowohl in Abhängigkeit des Spenderalters als auch der Populationsverdopplungen (PD-Zahl) vermindert ist (Dell'Orco u. Anderson 1991). Auch besteht eine Korrelation zwischen PARP-Aktivität und der MLP (Grube u. Bürkle 1992). Die Phosphorylierung ist ein ubiquitärer metabolischer Schritt zur Aktivierung bzw. Deaktivierung von Proteinen und hat große Bedeutung bei der Signaltransduktion, daher wird unter 1.2.13 gesondert auf sie eingegangen. Die Oxidation, besonders von Prolin, Arginin und Lysin, inaktiviert und denaturiert viele Proteine, wobei eine erhöhte Anzahl solcher in humanen Spätpassagenfibroblasten und in Syndromen vor-

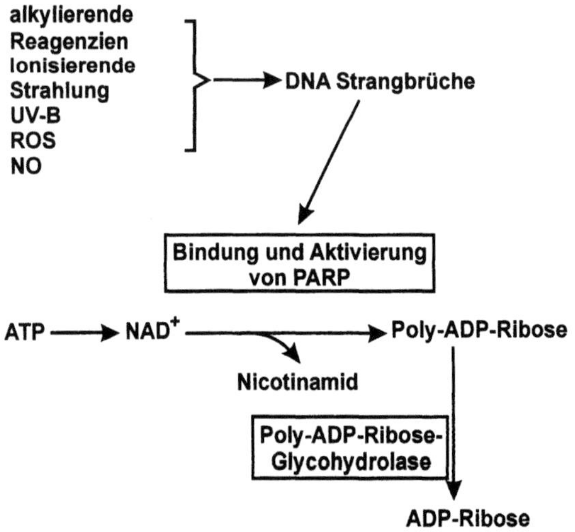

Abb. 1.2.18. Poly-ADP-Ribosylierung (PAR) als Reparatur. PAR beseitigt altersabhängig durch Wechselwirkung mit Proteinen und Modulation der Chromatinstruktur die durch oxidative und alkylierende Agenzien entstandenen Strangbrüche. Die PARP-Aktivität korreliert auch mit der MLP (Grube und Bürkle 1992). *NO* Stickoxid, *PARP* Poly-ADP-Ribose-Polymerase, *ROS* reaktive Sauerstoffmoleküle

zeitigen Alterns festgestellt werden konnte (Stadtman 1992).

1.2.8 Stress und Altern

Die zelluläre Stressantwort wurde zuerst als Hitzeschockantwort bezeichnet. Die erstmalig an *D. melanogaster* entdeckten Änderungen an Chromosomen waren verbunden mit einer erhöhten Expression von sog. Hitzeschockgenen („heat shock genes"). Ausgelöst wird diese Expression durch alle die Homöostase störenden Einflüsse: physikalische und chemische Einflüsse aus der Umwelt, Schäden an Proteinen, Pharmaka und Pathogene, Stoffwechselstörungen besonders im Lipidstoffwechsel und andere. Sie wurde daher später allgemein „zelluläre" Stressantwort genannt.

1.2.8.1 Hitzeschockproteine und Chaperone

Zur Auslösung aller Reaktionen ist der intrazelluläre Hitzeschockfaktor (HSF) notwendig, der an die DNA bindet, was eine erhöhte Aktivität der spezifischen RNA-Polymerasen zur Folge hat. Der langlebige HSF wird offensichtlich durch posttranslationale Einflüsse moduliert. Die RNAs werden in Stressproteine translatiert, eine heterogene Gruppe, deren bekanntestes das Hitzeschockprotein (HSP) 70 ist (Abb. 1.2.19).

Die HSP haben viele Funktionen, eine der wichtigsten ist der Transfer von Proteinen von einem Kompartiment zum anderen, wobei sie ihre Konformation stabilisieren (Chaperone). Sie markieren geschädigte Proteine für den Abbau und sie helfen, diese in eine funktionale Form neu zu falten, um sie zu schützen. Weiter sind sie Inhibitoren der Genexpression. Wegen der Adaptation des HSF1 gegenüber Stressoren durch Abschwächung der Bindung an DNA und aus anderen Gründen kommt es zur eingeschränkten Leistung des Systems während des Alterns.

Die Transkription eines wichtigen Stressproteins, HSP70, zeigt wegen strukturell veränderter Transkriptionsfaktoren eine Erniedrigung (Fargnoli et al. 1990). Die Untersuchung regulatorischer Systeme, welche soziale und physikalische Wirkungen in biologische Mechanismen integrieren können, ist ein erfolgreicher Weg zu einem erhöhten Verständnis, wie genetische und Umweltfaktoren beim Alternsprozess in Wechselwirkung treten (stressinduzierter Tod der Beutelmaus oder des pazifischen Lachses).

In-vivo- und In-vitro-Alternsveränderungen im System wurden von verschiedenen Gruppen untersucht und bestätigt. So fanden die Arbeitsgruppen von Holbrook (Blake et al. 1990, 1991) in alten

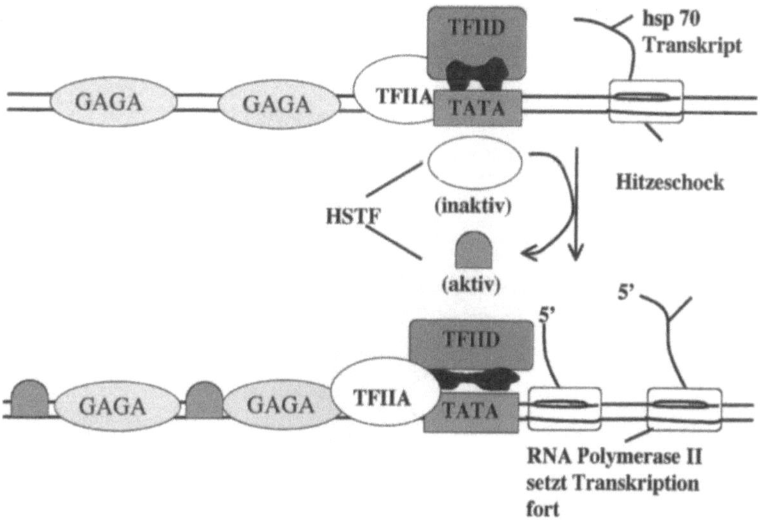

Abb. 1.2.19. *hsp*-Gene. Die Transkription des *hsp70* (aber auch anderer *hsp*-Gene) wird von sehr niedrigem Niveau zu extrem hohen Werten innerhalb von Sekunden nach dem Stressor induziert, da in Abwesenheit des Stressors die RNA-Polymerase II die Transkription bei etwa 25 Nukleotiden einstellt. Nach dem Stressor wird der Hitzeschock-Transkriptionsfaktor (HSTF) schnell aktiviert und bindet an Hitzeschock-Antwortelemente stromaufwärts des HSP-Promotors. Dieser entlässt die Polymerase und es kommt zu schnellster Transkription und auch deren häufigen Wiederbeginn durch neue Polymerase. Dieser Mechanismus scheint auch bei anderen Eukaryonten benutzt zu werden. *GAG* u. *TF* Transkriptionsfaktoren

Ratten eine bis zu 75%-ige Reduktion der HSP70-mRNA in Gehirn, Lungen und Haut nach Temperaturerhöhung auf über 40° C, die Untersuchungen von Richardsons Gruppe (Heydari et al. 1993) weisen auf eine Reduktion auch in der Leber von alten Nagern hin. In seneszenten menschlichen Fibroblasten konnten Liu et al. (1989) eine 30%-ige Reduktion der mRNA nachweisen. In jüngerer Zeit haben die Arbeiten von Jazwinski über die Stressresistenz der Hefe eine Fülle an neuer Information über die dabei beteiligten Mechanismen und ihre Veränderungen mit dem Altern gebracht. Er zeigte dabei, dass die *ras*-Gene eine wichtige Rolle bei der Koordination und Wechselwirkung von metabolischer Kontrolle und Stressresistenz spielen. *ras* als LDG greifen in die Homöostase ein und regulieren dadurch die metabolische Aktivität, aber auch die Zellteilung, die genetische Stabilität und das transkriptionale „Silencing". So ist sehr wohl vorstellbar, dass die Erniedrigung der Stressantwort mit dem Altern auf ihre veränderte Regulation zurückzuführen ist. Ein Vergleich mit höheren Eukaryonten zeigt, dass auch bei anderen Spezies die Stressabwehr nicht nur durch *hsp*-Gene, sondern auch durch eine Reihe von an der Signaltransduktion und Genexpressionsregulation beteiligten Genen (wie schon an anderer Stelle ausgeführt) kontrolliert wird und in vielen Fällen Alternsabhängigkeit zeigt (Jazwinski 2000) (Tabelle 1.2.5, 1.2.6).

Je älter ein Organismus wird, desto mehr Stress ist er ausgesetzt. Eine suboptimale Antwort alternder Zellen hat mehr geschädigte Proteine zur Folge. So wird das Wachstum eingeschränkt und bei Verlängerung dieses Zustands erholen sich die Zellen nicht mehr. Weiter können die geschädigten Proteine als endogene Toxine wirken (Amyloidakkumulation). Da z. B. langlebige Stämme verschiedener Organismen höhere *hsp*-Expression zeigen, wird auch ein Bezug von Langlebigkeit und Stressproteinen nahegelegt. Daher könnte eine Hinaufregulierung der Antistressgene auch in Mammalia durch verbesserte Zytoprotektion zu einer Revitalisierung führen (s. 1.2.18).

Tabelle 1.2.5. Altersgene, Vitagene, Gerontogene

Organismus (in aufsteigender Komplexität)	Altersgen (Langlebigkeitsgen, lag)	Substanz, Wildtyp-Funktion
Saccharomyces cerevisiae	*lag1, lag2*	Protein (47 und 78 kD, Transmembrandomäne)
	ras1, ras2	Bestandteil des MAP-Kinase-Wegs, regelt das Signaltransduktionsnetzwerk, stimuliert den Umsatz der Phospholipide
	uth4	Homologes des Pumillio-Proteins der Drosophila
	sir-Komplex	Verantwortlich für die Aktivierungshemmung („silencing") der Transkription von Telomeren und „Mating-Stellen" (HM-Loci)
Caenorhabditis elegans	*age1, age2*	PI3-Kinase, beteiligt am Schutz vor freien Radikalen, Hitze, UV-Licht
	clk1, clk2, clk3	Mitochondrienfunktionen: Ubichinonsynthese, Zellatmung
	daf2	Kodiert insulinartigen Rezeptor
	daf16	Kodiert einen am Insulinsignalweg beteiligten Transkriptionsfaktor
	old1	Wird durch physikalische Stressoren aktiviert
	trk1	Kodiert Tyrosin-Kinase-Rezeptor
Drosophila melanogaster	*mth*	(„Metuselah"); kodiert G-Protein-gekoppelten Rezeptor
	indy	(„I'm not dead yet"), greift in den Kohlenhydrat- und Fettstoffwechsel ein
Maus	*klotho*	Membran-Protein-Glukosidase
	prop1	Kodiert für die Synthese von Wachstumshormon
Mensch	*ace*	Kodiert für Angiotensin konvertierendes Enzym, Herz-Kreislauf-System
	apc	Gastrointestinaler Krebs
	apoE2, apoE4	Apolipoprotein E, Herz-Kreislauf-System, SDAT, Krebs
	L-myc-S	Brustkrebs
	wrn	Helikase, DNA-Replikation
	apoC-III	Apolipoprotein C-III, neu
	hla-Komplex	Immunsystem, neu

lag „longevity assurance genes".

Tabelle 1.2.6. Hauptaufgaben des Vitagen-Netzwerks

Molekulare Ebene
Erhaltung und Reparatur des Genoms
Genauigkeit der genetischen Informationsübertragung
Umsatz von Makromolekülen
Synthese von Hitzeschockproteinen
Vernichtung freier Radikale
Zelluläre Ebene
Aufrechterhaltung der Differenzierung
Regulation der Zellproliferation
Stabilität (Homöostase)
Stabilität der Membranen
Gewebe- und Organebene
Neutralisierung und Entfernen von Toxinen
Gewebeerneuerung und Wundheilung
Zelltod und Zellersatz
Physiologische Ebene
Neuronale Reaktion
Endokrine Reaktion
Immunantwort
Stressantwort
Thermoregulation

1.2.8.2 Oxidativer Stress und freie Radikale

Oxidativer Stress entsteht durch freie Radikale (s. Abb. 1.2.27) (z.T. durch endogene metabolische Prozesse in den Mitochondrien oder durch Enzyme produziert), durch zu geringe Konzentrationen von Antioxidanzien sowie durch abnehmende Kapazität antioxidativer Mechanismen (Munkres u. Furtek 1984). Gene, die für 12 antioxidative Enzyme kodieren, stehen unter der gemeinsamen Kontrolle eines regulatorischen Netzwerks (Oxy-Regulon), das von verschiedenen Faktoren beeinflusst werden kann (s. Abb. 1.2.43). Wenn dieses nicht richtig arbeitet oder defiziente Mutanten auftreten, wird der Organismus sehr empfindlich gegenüber oxidativem Stress.

Der Grundumsatz („basal metabolic rate", BMR) nimmt ab, wenn er nicht auf den Verlust der Muskelmasse bezogen wird. Dabei gibt es eine Beziehung zur Fähigkeit, oxidativer Schädigung zu widerstehen (Feuers et al. 1995). Hohe Niveaus antioxidativer Enzymaktivitäten verbrauchen NADPH, so dass selektierte Allele auch die NADPH-Depots auffüllen. Diese Zusammenhänge sind es wert, hier untersucht zu werden. Inwieweit hat die Stressantwort mit der Erhaltung der Zellen zu tun (Kirkwood et al. 1996)?

1.2.9 Modellsysteme in der Untersuchung der molekularen Ursachen der Lebenserwartung

Experimentelle Gerontologie am Menschen zu betreiben ist fast unmöglich. Daher mussten Modellsysteme entwickelt werden: einerseits Organismen, an denen Altersveränderungen und Mechanismen (unter der Voraussetzung, dass sie altern) mit allen wissenschaftlichen Mitteln untersucht werden können, andererseits Organismen mit auftretenden Abweichungen von der Norm (vorzeitiges Altern, genetisch veränderte Organismen usw.).

Als Modellsysteme wurden bisher eine breite Palette von Organismen verwendet, denn alles, was altert, ist auch geeignet, molekulare und genetische Alternsveränderungen darzustellen. Von Einzellern, wie der Hefe, beginnend und andere Pilze (z.B. Podospora) verwendend, steigen die Modellsysteme gemäß ihrer multizellulären Organisation auf zu niedrigen Tieren, wie Würmern und Insekten, bis zu den höheren Wirbeltieren. Aber auch Zellkulturen jeder Art und vorgeschädigte Zellen oder Organismen wurden verwendet. Wichtig für jeden spezifischen Ansatz sind dabei die Auswahl des Organisationsniveaus, die Wahl des experimentellen Organismus und die Beachtung von spezifischen Problemen der Gerontologie.

Einen informativen Überblick gibt dabei Arking (1998). Eine prägnante Darstellung in enzyklopädischer Form mit besonderer Erwähnung von Modellen für auch molekulare Untersuchungen zeigen Jazwinski (1996) für Invertebraten, Hefe und andere Pilze und Masoro (1996) für Vertebraten.

Um die Mechanismen des normalen Alterns zu verstehen und aufzuklären, könnte es hilfreich sein, erbliche Störungen mit auftretenden altersabhängigen Phänotypen auf allen Ebenen des Organismus zu untersuchen. Bisher sind einige solcher Störungen bekannt, von denen zwei den Veränderungen im normalen Alternsprozess weitgehend ähneln, sechs weitere aber auch einige Parallelen dazu aufweisen; gemeinsam ist allen, dass das Altern frühzeitig auftritt.

Die beiden erstgenannten sind das Hutchinson-Gilford-Syndrom (HGS), die als eigentliche Progerie bezeichnete Krankheit, und das Werner-Syndrom (WS). Die sechs letzteren, die hier nur gestreift werden sollen, sind Scleroderma pigmentosum (XP), das Cockayne-Syndrom (CS), die Trichothiodystrophie (TTD), das Bloom-Syndrom (BS), die X-Chromosom-verknüpfte α-Thalassämie bzw. das mentale Retardierungssyndrom (ATR-X) und das Juberg-Massidi-Syndrom (JMS). Bei allen konnten Mutationen in bestimmten Genen gefunden werden, wobei bis auf das HGS ein Gen geschädigt ist, das eine Helikase kodiert.

1.2.9.1 Die Progerie (HGS)

Dieses Syndrom ist charakterisiert durch vielfältige phänotypische Veränderungen, welche eindeutig genetische Ursachen haben und oft den Erscheinungen des normalen Alterns gleichen. Seit der Entdeckung 1904 kennen wir etwa 100 Fälle (Dunkelziffer vielleicht 5- oder 10-mal so hoch), d. h. die Inzidenz liegt bei $1:10^8$, bzw. $1:10^7$. Die Krankheit tritt schon in den ersten Lebensjahren auf und führt durch Schäden am Herz-Kreislauf-System meist vor Ende des zweiten Lebensjahrzehnts zum Tod.

Allsopp et al. fanden 1992, dass Progeriehautfibroblasten kurze Telomeren in Übereinstimmung mit ihrem reduzierten Teilungspotenzial aufwiesen, ein Befund, den danach noch viele Arbeitsgruppen bestätigen konnten (z.B. Quellette et al. 2000). So zeigten sie, dass die ektopische Expression von hTERT, welche die katalytische Untereinheit der menschlichen Telomerase kodiert, die Lebenserwartung (MLP) normaler menschlicher Zellen ohne zelluläre Transformation und genomische Instabilität erhöhen kann (Quellette et al. 2000, Shay et al. 1998, Wynn et al. 1998). Eine umfassende und aufschlussreiche, jedoch schon etwas bejahrte und eine rezentere Übersicht gibt Harley (1995, 1997).

Die Telomeren (s. Abb. 1.2.7) haben eine Vielfalt von Funktionen: Sie gestatten den DNA-Polymerasen, das Ende der Chromosomen vollständig zu replizieren, unterstützen aber auch ihre Reparaturfunktion; weiters verhüten sie die Fusion der Chromosomen. Ab dem Unterschreiten einer kritischen Länge fallen alle diese Funktionen aus. Ebenso kommt es zur Aufhebung einer Expressionsinhibition, sodass Gene Proteine exprimieren, welche zur Zerstörung von Zellen führen. Zur Aufrechterhaltung der Telomerlänge dient die Telomerase, daher ist die Annahme möglich, dass das für diese kodierende Gen bei HGS besondere Bedeutung hat. Es ist aber nicht ohne weiteres möglich, in Zellen das Telomerasegen zu inserieren oder Telomerase einzuführen, da dies zu Krebs führen kann.

Interessant war auch ein Vergleich von 384 bekannten Genen zwischen Fibroblasten alter Spender (E), Progeriepatienten (P) und seneszenten Fibroblasten (Phase IV, S), den 2001 Park et al. durchführten. Alle zeigten seneszente Phänotypen, doch zeigte sich nur eine nähere Verwandtschaft zwischen Progeriefibroblasten und solchen alter Spender, nicht aber solchen der Phase IV mit jenen beiden. Dabei war die Expression der Gene *p53* und *p21* gegenüber jungen Spendern deutlich bei E und P erhöht, aber weniger als bei S, während die der Gene *cdc42* („cell division cycle") und *camKIIδ* („cell adhesion molecule KIIδ") bei E und P deutlich erniedrigt, bei S jedoch sogar etwas erhöht war. Diese Befunde trafen für eine Reihe anderer Gene auch zu, besonders für die an der Signaltransduktion beteiligten. Weiter ist eine invertierte Insertion am langen Arm des Chromosom 1 vorhanden, wobei die Mutation (aufgrund der Erbdynamik autosomal-rezessiv) erst bei den ersten Zellteilungen eingetreten sein dürfte. Doch kann bisher kein einziges Gen (bzw. dessen Schädigung) als eigentliche HGS-Ursache identifiziert werden.

1.2.9.2 Das Werner-Syndrom (WS)

Diese ebenfalls autosomal-rezessiv vererbte Krankheit tritt im dritten Lebensjahrzehnt auf (Progerie der Älteren) und führt spätestens am Ende des fünften zum Tod, wobei neben Herz-Kreislauf-Erkrankungen auch (im Gegensatz zu HGS) Krebs die Ursache ist. Sie ist mit $3:10^6$ viel häufiger als HGS, die Inzidenz ist also 300-mal höher. Bei den Betroffenen finden sich neben den tödlichen Veränderungen auch Diabetes, Katarakte und Osteoporose.

Das bisher für die Krankheit verantwortliche Gen (*wrn*) wurde am Chromosom 8 in der p12-Region kartiert. WS wird verursacht durch Mutation im *wrn*, die ein Peptid aus 1432 Aminosäuren (AS) kodiert, das zu den Mitgliedern der RecQ-Unterklasse der Helikasen homolog ist (Gray et al. 1997). Dieses Peptid wirkt als 3'-5'-DNA-Helikase (Abb. 1.2.20) und bisher wurden 19 Mutationen beim WS gefunden, welche aus Nonsens- und Leserastermutationen bestehen. Darüber hinaus wurde eine umfangreiche Deletion entdeckt. Das dadurch verkürzte Peptid kann nicht mehr in den Kern und verliert seine Funktion (Matsumoto et al. 1997).

Viele Schäden bei der Replikation, Reparatur, Rekombination und Transkription der DNA in Lymphoblasten und Fibroblasten wurden gefunden. Die Reparaturschäden sind nicht einheitlich (Kruk et al. 1995, Webb et al. 1996, Bennett et al.

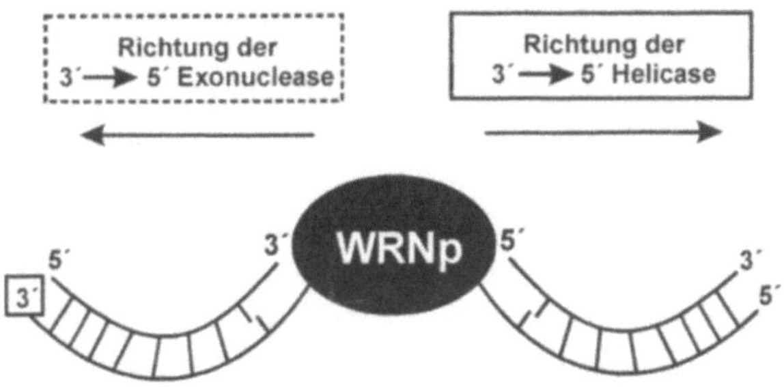

Abb. 1.2.20. Arbeitsrichtung der WRN-Helikase und WRN-Exonuklease. *Helikase:* Fortschreiten auf dem längeren Strang, dessen überstehender Bereich anfangs Helikase bindet. *Exonuklease:* Richtung ihrer Aktivität. Die Arbeitsrichtungen dieses selben Proteins sind per definitionem entgegengesetzt. Die Helikase windet den Strang auf, die Exonuklease schneidet Nukleotide heraus. *WRNp* Werner-Helikase-Protein

1997). Was Rekombinationen betrifft, zeigen Fibroblasten und Lymphozyten Chromosomenmutationen (Rearrangements), die nach Salk (1982) von Deletionen bis zu multiplen Translokationen reichen. Hinsichtlich der Transkription fanden Murano et al. (1991) und Lecka-Czernik et al. (1996), dass multiple Gensequenzen in Fibroblasten überexprimiert werden. Weitere Befunde lieferten Bauer et al. (1986), die zeigten, dass Fibroblasten eine schwächere Antwort auf PDGF (thrombozytenabhängiger Wachstumsfaktor) und FGF (Fibroblastenwachstumsfaktor) aufwiesen. Dies führt zu Fehlern in dem davon abhängigen Signalnetzwerk und kann die Ursache bestimmter phänotypischer Veränderungen sein. Um die Funktionen des *wrn* und des von ihm kodierten Proteins besser verstehen zu können, wurden viele Untersuchungen analoger Gene bei anderen Organismen (von der Hefe bis zur Maus) durchgeführt, auf die hier aber nicht näher eingegangen werden soll. Interessant ist vielleicht noch zu erwähnen, dass embryonale Stammzellen von WS-Patienten hohe Mutationsinzidenz zeigen und empfindlich gegenüber Topoisomeraseinhibitoren sind. Okada et al. (1998) erklären diesen Befund mit einer Wechselwirkung zwischen dem WRN-Protein und der Topoisomerase. Untersuchungen embryonaler Stammzellen der Maus durch Lebel u. Leder (1998) und Yan et al. (1998) zeigten, dass ein bestimmtes Motiv des WRN-Proteins von 121 Aminosäuren mit dem Replikationskomplex reagiert und daher Änderungen des Peptids massiv in die Replikation eingreifen dürften. Diese genetischen Änderungen in Stammzellen würden viele Phänotypen erklären: Kleinwuchs, Diabetes mellitus, Arteriosklerose, die Atrophie der Haut und des Kortex sowie das Fehlen von Unterhautfett. Diese Erklärung ist aber nicht ausreichend, es müssen auch Veränderungen und Fehler der Transkription angenommen werden, da Über- und Unterexpressionen vieler Gene bekannt sind.

1.2.9.3 Andere Syndrome

Die anderen erwähnten Syndrome, auch autosomal-rezessiv vererbt, werden zwar als progeroide Syndrome angesehen und zeigen einige wenige Züge und Merkmale, die sie mit den beschriebenen Syndromen des vorzeitigen Alterns gemeinsam haben, sind aber nicht direkt alternsanaloge Erscheinungen. So weist die Sklerodermie (XP) eine Reihe von Mutationen in bisher 16 bekannten Genen auf, die zu einer weitgehenden Inhibition verschiedener DNA-Reparatur-Mechanismen führen (Cleaver 1994, Sugasawa et al. 1998, Li et al. 1993, Maeda et al. 1995, Andrews et al. 1976). Beim normalen Altern sind jedoch Reparaturdefekte auf andere Faktoren zurückzuführen, daher ist XP kein gutes Modell. Beim Cockayne-Syndrom (CS) wurden bisher zwei Gene gefunden und untersucht, deren Schäden zur Beeinträchtigung hauptsächlich der Transkription, weniger der Reparatur führen (Henning et al. 1995, Troelstra et al. 1992, Bootsma u. Hoeijmakers 1993). Die Genprodukte interagieren mit anderen Proteinen, welche wiederum untereinander Wechselwirkungen zeigen und daher die massiven und vielfältigen phänotypischen Defekte bedingen (Weeda et al. 1997).

1.2.9.3.1 Trichothiodystrophie

Die ganz seltene Trichothiodystrophie (TTD) zeigt ebenfalls Reparaturdefekte, interessanterweise zu unterscheiden von XP-Zellen, wie man aus Komplementationsstudien von Stefanini et al. (1993) und Weeda et al. (1997) weiß. Auch ähneln einige Symptome dem CS, wobei als Ursache Transkriptionsdefekte möglich sind. Es drängt sich die Frage auf, warum bei drei voneinander klinisch eindeutig unterschiedenen Syndromen (TTD, XP und CS) Mutationen in denselben Genen verantwortlich sind. Die wahrscheinlichste Erklärung dafür ist, dass die Wirkungen von den Mutationsorten in diesen Genen abhängen. Es verhindern also störungsspezifische Mutationen krankheitsspezifische Wechselwirkungen primärer Proteine mit anderen Molekülen (z.B. zwischen XP-D- und P44-Protein) und verursachen so die klinischen Phänotypen, indem innerhalb der Wechselwirkungssequenzen Änderungen aufgetreten sind oder es zu Konformationsänderungen gekommen ist (de Boer et al. 1998).

1.2.9.3.2 Bloom-Syndrom

Die Zellen des ebenfalls sehr seltenen Bloom-Syndroms (BS) zeigen Defekte der Replikation (Foucault et al. 1997). Weiter sind verschiedene Mutationen und eine hohe Inzidenz multipler Chromosomenaberrationen bekannt. Sirover et al. fanden 1990 einen häufigen Schwesterchromatidaustausch (SCE) (Abb. 1.2.21), der auf eine Störung der Rekombination hinweist. SCEs sind ein Ausdruck der DNA-Reparatur. Sie können durch Mitogene und Toxine ausgelöst werden, ihr Auftreten ist altersabhängig (Abb. 1.2.22).

Das für BS verantwortliche Gen kodiert ein 1417 Aminosäurenpeptid mit Homologie zu den RecQ-Helikasen (Ellis et al. 1995). Dieser Befund von Ellis weist auf eine Ähnlichkeit mit den Ursachen des WS hin. 1997 wurde das Peptid von Karow et al. als 3′-5′-Helikase identifiziert. Die vielen Mutationen führen nach Kaneko et al. (1997) zu einer Verhinderung der Translokation des Peptids in den Kern, was sich in einem Verlust der Proteinfunktion zeigt.

1.2.9.3.3 Fazit

Was können uns diese heute schon reichlich vorhandenen Erkenntnisse über die genetischen Ursachen von Krankheiten, welche zu vorzeitigem Altern führen, aber auch die Befunde an tierischen Organismen, über das normale Altern sagen? Zuerst einmal sind viele der untersuchten biochemischen und Signalwege einzigartig beim Menschen. Sind die veränderten Aktivitäten der Enzyme, besonders der Helikasen, auch für das normale Altern verantwortlich? Sicherlich haben sie einen Bezug zu den in hohem Alter auftretenden Krankheiten. So führen Schäden in den Reparatur- und Rekombinationssystemen zum Auftreten von Krebs, der bei den Syndromen auftretende apoptotische neuronale Zelltod ist auch bei Krankheiten des hohen Alters zu finden und resultiert ebenso aus Reparaturschäden und Transkriptionsveränderungen, welche zu vielen phänotypischen Veränderungen führen; bei gastrointestinalen Tumoren finden sich Leserastermutationen im *blm*-Gen (Calin et al. 1998). Schließlich haben Homozygote, aber nicht

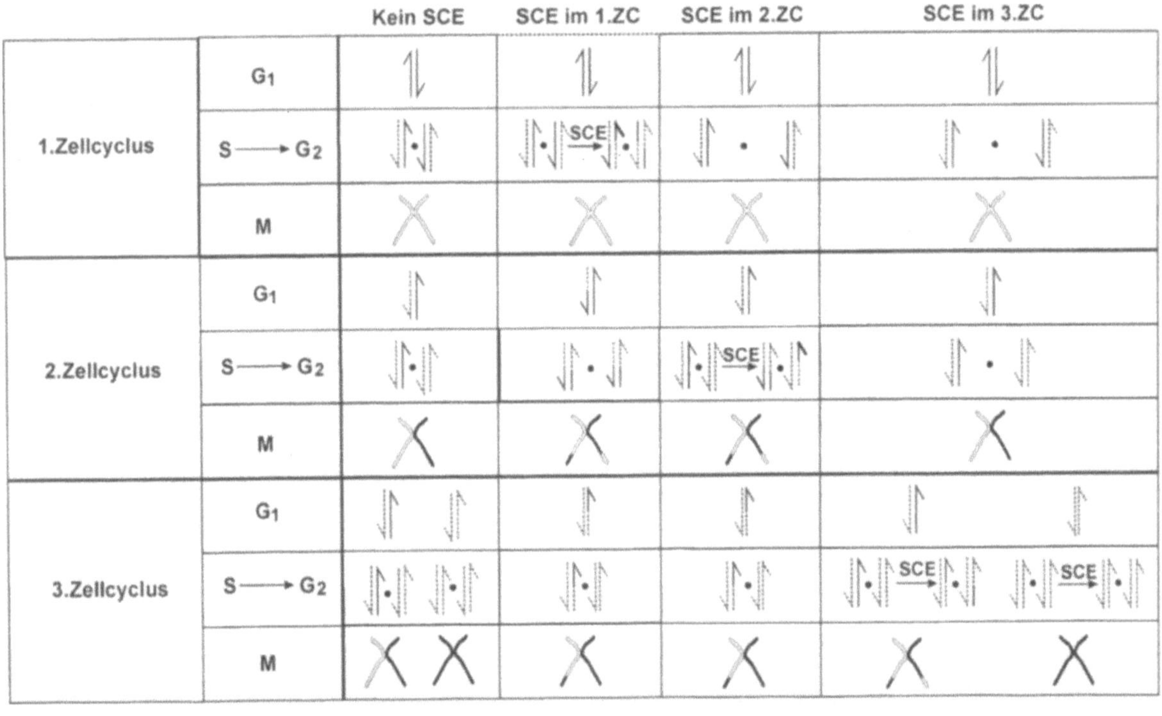

Abb. 1.2.21. Methode zur Messung des Schwesterchromatidaustauschs (*SCE*). Die Zellen durchlaufen in Anwesenheit von ^{3}H-Thymidin und BrdU drei Zyklen. Vor dem ersten treten keine SCE auf, im ersten kommt es zur Markierung der Chromosomen mit BrdU, was auf SCE hinweist. Dieser Ablauf verstärkt sich im zweiten und dritten Zyklus. *Ausgezogene Linie* Thymidinstrang, *gestrichelte Linie* BrdU-Strang

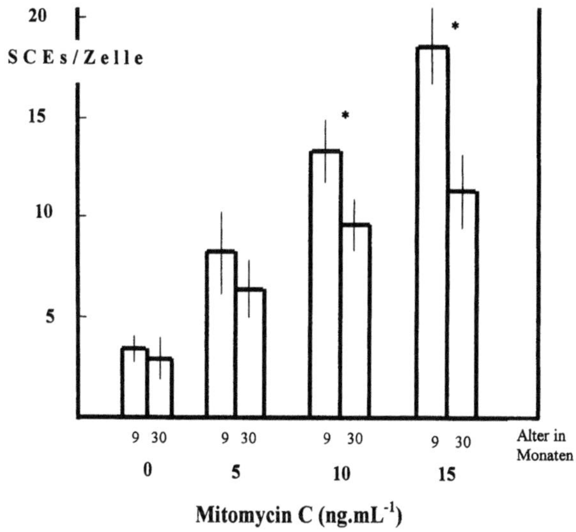

Abb. 1.2.22. DNA-Schäden und Schwesterchromatidaustausch. Das Schema zeigt die Abhängigkeit dieses Reparaturvorgangs in Rattenfibroblasten einerseits von der Mitomycinkonzentration und andererseits vom Alter. Unterschiede zwischen jungen und alten Ratten werden erst bei hoher Mitomycinkonzentration (starker DNA-Schädigung) signifikant (*)

Heterozygote, wie Ye et al. (1997) herausfanden, mit einer Variante bei Aminosäure 1367 im WRN-Protein ein weit höheres Risiko für Herzinfarkt.

WS zeigt von allen Syndromen, besonders was die Helikasenschäden betrifft, die größte Ähnlichkeit mit dem normalen Altern. Auch werden einige Gene, die bei WS überexprimiert sind, beim normalen Altern überexprimiert, was ein Einmünden in einen ähnlichen metabolischen Weg in beiden Arten von Fibroblasten bedeutet (Lecka-Czernik et al. 1996). Wenn also seneszenten Fibroblasten die Funktionen des WRN-Proteins fehlen, könnte dies einige Ausprägungen des normalen Alterns erklären. Damit übereinstimmend fanden Matuoka u. Takenawa (1998), dass die *wrn*-Genexpression herunterreguliert wird. Ähnlichkeiten von Veränderungen in beiden Typen von Fibroblasten treten auch bei der Promotoraktivität sowie bei der Apoptose und Expression (Transkription) in Lymphozyten auf, wobei die stärkere Apoptose nach Aggarwal u. Gupta (1998) bei normalem Altern, aber nicht bei WS, zu einer Immundefizienz führt. Berücksichtigen wir noch einige andere heute bekannten Veränderungen des WRN-Proteins sowie Veränderungen des Telomerstoffwechsels (Bodnar et al. 1998), können wir einen gemeinsamen Endweg postulieren und behaupten, dass die verschiedenen gemeinsamen Züge von WS und normalem Altern kaum unabhängig voneinander auftreten. Mit diesen und weiteren künftigen Erkenntnissen wären gentechnische Therapien wenigstens von Alterskrankheiten, vielleicht auch eine Modulation des normalen Alterns, möglich.

1.2.10 Genom-Stabilität, Mutationen, DNA-Schäden und DNA-Reparatur

Eines der wichtigsten Prinzipien für erfolgreiches Altern ist die Aufrechterhaltung der Stabilität des Genoms. DNA-Schäden, die meist zu Mutationen führen, wirken dieser Stabilität entgegen, Reparaturmechanismen versuchen sie zu erhalten. Welche Bereiche der DNA geschädigt werden, wie Mutationen und Reparatur gemessen und wie die wirkenden Zusammenhänge analysiert werden, ist Inhalt dieses Abschnittes.

1.2.10.1 Instabilitäten und Mutationen

Zuerst muss versucht werden, Zusammenhänge zwischen Altern und einer möglichen Instabilität des Genoms zu finden. Zu den Instabilitäten gehören:

1. Punktmutationen (Änderung eines Basenpaars), wobei Missense- (resultiert im Austausch einer Aminosäure – AA – gegen eine andere), Nonsense- (ein Stoppkodon ersetzt ein AA-Kodon, vorzeitiger Translationsabbruch) und Leserastermutationen (führt zur Einführung einer beziehungslosen AA, gefolgt von einem Stoppkodon) unterschieden werden können. Die häufigste ist die Transition, wobei ein Purin bzw. ein Pyrimidin gegen ein anderes ausgetauscht wird: GCγAT, die seltenere die Transversion, der wechselseitige Austausch eines Pu gegen ein Py: ATγTA und ATγCG (Abb. 1.2.23);

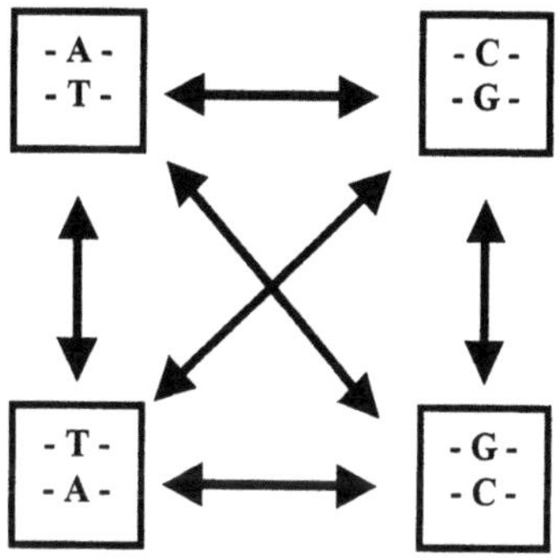

Abb. 1.2.23. Mutationen: Transitionen (*Diagonalpfeile*) und Transversionen (*horizontale und vertikale Pfeile*)

2. Vermehrung oder Verminderung von Mikrosatelliten;
3. Erweiterung und Deletionen von DNA-Sequenzen;
4. Rearrangements (Umordnungen, wozu Insertionen und Deletionen gehören), die meist lange Abschnitte betreffen, und
5. Strukturelle und numerische Chromosomenaberrationen.

Diese Zusammenhänge wurden von Slagboom u. Vijg (1989) in einer ausführlichen Monographie untersucht, wobei aber schon früh bekannt war, dass Mutationen und Chromosomenaberrationen mit dem Altern in vielen Spezies vermehrt auftreten. Eine Rolle für die Instabilität spielt auch der Verlust von Genen für die Wachstumskontrolle, die das Auftreten von Tumoren unterdrücken (Nigro et al. 1989). Das *p53*-Gen spielt, wie schon unter 1.2.4 ausgeführt, eine zentrale Rolle beim Altern der Zellen. Eine Mutation in diesem Gen bzw. sein Verlust führt zur Immortalisierung, was wiederum eine zwar nicht hinreichende, aber notwendige Voraussetzung für eine Tumorentwicklung ist (Iijima et al. 1966, Pipkin et al. 1997, Hsieh 2000).

1.2.10.2 Telomeren

Ebenfalls zur Stabilität trägt die Aufrechterhaltung der Telomerlänge bei. Da die Funktion von Telomeren nur dann Sinn macht, wenn die Zelle mitotisch ist, stellt sich die Frage, welche Bedeutung Telomeren z.B. bei Insekten haben, die nur postmitotische Zellen besitzen.

Telomeren sind die Enden von eukaryontischen Chromosomen (s. Abb. 1.2.7). Diese verkürzen sich aus bisher nicht endgültig geklärten Gründen mit jeder Zellteilung. Dafür wurde zunächst das sog. „Endreplikationsproblem" verantwortlich gemacht (Olovnikov 1971), das die Verkürzung mit dem Ablauf der DNA-Replikation und der räumlichen Ausdehnung der Polymerase in Verbindung brachte. Andere Autoren versuchten, ausgehend von der Existenz von Überhängen am 3′-Ende des DNA-Doppelstranges durch die Postulation von 5′→3′-Exonukleasen eine Erklärung für die kontinuierliche Abnahme der Telomerlänge zu finden (Makarov et al. 1997, McElligott u. Wellinger 1997).

Anfang der neunziger Jahre zeigten einige Forschungsgruppen (Allsopp et al. 1992, Harley et al. 1990, Hastie et al. 1990, Lindsey et al. 1991), dass sich die Telomeren mitotischer Zellen mit jeder Teilung verkürzen. Darüber hinaus wurde eine Telomerverkürzung während des In-vivo-Alterns in ganz verschiedenen Zelltypen wie Fibroblasten, Leukozyten und Epithelzellen beobachtet (Hastie et al. 1990). Die Telomeren könnten also die biologische Struktur sein, die für das Zählen der Zellteilungen verantwortlich ist (Harley 1991) (Abb. 1.2.24). Die Hypothese war, dass eine replikative Seneszenz eintritt, wenn die Telomeren eine kritische „Minimallänge" erreicht haben (Allsopp u. Harley 1995).

Wenn man seneszente humane Fibroblasten und Epithelzellen mit dem Gen für die katalytische Untereinheit des Enzyms Telomerase (hTERT) transfiziert (Bodnar et al. 1998), sind diese Zellen zu unbegrenzter Teilung fähig. Diese spezifische reverse Transkriptase ist in der Lage, die Länge der Telomeren konstant zu halten. Doch scheint es Unterschiede zwischen verschiedenen Zellsystemen zu geben. So beschreiben Kiyono et al. (1998), dass für zwei Typen humaner Epithelzellen (Keratinozyten und Mammaepithelzellen) zur Immortalisierung durch hTERT noch zusätzlich entweder das Retinoblastomprotein (RB) oder P16^{INK4} inaktiviert sein müssen.

Zurücksetzen der Telomerenuhren beim Rind: Lanza et al. (2000) berichteten, dass Zellen ihrer geklonten Kälber Telomeren besitzen, die länger als normal sind. Darüber hinaus zeigen die Zellen andere Zeichen der Jugend und können sich in Kulturen viel öfter teilen als normale. Seine Arbeitsgruppe isolierte Fibroblasten aus fetalen Kälbern und ließen sie in vitro bis knapp an das Ende ihrer erwarteten replikativen Lebenserwartung replizieren. Diese Zellen zeigten Anzeichen replikativer Seneszenz und besaßen schon verkürzte Telomeren. Kerne dieser kultivierten Zellen wurden in enukleierte Rindereizellen transferiert und produzierten schließlich sechs Kälber. Im Alter von zehn Monaten waren die Telomeren länger als jene gleich alter normaler Kälber. In einem zweiten Experiment wurden fünf Kalbsfeten, die aus alten Fibroblastenkernen geklont wurden, nach sechs Wochen der Trächtigkeit entfernt und die Fibroblasten kultiviert. Ihre Klone erreichten 93 PDs verglichen mit 61 der Fibroblasten gleich alter normaler Tiere. Offenbar hat die neue Umgebung die alten Nuklei verjüngt. Es ist aber immer noch unklar, ob und in welchem Ausmaß das funktionale Altern und eine gesunde Lebenserwartung verändert werden. Dies wirft die Frage auf: Können wir den Alternsprozess verzögern? (s. 1.2.18).

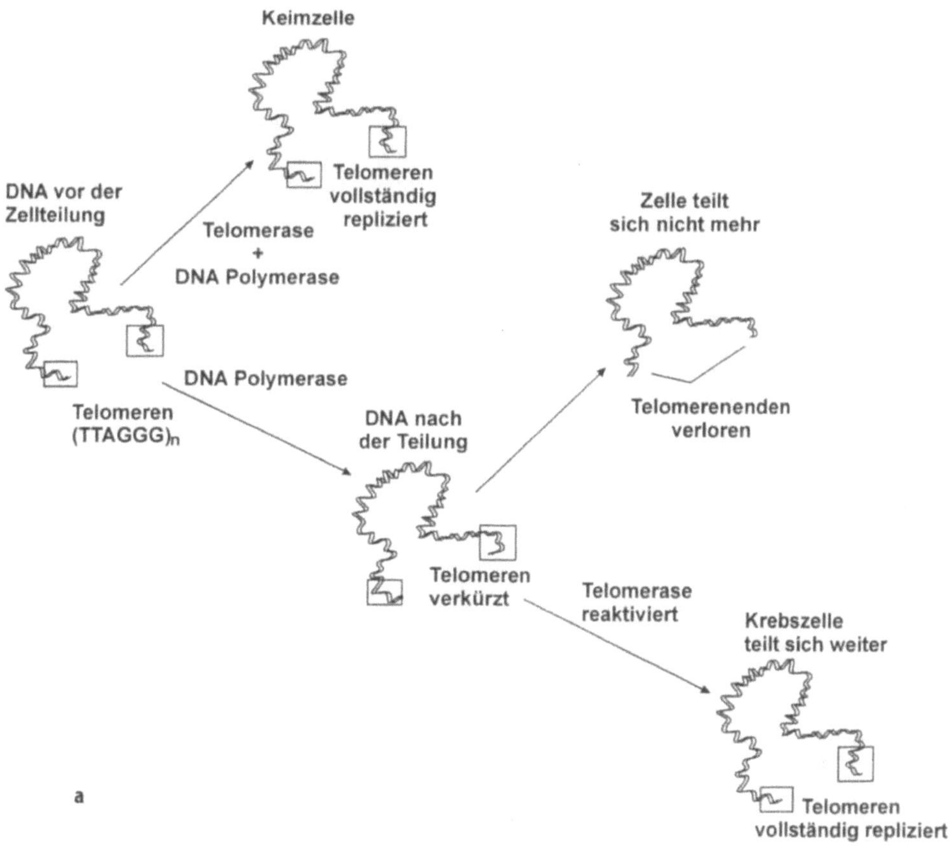

a

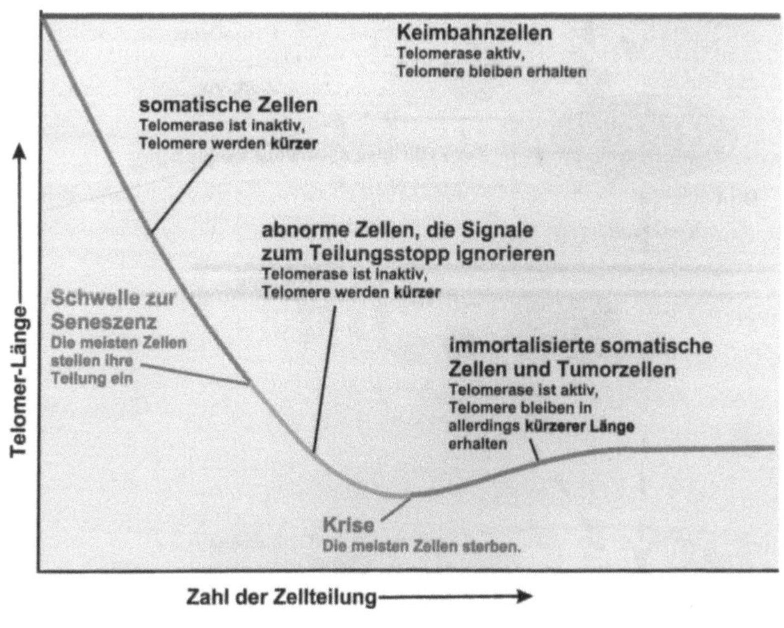

b

Abb. 1.2.24 a, b. Telomerkürzung begrenzt die proliferative Lebenserwartung. Telomeren, notwendig für jede Replikation, werden mit jeder Zellteilung verkürzt. Durch Telomerase werden sie in Stamm-, Keim- und Krebszellen wieder synthetisiert. Dabei wird die korrekte Bildung des Gewebes durch den genetischen Plan begrenzt. Die Gegenstrategie besteht in der biologischen Redundanz und durch adulte Stammzellen

1.2.10.3 Replikative Seneszenz

Mehrere Gene spielen für die Manifestation der replikativen Seneszenz eine entscheidende Rolle. Wie schon unter 1.2.4 erwähnt, ist eines davon das Tumorsuppressorgen *p53* (Wynford-Thomas 1996), dessen DNA-Bindungskapazität und Transaktivierungseigenschaften (Phosphorylierung/Dephosphorylierung) sich ändern, wenn Zellen altern (Atadja et al. 1995, Bond et al. 1996). Das ebenfalls dort beschriebene Protein P21 ist in seneszenten Zellen hochreguliert (Noda et al. 1994, Alcorta et al. 1996). P21 wird durch *p53* induziert und inhibiert verschiedene cyclinabhängige Kinasen im Zellzyklus. Dadurch wird unter anderem die Phosphorylierung des Retinoblastomproteins (RB) verhindert, was zu einer Zellzyklusblockade (Abb. 1.2.25) führt (Harper et al. 1993, Dulic et al. 1994). Auch der Zellzyklusinhibitor P16 reguliert die Aktivität von RB und auch er wird in der Seneszenz hochreguliert (Alcorta et al. 1996, Rogan et al. 1995, Noble et al. 1996, Hara et al. 1996). In seneszenten Zellen ist RB unterphosphoryliert und kann damit kein Fortschreiten des Zellzyklus mehr initiieren (Stein et al. 1990, Futreal u. Barrett 1991). Alle diese Gene kooperieren bei der Induktion des

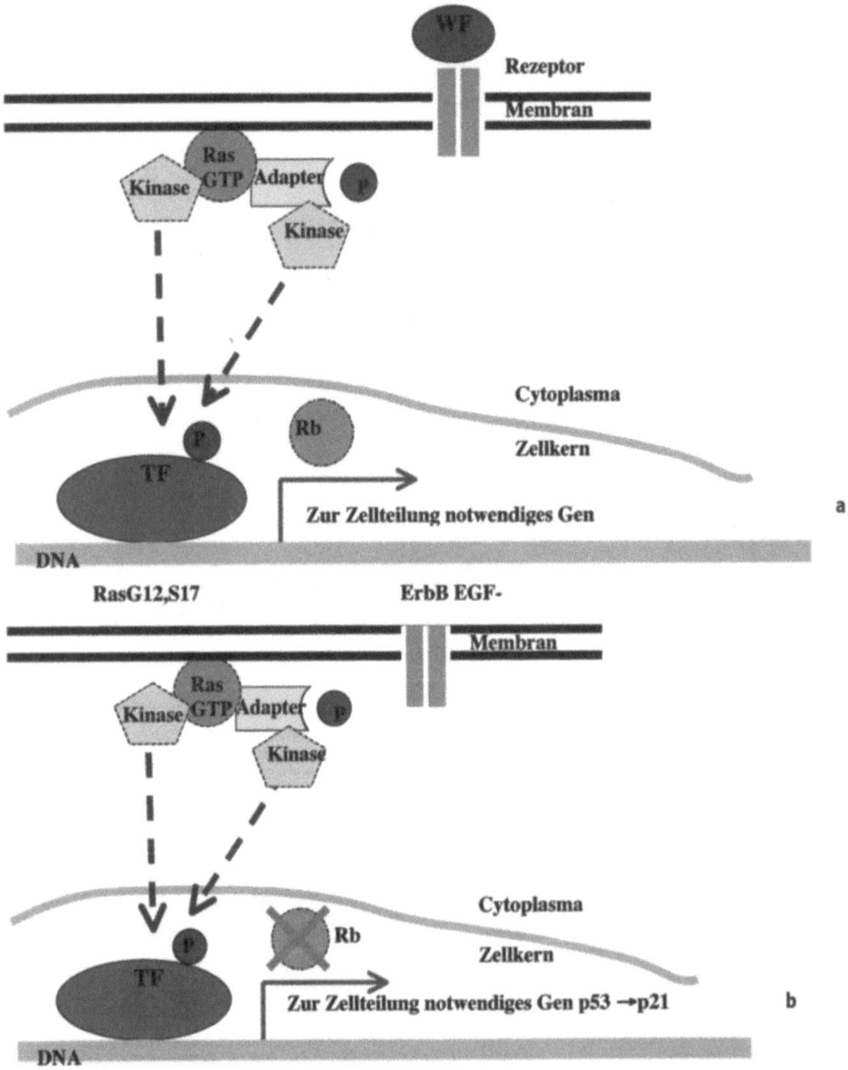

Abb. 1.2.25 a, b. Mitogensignaltransduktion. **a** Mit Krebsfolge: Wachstumsfaktoren (*WF*) verursachen über Signaltransduktion die Transkription von zur Zellteilung notwendigen Genen, wenn das Retinoblastom-(*Rb*-)Protein phosphoryliert wird. Es kann zur Zelltransformation kommen. **b** Ohne Krebsfolge: Durch spezifische Signaltransduktion kommt es zur Verhinderung der Phosphorylierung des Retinoblastom-(*Rb*-)Proteins (Hypophosphorylierung), was zur Aktivierung von *p53* und *p21* und damit zur Zellzyklusblockade führt; Transformation ist unmöglich

seneszenten Phänotyps (Shay et al. 1991, Serrano et al. 1997).

Die Ausschaltung von *p53* und/oder die Inaktivierung von *rb* durch Tumorviren, Mutationen oder Transfektion mit dominant-negativen Genen bewirken, dass die veränderten Zellen sich über die normale Lebensspanne der Kultur hinaus teilen (Wynford-Thomas 1996, Rogan et al. 1995, Bond et al. 1994) (Abb. 1.2.26).

Die Seneszenz auf zellulärer Ebene ist also ein eindeutiger Tumorsuppressormechanismus. Im Experiment von Bodnar et al. (1998) war allein die Aktivierung von Telomerase ausreichend, um die Seneszenz in Fibroblasten zu verhindern. Andere Zellsysteme benötigen evtl. zusätzliche Ereignisse (Kiyono et al. 1998).

Die Telomeraseaktivität wurde auch in einigen normalen, nicht immortalisierten menschlichen Zelltypen entdeckt (Counter et al. 1995, Harle-Bachor u. Boukamp 1996). Diese Ergebnisse komplizieren das Bild, doch ist die Hypothese noch immer nicht widerlegt, dass Telomeren wie ein molekularer Zähler agieren, der die Anzahl der PDs bestimmt, bevor eine Zelle die replikative Krise erreicht (Hayflick-Grenze, s. 1.2.15).

Da bekannt ist, dass genetische Instabilität durch eine Fülle von exogenen Agenzien, besonders durch Karzinogene, verursacht werden und die Reaktion der Zelle darauf als Bewältigung des unreparierten Schadens bzw. als Adaptation an eine ungünstige Mikroökologie angesehen werden kann, lag es nahe, nach endogenen physiologischen Ereignissen und Ursachen zu suchen. Es konnte bisher auch eine Vielzahl solcher Phänomene, die zum Altern beitragen, gefunden werden.

1.2.10.4 Reaktive Sauerstoffspezies

So können Zwischenprodukte des O_2-Stoffwechsels (Abb. 1.2.27), bei denen es sich um H_2O_2-, $OH^{\bullet}$- und O_2^--Radikale handelt, massive oxidative Reaktionen an Makromolekülen bedingen. Diese „reactive oxygen species“ (ROS) werden in Mitochondrien, durch aktivierte Makrophagen, in enzymatisch katalysierten Reaktionen wie durch Zytochrom P450, bei der Autoxidation von Hämoglobin und Lipiden, bei der Wasserradiolyse durch ionisierende Strahlung und durch AGEs (Abb. 1.2.28) gebildet; so ist z.B. das glykosylierte τ-Protein der neurofibrillären Knoten bei der Demenz vom Alzheimer-Typ (SDAT), ein ROS-Produzent (Yan et al. 1994, Hensley et al. 1994).

Vor etwa einem Jahrzehnt wurde ein weiteres freies Radikal, das $NO^{\bullet}$, entdeckt (Abb. 1.2.29), das bei vielen physiologischen Prozessen, wie z.B. der Relaxation der glatten Muskulatur, eine bedeutende Rolle spielt, jedoch auch zu schädlichen Nitro-

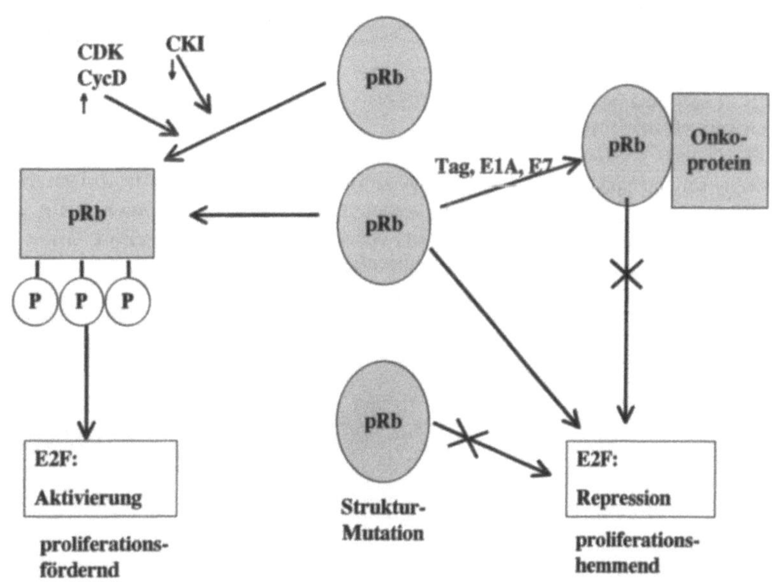

Abb. 1.2.26. Fehlregulation des Tumorsuppressorproteins pRb. Die Proliferation fördernde Wirkung von pRb verstärkt die hohe Aktivität der CDK4-Cyclin-D1-Komplexe durch Mutationen bzw. Aufhebung der Hemmung durch CKI. Die Proliferation hemmende Wirkung fällt aus: Komplexierung mit Onkoproteinen oder Mutation. Dann reprimiert E2F die Transkription von Zellzyklusgenen nicht mehr. *CKI* cyclinabhängiger Kinaseinhibitor, *CDK* cyclinabhängige Kinase, *Rb* Retinoblastom

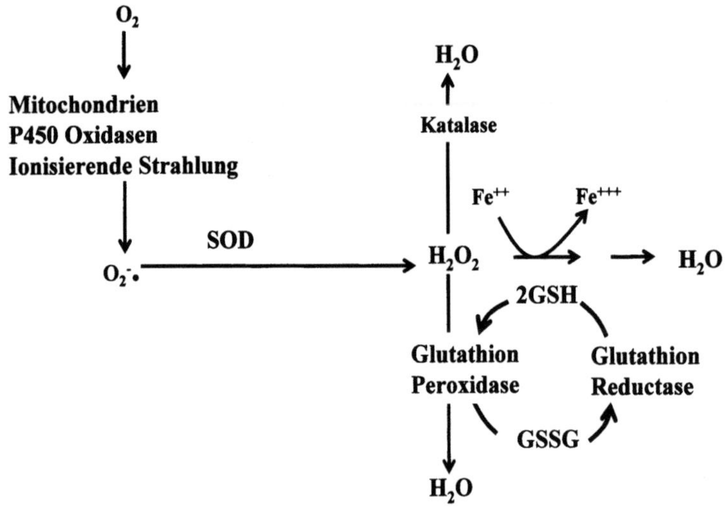

Abb. 1.2.27. Bildung von freien Radikalen. Sauerstoffradikale sind kurzlebige, aggressive Produkte von Sauerstoff. Sie zerstören DNA und andere Zellstrukturen. Anderseits sind sie notwendig für die Phagozytose, Biotransformation (Hormone u. a.) und die Informationsübertragung. Gegenstrategien: Antioxidanzien, SOD, Katalase und DNA-Reparatur (s. Abb. 1.2.44)

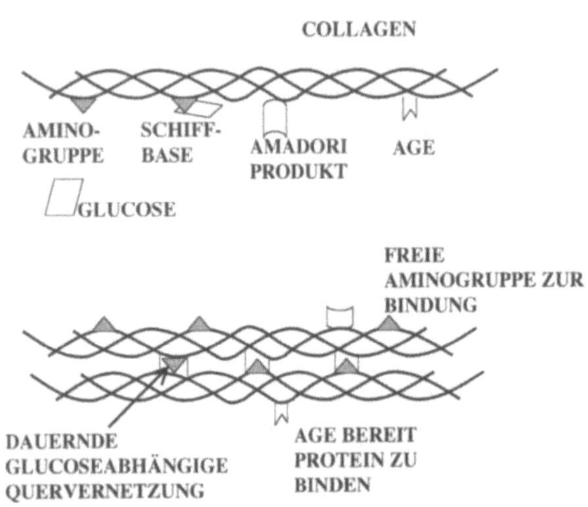

Abb. 1.2.28. Nichtenzymatische Glykosylierung. Das Schema zeigt am Beispiel des Kollagens, wie es zur Bildung von Quervernetzungen kommt. Proteine verlieren ihre Funktionen durch stochastische Änderungen. Gegenstrategie: Erneuerung durch Umsatz, evtl. enzymatische Entfernung der Quervernetzungen. *AGE* fortgeschrittene Glykosylierungsendprodukte

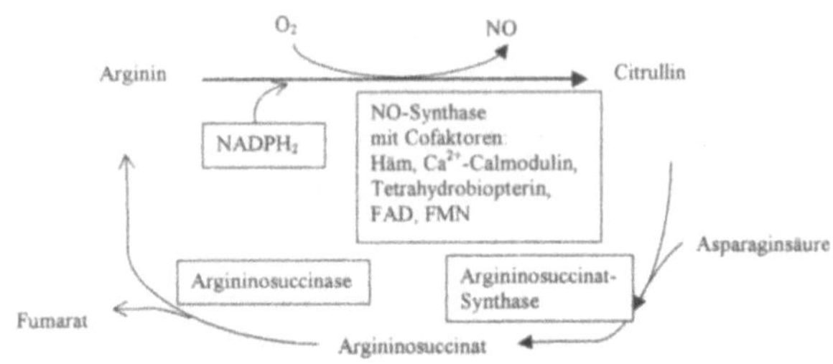

sylierungsreaktionen führen kann, welche mutagene und karzinogene Folgen haben (Bartsch et al. 1990). Die Präzision der DNA-Replikation ist nicht immer aufrecht zu erhalten und führt zu Falschpaarungen in der DNA (Modrich 1995). Endogen können auch hoch mutagene Ethenoderivate (Nair et al. 1995) und viele andere schädliche Metaboliten entstehen. Schließlich führt auch die spontane Desaminierung von 5-Methylcytosin zu Fehlpaarungen (Schmutte et al. 1995).

Alle diese Befunde lassen folgende Schlüsse zu: Eine geringe ROS-Bildung erniedrigt die Geschwindigkeit der Akkumulation von DNA-Schäden. Dabei hilft auch eine wirksame antioxidative Abwehr, die durch bestimmte Enzyme katalysiert werden, aber auch durch Metaboliten und exogen zugeführte Moleküle erfolgen kann. Wenn aber schon Schäden entstanden sind, ist nur eine effektive DNA-Reparatur-Kapazität imstande, die genomische Stabilität aufrechtzuerhalten. Da hier nicht im Einzelnen auf die vielfältigen Reparaturmechanismen eingegangen werden kann, an denen über hundert Enzyme (deren Gene Kandidaten für Vitagene sind) beteiligt sind, sei hier auf die ausführliche Literatur verwiesen (Niedermüller 1985, 1995, Friedberg 1985, Tice u. Setlow 1985, Hanawalt 1987).

Obwohl die Diskussion über die Ergebnisse all dieser Untersuchungen noch kontrovers geführt wird, scheint doch ziemlich sicher zu sein, dass eine Korrelation zwischen der Reparaturkapazität und der MLP vieler Arten besteht. Weniger sicher und nicht allzu eindeutig ist die Abnahme der Reparaturkapazität mit dem Altern, obwohl viele Arbeiten eine solche in Individuen und Zellkulturen gefunden haben, wobei viele Abläufe der Exzisionsreparatur darauf hinweisen. Die Kapazität der Strangbruchreparatur bleibt aber bis ins hohe Alter gewahrt. Ein wichtiger neuerer Hinweis auf einen Zusammenhang mit dem Altern ist die Entdeckung, dass das bereits erwähnte *p53*-Gen eine zentrale Stelle als „Wächter des Genoms" einnimmt, das durch DNA-Schäden aktiviert wird. Dabei kommt es neben den bekannten Effekten der Deregulation des Zellzyklus (Arrest) und der Einleitung der Apoptose auch zur Induktion der DNA-Reparatur (Abb. 1.2.30).

1.2.11 Bedeutung von Stammzellen für Alter und Lebenserwartung

Stammzellen sind lebenserhaltende Spuren der Entwicklung. Sie wurden bisher in einer großen Anzahl von Geweben entdeckt und weisen eine bemerkenswerte Plastizität auf. Daher kann angenommen werden, dass sie eine wichtige Rolle bei der Erhaltung der Gewebsfunktionen spielen. Es ist auch bekannt, dass sie kritische Ziele von Schäden während des Alterns sind und selbst altern. Deshalb ist das Verhältnis zwischen Erhaltung und Schäden von großer Bedeutung. Gesichert ist die Wirkung dieser Zellen auf Krankheiten.

Die jüngste Stammzellforschung (Weissman 2000, Anderson et al. 2001, Globerson 1999) gibt eine Antwort auf einige wichtige Fragen der Gerontologie. Voll funktionierende Stammzellen wurden in einer Reihe von Geweben erwachsener Mammalia gefunden, sogar im Muskel und Gehirn (Johansson et al. 1999). Stammzellen erneuern sich, wenn sie entwickelt sind, während des ganzen Lebens immer wieder selbst (Abb. 1.2.31).

Neben den Keimbahnstammzellen („germ line stem cells", GSC), welche direkt das potenziell unsterbliche Keimplasma bedienen, existiert eine somatische Zelllinie unbegrenzt proliferierender Zellen. Diese können Zellen gemäß ihrer Differenzierung in der Leber, im Pankreas, Knochenmark und Gehirn oder periphere Nerven ersetzen und auffüllen. Erstaunlicherweise zeigen Stammzellen oder ihre Nachkommen eine bemerkenswerte Vielseitigkeit, an verschiedene Mikroumwelten oder Nischen zu adaptieren. Stammzellen scheinen während des Alterns viel stärker am Gewebsersatz beteiligt zu werden. In jungen erwachsenen Mäusen treten täglich nur 8% der „Langzeit"-hämatopoetischen Stammzellen (LT-HSC) in den Zellzyklus ein, wohingegen die meisten von ihnen in sehr alten Mäusen replizieren. Neuronale Stammzellen im Gehirn können gezielt zu einzelnen Regionen wandern, z.B. zum Gyrus dentatus, einer besonders verletzlichen Region, zum Vorderhirn oder zur subventrikularen Zone. Dies ist für die Erklärung der Wirkung fetaler Zellen von großer Bedeutung (s. 1.2.18).

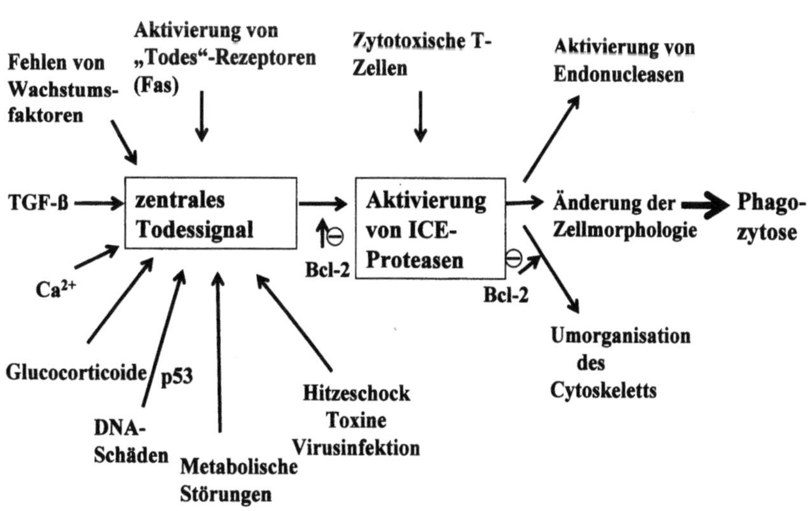

Abb. 1.2.30. Regulation des apoptotischen Prozesses. Verschiedene Faktoren können ein Todessignal auslösen. Das BCL2-Onkoprotein übt dabei einen hemmenden Einfluss aus. *ICE* Interleukin konvertierendes Enzym, *TGF* transformierender Wachstumsfaktor

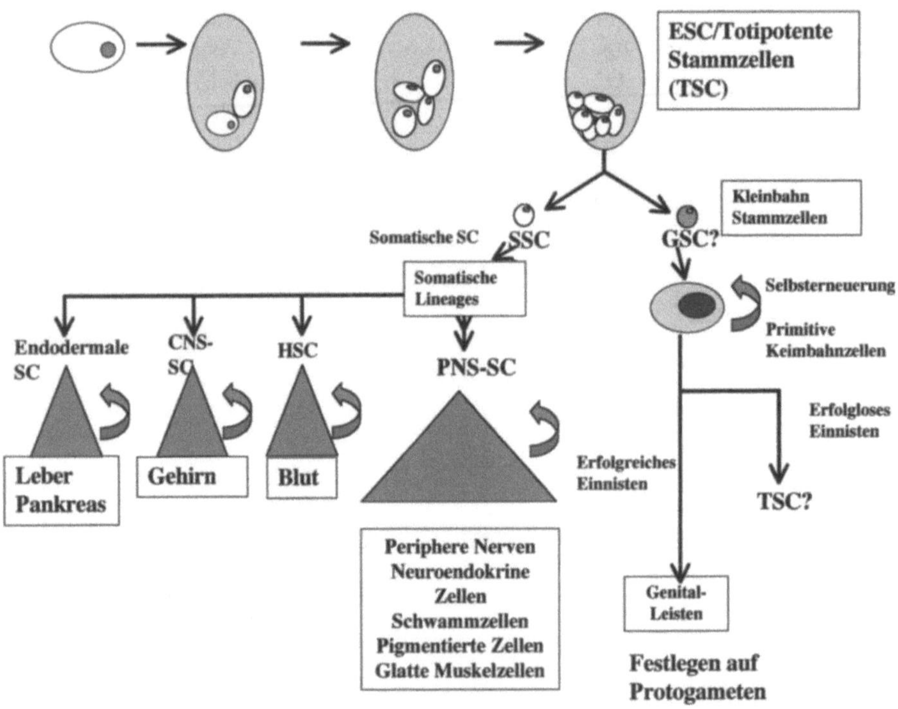

Abb. 1.2.31. Stammzellen-Differenzierung. Wege von Keimzellen über Stammzellen (SC) zu somatischen Zellen. *CNS* Zentralnervensystem, *PNS* peripheres Nervensystem, *HSC* Herz-SC, *ESC* embryonische SC

Stammzellen zeigen eine bemerkenswerte Plastizität der Entwicklungsprogramme, die sie ausführen können: So entwickeln sich Zellen aus einem Organ, wenn sie in ein anderes Organ transplantiert worden sind, zu Zellen dieses letzteren. Dabei legt die intrazelluläre Mikroumgebung fest, welche Gene transkribiert werden, wie wir es auch vom Klonen von Tieren kennen (Shiels et al. 1999). Dabei bestimmen Signale von außen die Richtung der Entwicklung zu einer bestimmten differenzierten Zelle.

Stammzellpopulationen sind Ziele für ROS-Schäden, Stress, genetische Schäden und Genominstabilität. Daher altern auch sie, obwohl sie sich, wie Transplantationsexperimente bewiesen haben, erneuern können (Osawa et al. 1996). Die Schäden werden dann klonal weitergegeben, wenn sie zu einem Proliferationsvorteil führen, z.B. eine Mutation im *ras-*, *p53-*, *rb-* oder im Telomerasegen auftritt, was zum Problem bei der Krebstherapie werden kann, da durch eine einzelne geschädigte Stammzelle eine Sekundärerkrankung entstehen kann.

Das Altern von Stammzellen zeigt sich auch bei seriellen Transplantationen, wobei Zellen (Vergleich von altem und jungem Knochenmark) von alten Spendern weniger repetitive Transfers ermöglichen (Ogden u. Micklem 1976). Die Anzahl der Stammzellen steigt meist mit dem Alter an (Haan u. Van Zant 1997) und dieser Anstieg ist abhängig von der Lebenserwartung; so kann er sich bei kurzlebigen Mäusestämmen umkehren und die Anzahl der Zellen sinkt (Haan u. Van Zant 1999a). Ebenso wird in allen Stammzellen die Fraktion der S-Phasen-Zellen kleiner. Chen et al. (1999) fanden eine umgekehrte Korrelation zwischen Spenderalter und Repopulationskapazität. Diese betrug bei der alten Maus trotz der fünffachen Anzahl von Zellen nur ein Viertel der jungen. Konstruiert man Chimären aus lang- und kurzlebigen Mäusen und untersucht die Blutbildung während des Alterns, sind die Stammzellen der kurzlebigen nach zwei Jahren verschwunden und die Blutbildung stammt nur noch von den langlebigen (Van Zant et al. 1990). Diese Chimären-Experimente trugen wesentlich zu unserem Verständnis des Stammzellalterns bei. Die durchschnittliche Lebenserwartung (LE) korreliert mit der Zellzykluskinetik. Verschiedene experimentelle Ansätze ergaben: je höher die Zyklusgeschwindigkeit, desto niedriger ist die LE. Die dabei wirksamen Genloci kartieren zu denselben genomischen Stellen (Haan u. Van Zant 1999b). Ob noch andere Merkmale von diesen Loci kodiert werden, ist nicht bekannt. Ein Problem bei diesen Autoren ist die analoge Verwendung der Bezeichnungen „average (mean) life span" und „life span": Sie beziehen sich immer nur auf die LE, die sie gemessen haben, doch der genetische Effekt ist sicherlich einer der MLP; denn diese Mäusestämme haben eine fast rektanguläre Überlebenskurve, daher ist LE und MLP hochkorreliert.

Eine Verbindung von replikativer Seneszenz in vitro und der Lebenserwartung (MLP) (Campisi 1996) wird durch diese Korrelation nahe gelegt. Ob die Stammzellen dabei die einzige Population sind, ist unbekannt; dann würde das Schicksal dieser Zellen allein die MLP bestimmen. Untersuchungen an Telomerase-Knock-out-Mäusen haben gezeigt, dass das sich erneuernde erwachsene Gewebe am meisten von der Telomerverkürzung betroffen ist. Die oben genannten Genloci könnten auch an der Regulation der Telomerase beteiligt sein.

1.2.12 Kern-Mitochondrien-Interaktionen

Die mitochondriale DNA (mtDNA) unterliegt aus nahe liegenden Gründen starkem oxidativen Stress. Die mtDNA hat eine geringe Redundanz und große Informationsdichte (Abb. 1.2.32), Schäden wirken sich daher weit stärker als in Kern-DNA (nDNA) aus. Diese führen zur Zerstörung von Mitochondrien, zu Krankheiten und haben Einfluss auf den Alternsprozess. Dabei werden Teile der mtDNA auf die nDNA übertragen (Abb. 1.2.33).

Miquel (1995) nimmt an, dass Altern z. T. durch mitochondriale bioenergetische Dysfunktion verursacht wird, was nicht nur eine vernünftige Erklärung vieler altersabhängiger Veränderungen darstellt, sondern auch ermöglicht, einen präventiven und therapeutischen Ansatz gegen viele dege-

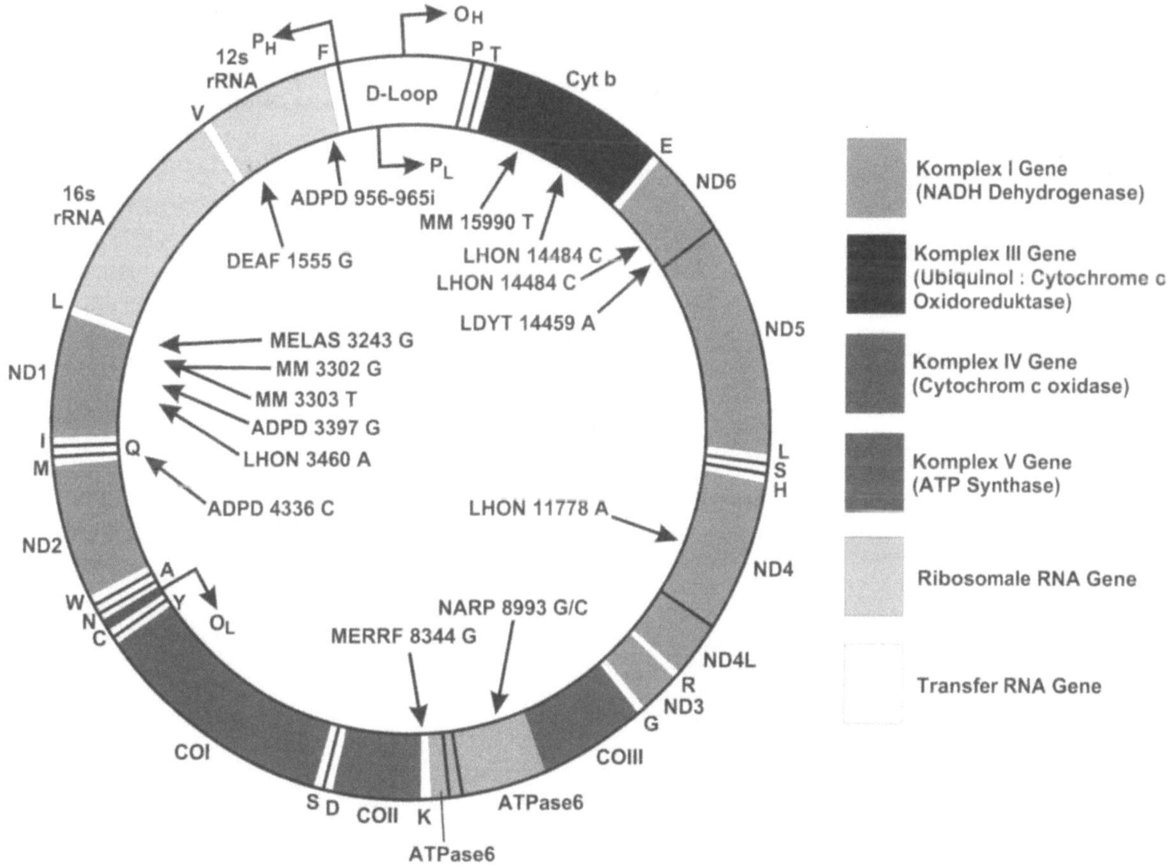

Abb. 1.2.32. Mitochondriale DNA und ihre Gene. Das ringförmige doppelsträngige Molekül kodiert 24 RNA und 13 Polypeptide, welche alle an der Energieproduktion teilnehmen. Aminosäuren werden mit den gebräuchlichen Buchstaben abgekürzt und repräsentieren die tRNA-Allele. Die *Pfeile* weisen auf mögliche Mutationsstellen hin, wobei die veränderten Nukleotide durch den Basennamen charakterisiert sind. Beispielhaft seien folgende Mutationen erwähnt: *DEAF* Taubheit (mütterlich vererbt oder aminoglykosidinduziert), *ADPD* Alzheimer und Parkinson (für den Alternsprozess interessant), *LHON, LDYT* Neuropathie des N. opticus, *MELAS* Schlaganfall u. a.

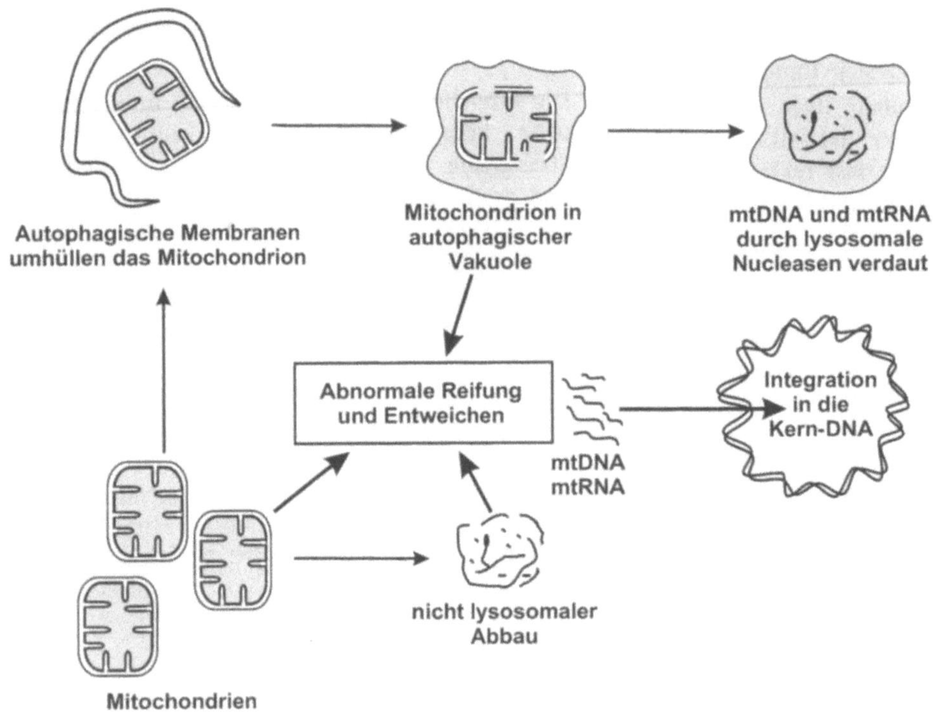

Abb. 1.2.33. Übertragung mitochondrialer Nukleinsäuren in den Kern. *Dünne Pfeile:* normaler Weg des mitochondrialen Abbaus; *dicke Pfeile:* freie Radikale, Toxine, Hunger u.a. führen zur Freisetzung von Nukleinsäurefragmenten in das Zytoplasma; diese werden anschließend in das Kerngenom integriert

nerative Krankheiten zu entwickeln. Aufgrund dieser Überlegungen wurde die Hypothese des mitochondrialen Schadenenergieverlusts entwickelt, kurz mitochondriale Altershypothese genannt. Die Schäden entstehen besonders in differenzierten Zellen, da diese ihre Mitochondrien nicht so effektiv regenerieren können. Vor allem kommt oxidative Schädigung in Frage.

Aus dieser Hypothese ergibt sich die Vorhersage, dass Altern von einem progressiven bioenergetischen und funktionalen Verfall der Mitochondrien begleitet ist. Die mtDNA ist sicher ein wahrscheinlicheres Ziel für Mutationen als die nDNA. In jener wurden Deletionen und Mutationen in Strukturgenen festgestellt, die sich mit dem Altern vermehrten. Diese führen zu einer Verschlechterung der mitochondrialen Biogenese, aber auch vieler biochemischer Funktionen. Beobachtet wurden eine Abnahme der mtDNA-Expression begleitet von einer Abnahme der mtRNA und vieler anderer Moleküle. Die Hypothese wird auch durch eine Untersuchung von Bowling et al. (1993) unterstützt. Die Verschlechterung des Elektronentransports in Mitochondrien des Primaten-Neokortex wird durch Schäden im mtGenom, das Teile der Komplexe I und IV kodiert, verursacht. Es wurden weitere ähnliche Veränderungen an anderen Molekülen gefunden. Auch die Erniedrigung der ATP-Synthese steht im Einklang mit der Hypothese. Sie wird begleitet von einer verminderten Aktivität der ATPase mit gleichzeitiger Dissipation des elektrochemischen Protonengradienten und daher geringerer ATP-Produktion (Abb. 1.2.34).

Die oben erwähnte Insertion von mtDNA in nDNA verläuft kontinuierlich und ist ebenfalls ein Mechanismus der Schadenserzeugung. Die Mechanismen wurden am Fadenpilz *Podospora anserina*, an der Hefe und in menschlichen Zellen untersucht. Da diese Insertionen zufällig verlaufen und der größte Teil des Genoms aus nichtkodierenden Sequenzen besteht, wird also die Zerstörung der Genfunktion durch solche Transpositionen unwahrscheinlich sein. Doch auch eine Translokation in nichtkodierende Sequenzen könnte wichtige genregulatorische Sequenzen zerstören. Bekannt ist die Insertion des *mtco3*-Gens in das Onkogen *c-myc* des Kerns. Als Folge tritt eine Deregulation der Genfunktion auf (Shay u. Werbin 1992). Der Verlust an mtDNA kann sich also einerseits durch Mutationen in einer Mitochondrienschädigung und dadurch einer massiven Beeinflussung auch der höheren Systeme auswirken, andererseits

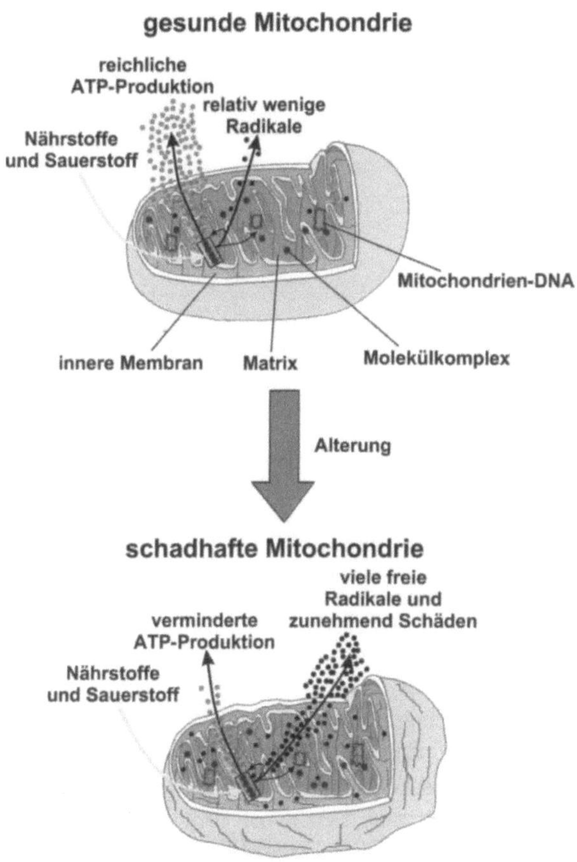

Abb. 1.2.34. Vergleich gesunder und schadhafter bzw. alter Mitochondrien. *Oben:* junge bzw. intakte Mitochondrien produzieren viel Energie (*ATP*) und kaum freie Sauerstoffradikale, *unten:* bei alten bzw. schadhaften Mitochondrien ist es genau umgekehrt

durch die Insertion Schäden in der genomischen DNA mit allen Folgewirkungen auslösen, was den Effekt multipliziert. Dadurch kann der Alternsprozess angetrieben werden.

1.2.13 Wachstumsfaktoren und Signaltransduktion – Signale als molekulare Mechanismen

Das Zellaltern wird in erster Linie durch Replikationen angetrieben. Die Generationszeit wird länger und die Zellen verlieren ihre Reaktionsfähigkeit auf Wachstumsfaktoren. Es soll die Regelung und der Stillstand des Zyklus untersucht und der Frage nachgegangen werden, warum nach Stimulierung durch die GF die Aktivität der Thymidinkinase ansteigt und andere metabolische Änderungen auftreten.

Dies führt zur Untersuchung der Signaltransduktion, welche die GF mit der Genexpression verbindet. Schließlich gibt es schon viele Hinweise darauf, dass sich die Signaltransduktion als molekularer Mechanismus mit dem Alter verändert.

1.2.13.1 Zellteilung und Proliferation

Die zelluläre Proliferation wird durch eine Gruppe von Wachstum regulierenden Molekülen positiv oder negativ geregelt, z. B. GF, Zytokinen und Hormonen. Der Verlust replikativer Kapazität spiegelt eine verminderte Antwort auf diese Moleküle wider (Cristofalo et al. 1989). Es drängt sich die Frage auf, warum solche Moleküle unfähig sind, den seneszenten Zustand zu beseitigen.

An diesen Altersveränderungen können alle Teilsysteme der Signaltransduktion beteiligt sein. Dadurch wird auch die Amplifikation der Signale beeinflusst (Abb. 1.2.35).

Die GF üben ihre Wirkung durch die Bindung an spezifische Rezeptoren mit intrinsischer Kinaseaktivität aus. Die phosphorylierten Rezeptoren binden an spezifische zytoplasmatische Moleküle, welche dann aktiviert werden und eine Kaskade von enzymatischen Reaktionen auslösen. Diese Reaktionen führen das mitogene Signal durch die Zelle in den Kern, wo es an der DNA die Genexpression induziert.

Der erste Schritt, der mittels Bindung des von Thrombozyten ausgeschiedenen GF („platelet-derived GF", PDGF) untersucht wurde, zeigt, dass in vitro die Bindung mit dem Alter ansteigt. Während die Affinität unverändert bleibt, kommt es zu einem Anstieg der Anzahl der Rezeptoren (Cristofalo et al. 1989, Paulsson et al. 1986, Gerhard et al. 1991). Dies erklärt nicht die reduzierte Proliferation. Doch fanden Reenstra et al. (1993), dass die Anzahl der Epidermis-GF-(EGF-)Rezeptoren und auch ihre Internalisierungsgeschwindigkeit mit dem In-vivo-Altern reduziert wird. Es ist daher anzunehmen, dass ein bedeutender Unterschied zwischen in vitro gealterten embryonalen Zellen und in vivo gealterten erwachsenen Zellen besteht. Auch wurden die Wiederherstellungsraten der PDGF-Bindung nach Ausräumung der PDGF-Rezeptoren durch Überladung mit PDGF (Downregulation) untersucht. Es zeigte sich, dass alte Fibroblasten höhere Wiederherstellungsniveaus als jüngere Fibroblasten erreichen (Psarras et al. 1994). Daher müssen wir weiter stromabwärts die Ursachen für die Änderung der GF-Wirkung suchen.

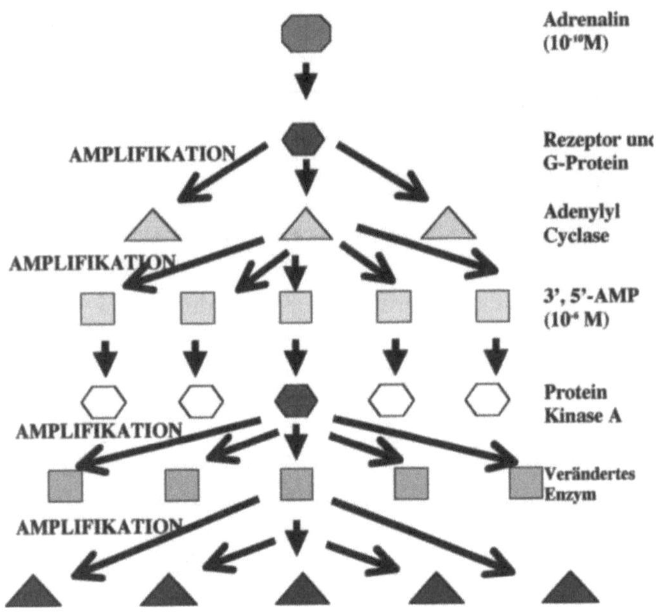

Abb. 1.2.35. Vervielfältigung und Verstärkung eines extrazellulären Signals. Über eine Kaskade aufeinander folgender biochemischer Reaktionen wird in jedem Schritt eine Erhöhung der Zahl von Reaktionsprodukten erreicht. Dies kann bis zum Vieltausendfachen gehen

1.2.13.2 Signaltransduktion

Auf dem Weg von der Zelloberfläche zum Kern wird die Phospholipase D (PLD), welche aus Membranphospholipiden Diacylglycerol (DAG) erzeugt, in seneszenten Zellen nicht aktiviert (Venable et al. 1994). Dies resultiert dann in einer mangelhaften Bildung von Phosphatidsäure, welche ein starkes Mitogen für Fibroblasten ist (Exton 1994), sowie DAG. Die DAG-Bildung ist ein Zwischenschritt in der Aktivierung von Phosphokinase C (PKC), wobei ein wichtiger Schritt die Translokation zur Plasmamembran ist. Die Translokation ist in alten Zellen nach Stimulierung durch Serum signifikant reduziert, nicht aber nach Stimulierung durch Phorbolester (Phorbol-12-Myristat-13-Acetat, PMA). PMA, ein Tumorpromotor, aktiviert PKC direkt durch Bindung; alte Zellen erreichen in vitro ihre initiale Bindungskapazität viel schneller als junge. Daher ist die Erniedrigung der proliferativen Antwort durch einen Defekt der PLD-Aktivierung verursacht. Da die PLD jedoch nur für einen Teil der Signaltransduktion verantwortlich ist, müssen wir uns auf die Zielelemente der Signaltransduktion konzentrieren, die nach GF-Stimulierung exprimierten Gene (Abb. 1.2.36). Es gibt darüber hinaus Hinweise darauf, dass auch andere Signalwege mit dem Altern eingeschränkt sind (Roth 1997).

Alte Zellen können nicht mehr in die S-Phase, die DNA-Synthese, eintreten, auch nicht nach Behandlung mit Mitogenen. Es konnte festgestellt werden, dass ein großer Anteil der zellzyklusregulierten Gene auch in seneszenten Fibroblasten exprimiert werden, wie die frühen Gene (*c-myc, c-jun, junB, c-erb* usw.), die immer ein Protein kodieren, das für die Transkription der nächsten Genklasse benötigt wird, und die mittleren Gene (*c-H-ras, p53, odc,* usw.), die ihre Expression beginnen, sobald das Regulatorprotein verfügbar ist (Stein u. Dulic 1995).

Andererseits konnten wichtige Expressionsdefekte in anderen Genen beobachtet werden. Das frühe Gen *c-fos* kann nicht exprimiert werden (Seshadri u. Campisi 1990). Sein Produkt ist der AP1-Transkriptionsfaktor, der für die Proliferation nach Stimulierung notwendig ist. Zusätzlich wird seine Bindungsaktivität an die DNA mit dem Altern geringer und der Serum-Response-Faktor (SRF), der normalerweise an das Serum-Response-Element (SRE) des *c-fos*-Promotors gebunden ist und als Transkriptionsaktivator für dieses Gen wirkt, in alten Zellen hyperphosphoryliert. Solche SRF können nicht an SRE binden und dies führt zu verminderter *c-fos*-Expression (Atadja et al. 1994).

In vitro exprimieren seneszente Fibroblasten unglaublich reduzierte Mengen von GAS-Proteinen, welche von den wachstumsstillstandspezifischen Genen („growth arrest genes") kodiert werden (Cowled et al. 1994). Am G1/S-Übergang kommt es ebenfalls zur eingeschränkten Produktion von mRNA für viele dazu notwendige Proteine.

Doch sind einige weitere Regulationsschritte besonders wichtig. Alte Fibroblasten können das Retinoblastomprotein (RB) nicht mehr phosphorylieren und dieses inhibiert den G1/S-Übergang, in-

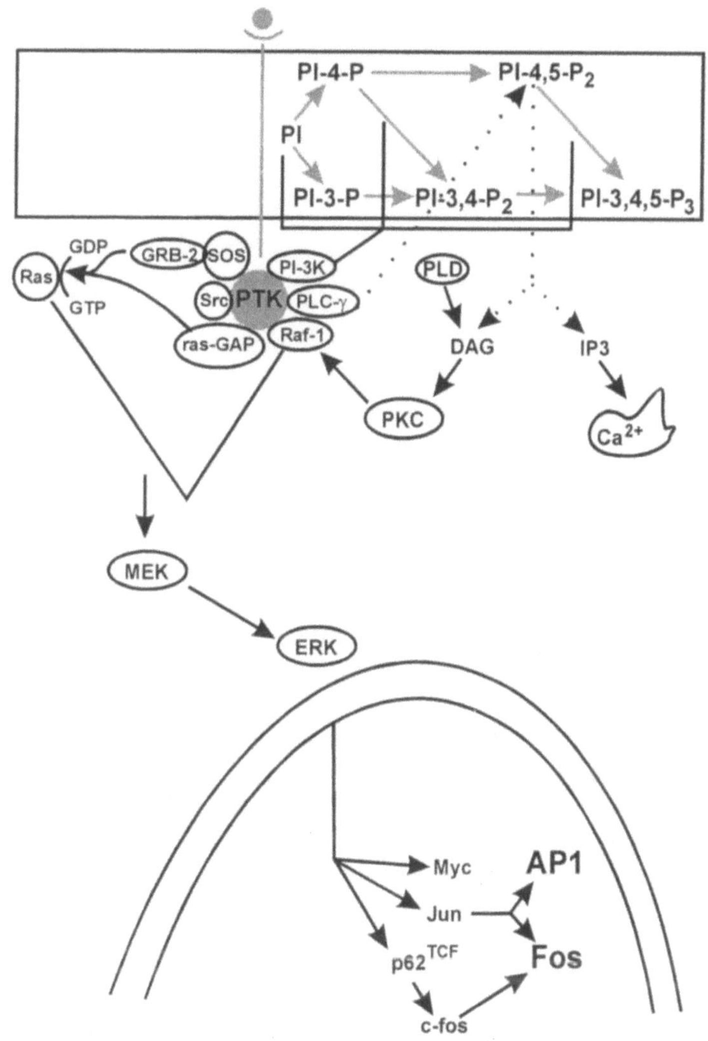

Abb. 1.2.36. Beispiel für Signaltransduktion, an der PLD beteiligt ist. Nach Ligandenbindung an einen TRK-Rezeptor wird dieser aktiviert. Dadurch werden verschiedene zytoplasmatische Proteine aktiviert. Durch die Aktivierung von Ras und Raf wird eine Phosphorylierungskaskade in Gang gesetzt, die schon erwähnt wurde (Abb. 1.2.6). Diese bringt das mitogene Signal in den Kern. Zusätzlich verursacht die aktivierte PLCγ die Hydrolyse von PI-4,5-P_2 der Membran zu IP_3 und DAG. IP_3 wiederum setzt Ca^{++} aus Speichern frei. DAG aktiviert PKC, wobei DAG noch von der PLD aktiviert wird und PKC verstärkt die schon vorhandene Phosphorylierungskaskade. *PTK* Proteintyrosinkinase; *Ras, Src, Myc, Jun, Fos* Onkogenprodukte von *ras, src, myc, jun, fos; PI* Phosphoinositol *PI3-K* Phosphoinositolkinase; *PLC* Phospholipase C; *PLD* Phospholipase D, *DAG* Diacylglycerol; *IP3* Inositoltriphosphat; *MEK* MAP-ERK-Kinase; *MAP* mitogenaktiviertes Protein; *ERK* extrazellulär regulierte Kinase; *p62*^{TCF} ternärer Komplexfaktor; *AP1* Transkriptionsfaktor (Aktivatorproteinkomplex)

dem es an Transkriptionsfaktoren wie EF2 bindet, das für die Expression der späten G1-Gene notwendig ist (Stein et al. 1990). Andere Gene, wie *cdc2*, *cycA* und *cycB*, die an der RB-Phosphorylierungsregulation beteiligt sind, werden ebenfalls nicht mehr exprimiert. Seneszente Zellen haben eine niedrige Cyclin-E/CDK2-Aktivität, die ebenso zur RB-Phosphorylierung dient, wahrscheinlich ausgelöst durch große Mengen eines Inhibitors der cyclinabhängigen Kinasen (CDK), der als $p21^{SDI1, Cip1, Waf1}$ bekannt ist und an Cyclin-E-CDK2-Komplexe bindet und sie daher inaktiviert (Stein u. Dulic 1995). Ähnlich liegt die Änderung beim Gen $p16^{ink4}$, sodass diese zwei Cyclin-CDK-Inhibitoren hauptsächlich für die Verhinderung des Eintritts in die S-Phase verantwortlich sein dürften (Serrano et al. 1993).

Da in der Regulation der Signaltransduktion einer der wichtigsten autoreferienziellen Mechanismen und Prozesse zu sehen ist, muss in der zukünftigen Forschung besonderes Gewicht auf Untersuchungen der gesamten Kaskade gelegt werden – und das besonders in Hinblick auf die Möglichkeit, durch exogene Einflüsse die Signalkaskade so zu verändern, dass Subsysteme revitalisiert werden (s. 1.2.18). Im Detail sollten sich Studien über Alternsveränderungen auf der Ebene der Rezeptoren mit Endozytose, Abbau, Wiedergewinnung und Synthese befassen und es müssen die Synthese und Regulation der GF in ihren Ursprungszellen untersucht werden. Die Wechselwirkung zwischen extrazellulärer Matrix und Zellen stellt ein weiteres Problem dar und schließlich sind viele weitere Untersuchungen der Genexpression notwendig (s. 1.2.6).

1.2.14 Gene, welche die Proliferation kontrollieren und Alternsprozesse beeinflussen (Zellzyklusgene, an Signaltransduktion und Genregulation beteiligte Gene)

Es sind eine Fülle von Genen z. T. schon sehr gut charakterisiert, welche das Muster des wechselwirkenden Systems Zellzyklus-Signalübermittlung-Genregulation bestimmen. Dazu gehören Gene, welche die Integrität von Signalwegen aufrecht erhalten, die Onkogene, Gene, die für GF und solche, die für die an der Genexpression beteiligten Regulatorproteine der verschiedenen Komplexe kodieren (s. Abb. 1.2.11).

Viele Gene sind an der Bestimmung der Lebenserwartung beteiligt, doch ist in den meisten Fällen ihre biochemische Funktion unbekannt (s. 1.2.4 und Tabelle 1.2.5, 1.2.6). Da eine solche Untersuchung an Mammalia besonders schwierig ist, wurden eher primitive Eukaryonten herangezogen, um diese Mechanismen aufzuklären und daraus auch Schlüsse auf das Altern höherer Mammalia ziehen zu können. Aus der Analyse von rekombinanten Inzuchtlinien der Nematode *C. elegans* wurde die Anzahl der Vitagene (LDG) auf maximal sechs bestimmt (Brooks u. Johnson 1991). Ebert et al. (1993) identifizierten fünf Genomregionen. Das *age1* auf Chromosom II ist ein typisches Beispiel für ein Gerontogen, dessen Wildtyp die MLP verkürzt. Die *age1*-Mutation führt zu einer größeren Aktivität der SOD (Larsen 1993) und von anderen Enzymen, die in die oxidative Abwehr eingebunden sind. Eine Mutation im Spermatogenese-Gen *spe26* führt zu einer 65%-ig höheren MLP und eine Mutation im *daf2* zu einer Verdopplung der MLP (Van Voorhies 1992, Kenyon et al. 1993). Das weist wieder auf den ubiquitären Charakter der in Abschnitt 1.2.2 referierten Ergebnisse und Überlegungen zur Theorie des Wegwerf-Somas hin.

1.2.14.1 Saccharomyces cerevisiae

Bei Hefe (*S. cerevisiae*) ist eine solche Bestimmung praktisch unmöglich, da diese Gene nicht essenziell für die vegetative Vermehrung und Zellteilung zu sein scheinen. In dieser Gruppe gibt es aber genügend Kandidaten. Die einzelne Hefezelle ist sterblich, doch die Population ist unsterblich, was aber kein Beispiel für klonale Seneszenz ist. Da die Sprossung („budding") asymmetrisch ist, erweist sich Hefe als Modell für das Altern von Stammzellen (s. 1.2.11). Wenn man berücksichtigt, dass das Maß für die Hefe-MLP nicht das chronologische Altern, sondern die Anzahl der Zellteilungen ist, was zur Konstanz der MLP innerhalb derselben Art führt (Muller et al. 1980), kann eine Ähnlichkeit mit dem Altern höherer Eukaryonten festgestellt werden. Für den Anstieg der Generationszeit (zwischen zwei Sprossungen) mit dem Altern können wir mehrere Gene verantwortlich machen, die *lag*-Gene, die für Membranproteine kodieren, die *ras*-Gene, welche an der Signaltransduktion beteiligt sind und das Prohibitin-Gen *phb*, das die Zellteilung reguliert (Jazwinski 1993).

1.2.14.2 Drosophila melanogaster

In *D. melanogaster* fanden Buck et al. (1993) einen hauptregulatorischen Locus für Langlebigkeit auf Chromosom III. Dabei scheinen aber auch andere Loci auf diesem Chromosom bestimmend zu sein und Gene auf den Chromosomen I und II den Locus auf III zu beeinflussen. Zusätzlich zum Gen modulieren Umweltfaktoren vermutlich den länger lebenden Phänotyp (Buck et al. 1993). Oft nehmen Gene an Prozessen teil, die gegensätzliche Wirkungen auf die MLP haben. Das ist an diesen niedrigeren Organismen genauer untersucht, dürfte jedoch auch bis zu höheren Mammalia gelten.

1.2.14.3 Mensch

Beim Menschen schätzt Martin (1990) die Zahl der Vitagenloci auf 7000. Hier interessieren nur die Zellzyklusgene sowie die an Signaltransduktion und Genregulation beteiligten Gene. Dies soll im folgenden Abschnitt genauer ausgeführt werden.

1.2.15 Replikative Kapazität und begrenzte Populationsverdopplung

Seit den 60er-Jahren des vorigen Jahrhunderts ist bekannt, dass sich eukaryontische Zellen (mit wenigen Ausnahmen) nicht unbegrenzt teilen können. Diese Verminderung der replikativen Kapazität wird auf zelluläres Altern zurückgeführt. Es existieren aber auch Einwände gegen diese Ansicht und die Verminderung wird auf ultimative Differenzierung zurückgeführt. Dabei werden die Beziehungen zwischen zellulärer Seneszenz und Altern in vivo interessant.

Das Alter einer individuellen Zelle hängt vom Zeitpunkt ihrer Geburt aus einer Stammzelle ab. Die meisten Zellen haben eine kurze Lebenserwartung, daher können die sich in ihr angehäuften Schäden nicht besonders wichtig sein. Eventuelle Schäden werden nicht an ihre Tochterzellen weitergegeben. Von Bedeutung sind also nicht die Schäden, sondern die Fähigkeit eines Gewebes, neue gesunde Zellen zu bilden. Daher ist Zellproliferation notwendig, um funktionell effiziente Zellpopulationen zu erhalten.

Diese Fähigkeit von Stammzellen in einem Gewebe ist also nötig, um Zellen so weit widerstandsfähig gegenüber Stresseinflüssen zu machen, dass das Gesamtgewebe gesund bleibt. Als Modell für solche Untersuchungen hat sich schon früh die Zellkultur angeboten. Dieses Modell verwendet Epithel- und Endothelzellen, aber besonders häufig mesodermale Zellen.

In solchen Kulturen wächst gewöhnlich ein sehr kleiner Bruchteil der Zellen erfolgreich, was eine sehr strenge Selektion für erfolgreiche Zellen bedeutet. Man nimmt an, dass die Stammzelle eine spezifische Umgebung braucht, wie z.B. andere Zellen, Membranbindung oder Zytokine, um ihren Charakter zu bewahren. Werden sie auf Glas verpflanzt, verlieren sie die Stammzelleigenschaften und aus ihnen wächst die In-vitro-Kultur. Anfangs ist die Kultur wegen der verschiedenen Zelltypen heterogen. Diese lassen sich aber differenzieren und typenspezifisch weiterzüchten.

1.2.15.1 Hayflick-Zahl und Hayflick-Limit

Das Wachstum dieser Kulturen, also die Anzahl der Generationen (der Zellteilungen), wird als Anzahl der Populationsverdopplungen (PD) definiert. Da es eine abnehmende Wachstumsfraktion in diesen Kulturen gibt, ist die Anzahl der PD viel kleiner als die der Zellgenerationen (1:3). Die Zellen treten mit der Zeit irreversibel aus dem Zyklus aus und gelangen in eine postmitotische Phase. Diese bestimmte Grenze wurde zum ersten Mal von Swim u. Parker (1957) sowie von Hayflick u. Moorehead (1961) beobachtet und wird als „Hayflick-Limit" bezeichnet. Sie ist altersabhängig, korreliert aber auch mit der MLP (Tabelle 1.2.7). Die Kulturen sind reproduktiv heterogen, einige Zellen haben ein sehr begrenztes Reproduktionspotenzial, andere wieder nützen die volle Reproduktionskapazität aus (Smith u. Whitney 1980).

Neben diesen Zellen gibt es immortalisierte Zellen, bei denen wir zwei Gruppen unterscheiden können: nichttransformierte und transformierte Zellen. Erstere sind normale Zellen, die weiter mitotisch bleiben. Transformierte Zellen – vor allem von Nagern, da sie kaum von Menschen und höheren Mammalia zu gewinnen sind – zeigen gravierende Unterschiede zu den nichttransformierten und sind Ausgangspunkte für Krebszellen.

Tabelle 1.2.7. Populationsverdopplungszahl (Hayflick-Limit) und maximale Lebenserwartung

Art	Populationsverdopplungen	MLP (Jahre)
Maus	14–28*	3,5
Ratte	15–20*	3,5
Ratten-Känguruh	11–15*	3,5
Nerz	30–34*	10
Kaninchen	21–23*	14
Fledermaus	18–22*	15
Huhn	15–35*	30
Rind	40*	30
Pferd	22–38*	45
Mensch	50–60*	122
Galapagos-Schildkröte:		≥100
Junger Spender	112–130+	
Alter Spender	90–102+	

*embryonale Fibroblasten, +Fibroblasten, *MLP* maximale Lebenserwartung.

In Kulturen zeigen die Zellen eine breite Verteilung replikativer Fähigkeit. Während des Alterns bewegt sich diese Verteilung zu immer kleineren Klongrößen. Daher besitzen junge Kulturen eine große Fraktion von Zellen mit sehr großer replikativer Leistung, mittlere Kulturen besitzen aber weniger Zellen, die sehr große Kolonien bilden können, und in alten Kulturen ist die Streuung weitgehend zu kleinen Kulturen hin verschoben. Smith u. Whitney (1980) schlossen daraus, dass die Reproduktionsfähigkeit neugeborener Zellen stochastisch determiniert ist und dass die Streuung dieser Fähigkeit sich weg von größeren zu immer kleineren Kolonien bewegt. Des Weiteren wurde gefunden, dass intermitotische Perioden in alten Kulturen nicht lang genug sind, um das langsamere Wachstum zu erklären (Macieira-Coelho et al. 1966), sodass die Wachstumsfraktion kleiner ist. In jungen Kulturen ist diese sehr groß und wird mit jeder folgenden Passage kleiner, während die postmitotische Fraktion langsam ansteigt (Pontén et al. 1983) und schließlich mehr als die Hälfte der Zellen beträgt. Dadurch muss schließlich die Kultur absterben, denn bei jeder Teilung wird nun die Anzahl der mitotischen Zellen zu klein, um eine Konfluenz zu erreichen.

Es trifft also nicht zu, dass alle Zellen dieselbe Alternsrate aufweisen, ja es können sogar sehr junge Zellen in alten Kulturen auftreten, was zur Kritik am Hayflick-Phänomen führte, dieses als Alternsprozess zu interpretieren (Bayreuther et al. 1988) – eine bis heute sehr kontroverse Diskussion, welche bisher die Verleihung des Nobelpreises an Hayflick verhinderte. Hinsichtlich der Regulation haben Kitano und Imai ein subtiles und anspruchsvolles kinetisches Modell entwickelt (Kitano u. Imai 1998, Imai u. Kitano 1998) mit dem Vorschlag, zwei parallele, unabhängige, aber zeitabhängige Prozesse anzunehmen, welche die Mortalisierung regulieren. Der eine sei eine stochastische Wachstumshemmung, der andere eine verhängnisvolle oder katastrophale Seneszenz, beide als an die DNA-Replikation gekoppelte Transkriptionsmechanismen. Der erste wird durch Wachstum hemmende Zell-Zell-Wechselwirkungen hervorgerufen, der zweite durch die hochgeordnete Chromatinstruktur kontrolliert (Macieira-Coelho 1995a,b). Aus dieser Hypothese, die durch Computersimulationen gut gestützt wird, könnten sich viele Experimente zur Abklärung der kontroversen Diskussion über die zelluläre replikative Seneszenz entwickeln.

1.2.15.2 Genetische Aspekte

Die molekulargenetischen Ursachen der replikativen Seneszenz wurden unter 1.2.14 genauer ausgeführt, daher werden hier nur einige kurze Hinweise gegeben. Frühe Experimente dazu wurden von Bunn, Tarrant, Muggleton-Harris und Pereira-Smith durchgeführt (Bunn u. Tarrant 1980, Muggleton-Harris u. Hayflick 1976, Muggleton-Harris u. DeSimone 1980, Pereira-Smith u. Smith 1981). Dabei wurden immortalisierte Zellarten mit mortalen fusioniert, die entstandenen Hybridzellen waren postmitotisch und hatten ein begrenztes Proliferationspotenzial. Spontanmutationen können jedoch zu einer langsamen Reimmortalisierung führen, was bedeutet, dass die Mortalisierung dominant ist und Immortalisierung durch Inaktivierung von Genfunktionen erreicht wird. Diese Arbeitsgruppen identifizierten eine Anzahl von Komplementationsgruppen, welche eine zelluläre Mortalisierung bewirken. Sie fanden, dass alle Zellen in wenigstens vier Komplementationsgruppen eingeteilt werden konnten, d.h. dass mindestens vier verschiedene Gene notwendig sind, um eine Mortalisierung zu erreichen. Jede Zellart wird nur einer Komplementationsgruppe zugeschrieben, und die Komplementationsgruppen entsprechen weder der Zellart, der Tumorart noch der embryonalen Ursprungsschicht. Dies deutet darauf hin, dass eine sehr begrenzte Anzahl von Genen bei der Immortalisierung geändert werden und in die Kontrolle der Mortalisierung verwickelt sind. Der Verlust des Reproduktionspotenzials könnte also entweder auf unreparierte Schäden oder auf ein genetisches Programm zurückzuführen sein, das Zellen zur Differenzierung in postmitotische, aber metabolisch aktive bringt.

Vor etwa 40 Jahren widerlegten also Hayflick u. Moorhead Carrels Dogma, dass sich teilende somatische Zellen, wenn sie aus der alternden Umgebung des Organismus entfernt sind, unendlich proliferieren können. Zu jener Zeit am Wistar-Institut in Philadelphia entdeckten sie die begrenzte proliferative Kapazität menschlicher fetaler Fibroblasten in vitro und schufen ein noch immer weit verbreitetes Modell des zellulären Alterns. Es ist heute allgemein akzeptiert, dass im multizellulären Organismus die mitotische Aktivität proliferierender somatischer Zellen limitiert ist (s. auch Abb. 1.2.42). Nahe dem Ende der proliferativen Kapazität degenerieren die Zellen (klonale Seneszenz) und sterben schließlich. Nur maligne Transformation kann diese Zellen immortalisieren. Die proliferative Seneszenz stellt ein ausgezeichnetes In-vitro-Modell für die Einflüsse auf die Replikation mitotisch aktiver Zellen dar. Das PD-Potenzial korreliert mit der MLP und mit dem Spenderalter (s. Tabelle 1.2.7), wobei es bis heute nicht ganz klar ist, ob Phase 3 (heute 4) jemals unter In-vivo-Bedingungen erreicht wird. Weiter ist der Stillstand des Zellzyklus in der G1-Phase nicht notwendigerweise ein Grund für die Zellzerstörung oder Apoptose. Nervenzellen können beim Menschen über 100 Jahre in diesem Zustand überleben.

1.2.16 Molekulare und genetische Ursachen von Apoptose und Nekrose

Die zwei bekannten Arten des Zelltods haben verschiedene Ursachen, treten zu verschiedenen Zeiten auf und dienen verschiedenen Zwecken. Die Apoptose ist ein programmierter Zelltod und ein wesentlicher Bestandteil von Entwicklung und Homöostase (s. Abb. 1.2.30). Sie ist eng verbunden mit der Regulation der Zellproliferation, was der einzige Hinweis ihrer Rolle beim Altern in vitro ist. Ihr bekannter Zweck ist, ohne Entzündung für neue gesunde Zellen Platz zu machen und dadurch z.B. die Form eines Gewebes zu bestimmen. Nekrose entsteht durch eine Vielfalt an Schäden, wobei der Zellschwund im Alter auf sie zurückzuführen ist. Ihr Zweck ist die Weiterleitung geschädigter abgebauter Bestandteile an für die Entsorgung zuständige Subsysteme. Sie tritt im Alter vermehrt auf.

1.2.16.1 Apoptose

Zur Regulation der Masse und Architektur der Gewebe, sowohl in der Embryonalentwicklung als auch im erwachsenen Organismus und eventuell bei bestimmten Alternserscheinungen, dient der Zelltod durch die zuerst von Kerr und Mitarbeitern so bezeichnete Apoptose (Kerr et al. 1972, Evan 1994, Wyllie 1994). Sie ist charakterisiert durch morphologische und biochemische Änderungen, die sie von der Nekrose unterscheiden. Der initialen Chromatinkondensation schließt sich die DNA-Fragmentierung und schließlich die Bildung von membrangebundenen apoptotischen Körperchen an. In vivo werden die entstandenen Zellfragmente dann von Nachbarzellen und Makrophagen abgebaut. Die Apoptose ist also eine kontrollierte Art, ungewollte Zellen ohne immunologische Reaktion zu eliminieren. Sie kann durch bestimmte Wachstumsfaktoren wie IGF, PDGF, FGF usw. unterdrückt und durch andere, wie TNF-α oder EGF induziert werden, wobei der jeweilige Einfluss auch vom Gewebe abhängt (Kerr et al. 1994, Reed 1994). GF-gesteuerter Schutz vor Apoptose tritt auch in den S-, G_2- und M-Phasen des Zellzyklus auf, deren Fortschreiten GF-unabhängig ist, was zeigt, dass die antiapoptotische Funktion der GF nicht direkt mit ihrer proliferativen Aktivität verbunden ist (Harrington et al. 1994). Diese Autoren zeigten auch, dass PDGF und IGF-I ruhende Rattenfibroblasten vor ihr schützen, die konstitutiv exprimierte, deregulierte *c-myc*-Expression aufweisen. Dies ist auch für andere Zellen nachgewiesen worden. An bestimmten Zellen zeigen auch EGF und FGF solche Wirkungen, obwohl sie in vielen anderen Zellen Apoptose verhindern; der Mechanismus der GF-Wirkung ist also zellspezifisch. TGF-β („transforming growth factor β") löst die Eliminierung von transformierten Zellen aus, wobei alle diese Befunde darauf hinweisen, dass die Wechselwirkung zwischen GF und Apoptose den protektiven Zug der GF erhellen, die sich als Überlebensfaktoren für einerseits die einzelnen Zellen, durch deren Elimination aber andererseits für die Gewebe herausstellen. Serumentzug, also Verlust der GF, in ruhenden jungen menschlichen Fibroblasten, aber auch in alten Zellen induziert Apoptose, was nahe legt, dass in vitro alternde Zellen resistent gegenüber dem programmierten Zelltod sind. In derselben Untersuchung wurde in alten Zellen eine ungewöhnlich hohe Konzentration des Produkts des antiapoptotischen *bcl2*-Onkogens gefunden, was zusammen mit der Repression der *c-fos*-Expression, der RB-Phosphorylierung und des verstärkten Auftretens von *p21* als Mechanismus angesehen werden kann, mit dem die alten Fibroblasten ihren eigenen Zellzyklus-Zickzackkurs verhindern, um nicht abzusterben. Die Energieproduktion jedoch hilft, Schäden zu vermeiden (Abb. 1.2.37). Das In-vitro-Zellaltern führt also einen Selektionsprozess ein, der Überlebende, d.h. Zellen, die weniger abhängig von GF sind, begünstigt (Wang 1995). Auch Reed (1994) kommt zu ähnlichen Schlüssen (Abb. 1.2.38).

1.2.16.2 Nekrose

Im Gegensatz zur Apoptose ist Nekrose ein Zelltod durch Verlust der Kontrolle der Ressourcen für Energie, Ionengleichgewicht und Homöostase, der im Anschwellen und Aufbrechen der Zellen resul-

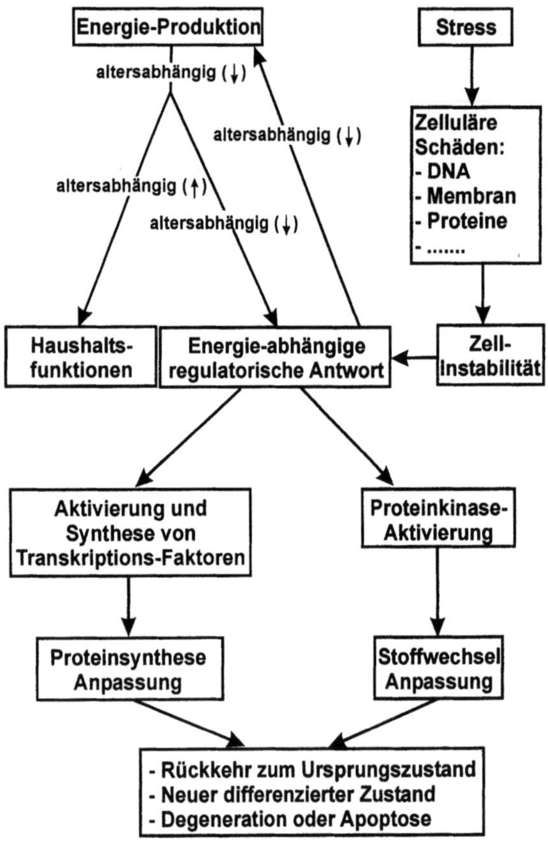

Abb. 1.2.37. Zelluläre Antworten auf Stress und seine Bewältigung durch Energieproduktion. Durch Stressbedingungen verursachte Zellschäden brauchen viel Energie für die Abwehr- und Reparatursysteme und es kommt zu Änderungen des Energieproduktions-Systems. Beides führt zu einem Energiemangel, der durch eine Abnahme an Energiesubstraten noch verstärkt wird. All dies führt zu einer Abnahme von Abwehr, Reparatur und Regulation, was wiederum mehr Schäden und beschleunigtes Zellaltern nach sich zieht

tiert und eine Entzündungsantwort hervorruft, also das Immunsystem involviert. Es sind Zellmassen und nicht einzelne Zellen betroffen. Kalzium dringt in Mitochondrien ein und fällt aus. Die Mitochondrien schwellen an und lysieren, ebenso die Zelle, wobei intrazelluläre Produkte zurückbleiben. Es folgt eine entzündliche Antwort und Phagozyten konsumieren die Reste (Walker et al. 1988). Die Zelle hatte nie eine Chance, mit einer Umstellung der Signaltransduktion und des Stoffwechsels zu reagieren.

Beide Arten des Zelltodes scheinen also mit dem Altern des Organismus sehr wenig zu tun zu haben, deshalb die nur sehr oberflächlichen Ausführungen. Neben umfangreichen früheren Beitragswerken (Davies u. Sigee 1984) gibt Driscoll (1995) eine ausführliche Übersicht.

1.2.17 Altern und Krebs auf molekularer Ebene

Mutationen allein verursachen Krebs nicht. Bei seiner Entwicklung ist ein kompliziertes vernetztes Kaskadensystem beteiligt. Es sind eine Reihe von Genen bekannt, die an dieser Promotion beteiligt sind. Oft laufen molekulare Altersveränderungen parallel zu solchen ab, die an der Krebsentstehung beteiligt sind. Diese Zusammenhänge sollen genauer untersucht werden (s. Abb. 1.2.3).

Auf zellulärer Ebene scheinen Altern und Krebs einander diametral entgegengesetzt zu sein. Im Alter beenden Zellen ihre Teilungen, während Krebszellen eine unendliche Teilungskapazität aufweisen. Dies ist ein Resultat multipler Mechanismen, in welche genetische und epigenetische Änderungen verwickelt sind. Der wichtigste Mechanismus der Aufrechterhaltung der Homöostase ist die Zellvermehrung, aber bedeutsam sind auch diejenigen, welche für das Gleichgewicht der Zelltod- und Proliferationsgeschwindigkeit sorgen. In diesen Kontext gehört die Apoptose (s. 1.2.16.1). Die Unsterblichkeit der Zellen ist so etwas wie eine homöostatische Unordnung, in der immer mehr Fehler der Proliferationskontrolle als Folge von vererbbaren Änderungen wie Mutationen auftreten. Diese sind Ursache eines Klons, der ohne Beschränkung wächst. Krebszellen befinden sich nicht in einer Hyperhomöostase, sondern repräsentieren eine Flucht aus der normalen Homöostase in einen neuen Seinszustand.

Was Altern und Krebs gemeinsam haben, ist die somatische Mutation. Auf diese ist das Spektrum der degenerativen Altersänderungen mit einem Verlust der proliferativen Homöostase zurückzuführen (Martin 1991). Zur genetischen Instabilität kommt die Telomerinstabilität (s. 1.2.10) hinzu, sodass der Verlust der genomischen Integrität in vivo zum Verlust der proliferativen Homöostase führt, obwohl eine funktionale Beziehung zwischen replikativer Seneszenz und In-vivo-Altern immer noch unklar ist (Campisi 1966).

Mit den heutigen Techniken zur Bestimmung der Mutationen ist ein großer Fortschritt gemacht worden. So konnten viele Gene auf ihre Unversehrtheit untersucht werden. Die interessantesten sind wohl die, welche an Zellzykluskontrollpunkten beteiligt sind, wie z.B. das *p53*, das durch die Induktion von P21, einem Kinaseinhibitor, aktiviert wird. In einer Mutante (Maus) des Gens wird die Mutationsfrequenz mit dem Alter höher (Jacks et al. 1994). In Tumoren dieser Tiere ist die Muta-

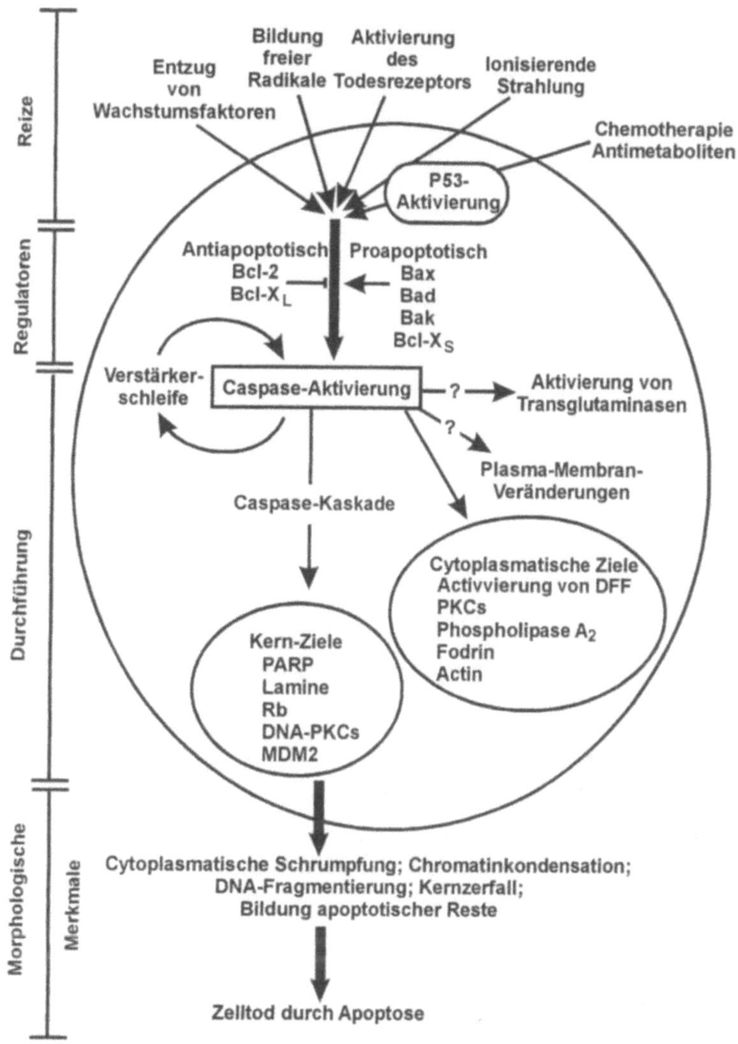

Abb. 1.2.38. Signalkette zum Zellzyklusstillstand und zur Apoptose. P53 wird durch DNA-Schädigung, Wachstums- und Stressorsignale aktiviert. Die DNA-Reparatur wird induziert, auch kann es über andere P53-Funktionen zur Caspasekaskade und Apoptose kommen. Schließlich werden über Transaktivierung das *p21*-Gen und die *bax*-Gene induziert. Ersteres führt über Hypophosphorylierung des Retinoblastomproteins und Hemmung des Transkriptionsfaktors E2F zur Hemmung des Zellzyklus in G_1, letzteres wieder zur Apoptose. BCL2 („B-cell lymphoma") hemmt dies

tionsfrequenz vergleichsweise höher. Das Gen ist also wichtig bei der Aufrechterhaltung der chromosomalen Stabilität, nicht aber der Stabilität auf dem Nukleotidniveau. In höherem Alter wird die Mutationsanhäufung beschleunigt, was ansteigende Empfänglichkeit für Tumoren zur Folge hat (s. Abb. 1.2.3). Die Apoptose verhindert die Anhäufung derart geschädigter Zellen.

Ein Verlust (oder Mutationen in Nukleotid-Exzisionsreparatur-Genen, wie dem *xpa*-Gen, s. 1.2.9), wie er mit dem Altern auftritt (Hoeijmakers 1994), führt zur Einschränkung der DNA-Reparatur, was wiederum Anlass zu weiteren Mutationen gibt. Dies erklärt die hohe Inzidenz von Tumoren bei alten und besonders bei alten *xpa*-defizienten Tieren (De Vries et al. 1997). Die höchste Tumorinzidenz nach Behandlung mit Benzo[a]pyrene ist bei Mäusen mit gleichzeitigen Mutationen im *p53*- und *xpa*-Gen zu beobachten. Wie wir von Untersuchungen der Signaltransduktion (s. 1.2.14) wissen, sind an solchen Genmanifestationen immer ein Netzwerk und eine Kaskade von biochemischen Schritten beteiligt, sodass auch in diesem Netzwerk Alternsveränderungen die Expression der an der Tumorentstehung beteiligten Gene regulieren können (Abb. 1.2.39). Wir können also behaupten, dass dieselben Gene beim Altern und der Tumorentstehung beteiligt sind, nur werden sie je anders reguliert.

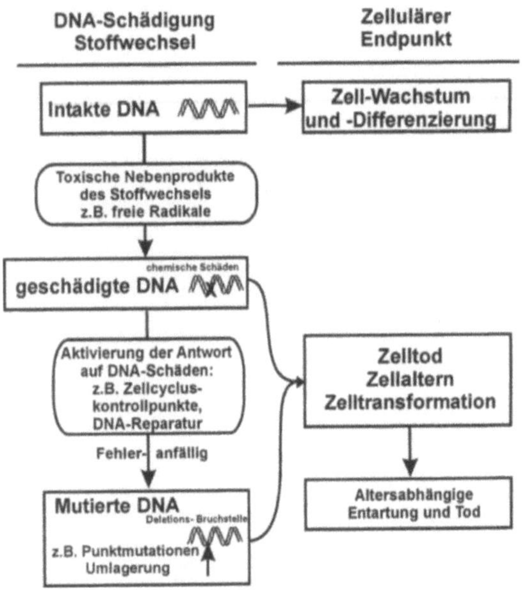

Abb. 1.2.39. DNA-Schädigung und Zellaltern. Die im Laufe des Alterns auftretenden DNA-Schäden werden weiterbearbeitet, z. B. mittels DNA-Reparatur, und enden unrepariert als irreversibel mutierte genomische DNA

1.2.18 Modulation auf molekular-zellulärer Ebene: Molekulare Möglichkeiten der Modulation

Von großem Interesse ist die positive Modulation des Alterns, d. h. die Verlangsamung der Alternsgeschwindigkeit, und dies nicht nur wegen des alten Menschheitstraums, eine hohe Lebenserwartung zu erreichen (Unsterblichkeit), sondern weil damit auch eine hohe funktionelle Kapazität erreicht wird, die geeignet ist, Alterskrankheiten und die Multimorbidität zu verhindern.

1.2.18.1 Lyophilisierte Zellen und ihre Wirkungsmechanismen

Obwohl sehr kontrovers diskutiert und von vielen Forschern als obsolet betrachtet, scheinen verschiedene Anwendungsmodi von fetalen und juvenilen Zellen (frisch verarbeitet oder lyophilisiert, ebenso Extrakte, meist von Wiederkäuern, aber auch von Nagern gewonnen) einen „revitalisierenden“ Effekt zu haben. Revitalisierung bedeutet Erreichen einer Vitalität, die einem jüngeren kalendarischen Alter entspricht. Mit Vitalität ist funktionelle Kapazität gemeint: „ein Maß für das Vermögen eines Organismus, alle lebensnotwendigen biologischen Funktionen zu realisieren“ (s. auch Abb. 1.2.1).

Die Makromoleküle dieser Zellen zeigen eine von kleineren Molekülen grundsätzlich verschiedene Pharmakokinetik und Pharmakodynamik und wirken in spezifischer Weise auf verschiedene Subsysteme. Weiter erhöhen sie die Lebenserwartung und heilen durch Retroviren hervorgerufene Krankheiten. Weil sie keine Oberflächenantigene besitzen, rufen sie auch keine Immunreaktionen hervor. Dieser ganze Komplex soll hier diskutiert werden.

Verzögert also fetales oder embryonales Gewebematerial das Altern und das Auftreten von Krankheiten? Eine andere mögliche Modulation der Alternsgeschwindigkeit beruht auf der Überlegung, dass die Applikation fetalen Materials Verluste oder Schäden von zellulären und subzellulären Strukturen kompensieren kann. Hofecker et al. (1980) testeten diese Hypothese in einer Reihe von Experimenten mittels fetaler Testis-, Plazenta- und Mesenchymzellen vom Schaf. Eine Reihe von Altersparametern zeigten signifikante Langzeitverbesserungen nach s.c.-Applikation dieser Zellen. In mehreren Überlebensstudien nach Zellapplikation war die durchschnittliche Lebenserwartung LE, und sogar die MLP einer Kohorte signifikant erhöht.

An Mäusen zeigte die Applikation von fetalen Mesenchymzellen ebenfalls eine stark erhöhte maximale Lebenserwartung, d. h. eine MLP von 700 Tagen (Kontrolle) auf 1100 Tage! Diese OF1-Mäuse sind aber charakterisiert durch das Auftreten von lymphatischer Leukose ab einem Alter von 7 Monaten, wobei nach den ersten äußeren Anzeichen nach drei Wochen der Tod eintritt. Nachdem die Hälfte der Kohorte gestorben war, erhielt die Hälfte der verbliebenen Tiere fetale Mesenchymzellen. Die Studie ergab dann die vorhin erwähnte Wirkung auf die Lebenserwartung.

Da das Material kaum mehr lebensfähige Zellen enthält, muss die Wirkung von Zellfragmenten oder Signalmolekülen ausgehen, die der Empfänger verwerten kann. Der von uns gefundene schwächere Effekt denaturierter Zellen weist darauf hin, dass in frischen oder lyophilisierten Zellen noch intakte Strukturen vorhanden sein müssen, Makromoleküle oder deren Cluster, und dass der Effekt nicht unspezifisch ist. Dies wird auch dadurch erhärtet, dass diese Beobachtung nur bei älteren Tieren oder bei zerstörten Strukturen (s. Leukose) gemacht wurde. Dieser Effekt ist so dramatisch, dass es angezeigt ist, in Zukunft die daran beteiligten Signaltransduktionsmechanismen zu untersuchen.

Durch die jüngsten umfangreichen Erkenntnisse der Stammzellenforschung bietet sich auch eine Erklärung der Wirkung an: Teile des injizierten fetalen Materials werden spezifisch in geschädigten Strukturen abgefangen, eingebaut und regen dort durch bestimmte Faktoren die Teilung von Stammzellen an. Die Wirkung von TGF-β sowohl auf die Transkription als auch auf die Zellteilung lässt sich heute ebenfalls erklären.

Unsere Hypothese geht von der vielfältigen Wirkung von TGF-β aus, der durch Bindung an den T-II-Rezeptor einerseits die Transkription beeinflusst (Abb. 1.2.40, 1.2.41), andererseits in geringen Mengen die Proliferation fördernde und in hoher Konzentration eine Zellzyklus inhibierende Funktion aufweist (Abb. 1.2.42). Das Wirkprinzip fetaler Zellen wäre dann über TGF-β-abhängige Prozesse zu erklären, wie es durch unsere jüngsten Untersuchungen an YAC-Zellen und Lymphozyten nahe gelegt wird. Künftige Studien über die Konzentration der beteiligten Faktoren und die Kinetik der damit verbundenen Signalwege sollten genaueren Aufschluss darüber geben.

Diese Hypothese wird auch durch pharmakokinetische Studien verstärkt (Niedermüller et al. 1986), welche zeigten, dass Abbauprodukte injizierter fetaler Zellen eine weit höhere Verweildauer in Organen zeigen als die zu ihrer Markierung verwendeten Präkursoren, Pharmaka und die meisten

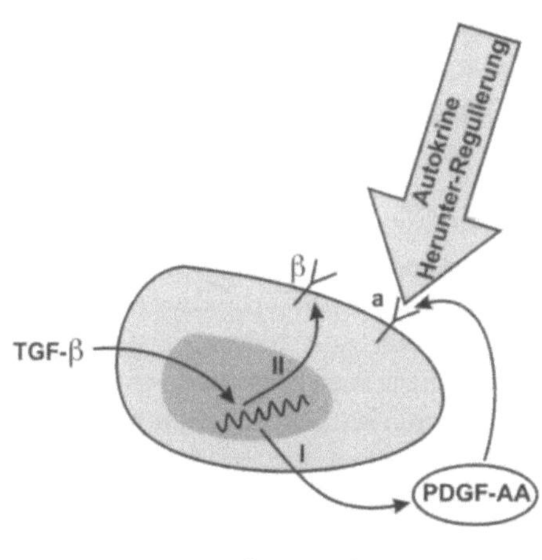

Abb. 1.2.40. Regulation der TGF-β-Wirkung. Bei kurzer Inkubation induziert TGF-β die Expression der PDGF-A-Kette (PDGFR-α wird dabei herunterreguliert), bei langer Inkubation die des PDGFR-β. TGF-β induziert also anfangs (*I*) die PDGF-AA-Ketten, welche an die PDGFR-α binden und durch einen autokrinen Mechanismus deren Herunterregulation induzieren und eine verminderte PDGF-Bindung bewirken. Später wird die Zelle durch die PDGFR-β-Synthese wieder empfindlicher auf PDGF. Der Prozess ist altersabhängig. *PDGF* thrombozytenständiger Wachstumsfaktor, *TGF* transformierender Wachstumsfaktor

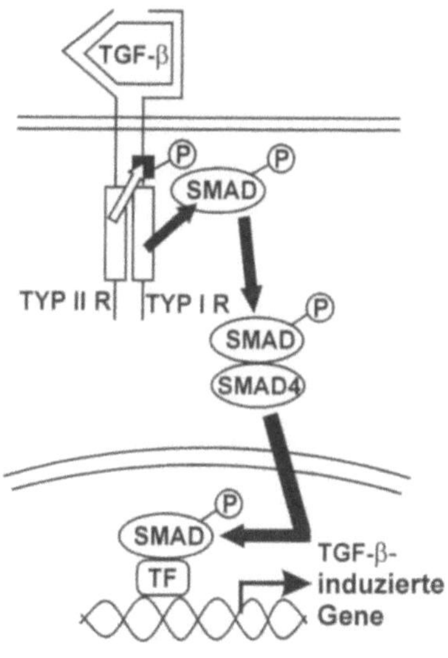

Abb. 1.2.41. Transkriptionsaktivierung durch TGF-β. Isoformen des Wachstumsfaktors TGF-β binden an Typ-II-Rezeptoren mit endogener Ser/Thr-Kinase-Aktivität und induzieren die Verbindung mit Typ-I-Rezeptoren. Dadurch werden diese phosphoryliert und können durch die neu gewonnene Kinaseaktivität Smads phosphorylieren. Diese bilden Heterodimere, die in den Kern transportiert werden. Dort lösen sie Transkriptionsaktivität aus. *TGF* transformierender Wachstumsfaktor („transforming growth factor", Wirkung wie EGF „epidermal growth factor"); *Smads* transkriptionale Aktivatoren („small mothers against *dpp*", ein Drosophila-Gen), die ubiquitär vorkommen

Metaboliten. Interessant ist, dass in der Stammzellforschung heute oft der Ausdruck „Zelltherapie" verwendet wird (Bordignon et al. 1999): Hier drängt sich auch die Frage auf, inwieweit sich embryonale und fetale Zellen von Stammzellen unterscheiden.

1.2.18.2 Wirkfaktoren auf molekular-zellulärer Ebene

Es gibt keinen Bereich der Modulation des Alterns, über den mehr Untersuchungen publiziert wurden, als den Komplex der Ernährung; wobei wegen verständlicher Schwierigkeiten weniger der Einfluss des Nahrungsmusters als der reduzierter Kalorienaufnahme studiert wurde. Trotzdem liegen nur wenige Informationen über Mechanismen und Auswirkungen auf molekularem und genetischem Niveau vor.

Dies gilt in noch stärkerem Maß für den Einfluss physischen Trainings, über das immer noch kontrovers diskutiert wird, da bisher ein Zusammenhang mit dem Altern kaum nachgewiesen werden konnte, wohl aber ein Einfluss auf die Multi-

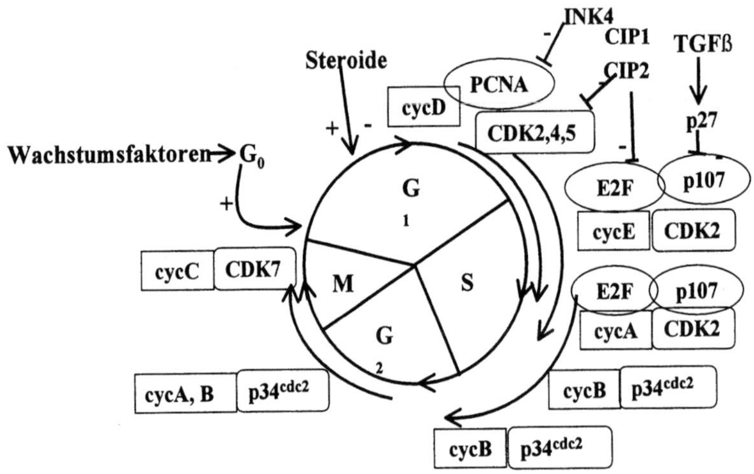

Abb. 1.2.42. Zellzyklusregulation. Das Schema zeigt einige der an der Regulation teilnehmenden Faktoren. Im Zusammenhang mit der Wirkung fetaler Zellen ist besonders der Einfluss von TGF-β auf die Zellteilung (geringe Konzentration: stimulierend, hohe Konzentration: inhibierend) interessant. *PCNA* „proliferation nuclear antigen“, *cyc* Cycline, *CDK* cyclinabhängige Kinase, *p* am Zyklus beteiligte Proteine, *INK* Inhibitor der CDK, *CIP* Cyclininhibitorprotein

morbidität. Zusätzlich kommen die Untersuchungen zu widersprüchlichen Resultaten, da manches Training zu einer Verkürzung der Lebenserwartung führt (Coleman et al. 1987a,b, Lichtig et al. 1987).

Veränderungen beider Maßnahmen auf molekularem Niveau werden hier diskutiert. Zusätzlich soll auf den Einfluss der Umwelt hingewiesen werden, der sich auch in molekularen Veränderungen im Nervensystem manifestiert.

Das Standardmodell zur Beeinflussung des Alterns ist die Verlängerung der gesunden Lebenserwartung bei Nagern durch kalorische Restriktion (CR) (McCay et al. 1935), das immer noch als ein Goldstandard für die Modifikation der Alternsgeschwindigkeit verwendet wird. Eine umfassende Forschung in diesem Bereich wurde von vielen Arbeitsgruppen, aber besonders von Masoro (1988, 1989) durchgeführt. Die Mechanismen, durch welche CR das Leben verlängert, sind immer noch zum großen Teil unklar. Doch fand man neben einem verzögerten Kollagenaltern (Everitt et al. 1980) positive Wirkungen auf das Altern des Immunsystems (Weindruch et al. 1979, Weindruch u. Walford 1988), die DNA-Reparatur (Lipman et al. 1989) und auf die Verbreitung von Tumoren und Nierenerkrankungen.

Spontanes Laufradtraining (Skalicky u. Viidik 1999) erhöhte die Expression von aus Gehirn gewonnenem Wachstumsfaktor („brain-derived GF“, BNDF) in Pyramidenzellen des CA1-Felds des Hippocampus und dem kaudalen Drittel des Neokortex, einer sehr alterssensitiven Region in Bezug auf das Lernen und Gedächtnis (Neeper et al. 1996). Einige Untersuchungen weisen auf einen Anstieg der muskarinischen Rezeptordichte im Hippocampus und parietalen Kortex sowie der Dopaminrezeptordichte im Striatum hin. Ratten, die in abwechslungsreicher Umgebung gehalten werden, zeigen einen etwa 10%-igen Anstieg der Dicke des okzipitalen und frontalen Kortex verglichen mit ihren altersgleichen Kontrollen. Neurotrope Faktoren beteiligen sich an einem der fundamentalen Mechanismen, die das Wachstum oder die Sprossung nach Verletzungen regulieren. Da Wachstumsfaktoren (GF) das neuronale Wachstum stimulieren, sollten deren höhere Konzentrationen, angeregt durch aktivitätsabhängige Mechanismen, die reaktive Sprossung und den Reichtum der Verknüpfungen zwischen den Zellen während des Alterns erhöhen. Diese Erkenntnisse leiten zu neuronaler Aktivität und neurotropen Faktoren über.

Das Eintreten dieser Erhöhung dauert nur ein paar Tage und ist in den höheren, kognitiven Funktionen dienenden Regionen, z.B. Hippocampus, besonders deutlich. Die aktivitätsabhängige Produktion neurotroper Faktoren kann gemeinsame Mechanismen für die Wirkung physischer und mentaler Aktivität auf die Erhaltung der Gehirnfunktionen induzieren. Neurotrope Faktoren, wie BDNF und Neurotropin-3 (NT-3), werden von Neuronen produziert und ausgeschüttet und können durch ihre Rezeptoren über parakrine Mechanismen auf dieselben Neuronen zurückwirken. Das erhöhte Niveau bestimmter Faktoren kann Neuronen hinsichtlich des Wachstumspotenzials und metabolischer Funktionen lebens- und leistungsfähiger machen und sie dadurch gesund und anpassungsfähig erhalten. In Hinblick auf das Vorhandensein neuronaler Stammzellen in den Regionen, die am Lernen, Gedächtnis und an Motivation beteiligt sind, könnte ein möglicher Einfluss neurotroper Faktoren auf die Stammzellaktivität eine interessante Hypothese sein.

1.2.18.3 Andere Einflussnahmen

Moleküle (Pharmaka), die auf dieser Ebene wirken, sind Antioxidanzien (von Tocopherol bis Urate), MAO-Hemmer und Ubichinol. Bisher ist es nur möglich, ihre Wirkung auf den Alternsprozess - sollte es tatsächlich eine geben, was zwar biologisch einzusehen wäre, bis jetzt aber noch nicht eindeutig belegt ist - auf molekularer Ebene soweit zu erklären, als uns ihre biochemischen Funktionen bekannt sind. MAO-Hemmer wirken innerhalb der Signaltransduktion in Neuronen und Antioxidanzien als DNA-Schadensbegrenzer, auch auf der Ebene der Mitochondrien, die ja oxidativem Stress am stärksten ausgesetzt sind (Abb. 1.2.43).

Weitere Moleküle sind Zytokine im Immunsystem und anderswo, HSP-Chaperone und Wachstumsfaktoren aller Art (TNF, IFN, GF). Ihr Einfluss auf das Altern liegt im Bereich der Signaltransduktion und Genexpression; es gibt aber kaum Arbeiten über die Modulation des Alterns durch sie.

Die Verbesserung der Funktion des Zytokinnetzwerks dürfte zur Erhaltung der Immunkapazität, aber auch der Leistungsfähigkeit anderer Gewebe beitragen. Weiter könnten auch Eingriffe in die Stressantwort und die Verbesserung der im Alter eingeschränkten Reaktion von Zellen auf GF und ähnliche Moleküle (auch Fibronektin, Kollagen, Proteoglykane usw. haben Bedeutung) zur Verlangsamung des Altersprozesses beitragen. Daher könnte eine Hinaufregulierung der Antistressgene auch in Mammalia durch eine verbesserte Zytokinprotektion zu einer Revitalisierung führen. Untersuchungen dieser Hypothesen und Fragen wären sehr wünschenswert.

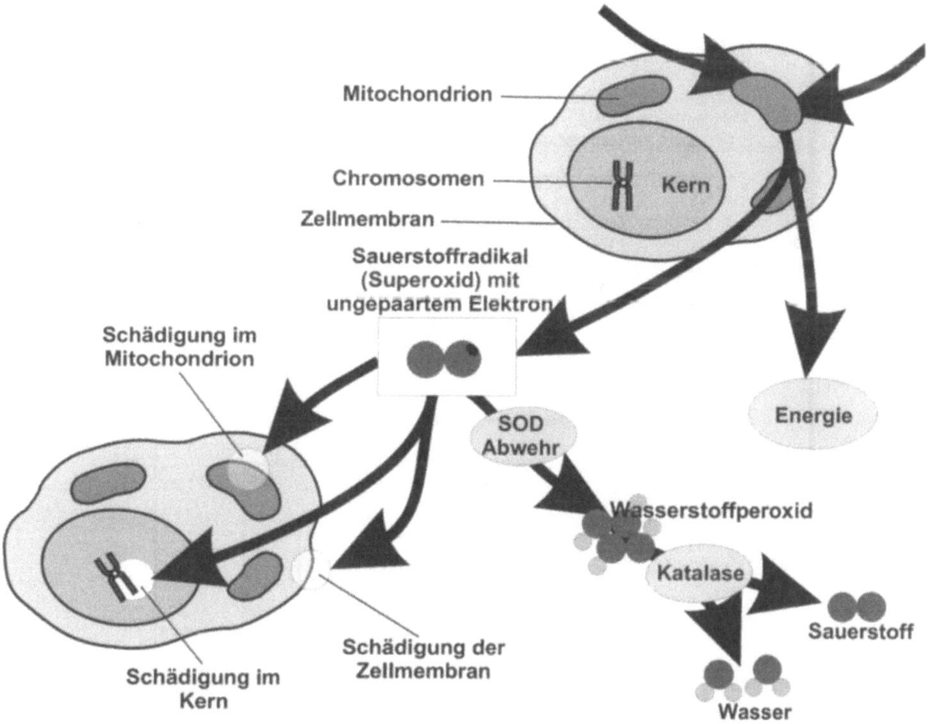

Abb. 1.2.43. DNA-Schäden und deren Abwehr. Mitochondrien wandeln Glukose und Sauerstoff in Energie um, dabei bilden sich als normales Nebenprodukt Sauerstoffradikale. Diese zerstören Proteine, DNA und Membranen. Besonders empfindlich ist die mitochondriale DNA (mtDNA). Die antioxidative Abwehr bremst die Schäden durch Neutralisation der meisten Radikale: SOD wandelt Superoxidradikale in Wasserstoffperoxid um, das durch Katalase in Sauerstoff und Wasser zerlegt wird

1.2.19 Biogerontologie und der Alterungsprozess

Für den interessierten Leser ist es sicher von Bedeutung, mehr über die Möglichkeiten der Einflussnahmen auf Krankheiten auf molekularer Ebene zu erfahren. Krankheiten können den Alternsprozess beschleunigen und den Lebenswert in der Phase der Seneszenz reduzieren. Die Kenntnisse der genetischen Ausstattung, die für das Auftreten von Krankheiten verantwortlich ist, sowie der molekularen Mechanismen deren Ablaufs können wiederum Informationen über molekulare Grundlagen des Alterns liefern, was auch umgekehrt gilt und für die Aufrechterhaltung der Vitalität in der Seneszenz verwendet werden kann.

Von der genetischen und molekularen Ebene ausgehend können Schäden des Genoms aufgehoben oder unschädlich gemacht und die Genexpression neu reguliert werden. Den Störungen der Signalübermittlung kann begegnet und dieses Netzwerk neu justiert werden und die Leistungen des Immunsystems könnten verbessert werden. All das dient zum Großteil der Prävention oder Therapie von Krankheiten, also der Bekämpfung der Multimorbidität des hohen Alters (Abb. 1.2.44).

Wenn es jedoch tatsächlich gelänge, den Alternsprozess zu verlangsamen, dann hätten wir neben den unbestreitbaren Problemen, die auf vielen Ebenen auftreten können, auch eine dadurch bedingte Zurückdrängung der Multimorbidität und könnten auch in dieser ausgedehnten Periode des hohen Alters eine hohe Vitalität erhalten. Die einzige Möglichkeit dazu scheint ein Eingreifen in das Genom, also eine gentechnische Veränderung des Gen- und Regulationsmusters zu sein, wobei sich aber sofort zwei Fragen ergeben:

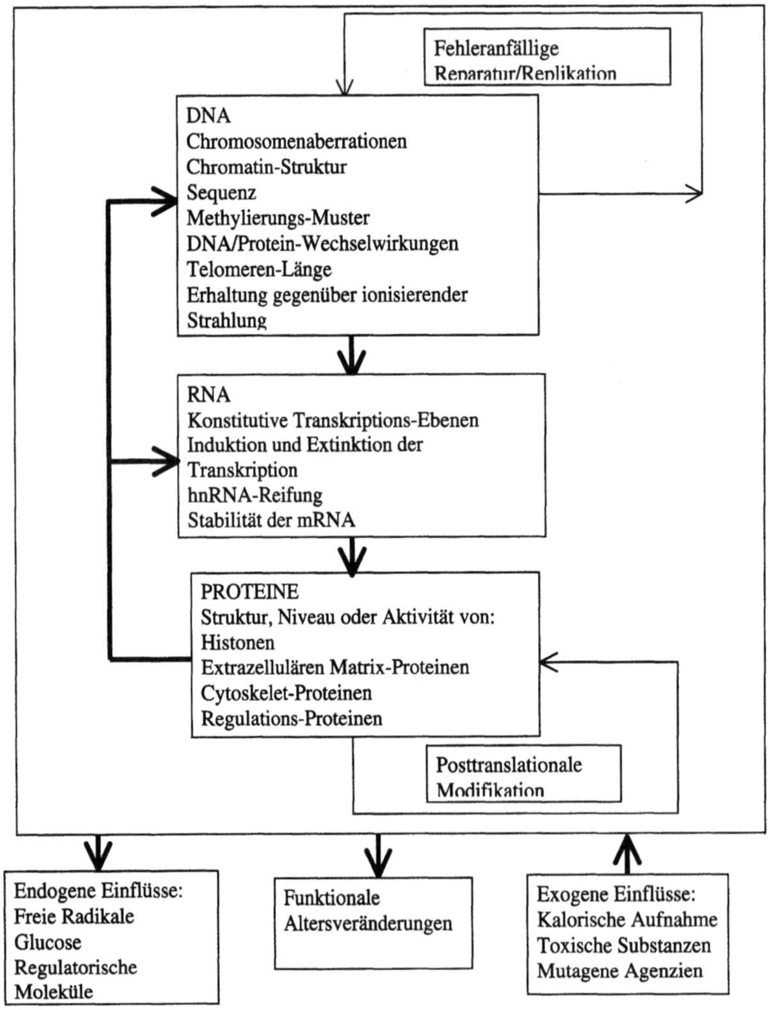

Abb. 1.2.44. Schematische Übersicht über die Natur von molekularen Altersveränderungen in somatischen Zellen kontinuierlich alternder Arten

1. Wie wird besonders beim Menschen die Richtung dieser Veränderung zur Optimierung hin bestimmt, da wir doch keinen länger lebenden Organismus als Muster haben?
2. Genügt eine immer weitergehende Optimierung des Genoms, ohne die lebenserhaltenden Systeme auf höherer Ebene neu zu justieren?

Die heutzutage schon rasanten Entwicklungen in diesen Bereichen der Biogerontologie und molekularen Biomedizin erwecken natürlich diesbezüglich die größten Hoffnungen.

1.2.20 Literatur

Aggarwal S, Gupta S (1998) Increased apoptosis of T cell subsets in aging humans: altered expression of fas (CD95), fas ligand, bcl-2, and bax. J Immunol 160:1627–1637

Alcorta DA, Xiong Y, Phelps D, Hannon G, Beach D, Barrett JC (1996) Involvement of the cyclin-dependent kinase inhibitor p16 (INK4a) in replicative senescence of normal human fibroblasts. Proc Natl Acad Sci USA 93:13742–13747

Allsopp RC, Harley CB (1995) Evidence for a critical telomere length in senescent human fibroblasts. Exp Cell Res 219:130–136

Allsopp RC, Vaziri H, Patterson C et al (1992) Telomere length predicts replicative capacity of human fibroblasts. Proc Natl Acad Sci USA 89:10114–10118

Anderson DJ, Gage FH, Weissman IL (2001) Can stem cells cross lineage boundaries? Nat Med 7:393–395

Andrews AD, Barrett SF, Robbins JH (1976) Relation of DNA repair processes to pathological ageing of the nervous system in xeroderma pigmentosum. Lancet (i):1318–1320

Antequera F, Bird A (1993) Number of GpC islands and genes in human and mouse. Proc Natl Acad Sci USA 90:11995–11999

Arking R (1998a) Biology of Aging. Sinauer, Sunderland MA, pp 19–23

Arking R (1998b) Biology of Aging. Sinauer, Sunderland MA, pp 85–105

Armbrecht HJ, Boltz M, Strong R, Richardson A, Bruns ME, Christakos S (1989) Endocrinology 125:2950–2956

Atadja PW, Stringer KF, Riabowol K (1994) Loss of serum response element-binding activity and hyperphosphorylation of serum response factor during cellular aging. Mol Cell Biol 119:4991–4999

Atadja P, Wong H, Garkavtsev I, Veilette C, Riabowol K (1995) Increased activity of p53 in senescing fibroblasts. Proc Natl Acad Sci USA 92:8348–8352

Bartsch H, Ohshima H, Shuker DE, Pignatelli B, Calmels S (1990) Exposure of humans to endogenous N-nitroso compounds: implications in cancer etiology. Mutat Res 238:255–267

Bauer EA, Silverman N, Busiek DF, Kronberger A, Deuel TF (1986) Diminished response of Werner's syndrome fibroblasts to growth factors PDGF and FGF. Science 234:1240–1243

Bayreuther K, Rodemann HP, Hommer R, Dittmann K, Albiez M, Francz PI (1988) Human skin fibroblasts in vitro differentiate along a terminal cell lineage. Proc Natl Acad Sci USA 85:5112–5116

Bennett SE, UmarA, Oshima J, Monnat RJ Jr, Kunkel TA (1997) Mismatch repair in extracts of Werner syndrome cell lines. Cancer Res 57: 2956–2960

Berry RJ, Bronson FH (1992) Life history and bioeconomy of the house mouse. Biol Rev 67:519–550

Blake MJ, Gershon D, Fargnoli J, Holbrook NJ (1990) Discordant expression of heat shock protein mRNAs in tissues of heat stressed rats. J Biol Chem 265:15275–15279

Blake MJ, Fargnoli J, Gershon D, Holbrook NJ (1991) Concomitant decline in heat-induced hyperthermia and HSP70 and mRNA expression in aged rats. Am J Physiol 260:663–667

Bodnar AG, Ouellette M, Frolkis M, Holt SE, Chiu CP, Morin GB et al. (1998) Extension of life-span by introduction of telomerase into normal human cells. Science 279:349–352

Bond J, Haughton M, Blaydes J, Gire V, Wynford-Thomas D, Wyllie F (1996) Evidence that transcriptional activation by p53 plays a direct role in the induction of cellular senescence. Oncogene 13:2097–2104

Bond JA, Wyllie FS, Wynford-Thomas D (1994) Escape from senescence in human diploid fibroblasts induced directly by mutant p53. Oncogene 9:1885–1889

Bootsma D, Hoeijmakers JH (1993) DNA repair: engagement with transcription. Nature 363:114–115

Bordignon C et al (1999) Cell therapy: achievements and perspectives. Haematologica 84:1110–1149

Bowling AC, Mutisya EM, Walker LC et al (1993) Age-dependent impairment of mitochondrial function in primate brain. J Neurochem 60:1964–1969

Buck SM, Wells RA, Dudas SP, Baker III GT, Arking R (1993a) Chromosomal localization and regulation of the longevity determinant genes in a selected strain of Drosophila melanogaster. Heredity 71:11–12

Buck SM, Nicholson M, Dudas S, Wells R, Force A, Baker III GT, Arking R (1993b) Larval regulation of adult longevity in a genetically-selected long-lived strain of Drosophila. Heredity 71:23–32

Buck S, Vettraino J, Force AG, Arking R (2000) Extended longevity in Drosophila is consistently associated with a decrease in larval viability. J Gerontol 55:292–301

Bunn CL, Tarrant GM (1980) Limited lifespan in somatic cell hybrids and cybrids. J Cell Sci 107:571–579

Bürger M (1947) Altern und Krankheit. Thieme, Leipzig

Calés C, Fando JL, Azura C, Salinas M (1986) Developmental studies of the first step of initiation of brain protein synthesis, role for initiation factor 2. Mech Ageing Dev 33:147–156

Campisi J (1996) Replicative senescence: an old life's tale? Cell 84:497–500

Calin G, Herlea V, Barbanti-Brodano G, Negrini M (1998) The coding region of the Bloom syndrome BLM gene and of the CBL proto-oncogene is mutated in genetically unstable sporadic gastrointestinal tumors. Cancer Res 58:3777–3781

Castañeda M, Vargas R, Galván SC (1986) Stagewise decline in the activity of brain protein synthesis factors and relationship between this decline and longevity in two rodent species. Mech Ageing Dev 36:197–210

Cerami A (1985) Hypothesis: glucose as a mediator of aging. J Am Geriatr Soc 33:626–634

Cerami A, Vlassara H, Brownlee M (1987) Glucose and Aging. Sci Am 257/5:90–96

Chang B-D, Xuan Y, Broude EV, Zhu H, Schott B, Fang J, Roninson IB (1999) Role of p53 and p21$^{waf1/cip1}$ in senescence-like terminal proliferation arrest induced in human tumor cells by chemotherapeutic drugs. Oncogene 18:4808–4818

Chang B-D, Watanabe K, Broude EV, Fang J, Poole JC, Kalininchenko TV, Roninson IB (2000) Effects of p21$^{Waf1/Cip1/Sdi1}$ on cellular gene expression: implications for carcinogenesis, senescence and age-related diseases. PNAS 97:4291–4296

Chatterjee B, Majumdar D, Ozbillan O, Murty CVR, Roy AK (1987) Molecular cloning and characterisation of the cDNA for androgen repressible rat liver protein SMP-2. J Biol Chem 262:822–825

Chen J, Astle BA, Harrison DE (1999) Development and aging of primitive hematopoietic stem cells in BALB/cBy mice. Exp Hematol 27:928–935

Cleaver JE (1994) It was a very good year for DNA repair. Cell 76:1–4

Coleman R, Silbermann M, Gershon D, Reznick AZ (1987 a) Effect of long term stress on the ultrastructure of the aging mouse heart. Gerontology 33:19–33

Coleman R, Silbermann M, Gershon D, Reznick AZ (1987 b) Giant mitochondria in the myocardium of aging and endurance-trained mice. Gerontology 33:34–39

Counter CM, Gupta J, Harley CB, Leber B, Bacchetti S (1995) Telomerase activity in normal leukocytes and in hematologic malignancies. Blood 85:2315–2320

Cowled PA, Ciccarelli C, Coccia E, Philipson L, Sorrentino V (1994) Expression of growth arrest specific (gas) genes in senescent murine cells. Exp Cell Res 211:197–202

Cristofalo VJ, Phillips PD, Sorger T, Gerhard G (1989) Alterations in the responsiveness of senescent cells to growth factors. J Gerontol 44:55–62

Cutler RG (1973) Redundancy of information content in the genome of mammalian species as a protective mechanism determining aging rate. Mech Ageing Dev 2:381–408

Cutler RG (1982) The dysdifferentiation hypothesis of mammalian aging and longevity. In: Giacobini E, Filogamo, Giacobini G, Vernadakis VA (eds) The aging brain: cellular and molecular mechanisms of aging in the nervous system. Raven, New York, pp 1–19

Cutler RG (1985) Antioxidants and longevity of mammalian species. In: Woodhead AD, Blackett AD, Hollaender A (eds) Molecular biology of aging. Plenum Press, New York, pp 15–73

D'Mello NP, Childress AM, Franklin DS, Kale SP, Pinswasdi C, Jazwinski SM (1994) Cloning and characterization of LAG1, a longevity assurance gene in yeast. J Biol Chem 269:15451–15459

Davies I, Sigee DC (1984) Cell ageing and cell death. Cambridge University Press

De Boer J, de Wit J, van Steeg H, Berg RJ, Morreau H, Visser P et al (1998) A mouse model for the basal transcription/DNA repair syndrome trichothiodystrophy. Mol Cell 1:981–990

De Rijk P, Van de Peer Y, De Wachter R (1997) Database on the structure of large ribosomal subunit RNA. Nucl Acids Res 25:117–122

De Vries A, Van Oostrom CTh, Doortant PM, Beems RB, Van Kreijl CF, Capel PJA, Van Steeg H (1997) Spontaneous liver tumours and benzo[a]pyrene-induced lymphomas in XPA-deficient mice. Mol Carcinogen 19:46–53

Dell'Orco RT, Anderson LE (1991) Decline of poly-ADP-ribosylation during in vitro senescence in human diploid fibroblasts. J Cell Physiol 146:216–221

Dimri G, Campisi J (1994) Altered profile of transcription factor-binding activities in senescent human fibroblasts. Exp Cell Res 212:132–140

Driscoll M (1995) Genes controlling programmed cell death: relation to mechanisms of cell senescence and aging? In: Esser K, Martin GM (eds) Molecular aspects of aging. Wiley, Chichester, pp 45–58

Dudas SP, Arking R (1994) The expression of the EF1α genes of Drosophila is not associated with the extended longevity phenotype in a selected long-lived strain. Exp Gerontol 29:645–657

Dulić V, Kaufmann WK, Wilson SJ, Tlsty TD, Lees E et al (1994) p53-dependent inhibition of cyclin-dependent kinase activities in human fibroblasts during radiation-induced G1 arrest. Cell 76:1013–1023

Dulić V, Beney GE, Frebourg G, Drullinger LF, Stein GH (2000) Uncoupling between phenotypic senescence and cell cycle arrest in aging p21-deficient fibroblasts. Mol Cell Biol 20:6741–6754

Ellis NA, Groden J, Ye TZ, Straughen J, Lennon DJ, Ciocci S et al (1995) The Bloom's syndrome gene product is homologous to RecQ helicases. Cell 83:655–666

Evan GI (1994) Old cells never die, they just apoptose. Trends Cell Biol 4:191–192

Everitt A, Meites J (1989) Aging and anti-aging effects of hormones. J Gerontol 44:139–141

Everitt AV, Seedsman NJ, Jones F (1980) The effects of hypophysectomy and continuous food restriction, begun at ages 70 and 400 days, on collagen aging, proteinuria, incidence of pathology and longevity in the male rat. Mech Ageing Dev 12:161–172

Exton JH (1994) Phosphatidylcholine breakdown and signal transduction. Biochim Biophys Acta 1212:26–42

Fargnoli J, Blake MJ, Holbrook NJ (1990) In vivo and in vitro studies on the heat shock response and aging. In: Finch CE, Johnson TE (eds) Molecular biology of aging. Wiley-Liss, New York, pp 379–390

Feuers et al (1995) Intermediate metabolism and antioxidant systems. In: Hart RW, Neumann DA, Robertson RT (eds) Dietary restriction: implications for the design and interpretation of toxicity and carcinogenicity Studies. ILSI Press, Washington, pp 180–195

Finch CE (1990) Longevity, senescence and the genome. University Press, Chicago

Finch CE, Kirkwood TB (2000) Chance, development and aging. University Press, Oxford

Foucault F, Vaury C, Barakat A, Thibout D, Planchon P, Jaulin C et al (1997) Characterization of a new BLM mutation associated with a topoisomerase II alpha defect in a patient with Bloom's syndrome. Hum Mol Genet 6:1427–1434

Friedberg EC (1985) DNA repair. Freeman, New York

Fujita T, Maruyama N (1991) Elevated levels of c-jun and c-fos transcripts in the rat liver. Biochem Biophys Res Commun 178:1485–1488

Futreal PA, Barrett JC (1991) Failure of senescent cells to phosphorylate the RB protein. Oncogene 6:1109–1113

Gabius HJ, Goldbach S, Graupner G, Rehm S, Cramer F (1982) Organ pattern of age-related changes in the aminoacylation synthetase activities of the mouse. Mech Ageing Dev 20:305–313

Gelman R, Watson A, Bronson R, Yunis E (1988) Murine chromosomal regions correlated with longevity. Genetics 118:693–704
Gerhard GS, Phillips PD, Cristofalo VJ (1991) EGF- and PDGF-stimulated phosphorylation in young and senescent WI-38 cells. Exp Cell Res 193:87–92
Globerson A (1999) Hematopoietic stem cells and aging. Exp Gerontol 34:137–146
Gray MD, Shen JC, Kamath-Loeb AS et al (1997) The Werner syndrome protein is a DNA helicase. Nat Genet 17:100–103
Gresik EW, Wenk-Salamone K, Onetti-Muda A, Gubits RM, Shaw PA (1986) Effect of advanced age on the induction by androgen or thyroid hormone of epidermal growth factor and epidermal growth factor mRNA in the submandibular glands of C57B1/6 male mice. Mech Ageing Dev 34:175–189
Grube K, Bürkle A (1992) Poly(ADP-ribose) polymerase activity in mononuclear leukocytes of 13 mammalian species correlates with species-specific life span. Proc Natl Acad Sci USA 89:11759–11763
Haan G de, Van Zant G (1997) Intrinsic and extrinsic control of hemopoietic stem cell numbers: mapping of a stem cell gene. J Exp Med 186:529–536
Haan G de, Van Zant G (1999a) Dynamic changes in mouse hematopoietic stem cell numbers during aging. Blood 93:3294–3301
Haan G de, Van Zant G (1999b) Genetic analysis of hemopoietic cell cycling in mice suggests its involvement in organismal life span. FASEB J 13:707–713
Hanawalt PC (1987) On the role of DNA damage and repair processes in aging: evidence for and against. In: Warner HR, Butler RN, Sprott RL, Schneider EL (eds) Modern biological theories of aging. Raven Press, New York, pp 183–198
Hara E, Smith R, Parry D, Tahara H, Stone S, Peters G (1996) Regulation of p16CDNK2 expression and its implications for cell immortalization and senescence. Mol Cell Biol 16:859–867
Harle-Bachor C, Boukamp P (1996) Telomerase activity in the regenerative basal layer of the epidermis in human skin and carcinoma-derived skin keratinocytes. Proc Natl Acad Sci USA 93:6476–6481
Harley CB (1991) Telomere loss: mitotic clock or time bomb? Mutat Res 256:271–282
Harley CB (1997) Human ageing and telomeres. In: Telomeres and telomerase. Ciba Foundation Symposium 211. Wiley, Chichester, pp 129–144
Harley CB, Futcher AB, Greider CW (1990) Telomers shorten during ageing of human fibroblasts. Nature 345:458–460
Harley CB (1995) Telomeres and aging. In: Blackburn EH, Greider CW (1995) Telomeres. CSHL Press, pp 247–263
Harper JW, Adami GR, Wie N, Keyomarsi K, Elledge SJ (1993) The p21 Cdk-interacting protein Cip1 is a potent inhibitor of G1 cyclin-dependent kinases. Cell 75:805–816
Harrington EA, Bennett SE, Fanidi A, Evan GI (1994) c-Myc induced apoptosis in fibroblasts is inhibited by specific cytokines. EMBO J 13:3286–3295
Hastie ND, Dempster M, Dunlop MG, Thompson AM, Green DK, Allshire RC (1990) Telomere reduction in human colorectal carcinoma and with ageing. Nature 346:866–868
Hawkes K, O'Connell JF, Jones NG, Alvarez H, Charnov EL (1998) Grandmothering, menopause, and the evolution of human life histories. Proc Natl Acad Sci USA 95:1336–1339
Hayflick L, Moorehead PS (1961) The limited in vitro lifetime of human diploid cell strains. Exp Cell Res 37:614–636
Helfand SL, Rogina B (2000) Regulation of gene expression during aging. In: Hekimi S (ed) The molecular genetics of aging. Springer, Berlin Heidelberg, pp 67–80
Henning KA, Li L, Iyer N, McDaniel LD, Reagan MS, Legerski R et al (1995) The Cockayne syndrome group A gene encodes a WD repeat protein that interacts with CSB protein and a subunit of RNA polymerase II TFIIH. Cell 82:555–564
Hensley K et al (1994) A model for beta-amyloid aggregation and neurotoxicity based on free radical generation by the peptide: relevance to Alzheimer disease. Proc Natl Acad Sci USA 91:3270–3274
Heydari AR, Wu B, Takahashi R, Strong R, Richardson A (1993) Expression of heat shock protein 70 is altered by age and diet at the level of transcription. Mol Cell Biol 13:2909–2918
Hoeijmakers JH (1994) Human nucleotide excision repair syndromes: molecular clues to unexpected intricacies. Eur J Cancer 30A:1912–1921
Holliday R (1984) The significance of DNA methylation in cellular aging. In: Woodhead AD, Blackett AD, Hollaender A (eds) Molecular biology of aging. Plenum Press, New York, pp 269–283
Horbach GJ, van Bezooijen CF (1991) The effect of age on the synthesis of rat liver proteins. In: Kitani K (ed) Liver and aging. Elsevier, Amsterdam, pp 183–191
Hornsby PJ, Cheng CY, Ryan RF, Yang L (1990) Stochastic changes in gene expression in adrenal cell senescence. In: Finch CE, Johnson TE (eds) Molecular biology of aging. Wiley-Liss, New York, pp 249–263
Hsieh J-K, Kletsas D, Clunn Ghughes AD, Schachter M, Demoliou-Mason C (2000) p53, $p21^{waf1/cip1}$, and MDM2 involvement in the proliferation and apoptosis in an in vitro model of conditionally immortalized human vascular smooth muscle cells. Arterioscler Thromb Vasc Biol 20:973–981
Iijima M, Mihara K, Kondo T, Tsuji T, Ishioka C, Namba M (1966) Mutation in p53 and de-regulation of p53-related gene expression in three human cell lines immortalized with 4-nitroquinoline 1-oxide or ^{60}Co gamma rays. Int J Cancer 66:698–702
Imai SI, Kitano H (1998) Heterochromatin islands and their dynamic reorganization: a hypothesis for three distinctive features of cellular aging. Exp Gerontol 33:555–570
Jacks T, Remington L, Williams BO, et al (1994) Tumor spectrum analysis in p53-mutant mice. Curr Biol 4:1–7
Jazwinski SM (1993) The genetics of aging in the yeast Saccharomyces cerevisiae. Genetica 91:35–51
Jazwinski SM (1996) Models of aging: invertebrates, filamentous fungi, and yeasts. In: Birren JE (ed) Encyclopedia of gerontology, vol 2. Acad Press, San Diego, pp 151–161
Jazwinski SM (1998) Genetics of longevity. Exp Gerontol 33:773–783
Jazwinski SM (1999) Longevity, genes, and aging: a view provided by a genetic model system. Exp Gerontol 34:1–6
Jazwinski SM (2000) Coordination of metabolic activity and stress resistance in yeast longevity. In: Hekimi S (ed) The molecular genetics of aging. Springer, Berlin Heidelberg New York, pp 21–44

Jian-Gang Z et al (1998) Apolipoprotein E and longevity among Han Chinese population. Mech Ageing Dev 104:159–167
Johansson CB, Momma S, Lendahl U, Frisen J (1999) Identification of a neural stem cell in the adult mammalian central nervous system. Cell 96:25–34
Kaneko H, Orii KO, Matsui E, Shimozawa N, Fukao T, Matsumoto T et al (1997) BLM (the causative gene of Bloom syndrome) protein translocation into the nucleus by a nuclear localization signal. Biochem Biophys Res Commun 240:348–353
Karow JK, Chakraverty RK, Hickson ID (1997) The Bloom's syndrome gene product is a 3'-5'-DNA helicase. J. Biol Chem 272:30611–30614
Kerr JF, Wyllie AH, Currie AR (1972) Apoptosis: A basic biological phenomenon with wide-ranging implications in tissue kinetics. Brit J Cancer 26:239–257
Kerr JF, Winterford CM, Harmon PV (1994) Apoptosis: its significance in cancer and cancer therapy. Cancer 73:2013–2026
Khasigov PC, Nikolaev AY (1987) Age-related changes in the rates of polypeptide chain elongation. Biochem Int 15:1171–1178
Kimura KD, Tissenbaum HA, Liu Y, Ruvkun G (1997) Daf-2, an insulin receptor-like gene that regulates longevity and diapause in Caenorhabditis elegans. Science 277:942–946
Kirkwood TBL (1985) Comparative evolutionary aspects of longevity. In: Finch CE, Schneider EL (eds) Handbook of the biology of aging, 2nd ed. Van Nostrand, New York, pp 27–45
Kirkwood TBL (1991) Genetic basis of limited cell proliferation. Mutat Res 256:323–328
Kirkwood TBL (2001 a) Aging vulnerability: causes and interventions. Wiley, Chichester
Kirkwood TBL (2001 b) An atlas of aging. Parthenon, London
Kirkwood TBL (2001 c) The end of age. Profile, London
Kirkwood TBL, Austad SN (2000) Why do we age? Nature 408:233–238
Kirkwood TBL et al (1996) Cell maintenance and stress response in ageing and longevity. In: Rattan SIS, Toussaint O (eds) Molecular gerontology. Plenum Press, New York, pp 193–200
Kitano H, Imai SI (1998) The two process model of cellular aging. Exp Gerontol 33:393–419
Kiyono T, Foster SA, Koop JI, McDougall JK, Galloway DA, Klingelhutz AJ (1998) Both Rb/p16 INK4a inactivation and telomerase activity required to immortalize human epithelial cells. Nature 396:84–88
Klass M, Hirsh D (1976) Non-ageing developmental variant of Caenorhabditis elegans. Nature 260:523–525
Kohn RR, Cerami A, Monnier V (1984) Collagen aging in vitro by nonenzymatic glycosylation and browning. Diabetes 33:57–59
Kruk PA, Rampino NJ, Bohr VA (1995) DNA damage and repair in telomeres: relation to aging. Proc Natl Acad Sci USA 92:258–262
Kuro-o M et al (1997) Mutation of the mouse klotho gene leads to a syndrome resembling aging. Nature 390:45–51
Lakowski B, Hekimi S (1996) Determination of life-span in Caenorhabditis elegans by four clock genes. Science 272:1010–1013
Lanza RP et al (2000) Extension of cell life-span and telomere length in animals cloned from senescent somatic cells. Science 288:665–669
Lebel M, Leder P (1998) A deletion within the murine Werner syndrome helicase induces sensitivity to inhibitors of topoisomerase and loss of cellular proliferative capacity. Proc Natl Acad Sci USA 95:13097–13102
Lecka-Czernik B, Moerman EJ, Jones RA, Goldstein S (1996) Identification of gene sequences overexpressed in senescent and Werner syndrome human fibroblasts. Exp Gerontol 31:159–174
Lee AT, Cerami A (1992) Role of glycation in aging. Ann NY Acad Sci 663:63–70
Li L, Bales ES, Peterson CA, Legerski RJ (1993) Characterization of molecular defects in xeroderma pigmentosum group C. Nat Genet 5:413–417
Lichtig C, Levy J, Gershon D, Reznick AZ (1987) Effect of aging and exercise on the kidney. Gerontology 33:40–48
Lin J-Y, Seroude L, Benzer S (1998) Extended life-span and stress resistance in the Drosophila mutant methuselah. Science 282:943–946
Lin K, Dorman JB, Rodan A, Kenyon C (1997) Daf-16: an HNF3/forkhead family member that can function to double the life-span of Caenorhabditis elegans. Science 278:1319–1322
Lindsey J, McGill NI, Lindsey LA, Green DK, Cooke HJ (1991) In vivo loss of telomeric repeats with age in humans. Mutat Res 256:45–48
Lipman JM, Turturro A, Hart RW (1989) The influence of dietary restriction on DNA repair in rodents: a preliminary study. Mech Ageing Dev 48:135–143
Liu A-Y, Lin Z, Choi HS, Sorhage F, Li B (1989) Attenuated induction of heat shock gene expression in aging diploid fibroblasts. J Biol Chem 264:12037–12045
Louda N, Niedermüller H (1994) Age changes within the genome. In: Knook DL, Hofecker G (eds) Aspects of aging and disease. Vienna aging series, vol 4. Facultas, Wien, pp 61–70
Macieira-Coelho A (1995 a) Reorganization of the genome during aging of proliferative cell compartments. In: Macieira-Coelho A (ed) Molecular basis of aging. CRC Press, Boca Raton, pp 21–70
Macieira-Coelho A (1995 b) Structural changes modifying the intracellular flow of information. In: Macieira-Coelho A (ed) Molecular basis of aging. CRC Press, Boca Raton, pp 307–326
Macieira-Coelho A, Pontén J, Phillipson L (1966) The division cycle and RNA synthesis in diploid human cells at different passage levels in vitro. Exp Cell Res 42:673–684
Maeda T, Sato K, Minami H, Taguchi H, Yoshikawa K (1995) Chronological difference in walking impairment among Japanese group A xeroderma pigmentosum (XP-A) patients with various combinations of mutation sites. Clin Genet 48:225–231
Magnuson VL, Young M, Schalterberg DG, Mancini MA, Chen D, Steffensen B, Kleba RJ (1991) Is alternative splicing of fibronectin pre-mRNA altered during aging and in response to growth factors? J Biol Chem 266:14654–14657
Makarov VL, Hirose Y, Langmore JP (1997) Long G tails at both ends of human chromosomes suggest a C strand degradation mechanism for telomere shortening. Cell 88:657–666
Martin GM (1990) Segmental and unimodal progeroid syndromes of man. In: Harrison DE (ed) Genetic effects on aging II. Telford, Caldwell, pp 493–519
Martin GM (1991) Genetic and environmental modulations of chromosomal stability: their roles in aging and oncogenesis. Ann NY Acad Sci 621:401–417

Masoro E (1988) Food restriction in rodents: an evaluation of its role in the study of aging. J Gerontol 43:59–64

Masoro E (1989) Overview of the effect of food restriction. In: Snyder DL (ed) Dietary restriction and aging. Liss, New York, pp 27-35

Masoro EJ (1996) Models of aging: vertebrates. In: Birren JE (ed) Encyclopedia of gerontology. Acad Press, San Diego, pp 163–170

Masoro NJ (1998) Influence of caloric intake on aging and on the response to stressors. J Toxicol Environ Health 1:243–257

Matsumoto T, Shimamoto A, Goto M, Furuichi Y (1997) Impaired nuclear localization of defective DNA helicases in Werner's syndrome. Nat Genet 16:335–336

Matuoka K, Takenawa T (1998) Downregulated expression of the signaling molecules Nck, c-Crk, Grb2/Ash, PI 3-kinase p110 alpha and WRN during fibroblast aging in vitro. Biochim Biophys Acta 1401:211–215

Mays-Hoopes LL (1985) Macromolecular methylation during aging. Rev Biol Res Aging 2:361–393

Mays-Hoopes LL (1989) Age related changes in DNA methylation. Do they represent continued developmental changes? Int Rev Cytol 114:181–220

McElligott R, Wellinger RJ (1997) The terminal DNA structure of mammalian chromosomes. EMBO J 16:3705–3714

McCay C, Crowell M, Maynard L (1935) The effect of retarded growth upon the length of lifespan and upon the ultimate body size. J Nutr 10:63–79

McClearn GE (1996) Markers of aging. In: Birren JE (ed) Encyclopedia of gerontology. Acad Press, San Diego, pp 97–105

Medawar PB (1952) An unsolved problem of biology. Lewis, London

Medcalf AS, Klein-Szanto AJ, Cristofalo VJ (1996) Expression of p21 is not required for senescence in human fibroblasts. Cancer Research 56:4582–4585

Medvedev ZA (1986) Age-related changes of transcription and RNA processing. In: Platt D (ed) Drugs and aging. Springer, Berlin Heidelberg New York, pp 1–19

Merry BJ, Holehan AM (1991) Effect of age and restricted feeding on polypeptide chain assembly kinetics in liver protein synthesis in vivo. Mech Ageing Dev 58:139–150

Miller RA (1999) Kleemeir award lecture: are there genes for aging? J Gerontol 54A:B297–B307

Milman N, Graudel N, Andersen HC (1988) Acute phase reactants in the elderly. Clin Chem Acta 176:59–61

Miquel J (1995) Role of mitochondria in cell aging. In: Macieira-Coelho A (ed) Molecular basis of aging. CRC Press, Boca Raton, pp 219–233

Modrich P (1995) Mismatch repair, genetic stability, and cancer. Science 266:1959–1960

Morris JZ, Tissenbaum HA, Ruvkun G (1996) A phosphatidylinositol-3-OH kinase family member regulating longevity and diapause in Caenorhabditis elegans. Nature 382:536–539

Muggleton-Harris AL, Hayflick L (1976) Cellular aging studied by the reconstruction of replicating cells from nuclei and cytoplasmas isolated from normal human diploid cells. Exp Cell Res 103:321–330

Muggleton-Harris AL, DeSimone DW (1980) Replicative potentials of fusion products between WI 38 and SV40-transformed WI38 cells and their components. Somat Cell Gen 6:689–698

Müller WE, Agutter PS, Schröder HC (1995) Transport of mRNA into the cytoplasm. In: Macieira-Coelho A (ed) Molecular basis of aging. CRC Press, Boca Raton, pp 353–388

Munkres KD, Furtek C (1984) Linkage of conidial longevity determinant genes in Neurospora crassa. Mech Ageing Dev 25:63–77

Murakami S, Johnson TE (1998) Life extension and stress resistance in Caenorhabditis elegans modulated by the trk-1 gene. Curr Biol 8:1091–1094

Murano S, Thweatt R, Shmookler Reis RJ, Jones RA, Moerman EJ, Goldstein S (1991) Diverse gene sequences are overexpressed in Werner syndrome fibroblasts undergoing premature replicative senescence. Mol Cell Biol 11:3905–3914

Nair J, Barbin A, Guichard Y, Bartsch H (1995) 1,N6-ethenodeoxyadenosine and 3,N4-ethenodeoxycytidine in liver DNA from humans and untreated rodents detected by immunoaffinity/^{32}P-postlabelling. Carcinogenesis 16:613–617

Neeper SA, Gomez-Pinilla F, Choi J, Cotman CW (1996) Physical activity increases mRNA for brain-derived neurotrophic factor and nerve growth factor in rat brain. Brain Res 726:49–56

Niedermüller H (1985) DNA repair during aging. In: Sohal RS, Birnbaum LS, Cutler RG (eds) Molecular biology of aging. Gene stability and gene expression. Raven Press, New York, pp 173–193

Niedermüller H (1995) DNA repair during aging. In: Macieira-Coelho A (ed) Molecular basis of aging. CRC Press, Boca Raton, pp 137–182

Niedermüller H, Hofecker G (1994) Ist die Selektion auf höhere Lebenserwartung durch einen gesetzmäßigen Alternsprozeß möglich? Z Gerontol 27:166–171

Niedermüller H, Hofecker G, Skalicky M (1986) Wirkungsmechanismen von subcutan implantiertem fetalem Gewebe bei der Ratte. Cytobiol Rev 3:111–121

Nigro JM et al (1989) Mutations in the p53 gene occur in diverse human tumour types. Nature 342:705–708

Noble RJ, Rogan EM, Neumann AA, Maclean K, Bryan TM Reddel RR (1996) Association of extended in vitro proliferative potential with loss of p16 INK4 expression. Oncogene 13:1259–1268

Noda A, Ning Y, Venable SF, Pereira-Smith OM, Smith JR (1994) Cloning of senescent cell-derived inhibitors of DNA synthesis using an expression screen. Exp Cell Res 211:90–98

Ogden DA, Micklem HS (1976) The fate of serially transplanted bone marrow cell populations from young and old donors. Transplantation 22:287–293

Okada M, Goto M, Furuichi Y, Sugimoto M (1998) Differential effects of cytotoxic drugs on mortal and immortalized B-lymphoblastoid cell lines from normal and Werner's syndrome patients. Biol Pharm Bull 21:235–239

Olovnikov AM (1971) Principle of marginotomy in template synthesis of polynucleotides. Dokl Acad Nauk 201:1496–1499

Osawa M, Hanada K-I, Hamada H, Nakauchi H (1996) Long-term lymphohematopoietic reconstitution by a single CD34-low/negative hematopoietic stem cell. Science 273:242–245

Pantoja C, Serrano M (1999) Murine fibroblasts lacking p21 undergo senescence and are resistant to transformation by oncogenic ras. Oncogene 18:4974–4982

Park WY, Hwang CI, Kang MJ et al (2001) Gene profile of replicative senescence is different from progeria or elderly donor. Biochem Biophys Res Comm 282:934–939

Partridge L, Prowse N, Pignatelli P (1999) Another set of responses and correlated responses to selection of age of reproduction in Drosophila melanogaster. Proc R Soc Lond B Biol Sci 266:255–261
Paulsson Y et al (1986) Growth factors induce early pre-replicative changes in senescent human fibroblasts. EMBO J 5:2157–2162
Pereira-Smith OM, Smith JR (1981) Expression of SV40 T antigen in finite lifespan hybrids of normal SV40 transformed fibroblasts. Somat Cell Gen 7:411–421
Pierpaoli W, Dall'Ara A, Pedrinis E, Regelson W (1991) The pineal control of aging. The effects of melatonin and pineal grafting on the survival of older mice. Ann NY Acad Sci 621:291–313
Pipkin JL et al (1997) p53 synthesis and phosphorylation in the aging diet-restricted rat following retinoic acid administration. Mech Ageing Dev 97:15–34
Pontén J, Stein WD, Shall S (1983) A quantitative analysis of the ageing of human glial cells in culture. J Cell Physiol 117:342–352
Psarras PD, Kletsas D, Stathakos D (1994) Restoration of down-regulated PDGF receptors by TGF-β in human embryonic fibroblasts. Enhanced response during cellular in vitro aging. FEBS Lett 339:84–88
Quellette MM, McDaniel LD, Wright WE, Shay JW, Schultz RA (2000) The establishment of telomerase-immortalized cell lines representing human chromosome instability syndromes. Hum Mol Genet 9:403–411
Rattan SIS (1992) Regulation of protein synthesis during aging. Eur J Gerontol 1:128–136
Rattan SIS (1995 a) Gerontogenes: real or virtual. FASEB J 9:284–286
Rattan SIS (1995 b) Translation and post-translational modifications during aging. In: Macieira-Coelho A (ed) Molecular basis of aging. CRC Press, Boca Raton, pp 389–420
Rattan SIS (1996) Synthesis, modifications and turnover of proteins during aging. Exp Gerontol 31:33–47
Rattan SIS (1998 a) Is gene therapy for aging possible? Ind J Exp Biol 36:233–236
Rattan SIS (1998 b) The nature of gerontogenes and vitagenes. Antiaging effects of repeated heat shock on human fibroblasts. Ann NY Acad Sci USA 854:54–60
Rattan SIS (2001) From vitagenes to gerontogenes and the other way around: research strategies. In: Bertoni-Freddari C, Niedermüller H (eds) Current concepts in experimental gerontology. Vienna Aging Series, vol 6. Facultas, Wien, pp 15–22
Rattan SIS, Derventzi A, Clark BFC (1992) Protein synthesis, post-translational modifications and aging. Ann NY Acad Sci 663:48–62
Reed JC (1994) Bcl-2 and the regulation of programmed cell death. J Cell Biol 124:1–6
Reenstra WR, Yaar M, Gilchrest BA (1993) Effect of donor age on epidermal growth factor processing in man. Exp Cell Res 209:118–122
Regelson W (1983) The evidence for pituitary and thyroid control of aging: is aging reversal, a myth or reality? The search for a „death hormone". In: Regelson W, Sinex FM (eds). Alan Liss, New York, pp 3–52
Richardson A, Semsei I (1987) Effects of aging on translation and transcription. Rev Biol Res Aging 3:467–483
Rogan EM et al (1995) Alterations in p53 and p16 INK4a expression and telomere length during spontaneous immortalization of Li-Fraumeni syndrome fibroblasts. Mol Cell Biol 15:4745–4753
Rosen R (1975) Biological systems as paradigms for adaptation. In: Day RH, Groves T (eds) Adaptive economic models. Acad Press, New York, pp 39–72
Roth GS (1997) Age changes in signal transduction and gene expression. Mech Ageing Dev 98:231–238
Russel ES (1978) Genetic origins and some research uses C57BL/6, DBA/2 and B6D2F1 mice. In: Gibson DC, Adelman RC, Finch CE (eds) NIH Publication. DNEW, Bethesda, pp 37–44
Salk D (1982) Werner's syndrome: a review of recent research with an analysis of connective tissue metabolism, growth control of cultured cells, and chromosomal aberrations. Hum Genet 62:1–5
Schächter F et al (1994) Genetic associations with human longevity at the APOE and ACE loci. Nat Genet 6:29–32
Schmutte C, Yang AS, Beart RW, Jones PA (1995) Base excision repair of U:G mismatches at a mutational hotspot in the p53 gene is more efficient than base excision repair of T:G mismatches in extracts of human colon tumors. Cancer Res 55:3742–3746
Schröder HC, Ugarkovic D, Müller WE, Mizushima H, Nemoto F, Kuchino Y (1992) Increased expression of UAG suppressor tRNA in aged mice: consequences for retroviral gene expression. Eur J Gerontol 1:452–457
Serrano M, Hannon GJ, Beach D (1993) A new regulatory motif in cell-cycle control causing specific inhibition of cyclin D/Cdk4. Nature 366:704–707
Serrano M, Lin AW, McCurrach ME, Beach D, Lowe SW (1997) Oncogenic ras provokes premature cell senescence associated with accumulation on p53 and p16 INK4. Cell 88:593–602
Seshadri T, Campisi J (1990) Repression of c-fos transcription and an altered genetic program in senescent human fibroblasts. Science 247:205–209
Shanley DP, Kirkwood TB (2000) Calorie restriction and aging: a life history analysis. Evolution 54:740–750
Shay JW, Pereira-Smith OM, Wright WE (1991) A role for both RB and p53 regulation of human cellular senescence. Exp Cell Res 196:33–40
Shay JW, Werbin H (1992) New evidence for the insertion of mitochondrial DNA into the human genome: significance for cancer and aging. Mutat Res 275:227–235
Shay JW (1998) Accelerated telomere shortening in bone-marrow recipients. Lancet 351:153–154
Shepherd JC, Walldorf U, Hug P, Gehring WJ (1989) Fruitflies with additional expression of the elongation factor EF1α live longer. Proc Natl Acad Sci USA 86:7520–7521
Shiels PG, Kind AJ, Campbell KH, Waddington D, Wilmut I, Colman A, Schnieke AE (1999) Analysis of telomere length in cloned sheep. Nature 399:316–317
Sierra F, Fey GH, Guigoz Y (1989) T-kininogen expression is induced during aging. Mol Cell Biol 9:5610–5613
Sinclair DA, Mills K, Guarente L (1997) Accelerated aging and nucleolar fragmentation in yeast sgs1 mutants. Science 277:1313–1316
Singh S, Kanungo MS (1991) DNAse I hypersensitive sites of the 5′ region of the fibronectine gene of the liver of the rat. Biochem Biophys Res Commun 181:131–135
Singh S, Kanungo MS (1993) Changes in expression and CRE binding proteins of the fibronectine gene during aging of the rat. Biochem Biophys Res Commun 193:440–445
Sirover MA, Vollberg TM, Seal G (1990) DNA repair and the molecular mechanisms of Bloom's syndrome. Crit Rev Oncog 2:19–33

Skalicky M, Viidik A (1999) Comparison between continuous and intermittent physical exercise on aging rats: changes in patterns of spontaneous activity and connective tissue stability. Aging 11:227–234

Slagboom PE, Vijg J (1989) Genetic instability and aging: theories, facts and future perspectives. Genome 31:373–385

Smith JR, Whitney RG (1980) Intraclonal variation in proliferative potential of human diploid fibroblasts: stochastic mechanism for cellular aging. Science 207:82–84

Stadtman ER (1992) Protein oxidation and aging. Science 257:1220–1224

Stearns SC, Kaiser M (1993a) The effect of enhanced expression of elongation factor EF1-*α* on lifespan of Drosophila melanogaster. Genetica 91:158–166

Stearns SC, Kaiser M (1993b) The effects of enhanced expression of elongation factor EF1-*α* on lifespan of Drosophila melanogaster. IV. A summary of three experiments. Genetica 91:167–182

Stefanini M, Vermeulen W, Weeda G, Giliani S, Nardo T, Mezzina M et al (1993) A new nucleotide-excision-repair gene associated with the disorder trichothiodystrophy. Am J Hum Genet 53:817–821

Stein GH, Dulic V (1995) Origins of G1 arrest in senescent human fibroblasts. Bio Assay 17:537–543

Stein GH, Beeson M, Gordon L (1990) Failure to phosphorylate the retinoblastoma gene product in senescent human fibroblasts. Science 249:666–669

Stein G, Drullinger LF, Soulard A, Dulić V (1999) Differential roles for cyclin-dependent kinase inhibitors p21 and p16 in the mechanism of senescence and differentiation in human fibroblasts. Mol Cell Biol 19:2109–2117

Sugasawa K, Ng JM, Masutani C, Iwai S, Spek van der PJ, Eker AP et al (1998) Xeroderma pigmentosum group C protein complex is the initiator of global genome nucleotide excision repair. Mol Cell 2:223–232

Swim HE, Parker RF (1957) Culture characteristics of human fibroblasts propagated serially. Am J Hygiene 66:235–243

Takahashi R, Mori N, Goto S (1985) Alteration of aminoacyl-tRNA synthetases with age: accumulation of heat-labile molecules in rat liver, kidney and brain. Mech Ageing Dev 33:67–75

Tice RR, Setlow RB (1985) DNA repair and replication in aging organisms and cells. In: Finch CE, Schneider EL (eds) Handbook of the biology of aging, Van Nostrand Reinhold, New York, pp 173–224

Tolmasoff JM, Ohno T, Cutler RG (1980) Superoxide dismutase: correlation with life span and specific metabolic rate in primate species. Proc Natl Acad Sci USA 77:2777–2781

Troelstra C, Gool van A, Wit de J, Vermeulen W, Bootsma D, Hoeijmakers JH (1992) ERCC6, a member of a subfamily of putative helicases, is involved in Cockayne's syndrome and preferential repair of active genes. Cell 71:939–953

Van de Peer Y, Jansen J, De Rijk P, De Wachter R (1997) Database on the structure of small ribosomal subunit RNA. Nucleic Acids Res 25:111–116

Van Duin M et al (1988) Evolution and mutagenesis of the mammalian excision repair gene ERCC-1. Nucleic Acids Res 16:5305–5322

Van Voorheis WA, Ward S (1999) Genetic and environmental conditions that increase longevity in Caenorhabditis elegans decrease metabolic rate. Proc Natl Acad Sci USA 95:11399–11403

Van Zant G, Holland BP, Eldridge PW, Chen J-J (1990) Genotype-restricted growth and aging patterns in hematopoietic stem cell populations of allophenic mice. J Exp Med 171:1547–1565

Veletzky S, Skalicky M, Hofecker G (1990) Non-enzymatic glycosylation as a possible mechanism of collagen aging. In: Robert L, Hofecker G (eds) The theoretical basis of aging research. Vienna Aging Series, vol 2. Facultas, Wien, pp 169–176

Venable ME, Blobe GC, Obeid LM (1994) Identification of a defect in the phospholipase D/diacylglycerol pathway in cellular senescence. J Biol Chem 269:26040–26044

Walford RL, Spindler SR (1997) The response to calorie restriction in mammals shows features also common to hibernation: a cross-adaption hypothesis. J Gerontol 52:179–183

Walker DW, McColl G, Jenkins NL, Harris J, Lithgow GJ (2000) Evolution of lifespan in C. elegans. Nature 405:296–297

Walker NI, Harmon BV, Gobe GC, Kerr JFR (1988) Patterns of cell death. Methods Archive Exp Pathol 113:18–54

Wang E (1995) Senescent human fibroblasts resist programmed cell death, and failure to suppress bcl-2 is involved. Cancer Res 55:2284–2292

Webb DK, Evans MK, Bohr VA (1996) DNA repair fine structure in Werner's syndrome cell lines. Exp Cell Res 224:272–278

Webster GC (1985) Protein synthesis in aging organisms. In: Sohal RS, Birnbaum LS, Cutler RG (eds) Molecular biology of aging: gene stability and gene expression. Raven Press, New York, pp 263–289

Webster GC (1986) Effect of aging on the components of the protein synthesis system. In: Collatz KG, Sohal RS (eds) Insect aging. Springer, Berlin Heidelberg New York, pp 207–216

Weeda G, Eveno E, Donker I, Vermeulen W, Chevallier-Lagente O, Taieb A et al (1997a) A mutation in the XPB/ERCC3 DNA repair transcription gene, associated with trichothiodystrophy. Am J Hum Genet 60:320–329

Weeda G, Rossignol M, Fraser RA, Winkler GS, Vermeulen W, van't Veer LJ et al (1997b) The XPB subunit of repair/transcription factor TFIIH directly interacts with SUG1, a subunit of the 26S proteasome and putative transcription factor. Nucleic Acids Res 25:2274–2283

Weindruch RH, Kristie JA, Cheney K, Walford RL (1979) The influence of controlled dietary restriction on immunologic function and aging. Fed Proc 38:2007–2015

Weindruch RH, Walford RL (1988) The retardation of aging and disease by dietary restriction. Thomas, Springfield

Weissman IL (2000) Stem cells: units of development, units of regeneration, and units of evolution. Cell 100:157–168

Williams GC (1957) Pleiotropy, natural selection and the evolution of senescence. Evolution 11:398–411

Wilson VL, Jones PA (1983) DNA methylation decreases in aging but not in immortal cells. Science 220:1055–1057

Wilson VL, Smith RA, Ma S, Cutler RG (1987) Genomic 5-methyl deoxycytidine decreases with age. J Biol Chem 262:9948–9951

Wyllie AH (1994) Apoptosis: death gets a brake. Nature 369:272–273

Wynford-Thomas D (1996) p53: guardian of cellular senescence. J Pathol 180:118–121

Wynn RF, Cross MA, Hatton C, Will AM, Lashford LS, Dexter TM, Testa NG (1998) Accelerated telomere shortening in young recipients of allogeneic bone-marrow transplants. Lancet 351:178–181

Yan H, Chen CY, Kobayashi R, Newport J (1998) Replication focus-forming activity 1 and the Werner syndrome gene product. Nat Genet 19:375–378

Yan SD et al (1994) Glycated tau protein in Alzheimer disease: a mechanism for induction of oxidant stress. Proc Natl Acad Sci USA 91:7787–7791

Yang Y, Wilson DL (1999) Characterization of life-extending mutation in age-2, a new aging gene in Caenorhabditis elegans. J Gerontol 54A:137–142

Ye L, Miki T, Nakura J, Oshima J, Kamino K, Rakugi H, et al (1997) Association of a polymorphic variant of the Werner helicase gene with myocardial infarction in a Japanese population. Am J Med Genet 68:494–498

Yu C-E et al (1996) Positional cloning of the Werner's syndrome gene. Science 272:258–262

1.3 Molekulare Grundlagen des Alterns – eine Einführung

CHRISTIAN BEHL

Inhaltsverzeichnis

1.3.1 Altern – Phänomen und Theorien

Jeanne L. Calment, geboren am 21. Februar 1875, gestorben am 4. August 1997 im Alter von 122 Jahren in einem Alterspflegeheim in Arles, Frankreich, war der bisher älteste Mensch, dessen Lebensalter bestätigt ist. In den westlichen Industriestaaten steigt der Anteil der älteren Bevölkerung stetig an. Dies wird dazu führen, dass bis zum Jahr 2050 etwa ein Viertel der Bevölkerung über 65 Jahre alt sein wird. Noch zu Beginn des letzten Jahrhunderts lag die durchschnittliche Lebenserwartung des Menschen in den entwickelten Ländern bei etwa 37 Jahren. Heute beträgt diese etwa 73 Jahre, Tendenz steigend. Den steilsten Anstieg in der Lebenserwartung erlebt seit 1950 Japan, wo das durchschnittliche Lebensalter sogar 87 Jahre bei Frauen und 78 Jahre bei Männern beträgt (Wemmer 1993). Die Gründe für diese immense Verlängerung der Lebenserwartung seit dem letzten Jahrhundert sind vielfältig und werden unter anderem in der verbesserten Hygiene, der veränderten Ernährung und nicht zuletzt in den wesentlich weiterentwickelten Behandlungsmethoden der Medizin gesehen.

Auch wenn die Diskussion, ob „unendliches Leben" wirklich erstrebenswert ist oder nicht, eine eher philosophische ist, hat die Frage nach dem Wann, Warum und Wie wir altern und sterben erhebliche, vor allem auch medizinische Bedeutung. Hohes Alter hat oftmals einen hohen persönlichen Preis, der in einer ganzen Reihe von altersassoziierten Erkrankungen sichtbar wird. Beispiele sind Arteriosklerose, Katarakte, Osteoporose und vor allem auch neurodegenerative Erkrankungen wie die Alzheimer-Krankheit. Der amerikanische Alzheimer-Forscher Dennis Selkoe antwortete in einem Vortrag auf die Frage nach Möglichkeiten, der altersbedingten Alzheimer-Demenz vorzubeugen: *„Choose your parents properly and die young."* Hiermit hat er die wesentlichen Komponenten dieses Krankheitsprozesses sowie generell aller altersassoziierter Erkrankungen in einfacher Weise zusammengefasst. Entscheidend sind der genetische Hintergrund, die genetische Prädisposition und das Alter. Aber welche molekularen Mechanismen induzieren den Altersprozess und treiben diesen

Ganten/Ruckpaul (Hrsg.)
gemeinsam mit A. Ruiz-Torres
Molekularmedizinische Grundlagen
von altersspezifischen Erkrankungen

voran? Welche genetischen Programme sind beteiligt und wie kann man den Altersprozess möglicherweise modifizieren?

„Aging is the accumulation of diverse adverse changes that increase the risk of death", sagt Denham Harman. Er erklärt das Altern mit der verstärkten Belastung des Organismus durch Sauerstoffradikale und definiert es als die Akkumulation verschiedener negativer Veränderungen, die das Todesrisiko erhöhen. Der Alterungsprozess ist begleitet von Veränderungen, deren Entstehungsrate sich mit steigendem Alter unaufhaltsam und exponentiell erhöht. Dies führt dazu, dass nach dieser Meinung nur wenige Menschen das 100. Lebensjahr erreichen (Harman 1998a). Auf zellulärer Ebene bedeutet Seneszenz das Ende der DNA-Replikation und somit das Ende eines wesentlichen Merkmals des Lebens, der Zellteilung. Die Zelle ist der Ausgangspunkt altersassoziierter Veränderungen. Die Frage, ob sich der zelluläre Alterungsprozess kultivierter Zellen (in vitro) auf das physiologische Altern des gesamten Organismus (in vivo) einfach linear übertragen lässt, soll hier nicht detailliert besprochen werden. Aber ohne klares Verständnis der molekularen und biochemischen Veränderungen auf zellulärer Ebene wird ein Verstehen des gesamten Alterungsprozesses nicht möglich. In der Alternsforschung werden unterschiedliche Modellsysteme eingesetzt, beginnend bei kultivierten Fibroblasten über Kulturen intakter Gewebe bis hin zu Modellorganismen, wie etwa dem Fadenwurm *Caenorabditis elegans (C. elegans)*, der Hefe *Saccharomyces cerevisiae* (*S. cerevisiae*), der Fruchtfliege *Drosophila melanogaster (D. melanogaster)* und dem Säugetier Maus (*Mus musculus*), welche sich vor allem auch für genetische Manipulationen eignen.

Verschiedene molekulare Theorien versuchen, das Altern zu erklären (zur Übersicht: Kirkwood u. Austad 2000). Mittelpunkt aller dieser Theorien sind jeweils spezifische zelluläre und molekulare Prozesse. Folgende Theorien, die sich in bestimmten Aspekten überschneiden, lassen sich u.a. unterscheiden (zur Übersicht: Harman 1998b):

- Die *Kreuzvernetzungstheorie*, welche die gegenseitige chemische Vernetzung von Proteinen als wesentlichen Alterungsprozess auf molekularer Ebene beschreibt. So wurde beispielsweise gezeigt, dass aus jungen humanen Gehirnen isolierte Proteine durch die Behandlung mit Kreuzvernetzungsagenzien (z.B. Glutaraldehyd) chemisch so verbunden werden können, dass sie den Proteinen aus alten humanen Gehirnen gleichen (Bjorksten u. Tenhu 1990).
- Die *Immuntheorie*, die eine Dysfunktion des Immunsystems und die sich daraus ergebenden entzündlichen Prozesse sowie die zerstörerischen Aktivitäten von Immunmediatoren (z.B. Zytokine) für das Altern verantwortlich macht (Cheney u. Walford 1974).
- Die *Seneszenzgentheorie*, welche die Aktivität definierter Genprodukte als Ursache für die Einleitung und das Fortschreiten des Alterungsprozesses beschreibt (Hayflick 1987).
- Die *Freie-Radikale-Theorie.*
- Die *Telomertheorie.*

Die Telomertheorie ist die jüngste dieser Sichtweisen und wird momentan auf molekularer Ebene, unterstützt durch die Technologien der modernen Molekular- und Zellbiologie, intensiv untersucht. Auch wenn die molekularen Belege die Telomertheorie entscheidend stützen, sind die alternativen Sichtweisen nicht völlig verdrängt. Vielmehr gibt es eine Vielzahl von Untersuchungen, die einen Zusammenhang zwischen der Telomertheorie und der Freie-Radikale-Theorie aufzeigen. Diese beiden biochemischen und molekularen Erklärungsmodelle des zellulären Alterungsprozesses sollen hier besonders diskutiert werden.

1.3.2 Replikative Seneszenz als zelluläres Altersmodell

1.3.2.1 Das Hayflick-Limit

Viele unterschiedliche molekulare Mechanismen sind am Alterungsprozess beteiligt. Erstmals beschrieben wurde der Verlauf der replikativen oder zellulären Seneszenz von Hayflick (Hayflick 1965). Die replikative Seneszenz beginnt nach Erreichen des *Hayflick-Limits*, das als *die begrenzte Zahl von Teilungen, die primäre humane Zellen in der Kulturschale durchführen können,* definiert wird. In der Kultur geht die Teilungsfähigkeit verloren. Dieser Verlust ist irreversibel und mit charakteristischen morphologischen, zellphysiologischen, molekularen und biochemischen Veränderungen verbunden (zur Übersicht: Kanungo 1994). Die Versuchung ist sehr groß, dieses Modell der begrenzten Zellteilung in vitro (replikative Seneszenz) in die In-vivo-Situation zu übertragen, was vom heutigen Wissensstand aus gesehen nur mit großen Einschränkungen möglich ist. In der Tat wurde zunächst gefunden, dass die Anzahl der in der Kultur noch möglichen Zellteilungen von Ex-vivo-Zellen direkt vom Lebensalter des Spenderorganismus und der maximalen Lebensdauer der Spenderspezies abhängt (Hayflick 1965; Rohme 1981). Inzwischen wurden aber auch andere Befunde vorgelegt, die diese inverse Beziehung zumindest bezweifeln (Cristofalo et al. 1998). Dennoch, die replikative Seneszenz bietet als Altersmodell die Grundlage einer Reihe von molekularen Mechanismen, die am Altersprozess beteiligt zu sein scheinen. Welche Gene sind an den Vorgängen der replikativen Seneszenz beteiligt?

1.3.2.2 Gene der replikativen Seneszenz

Bei der Untersuchung des Verlustes der Zellteilungsfähigkeit stehen zunächst der Mechanismus der Zellteilung, der Zellzyklus sowie die zellzyklusassoziierten Gene im Mittelpunkt. Eine Zelle muss in jedem einzelnen Zellteilungszyklus ihre DNA replizieren. In den meisten Fällen ist hiermit gleichzeitig ein Zellwachstum und damit eine Verdoppelung der Zellinhaltsstoffe verbunden. Der Zellzyklus lässt sich in verschiedene Phasen einteilen (Abb. 1.3.1). In der mitotischen oder M-Phase werden die replizierten Chromosomen in getrennte Zellkerne aufgeteilt. Damit teilt sich die Mutterzelle in zwei Tochterzellen. Der Zeitabschnitt zwischen zwei Zellteilungen wird als Interphase bezeichnet, welche sich wiederum in einzelne Phasen einteilen lässt. In der Synthese- oder S-Phase läuft die DNA-Replikation ab. Die Zeitspanne zwischen der S- und der M-Phase wird in die G_1- und die G_2-Phase unterteilt. Die Abfolge der Zellzyklusphasen lautet somit: M-, G_1-, S-, G_2-, M-Phase. Die G_0-Phase wird als Zustand der Ruhe im Eukaryonten-Zellteilungszyklus definiert. Differenzierte Zellen befinden sich in der G_0-Phase des Zellzyklus.

Die Reihenfolge der Prozesse während des Zellzyklus sowie die in den einzelnen Phasen ablaufenden Vorgänge werden durch Kontrollsysteme reguliert, welche die DNA-Replikation und die Chromosomentrennung periodisch auslösen. Diese Kontrollsysteme werden durch Proteinkinasen kontrolliert. Die Proteinkinasen bestehen aus der Familie der cyclinabhängigen Proteinkinasen (CDK), welche die nachfolgenden Prozesse durch die Phosphorylierung bestimmter Proteine an Serin- und Threoninresten auslösen. Die aktivierenden Proteine sind die Cycline, die an CDK-Proteine binden können und diese somit in ihrer Phosphorylierungsaktivität regulieren. Die periodische Bildung von solchen Cyclin-CDK-Komplexen ist die treibende Kraft des Zellzyklus (Abb. 1.3.2) (zur Übersicht: Zhu u. Skoultchi 2001).

Mehrere Gene spielen für die Einleitung und das Fortschreiten der replikativen Seneszenz eine zentrale Rolle. Tumorsuppressorproteine, wie p53, die Transkriptionsfaktoren darstellen, zeigen in alternden Zellen eine veränderte DNA-Bindungs-

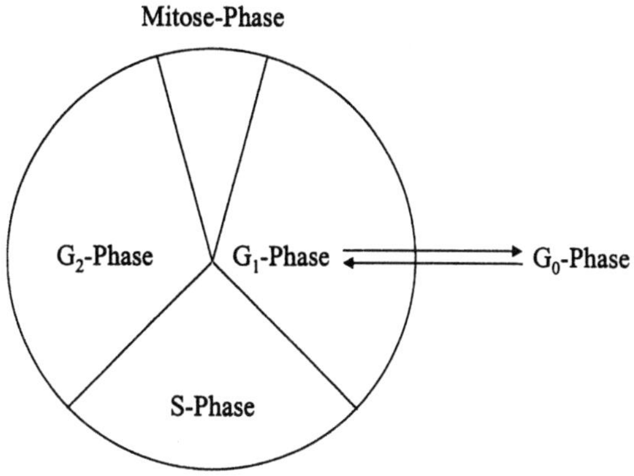

Abb. 1.3.1. Zellzyklusphasen: Mitose-Phase, Synthese-Phase (S-Phase), verschiedene G-Phasen (G = „gap“, Lücke). Aufgrund fehlender Wachstumssignale (z. B. Wachstumsfaktoren) oder in pathologischen Situationen können Zellen von der G_1-Phase in die G_0-Phase eintreten und in dieser Phase sehr lange Zeit (bis zu lebenslang) verharren. (Modifiziert nach Löffler u. Petrides 1998)

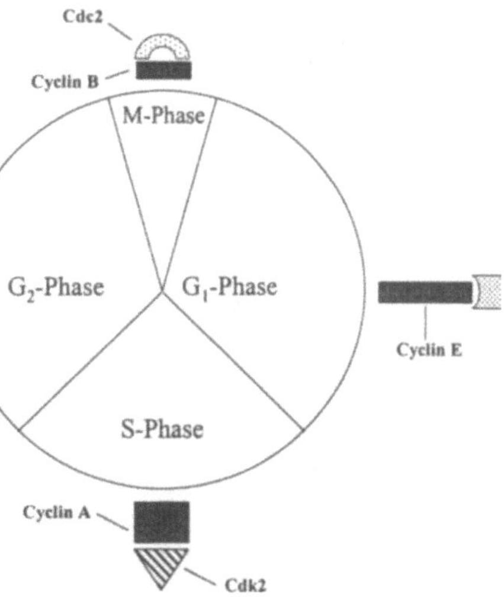

Abb. 1.3.2. Der Zellzyklus wird durch Kontrollsysteme reguliert, welche wiederum durch Proteinkinasen kontrolliert werden. Die Aktivität zellzyklusspezifischer Proteinkinasen hängt von der Ausbildung eines heterodimeren Proteinkomplexes mit einem sog. Cyclinprotein ab. Cyclinproteine sind für die jeweilige Zellzyklusphase spezifisch. Die Proteinkinasen werden auch als cyclinabhängige Kinasen (*Cdk*) bezeichnet. Während in Hefezellen nur eine Cdk vorkommt, die als *Cdc2* bezeichnet wird, findet sich bei Säugerzellen eine größere Familie. (Modifiziert nach Löffler u. Petrides 1998)

kapazität. Ebenso ist die Aktivität der p53-induzierten Transkriptionsaktivierung modifiziert (Bond et al. 1996). Der Transkriptionsfaktor p53 ist somit in seiner wesentlichen Funktion, der Induktion der Gentranskription, altersabhängig verändert. p53 induziert das Protein p21, dessen Expression in seneszenten Zellen hoch reguliert ist. p21 wiederum inhibiert verschiedene cyclinabhängige Kinasen im Zellzyklus und wirkt somit direkt auf den Verlauf des Zellzyklus ein (Noda et al. 1994). Dadurch wird die Phosphorylierung des Retinoblastomproteins (RB) verhindert, was zu einer Blockade des Zellzyklus führt (Harper et al. 1993).

Das RB ist ebenfalls das Produkt eines Tumorsuppressorgens und bindet an verschiedene genregulatorische Proteine im Zellkern, die Transkriptionsfaktoren. Dabei hängt seine Bindungsaffinität vom Phosphorylierungsgrad ab. In unphosphorylierter Form bindet das RB an regulatorische Proteine, die für die Zellproliferation verantwortlich sind und inaktiviert sie. Diese Regulatorproteine werden erst freigesetzt, wenn das RB phosphoryliert ist. In seneszenten Zellen ist das RB wenig oder nicht phosphoryliert und kann somit den Verlauf des Zellzyklus nicht mehr induzieren. Neben dem p21 wird die Aktivität des RB auch durch den Zellzyklusinhibitor p16 reguliert, der in seneszenten Zellen stark hochreguliert ist. In diesem Modell der replikativen Seneszenz sind die Prozesse der Alterung, das Einstellen der Replikation und somit der Zellteilung alleine durch die Wechselwirkung von Tumorsuppressorproteinen (z.B. p53, RB) und Zellzyklusmodulatoren (z.B. p16, p21) erklärbar (Abb. 1.3.3).

1.3.2.3 Replikative Seneszenz in vivo

Wie bereits erwähnt, ist die Rolle der replikativen Seneszenz für das Altern humaner Zellen und Gewebe in vivo noch unklar. In der Tat ist die Anzahl postmitotischer Fibroblasten in humanen Epithelien im Alter erhöht. Auch ist die Bedeutung des veränderten Expressionsprofils in alternden Zellen noch unklar. Die Frage, ob eine veränderte Genexpression für den Seneszenzprozess kausal oder nur ein Sekundärphänomen ist, ist noch offen. Der direkte Einfluss verschiedener in alternden Zellen verändert regulierter Proteine, z.B. die Produkte der Tumorsuppressorgene, auf die Initiation und das Fortschreiten des Zellzyklus deuten eher auf eine kausale Rolle hin. Für Gewebe mit hoher Regenerationsrate, wie Epidermis, Mukosa oder Immunsystem, könnten die Prozesse der replikativen Seneszenz eine besondere Bedeutung haben. An solchen Geweben lassen sich die molekularen Grundlagen der replikativen Seneszenz besonders gut untersuchen.

1.3.3 Die Freie-Radikale-Theorie

Die Freie-Radikale-Theorie des Alterns macht die zerstörerische Wirkung sog. freier Sauerstoffradikale für die altersassoziierten Störungen in Zellen und Geweben verantwortlich (Harman 1956). Diese Theorie wurde in überarbeiteter Form verschie-

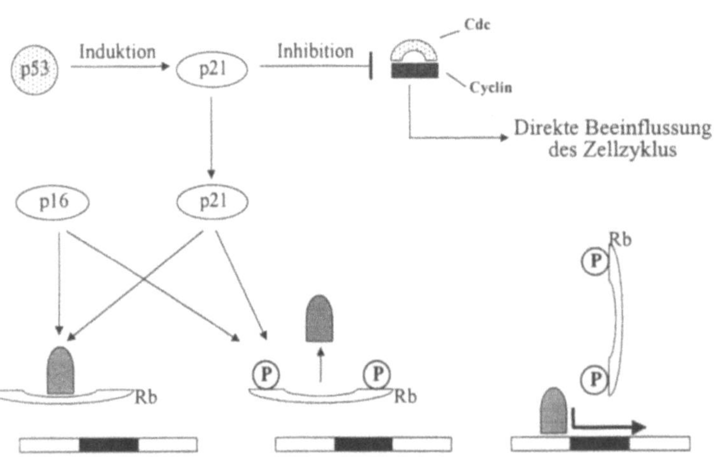

Abb. 1.3.3. Einfluss von Tumorsuppressorgenen auf den Zellzyklus. *p53*, Tumorsuppressorprotein und Transkriptionsfaktor, induziert das Protein *p21*, welches verschiedene cyclinabhängige Kinasen inhibiert. Damit wirkt *p53* direkt auf den Zellzyklusverlauf ein. Das Tumorsuppressorprotein *Rb* bindet in unphosphorylierter Form an genregulatorische Proteine (*P*), die für die Zellproliferation verantwortlich sind. Durch die Anbindung von Rb ist deren transkriptionelle Aktivität inhibiert. Die Phosphorylierung von Rb setzt diese regulatorischen Faktoren frei, was transkriptionelle Aktivität ermöglicht. Die Proteine *p21* und *p16* regulieren u. a. die Aktivität des Rb

dentlich neu aufgelegt, was deren Aktualität unterstreicht (zur Übersicht: Beckman u. Ames 1998; Finkel u. Holbrook 2000). Unser Leben steht unter dem ständigen Einfluss von molekularem Sauerstoff (O_2), wodurch sich schützende enzymatische und nichtenzymatische Systeme entwickelt haben. Entstehende Sauerstoffradikale werden durch diese Schutzsysteme (z. B. Antioxidanzien) entgiftet, was zur Einstellung eines oxidativen Gleichgewichts in den Zellen führt. Eine Störung dieses ausgewogenen Gleichgewichts zwischen prooxidativen Signalen (z. B. Sauerstoffradikale) und Antioxidanzien (z. B. Vitamine C, E) ist definiert als *oxidativer Stress*, ein Begriff, der durch Helmut Sies eingeführt wurde (Sies 1986). Heute ist die Freie-Radikale-Theorie nicht nur für das Altern von besonderer Bedeutung, sondern bildet auch die Grundlage der Prävention und Therapie einer Vielzahl von altersassoziierten neurodegenerativen Erkrankungen, z. B. des Morbus Parkinson oder des Morbus Alzheimer (Beal 1995; Behl 1999). Wo und wie entstehen freie Sauerstoffradikale?

1.3.3.1 Quellen der Sauerstoffradikale

Die verschiedenen reaktiven Sauerstoffspezies (Superoxidradikal, $O_2^{\bullet-}$; Hydroxylradikal, $OH^{\bullet}$; Wasserstoffperoxid, H_2O_2) können, wenn extrazellulär gebildet, auf Zellen einwirken (exogene Noxen) oder werden endogen erzeugt (Abb. 1.3.4). Für die zelleigene Produktion stehen verschiedene enzymatische Systeme im Zytosol zur Verfügung. Hierzu gehört vor allem die wachsende Familie der NADPH-Oxidasen. Diese Oxidasen erzeugen Superoxidradikale und wurden zuerst in Phagozyten, einer wichtigen zellulären Komponente der körpereigenen Abwehr („oxidative burst"), charakterisiert. Auch die nicht phagozytären NADPH-Oxidasen erzeugen Superoxidradikale, induzieren aber, abhängig vom spezifischen Enzymtyp, entweder zelluläre Transformation oder replikative Seneszenz (Suh et al. 1999; Geiszt et al. 2000).

Der größte Teil der intrazellulär erzeugten reaktiven Sauerstoffspezies entsteht in den Mitochondrien und dort vor allem am mitochondrialen Komplex I und Komplex III. Die Produktionsrate der freien Radikale hängt somit stark von der metabolischen Rate der Zelle ab. Zusätzlich zu der Erzeugung reaktiver Sauerstoffspezies bildet der Metabolismus eine ganze Reihe anderer Nebenprodukte, die ihrerseits oxidative Veränderungen bewirken können, so etwa die Bildung von „advanced glycation end products" (AGEs). Mit dem physiologischen Alterungsprozess geht auch ein Anstieg an AGEs einher; diese sind am Phänotyp des Alterns beteiligt (zur Übersicht: Smith et al. 1995; Golubev 1996). Die AGEs entstehen nichtenzymatisch durch Glykosylierung von Proteinen und verursachen die Vernetzung von Proteinen, sog. „cross linkings" (siehe 1.3.1). Dadurch werden Proteine, Enzyme und Strukturkomponenten der Zelle funktionsuntüchtig.

Zellen beziehen den größten Teil ihrer Energie aus der oxidativen Phosphorylierung während der Atmungskette in den Mitochondrien. Dabei wird der Sauerstoff durch sukzessive Übertragung von Elektronen und Protonen zu Wasser reduziert (Abb. 1.3.4). Durch eine fehlerhafte Weiterleitung der hoch energetischen Elektronen entstehen toxische Superoxidradikale (Halliwell u. Gutteridge 1999). Die Superoxiddismutase (SOD) wandelt das Superoxid in H_2O_2 um, das ebenfalls ein Substrat für die Bildung Membran oxidierender Hydroxylradikale sein kann. Weitere enzymatische und nichtenzymatische Prozesse verursachen die Bildung und die Anhäufung von Superoxid und dessen Metabolit, dem H_2O_2. Im Zentralnervensystem spielen dabei vor allem verschiedene Oxidasen (z. B. Xanthinoxidase, Flavinoxidasen) und Oxy-

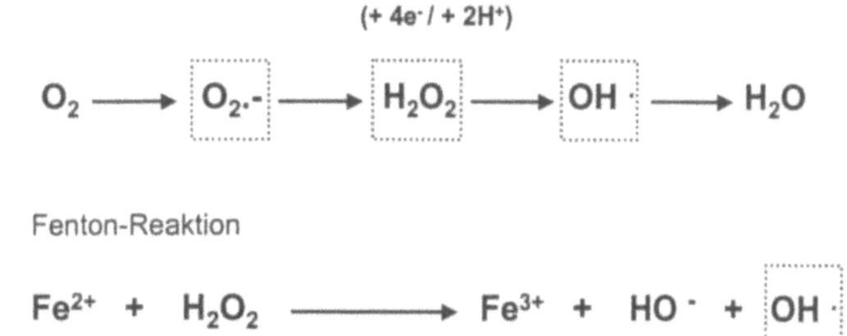

Abb. 1.3.4. Entstehung von reaktiven Sauerstoffspezies. Durch sukzessive Übertragung von Elektronen und Protonen entstehen z. B. bei der oxidativen Phosphorylierung in den Mitochondrien das Superoxidradikal ($O_2^{\bullet-}$), Wasserstoffperoxid (*H_2O_2*) sowie das hochreaktive Hydroxylradikal (*OH'*). In Anwesenheit z. B. von zweiwertigen Eisenionen entstehen über die Fenton-Reaktion aus H_2O_2 zusätzliche OH'-Radikale. (Zur Übersicht: Halliwell u. Gutteridge 1999)

genasen (z. B. Lipooxygenasen, Zyklooxygenasen) sowie die Oxidation der Katecholamine durch Monoaminooxidasen eine wichtige Rolle (zur Übersicht: Behl 1999).

Wie erwähnt, existiert in gesunden Zellen ein ausgewogenes Gleichgewicht zwischen der Erzeugung reaktiver Sauerstoffradikale sowie H_2O_2 einerseits und der Entgiftung dieser hochreaktiven Moleküle durch eine Reihe von enzymatischen und nichtenzymatischen Antioxidanzien andererseits (Abb. 1.3.5). Die wesentlichen antioxidativ wirksamen Enzyme sind die SOD, die Katalase (CAT) sowie die Glutathionperoxidase (GPx) (Sies 1993). Die beiden letzteren wandeln H_2O_2 um. Die wesentlichen nichtenzymatischen Antioxidanzien sind das Vitamin C (Ascorbinsäure) und das Vitamin E (α-Tocopherol) sowie das Tripeptid Glutathion (GSH). Vitamin C gilt als das wichtigste wasserlösliche Antioxidans, das Vitamin E zeichnet sich durch hohe Fettlöslichkeit aus.

Freie Radikale sind hochreaktive Atome oder Moleküle, die zelluläre Biomoleküle oxidieren können. Die Funktion von Proteinen (z. B. Enzyme) wird durch Oxidation gestört (Abb. 1.3.6). Oxidative Modifikationen der DNA können zur Mutagenese und Tumorentstehung führen (*Proliferation*). Besonders oxidationsgefährdet sind die nichtgesättigten Kohlenwasserstoffseitenketten der Membranlipide. Die Oxidation der Seitenketten leitet eine Kettenreaktion ein, was zur strukturellen Zerstörung und zur Zelllyse führen kann (*Degeneration*).

Die Lipidperoxidation ist die am häufigsten beobachtete oxidative Modifikation bei verschiedenen chronischen (z. B. Morbus Alzheimer, Morbus Parkinson) und akuten (z. B. Schlaganfall, Trauma) neurodegenerativen Ereignissen. Experimentell lassen sich Lipidperoxidationen durch die Zugabe von Oxidanzien zur Zellkultur einleiten. Krankheitsrelevante Noxen, wie beispielsweise die exzitatorische Aminosäure L-Glutamat oder das Alzheimer-assoziierte Amyloid-β-Protein (Aβ), und auch eine Reihe von Umwelttoxinen (z. B. Asbest) können nach Zugabe zu den Zellen Lipidperoxidationen und damit letztendlich den Zelluntergang durch Zelllyse initiieren (zur Übersicht: Halliwell u. Gutteridge 1999; Behl 1999). Vielfach werden von den unterschiedlichen Neurotoxinen die gleichen intrazellulären oxidativen Wege eingeleitet. So kommt es durch Aβ, aber auch durch exzitatorische Konzentrationen des Glutamat zur Aktivierung einer NADPH-Oxidase. Dies führt zur Produktion von Superoxidradikalen und nachfolgend zur Akkumulation von H_2O_2 in den Zellen. Nach Umwandlung des H_2O_2 zum hochreaktiven Hydroxylradikal kommt es direkt zur Attacke der Kohlenwasserstoffseitenketten der Lipide (Abb. 1.3.7). Vor allem aufgrund des hohen Gehalts an vielfach ungesättigten Kohlenhydraten in den Seitenketten der membranären Phospholipide sind die Nervenzellen des Gehirns besonders anfällig gegenüber Oxidationen. Hinzu kommen im Gehirngewebe weiterhin die vergleichsweise niedrigen Konzentrationen an endogenen Antioxidanzien, wie etwa

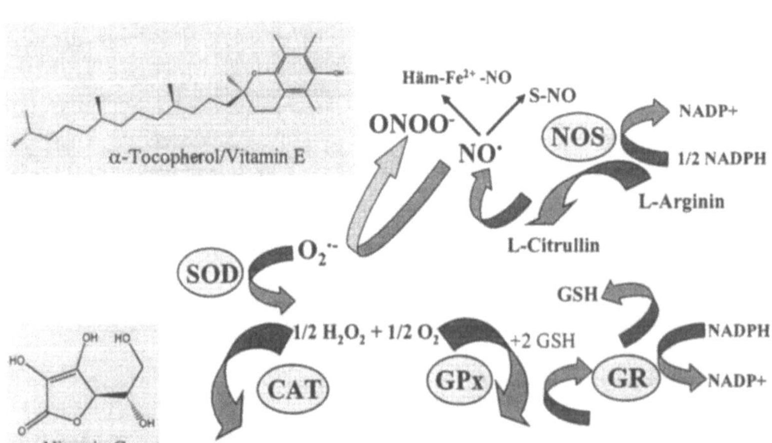

Abb. 1.3.5. Enzymatische und nichtenzymatische Antioxidanzien. Das wichtigste fettlösliche (lipophile) Antioxidans ist das ±-Tocopherol (Vitamin E), das zentrale wasserlösliche das Vitamin C (Ascorbinsäure). Katalase (*CAT*) und Glutathionperoxidase (*GPx*) entgiften H_2O_2. GPx wird durch die Aktivität der Glutathionreduktase (*GR*) regeneriert. Glutathion (*GSH*) ist ein zentrales, antioxidativ wirkendes Tripeptid der Zelle. Stickstoffmonoxidsynthase (*NOS*) katalysiert die Bildung von Stickstoffradikalen (*NO'*). Die Reaktion zwischen dem Superoxidradikal $O_2^{\bullet-}$) und NO' führt zur Bildung des höchst reaktiven Peroxinitrit (*ONOO''*). (Zur Übersicht: Sies 1993)

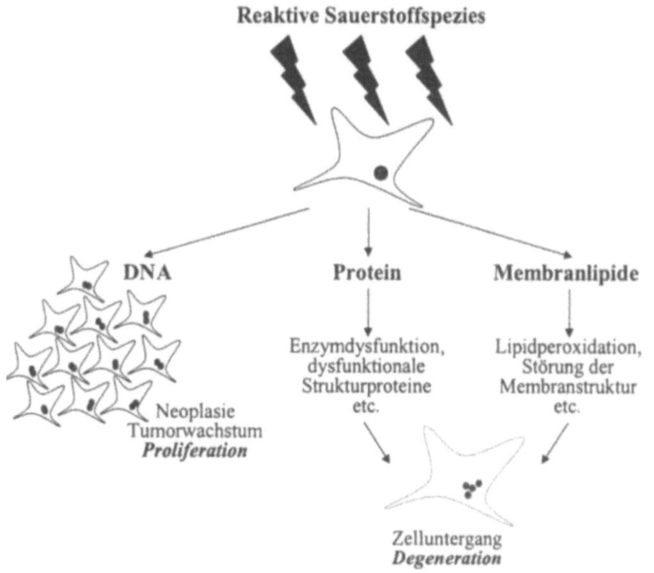

Abb. 1.3.6. Reaktive Sauerstoffspezies attackieren die zentralen Biomoleküle der Zelle. Die Oxidation der DNA kann zur Ausbildung von Mutationen und somit zur Tumorentstehung führen (*Proliferation*). Oxidierte Proteine werden dysfunktional. Enzyme und Strukturproteine der Zelle verlieren ihre Funktion. Die Peroxidation von Membranlipiden führt zum Aufbrechen der Membran und somit zum Zelluntergang (*Degeneration*)

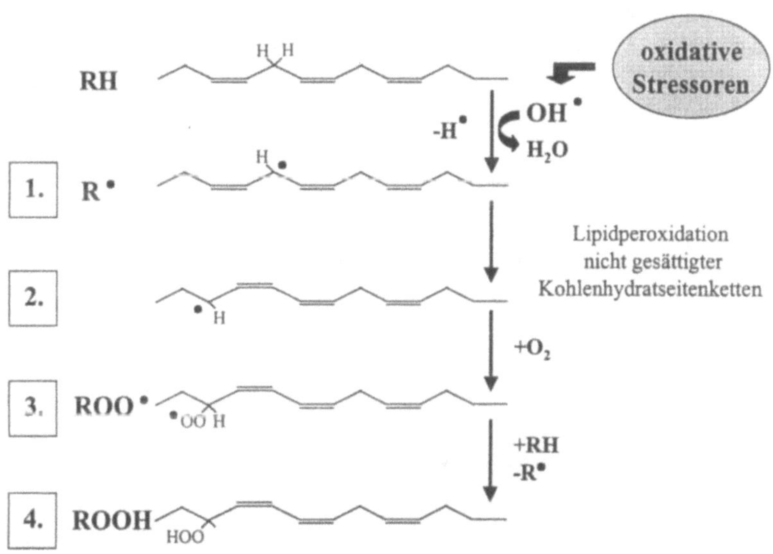

Abb. 1.3.7. Lipidperoxidation. Hydroxylradikale oxidieren die ungesättigten Kohlenwasserstoffseitenketten der Membranlipide. Die Reaktionsfolge lässt sich in unterschiedliche Schritte unterteilen, erfolgt als Kettenreaktion und endet mit der Ausbildung von Lipidperoxiden (*ROOH*). (Zur Übersicht: Halliwell u. Gutteridge 1999)

dem Enzym Glutathionperoxidase (GPx) oder Vitamin E, und die sehr starke Anreicherung an enzymatisch aktiven Metallionen (z. B. Eisenionen), welche die Bildung von Radikalen (v. a. $OH^•$) über die Fenton-Reaktion direkt beschleunigen und somit als Katalysator wirken (siehe Abb. 1.3.4) (zur Übersicht: Halliwell u. Gutteridge 1999).

Neue Befunde unterstreichen die Rolle von Oxidanzien und oxidativem Stress beim zellulären Altern. Die Überexpression des Gens *ras* – das RAS-Protein ist Mitglied einer großen Familie von GTP-Bindungsproteinen, die an der intrazellulären Signaltransduktion beteiligt sind – induziert einen seneszenten Zustand in humanen Fibroblasten (Serrano et al. 1997), der unter anderem auch durch einen erhöhten Spiegel an intrazellulär generierten reaktiven Sauerstoffspezies gekennzeichnet ist. Dieser konnte durch Antioxidanzien wieder gesenkt werden (Lee et al. 1999). Intrazelluläre Oxidanzien könnten somit als zelleigene Induktoren des Alterns agieren und als molekulare Schalter wirken.

Reaktive Sauerstoffradikale und oxidativer Stress spielen ebenfalls eine entscheidende Rolle beim Zelltod. Oxidanzien können Initiatoren des Zelltods sein, können aber auch nach der Einleitung des Zelluntergangs als Nebenprodukte auftreten, die den Zelltod beschleunigen. Allgemein unterscheidet man beim Zelluntergang zwei grundsätzliche Formen: die Apoptose und die Nekrose.

1.3.3.2 Apoptose und Nekrose: Die beiden grundlegenden Mechanismen des Zelltods

Auf der Grundlage biochemischer und morphologischer Kriterien können die *Apoptose* und die *Nekrose* als Mechanismen des Zelltods unterschieden werden, zwei völlig unterschiedliche, aber oftmals sich überschneidende Prozesse. Die Apoptose, die häufig auch als „programmierter Zelltod" bezeichnet wird, ist ein aktiver, durch bestimmte Gene kontrollierter Prozess. Die Aktivierung solcher proapoptotischer Gene ist durch eine ganze Reihe von Stimuli möglich, u.a. durch oxidativen Stress, Hormone, Entzug trophischer Moleküle, Zellgifte und Viren. Die Apoptose ist - sofern sie kontrolliert abläuft - ein notwendiger physiologischer Prozess, der beispielsweise während der Embryogenese, aber auch im adulten Organismus für die geordnete Entfernung überschüssiger Zellen verantwortlich ist (Wyllie et al. 1980). Diese Aktivität wird besonders im Nervensystem deutlich. Annähernd 50% der postmitotischen Nervenzellen werden durch Apoptose während der Entwicklung des Nervensystems entfernt (Burek u. Oppenheim 1996). Der Wettbewerb zu vieler Nervenzellen um ein nur beschränktes Angebot an Neurotrophinen bewirkt den Untergang vieler Nervenzellen; diese sterben „vor Hunger" (Raff 1993).

Die biochemischen Exekutoren der Apoptose sind die Caspasen, die zur Familie der Cysteinproteasen gehören. Derzeit sind etwa 14 unterschiedliche Caspasen bekannt. Viele liegen in der Zelle als inaktive Vorläufermoleküle (Procaspasen) vor. Die Spaltung der Procaspasen bewirkt die Freisetzung und Stimulierung der Enzymaktivität. Die verschiedenen Caspasen bilden vielfach ein intrazelluläres Netzwerk, wobei die Caspase 3 eine zentrale Stellung einnimmt. Dies wird beispielhaft durch folgenden Befund verdeutlicht: Mäuse, deren Gen für die Caspase 3 experimentell deletiert wurde („caspase-3-knock-out") zeigen eine dramatische Hypertrophie des Nervensystems (Kuida et al. 1996). Die durch die Aktivität der Caspase 3 normalerweise bewirkte physiologische Entfernung von Nervenzellen ist in diesem Modell nicht mehr möglich. Aber wie führt nun die Aktivität der Caspasen zum Zelltod?

Verschiedene Substrate der Caspaseaktivität sind bekannt. Vielfach werden durch die caspasevermittelte Proteolyse lebenswichtige zelluläre Proteine in ihrer Funktion gestört. Ein Beispiel ist die Spaltung des Inhibitorproteins der caspaseaktivierten DNase („inhibitor of caspase-activated deoxyribonuclease", ICAD), eines Enzyms, das die DNA direkt zerstört (Liu et al. 1997; Enari et al. 1998). Weitere bekannte Beispiele für Caspasesubstrate sind antiapoptotische Proteine der BCL2-Familie (Adams u. Cory 1998; Reed 2001). Caspasen können durch ihre proteolytische Aktivität auch Strukturproteine spalten und somit direkt die Zellarchitektur beeinträchtigen (Kothakota et al. 1997). Die Aktivität der Caspasen lässt sich experimentell u.a. durch spezifische Antikörper mit proteinanalytischen Verfahren (z.B. Western-Blotting-Methode) nachweisen.

Morphologisch zeichnet sich die Apoptose vor allem durch folgende Eigenschaften aus: Schrumpfen der Zellen, Ausstülpungen der Zellmembran („blebbing") und Kondensation des Chromatins im Zellkern. Die Morphologie der Mitochondrien und der meisten Organellen bleibt unverändert. Die Disintegration der Zelle erfolgt verzögert durch das Abschnüren von Apoptosekörperchen („apoptotic bodies"). In Geweben (in situ) werden diese apoptotischen Vesikel durch benachbarte Makrophagen phagozytiert und somit eine inflammatorische Reaktion im apoptotischen Gewebe verhindert (Williams u. Smith 1993).

Dazu in krassem Gegensatz steht der Zelltodprozess der Nekrose. Diese ist durch eine Entzündungsreaktion im nekrotischen Gewebe charakterisiert. Nekrotischer Zelltod ist nicht genetisch reguliert, sondern ein passiver Prozess, der in Zellen häufig durch einen spontanen Insult oder ein Trauma induziert wird. Die Nekrose zeichnet sich morphologisch durch ein schnelles Anschwellen der Zellen und der Organellen sowie durch die Pyknose des Zellkerns aus. Nachfolgend löst sich die Zellmembran auf und der Zellinhalt entleert sich, was eine massive Entzündungsreaktion im Gewebe auslöst. Während die DNA bei der Apoptose durch die Aktivität spezifischer DNasen in distinkte Fragmente gespalten wird, erfolgt während der Nekrose eine zufällige enzymatische Zerstörung der DNA. Gerade die DNA-Fragmentierung wird häufig als Indikator für Apoptose bzw. Nekrose eingesetzt, da sich die gerichtet gespaltene DNA apoptotischer Zellen nach gelelektrophoretischer Auftrennung als „DNA-Leiter" („laddering") darstellen lässt und die DNA aus nekrotischen Zellen als „DNA-Schmier" („smear") identifiziert werden kann (Williams u. Smith 1993; Behl 2000). Abschließend soll hier nochmals betont werden, dass die Apoptose einen aktiven genetisch kontrollierten Prozess darstellt, während die Nekrose passiv verläuft. Interessanterweise können unter bestimmten Voraussetzungen beide Prozesse ineinander übergehen, sodass ein Zelltod, der als Apoptose beginnt, nachfolgend einen nekrotischen Verlauf nimmt.

Eine gestörte Apoptose kann sowohl zur Tumorentstehung (verringerte Apoptose) als auch zu neurodegenerativen Prozessen (verstärkte Apoptose) führen. Tatsächlich sind apoptotische Zellen in pathologischen Geweben einer Reihe neurodegenerativer Erkrankungen nachgewiesen worden. Auch hier kann sowohl Apoptose als auch Nekrose ablaufen. In Post-mortem-Geweben von Alzheimer-Patienten wurden beide Prozesse klar gezeigt, wobei die Differenzierung zwischen Apoptose und Nekrose oftmals ein eher technisch experimentelles Problem darstellt (Behl 2000). Oxidative Signale, etwa ausgelöst durch Neurotoxine, welche die intrazelluläre Akkumulation von Oxidanzien induzieren (z.B. Glutamat), können beide Arten des Nervenzelltods auslösen. Vielfach scheint die genaue Art des Prozesses (Apoptose versus Nekrose) von der Art des oxidativen Signals, der Stärke des oxidativen Stresses und vom jeweiligen Zelltyp abhängig zu sein.

1.3.3.3 Schutz durch Antioxidanzien

Exogen den Zellen zugeführte Antioxidanzien können die zerstörerischen oxidativen Prozesse verhindern. Besonders geeignet zur Verhinderung der Lipidperoxidation und somit zum Membran- und Zellschutz sind monophenolische Antioxidanzien, wie das α-Tocopherol (Vitamin E). Durch Abgabe eines Protons an das Sauerstoffradikal wird dieses entgiftet (Abb. 1.3.8).

Andere Antioxidanzien wurden in verschiedenen Modellen des oxidativen Nervenzelltods in vitro, aber auch in vivo getestet, insbesondere das Pinealhormon Melatonin (Reiter et al. 2000), sowie Substanzen mit einer steroidalen Grundstruktur, wie die 21-Aminosteroide, auch Lazaroide genannt. Verschiedenen Steroiden, die sich durch ihre hohe Fettlöslichkeit auszeichnen, wurde eine potenzielle antioxidative Aktivität zugeschrieben.

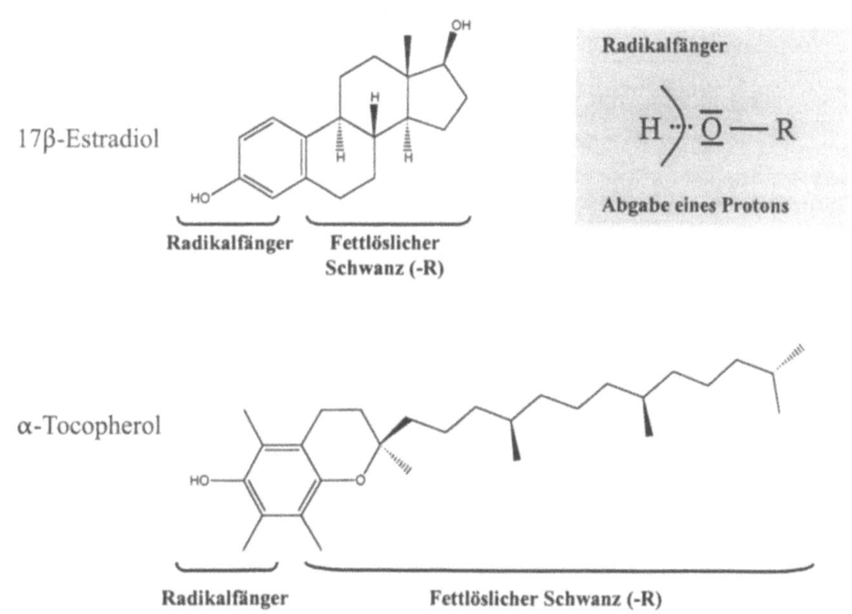

Abb. 1.3.8. Monophenolische Antioxidanzien als Radikalfänger. Die monophenolischen Antioxidanzien 17β-Estradiol (Östrogen) und α-Tocopherol (Vitamin E) bestehen aus ähnlichen Molekülgruppen, einer phenolischen Radikalfängergruppe (*OH-R*) und einem fettlöslichen Schwanz (*-R*). Die phenolische Gruppe entlässt ein Proton, welches das freie Elektron des Radikalmoleküls absättigt und somit entgiftet

Der bekannte Glukokortikoid- und Progesteron-Rezeptorantagonist RU 486 (Mifepriston) kann ebenfalls Nervenzellen vor der Lipidperoxidation und somit dem Zelluntergang schützen. Steroidale Strukturen sind somit Prototypen für die Neusynthese antioxidativer Substanzen, sofern die entscheidenden antioxidativ wirkenden chemischen Gruppen (z.B. phenolische OH-Gruppen) verfügbar sind. Auch das weibliche Sexualhormon Östrogen ist ein biochemisches monophenolisches Antioxidans (Abb. 1.3.8) (Behl et al. 1995). Unterschiedliche Mechanismen sind beschrieben, die den durch Östrogen vermittelten Nervenzellschutz in vitro und in vivo beschreiben (zur Übersicht: Behl u. Holsboer 1999; Behl 1999). Die antioxidative Wirkung des Östrogens kann hierzu ebenfalls einen entscheidenden Beitrag leisten.

Ein wesentliches Merkmal des Alterns weiblicher Organismen ist der Verlust des Östrogens mit der Menopause. Verschiedene degenerative Prozesse gehen mit diesem Östrogenverlust einher. Beispiele hierfür sind Osteoporose, Arteriosklerose, kognitive Veränderungen sowie neurodegenerative Erscheinungen. Durch Östrogenersatz versucht man, diesen Östrogenverlust auszugleichen, zum Teil mit Erfolg, etwa zur Prävention der Arteriosklerose und der Alzheimer-Krankheit (zur Übersicht: Behl 2001). In vivo spielen vor allem die hormonellen genomischen und somit östrogenrezeptorabhängigen Prozesse ein zentrale Rolle.

1.3.3.4 Verlängerung der Lebensspanne durch Antioxidanzien

Die wichtigsten Antioxidanzien des Menschen, die zum Zellschutz beitragen, sind die Vitamine C und E. Die Verabreichung von Antioxidanzien verlängert das Leben von *D. melanogaster* (Miquel u. Economos 1979). Auch die kombinierte Überexpression der Gene der antioxidativen Enzyme Cu/Zn-SOD und der Katalase in transgenen Drosophila-Fliegen verlängert die mittlere und die maximale Lebensdauer (Orr u. Sohal 1994; Parkes et al. 1998). Kürzlich wurde zudem gezeigt, dass synthetische SOD- und Katalase-Mimetika das Überleben von transgenen Mäusen, die ein ALS-Modell repräsentieren, verlängern (Jung et al. 2001). Diese SOD- und Katalase-Mimetika verlängerten ebenfalls die Lebensspanne des Fadenwurms *C. elegans* (Melov et al. 2000). Zusammenfassend lässt sich festhalten, dass folgende Beobachtungen die Freie-Radikale-Theorie des Alterns stark stützen:

- Die Überexpression antioxidativer Enzyme verzögert den altersassoziierten oxidativen Schaden und verlängert die maximale Lebensspanne von Modellorganismen.
- Die unterschiedlichen Lebenserwartungen verschiedener Spezies ist umgekehrt proportional zu der Rate der erzeugten Superoxidradikale und des H_2O_2 in den Mitochondrien.
- Kalorische Restriktion bei der Nahrungsaufnahme erniedrigt den generellen oxidativen Stress und den damit verbundenen oxidativen Schaden, verzögert altersassoziierte Veränderungen und verlängert die maximale Lebensspanne bei Säugetieren (zur Übersicht: Mattson et al. 2001; Mockett et al. 2001).

Nachdem die Mitochondrien die Hauptquelle der Entstehung der reaktiven Sauerstoffspezies sind, müssen die Elektronentransportvorgänge bei der mitochondrialen Energiegewinnung und die Folgen von Mutationen der mitochondrialen DNA beispielsweise besonders beachtet werden (zur Übersicht: Wallace 1999; Sastre et al. 2000).

Oxidativer Stress führt zu Proliferation oder Degeneration (siehe Abb. 1.3.6). Freie Sauerstoffradikale können somatische Genmutationen, Chromosomenabnormalitäten, Aneuploidien, mitotische und rekombinante Genkonversionen und Genamplifikationen verursachen. Alle diese genetischen Veränderungen betreffen sowohl die chromosomale als auch die mitochondriale DNA und können potenziell eine bedeutende Rolle bei der Einleitung und dem Fortschreiten des Alterungsprozesses sowie bei altersassoziierten Erkrankungen spielen. Die experimentellen Hinweise an kultivierten Zellen und im Tier sind vielfältig (zur Übersicht: Halliwell u. Gutteridge 1999). Verschiedenes deutet auf eine Rolle von Oxidationen bei den Veränderungen der chromosomalen Telomere hin.

1.3.4 Die Telomertheorie

Die Chromosomen des Menschen sowie aller Eukaryonten sind lineare Strukturen, deren Enden als *Telomere* bezeichnet werden (Abb. 1.3.9). Die Replikation der zellulären DNA während der S-Phase des Zellzyklus beginnt mit der synthetischen Verlängerung kleiner RNA-Stücke, genannt RNA-Primer, durch die DNA-Polymerase. Die RNA-Primer werden nach der Neusynthese der DNA entfernt und interne Lücken mit DNA auf-

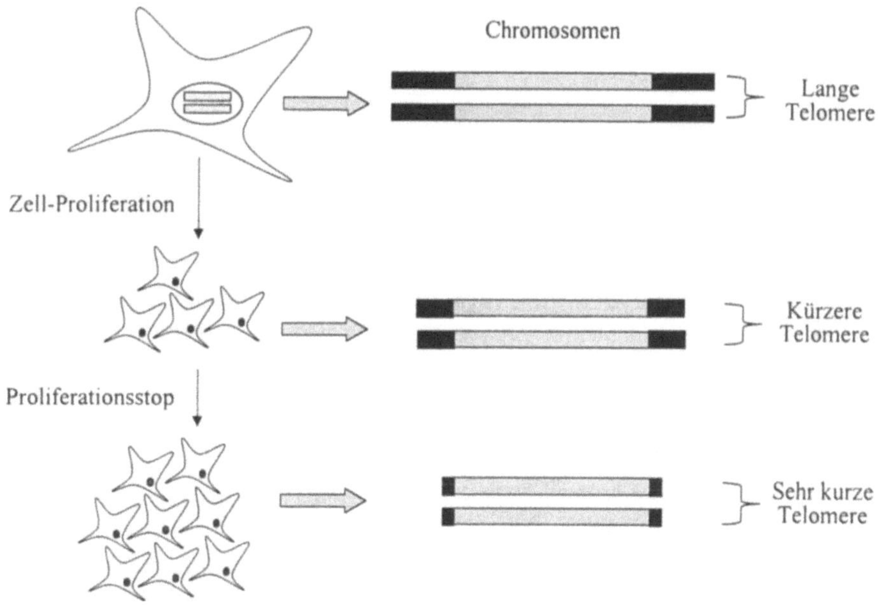

Abb. 1.3.9. Telomere sind Chromosomen-Endstücke. Die linearen Chromosomen aller eukaryontischen Zellen haben Telomere an beiden Enden. Mit der andauernden Proliferation der Zellen verkürzt sich die Länge der Telomere. Die Zellen stellen die Proliferation ein. (Modifiziert nach Takahashi et al. 2000)

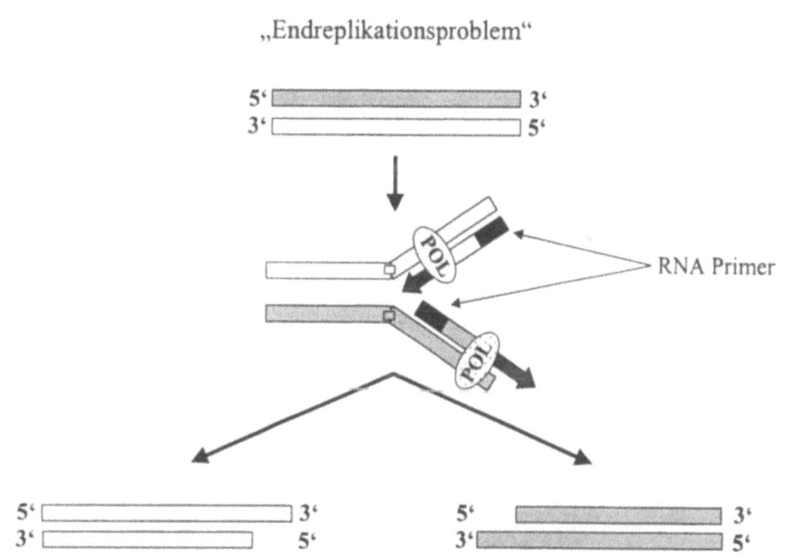

Abb. 1.3.10. Das „Endreplikationsproblem". Doppelsträngige DNA wird durch das Fortschreiten der Replikationsgabel verdoppelt. RNA-Primer dienen als Startpunkte der DNA-Polymerase (*POL*). Diese RNA-Primer werden am gesamten Chromosom durch DNA ersetzt mit Ausnahme der äußersten 52′-Enden der DNA. Folglich ist jeder neu synthetisierte DNA-Strang etwas kürzer als sein parentaler Templatestrang. Es gehen ungefähr 50–200 Basenpaare pro Zellteilungsprozess verloren. (Modifiziert nach Klapper et al. 2001)

gefüllt. Der Ersatz der RNA-Primer kann entlang der gesamten DNA-Replikationsgabel mit Ausnahme der äußersten 5′-Enden des DNA-Strangs stattfinden. Die Folge ist die Verkürzung des Tochter-DNA-Stranges durch die jeweilige Länge des RNA-Primers am Strangende. Diese Prozesse sind die molekulare Basis der „Endreplikationsproblematik" (Olovnikov 1996) (Abb. 1.3.10).

Bei fast allen Eukaryonten sind die Telomere aus langen DNA-Abschnitten kurzer Tandemwiederholungen zusammengesetzt. Diese DNA-Sequenz lautet TTAGGG, wobei das G-reiche 3′-DNA-

Ende etwa 200 Nukleotide länger ist als der C-reiche Strang. Die DNA-Sequenzen der Telomere tragen keine kodierenden Sequenzen und sind somit mit Blick auf den genetischen Informationsgehalt verzichtbar. Allerdings haben Telomere wichtige Funktionen während der Replikation (siehe 1.3.4.1.). So verhindern sie, dass das Chromosomenende als Doppelstrangbruch erkannt wird, und beeinflussen die korrekte Paarung der Nukleotidstränge sowie die Bewegung der Chromosomen bei der Mitose und Meiose. Die Struktur der Telomere und einiger Telomer bindender Proteine, die ihrerseits die Telomerfunktion modulieren können, ist beschrieben (zur Übersicht: Collins 2000). Fest steht, dass sich mit jeder Zellteilung die Telomere verkürzen. Diese konstante Telomerverkürzung ist das biochemische Substrat des Hayflick-Limits (zur Übersicht: Klapper et al. 2001).

Verschiedene Telomerbindungsproteine wurden bereits vor allem in der Hefe *S. cerevisiae* identifiziert. Beim Menschen sind ebenfalls einige Bindungsproteine bekannt, beispielsweise die Duplex-Telomer-TTAGGG-Repeat-Bindungsfaktoren TRF1 und TRF2, die Einzelstrangbindungsproteine Telomerase Reverse Transkriptase (TERT), das telomeraseassoziierte Protein 1 (TEP1) und das Protein hnRNP A1 (van Steensel et al. 1998; Nakamura et al. 1997; Meyerson et al. 1997; Harrington et al. 1997; Nakayama et al. 1997; LaBranche et al. 1998). Vermutlich sind alle Telomer bindende Proteine in irgendeiner Weise an der Regulation der Telomerstruktur und -funktion beteiligt.

1.3.4.1 Biologische Funktion der Telomere

Folgende Funktionen der Telomere lassen sich klar unterscheiden:

- Schutz der Chromosomenenden vor Rekombination, Fusion und Abbau durch Exonukleasen und Ligasen,
- Regulation der Chromosomenerkennung und -auftrennung bei der Mitose,
- Positionierung und Verankerung der Chromsomen innerhalb der funktionellen Kernkomplexe zur Erleichterung der DNA-Replikation auf verschiedenen Stufen der Meiose und Mitose.

Die Signalwege, die zur Einleitung der zellulären Seneszenz durch die Telomerverkürzung führen, sind bisher nur schlecht beschrieben. Dennoch geht man davon aus, dass kurze Telomere verschiedene Signalwege direkt aktivieren können (Vojta u. Barrett 1995). Mechanistisch könnte dies durch die Beeinflussung der Transkription telomerbenachbarter Gene durch die Verkürzung der Telomere vermittelt werden. Für den Hefemodellorganismus *S. cerevisiae* ist bereits bekannt, dass die Transkription von Genen in der Nähe der Telomere reversibel blockiert ist (Gottschling et al. 1990). Dies wird als Telomerpositionseffekt (TPE) bezeichnet. Das Verschwinden der Telomere könnte somit zur Aufhebung dieser Transkriptionsblockade und zur Aktivierung der Gentranskription führen. Die Identifizierung dieser Gene, die gegenüber der Telomerverkürzung sensitiv sind („telomer shortening-sensitive genes", TSSG), ist somit von zentraler Wichtigkeit für das Verständnis der zellulären Effekte des Telomermetabolismus (zur Übersicht: Liu 1999). Ein solches TSSG könnte das Tumorsuppressorgen *p53* sein. So wurde kürzlich für Mäuse gezeigt, dass eine signifikante Telomerverkürzung die Aktivierung der Expression von *p53* sowie einen Wachstumsstillstand und eine Apoptose auslöst (Chin et al. 1999). Im Gegensatz dazu führt die Zerstörung des *p53*-Gens zur Immortalisierung von Zellen und zum Tumorwachstum (Metz et al. 1995).

1.3.4.2 Telomerbiologie in vivo

Zu Beginn der neunziger Jahre wurde das Telomerphänomen von verschiedenen Laboratorien gezeigt (Harley et al. 1990; Lindsey et al. 1991; Allsopp et al. 1992). Die Telomerverkürzung ist kein ausschließliches In-vitro-Phänomen, sondern wurde auch in Geweben während des Alterungsprozesses in vivo beobachtet, so etwa an Fibroblasten, Leukozyten und Schleimhautzellen. Diese Beobachtungen ließen den Schluss zu, dass auch in vivo eine bestimmte kritische minimale Länge der Telomere die Vorgänge der replikativen Seneszenz einleitet.

1.3.4.3 Das Enzym Telomerase

1.3.4.3.1 Struktur und Funktion

Die Funktion des Enzyms Telomerase besteht darin, der Telomerverkürzung entgegenzuwirken und hierfür die sich wiederholende DNA-Sequenz der Telomere zu verlängern, um den Nukleotidverlust nach Möglichkeit zu verhindern. Telomerase ist ein großer Ribonukleoproteinkomplex, der aus einer RNA-Untereinheit und verschiedenen Proteinkomponenten besteht. Die RNA-Einheit ist essenziell für die enzymatische Funktion der Telomerase. Die humane Telomerase-RNA (hTR) ist 445 Nukleotide lang und beinhaltet eine 11 Nukleotide lange Templatesequenz (5′-CUAACCCUAAC-3′), die für die Telomerwiederholungssequenzen (TTAGGG)*n* kodiert (Morin 1989). Die Telomerase funktioniert somit wie eine reverse Transkriptase. Zusätzlich zu ihrer Aufgabe, als Template für die reverse Transkription bei der Synthese der Telomer-DNA zu fungieren, ist die RNA-Untereinheit am aktiven Zentrum des Enzyms beteiligt (Bhattacharyya u. Blackburn 1997). Das Entfernen der RNA-Untereinheit führt zur

- Inhibition der Telomerase,
- Verkürzung der Telomere und
- Beeinflussung des replikativen Potenzials,

vor allem von embryonalen Stammzellen und anderen Zellen mit hohem proliferativen Potenzial (Niida et al. 1998). Obwohl bisher nur ein einziges Gen für die Telomerase-RNA-Untereinheit identifiziert wurde, konnten mindestens drei Gene kloniert werden, die Telomeraseproteinkomponenten kodieren.

Der genaue molekulare Mechanismus der Telomeraseaktivität ist nur unvollständig verstanden. Es gibt eine Reihe von Hinweisen, die darauf hindeuten, dass das Telomeraseholoenzym direkt mit dem Einzelstrang der 3′-GT-reichen Telomerprimersequenzen interagiert und dabei Deoxynukleosidtriphosphate in der 5′–3′-Richtung polymerisiert. Hat die Telomerase erst einmal an die Telomerprimer gebunden und sich damit so positioniert, dass die RNA-Templatesequenz an den telomeren DNA-Primersequenzen anliegt, beginnt die enzymatische Transkription der DNA-Nukleotide. Sobald ein vollständiger Telomerenrepeat (TTAGGG) gebildet ist, kann die Telomerase an die nächste Stelle translozieren und sich der gesamte Vorgang wiederholen. Weder die Tertiär- oder die Quartärstruktur des Enzyms Telomerase noch die Kinetik der Wechselwirkung zwischen der Telomerase und den Telomeren sind bekannt. Auch ist die Frage der Assemblierung des Telomeraseholoenzyms im Zellkern noch ungeklärt (zur Übersicht: Liu 1999).

Zusammenfassend lässt sich festhalten: Die Telomerase ist ein Ribonukleoprotein, bestehend aus zwei Kernkomponenten: der katalytischen Untereinheit hTERT und der RNA-Komponente hTR (Collins 2000). Die Telomerase besitzt eine spezifische Reverse-Transkriptase-Aktivität und hält die Länge der Telomere konstant. Unterstützt wird diese Hypothese durch Befunde, bei denen nach Transfektion und Überexpression der katalytischen Untereinheit des Enzyms Telomerase (hTERT) primäre humane Fibroblasten und Endothelzellen unsterblich werden. Die Zellen erhalten hiermit eine unbegrenzte Teilungsfähigkeit, sind immortal und entgehen dem Hayflick-Limit, dem mortale Zellen ansonsten unterliegen (Bodnar et al. 1998; Yang et al. 1999). Die Telomerase ist in immortalen Zelllinien aktiv, ebenso in Tumorzellen und Stammzellen in vivo. Darüber hinaus ist die Telomerase in solchen Zellen exprimiert und aktiv, die generell ein erhöhtes replikatives Potenzial besitzen, wie etwa embryonale Zellen, T- und B-Lymphozyten und die Zellen der regenerativen Gewebe (zur Übersicht: Dhaene et al. 2000). Trotz der eindeutigen Befunde, die den Verlust der Telomere als Hauptgrund der replikativen Seneszenz und somit des Alterns erklären, kann dieser Telomerverlust nicht alle zellulären Alterungsphänomene in vitro erklären. Von großer Bedeutung sind – wie bereits diskutiert – ebenso die Folgen von oxidativem Stress, z. B. der oxidative Schaden der mitochondrialen DNA sowie anderer Träger vitaler Funktionen innerhalb der Zelle. Auch diese Faktoren bestimmen die Lebensspanne der Zellen (zur Übersicht: Johnson et al. 1999). Andererseits kann ohne die Aktivierung der Telomerase oder eine andere Lösung des Endreplikationsproblems keine unsterbliche Zelle in vitro erzeugt werden. In der Tat sind nur wenige immortale Zelllinien bekannt, die keine Telomeraseaktivität exprimieren. Diese müssen alternative Mechanismen zur Bewahrung der Telomerlängen und somit zur Umgehung des Hayflick-Limits aufweisen (Bryan et al. 1997). Obgleich diese alternativen Mechanismen für eine Vielzahl unterschiedlicher Zelltypen sehr bedeutsam sein könnten, sind die Telomere zumindest in vitro eindeutig *die* Schlüsselstruktur der replikativen Seneszenz.

Telomere wirken in vitro als Sensoren für kumulativen oxidativen Stress. Die durch hyperoxische Behandlung in vitro künstlich gealterten Zellen weisen eine Reihe von Merkmalen auf, die exakt denen der normal gealterten kultivierten Zellen entsprechen. Sowohl die Morphologie der Zellen als auch die charakteristische Anhäufung des Alterspigments Lipofuszin, eine veränderte Atmungsaktivität und die Arretierung der Zellen in der G_1-Phase des Zellzyklus waren zwischen den beiden experimentellen Ansätzen (induziertes Altern im Vergleich zu natürlichem Altern) identisch (Saretzki et al. 1998; Sitte et al. 2000). Bereits sehr frühe Studien ergaben, dass humane Fibroblasten, die unter reduzierten Sauerstoffbedingungen (hypoxisch) kultiviert wurden, eine verlängerte Lebensspanne haben (Packer u. Fuehr 1977). Zellen unter erhöhtem Sauerstoffpartialdruck (hyperoxisch) haben eine reduzierte Lebensdauer (von Zglinicki et al. 1995). Auch nicht letale Dosen von H_2O_2 aktivieren einen schnellen altersähnlichen Wachstumsstillstand (Chen u. Ames 1994). Auch die Telomerlänge von hyperoxischen Fibroblasten zeigte eine sogar noch deutlichere Verkürzung als diejenige, die bei normal seneszenten Fibroblasten vorliegt. Oxidativer Stress, ausgelöst durch hyperoxische Bedingungen, führt zu einer beschleunigten Telomerverkürzung. Konsequenterweise könnten somit Antioxidanzien diese Prozesse verzögern oder sogar verhindern, was z. Z. intensiv untersucht wird. Die Telomerlänge ist somit auch ein Maß des in den Zellen herrschenden oxidativen Stresses (Serra et al. 2000).

1.3.4.3.2 Regulation der Telomeraseaktivität

Die Aktivität der Telomerase ist reversible reguliert. So lässt sich in den meisten normalen (nicht transformierten, mortalen) humanen somatischen Zellen keine Telomeraseaktivität nachweisen. In etwa 85% aller humanen Krebszellen und immortalisierten (transformierten) Zelllinien jedoch ist die Telomeraseaktivität sehr stark erhöht (Kim et al. 1994; Shay u. Bacchetti 1997). Ruhende Lymphozyten zeigen nur eine geringe Telomeraseaktivität, die jedoch nach Stimulation der Antigenrezeptoren verstärkt wird (Igarashi u. Sakaguchi 1997; Weng et al. 1998). In Krebszellen wird die hohe Telomeraseaktivität durch Verlassen des Zellzyklus unterdrückt (Sharma et al. 1996; Bestilny et al. 1996). Viele Fragen der molekularen Mechanismen der Repression und Induktion der Telomeraseaktivität sind noch offen. Allerdings wurde kürzlich ein Schlüsselelement der Repression entdeckt. Eine die hTERT reprimierende Aktivität wurde auf dem Chromosom 3 lokalisiert (zur Übersicht: Shay 1999).

Die Regulation der Telomeraseaktivität erfolgt aller Voraussicht nach auch durch posttranskriptionelle Mechanismen (Li et al. 1997; Kang et al. 1999). Da die Telomerase mit einer Halbwertszeit von etwa 24 h nur vergleichsweise langsam metabolisiert wird, können direkte Protein-Protein-Wechselwirkungen sowie Phosphorylierungs- und Dephosphorylierungsreaktionen am Enzym dieses modifizieren. Hier sind allerdings noch viele Fragen offen (zur Übersicht: Liu 1999; Poole et al. 2001).

1.3.4.4 Telomere in der Pathophysiologie

1.3.4.4.1 Telomere bei Altersphänomenen und bei Syndromen mit beschleunigtem Altern

Bei unterschiedlichen Altersphänotypen wurden Telomerlängen untersucht. Eine Auswahl zeigt Tabelle 1.3.1. Mit Blick auf die wohl wichtigste altersassoziierte pathologische Veränderung, die Arteriosklerose, wurde gezeigt, dass die Telomere während der Gefäßalterung kürzer werden. Es wird vermutet, dass die beobachtete Telomerverkürzung die Folge einer erhöhten Replikationsrate der vaskulären Zellen ist. Diese erhöhte Teilungsrate könnte eine Reaktion sein, die den Zellverlust kompensieren soll, dabei aber zur Bildung arteriosklerotischer Plaques beiträgt (Chang u. Harley 1995). In der Tat korreliert die Telomerlänge invers mit dem Grad der Arteriosklerose (Okuda et al. 2000).

Während Phänomene, die allgemein mit Alterungsprozessen assoziiert sind („normales Altern"), die Folge unterschiedlicher Prozesse auf molekularer und zellulärer Ebene mit einer ansteigenden Zahl nicht funktionierender Zellen sind, werden Alterssyndrome durch einige definierbare genetische Defekte verursacht. Alle Zellen weisen dabei die gleichen genetischen Veränderungen auf. Dennoch zeigen manche der genetisch bedingten Syndrome eine Kombination verschiedener Phäno-

Tabelle 1.3.1. Telomerbiologie bei altersassoziierten Erkrankungen. (Modifiziert nach Klapper et al. 2001)

Phänotyp	Telomerbiologie in vivo
Verringerte Immunfunktion	Altersabhängige Telomerverkürzung in B- und T-Lymphozyten
Arteriosklerose	Altersabhängige Telomerverkürzung, vor allem in den arteriosklerotischen Gefäßen und im Endothelgewebe unter Stress
Erhöhtes Krebsrisiko	Telomeraseaktivität und zumeist kurze Telomere im Krebsgewebe
Muskelatrophie	Kürzere Telomere in dystrophem Muskelgewebe
Verringerung kognitiver Leistung	Keine altersassoziierte Telomerverkürzung im Gehirngewebe
Ergrauen des Haares und Haarverlust	Keine verringerte Telomeraseaktivität in Haarfollikelzellen

typen normalen Alterns, allerdings in zeitlich stark beschleunigter Art und Weise. Die größte Ähnlichkeit zum normalen Altern zeigen die folgenden Syndrome: Werner-Syndrom (WS), Bloom-Syndrom (BS), Hutchinson-Gilford-Syndrom und Down-Syndrom (DS). Alle diese Krankheitsbilder zeigen Veränderungen in ihrer Telomerbiologie (Nakura et al. 2000; Miki et al. 2000) (Tabelle 1.3.2)

Der genetische Defekt beim WS betrifft das *wrn*-Gen, das zur Familie der RecQ-DNA-Helikasen gehört (Gray et al. 1997). Helikasen sind an der Entwindung der DNA-Stränge beteiligt. Verschiedene Mutationen des *wrn*-Gens in WS-Patienten sind beschrieben (Moser et al. 2000; Wyllie et al. 2000). Obwohl *wrn* weder an die Telomerstruktur bindet noch ein Teil des Telomerenzymkomplexes ist, zeigen kultivierte Fibroblasten von WS-Patienten eine reduzierte Proliferation und eine beschleunigte Telomerverkürzung. Diese wird durch die Überexpression des hTERT und durch die somit erhöhte Telomeraseaktivität verhindert (Wyllie et al. 2000). Weiterhin wird die Hypersensitivität der kultivierten WS-Zellen gegenüber oxidativem Stress zumindest teilweise durch die Überexpression des Wildtyps *wrn* oder des *hTERT*-Gens aufgehoben (Hisama et al. 2000).

Auch beim BS, dem DS und dem Hutchinson-Gilford-Syndrom wurden Telomerdefekte beobachtet. Welche Rolle die Telomerbiologie und die pathologischen Veränderungen der Telomere bei Syndromen des beschleunigten Alters genau spielen und welche kausalen Verbindungen möglicherweise bestehen, ist bisher noch offen.

1.3.4.4.2 Telomerase – Zielstruktur zukünftiger Krebs- und Anti-Aging-Therapien?

Die Reaktivierung der Telomeraseaktivität erhöht die replikative und damit proliferative Lebensspanne kultivierter Zellen. Hieraus ergeben sich Ansätze dafür, die Telomeraseaktivität als Zielstruktur für mögliche Krebstherapien zu definieren. Eine Telomeraseaktivität wurde in etwa 85% aller untersuchten Krebsformen nachgewiesen (Kim et al. 1994; Dhaene et al. 2000). Zur Unterdrückung des Wachstums bestimmter Tumoren werden Antitelomerasekomponenten diskutiert (Yamaguchi et al. 1999; Pallini et al. 2001; Sasgary et al. 2001).

Mit Blick auf Alterungsprozesse sowie degenerative Erscheinungen, die sich im Gegensatz zur Krebsentwicklung durch eine gegenteilige Eigenschaft auszeichnen, nämlich durch ein Ende der Replikation und der Proliferation, wäre eher die Stimulierung der Telomeraseaktivität wünschenswert. Obwohl, wie bereits oben beschrieben, die Aktivierung des Enzyms Telomerase die replikative Seneszenz verzögert und Telomerase noch weitere Effekte hat, die das Zellüberleben stabilisieren, sind solche Ansätze natürlich auch mit Risiken verbunden. So wird etwa die sekundäre Aktivierung des Onkogens *c-myc* durch Telomerase diskutiert (Wang et al. 2000). Allerdings sind die replikative Expansion von Ex-vivo-Zellen mit pathologisch verkürzter Replikation und die nachfolgende Reimplantation in Zukunft zumindest denkbar. Erkrankungen, wie die Arteriosklerose, Diabetes, Muskelatrophie oder neurodegenerative Krankheiten, wären zukünftige Anwendungsgebiete. Ein solches „tissue engineering" unter Einsatz der Telo-

Tabelle 1.3.2. Telomerbiologie bei Syndromen mit beschleunigtem Altern. (Modifiziert nach Klapper et al. 2001)

Syndrom	Alterspathologie	Genetischer Defekt	Molekulare Veränderungen	Telomerveränderungen
Werner-Syndrom	Ausgeprägte Ähnlichkeiten zu: Arteriosklerose, Osteoporose, Muskelatrophie, Katarakt, Diabetes u. a.	Mutation in der WRN-Helikase	Erhöhte Mutationsrate, Chromosomenverlust, DNA-Hypersensitivität	Reduzierte proliferative Kapazität, beschleunigte Telomerverkürzung
Bloom-Syndrom	Immundefizienz, Unfruchtbarkeit, kleine Statur, Krebsprädisposition	Mutation in der BLM-Helikase	Schwesterchromatidaustausch, somatische Mutationen	Beschleunigte Telomerverkürzung in vitro, normale Telomerlänge in vivo
Down-Syndrom	Ergrauen und Haarverlust, Amyloidose, alzheimerähnliche ZNS-Pathologie, Katarakt, Diabetes mellitus II, Hypogonadismus, häufig Leukämie	Trisomie 21	Schwere transkriptionelle Dysregulation	Altersabhängige, beschleunigte Telomerverkürzung in Blutlymphozyten
Hutchinson-Gilford-Syndrom	Arteriosklerose, Ergrauen und Haarverlust, Haut- und Knochenatrophie, Hypogonadismus	Unbekannt	Unbekannt	Verringerte proliferative Kapazität in vitro, verkürzte Telomere

meraseaktivität wird bereits in vitro untersucht (Halvorsen et al. 2000; Thomas et al. 2000).

1.3.5 Klotho – ein Anti-Aging-Hormon?

Obwohl verschiedene Syndrome beschleunigten Alterns die Folge einer Vielzahl pathophysiologischer Veränderungen und deren Wechselwirkungen mit teilweise genetischem Hintergrund (z.B. Trisomie 21, Down-Syndrom) sind, gibt es auch Phänomene, die durch die funktionelle Zerstörung eines einzelnen Gens hervorgerufen werden. Ein solches Gen wurde mit *klotho* in der Maus gefunden (Kuroo et al. 1997). Die *klotho*-Mausmutante zeigt eine ganze Reihe verschiedener Merkmale humanen Alterns, einschließlich einer reduzierten Lebensspanne, verringerter Aktivität, Unfruchtbarkeit, Osteoporose, Arteriosklerose und Atrophien der Haut. Alle diese Phänotypen wurden durch die Zerstörung eines einzigen Gens, des *klotho*-Gens, verursacht. Dieses Gen kodiert für ein sekretorisches Protein und unterscheidet sich somit von den anderen bisher identifizierten Genprodukten, die ein beschleunigtes Altern verursachen und zumeist im Kern aktiv sind. Das Klotho-Protein besitzt Homologien zu β-Glukosidasen und Hinweise mehren sich, dass dieses sekretorische Protein möglicherweise direkt als humoraler Faktor wirkt. Klotho könnte somit ein Anti-Aging-Hormon sein. Tatsächlich verhindert wieder eingebrachtes Klotho-Protein die altersassoziierten Veränderungen im entsprechenden Zielgewebe der Maus (Kuroo et al. 1997). Zusätzlich ist die Insulinproduktion in den Klotho-Mutanten gestört (Utsugi et al. 2000). Störungen der Insulinfunktion und des Glukosestoffwechsels sind häufig ein Merkmal des Alterns. Inzwischen wurde noch ein weiteres klothoverwandtes Protein identifiziert (Yahata et al. 2000). Obwohl es weitere funktionelle Analysen des Klotho-Proteins abzuwarten gilt, ist diese Knockout-Maus ein interessantes Modell zum weiteren Studium von Altersprozessen auf zellulärer und molekularer Ebene.

1.3.6 Expressionsprofile in der molekularen Alterungsforschung – ein Ausblick

Obwohl in einer Reihe von Tiermodellen (*D. melanogaster, C. elegans, Mus musculus*) die Manipulation eines Gens, Überexpression oder Deletion Altersprozesse direkt beeinflussen können, werden die Mechanismen des physiologischen („normalen") Alterns auf molekularer Ebene sehr wahrscheinlich durch komplexe überlappende genetische Programme und die Wechselwirkungen ganzer Expressionsmuster gesteuert. Moderne Technologien wie die sog. DNA-Array-Technologie (Duggan et al. 1999) ermöglichen die Identifizierung solcher Expressionsmuster, die mit Alterungsprozessen assoziiert sind. So wurde beispielsweise im Mausmodell eine erste globale Analyse der Gehirnalterung durchgeführt. Es zeigte sich, dass im alternden Neokortex und Kleinhirn der Alterungsprozess von einem mRNA-Expressionsprofil begleitet ist, das auf verstärkten oxidativen Stress, Entzündung sowie einen reduzierten neurotrophen Input hinweist. Eine kalorische Restriktion, welche bekanntermaßen Alterungsprozesse verzögert, verzögerte ebenfalls selektiv diese altersassoziierte Genexpression (Lee et al. 2000). Interessanterweise wurden hier Genexpressionsprofile gefunden, die auf oxidativen Stress als wichtige Alternskomponente hinweisen. Somit erfährt die Freie-Radikale-Theorie des Alterns von Denis Harman aus dem Jahre 1956 erneut Unterstützung.

Durch die Methoden der strukturellen Proteinanalyse (Proteomik), die nach zweidimensionaler Auftrennung von Proteingemischen mit nachfolgender Massenspektrometrie Expressionsprofile auf Proteinebene erstellen kann, wird ein immer genaueres Bild der am Alterungsprozess beteiligten Proteine entstehen (Toda 2000; Maggio u. Ramnarayan 2001). Erst eine genaue Analyse des Phosphorylierungszustandes dieser Proteine sowie die Untersuchung der Interaktionen werden die molekularen Grundlagen des Alterns weiter aufklären können. Diese könnten dann therapeutische Ansätze zur Verhinderung und Behandlung von Syndromen mit beschleunigtem Altern sowie anderer altersassoziierter degenerativer Erkrankungen liefern.

In der Literatur, vor allem in populärwissenschaftlichen Schriften, werden häufig sog. *Anti-Aging-Hormone* diskutiert. Der wissenschaftliche Hintergrund dabei ist beispielsweise, ein physiologisches Hormon, dessen Spiegel bekanntermaßen während des Alterns absinkt, dem Körper wieder zuzuführen und somit der Alterung entgegenzuwirken. Allerdings ist oft nur wenig über die Effizienz und die Sicherheit solcher Substanzen bekannt. Hormone und Hormonvorläufer wie das Dehydroepiandrosteron (DHEA), das humane Wachstumshormon, Östrogen oder Testosteron sinken altersabhängig ab. Eine bloße Ersatztherapie eines einzelnen Hormons wird die komplexen Vorgänge des Alterns nicht umkehren können. Natürlich hat ein Hormon wie das weibliche Sexualhormon Östrogen einige positive und neuroprotektive Effekte hinsichtlich altersassoziierter degenerativer Prozesse (Behl 2001). Dennoch sollte es nicht als Anti-Aging-Hormon bezeichnet werden. Mit Blick auf das DHEA und das Wachstumshormon werden erst groß angelegte klinische Studien genauere Kenntnisse bringen. Auf der Grundlage des heutigen Wissens solche Hormone als Anti-Aging-Hormone einzusetzen und als Quelle ewiger Jugend anzupreisen, ist sicherlich nicht wünschenswert (Butler et al. 2000).

1.3.7 Ausblick

Verschiedene Alterungsmodelle versuchen die molekularen Grundlagen des Alterns aufzuklären. Unterschiedliche Theorien des Alterns sind formuliert und zahlreiche Belege finden sich für alle diese Sichtweisen. Besonders prominent und aktuell sind die Freie-Radikale-Theorie und die Telomertheorie des Alterns. Die modernen Methoden der Genomik, Proteomik und funktionellen Genomik werden langfristig diejenigen Gene identifizieren, die das zelluläre Altern, das Ende der Zellteilung (replikative Seneszenz) und andere Alternsmerkmale bedingen. Die Telomertheorie des Alterns zeigt eine Struktur auf, die in vielen Modellsystemen eine Indikatorfunktion für Alterungsprozesse besitzt. Auch bei der Aufklärung des genauen Mechanismus der Aktivität und Regulation des Enzyms Telomerase sind noch viele Fragen offen. In einem weiteren Schritt müssen in vitro gewonnene Befunde in die In-vivo-Situation übertragen und verifiziert werden. Aufgrund der stetig steigenden Lebenserwartung des Menschen ergibt sich die dringende Notwendigkeit, Alterungsprozesse zu verstehen, um auch altersbedingten Erkrankungen besser entgegenwirken zu können. Ziel wäre das gesunde Altern, was im angloamerikanischen Bereich gerne als „successful aging" bezeichnet wird. Das Verständnis der komplexen Alternsprozesse, des Zusammenspiels genetischer und nichtgenetischer Prozesse, muss zunächst ein rein molekulares sein.

1.3.8 Literatur

Adams JM, Cory S (1998) The bcl-2 protein family – arbiters of cell survival. Science 281:1322–1326

Allsopp RC, Vaziri H, Patterson C, Goldstein S, Younglai EV, Futcher AB, Greider CW et al (1992) Telomere length predicts replicative capacity of human fibroblasts. Proc Natl Acad Sci USA 89:10114–10118

Beal MF (1995) Aging, energy, and oxidative stress in neurodegenerative diseases. Ann Neurol 38:357–366

Beckman KB, Ames BN (1998) The free radical theory of aging matures. Physiol Rev 78:547–581

Behl C (1999) Alzheimer's disease and oxidative stress: implications for novel therapeutic approaches. Prog Neurobiol 57:301–23

Behl C (2000) Apoptosis and Alzheimer's disease. J Neural Transm 107:1325–44

Behl C (2001) Estrogen – mystery drug of the brain? Springer, Berlin Heidelberg New York

Behl C, Holsboer F (1999) The female sex hormone oestrogen as a neuroprotectant. Trends Pharmacol Sci 20:441–444

Behl C, Widmann M, Trapp T, Holsboer F (1995) 17-beta estradiol protects neurons from oxidative stress-induced cell death in vitro. Biochem Biophys Res Comm 216:473–482

Bestilny LJ, Brown CB, Miura Y, Robertson LD, Riabowol KT (1996) Selective inhibition of telomerase activity during terminal differentiation of immortal cell lines. Cancer Res 56:3796–3802

Bhattacharyya A, Blackburn EH (1997) A functional telomerase RNA swap in vivo reveals the importance of nontemplate RNA domains. Proc Natl Acad Sci USA 94:2823–2827

Bjorksten J, Tenhu H (1990) The cross linking theory of aging-added evidence. Exp Gerontol 25:91–95

Bodnar AG, Ouellette M, Frolkis M, Holt SE, Chiu CP, Morin GB, Harley CB et al (1998) Extension of life-span by introduction of telomerase into normal human cells. Science 279:349–352

Bond J, Haughton M, Blaydes J, Gire V, Wynford-Thomas D, Wyllie F (1996) Evidence that transcriptional activation by p53 plays a direct role in the induction of cellular senescence. Oncogene 13:2097–2104

Bryan TM, Englezou A, Dalla-Pozza L, Dunham MA, Reddel RR (1997) Evidence for an alternative mechanism for maintaining telomere length in human tumors and tumor-derived cell lines. Nat Med 3:1271–1274

Burek MJ, Oppenheim RW (1996) Programmed cell death in the developing nervous system. Brain Pathol 6:427–446

Butler RN, Fossel M, Pan CX, Rothman DJ, Rothman SM (2000) Anti-aging medicine. 2. Efficacy and safety of hormones and antioxidants. Geriatrics. 55:48–58

Chang E, Harley CB (1995) Telomere length and replicative aging in human vascular tissues. Proc Natl Acad Sci USA 92 (24):11190–11194

Chen Q, Ames BN (1994) Senescence-like growth arrest induced by hydrogen peroxide in human diploid fibroblast F65 cells. Proc Natl Acad Sci USA 91:4130–4134

Cheney KE, Walford RL (1974) Immune function and dysfunction in relation to aging. Life Sci 14:2075–2084
Chin L, Artandi SE, Shen Q, Tam A, Lee SL, Gottlieb GJ, Greider CW et al (1999) p53 deficiency rescues the adverse effects of telomere loss and cooperates with telomere dysfunction to accelerate carcinogenesis. Cell 97:527–538
Collins K (2000) Mammalian telomeres and telomerase. Curr Opin Cell Biol 12:378–383
Cristofalo VJ, Allen RG, Pignolo RJ, Martin BG, Beck JC (1998) Relationship between donor age and the replicative lifespan of human cells in culture: a reevaluation. Proc Natl Acad Sci USA 95:10614–10619
Dhaene K, Van Marck E, Parwaresch R (2000) Telomeres, telomerase and cancer: an up-date. Virchows Arch 437:1–16
Duggan DJ, Bittner M, Chen YD, Meltzer P, Trent JM (1999) Expression profiling using cDNA microarrays. Nat Genet 21 (Suppl S):10–14
Enari M, Sakahira H, Yokoyama H, Okawa K, Iwamatsu A, Nagata S (1998) A caspase-activated DNASE that degrades DNA during apoptosis, and its inhibitor ICAD. Nature 391:43–50
Finkel T, Holbrook NJ (2000) Oxidants, oxidative stress and the biology of ageing. Nature 408:239–247
Geiszt M, Kopp JB, Varnai P, Leto TL (2000) Identification of renox, an NAD(P)H oxidase in kidney. Proc Natl Acad Sci USA 97:8010–8014
Golubev AG (1996) The other side of metabolism - a review. Biochemistry (Moscow) 61:1443–1460
Gottschling DE, Aparicio OM, Billington BL, Zakian VA (1990) Position effect at S. cerevisiae telomeres: reversible repression of pole II transcription. Cell 63:751–762
Gray MD, Shen JC, Kamath-Loeb AS, Blank A, Sopher BL, Martin GM, Oshima J et al (1997) The Werner syndrome protein is a DNA helicase. Nat Genet. 17:100–103
Halliwell B, Gutteridge JMC (1999) Free radicals in biology and medicine, 3rd edn. Oxford University Press
Halvorsen TL, Beattie GM, Lopez AD, Hayek A, Levine F (2000) Accelerated telomere shortening and senescence in human pancreatic islet cells stimulated to divide in vitro. J Endocrinol 166:103–109
Harley CB, Futcher AB, Greider CW (1990) Telomeres shorten during ageing of human fibroblasts. Nature 345:458–460
Harman D (1956) Aging: a theory based on free radical and radiation chemistry. J Gerontol 2:298–300
Harman D (1998 a) Extending functional life span. Exp Gerontol 33:95–112
Harman D (1998 b) Aging: phenomena and theories. Ann N Y Acad Sci 854:1-7
Harper JW, Adami GR, Wei N, Keyomarsi K, Elledge SJ (1993) The p21 Cdk-interacting protein Cip1 is a potent inhibitor of G1 cyclin-dependent kinases. Cell 75:805–816
Harrington L, McPhail T, Mar V, Zhou W, Oulton R, Bass MB, Arruda I et al (1997) A mammalian telomerase-associated protein. Science 275:973–977
Hayflick L (1965) The limited in vitro lifetime of human diploid cell strains. Exp Cell Res 37:614–636
Hayflick L (1987) Origins of longevity. In: Warner HR, Butler RN, Sprott RL, Schneider EL (eds) Modern biological theories of aging. Raven, New York, pp 21–34
Hisama FM, Chen YH, Meyn MS, Oshima J, Weissman SM (2000) WRN or telomerase constructs reverse 4-nitroquinoline 1-oxide sensitivity in transformed Werner syndrome fibroblasts. Cancer Res 60:2372–2376
Igarashi H, Sakaguchi N (1997) Telomerase activity is induced in human peripheral B lymphocytes by the stimulation to antigen receptor. Blood 89:1299–1307
Johnson FB, Sinclair DA, Guarente L (1999) Molecular biology of aging. Cell 96:291–302
Jung CW, Rong YQ, Doctrow S, Baudry M, Malfroy B, Xu ZS (2001) Synthetic superoxide dismutase/catalase mimetics reduce oxidative stress and prolong survival in a mouse amyotrophic lateral sclerosis model. Neurosci Lett 304:157–160
Kang SS, Kwon T, Kwon DY, Do SI (1999) Protein kinase enhances human telomerase activity through phosphorylation of telomerase reverse transcriptase subunit. J Biol Chem 274:13085–13090
Kanungo MS (1994) Genes and aging. Cambridge University Press
Kim NW, Piatyszek MA, Prowse KR, Harley CB, West MD, Ho PL, Coviello GM et al (1994) Specific association of human telomerase activity with immortal cells and cancer. Science 266:2011–2015
Kirkwood TBL, Austad SN (2000) Why do we age? Nature 408:233–238
Klapper W, Parwaresch R, Krupp G (2001) Telomere biology in human aging and aging syndromes. Mech Ageing Dev 122:695–712
Kothakota S, Azuma T, Reinhard C, Klippel A, Tang J, Chu KT, Mcgarry TJ et al (1997) Caspase-3-generated fragment of gelsolin - effector of morphological change in apoptosis. Science 278:294–298
Kuida K, Zheng TS, Na S, Kuan C, Yang D, Karasuyama H, Rakic P et al (1996) Decreased apoptosis in the brain and premature lethality in CPP32-deficient mice. Nature 384:368–372
Kuroo M, Matsumura Y, Aizawa H, Kawaguchi H, Suga T, Utsugi T, Ohyama Y (1997) Mutation of the mouse klotho gene leads to a syndrome resembling ageing. Nature 390:45–51
LaBranche H, Dupuis S, Ben-David Y, Bani MR, Wellinger RJ, Chabot B (1998) Telomere elongation by hnRNP A1 and a derivative that interacts with telomeric repeats and telomerase. Nat Genet 19:199–202
Lee AC, Fenster BE, Ito H, Takeda K, Bae NS, Hirai T, Yu ZX et al (1999) Ras proteins induce senescence by altering the intracellular levels of reactive oxygen species. J Biol Chem 274:7936–7940
Lee CK, Weindruch R, Prolla TA (2000) Gene-expression profile of the ageing brain in mice. Nat Genet 25:294–297
Li H, Zhao LL, Funder JW, Liu JP (1997) Protein phosphatase 2A inhibits nuclear telomerase activity in human breast cancer cells. J Biol Chem 272:16729–16732
Lindsey J, McGill NI, Lindsey LA, Green DK, Cooke HJ (1991) In vivo loss of telomeric repeats with age in humans. Mutat Res 256:45–48
Liu JP (1999) Studies of the molecular mechanisms in the regulation of telomerase activity. FASEB J 13:2091–2104
Liu XS, Zou H, Slaughter C, Wang XD (1997) DFF, a heterodimeric protein that functions downstream of caspase-3 to trigger DNA fragmentation during apoptosis. Cell 89:175–184
Löffler G, Petrides PE (1998) Biochemie und Pathobiochemie. Springer, Berlin Heidelberg New York
Maggio ET, Ramnarayan K (2001) Recent developments in computational proteomics. Trends Biotechnol 19:266–272

Mattson MP, Duan WZ, Lee J, Guo ZH (2001) Suppression of brain aging and neurodegenerative disorders by dietary restriction and environmental enrichment: molecular mechanisms. Mech Ageing Dev 122:757–778
Melov S, Ravenscroft J, Malik S, Gill MS, Walker DW, Clayton PE, Wallace DC et al (2000) Extension of life-span with superoxide dismutase/catalase mimetics. Science 289:1567–1569
Metz T, Harris AW, Adams JM (1995) Absence of p53 allows direct immortalization of hematopoietic cells by the myc and raf oncogenes. Cell 82:29–36
Meyerson M, Counter CM, Eaton EN, Ellisen LW, Steiner P, Caddle SD, Ziaugra L et al (1997) hEST2, the putative human telomerase catalytic subunit gene, is up-regulated in tumor cells and during immortalization. Cell 90:785–795
Miki T, Morishima A, Nakura J (2000) The genes responsible for human progeroid syndromes. Intern Med 39:327–328
Miquel J, Economos AC (1979) Favorable effects of the antioxidants sodium and magnesium thiazolidine carboxylate on the vitality and life span of Drosophila and mice. Exp Gerontol 14:279–285
Mockett RJ, Orr WC, Rahmandar JJ, Sohal BH, Sohal RS (2001) Antioxidant status and stress resistance in long- and short-lived lines of Drosophila melanogaster. Exp Gerontol 36:441–463
Morin GB (1989) The human telomere terminal transferase enzyme is a ribonucleoprotein that synthesizes TTAGGG repeats. Cell 59:521–529
Moser MJ, Kamath-Loeb AS, Jacob JE, Bennett SE, Oshima J, Monnat RJ Jr (2000) WRN helicase expression in Werner syndrome cell lines. Nucleic Acids Res 28:648–654
Nakamura TM, Morin GB, Chapman KB, Weinrich SL, Andrews WH, Lingner J, Harley CB, Cech TR (1997) Telomerase catalytic subunit homologues from fission yeast and human. Science 277:955–959
Nakayama J, Saito M, Nakamura H, Matsuura A, Ishikawa F (1997) TLP1: a gene encoding a protein component of mammalian telomerase is a novel member of WD repeats family. Cell 88:875–884
Nakura J, Ye L, Morishima A, Kohara K, Miki T (2000) Helicases and aging. Cell Mol Life Sci 57:716–730
Niida H, Matsumoto T, Satoh H, Shiwa M, Tokutake Y, Furuichi Y, Shinkai Y (1998) Severe growth defect in mouse cells lacking the telomerase RNA component. Nat Genet 19:203–206
Noda A, Ning Y, Venable SF, Pereira-Smith OM, Smith JR (1994) Cloning of senescent cell-derived inhibitors of DNA synthesis using an expression screen. Exp Cell Res 211:90–98
Okuda K, Khan MY, Skurnick J, Kimura M, Aviv H, Aviv A (2000) Telomere attrition of the human abdominal aorta: relationships with age and atherosclerosis. Atherosclerosis 152:391–398
Olovnikov AM (1996) Telomeres, telomerase, and aging: origin of the theory. Exp Gerontol 31:443–448
Orr WC, Sohal RS (1994) Extension of life-span by overexpression of superoxide dismutase and catalase in Drosophila melanogaster. Science 263:1128–1130
Packer L, Fuehr K (1977) Low oxygen concentration extends the lifespan of cultured human diploid cells. Nature 267:423–425
Pallini R, Pierconti F, Falchetti ML, D'Arcangelo D, Fernandez E, Maira G, D'Ambrosio E et al (2001) Evidence for telomerase involvement in the angiogenesis of astrocytic tumors: expression of human telomerase reverse transcriptase messenger RNA by vascular endothelial cells. J Neurosurg 94:961–969
Parkes TL, Elia AJ, Dickinson D, Hilliker AJ, Phillips JP, Boulianne GL (1998) Extension of Drosophila lifespan by overexpression of human SOD1 in motoneurons. Nat Genet 19:171–174
Poole JC, Andrews LG, Tollefsbol TO (2001) Activity, function, and gene regulation of the catalytic subunit of telomerase (hTERT). Gene 269:1–12
Raff MC, Barres BA, Burne JF, Coles HS, Ishizaki Y, Jacobson MD (1993) Programmed cell death and the control of cell survival: lessons from the nervous system. Science 262:695–700
Reed JC (2001) Apoptosis-regulating proteins as targets for drug discovery. Trends Mol Med 7:314–319
Reiter RJ, Tan DX, Qi W, Manchester LC, Karbownik M, Calvo JR (2000) Pharmacology and physiology of melatonin in the reduction of oxidative stress in vivo. Biol Signals 9:160–171
Rohme D (1981) Evidence for a relationship between longevity of mammalian species and life spans of normal fibroblasts in vitro and erythrocytes in vivo. Proc Natl Acad Sci USA 78:5009–5013
Saretzki G, Feng J, Zglinicki T von, Villeponteau B (1998) Similar gene expression pattern in senescent and hyperoxic-treated fibroblasts. J Gerontol A Biol Sci Med Sci 53:B438–442
Sasgary S, Wieser M, Cerni C (2001) Targeted inhibition of telomerase in human cancer: will it be a double-edged sword? Oncology 24:22–26
Sastre J, Pallardo FV, Asuncion JG de la, Vina J (2000) Mitochondria, oxidative stress and aging. Free Radic Res 32:189–198
Serra V, Grune T, Sitte N, Saretzki G, Zglinicki T von (2000) Telomere length as a marker of oxidative stress in primary human fibroblast cultures. Ann N Y Acad Sci 908:327–30
Serrano M, Lin AW, McCurrach ME, Beach D, Lowe SW (1997) Oncogenic ras provokes premature cell senescence associated with accumulation of p53 and p16INK4a. Cell 88:593–602
Sharma HW, Sokoloski JA, Perez JR, Maltese JY, Sartorelli AC, Stein CA, Nichols G et al (1996) Differentiation of immortal cells inhibits telomerase activity. Proc Natl Acad Sci USA 92:12343–12346
Shay JW (1999) Toward identifying a cellular determinant of telomerase repression. J Natl Cancer Inst 91:4–6
Shay JW, Bacchetti S (1997) A survey of telomerase activity in human cancer. Eur J Cancer 33:787–791
Sies H (1986) Biochemistry of oxidative stress. Angew Chemie (Int edn) 12:1058–1071
Sies H (1993) Strategies of antioxidant defense. Eur J Biochem 215:213–219
Sitte N, Huber M, Grune T, Ladhoff A, Doecke WD, Zglinicki T von, Davies KJ (2000) Proteasome inhibition by lipofuscin/ceroid during postmitotic aging of fibroblasts. FASEB J 14:1490–1498
Smith MA, Sayre LM, Monnier VM, Perry G (1995) Radical aging in Alzheimer's disease. Trends Neurosci 18:172–176
Steensel B van, Smogorzewska A, Lange T de(1998) TRF2 protects human telomeres from end-to-end fusions. Cell 92 (3):401–413
Suh YA, Arnold RS, Lassegue B, Shi J, Xu X, Sorescu D, Chung AB (1999) Cell transformation by the superoxide-generating oxidase mox1. Nature 401:79–82

Takahashi Y, Kuroo M, Ishikawa F (2000) Aging mechanisms. Proc Natl Acad Sci USA 97: 12407–12408
Thomas M et al (2000) Formation of functional tissue from transplanted adrenocortical cells express in telomerase reverse transcriptase. Nat Biotechnol 18:39–42
Toda T (2000) Current status and perspectives of proteomics in aging research. Exp Gerontol 35:803–810
Utsugi T, Ohno T, Ohyama Y, Uchiyama T, Saito Y, Matsumura Y, Aizawa H et al (2000) Decreased insulin production and increased insulin sensitivity in the klotho mutant mouse, a novel animal model for human aging. Metabolism 49:1118–1123
Vojta PJ, Barrett JC (1995) Genetic analysis of cellular senescence. Biochim Biophys Acta 1242:29–41
Wallace DC (1999) Mitochondrial diseases in man and mouse. Science 283:1482–1488
Wang J, Hannon GJ, Beach DH (2000) Risky immortalization by telomerase. Nature 405:755–756
Wemmer U (1993) Entwicklung der Weltbevölkerung. Biol Med 22:5–10
Weng NP, Palmer LD, Levine BL, Lane HC, June CH, Hodes RJ (1998) Tales of tails: regulation of telomere length and telomerase activity during lymphocyte development, differentiation, activation, and aging. Immun Rev 160:43–54
Williams GT, Smith CA (1993) Molecular regulation of apoptosis: genetic controls on cell death. Cell 74:777–779
Wyllie AH, Kerr JF, Currie AR (1980) Cell death: the significance of apoptosis. Int Rev Cytol 68:251–306
Wyllie FS, Jones CJ, Skinner JW, Haughton MF, Wallis C, Wynford-Thomas D, Faragher RG et al (2000) Telomerase prevents the accelerated cell ageing of Werner syndrome fibroblasts. Nat Genet 24:16–17
Yahata K, Mori K, Arai H, Koide S, Ogawa Y, Mukoyama M, Sugawara A et al (2000) Molecular cloning and expression of a novel klotho-related protein. J Mol Med 78:389–394
Yamaguchi F, Morrison RS, Takahashi H, Teramoto A (1999) Anti-telomerase therapy suppressed glioma proliferation. Oncol Res 6:773–776
Yang J, Chang E, Cherry AM, Bangs CD, Oei Y, Bodnar A, Bronstein A et al (1999) Human endothelial cell life extension by telomerase expression. J Biol Chem 274:26141–26148
Zglinicki T von, Saretzki G, Docke W, Lotze C (1995) Mild hyperoxia shortens telomeres and inhibits proliferation of fibroblasts: a model for senescence? Exp Cell Res 220:186–193
Zhu L, Skoultchi A (2001) Coordinating cell proliferation and differentiation. Curr Opin Genet Dev 11:91–97

1.4 Besonderheiten der Arzneitherapie im Alter unter Berücksichtigung pharmakogenetischer Faktoren

JULIA KIRCHHEINER, CHRISTIAN MEISEL, BERND ROSENKRANZ und IVAR ROOTS

Inhaltsverzeichnis

1.4.1 Beschreibung der Population „Ältere Menschen"

Der Anteil der über Sechzigjährigen in der Bevölkerung nimmt kontinuierlich zu: Während im Jahr 1900 nur etwa 8% der deutschen Bevölkerung älter als 60 Jahre waren, betrug der Anteil 1993 bereits 20%. Im Jahr 2030 sollen es bereits 33% sein. (Bundesinstitut für Bevölkerungsforschung, Wiesbaden). Der Altersaufbau der Bevölkerung wird sich von einer Bevölkerungspyramide zu einem Bevölkerungspilz im Jahre 2050 wandeln (Abb. 1.4.1). 1999 entfielen 53% des gesamten Fertigarzneimittelumsatzes der gesetzlich krankenversicherten Patienten auf die Gruppe der über Sechzigjährigen. Im Durchschnitt wird jeder über Sechzigjährige mit etwa zweieinhalb Arzneimitteln pro Tag in Dauertherapie behandelt (Schröder et al. 2001). Es besteht hinsichtlich der körperlichen und geistigen Leistungsfähigkeit von alten Menschen jedoch eine erhebliche Variabilität. Viele lie-

Ganten/Ruckpaul (Hrsg.)
gemeinsam mit A. Ruiz-Torres
Molekularmedizinische Grundlagen
von altersspezifischen Erkrankungen

gen trotz fortgeschrittenen Alters mit ihren Werten innerhalb der Normgrenzen weitaus jüngerer Personen, was die Unterscheidung zwischen „normal" und „pathologisch" bei alten Menschen besonders erschwert (Rowe et al. 1987).

Im Allgemeinen wandelt sich das Krankheitsspektrum im Alter von akuten Erkrankungen zu chronischen Verläufen (van den Akker et al. 1998). Etwa 20% der älteren Menschen leiden an mehr als fünf gleichzeitig medikamentös behandelten Krankheiten. Die häufigsten Krankheitsbilder sind dabei: Herz-Kreislauf-Erkrankungen (Herzinsuffizienz, koronare Herzkrankheit, arterielle Hypertonie), Hyperlipidämie, Diabetes, Varikose, Zerebralarteriosklerose, Osteoarthrose und Dorsopathien. In vielen Fällen bedingen objektivierbare Krankheiten, wie Hyperlipidämie, Hypertonie oder Diabetes, zwar medikamentöse Behandlung, weisen aber kaum subjektive Beschwerden auf. Dagegen stehen hinsichtlich des subjektiven Beschwerdegrades besonders die Erkrankungen des Bewegungsapparates wie Arthrosen und Osteoporosen im Vordergrund (Steinhagen-Thiessen et al. 1999).

Neben den somatischen Krankheitsbildern bestehen zu einem hohen Prozentsatz (25% in der Berliner Altersstudie) psychische Erkrankungen. Dabei sind vor allem Depressionen mit einer Prävalenz von 9% sowie Demenzen mit einer Prävalenz von 6% vorherrschend (Helmchen et al. 1999).

1.4.2 Molekulare Aspekte bei der Arzneitherapie alter Menschen

1.4.2.1 Der Begriff Pharmakogenetik

Gleiche Dosierungen von Medikamenten können bei verschiedenen Menschen unterschiedliche Wirkungen und Nebenwirkungen auslösen. Diese bekannte Tatsache hat multifaktorielle Ursachen: Neben krankheitsspezifischen Besonderheiten beim einzelnen Individuum spielen verschiedene Persönlichkeitsfaktoren, wie Alter, Geschlecht, Körpergröße und Gewicht, sowie die Funktionstüchtigkeit einzelner Organe eine Rolle. Darüber hinaus gibt es auf molekularer Ebene genetisch bedingte Besonderheiten, die zu Veränderungen im Arzneistoffmetabolismus und in der Arzneimittelwirkung führen können (Abb. 1.4.2). Bereits in den 50er-Jahren wurde festgestellt, dass es Patienten gibt, die unter Tuberkulosetherapie mit Isoniazid extrem hohe Plasmaspiegel dieser Substanz aufbauen und dadurch schwere neurologische Nebenwirkungen zeigen (Hughes et al. 1954). Jahre später konnte nachgewiesen werden, dass diese so genannten langsamen Metabolisierer des Antituberkulotikums Isoniazid erblich bedingt keine Aktivität des Enzyms N-Acetyltransferase zeigten (Evans 1968). In den folgenden Jahren wurde die genetische Variabilität verschiedener Arzneistoff metabolisierender Enzyme erforscht. Dabei fanden sich Varianten (Enzympolymorphismen) in verschiedenen Enzymen, darunter die Pseudocholinesterase, Glucose-6-Phosphat-Dehydrogenase und Paraoxonase, sowie in den Vertretern der Zytochrom-P450-Enzymfamilie (Kalow 1966, Luzzatto et al. 1969, La Du 1972, von Geldmacher et al. 1973, Marez et al. 1997).

Neben Enzympolymorphismen gibt es genetisch bedingte Unterschiede in der Aktivität von Rezeptoren und Transportermolekülen, die wiederum Veränderungen bei der Arzneimittelwirkung zur Folge haben (Propping et al. 1995, Kerb et al. 2001). Die systematische Erforschung der funktionellen Bedeutung solcher Genvarianten ist Gegenstand der Pharmakogenetik. Die pharmakogenetische Forschung hat sich zum Ziel gesetzt, die klinische Bedeutung genetischer Faktoren und Varianten für die individualisierte Arzneimitteltherapie in klinischen Studien zu untersuchen. Neben monogenetischen Faktoren sollen komplexe Zusammenhänge von Arzneimittelwirkung und -nebenwirkungen erfasst und zu konkreten Aussagen und Empfehlungen im Umgang mit Pharmaka verdichtet werden.

1.4.2.2 Pharmakogenomik

Seit die DNA-Sequenzierung auf breiter Ebene durchgeführt wird und die menschliche Genomsequenz systematisch entschlüsselt werden konnte, ist die Suche nach Zielmolekülen („drug targets") für die Arzneimittelwirkung in größerem Ausmaß möglich geworden. Im Gegensatz zur Untersuchung einzelner, biochemisch charakterisierter Zielmoleküle kann nun eine systematische Charakterisierung möglicher Kandidatengene für die Pathogenese von Erkrankungen samt individueller genetischer Varianten erfolgen. Diese als Pharmakogenomik bezeichnete Forschungsrichtung spielt eine große Rolle in der modernen Arzneimittelentwicklung: Wirkstoffe werden gezielt nach ihren molekularen Angriffspunkten entwickelt. Dadurch ist es möglich, unerwünschte Arzneimittelwirkungen oder -interaktionen bereits präklinisch abzu-

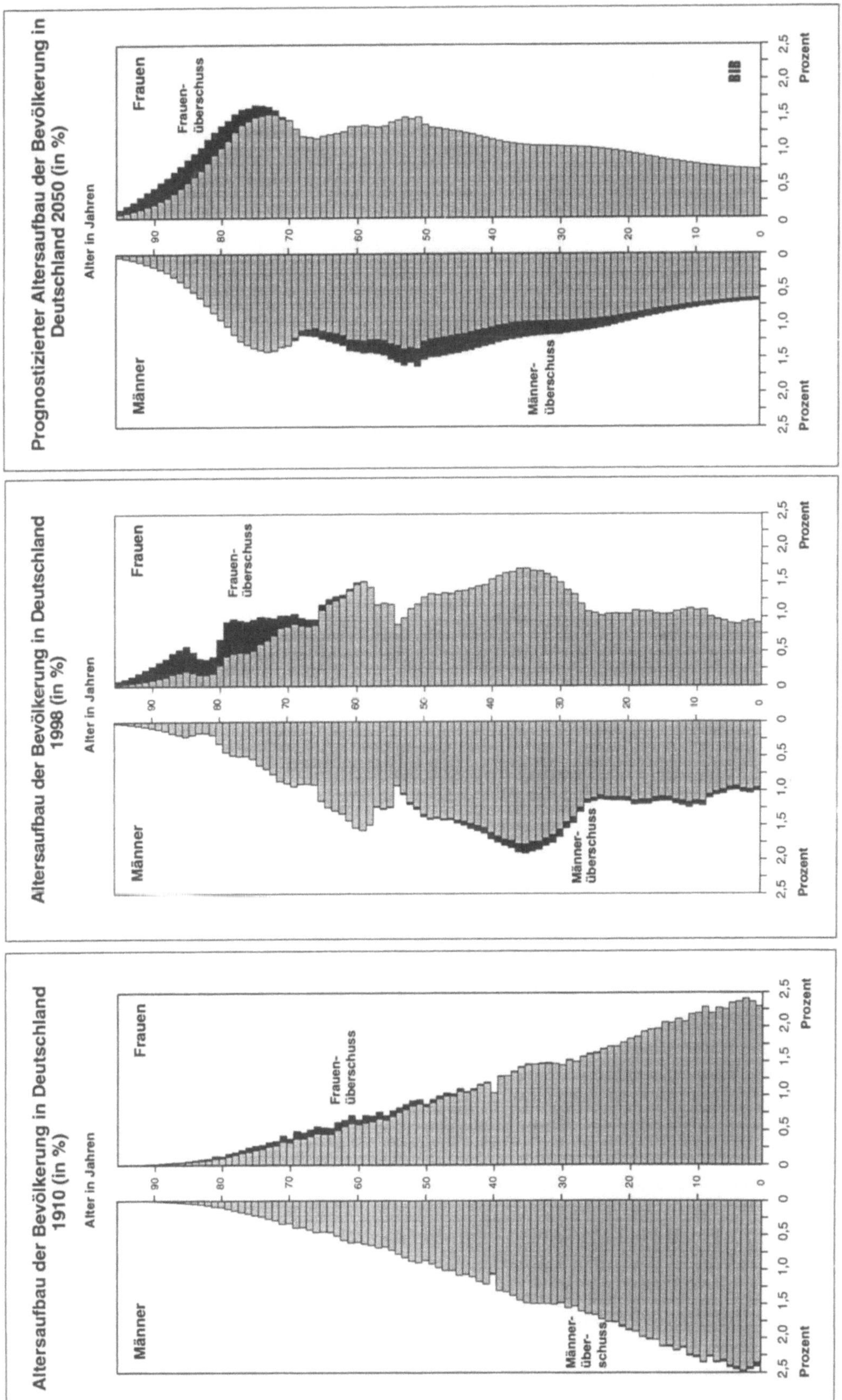

Abb. 1.4.1. Demographische Entwicklung in Deutschland von 1910 bis 2050. (Copyright: Bundesinstitut für Bevölkerungsforschung, Wiesbaden)

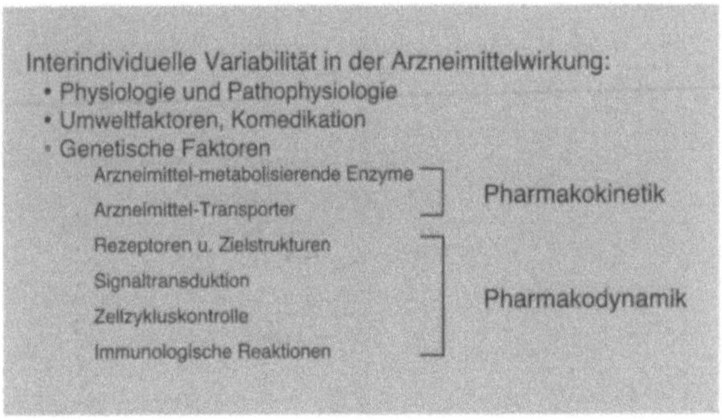

Abb. 1.4.2. Ursachen interindividueller Variabilität in der Arzneimittelwirkung

schätzen. Die hohe Quote (80%) an Drop-outs von neu entwickelten Arzneistoffen in den klinischen Testphasen 1–3 (Dimasi 2001) kann durch die Anwendung präklinischer Testverfahren auf molekularer Grundlage verringert werden (Zühlsdorf 1998). Wirkstoffe, die vorwiegend über polymorphe Abbauwege eliminiert werden, lassen sich vor Eintritt in die klinisch Prüfung häufig chemisch modifizieren, so dass sie auch über andere Wege abgebaut werden können (z.B. Oxcarbazepin aus Carbamazepin).

1.4.2.3 Proteomik

Während die Genanalyse Informationen über das Vorhandensein bestimmter Gene oder DNA-Sequenzen bietet, hat die sog. Proteomik die funktionelle Bedeutung der Gene im lebenden Organismus zum Gegenstand. Über proteinchemische Analysen werden Prozesse der Proteintranslation, der posttranslationalen Modifikation und der Proteininteraktionen untersucht. Dadurch können Informationen über die Proteinexpression und die Regulation von Genen gewonnen werden.

Techniken zur Proteincharakterisierung werden in der modernen Arzneimittelentwicklung unter dem Konzept des strukturbasierten Wirkstoffdesigns verwendet: Die dreidimensionale Darstellung erlaubt die funktionelle Zuordnung bestimmter Proteinbereiche, wie z.B. die Substratbindungsstellen, Membranständigkeit und Rezeptorbindungsstellen. Dadurch können Wirkstoffe entwickelt werden, die aufgrund ihrer Struktur genau an bestimmte Rezeptoren binden und so eine definierte Wirkung hervorrufen. Außerdem lässt sich die Arzneistoffwirkung anhand von Veränderungen im Proteinexpressionsmuster in vitro untersuchen, so dass die präklinische Arzneimittelentwicklung spezifischer gestaltet werden kann.

1.4.2.4 Bedeutung genetischer Varianten für den Arzneimittelstoffwechsel

Die meisten Arzneimittel werden in der Leber metabolisiert und in Form hydrophiler Metaboliten renal ausgeschieden. Man unterscheidet zwischen Phase I und Phase II des Arzneimittelmetabolismus in der Leber: Enzyme der Phase I katalysieren vornehmlich Oxidations- und Reduktionsreaktionen an funktionellen Gruppen der Fremdstoffe, während Enzyme der Phase II die Metaboliten von Phase I oder auch die Muttersubstanz über Konjugation mit Säureresten hydrophiler machen. Im Rahmen der pharmakogenetischen Forschung wurde eine große Anzahl genetischer Varianten in verschiedenen Enzymen sowohl des Phase-I- als auch des Phase-II-Stoffwechsels entdeckt und hinsichtlich ihrer Auswirkung auf die Verträglichkeit von Arzneimitteln untersucht. Sind genetische Varianten in einer Häufigkeit von über 1% in einer bestimmten Bevölkerungsgruppe vorhanden, so spricht man von Polymorphismus. In der Abb. 1.4.3 werden die Enzyme der Phase I und der Phase II als Kreisdiagramm gezeigt. Die Größe der Kreissegmente gibt die prozentuale Beteiligung eines Enzyms am Arzneimittelstoffwechsel an.

Den weitaus größten Teil der am Phase-I-Stoffwechsel beteiligten Enzyme machen die Vertreter der Zytochrom-P450-Enzyme (CYP) aus. Das Enzym CYP3A4 ist am Abbau von mehr als der Hälfte aller Fremdstoffe und Arzneimittel beteiligt. Für dieses Enzym sind keine genetischen Polymorphismen, die eine fehlende Aktivität verursachen, bekannt. Es wurden jedoch vereinzelt auftretende Varianten und Polymorphismen beschrieben (Rebbeck et al. 1998, Sata et al. 2000). Anders ist es beim Zytochrom CYP2D6, das am Stoffwechsel von knapp einem Viertel aller Arzneimittel beteiligt ist (Substrate für CYP2D6, s. Tabelle 1.4.1): Bereits in den 70er-Jahren fiel auf, dass etwa 7% der nordeuropäischen Bevölkerung das Medikament Spartein schlecht verstoffwechseln können (Eichelbaum 1975). Die betroffenen Patienten hatten höhere Medikamentenplasmaspiegel und im Urin fand sich fast oder gar kein Anteil des Hydroxymetaboliten sowie ein hoher Anteil der nicht verstoffwechselten Substanz. Man bezeichnete Träger dieser angeborenen Besonderheit als langsame Metabolisierer und sprach, da die genetische Variante mit einer klinisch relevanten Häufigkeit von

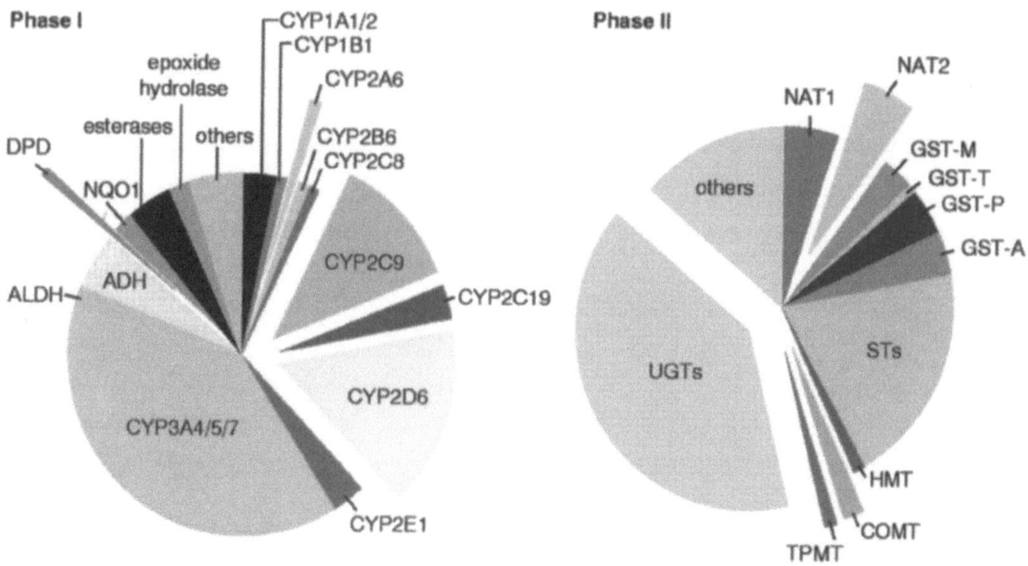

Abb. 1.4.3. Phase-I- und Phase-II-Enzyme beim Arzneistoffwechsel im Menschen. Die Größe der Segmente zeigen die prozentuale Beteiligung der einzelnen Enzyme am Arzneimittelstoffwechsel. Aus dem Kreisdiagramm herausgerückt dargestellt sind die Enzyme, bei denen genetische Polymorphismen bekannt sind. *Linker Kreis: CYP* Zytochrom P450, *DPD* Dihydropyrimidin-Dehydrogenase; *rechter Kreis: COMT* Katechol-O-Methyltransferase, *NAT2* N-Acetyltransferase 2, *TPMT* Thiopurin-S-Methyltransferase. (Aus Evans et al. 1999)

7% auftrat, von einem Enzympolymorphismus im Stoffwechsel von Spartein.

Im Laufe der Zeit fiel auf, dass der Spartein-Enzympolymorphismus auch im Metabolismus einer Reihe von anderen Arzneimitteln eine Rolle spielt, darunter trizyklischen Antidepressiva, Betarezeptorenblockern, Antipsychotika und Antiarrhythmika (Tabelle 1.4.1). Spartein sowie auch Debrisoquin und Dextromethorphan wurden als Testsubstanzen zur phänotypischen Aktivitätsbestimmung dieses Enzyms verwendet. 1988 gelang die Klonierung und Sequenzierung des für die Spartein-/Debrisoquin-Hydroxylase kodierenden Gens (Gonzalez et al. 1988), nämlich des Zytochrom-P450-Enzyms des Typs 2D6 (*CYP2D6*). *CYP2D6* ist an der Hydroxylierung oder Demethylierung vieler Arzneistoffe beteiligt. Die meisten Substanzen werden durch dieses Enzym inaktiviert, manche haben aber auch pharmakologisch aktive Metaboliten, die in beträchtlichem Maße zur Arzneimittelwirkung beitragen. Mittlerweile sind über 50 genetische Varianten beschrieben, die eine fehlende oder stark verringerte Enzymaktivität zur Folge haben (systematische Darstellung unter www.imm.ki.se/CYPalleles). In der kaukasischen Bevölkerung sind insgesamt 4 Varianten für über 95% der phänotypischen langsamen Metabolisierer verantwortlich (Chen et al. 1996, Sachse et al. 1997, Griese et al. 1998). Durch Genotypisierung dieser 4 Varianten ist eine Vorhersage der Arzneistoff metabolisierenden Aktivität bei einem Individuum möglich. In der Tabelle 1.4.2 sind unterschiedliche *CYP2D6*-Allele, deren zugrunde liegenden genetische Varianten sowie die Auswirkung auf die Aktivität des Enzyms dargestellt. Beim *CYP2D6* gibt es außerdem die Besonderheit einer Genduplikation (Johansson et al. 1993). Dabei ist das gesamte Gen auf dem gleichen Chromosom zweifach oder sogar öfter vorhanden. Träger solcher Genduplikationen haben mehr als 2 aktive Allele des *CYP2D6*-Gens und besitzen phänotypisch eine erhöhte Aktivität des CYP2D6-Enzyms. Die Clearance des Antidepressivums Nortriptylin war bei Trägern von Genduplikationen etwa vierfach höher als bei normalen (schnellen) Metabolisierern (Dalén et al. 1998).

Ähnlich dem CYP2D6 wurden auch für andere CYP-Enzyme Polymorphismen gefunden, die eine geringere Aktivität des Enzyms zur Folge haben. So wird die fehlende Aktivität bei der S-Mephenytoin-Hydroxylierung zu etwa 93% durch das inaktive Allel *2 des Enzyms CYP2C19 erklärt (de Morais et al. 1994).

Auch in Enzymen des Phase-II-Stoffwechsels sind Polymorphismen bekannt: Genetische Varianten im N-Acetyltransferase-Gen sind für den Phänotyp des langsamen Acetylierers verantwortlich. Diese Individuen haben ein stark erhöhtes Risiko für schwere Arzneimittelnebenwirkungen, da die wichtige Ausscheidungsfunktion von Arzneimitteln über die Konjugation mit Acetylresten ein-

Tabelle 1.4.1. Ausgewählte Substrate von CYP2D6

Betablocker	Antiarrhythmika	Antipsychotika	Antidepressiva	Andere
Carvedilol Metoprolol Propranolol Timolol	Ajmalin Encainid Flecainid Mexiletin N-Propylajmalin Propafenon Spartein	Haloperidol Perazin Perphenazin Risperidon Thioridazin	Amitriptylin Desipramin Fluoxetin Fluvoxamin Nortriptylin Venlaflaxin	Debrisoquin Dexfenfluramin Dextromethorphan Galanthamin Codein Lidocain MDMA („Ecstasy") Methamphetamin Phenacetin Tamoxifen Tramadol Tropisetron

Tabelle 1.4.2. Unterschiedliche *CYP2D6*-Allele, ihre zugrunde liegenden genetischen Varianten und die Auswirkung auf die Aktivität des Enzyms

CYP2D6-Allel	Nukleotidveränderungen	Genetischer Effekt	Enzymaktivität (in vivo)	Referenz
*1	keine (Varianten A, B, C, D, E)	„Wildtyp"	Normal, EM	Kimura et al. (1989)
*3	A_{2637} deletiert	Verschiebung des Leserasters	Keine, PM, 0	Kagimoto et al. (1990)
*4	$C_{188}T$, $G_{1934}A$, $G_{4268}C$ (Varianten A, B, C, D, E, F, G, H, I, J)	Verschiebung des Spleißsignals	Keine, PM, 0	Kagimoto et al.(1990) Gough et al. (1990) Hanioka et al. (1990) Yokota et al. (1993) Marez et al. (1996)
*5	*CYP2D6* deletiert	*CYP2D6*-Deletion	Keine, PM, 0	Gaedigk et al. (1991) Steen et al. (1995)
*6	T_{1795} deletiert (Varianten A, B, C, D)	Verschiebung des Laserrasters	Keine, PM, 0	Saxena et al. (1994) Evert et al. (1994) Daly et al. (1995)

EM Schnellmetabolisierer, *PM* langsamer Metabolisierer.

geschränkt ist. So haben langsame Acetylierer ein erhöhtes Risiko für hydralazininduzierten Lupus, sulfonamidinduzierte Überempfindlichkeitsreaktionen, isoniazidinduzierte Neuropathie (s. 1.4.2.1) oder durch aromatische Farbstoffe induzierten Blasenkrebs (Blum et al. 1991, Nakamura et al. 1995, Spielberg 1996, Grant et al. 1997).

In jüngerer Zeit rückten neben den metabolisierenden Enzymen zunehmend Arzneimitteltransporter und deren genetische Varianten in den Mittelpunkt des Interesses. Membranständige Transporter spielen beim aktiven Transport von Fremdstoffen, aber auch von körpereigenen Substraten, eine wichtige Rolle, z.B. an der Darmmukosa für die orale Absorption, am Gallengang für die Ausscheidung von Substanzen in die Galle, an den Nieren und an der Blut-Hirn-Schranke (Wacher et al. 1995, Schuetz et al. 1996, Schuetz et al. 1999). Die als ABC-Transporter („ATP-binding cassette") zusammengefassten Proteine haben die Funktion, einen Arzneistoff, der das Zellinnere erreicht hat, in einem gerichteten Transport wieder aus der Zelle hinauszuschleusen. In der Tabelle 1.4.3 sind verschiedene ABC-Transporter, deren Lokalisation und Substrate dargestellt. Erstmalig beschrieben wurden diese Transporter im Rahmen der primären oder sekundären Resistenz gegenüber Zytostatika in der Krebstherapie (Dano 1973), weshalb das zugrunde liegende Gen als „multidrug resistance gene" (*mdr1*) bezeichnet wird. *mdr1* kodiert für ein 170-kD-Membranglykoprotein (P-Glykoprotein), welches als wichtigster Vertreter der ABC-Transporter nicht nur in Tumoren, sondern in vielen Organen des gesunden Mechanismus lokalisiert ist. Die physiologische Funktion von P-Glykoprotein (P-GP) liegt zum einen in der schnellen Ausscheidung von Fremdstoffen (Niere und Leber), zum anderen im Schutz einzelner Körperkompartimente vor Fremdstoffen (Blut-Hirn-Schranke, Blutkreislauf) (Meijer et al. 1999, Schinkel 1999, Smit et al. 1999, Wijnholds et al. 2000). Knockout-Mäuse, die P-GP nicht besitzen, weisen erhöhte Konzentrationen von P-GP-Substraten im Blut und im ZNS auf (Schinkel et al. 1994, Mayer et al. 1996, van Asperen et al. 1996, Smit et al. 1998, van Asperen et al. 1999). Die Inhibition des

Tabelle 1.4.3. ABC-Transportermoleküle, deren Lokalisation und Substrate

Transporter	Lokalisation	Bisher bekannte Substrate
P-GP	Leber, Dünndarm, Niere, ZNS, Nebenniere	Zytostatika, Digoxin, Immunsuppressiva, Steroide
MRP1	Gehirn, Niere, Dünndarm, Nebenniere	Zytostatika, Konjugate (mit Glutathion, Sulfat oder Glukuronsäure)
MRP2	Leber, Niere	Organische Anionen, Konjugate
MRP3	Leber, Kolon, Pankreas, Niere	Konjugate
MRP6	Leber, Niere	

P-GP P-Glykoprotein, *MRP* MDR-assoziierte Proteine.

Transporters durch Chinidin beim Menschen führt zu einer gesteigerten intestinalen Absorption, d.h. zu einer verminderten renalen biliären Sekretion von Digoxin, einer Wechselwirkung, die zwar lange bekannt ist, nun aber auf molekularer Ebene erklärt werden konnte (Fromm et al. 1999). Durch inhibitorische und induktorische Wirkungen auf P-GP lassen sich viele Arzneimittelwechselwirkungen erklären. Eine große Anzahl von P-GP-Substraten ist derzeit bereits bekannt, darunter Zytostatika, Kardiaka, Virostatika, Antimykotika, Immunsuppressiva und andere (Kim et al. 1998, Seelig 1998, König et al. 1999). Werden diese Substrate gleichzeitig mit Medikamenten eingenommen, welche das P-GP hemmen, so steigen die Substratkonzentrationen im Plasma an. Bei gleichzeitiger Gabe von P-GP-Induktoren werden keine ausreichend hohen Blutspiegel der Substrate aufgebaut (Ito et al. 1993, Koren et al. 1998, Woodland et al. 1998).

Es gibt außerdem angeborene genetische Varianten des *mdr1*-Gens, die eine funktionelle Bedeutung für den Arzneimittelstoffwechsel haben (Mickley et al. 1998). Es wurde gezeigt, dass homozygote Träger des C3435T-Polymorphismus in Exon 26 von *mdr1* eine niedrigere Expression des duodenalen *mdr1*-Gens und höhere Digoxinplasmaspiegel haben als Individuen, die diesen Polymorphismus nicht besitzen (Hoffmeyer et al. 2000).

1.4.2.5 Individualisierte Arzneitherapie unter Berücksichtigung pharmakogenetischer Parameter im Arzneistoffmetabolismus

Ziel der pharmakogenetischen Forschung ist es, die Arzneimitteltherapie aufgrund der Kenntnisse pharmakogenetischer Parameter individuell anzupassen und so die bestmögliche Wirkung von Arzneimitteln unter Vermeidung von Arzneimittelnebenwirkungen zu erreichen. Pharmakogenetische Diagnostik bietet die Möglichkeit, vor Beginn einer medikamentösen Therapie die Auswahl eines Medikaments, die Dosierung sowie bestimmte krankheitspräventive Maßnahmen an bestimmte, für Metabolismus und Pathogenese bedeutende individuelle Faktoren anzupassen.

Ein Beispiel für pharmakogenetische Einflüsse auf die Auswahl einer bestimmten Therapie ist die CYP2D6-Defizienz bei der Wahl eines Analgetikums. Codein (Methylmorphin), welches CYP2D6-abhängig zu Morphin umgebaut werden muss, um seine analgetische Wirkung zu erzielen, wäre bei Trägern zweier inaktiver *CYP2D6*-Allele analgetisch wirkungslos.

Eine auf der Pharmakogenetik basierende Dosisanpassung ist für viele Medikamente sinnvoll, die über polymorphe Enzyme metabolisiert werden. So sollten langsame Metabolisierer, also Träger inaktiver Allele polymorpher CYP-Enzyme, niedrigere Arzneimitteldosierungen erhalten. Auf der Basis der Bioequivalenztheorie sollte einem Individuum, welches die doppelte AUC („area under the curve", Fläche unter der Konzentrationszeitkurve) eines Medikaments aufweist, nur die halbe Dosis im Vergleich zu anderen gegeben werden. Zu beachten ist jedoch, dass für die Wirkung und Nebenwirkungen auch aktive Metaboliten eine Rolle spielen können. In der Abb. 1.4.4 sind die Plasmaspiegelzeitverläufe von Omeprazol für schnelle und langsame Metabolisierer des Enzyms CYP2C19 dargestellt. Man sieht, dass die langsamen Metabolisierer gegenüber schnellen Metabolisierern eine fast vierfach größere Fläche unter der Konzentrationszeitkurve haben. Wenn man die Dosis als proportional zur Fläche unter der Konzentrationszeitkurve ansieht (was bei linearer Kinetik auch der Fall ist), so sollte die Dosis für einen langsamen Metabolisierer am Beispiel des Omeprazol nur etwa ein Viertel der Dosis des schnellen Metabolisierers betragen. Die heterozygoten Träger inaktiver Allele, auch intermediäre Metabolisierer genannt, würden mit ihrer Dosierung etwa in der Mitte liegen (s. Abb. 1.4.4). In pharmakogenetischen Studien zu Omeprazol wurde gezeigt, dass bei schnellen

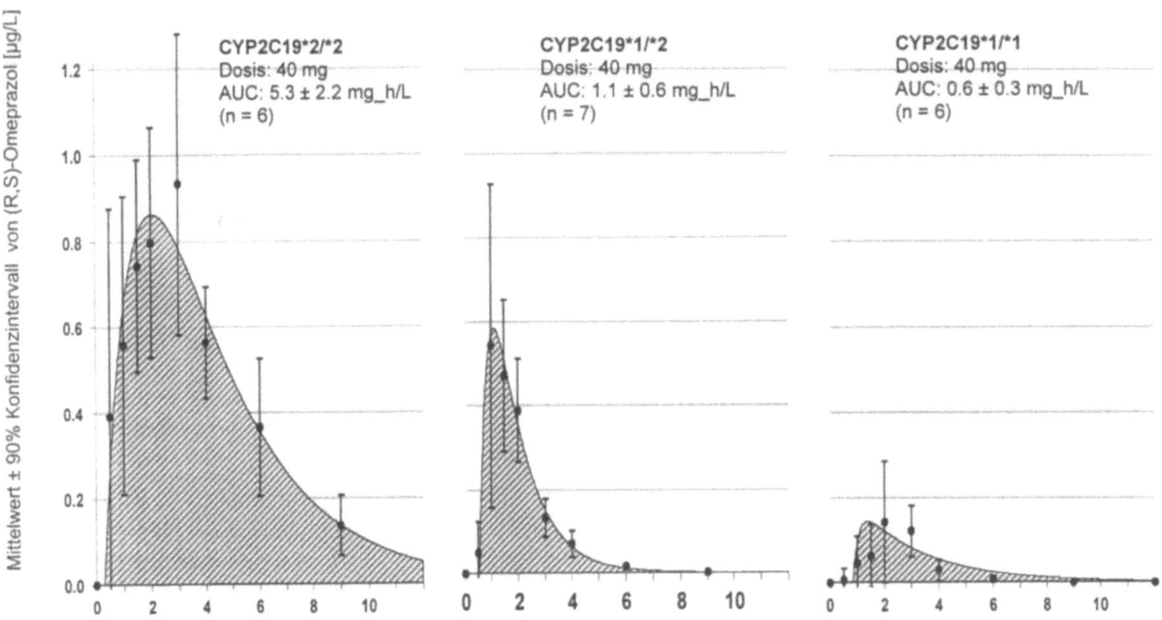

Abb. 1.4.4. Zeitlicher Verlauf von Omeprazol-Plasmaspiegeln bei Individuen unterschiedlicher CYP2C19-Aktivität. *CYP2C19*1/*1* Träger zweier aktiver CYP2C19-Allele (Wildtyp), *CYP2C19*1/*2* heterozygote Träger eines inaktiven Allels (*2) von CYP2C19, *CYP2C19*2/*2* Träger zweier inaktiver CYP2C19-Allele, *AUC* Fläche unter der Blutspiegelzeitkurve

Metabolisierern von CYP2C19 eine ineffektivere Säurereduktion mit höheren Gastrinspiegeln stattfindet als bei intermediären und langsamen Metabolisierern und dass bei diesen Patienten die übliche Dosis von 20 mg unter Umständen nicht ausreicht (Chang et al. 1995, Furuta et al. 1999).

Für die Gruppe der Antidepressiva, die zum großen Teil polymorph verstoffwechselt werden, sind exemplarisch Dosisempfehlungen berechnet worden (Abb. 1.4.5) (Kirchheiner et al. 2001). Die für eine bestimmte Indikation vom Hersteller empfohlene Dosis wurde als gewichtetes Mittel verschiedener Dosierungen für die einzelnen Metabolisierergruppen angesehen. Aus den Unterschieden in der Pharmakokinetik wurden die subgruppenspezifischen Dosierungen errechnet. Die Dosisempfehlungen sind in Prozent bezogen auf die übliche Dosis (mit 100%) angegeben.

Pharmakogenetische Untersuchungen betreffen Parameter, die altersunabhängig ein Leben lang für Therapien mit verschiedenen Medikamentengruppen relevant sind. Eine so genannte Genotypisierung für unterschiedliche Parameter kann deshalb viele Hinweise für die individuelle Arzneitherapie eines Patienten geben. Ähnlich wie Blutgruppenausweise könnte man sich einen Genotypausweis vorstellen, der auch in Notfallsituationen eine bessere Einschätzung der Wirksamkeit und Verträglichkeit von Arzneimitteln bei einem Patienten erlaubt (s. auch (Bröckmoller et al. 2000). Die meisten für die Arzneitherapie wichtigen genetischen Varianten stellen an sich keinen Risiko- oder Krankheitsfaktor dar, können aber unter bestimmten Therapieformen für den Patienten unangenehme oder schädigende Wirkungen haben. Aus diesem Grunde würde ein pharmakogenetischer Patientenpass zwar für den behandelnden Arzt wichtige Informationen enthalten, hätte aber ein geringes Missbrauchspotenzial durch Versicherungen oder Krankenkassen (vergleichbar mit dem Wissen um Blutgruppen). In der Abb. 1.4.6 ist der Entwurf eines pharmakogenetischen Patientenausweises mit Daten zu polymorphen CYP-Enzymen dargestellt. Einem solchen Ausweis sollten generelle Informationen über die Bedeutung unterschiedlicher Genotypen polymorpher Enzyme für den Arzneimittelstoffwechsel beigelegt werden.

1.4.2.6 Molekulare Veränderungen von Rezeptorempfindlichkeit und Signaltransduktion im Alter

Altersbedingte Veränderungen der Rezeptorsensitivität, der Anzahl und des Bindungsverhalten von Rezeptoren und Second-Messenger-Molekülen sowie veränderte zelluläre Antworten können im Alter die Wirkungs- und Nebenwirkungsspektren

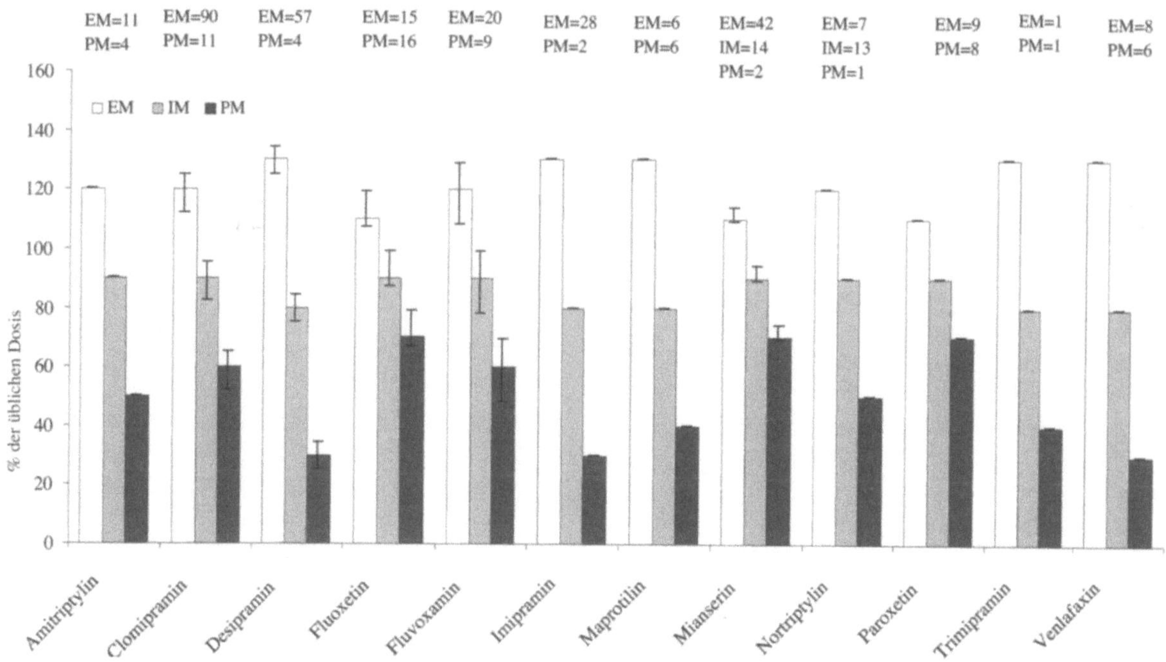

Abb. 1.4.5. Auf pharmakogenetischen Untersuchungen basierende Dosisempfehlungen bei der Therapie mit Antidepressiva für unterschiedliche Metabolisierergruppen von CYP2D6. Die Bereiche der Dosisempfehlungen in mehreren Studien wurden mit *schwarzen Balken* gekennzeichnet. *% der üblichen Dosis* Angaben zu Dosisempfehlungen in Prozent bezogen auf die vom Hersteller für eine mittelschwere Depression empfohlene Dosis; *EM* Schnellmetabolisierer, *IM* mittelschneller Metabolisierer, *PM* Langsamer Metabolisierer. (Modifiziert nach Kirchheiner et al. 2001)

von Pharmaka beeinflussen. Ein Beispiel dafür ist die Abnahme von Dopaminrezeptoren im Striatum. Ursache für diese bereits seit den 70er-Jahren bekannte Abnahme der Rezeptorendichte (Joseph et al. 1978) ist auf molekularer Ebene eine verminderte mRNA-Bildung sowie ein vermehrter Untergang von Nervenzellen („neuronal death") (Mesco et al. 1991). Dopaminerge Systeme spielen eine Rolle bei der Initiierung von Bewegungsabläufen, Grob- und Feinmotorik, aber auch bei der Regulation der Hormonsynthese und -freisetzung (Picetti et al. 1997). Antipsychotika – Medikamente, welche direkt blockierend auf Dopaminrezeptoren wirken – haben eine verstärkte Wirkung bei alten Menschen (Antonini et al. 1993).

Altersbedingte Veränderungen in der DNA-Synthese und Zellteilung beeinflussen Wundheilungsprozesse (Danon et al. 1989), die Gewebsregeneration (Sanz et al. 1999, Taguchi et al. 2001), Immunantwort (Ben-Yehuda et al. 1992, Hodes 1997) und den Verlauf von Krebserkrankungen (Hartwell et al. 1994). Die molekularen Ursachen dieser veränderten Regulation der DNA-Synthese sind im Einzelnen noch nicht bekannt, jedoch spielen u.a. Veränderungen in der Signaltransduktion von Katecholaminrezeptoren und Wachstumsfaktorrezeptoren eine Rolle. Die Aktivierung des MAP-Kinase-Signaltransduktionswegs war bei alten Ratten im Vergleich zu Jungtieren um mehr als das Zweifache erniedrigt (Liu et al. 1996). Dies liegt u.a. daran, dass im Alter vermindert GRB2-SOS-Komplexe gebildet werden, die wiederum der Aktivierung des PAS-Proteins dienen (Hutter et al. 2000). In Abb. 1.4.7 ist der Signaltransduktionsweg der mitogenaktivierten Kinasen (MAP-Kinasen) dargestellt. Wachstumsfaktoren stimulieren Rezeptoren mit Tyrosinkinaseaktivität. Über die Autophosphorylierung von Tyrosinresten des intrazellulären Anteils des Tyrosinkinaserezeptors werden intrazelluläre Signalkaskaden freigesetzt, die in einer Aktivierung der MAP-Kinasen münden (Davis 1993).

1.4.2.7 Pharmakogenetische Diagnostik

Parallel zur Entdeckung genetischer Polymorphismen in krankheitsrelevanten Genen wurden Technologien zur Detektion von genetischen Varianten entwickelt, welche die Diagnostik von DNA-Punktmutationen („single nucleotide polymorphism", SNP) in hohem Durchsatz möglich machen. Daneben gibt es natürlich noch die konventionellen Verfahren, die meist kostengünstiger sind und für diagnostische Fragestellungen zur Genotypisierung

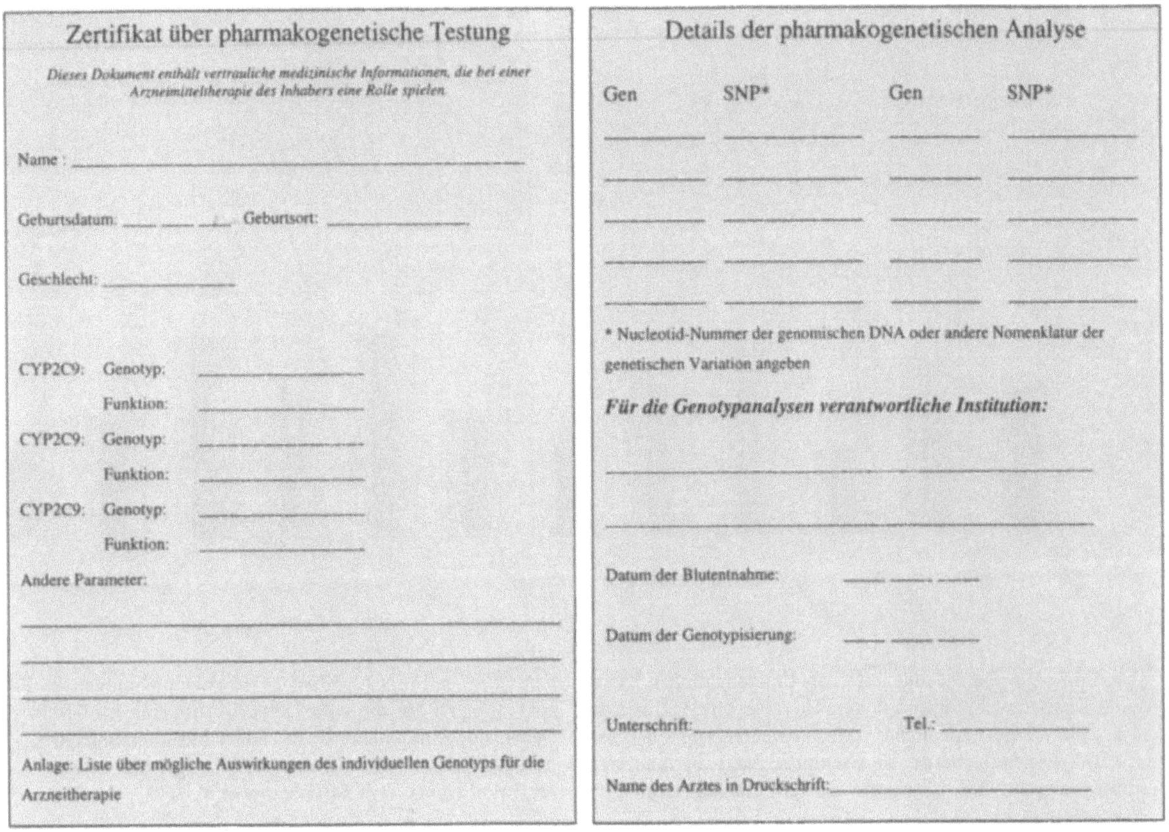

Zertifikat über pharmakogenetische Testung

Dieses Dokument enthält vertrauliche medizinische Informationen, die bei einer Arzneimitteltherapie des Inhabers eine Rolle spielen

Name: ____

Geburtsdatum: __ __ __ Geburtsort: ____

Geschlecht: ____

CYP2C9: Genotyp: ____

Funktion: ____

CYP2C9: Genotyp: ____

Funktion: ____

CYP2C9: Genotyp: ____

Funktion: ____

Andere Parameter:

Anlage: Liste über mögliche Auswirkungen des individuellen Genotyps für die Arzneitherapie

Details der pharmakogenetischen Analyse

Gen	SNP*	Gen	SNP*

* Nucleotid-Nummer der genomischen DNA oder andere Nomenklatur der genetischen Variation angeben

Für die Genotypanalysen verantwortliche Institution:

Datum der Blutentnahme: __ __ __

Datum der Genotypisierung: __ __ __

Unterschrift: ____ Tel.: ____

Name des Arztes in Druckschrift: ____

Abb. 1.4.6. Pharmakogenetischer Patientenausweis mit Informationen zu individuellen metabolischen und biochemischen Eigenschaften zur Unterstützung bei der Medikamentenauswahl und Dosierungsfindung. (Modifiziert nach Brockmoller et al. 2000)

einzelner Patientenproben ausreichen. Im Folgenden werden Verfahren zur Genotypisierung und SNP-Diagnostik vergleichend vorgestellt.

1.4.2.7.1 Polymerasekettenreaktion-Restriktionsverdau (PCR-RFLP)

Dieses konventionelle Verfahren war eines der ersten überhaupt, das zur systematischen Untersuchung von genetischen Polymorphismen verwendet wurde (Saiki et al. 1986, Mullis 1990). Die in ihrer Lage auf dem Gen bekannten Polymorphismen werden detektiert, indem zunächst ein ausreichend großer Bereich um die Variante herum mittels Polymerasekettenreaktion (PCR) amplifiziert wird und anschließend ein spezifischer Restriktionsenzymverdau (Restriktionsfragmentlängen-Polymorphismus, RFLP) das Amplifikat in DNA-Fragmente definierter Länge schneidet. Das Enzym wird so gewählt, dass entweder die Wildtypsequenz oder die genetische Variante spezifisch geschnitten wird. Die Fragmente werden nach dem Verdau auf ein Agarosegel aufgetragen und mittels Gelelektrophorese im elektrischen Feld aufgetrennt. In der Abb. 1.4.8 ist die Unterscheidung der *CYP*2C19-*2-Variante mittels PCR-RFLP in einer Wildtypprobe, einer heterozygoten und einer homozygot mutierten DNA-Probe dargestellt. Dieses Verfahren wird, da es einen geringen apparativen Aufwand erfordert, auch heute noch oft verwendet, besonders zur experimentellen Untersuchung neuer Polymorphismen bei geringer Probenzahl („low throughput") in Forschungslabors.

1.4.2.7.2 Allelspezifische PCR

Das Prinzip dieser PCR ist die allelspezifische Bindung von Oligonukleotiden an genomische DNA bzw. PCR-Amplifikate. Kurze DNA-Oligonukleotide werden komplementär zur SNP enthaltenden DNA-Sequenz gewählt. Die vollständige komplementäre Bindung ist thermostabiler als unvollständige Hybridisierungen (mit der nicht mutierten Sequenz). Bei allelspezifischen PCR-Verfahren enthalten die Primer am 3′-Ende eine zum gesuchten SNP komplementäre Base. In der PCR wird die Annealing-

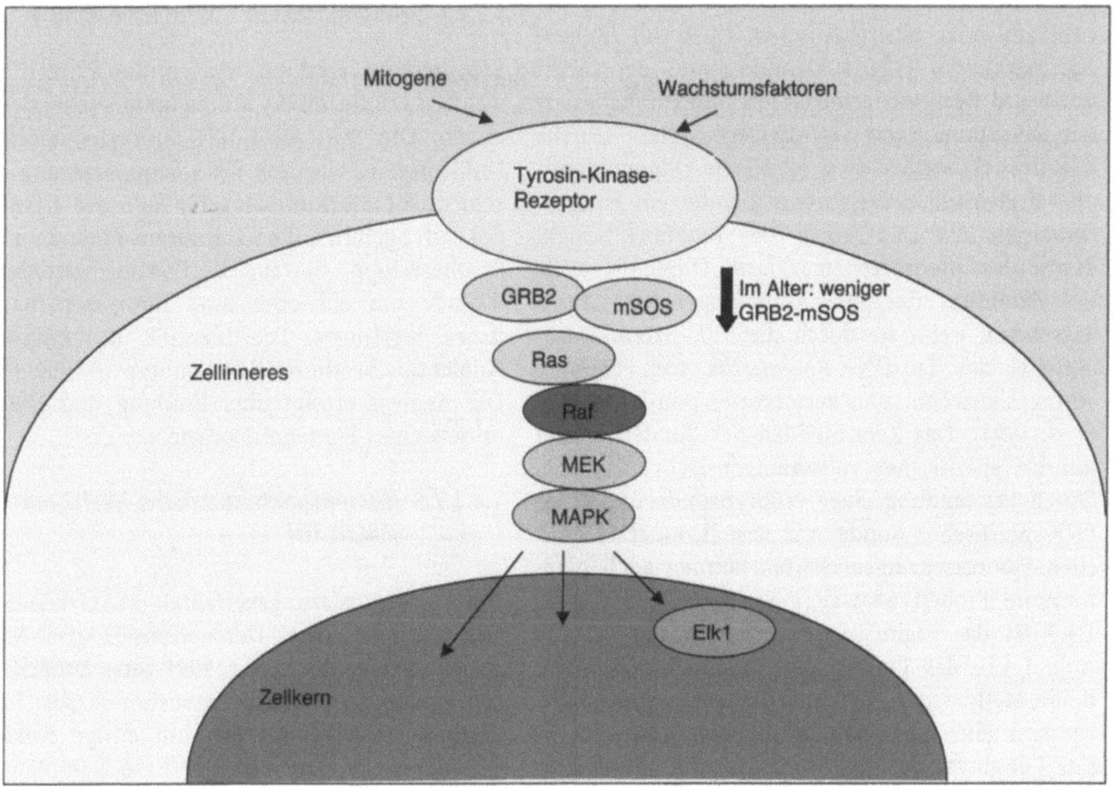

Abb. 1.4.7. Darstellung der Signaltransduktion des MAPK-Weges. Wachstumsfaktoren binden an einen zellmembranständigen Tyrosinkinasereceptor. Von dort aus wird das Signal über eine Phosphorylierungskaskade an den Zellkern zu Transkriptionsfaktoren weitergeleitet. Im Alter ist die Bildung des GRB2-mSOS-Komplexes verlangsamt (*senkrechter Pfeil*). *MAPK* mitogenaktivierte Proteinkinase, *GRB2* growth factor receptor bound protein 2, *mSOS* mammalian son of seven-less (Modifiziert nach Garrett et al. 1995)

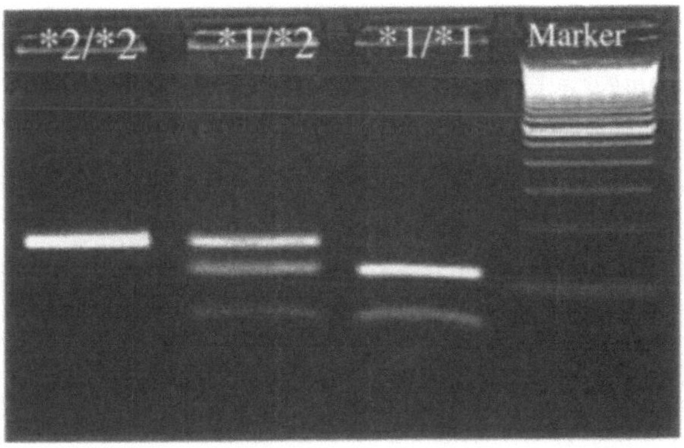

Abb. 1.4.8. DNA-Fragmente im Agarosegel zur Detektion von CYP2C19-Allel*2. **2/*2* ungeschnittenes PCR-Produkt, homozygot, für CYP2C19*2; **1/*2* heterozygot, etwa die Hälfte des PCR-Produktes wurde enzymatisch geschnitten, 2 Banden im Gel; **1/*1* geschnittenes Fragment, Wildtyp (schwach ist noch das andere kleine DNA-Fragment im Gel zu erkennen); *Marker* DNA-Fragment-Standards zur Längenbestimmung von DNA-Fragmenten im Gel

temperatur – die Temperatur, bei der die Primer spezifisch binden – so gewählt, dass nur die Fragmente amplifiziert werden, die eine vollständige und spezifische Bindung mit dem Primer haben, während Primer, die mit einem Basenmismatch an der DNA binden, bei dieser Temperatur abfallen. Diese Methode setzt eine Optimierung der Reaktionsbedingungen voraus, da es schon bei etwas niedrigerer Annealingtemperatur zu unspezifischen Primerbindungen kommen kann. Mit dieser Methode allein ist nur eine Prüfung auf Vorhandensein eines SNPs möglich. Die Unterscheidung zwischen heterozygot mutiert und homozygot mutiert ist nur durch weitere Analyseschritte, wie fluoreszenzbasierte Real-Time-Verfahren, möglich.

1.4.2.7.3 Real-Time-PCR-Verfahren: LightCycler®, TaqMan®

Unter Real-Time-PCR wird die gleichzeitige Amplifikation, Detektion und Quantifikation eines DNA-Zielmolekül mittels einer einzigen PCR-Reaktion verstanden. Das Prinzip dieser Verfahren beruht auf einer allelspezifischen PCR mit fluoreszenzmarkierten Oligonukleotiden und der direkt unter der Reaktion erfolgenden fluoreszenzbasierten Detektion. Beim LightCycler®-System (Roche Diagnostics) senden zwei markierte Oligonukleotide bei Hybridisierung nebeneinander ein Fluoreszenzsignal aus. Das Prinzip des TaqMan® besteht darin, dass fluoreszenzmarkierte Oligonukleotide bei Extension des PCR-Amplifikates ein Signal aussenden, wenn sie durch die 5′-3′-Exonukleaseaktivität der Taq-DNA-Polymerase vom Vorlagestrang abgetrennt und zerschnitten werden (Livak et al. 1995). Das Zerschneiden der Sonden erfolgt nur bei spezifischer vollständiger Hybridisierung. Durch Verwendung einer Wildtypsonde und einer SNP-spezifischer Sonde mit jeweils unterschiedlichen Fluoreszenzeigenschaften können auch heterozygote Proben analysiert werden. In der Abb. 1.4.9 ist das LightCycler®-Verfahren und in der Abb. 1.4.10 das Prinzip des TaqMan® dargestellt. Beide Methoden eignen sich für eine schnelle Diagnostik einzelner SNPs bei hohem Probendurchsatz („high throughout") und sind mit relativ großem apparativen Aufwand verbunden.

1.4.2.7.4 Primerextension („Minisequencing")

Bei diesem Verfahren werden die Primer so gewählt, dass sie direkt am zu untersuchenden SNP enden. Die PCR wird mit fluoreszenzmarkierten Nukleotiden (wie zur DNA-Sequenzierung unterschiedliche Markierungen für jede der 4 Nukleotide) durchgeführt, die nach ihrem Einbau zu einem Synthesestopp führen. Die Primer werden am 3′-Ende um ein oder zwei fluoreszenzmarkierte Basen verlängert. Die Identität des eingebauten Nukleotids bestimmt den Genotyp (Syvänen 2001). Die Analyse erfolgt über Bindung und Detektion mittels eines Plattenphotometers.

1.4.2.7.5 Massenspektrometrische Verfahren: MALDI-TOF

Das Genotypisierungsverfahren MALDI-TOF (matrixassoziierte Laser-Desorptions-Flugzeit-Massenspektrometrie (Li et al. 1999) setzt zunächst eine spezifische DNA-Primer-Extension voraus: Biotinylierte PCR-Primer werden um einige Nukleotide verlängert. Das zu der SNP-Base komplementäre Nukleotid wird als Didesoxybase zugegeben und erzeugt so bei Einbau einen Abbruch der Extension (Terminator). Die Unterscheidung zwischen SNP und Wildtyp basiert auf der unterschiedlichen Masse der DNA-Fragmente, da im Fall des SNP die Extension (durch Einbau des Terminators an der SNP-Stelle) früher beendet wird, während sonst eine Extension über ein paar Basen erfolgt, bis die Terminatorbase aufgrund der Sequenz wiederum eingebaut wird. Die Biotinylierung ermöglicht die Bindung der DNA an eine streptavidinbeschichtete Festphasenmatrix. Die DNA-Probe bindet dabei an

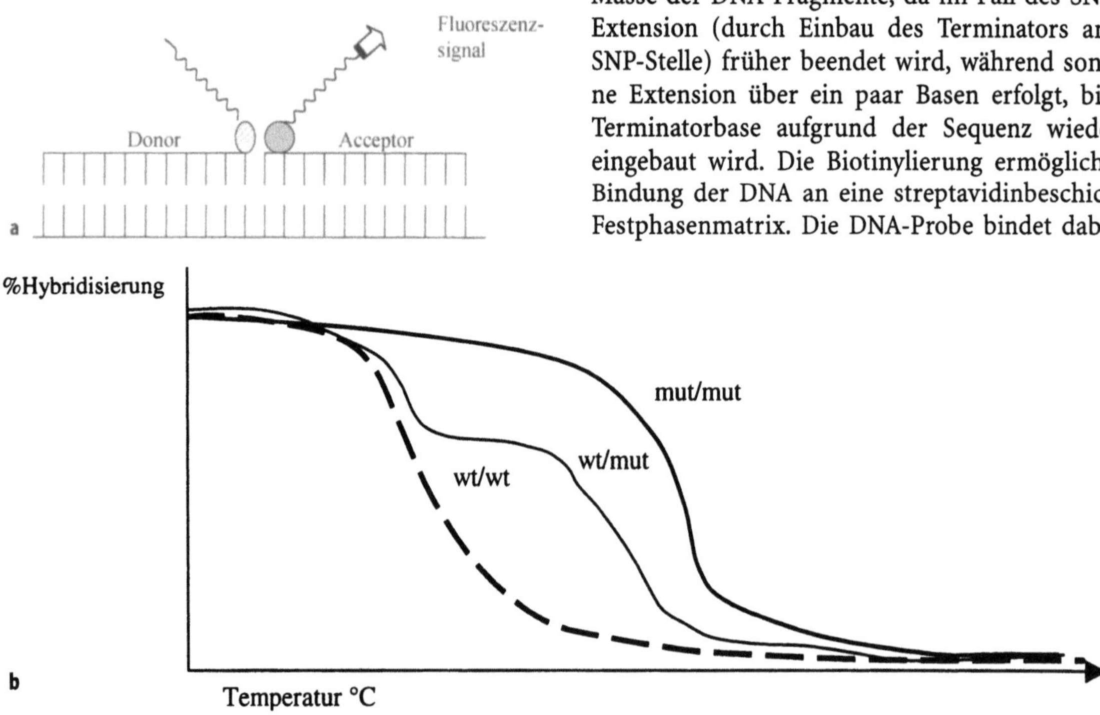

Abb. 1.4.9. **a** Prinzip des LightCycler®: Fluoreszenz bei hybridisierter Sonde, spezifische Hybridisierung bei Vorhandensein des SNP; **b** Schmelzkurven der hybridisierten Sonden. Temperaturerhöhung: Abfall der Fluoreszenzintensität; SNP-spezifische Schmelzkurven: bei varianter DNA (*mut*) vollständige Hybridisierung, Schmelztemperatur am höchsten. Angegeben werden bei dem Verfahren jeweils die Wendepunkte der Schmelzkurven

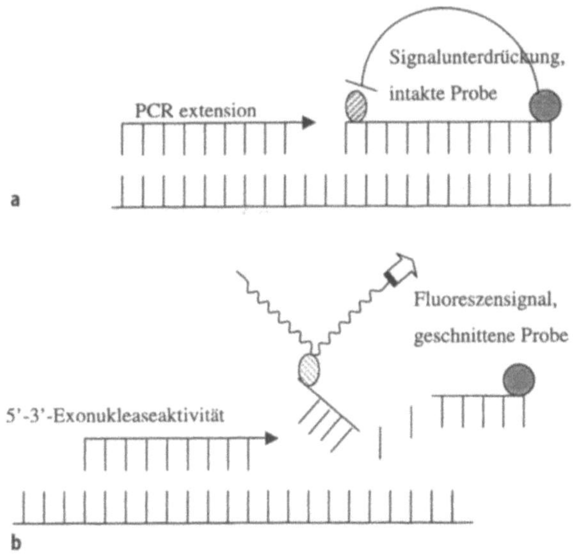

Abb. 1.4.10 a, b. Prinzip des TaqMan®. **a** PCR-Extension und Hybridisierung der intakten Fluoreszenzprobe, **b** 5′-3′-Exonukleaseaktivität der Taq-Polymerase schneidet die fluorophormarkierte Base am 5′-Ende des Oligos, ein Fluoreszenzsignal wird ausgesandt

eine organische Matrix und kristallisiert. Ein pulsatiler Laserstrahl setzt einen kleinen Teil der DNA frei und ionisiert ihn. Die Flugzeit bis zum Ionendetektor ist das Maß für die Größe und Masse der ionisierten DNA-Fragmente. Das Prinzip der DNA-Massenspektrometrie ist in Abb. 1.4.11 dargestellt. Wie auch die anderen auf Primerextension basierenden Verfahren ist diese Methode zur Detektion einzelner SNPs für hohen Probendurchsatz geeignet.

1.4.2.7.6 DNA-Genchip

Diese Technologie ermöglicht es, aus kleinsten DNA-Proben mehrere tausend SNPs zu analysieren. Darin liegt der größte Unterschied zu den bisher vorgestellten Verfahren. Das Prinzip beruht wiederum auf einer spezifischen Hybridisierung von DNA-Proben an einer festen Matrix (Array). An diesem Array, welcher meist aus Glas oder Nylon besteht, befinden sich festgebundene DNA-Fragmente, die spezifisch die zu untersuchenden SNPs enthalten. Aus der nativen DNA werden etwa 20–80 bp lange fluoreszenzmarkierte Oligomere synthetisiert, die jeweils eine zu untersuchende Sequenz enthalten. Nach Auftragen der markierten Oligos, Hybridisieren und Auswaschen werden die an der Platte verbleibenden spezifisch hybridisierten DNA-Moleküle anhand der Lichtemission des Fluoreszenzsignals gemessen. Aus der Intensität eines Lichtsignals kann auf das Vorhandensein eines SNPs geschlossen werden. Eine gute Beschreibung und viele weiterführende Links zum Thema Genomchiptechnologie sind auf der Webseite www.Gene-Chips.com zu finden.

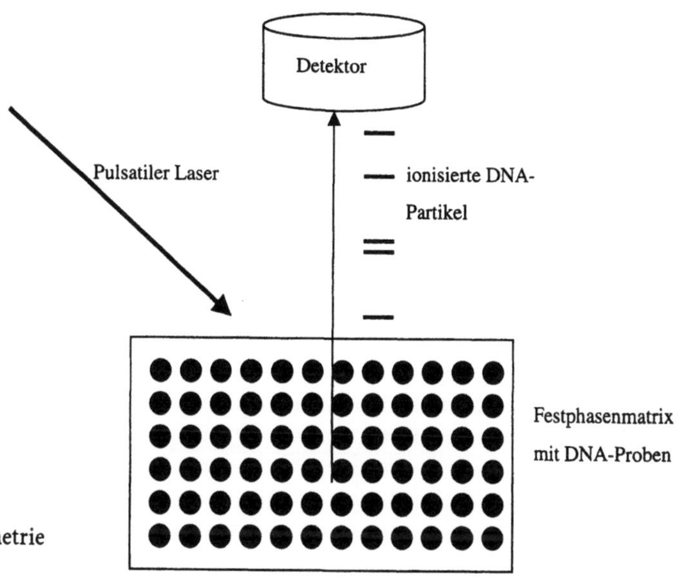

Abb. 1.4.11. Das Prinzip der DNA-Massenspektrometrie MALDI-TOF

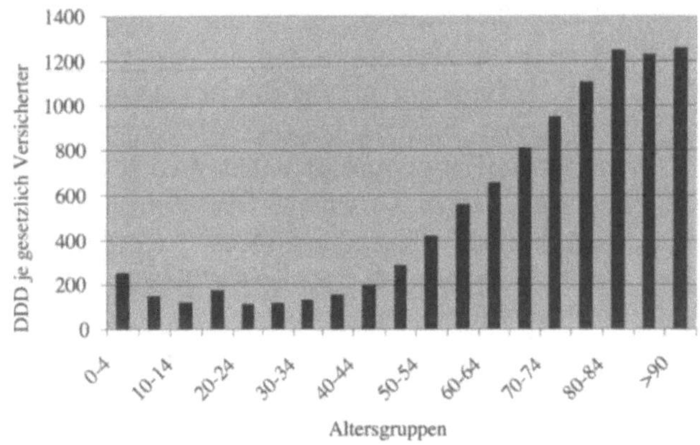

Abb. 1.4.12. Arzneiverbrauch in Tagesdosen je gesetzlich Versicherter in 5-Jahres-Altersgruppen im Jahr 1999. *DDD* defined daily dose. (Schröder et al. 2001)

1.4.3 Allgemeine Besonderheiten in der medikamentösen Therapie bei alten Menschen

1.4.3.1 Polypharmazie und Medikamenteninteraktionen

Gemessen in Tagesdosen pro Jahr (DDD, „defined daily dose") liegt der durchschnittliche Arzneiverbrauch der über 80-Jährigen im Vergleich zu dem der 20–30-Jährigen um das Zehnfache höher (1246 versus 112 DDD im Jahr 1999, siehe Abb. 1.4.12) (Schröder et al. 2001). Die Bevölkerungsgruppe der über 60-Jährigen, die etwa 25% der gesetzlich Krankenversicherten ausmacht, verursacht über 50% der Gesamtarzneimittelausgaben. Im Durchschnitt wird jeder Versicherte über 60 Jahre mit mehr als 2 Arzneimitteln täglich in Dauertherapie behandelt (Schröder et al. 2001). Die Hauptmedikamentengruppen sind dabei – entsprechend des typischen Krankheitsspektrums im Alter – Betarezeptorenblocker, Kalziumantagonisten, Angiotensinhemmstoffe, Antihypertonika, Koronarmittel, Diuretika, Antidiabetika, Bronchospasmolytika, Ophthalmika und Psychopharmaka. Der prozentuale Anteil der Verordnungen für über 60-Jährige an den Gesamtverordnungen von den im Alter meistrezeptierten Medikamenten ist in Tabelle 1.4.4 dargestellt (Rietbrock et al. 1996).

Tabelle 1.4.4. Häufigkeit verordneter Medikamente im Alter. Dargestellt ist der Anteil der über 60-Jährigen in % an der Gesamtverordnungshäufigkeit von Medikamenten (Rietbrock et al. 1996)

Medikamentengruppe	Prozent
Kardiaka	82,8
Antidiabetika	77,5
Durchblutungsfördernde Medikamente	76,9
Antiarrhythmika	69,9
Antihypertonika	69,3
Diuretika	67,4
Hypnotika	67,3
Laxanzien	57,8
Psychopharmaka	52,5
Antirheumatika	48,3
Magen-Darm-Mittel	41,5
Analgetika	33,3
Antibiotika	19,8

Aufgrund der Polypharmazie kann es zu unkontrollierten Medikamentenwechselwirkungen kommen. Dabei handelt es sich häufig um Wechselwirkungen auf der Ebene des Arzneimittelmetabolismus, die zu toxischen Medikamentenspiegeln der betroffenen Substanz führen. Substanzen können inhibierend auf die Zytochrom-P450-Enzyme einwirken und dadurch ihren eigenen und den Abbau von gleichzeitig eingenommenen Pharmaka behindern. So ist z. B. das Antimykotikum Fluconazol ein starker Hemmstoff der Enzyme CYP2C9, CYP2D6 und CYP3A4. Durch Hemmung des Abbaus und folglich erhöhte Blutkonzentrationen von Arzneimitteln sind zahlreiche klinisch relevante Wechselwirkungen zwischen Fluconazol und weiteren Medikamenten bekannt. Andere Arzneistoffe interagieren über den Mechanismus der Enzyminduktion. Das Antituberkulosemittel Rifampicin beispielsweise bewirkt eine verstärkte Expression von CYP3A4, was einen beschleunigten Abbau sehr vieler über CYP3A4 verstoffwechselter Medikamente zur Folge hat.

Angeborene genetische Polymorphismen können als zusätzliche Faktoren die Interaktionen verstärken. Diazepam beispielsweise wird in niedrigeren Konzentrationen vor allem über das Enzym CYP2C19 verstoffwechselt, in höheren Konzentrationen dagegen hauptsächlich über CYP3A4. Bei langsamen Metabolisierern von CYP2C19 fällt der Stoffwechselweg über CYP2C19 weg, durch Kompensation über CYP3A4 würde das Medikament aber weiterhin effektiv verstoffwechselt. Unter Therapie mit inhibitorisch auf CYP3A4 wirkenden Medikamenten wären bei diesen Individuen plötzlich beide Stoffwechselwege von Diazepam inaktiv, was zu hohen Blutspiegeln und unerwünschten Arzneimittelwirkungen führen könnte.

Interaktionen können auch an Arzneimitteltransportern erfolgen. Eine Induktion von P-Glykoprotein durch Rifampicin z.B. bewirkt eine herabgesetzte Bioverfügbarkeit von Digoxin, das dann vermehrt intestinal ausgeschieden wird (Schreiber et al. 1980, Gault et al. 1984, Fromm et al. 1999). Ähnliche Interaktionen wurden bei der gleichzeitigen Gabe von Johanniskrautextrakten und Digoxin gefunden. Die Digoxinblutspiegel sanken signifikant unter der Komedikation mit *Hypericum perforatum* (Johne et al. 1999).

1.4.3.2 Unerwünschte Arzneimittelwirkungen bei älteren Patienten

In bis zu 23% der Fälle sind bei älteren Menschen unerwünschte Arzneimittelwirkungen Grund für eine Krankenhauseinweisung, bei einem von 1000 Patienten sogar die Todesursache (Tamblyn 1996). Aufgrund physiologischer Veränderungen im Alter, welche die Verteilung, den Abbau und die Ausscheidung von Medikamenten betreffen, haben ältere Menschen generell ein erhöhtes Risiko, Medikamentennebenwirkungen zu erleiden. Die Zahl der Nebenwirkungen liegt bei über 60 Jahre alten Probanden etwa 2,5-mal höher als bei Jüngeren (Platt et al. 1994). Ursachen dafür sind häufig Medikamenteninteraktionen. Teilweise werden aber auch Dosierungen zu hoch gewählt, Untersuchungen zur Nierenleistung nicht regelmäßig genug vorgenommen und eine ausführliche Medikamentenanamnese mit Prüfung der Indikation nicht sorgfältig erhoben. Nach der Untersuchung von Tamblyn sind etwa 19–36% der Krankenhauseinweisungen wegen unerwünschter Arzneimittelwirkungen auf ärztliche Verschreibungsfehler zurückzuführen (Tamblyn 1996). Des Weiteren muss beachtet werden, dass ältere Patienten zusätzlich zu den vom Arzt verschriebenen Präparaten häufig Selbstmedikation einnehmen. Diese und auch compliancebedingte Ursachen können zu erhöhten Arzneimittelnebenwirkungsraten im Alter beitragen.

Die häufigsten Arzneimittelnebenwirkungen im Alter sind Elektrolytentgleisungen, gastrointestinale Beschwerden, Leberschäden, kardiologische und neurologische Komplikationen sowie endokrinologische und hämatologische Erkrankungen (Fradet et al. 1996). Viele unerwünschte Arzneimittelwirkungen werden gar nicht als solche erkannt, weil sie den im Alter häufig anzutreffenden Beschwerden gleichen. So können Verwirrtheitszustände, Depression, Stürze, Obstipation, Inkontinenz oder Parkinsonismus auch durch Medikamente bedingt sein. Einen Überblick über Medikamentengruppen, die solche Beschwerden verursachen können, gibt Tabelle 1.4.5.

1.4.4 Allgemeine pharmakokinetische Veränderungen im Alter

Die Auswahl eines individuell optimal angepassten Dosierungsschemas für ältere Patienten muss – neben interindividuellen Unterschieden in der pharmakologischen Wirkung – vor allem auch patien-

Tabelle 1.4.5. Unerwünschte Arzneimittelwirkungen bei älteren Menschen, die als solche häufig nicht erkannt werden, und deren medikamentöse Verursacher (Offerhaus 1997)

Verwirrtheitszustände	Depression	Stürze	Obstipation	Inkontinenz	Parkinsonismus
Hypnotika	Methyldopa	Hypnotika	Codein	Schleifendiuretika	Antipsychotika
Tranquilizer	Reserpin	Tranquilizer	Diuretika	Hypnotika	Methyldopa
Antidepressiva	β-Blocker	Antidepressiva	zentral wirksame Analgetika	Tranquilizer	Metoclopramid
Antipsychotika	Tranquilizer	Antipsychotika	Ca-Antagonisten	Antipsychotika	
Anticholinergika	Levodopa	Antiepileptika	Antidepressiva	β-Blocker	
NSAID	Kortikosteroide		Antipsychotika	Lithium	
Levodopa					
Bromocriptin					
Antidiabetka					
Kortikosteroide					
Digitalisglykoside					
Antikonvulsiva					
Cimetidin					

β-Blocker Betarezeptorenblocker, *NSAID* nichtsteroidale Antiphlogistika, *Ca* Kalzium.

tenbezogene Besonderheiten in den pharmakokinetischen Eigenschaften berücksichtigen. Dies gilt besonders für Arzneimittel mit einem engen therapeutischen Bereich, beispielsweise Digoxin, Fluconazol, Theophyllin, Phenytoin, orale Antikoagulanzien, Anästhetika oder Zytostatika (Lichtman 1995, Parker et al. 1995, Klotz 1998, Muravchick 1998). Da die pharmakokinetischen Einflussfaktoren einen wesentlichen und teilweise vorhersagbaren Anteil an der Variabilität der therapeutischen Wirkung von Medikamenten ausmachen, ist das Verständnis solcher Besonderheiten bei älteren Patienten für eine wirksame und sichere Arzneimitteltherapie von wesentlicher Bedeutung.

Bei älteren Menschen können folgende Faktoren die Pharmakokinetik von Arzneimitteln beeinflussen:

- altersphysiologische Veränderungen,
- Verminderung von Organfunktionen (Gastrointestinaltrakt, Niere, Leber, Herzleistung, Organdurchblutung),
- Einschränkung der funktionellen Reserve und maximalen Kapazität der wesentlichen Organsysteme (Beeinträchtigung der Leistungsfähigkeit unter Belastungsbedingungen),
- Veränderung der Gewebs- und Flüssigkeitsverteilung (Fettgewebe, Körperwasser, Plasmaeiweißkonzentrationen),
- Erkrankungen,
- chronische Erkrankungen (Herzinsuffizienz, Mikro- oder Makroangiopathien, Fettleberhepatitis, Leberfibrose oder -zirrhose, diabetische Nephropathie, COPD, Autoimmun- und neurodegenerative Erkrankungen),
- akute Erkrankungen, oft auf dem Boden einer bereits bestehenden Organschädigung,
- Verabreichung anderer Arzneimittel (Interaktionen) und
- genetische Faktoren als Kofaktoren für altersbedingte Veränderungen, pathophysiologische (Erkrankungs-)Prozesse oder Arzneimittelstoffwechsel

Diese Übersicht macht deutlich, dass nicht das Lebensalter allein als unabhängiger Einflussfaktor die pharmakokinetischen Eigenschaften von Arzneimitteln und ihre Variabilität bestimmt, sondern dass auch unterschiedliche Faktoren in ihrer gegenseitigen Wechselbeziehung daran beteiligt sind. So genannte altersphysiologische Veränderungen sind zum einen Folge von Prozessen, die physiologisch mit dem chronologischen Lebensalter assoziiert sind, beispielsweise vermehrte Apoptose (Joaquin et al. 2001). Zum anderen sind sie das kumulative Ergebnis des Einflusses akut oder chronisch einwirkender schädigender Noxen, z.B. oxidativer Stress, nichtenzymatische Glykierung, Entzündung, Ischämie, toxische Substanzen (beispielsweise Arzneimittel), sowie protektiver Einflüsse, z.B. Ernährung oder körperliche Bewegung (Pugh et al. 2001).

1.4.4.1 Veränderungen der Nierenleistung im Alter

Es wird allgemein angenommen, dass die Nierenleistung – gemessen an der glomerulären Filtrationsrate (GFR) oder der Nierendurchblutung – ähnlich wie der Grundumsatz, das Herzzeitvolumen oder die Vitalkapazität, ab einem Lebensalter von etwa 30–40 Jahren linear um etwa 5 bis 13% in jeder Dekade abnimmt (Strehler 1959, Lash et al. 1997). Strukturelle Veränderungen der Nieren im Alter führen zu einer Verminderung der Nierenmasse (um etwa 20–30%), vor allem im Rindenbereich, zu Obliteration, Hyalinisierung und Fibrosierung der Nierengefäße, zu einem Verlust an Glomeruli mit Sklerosierung (etwa 30% der Glomeruli beim 80-Jährigen) (Fliser et al. 1998) sowie zu einer extrazellulären Matrixzunahme, einer Abnahme von Zahl und Volumen der Tubuli und einer tubulointerstitiellen Fibrose. Die Folge dieser Veränderungen sowie des im Alter verminderten Herzzeitvolumens sind eine verminderte renale Perfusion und eine eingeschränkte Funktion – vor allem der Filtration – der Harnkonzentrations- und Harnverdünnungsmechanismen sowie der Säure- bzw. Elektrolytausscheidung (Lash et al. 1997, Muhlberg et al. 1999, Jehle et al. 2000). Die meisten dieser Befunde sind jedoch an kleinen Fallzahlen oder an Patienten mit weiteren komorbiden Faktoren, wie z.B. atherosklerotischen Gefäßerkrankungen, erhoben worden. Es bleibt somit offen, welche quantitative Bedeutung das Alter allein auf die beobachteten Phänomene besitzt. Bei Gesunden im Alter von bis zu 75 Jahren wurde beispielsweise mit bildgebenden Verfahren keine signifikante Veränderung der Nierengröße beschrieben (Fliser et al. 1998).

Als Einflussfaktor für die Pharmakokinetik ist vor allem die GFR relevant, deren Veränderungen zu anderen Parametern der Nierenfunktion parallel verlaufen, wie Änderungen in der Tubulusfunktion (Lindeman 1990). Sowohl bei Querschnittsuntersuchungen als auch bei Verlaufsstudien konnte im Durchschnitt eine Verminderung der glomerulären Filtration um etwa 0,75–0,80 ml/min jährlich beobachtet werden (Rowe et al. 1987, Lash et al. 1997). Allerdings ist die altersabhängige Abnahme der GFR sehr variabel und wurde in einer Verlaufsuntersuchung bei bis zu einem Drittel der Population (Lash et al. 1997) oder in einigen vergleichenden Studien an gesunden Älteren (Fliser et al. 1998, Fliser et al. 1999) nicht beobachtet. Es kann daher davon ausgegangen werden, dass weitere Kofaktoren eine wesentliche Rolle bei der Beeinträchtigung der glomerulären Funktion im Alter spielen. Hierzu zählen beispielsweise Diabetes, Herzinsuffizienz (Fliser et al. 1997), (essentielle) Hypertonie, Hyperlipidämie, Nierenerkrankungen, verminderte Flüssigkeitszufuhr, Diuretikatherapie, Malnutrition (Fliser et al. 1998) oder auch die Zugehörigkeit zu einer bestimmten Population, z.B. Afroamerikaner (Luft et al. 1980). Auch die Gabe von Niere schädigenden Arzneimitteln kann die Abnahme der glomerulären Filtration im Alter beschleunigen. Beispiele für solche Arzneimittel sind Aminoglykosidantibiotika, Amphotericin B, antivirale Substanzen (Proteaseinhibitoren), Analgetika, ACE-Inhibitoren, Zytostatika oder Immunsuppressiva (Bennett 1999).

Als Maß der GFR wird meistens die Kreatininclearance verwendet, wobei diese aus praktischen Gründen meist allein aus der Serumkreatininkonzentration abgeschätzt wird. Da die Kreatininproduktion im Alter abnimmt, ist allerdings auch bei eingeschränkter GFR die Serumkonzentration lange unverändert und somit ein unzuverlässiges Maß für die glomeruläre Filtration (Fliser et al. 1998). Besser ist die näherungsweise Abschätzung der Nierenfunktion unter Verwendung eines Nomogramms oder einer validierten Korrekturformel. Am häufigsten wird die Formel nach Cockroft & Gault (Cockroft et al. 1976) verwendet (Muhlberg et al. 1999), wenngleich auch diese kein absolut korrektes Maß der glomerulären Filtration darstellt und insbesondere für multimorbide ältere Patienten nicht hinreichend validiert ist (Rolin et al. 1984, Goldberg et al. 1987, Beck et al. 1988).

Insgesamt folgt aus diesen Überlegungen, dass bei älteren Patienten eine Einschränkung der Nierenfunktion (GFR) erwartet werden kann. Reine altersphysiologische Prozesse sind dabei nur zu einem geringen Anteil beteiligt; sie spielen aber eine wesentliche Rolle bei der Verminderung der renalen Leistungsreserve (Epstein 1996). Begleiterkrankungen und andere komorbide Faktoren können dann zu einer klinisch relevanten Abnahme der Nierenleistung führen.

Da die Abnahme der GFR (Kreatininclearance) mit zunehmendem Alter eine ausgeprägte interindividuelle Variabilität aufweist, muss einer Anpassung der Dosierung von Arzneimitteln, die zu einem wesentlichen Teil renal ausgeschieden werden, die tatsächliche Kreatininclearance des Patienten zugrunde gelegt werden. Hierfür gelten die gleichen Prinzipien wie für die Dosierungsempfehlungen bei Patienten mit Nierenerkrankungen. Dabei ist zu beachten, dass über die Niere ausgeschiedene Arzneimittelmetaboliten hinsichtlich Wirksamkeit oder Toxizität pharmakologisch aktiv sein können und in diesem Fall bei der Dosisanpassung berücksichtigt werden müssen. Als Beispiel sei hier der Desipraminmetabolit 2-Hydroxy-Desipramin, der therapeutische Wirkung und kardiovaskuläre Toxizität besitzt, genannt (Rudorfer 1993). Als vereinfachte Regel kann festgestellt werden, dass für die meisten renal ausgeschiedenen Arzneimittel eine Dosisanpassung erfolgen muss, wenn die Kreatininclearance <40–50 ml/min beträgt (Muhlberg et al. 1999).

1.4.4.2 Veränderungen der Leberfunktion im Alter

Lebererkrankungen können durch Veränderungen in der Morphologie, Durchblutung oder Biochemie zu einer Beeinträchtigung der Organfunktion führen. Altersphysiologische Veränderungen der Leberfunktion sind vor allem mit einer Abnahme der Lebermasse und der Leberdurchblutung assoziiert (Woodhouse et al. 1988, Schmucker 1998). Bei Autopsieuntersuchungen oder unter Verwendung von Ultraschall konnte in mehreren Studien eine signifikante negative Beziehung zwischen Lebensalter und Lebergröße gezeigt werden. Im Mittel nimmt die Lebergröße zwischen der 3. und 8. Lebensdekade um etwa 25% ab (Woodhouse et al. 1988).

Nur wenige alterstypische histologische bzw. subzelluläre Veränderungen ließen sich für die Leber nachweisen; ihre Relevanz bleibt unklar (Schmucker 1998). Beispielsweise konnte eine altersabhängige Zunahme des Lysosomenvolumens mit Lipofuszinakkumulation gezeigt werden, wobei jedoch keine direkte Korrelation zwischen lysosomalem Volumen und funktionellen Veränderungen besteht. Eine signifikante Verminderung des glatten endoplasmatischen Retikulums wurde bei alten Ratten beobachtet. Dies korreliert mit einer Abnahme des mikrosomalen Proteingehalts und einer Verminderung der Aktivität mikrosomaler Monooxygenasen im Alter. Diese Veränderungen sind jedoch speziesspezifisch (außerdem bei männlichen

Ratten ausgeprägter als bei weiblichen) und wahrscheinlich nicht prädiktiv für die Situation beim alten Menschen. Auch für andere Enzymsysteme, z.B. Esterasen und Konjugationsreaktionen wie Glucuronidierung, Sulfatierung, Glycinkonjugation (sog. Phase-II-Reaktionen), gibt es derzeit keine eindeutigen Hinweise auf eine relevante Altersabhängigkeit (Woodhouse 1992), obwohl eine solche in geringem Maße nicht ausgeschlossen werden kann (Durnas et al. 1990).

Die afferente Blutversorgung der Leber stammt zu etwa 70% aus dem Splanchnikusgebiet (Portalvene) und zu etwa 30% aus der systemischen arteriellen Zirkulation (A. hepatica). Eine signifikante negative Beziehung zwischen Leberdurchblutung und Alter mit einer Verminderung um etwa 0,3 bis 1,5% pro Jahr ist beschrieben worden (Woodhouse et al. 1988, Durnas et al. 1990); im Mittel ist der Leberblutfluss beim älteren (>65 Jahre) um etwa 35% geringer als beim jungen Menschen (<40 Jahre). Auch die Leberperfusion (Leberblutfluss normiert auf das - im Alter verminderte - Lebervolumen) nimmt im Alter um etwa 11% ab.

Im Gegensatz zu den Veränderungen von Lebergröße und Leberdurchblutung im Alter konnte für die meisten Leberfunktionstests keine eindeutige Altersabhängigkeit gezeigt werden. Interessant ist jedoch die Beobachtung an Ratte und Mensch, dass der Gallenfluss und die Gallensäuresekretion im Alter vermindert sind (Schmucker 1998), möglicherweise mit verursacht durch eine verminderte Aktivität der Cholesterin-7α-Hydroxylierung. Zusammen mit einer Abnahme des hepatischen LDL-Cholesterin-Abbaus bedingen diese Veränderungen eine Zunahme des Blutcholesterinspiegels und der Cholesterinsättigung der Galle im Alter mit den entsprechenden klinischen Konsequenzen (koronare Herzerkrankung, Gallensteine). Zur Altersabhängigkeit der biliären Ausscheidung von Arzneimitteln gibt es keine ausreichenden Untersuchungen (Durnas et al. 1990).

Trotz der oben beschriebenen guten Beziehung zwischen histologischem Befund und Abnahme von mikrosomaler Enzymkonzentration bzw. -aktivität bei der Ratte gibt es wenige Hinweise auf ähnliche altersabhängige Veränderungen beim Menschen oder anderen Primaten (Schmucker 1998). Interessanterweise ist auch für das genetisch polymorphe Zytochrom-P450-Isoenzym 2D6, das eine wesentliche Rolle im Metabolismus einer Vielzahl von Arzneimittel spielt, keine Altersabhängigkeit nachgewiesen worden (Shulman et al. 1997). Dennoch muss berücksichtigt werden, dass zusätzliche Erkrankungen, andere Kofaktoren (z.B. Rauchen, Diät, Proteinmangel) oder Polypharmazie (Interaktionen: Enzyminhibition oder -induktion) eine Beeinträchtigung des hepatischen Arzneimittelmetabolismus im Alter bewirken können.

Die Pharmakokinetik von Arzneimitteln, die durch die Leber metabolisiert werden, kann im Alter durch die Abnahme von Lebervolumen und Leberdurchblutung beeinflusst werden. Die hepatische Elimination von Arzneistoffen, die eine hohe Extraktion (>70%) in der Leber aufweisen, hängt im Wesentlichen davon ab, wie rasch der Stoff die Leber erreicht, also von der Leberdurchblutung und der Eiweißbindung (sog. flusslimitierte Elimination). Zu diesen Arzneistoffen gehören Propranolol, Alprenolol, Desipramin, Lidocain, Meperidin, Morphin, Nitroglycerin und Verapamil. Bei Arzneistoffen, deren Konzentration im portalvenösen Blut und in der Lebervene ähnlich ist, d.h. die eine geringe hepatische Extraktion (<30%) und eine ausgeprägte Proteinbindung aufweisen, ist dagegen die hepatische Enzymaktivität, die sog. kapazitätslimitierte Elimination, entscheidend. Beispiele für diese Arzneimittelgruppe sind Antipyrin, Carbamazepin, Valproinsäure, Phenytoin, Diazepam, Salicylat, Indometacin, Naproxen, Phenobarbital, Procainamid und Theophyllin (Rowland et al. 1995).

Für die kapazitätslimitierte Modellsubstanz Antipyrin ist eine signifikante Korrelation zwischen Lebervolumen und Antipyrinclearance beschrieben worden, wobei die beobachtete Verminderung der Antipyrinclearance im Alter (um etwa 20–45%) (Swift et al. 1978, Wood et al. 1979) allerdings wesentlich durch andere Kofaktoren (beispielsweise Unterschiede im Rauchverhalten) mit erklärt werden konnte (Klotz et al. 1982). Insgesamt ist eine Verminderung des hepatischen oxidativen Metabolismus (Phase-I-Reaktionen) von Arzneimitteln bei älteren Patienten um etwa 30–40% beschrieben worden (Woodhouse 1992). Dies lässt sich einerseits durch die beschriebene Verminderung des Lebervolumens erklären. Andererseits gibt es Untersuchungen der hepatischen Clearance von Arzneimitteln wie Antipyrin oder Phenytoin, die trotz einer Korrektur hinsichtlich des Lebergewichts noch eine Verminderung der intrinsischen Clearance (Metabolismus) als zusätzlichen altersabhängigen Einflussfaktor zeigten (Durnas et al. 1990).

Die hepatische Extraktion von Arzneistoffen, die eine flusslimitierte hepatische Elimination aufweisen, ist im Alter geringer als bei jungen Probanden - ein Ergebnis, das konsistent ist mit der altersbedingten Verminderung der Leberdurchblutung (Woodhouse et al. 1988, Durnas et al. 1990).

Dies kann den Metabolismus in der Leber nach Aufnahme eines Arzneimittels über den Gastrointestinaltrakt, also vor Erreichen der systemischen Zirkulation (sog. „First-pass-Effekt"), betreffen sowie die hepatische Ausscheidung eines Arzneimittels. Eine Beeinträchtigung des First-Pass-Metabolismus im Alter wurde beispielsweise für Chlormethiazol, Labetalol, Propranolol (mit allerdings widersprüchlichen Ergebnissen), Lidocain oder Verapamil beschrieben, während eine Altersabhängigkeit nicht für Imipramin, Amitriptylin, Metoprolol, Morphin oder Meperidin gezeigt werden konnte (Durnas et al. 1990).

1.4.4.3 Veränderung von Verteilungsprozessen

Altersphysiologische Veränderungen, die für die Verteilung von Arzneimitteln im Körper von Bedeutung sein können, betreffen vor allem den relativen Anteil von Fettgewebe und anderen Geweben sowie die Proteinkonzentration in Plasma und Gewebe. Im Mittel nehmen Körpergewicht und Body-mass-Index (BMI) bis zum Alter von etwa 60 Jahren zu und danach wieder ab (Elia 2001). Beim Mann nimmt dabei im Alter zwischen 18 und 94 Jahren der Anteil des Fettgewebes an der Gesamtkörpermasse um etwa 21%, bei der Frau um etwa 32% zu (Kyle et al. 2001), wobei dies vor allem die intraabdominale Fettmasse betrifft. Als Konsequenz ist das Verteilungsvolumen hydrophiler Substanzen, z.B. Paracetamol, Antipyrin, Digoxin und Äthanol im Alter vermindert, während das Gegenteil für lipophile Medikamente wie Diazepam, Lidocain, Barbiturate und trizyklische Antidepressiva gilt (Greenblatt et al. 1982, Dawling et al. 1989).

Albumin ist das für saure Arzneistoffe wesentliche Bindungsprotein mit verschiedenen spezifischen Bindungsstellen für endogene oder exogene Liganden, z.B. Warfarin, Benzodiazepine, Bilirubin, Digitoxin und Fettsäuren. Die Plasmaalbuminkonzentration (normal 3,5–5,0 g/dl) ist beim Älteren im Mittel um etwa 12,5–19% vermindert, wobei das Ausmaß dieser Veränderung von anderen Faktoren wie Leberfunktion, Ernährungszustand oder von Begleiterkrankungen (z.B. nephrotisches Syndrom, chronische Polyarthritis) mit beeinflusst wird (Dawling et al. 1989). Die Albuminbindungsaffinität kann bei verschiedenen Krankheiten vermindert sein, beispielsweise bei Urämie oder Diabetes. Das Bindungsprotein basischer Arzneistoffe, wie Propranolol, Lidocain, Imipramin, Carbamazepin oder Verapamil, ist a_1-saures Glykoprotein (Orosomucoid). Seine Konzentration (normal 40–100 mg/dl) ist variabler und als Akutphasenprotein bei Trauma, Operation und verschiedenen Erkrankungen erhöht, bei Lebererkrankungen erniedrigt. Relevante altersabhängige Änderungen konnten nicht nachgewiesen werden. Allerdings ist eine Bindung von Arzneistoffen an Lipoproteine (Chinidin, Amitriptylin, Diltiazem) oder an Erythrozyten beschrieben worden (Grandison et al. 2000).

Die Bedeutung einer Änderung der Bindung von Arzneimitteln an Plasmaproteine wird oft überschätzt und muss im Zusammenhang mit den durch Begleiterkrankungen verursachten weiteren Änderungen der Pharmakokinetik interpretiert werden. Die Verminderung der Plasmaproteinbindung im Alter kann bei Arzneistoffen mit engem therapeutischen Bereich und hoher Proteinbindung eine Rolle spielen. Eine erhöhte freie Konzentration wird dann beobachtet, wenn das Medikament eine große hepatische Extraktionsrate besitzt. Bei Substanzen mit niedriger hepatischer Extraktionsrate ist die hepatische Metabolisierung abhängig von der Proteinbindung. Letztendlich führt dies dazu, dass für solche Arzneistoffe die freie Konzentration bei erniedrigter Proteinbindung unverändert, die Gesamtplasmakonzentration jedoch erniedrigt ist (Rowland et al. 1995). Dies ist für die Interpretation der Ergebnisse von Konzentrationsbestimmungen, die zum Zweck der Dosiseinstellung (z.B. bei Phenytoin) vorgenommen werden, von Bedeutung.

1.4.5 Spezielle Krankheitsbilder und deren medikamentöse Behandlung bei älteren Menschen unter Berücksichtigung pharmakogenetischer Faktoren

1.4.5.1 Chronische Herzinsuffizienz

1.4.5.1.1 Epidemiologie und kurzer Abriss der Pathophysiologie

In Europa wird bei über 60-jährigen Patienten von einer Inzidenzrate für Herzinsuffizienz von etwa 10 Neuerkrankungen auf 1000 Patienten ausgegangen. Bei Patienten über 70 Jahren besteht eine Prävalenz der symptomatischen chronischen Herzinsuffizienz (NYHA II-IV) von etwa 20%. Es wird geschätzt, dass weitere 20% der Patienten dieser Altersgruppe eine klinisch asymptomatische Herzinsuffizienz (NYHA I) aufweisen. Die chronische Herzinsuffizienz stellt somit eine typische Alterserkrankung von hoher sozioökonomischer Relevanz dar (Kannel 1987, Kannel et al. 1991, Haldeman et al. 1999).

Die Ursachen der chronischen Herzinsuffizienz im Alter unterscheiden sich grundsätzlich nicht von denen einer jüngeren Referenzpopulation. Oftmals manifestieren sich jedoch die Folgen chronischer Druck- und/oder Volumenüberlastung, z. B. bei Klappenfehlern, erst nach vielen, zunächst asymptomatischen Jahren als symptomatische Herzinsuffizienz im Alter. Ebenso verhält es sich nach durchgemachten Myokarditiden, Myokardinfarkten oder chronischen Myokardischämien, die nicht zu einer kompletten Infarzierung des Myokards geführt haben (Gheorghiade et al. 1998).

Auch die für die Therapie bedeutsamen pathophysiologischen Kompensationsmechanismen bei nachlassender myokardialer Kontraktilität unterscheiden sich grundsätzlich nicht von den bei jungen Patienten bekannten Mechanismen. Hierunter fallen die Aktivierung des Sympathikus mit Ausschüttung von Katecholaminen, die Aktivierung des Renin-Angiotensin-Aldosteron-Systems (RAAS) sowie die Freisetzung von Vasopressin und den Peptiden ANP (atriales natriuretisches Peptid) und BNP („brain natriuretic peptide"). Diese neuroendokrinen Kompensationsmechanismen bewirken zunächst durch Salz- und Wasserretention eine verbesserte periphere Perfusion. Die damit verbundene chronische Nachlaststeigerung sowie die Downregulation der Betaadrenozeptoren durch die Sympathikusaktivierung führen jedoch im Sinne eines Circulus vitiosus zu einer weiteren Verstärkung der Herzinsuffizienz. Die bisher als Prognose verbessernde bekannte medikamentöse Therapie mit ACE-Hemmern, Betarezeptorenblockern, seit kurzem auch Aldosteronantagonisten, greift in diese potenziell schädlichen Regulationsmechanismen ein (Braunwald 2001).

1.4.5.1.2 Stadieneinteilung und Stufentherapie

Der Schweregrad einer bestehenden Herzinsuffizienz wird seit langem nach den NYHA-Stadien („New York Heart Association") in vier Schweregrade eingeteilt:

- NYHA I – Beschwerdefreiheit, normale körperliche Belastbarkeit,
- NYHA II – Beschwerden bei stärkerer körperlicher Belastung,
- NYHA III – Beschwerden schon bei leichter körperlicher Belastung,
- NYHA IV – Beschwerden in Ruhe.

Aufgrund der ausgeprägten Subjektivität der Kriterien und der im Verlauf der Erkrankung unter Therapie möglicherweise mehrfach wechselnden Einstufung desselben Patienten wurde kürzlich vom „American College of Cardiology" eine abweichende Einteilung in Stadium A bis D vorgeschlagen, welche als Grundlage einer stadienadaptierten Therapie dienen kann (s. Tabelle 1.4.6) (Hunt et al. 2001).

Im *Stadium A* (Risiko einer Herzinsuffizienz) kann durch eine Reihe von Basismaßnahmen der Übergang zu einer symptomatischen Herzinsuffizienz verlangsamt werden. Darunter fallen die suffiziente Therapie der arteriellen Hypertonie und

Tabelle 1.4.6. Stadieneinteilung und Behandlung der Herzinsuffizienz nach der „American Heart Association" (Hunt et al. 2001)

Stadium	Beschreibung	Beispiel	Therapie
A	Patienten ohne Herzerkrankung und ohne Zeichen der Herzinsuffizienz, die unter dem Risiko stehen, herzinsuffizient zu werden	Patienten mit arterieller Hypertonie oder Diabetes mellitus	Basismaßnahmen: Behandlung von Bluthochdruck, Fettstoffwechselstörungen, Nikotinverzicht, Reduktion der Alkoholingestion, Regelmäßige körperliche Bewegung ACE-Hemmer, wenn indiziert
B	Patienten mit Herzerkrankung, aber ohne Symptome einer Herzinsuffizienz	Z. n. Myokardinfarkt, linksventrikuläre Funktionseinschränkung	Wie Stadium A, zusätzlich ACE-Hemmer, Betablocker
C	Patienten mit Herzerkrankung, die aktuell oder in der Anamnese Symptome der Herzinsuffizienz haben	Bekannte Kardiomyopathie und Z. n. Dekompensation	Wie Stadium B, zusätzlich Salzrestriktion, Diuretika, ggf. Digitalis
D	Refraktäre Herzinsuffizienz, die besondere Maßnahmen notwendig macht	Patienten mit Symptomen in Ruhe trotz maximaler medikamentöser Therapie	Wie Stadium C, zusätzlich im Einzelfall mechanische linksventrikuläre Assist-Geräte, Herztransplantation; palliativ: kontinuierlich Infusion von Inotropika, Hospiz-Versorgung

der Fettstoffwechselstörungen sowie die Gabe von ACE-Hemmern bei Patienten mit bereits bekannter Atherosklerose, Diabetes mellitus oder arterieller Hypertonie.

Im *Stadium B* (asymptomatische linksventrikuläre systolische Dysfunktion) sind zusätzlich zu der nicht medikamentösen Basistherapie ACE-Hemmer und Betarezeptorenblocker bei Patienten mit reduzierter Ejektionsfraktion sowie mit Z. n. Myokardinfarkt indiziert. Eine weitere Maßnahme ist der Ersatz bzw. die Reparatur von hämodynamisch wirksamen Klappenstenosen oder -insuffizienzen im Bedarfsfall.

Im *Stadium C* (linksventrikuläre Dysfunktion mit aktuellen oder stattgehabten Symptomen der Herzinsuffizienz) wird als zusätzliche Basismaßnahme die Salzrestriktion sowie die tägliche Kontrolle des Körpergewichts empfohlen, um eine möglichst geringe Dosierung von Diuretika zu ermöglichen. Die medikamentöse Therapie besteht in der Regel neben ACE-Hemmern und Betablockern aus der Anwendung von Diuretika bei Flüssigkeitsretention und von Digitalis, das zur Symptomreduzierung und zur Verbesserung der Belastbarkeit beitragen soll. Die Gabe des Aldosteronantagonisten Spironolacton kann zusätzlich erwogen werden, solange die Nierenfunktion des Patienten erhalten ist und normale Serumkaliumkonzentrationen vorliegen. Bei Patienten, die wegen eines Angioödems oder Hustens keine ACE-Hemmer vertragen, ist die Verabreichung eines Angiotensinrezeptorblockers zu überlegen.

Insbesondere das *Stadium D* (refraktäre Herzinsuffizienz im Endstadium) erfordert beim alten Patienten eine sehr differenzierte Einschätzung der Therapieoptionen, zumal die Herztransplantation als definitive Therapie in der Regel nicht infrage kommt. Damit dürfte sich meist auch die Implantation eines linksventrikulären Assistsystems verbieten, wenn der terminalen Dekompensation keine reversible und potenziell therapierbare Ursache zugrunde liegt.

Eine weitere Schwierigkeit für die Therapie der chronischen Herzinsuffizienz beim alten Patienten stellt die Tatsache dar, dass die Population alter Menschen in den bisher verfügbaren großen Therapiestudien zur Herzinsuffizienz unterrepräsentiert oder sogar durch enge Einschlusskriterien im Einzelfall nicht untersucht ist. Da inzwischen auch Patienten mit terminaler Herzinsuffizienz von Hospizorganisationen betreut werden, sollte diese Option bei betagten Patienten mit terminal dekompensierter Herzinsuffizienz in Betracht gezogen werden.

1.4.5.1.3 Pharmakogenetische Aspekte der Therapie der chronischen Herzinsuffizienz

Die Therapie der chronischen Herzinsuffizienz kann durch die Beachtung individueller genetischer Varianten des zu behandelnden Patienten optimiert werden. Hierbei kann die Auswahl

- der Substanzklasse,
- eines spezifischen Wirkstoffs einer Substanzklasse,
- der Dosierung sowie
- des notwendigen Monitorings

durch genetische Faktoren optimiert werden.

In den Tabellen 1.4.7, 1.4.8 und 1.4.9 sind Beispiele polymorpher Enzyme im Arzneistoffmetabolismus und Arzneistofftransport aufgeführt, die für die kardiovaskuläre Therapie bedeutsam sind und für die Therapieoptimierung genutzt werden können, da sie Determinanten der Wirksamkeit und Sicherheit der medikamentösen Therapie darstellen. Weiterhin finden sich Beispiele von spezifischen Varianten, die zur Auswahl der Substanzklassen herangezogen werden können. So wurde kürzlich gezeigt, dass Patienten mit chronischer Herzinsuffizienz, die homozygote Träger der D-Variante des *ace*-Gens sind, verglichen mit I-Allel-Trägern eine wesentlich schlechtere Prognose im Sinne einer Verkürzung des transplantatfreien Überlebens haben, und dass dieser ungünstige Verlauf durch die Therapie mit Betarezeptorenblockern verhindert werden kann (McNamara et al. 2001). Da Metoprolol als einer der in Deutschland am häufigsten eingesetzten Betablocker einem polymorphen Stoffwechsel u. a. über CYP2D6 unterliegt, sollte für die individuell optimierte Dosierung von Metoprolol gerade beim älteren Patienten der *CYP2D6*-Genotyp berücksichtigt werden (Brockmoller et al. 2000). Während normalerweise die Initialdosis zur Therapie der Herzinsuffizienz 12,5 mg täglich beträgt, sollte diese Dosis bei Patienten, die CYP2D6 langsam metabolisieren, auf etwa 30% reduziert werden, um einen zu raschen Konzentrationsanstieg der Substanz mit der möglichen Folge einer kardialen Dekompensation zu verhindern.

Tabelle 1.4.7. Ausgewählte Beispiele von polymorphen, Arzneistoff metabolisierenden Enzymen und Transportern, die für die Therapie der Herzinsuffizienz relevant sind

Enzym	Rolle in der Pharmakokinetik	Allelfrequenz in Kaukasiern	Arzneimittel
MDR1/P-Glykoprotein	Transport	Unterschiedliche Varianten	Amiodaron, Chinidin, Digoxin
NAT2	Metabolismus-Phase II	60% langsame Acetylierer	Hydalazin, Procainamid, Amrinon
CYP2C9	Metabolismus-Phase I	1–3% SM	Losartan, Irbesartan, Torasemid, S-Warfarin
CYP2C19	Metabolismus-Phase I	3–5% PM	Propranolol, R-Warfarin
CYP2D6	Metabolismus-Phase I	7–10% PM, 3% UM	Ajmalin, N-Propylajmalin, Flecainid, Mexiletin, Propafenon, Lidocain, Urapidil, Alprenolol, Carvedilol, Metoprolol, Propranolol, Timolol, Codein, Tramadol, Perhexilin

NAT2 N-Acetyltransferase 2, *CYP* Zytochrome-P450-Enzym, *SM* langsame Metabolisierer (keine vollständige CYP2C9-Defizienz bekannt), *PM* langsame Metabolisierer, *UM* ultraschnelle Metabolisierer.

Tabelle 1.4.8. Genetische Polymorphismen, welche die Höhe der Medikamentendosis beeinflussen

Arzneimittel	Enzym/Transporter	Pharmakokinetische und klinische Konsequenzen	Referenz
Metoprolol	CYP2D6	AUC und Eliminationshalbwertszeit höher, stärkere Reduzierung der Ruhe und Belastungsherzfrequenz in PM	Lennard et al. (1982, 1983)
Propafenon	CYP2D6	Höheres Risiko für Übelkeit/Erbrechen in PM	Botsch et al. (1994)
Warfarin	CYP2C9	Niedrigere Dosierungen notwendig in SM	Loebstein et al. (2001)
Simvastatin	CYP2D6	PM haben höheres Risiko für UAW und darauf zurückzuführenden Therapieabbruch, jedoch auch bessere cholesterinsenkende Wirkung	Mulder et al. (2001)
Hydralazin	NAT 2	Höheres Risiko für Lupus-Syndrom in langsamen Acetylierern	Strandberg et al. (1976)
Losartan	CYP2C9	C_{max} des aktiven Metaboliten (E-3174) ist sehr niedrig, das AUC-Verhältnis Muttersubstanz/Metabolit in SM etwa 30fach erhöht, klinische Konsequenz bisher unklar	Yasar et al. (2002)
Digoxin	MDR1/P-Glykoprotein	Höhere Bioverfügbarkeit und C_{max} in Patienten mit TT-Genotyp der Exon-26(C3435T)-Variante, verglichen mit dem CC-Genotyp	Hoffmeyer et al. (2000)

PM „poor metabolizer", *SM* „slow metabolizer", *AUC* „area under curve", C_{max} maximale Plasmakonzentration, *UAW* unerwünschte Arzneimittelwirkung.

Tabelle 1.4.9. Genetische Polymorphismen, welche die Medikamentenauswahl beeinflussen

Wirkstoff	Gen (Polymorphismus)	Klinische Konsequenz	Referenz
ASS	Plättchenglykoprotein IIIa ($PL^{A1/A2}$)	Thrombozytenaggregationshemmung in Patienten mit dem $PL^{A1/A2}$-Genotyp ausgeprägter als bei $PL^{A1/A1}$-Trägern.	Cooke et al. (1998)
Pravastatin	*cetp* (B1/B2)	Die Verlangsamung der Progression der koronaren Atherosklerose unter Therapie mit Pravastatin wird nur bei Patienten beobachtet, die den B1/B1-Genotyp tragen.	Kuivenhoven et al. (1998)
Hydrochlorothiazid	*α*-Adduzin (Gly460Trp)	Bessere Blutdrucksenkung nach Salzrestriktion und Gabe von Hydrochlorothiazid bei Patienten, die den Gly460Trp-Genotyp tragen.	Cusi et al. (1997)
Enalaprilat	*ace* (I/D)	Stärkere und längere Wirkung bei Patienten, die den I/I-Genotyp tragen.	Ueda et al. (1998)
β-Blocker	*ace* (I/D)	Der bekannte ungünstige Einfluss des D/D-Genotyps auf das transplantatfreie Überleben bei Patienten mit systolischer Dysfunktion kann durch *β*-Blocker ausgeglichen werden	McNamara et al. (2001)

$PL^{A1/A2}$ genetische Mutationen im Plättchenglykoprotein IIIa, Exon 2, C196T, genannt A1 und A2; *cetp* „cholesteryl ester transfer protein"; *ace* „angiotensin converting enzyme".

1.4.5.2 Metabolisches Syndrom

1.4.5.2.1 Pathophysiologische Bedeutung

Patienten mit Diabetes mellitus Typ 2 (sog. „Altersdiabetes") weisen häufig eine Kombination kardiovaskulärer Risikofaktoren auf, beispielsweise Hypertonie, Adipositas und Fettstoffwechselstörungen. Dieses früher auch als Syndrom X (Kylin 1923) oder Insulinresistenzsyndrom bezeichnete Krankheitsbild wurde 1998 von der WHO als metabolisches Syndrom klassifiziert (Alberti et al. 1998). Patienten mit Diabetes mellitus Typ 2, eingeschränkter Glukosetoleranz (zur Definition s. ADA 2001) oder Insulinresistenz (Alberti et al. 1998) erfüllen die Diagnosekriterien, wenn sie außerdem mindestens zwei der nachfolgenden Befunde aufweisen:

- Hypertonie (behandelt oder RR >160/90 mmHg),
- Dyslipidämie (TG ≥1,7 mmol/l und/oder HDL-Cholesterin <0,9 mmol/l bei Männern bzw. <1,0 mmol/l bei Frauen),
- Adipositas (z. B. BMI ≥30 kg/m^2) und
- Mikroalbuminurie (nachts ≥20 µg/min).

Die Prävalenz des metabolischen Syndroms ist alters- und geschlechtsabhängig. In einer skandinavischen Studie (Isomaa et al. 2001) betrug sie für Patienten mit Insulinresistenz (Alberti et al. 1998) bei normaler Glukosetoleranz in der Altersgruppe 40–49 Jahre 12% (Männer) und 6% (Frauen), in der Altersgruppe 60–69 Jahre jedoch 20% (Männer) und 19% (Frauen). Das metabolische Syndrom ist verbunden mit einem dreifach erhöhten Risiko für koronare Herzkrankheit, Myokardinfarkt oder apoplektischen Insult und entsprechend erhöhter Mortalität. Dies ist besonders bedeutsam, da Diabetes eine wesentliche Rolle bei der Mortalität bzw. verminderten Lebenserwartung älterer Menschen spielt. Beispielsweise zeigt eine Statistik amerikanischer Versicherungsgesellschaften aus dem Jahr 1975, dass die Lebenserwartung von Patienten, bei denen im Alter zwischen 60 und 70 Jahren diese Diagnose gestellt wird, um etwa 5 Jahre geringer ist als bei der übrigen Bevölkerung (Sinclair et al. 1997).

Genetische Faktoren (und familiäre Vererbung) spielen eine Rolle bei der Manifestation der genannten 5 essentiellen Komponenten des metabolischen Syndroms, obwohl eine genetische Basis für die Manifestation des Syndroms selbst nicht nachgewiesen werden konnte (Groop et al. 2001). Für den Diabetes mellitus Typ 2 ist die Beteiligung genetischer Faktoren weitgehend gesichert (Vaag 1999). Nichtdiabetische Zwillinge von Patienten mit Diabetes weisen häufiger verminderte Glukosetoleranz, gestörte Insulinsekretion bzw. Insulinresistenz auf. Ähnliche Befunde gibt es auch für Verwandte ersten Grades von Diabetespatienten.

1.4.5.2.2 Genetische Faktoren

Das metabolische Syndrom ist ein charakteristisches Beispiel für die Kombination von genetischer Disposition und altersabhängiger klinischer Manifestation einer Erkrankung.

Insulinsekretion. Die Aktivität des ATP-abhängigen Kaliumkanals in der Betazelle spielt eine wesentliche Rolle in der durch Nahrung (Glukose) induzierten Insulinsekretion. Dieser Kanal besteht aus zwei funktionellen Untereinheiten, dem eigentlichen Ionenkanal Kir6.2 und einem regulatorischen Protein, dem Sulfonylharnstoffrezeptor (SUR1). Die Genloci für diese beiden Proteine befinden sich in enger Nachbarschaft auf dem Chromosom 11p15.1 (Thomas et al. 1996). Mindestens 50 genetische Polymorphismen sind für beide Untereinheiten beschrieben worden. Mutationen, insbesondere der *sur1*-Untereinheit, werden in vielen Fällen als Ursache des familiären (neonatalen) Hyperinsulinismus angesehen, der durch inadäquat gesteigerte Insulinsekretion bei ausgeprägter Hypoglykämie gekennzeichnet ist (Nestorowicz et al. 1996, Glaser 2000, Sharma et al. 2000). Aufgrund der Ergebnisse aus Transfektionsversuchen wird angenommen, dass die primäre Konsequenz einiger dieser Mutationen eine Beeinträchtigung des Transports des Kaliumkanals vom Zellinneren zur Zellmembran ist (Partridge et al. 2001). Im Gegensatz zu diesem seltenen Krankheitsbild ist die Bedeutung genetischer Polymorphismen des ATP-abhängigen Kaliumkanals bei der Typ-2-Diabetes unklar. Die Untersuchung von 72 Diabetesfamilien zeigte eine signifikante Assoziation zwischen der Erkrankung und einer *kir6.2.*-Variante (Hani et al. 1998); andere Untersuchungen haben eine solche Assoziation jedoch nicht nachweisen können (Hansen et al. 1997, Yamada 2001). Auch konnte bei Probanden mit Aminosäurepolymorphismen im Kir6.2-Protein keine Änderung in der durch einen Sulfonylharnstoff (Tolbutamid) induzierten Insulinsekretion nachgewiesen werden (Hansen et al. 1997). Assoziationen zwischen spezifischen Genmutationen und der gestörten Insulinsekretion bzw. der Sensitivität gegenüber Sulfonylharnstoffen bei Diabetespatienten haben sich somit bisher nicht klar nachweisen lassen (Vaag 1999).

Insulinresistenz. Eine Vielzahl von Mutationen sind am Insulinrezeptor beschrieben worden (Sacks et al. 1996). Mutationen des Insulinrezeptors selbst sind sehr selten und können nur in Einzelfällen als Ursache für eine (ausgeprägte) Insulinresistenz angenommen werden. Dies gilt auch für den insulinabhängigen Glukosetransporter (GLUT4), der eine wesentliche Rolle bei der Insulinwirkung im Fettgewebe und der Muskulatur spielt. Klinisch treten die metabolischen Abnormalitäten bei den seltenen Mutationen im Bereich des Insulinrezeptors als Hyperinsulinämie, moderate Hyperglykämie bis hin zu schwerem Diabetes in Erscheinung (Taylor 1992). Bei Frauen ist dieses Krankheitsbild mit Virilisierung und vergrößerten zystischen Ovarien vergesellschaftet (Ciaraldi et al. 1992).

Der peroxisomproliferatoraktivierte Rezeptor γ (PPAR-γ) ist stark im Fettgewebe exprimiert und reguliert (nach Bindung mit dem Retinoid-X-Rezeptor) die Transkription verschiedener Gene, die an der Differenzierung der Präadipozyten und der insulinvermittelten Glukoseaufnahme im peripheren Gewebe beteiligt sind (Balfour et al. 1999). Endogene Liganden für diesen Rezeptor sind freie Fettsäuren. Thiazolidindione (sog. Glitazone) vermitteln ihre Insulin sensibilisierende Wirkung zumindest teilweise durch die Bindung und Aktivierung dieses Rezeptors (Spiegelman 1998). Verschiedene Mutationen des *ppar-γ*-Gens sind beschrieben worden. Eine Metaanalyse, die eine Fallzahl von etwa 3000 Probanden umfasste (Altshuler et al. 2000), fand eine Verminderung des Diabetesrisikos um 15% bei Vorhandensein des Ala-Allels (Allelfrequenz etwa 15%). Unklar ist, ob unterschiedliche Genotypen mit einer unterschiedlichen therapeutischen Wirksamkeit von Thiazolidindionen assoziiert sind; diese Frage wird derzeit untersucht (Groop et al. 2001).

Lipolyse, Metabolismus freier Fettsäuren. Der β_3-Adrenorezeptor ist im braunen Fettgewebe exprimiert und vermittelt die Thermogenese (Emorine et al. 1989). Verschiedene Studien haben eine Beziehung zwischen Mutationen im β_3-Adrenorezeptor-Gen und erhöhtem BMI bzw. dem Auftreten eines metabolischen Syndroms wahrscheinlich gemacht, wenn auch die Ergebnisse widersprüchlich sind. Assoziationen zwischen Mutationen der β_1- oder β_2-Adrenorezeptoren, die besonders für die mit dem metabolischen Syndrom einhergehenden kardiovaskulären Veränderungen relevant sein könnten, und der klinischen Manifestation wurden bisher nicht eindeutig nachgewiesen (Liggett 1999).

Adipositas. Für monogene Mutationen in folgenden humanen Genen ist eine Assoziation mit Adipositas beschrieben worden: Leptin (*lep*), Leptinrezeptor (*lepr*), Melanocortin-4-Rezeptor (*mc4r*), Proopiomelanocortin (*pomc*) und Prohormonkonvertasen (*pc*). Obwohl Adipositas in der Regel nicht mit einer Defizienz an *Leptin*, sondern eher mit erhöhten Leptinspiegeln bzw. vermehrter Leptin-mRNA im Fettgewebe einhergeht, wurden vereinzelte Mutationen im Leptingen beschrieben, die mit verminderten Leptinkonzentrationen und ausgeprägter Adipositas einhergehen. Bei einem dieser Patienten ließ sich durch Verabreichung von rekombinantem Leptin eine Gewichtsreduktion erreichen, während diese Behandlung bei Patienten ohne Mutation in dem Leptingen wenig erfolgreich war. Auch beim Screening auf Mutationen des Leptinrezeptorgens fand sich bei Patienten in der Regel keine Korrelation zur Adipositas, während in Einzelfällen die Erkrankung durch eine solche Mutation erklärt werden konnte.

Mutationen im Melanocortin-4-Rezeptor-Gen sind relativ häufig mit Adipositas korreliert (besonders in Frankreich und England). MC4R wird aus diesem Grund als erfolgsversprechendes pharmakologisches Target angesehen. POMC ist die Vorstufe des α-MSH, des Liganden des Melanocortin-4-Rezeptors. Für Mutationen des Gens für dieses Prohormon, das möglicherweise eine wesentliche Rolle in der Regulation der Leptinbildung spielt, wurden in Einzelfällen Assoziationen mit Adipositas beobachtet. Prohormonkonvertasen sind verantwortlich für die Prozessierung von Prohormonen wie POMC oder Proinsulin. In klinischen Einzelfällen fanden sich Mutationen dieser Enzyme bei Patienten mit ausgeprägter Adipositas.

1.4.5.2.3 Behandlungskonzepte

Die Behandlungsstrategie für ältere und jüngere Patienten mit Diabetes mellitus Typ 2 unterscheidet sich nicht grundlegend voneinander. Die Therapieempfehlungen haben ihre Grundlage in entsprechenden klinischen Studien (z.B. UKPDS 1998) und sind durch Richtlinien internationaler Fachgesellschaften standardisiert (s. ADA 2001). Die Deutsche Diabetes-Gesellschaft hat die vorhandenen Informationen auf der Grundlage der „evidence-based medicine“ aufgearbeitet (Kerner et al. 2001). Besondere altersabhängige Faktoren müssen jedoch berücksichtigt werden (Sinclair et al. 2000, Rosenstock 2001). Ratschläge zu Diät und körperlicher Bewegung können aufgrund psychosozialer Faktoren nur eingeschränkt umgesetzt werden. Hypoglykämien treten vermehrt und mit schwereren Komplikationen auf. So ist durch das Bestreben, medikamenteninduzierte hypoglykämische Episoden möglichst zu vermeiden, eine optimale glykämische Kontrolle speziell bei älteren Patienten erschwert. Insgesamt muss ein stufenweises therapeutisches Vorgehen auf der Basis eines individualisierten Behandlungsplans gewählt werden. Bei mangelndem Erfolg der initialen Monotherapie wird empfohlen, zu einer Kombinationsbehandlung zu wechseln, beispielsweise Sulfonylharnstoff mit einem Thiazolidindion. Bei Persistenz einer signifikanten Hyperglykämie (HbA_{1c}>8%) ist meist eine Insulintherapie notwendig, die mit einem lang wirkenden Sulfonylharnstoff kombiniert werden kann.

Sowohl primäre als auch sekundäre Interventionsstudien unter Einbeziehung älterer Patienten mit Hypercholesterinämie haben gezeigt, dass die Mortalität bzw. die Häufigkeit kardiovaskulärer Ereignisse auch bei Patienten im Alter von 65–80 Jahren durch eine adäquate Behandlung, beispielsweise durch medikamentöse Behandlung mit Statinen, vermindert werden können (Aronow 2001). Aus diesem Grund gelten auch bei dieser Situation für ältere und jüngere Patienten ähnliche Therapieempfehlungen.

Für die individualisierte Arzneimitteltherapie möglicherweise bedeutsame genetische Polymorphismen betreffen die Rezeptoren SUR1, PPAR-γ, Glitazone, das Apolipoprotein E (Statine, Fibrate) und das Angiotensin-converting-Enzym (ACE). Die Relevanz dieser Polymorphismen für die gezielte Steuerung der Arzneimitteltherapie, insbesondere auch bei älteren Patienten, ist derzeit jedoch noch unklar.

1.4.5.3 Besonderheiten der Psychopharmakatherapie im Alter

1.4.5.3.1 Anwendung und Indikationen von Psychopharmaka

Die Inzidenz psychiatrischer Erkrankungen nimmt im Alter zu. Neben den eher altersspezifischen demenziellen Erkrankungen spielen besonders depressive Krankheitsbilder eine Rolle. Bei Bewohnern von Pflegeheimen wurden Prävalenzen von 13% majoren Depressionen und 50% depressiven Symptomen (minore Depressionen) festgestellt (Lebowitz et al. 1997). Entsprechend steigt die Zahl der Suizide nach dem 75. Lebensjahr auf das Dreifache der Suizidrate bei jungen Menschen an. Ein Viertel aller Suizide wird von älteren Menschen ausgeführt.

Eine depressive Erkrankung erhöht die Mortalität und verschlechtert die Prognose und Heilung anderer somatischer Erkrankungen (Frasure-Smith et al. 1993, Watson et al. 1999, Saur et al. 2001). Antidepressiva sind im Alter grundsätzlich ebenso wirksam wie bei jungen Menschen. Aufgrund des Nebenwirkungsrisikos und der Medikamentenwechselwirkungen bei der Polypharmazie sollte eine medikamentöse antidepressive Behandlung bei alten Menschen unter besonderer Vorsicht hinsichtlich der Auswahl und Dosierung des Pharmakons durchgeführt werden. Trizyklika sind aufgrund der anticholinergen Nebenwirkungen, die bei alten Menschen zu Verwirrtheit und orthostatischer Hypotonie mit Stürzen führen können, sowie aufgrund der bei einigen Wirkstoffen auftretenden sedativen Effekte eher schlecht für die antidepressive Therapie im Alter geeignet. Gut verträglich sind dagegen selektive Serotoninwiederaufnahmehemmstoffe (SSRIs). Besonders bei Patienten mit kardiovaskulären Begleiterkrankungen haben SSRIs einen positiven Effekt: sie verringern die erhöhte Aktivität der Thrombozytenaggregation (Laghrissi-Thode et al. 1997, Pollock et al. 2000). Andererseits erhöht sich jedoch das Risiko für Blutungen, das mit der serotonergen Aktivität einherzugehen scheint (de Abajo et al. 1999). Auch unter der Therapie mit SSRIs besteht bei alten Menschen ein Risiko für Stürze (Sleeper et al. 2000), was zu gefährlichen Verletzungen führen kann.

Neben Antidepressiva werden in der Altersmedizin häufig Antipsychotika verwendet. Diese Medikamente kommen außer bei den schizophrenen Erkrankungen besonders bei Verwirrtheitszuständen, organisch bedingten psychotischen Zuständen und Agitiertheit zum Einsatz. In Anbetracht der höheren Empfindlichkeit älterer Patienten für extrapyramidal-motorische, sowie orthostatische Nebenwirkungen sollten diese Medikamente weitaus vorsichtiger eingesetzt werden, als es in vielen Alten- und Pflegeheimen der Fall ist.

Lithium als antimanische oder phasenprophylaktisch wirkende Medikation ist bei alten Patienten sehr bedingt einzusetzen. Aufgrund der (physiologischen) Abnahme der Nierenleistung, der Schilddrüsenfunktion und der Herzleistung besteht ein stark erhöhtes Risiko für Nebenwirkungen und

Intoxikationen dieser Substanz, die ausschließlich renal eliminiert wird. Häufige Lithiumblutspiegelkontrollen und eine vorsichtige Aufdosierung sind notwendig.

Der Gebrauch von Anxiolytika unter alten Menschen ist fünffach höher als unter jungen Menschen. Bei der Anwendung von Benzodiazepinen ist zu beachten, dass sie aufgrund ihrer Lipophilie eine verlängerte Wirkdauer haben und damit das Risiko für Nebenwirkungen und Abhängigkeitsentwicklung erhöht ist. Einige der Benzodiazepine werden über polymorphe Zytochrom-P-450-Enzyme abgebaut, so z. B. das Diazepam, welches über CYP3A4, aber auch über CYP2C19 verstoffwechselt wird. Langsammetabolisierer von CYP2C19 haben um 50% höhere AUC-Werte, während sich die Plasmakonzentrationen anfangs nicht von denen der Schnellmetabolisierer unterscheiden. Dies liegt daran, dass bei höheren Konzentrationen (>50 µg/l) hauptsächlich CYP3A4 am Metabolismus beteiligt ist, während bei niedrigeren Konzentrationen (im absteigenden Teil der Plasmakonzentrationszeitkurve) besonders CYP2C19 eine Rolle spielt. Aufgrund der verlängerten Halbwertszeit und der dadurch verlängerten sedativen Wirkung sollten deshalb alte Menschen, die Langsammetabolisierer von CYP2C19 sind, Diazepam nur sehr niedrig dosiert erhalten.

Insgesamt ist zu sagen, dass bei der Therapie mit Psychopharmaka eine individuelle Dosisfindung mit vorsichtiger Dosiserhöhung notwendig ist, um dem erhöhten Nebenwirkungs- und Interaktionsrisiko bei alten Menschen gerecht zu werden.

1.4.5.3.2 Pharmakogenetik in der Psychopharmakologie

Genetische Merkmale bleiben in der Regel ein Leben lang konstant, jedoch kann sich die Bedeutung genetischer Einflussgrößen je nach Kofaktoren im Laufe des Lebens ändern. Individuen, die genetisch bedingt langsame Metabolisierer für bestimmte Medikamente sind, haben per se keinerlei Beschwerden. Erst wenn sie eine medikamentöse Behandlung mit bestimmten Substanzen beginnen, besteht für sie aufgrund erhöhter Medikamentenblutspiegel ein großes Risiko für Nebenwirkungen. Besonders in der Therapie mit Antipsychotika und Antidepressiva spielen polymorphe CYP-Enzyme eine große Rolle (Dahl et al. 1993, de Leon et al. 1998, Coutts et al. 1999). Bei bekanntem Metabolisiererstatus (langsam, intermediär, schnell, ultraschnell) sollte eine individuelle Dosiseinstellung erfolgen oder eventuell auf ein Medikament zurückgegriffen werden, das nicht polymorph verstoffwechselt wird. Für die Behandlung von alten Menschen gibt es bereits Tabellen mit Dosisempfehlungen, welche auf den pharmakokinetischen Veränderungen im Alter basieren. Diesen Tabellen sollten pharmakogenetisch bedingte Dosisanpassungen für die unterschiedlichen Metabolisierertypen hinzugefügt werden. In der Tabelle 1.4.10 sind Dosierungsempfehlungen für einige Psychopharmaka nach pharmakokinetischen und pharmakogenetischen Gesichtspunkten angegeben (modifiziert nach Brockmoller et al. 2000, Kirchheiner et al. 2001). Die Dosisbereiche sind dabei unter Berücksichtigung der pharmakokinetisch bedingten niedrigeren Dosierung im Alter angegeben. Für Medikamente, bei denen ein Stoffwechsel über polymorphe Enzyme bekannt ist, wurden, basierend auf Daten aus pharmakogenetischen Studien, für die einzelnen Metabolisierergruppen Dosierungsanpassungen in % der generell eingesetzten Dosis angegeben (Brockmoller et al. 2000, Kirchheiner et al. 2001). Als Beispiel sei die antidepressive Therapie eines älteren Menschen mit Amitriptylin angeführt. Man wird zunächst eine Dosis aus dem Bereich 25–150 mg auswählen, etwa 75 mg. Nach Genotypisierung stellt sich heraus, dass dieser Patient ein Langsammetabolisierer von CYP2D6 ist. Amitriptylin wird CYP2D6-abhängig hydroxyliert. Langsame Metabolisierer (ohne CYP2D6-Aktivität) können diesen Abbauweg nicht beschreiten und bauen höhere Medikamentenblutspiegel auf. Bezogen auf dosisproportionale Parameter, wie AUCs, zwischen langsamen und schnellen Metabolisierern, sollten langsame Metabolisierer von CYP2D6 nur etwa 50% der üblichen Dosis erhalten, also 37,5 mg. In der Praxis würde man diesem Patient 1,5 Tabletten à 25 mg Amitriptylin geben, während ein junger normaler Metabolisierer von CYP2D6 bei gleichem Krankheitsbild etwa 150 mg erhalten könnte. Die Tabelle soll dabei nur als grobe Richtlinie gelten, im Einzelfall können natürlich individuell unterschiedliche Dosierungen notwendig sein. Dennoch soll sie modellhaft am Beispiel einiger Psychopharmaka zeigen, wie konkrete Dosierungsempfehlungen für die Pharmakotherapie bei alten Menschen aussehen könnten.

Nicht nur genetische Varianten in Arzneistoff metabolisierenden Enzymen, auch Polymorphismen in Rezeptoren für Transmitterstoffe oder Polymorphismen in Transportermolekülen können die Wirkung von Psychopharmaka beeinflussen. Einen Überblick über polymorphe Gene, deren Substrate Einfluss auf Wirkung und Nebenwirkun-

Tabelle 1.4.10. Nach pharmakokinetischen und pharmakogenetischen Gesichtspunkten erstellte Dosisempfehlungen für einige Psychopharmaka bei älteren Patienten

Medikament	Geriatrischer Dosisbereich (mg)	Dosisanpassung nach CYP2D6-Metabolisiererstatus				Dosisanpassung nach CYP2C19-Metabolisiererstatus		
		Langsam	Intermediär	Schnell	Ultraschnell	Langsam	Intermediär	Schnell
Amitriptylin	25–150 (50%)	50%	90%	120%	TDM	60%	80%	110%
Citalopram	20–40					60%	80%	100%
Clomipramin	10–50	60%	90%	120%	TDM	70%	90%	100%
Desipramin	25–150 (50%)	30%	30%	130%	TDM			
Imipramin	10–50	30%	80%	130%	TDM	60%	80%	100%
Fluoxetin	20–60	Cave: multiple Interaktionen mit anderen Medikamenten!						
Fluvoxamin	50–100	Cave: multiple Interaktionen mit anderen Medikamenten!						
Paroxetin	20–40	Cave: multiple Interaktionen mit anderen Medikamenten!						
Moclobemide	300–600 (100%)					60%	80%	100%
Maprotilin	25–75 (50%)	40%	80%	130%	TDM			
Nortriptylin	10–75 (50%)	50%	90%	120%	TDM			
Trimipramin	25–75 (50%)					40%	70%	110%
Venlafaxin	75–225 (100%)	Cave!	80%	130%	TDM			
Haloperidol	0,5–2	80%	100%	110%	TDM			
Zuclopenthixol	2–20	70%	80%	120%	TDM			

Dosisbereich: Angegeben wurde ein für leichte bis mittelschwere Erkrankungen nach Berücksichtigung der pharmakokinetischen Änderungen im Alter errechneter Dosisbereich, der als Richtwert zu verstehen ist (aus Kaplan et al. 1997). *TDM:* Für ultraschnelle Metabolisierer können Dosen von über 200% der üblichen Dosis notwendig sein. Für diese Patienten sollte zur Dosisfindung ein therapeutisches Drugmonitoring durchgeführt werden. *Cave:* Bei diesen Medikamenten kann es bei langsamen Metabolisierern zu unübersehbaren Nebenwirkungen kommen, deshalb sollten diese Patienten möglichst andere Wirkstoffe erhalten.

gen von Psychopharmaka haben, gibt Tabelle 1.4.11 (nach (Brockmöller et al. 1998).

Dopamin ist als zentraler Transmitterstoff an der Entstehung und Pathogenese vieler psychiatrischer Krankheitsbilder beteiligt. In der Pathogenese der Schizophrenie und verwandter psychotischer Krankheitsbilder spielt Dopamin beispielsweise eine zentrale Rolle. Antipsychotika wirken über die Beeinflussung von Dopaminrezeptoren, dabei haben die klassischen Neuroleptika die höchste Affinität zum Rezeptorsubtyp D2, während die sog. atypischen Neuroleptika, wie z. B. das Clozapin, die höchste Bindung an die D4-Rezeptoren zeigen. Mit der unterschiedlichen Bindungsaffinität zu den einzelnen Dopaminrezeptorsubtypen hängt auch das unterschiedliche Nebenwirkungsspektrum der antipsychotischen Wirkstoffe zusammen. Es sind einige funktionelle Dopaminrezeptorpolymorphismen beschrieben, die zum Teil mit der Entstehung von psychiatrischen Krankheitsbildern assoziiert sind. Pharmakogenetisch von Bedeutung sind besonders Dopaminrezeptorvarianten, die im Zusammenhang mit dem Auftreten von tardiven Dyskinesien stehen. Dabei scheint besonders der Ser/Gly-Aminosäureaustausch an Position 9 des Rezeptorsubtyps D3 mit erhöhter Inzidenz an Spätdyskinesien bei Behandlung mit Antipsychotika einherzugehen (Steen et al. 1997, Basile et al. 1999). Ebenfalls beschrieben wurde eine erhöhte Inzidenz der neuroleptikabedingten Akathisie bei homozygoten Trägern dieser Variante (Eichhammer et al. 2000). Einen Überblick über die Bedeutung von Dopaminrezeptorvarianten für die Pharmakogenetik gibt Tabelle 1.4.12 (Wong et al. 2000). Bei alten Menschen ist das Risiko für extrapyramidal-motorische Nebenwirkungen unter Antipsychotikatherapie im Vergleich zu jungen erhöht (Caligiuri et al. 2000). Dies liegt u. a. an einem altersabhängigen Verlust an striatalen Dopaminrezeptoren (Rinne et al. 1993), der eine erhöhte Empfindlichkeitsreaktion auf Antipsychotika bewirkt. Aus diesem Grund sollte bei älteren Menschen eine vorsichtige Dosierung mit niedrigeren Erhaltungsdosen erfolgen. Neben dieser generellen Dosisanpassung bei alten Menschen könnte eine Genotypisierung der Dopaminrezeptorvarianten weitere Hinweise auf ein möglicherweise erhöhtes Risiko für tardive Dyskinesien oder andere extrapyramidal-motorische Nebenwirkungen liefern und bei betroffenen Patienten zu einer besonders bedachtsam ausgewählten Medikation führen.

Neben Dopaminrezeptoren spielen Serotoninrezeptoren ebenfalls eine Rolle bei Wirkung und Nebenwirkungen von Psychopharmaka. Beispiels-

Tabelle 1.4.11. Genetisch polymorphe Moleküle, die an der Wirkung von Psychopharmaka beteiligt sind (nach Brockmöller et al. 1997)

Gen	Subtyp	Referenz
Dopaminrezeptor	D1	Cichon et al. (1996)
	D2	Grandy et al. (1989)
	D3	Rietschel et al. (1993)
	D4	Wong et al. (2000)
	D5	Sobell et al. (1995)
Serotoninrezeptor	5-HT2-A	Erdmann et al. (1996)
	5-HT2-C	Lappalainen et al. (1995)
Adrenorezeptor	Alpha 1	Shibata et al. (1996)
	Alpha 2	Lario et al. (1997)
	Beta 2	Green et al. (1993)
	Beta 3	Strosberg (1998)
Muskarinrezeptor	M4	Detera-Wadleigh et al. (1989)
Opioidrezeptor	Delta	Mayer et al. (1997)
Monoaminoxidase	Typ A	Tivol et al. (1996)
	Typ B	Sobell et al. (1997)
Katechol-O-Methyltransferase		Lachman et al. (1996)
Tyrosinhydroxylase		Persson et al. (1997)
Dopamin-β-Hydroxylase		Wei et al. (1997)
Serotonintransporter	5-HTT	Heils et al. (1995)
Dopamintransporter	DAT1	Sano et al. (1993)
Proenkephalin A		Mikesell et al. (1996)

5-HT2 5-Hydroxytryptamin, Serotonin; *5-HTT* 5-Hydroxytryptamintransporter, *DAT1* Dopamintransporter 1.

Tabelle 1.4.12. Bedeutung von genetischen Varianten des Dopaminrezeptors für die Pharmakotherapie (nach Wong et al. 2000)

Polymorphismus	Phänotyp	Medikamente/UAW	Resultat	Autor
Dopamin-D2-Rezeptor				
Taql A1	Schizophrenie	Hyperprolaktinämie	signifikant	Mihara et al. (2000)
$Ser^{311}Cys$	Affektive Störung	Lithiumprophylaxe	nicht signifikant	Serretti et al. (1999)
Taql A1	Schizophrenie	Nemonaprid	signifikant	Suzuki et al. (2000)
Dopamin-D3-Rezeptor				
Gly^9-Allele Gly^9-Gly^9 homozygot	Schizophrenie	Tardive Dyskinesie	signifikant	Basile et al. (1999)
Gly^9-Allele des Bal1-Polymorphismus	Schizophrenie	Clozapinwirkung	nicht signifikant	Malhotra et al. (1998)
Gly^9-Allele Gly^9-Gly^9 homozygot	Schizophrenie	Tardive Dyskinesie	nicht signifikant	Rietschel et al. (1993)
Gly^9-Allele des Bal1-Polymorphismus	Schizophrenie	Clozapinwirkung	signifikant	Scharfetter et al. (1999)
Gly^9-Allele des Bal1-Polymorphismus	Schizophrenie	Clozapinwirkung	signifikant	Shaikh et al. (1996)
Gly^9-Allele Gly^9-Gly^9 homozygot	Schizophrenie	Tardive Dyskinesie	signifikant	Steen et al. (1997)
Dopamin-D4-Rezeptor				
D4,7 (langes Allel des VNTR)	Schizophrenie	Clozapin versus neuroleptische Wirkung	signifikant	Cohen et al. (1999)
D4,7 (langes Allel des VNTR)	Schizophrenie	neuroleptische Wirkung	signifikant	(Hwu et al. 1998)
VNTR, 3. zytoplasmatische Schleife	Schizophrenie	Clozapinwirkung	nicht signifikant	(Kohn et al. 1997)
12-bp-Repeat, Exon1	Schizophrenie	Clozapinwirkung	nicht signifikant	(Rao et al. 1994)
VNTR, 3. zytoplasmische Schleife	Schizophrenie	Clozapinwirkung	nicht signifikant	(Rietschel et al. 1996)
VNTR, 3. zytoplasmatische Schleife	Affektive Störung	Lithiumprophylaxe	nicht signifikant	(Serretti et al. 1999)
VNTR, 3. zytoplasmatische Schleife	Schizophrenie	Clozapinwirkung	nicht signifikant	(Shaikh et al. 1993)
VNTR, 3. zytoplasmatische Schleife	Schizophrenie	Clozapinwirkung	nicht signifikant	(Shaikh et al. 1995)

VNTR „variable number of tandem repeat“.

weise wurde eine bessere Wirkung von Clozapin bei Trägern von bestimmten Serotoninrezeptorvarianten (T102C, Exon 1; Ser 23, Exon 1) beschrieben (Arranz et al. 1995, Sodhi et al. 1995, Arranz et al. 1996). Diese Ergebnisse konnten jedoch von anderen Arbeitsgruppen nicht bestätigt werden (Nothen et al. 1995, Malhotra et al. 1996, Rietschel et al. 1997) und sollten deshalb in weiteren Studien untersucht werden.

Insgesamt ist die Bedeutung von Rezeptorpolymorphismen für den Krankheitsverlauf und die Therapie mit Psychopharmaka derzeit noch Gegenstand intensiver Forschung. Viele Varianten, besonders in Dopaminrezeptoren, wurden so selten gefunden, dass sie klinisch kaum relevant sein werden. Aus diesem Grund können (noch) keine konkreten Aussagen über die klinische Bedeutung von Rezeptor- oder Transporterpolymorphismen gemacht und somit keine konkreten Therapie- bzw. Dosierungsempfehlungen gegeben werden.

1.4.5.3.3 Medikamentöse Behandlung der Demenz

Im Alter auftretende demenzielle Syndrome, die nicht Folge einer organisch-toxischen Ursache sind, werden meist den zwei Formen der senilen Demenz, dem Alzheimer-Typ und der vaskulären Demenz, zugeordnet. Bei Verdacht auf Demenz im Alter sollte zunächst eine genaue Diagnostik mittels standardisierter kognitiver Testskalen (z. B. Mini-Mental-Status-Test) erfolgen und eine sekundäre Demenz aufgrund anderer Grunderkrankungen (z. B. demenzielle Symptome bei Hypothyreose, Hirntumoren, Alkoholismus) ausgeschlossen bzw. im Rahmen der Grunderkrankung behandelt werden. Die Therapie erfolgt mit sog. Nootropika, welche die zerebrale Leistungsfähigkeit verbessern sollen, sowie mit neuroprotektiven Substanzen, die in Langzeitstudien eine geringere Demenzrate bei langjährig behandelten Patienten zeigten (z. B. nichtsteroidale Antiphlogistika, Östrogene) und die möglichst vor oder zu Beginn einer Demenz einzusetzen sind. Als Nootropika stehen Medikamente unterschiedlicher Wirkstoffklassen zur Verfügung. Verwendet werden u. a. Acetylcholinesterasehemmer, Kalziumantagonisten, N-Methyl-D-Aspartat(NMDA)-Rezeptor-Antagonisten, Phytopharmaka (*Ginkgo biloba*) und chemisch definierte Mittel ohne klare Wirkhypothese (Alkaloide, Piracetam).

Das genetisch polymorphe Apolipoprotein E (ApoE) spielt eine Rolle in der Pathogenese der Alzheimer-Erkrankung. Drei Allele des *apoE*-Gens sind bekannt: das e2-, e3- und e4-Allel. Kürzlich wurde herausgefunden, dass das Allel *apoE-e4* bei sporadisch auftretenden und spät beginnenden Alzheimer-Formen gehäuft zu finden ist (Poirier et al. 1995). Niedrige ApoE-Spiegel, wie sie bei Trägern der Varianten *apoE-e4* zu finden sind, bewirken einen reduzierten Transport von Acetylcholinvorläufermolekülen in die cholinergen Neurone und haben deshalb eine Auswirkung auf die alzheimerassoziierte cholinerge Dysfunktion. Die Wirkung von Cholinesteraseinhibitoren beruht auf einer vermehrten Ausnutzung von Acetylcholin im synaptischen Spalt und setzt deshalb eine ausreichende Bereitstellung von Acetylcholin voraus. Ist dies nicht der Fall, was bei niedrigen ApoE-Spiegeln beobachtet wurde, könnte die Wirkung von Acetylcholinesteraseinhibitoren vermindert sein. Auf dieser Hypothese basierend wurden Studien durchgeführt, welche die Wirkung von Tacrin bei Trägern des Allels *apoE-e4* und bei Trägern anderer Allele (mit höheren ApoE-Spiegeln) untersuchten. Dabei zeigte sich ein schlechteres Ansprechen der Substanz vor allem bei weiblichen Trägern des e4-Allels (Poirier et al. 1995, Farlow et al. 1996, Farlow et al. 1998); es gibt jedoch Hinweise dafür, dass sich diese Unterschiede ausgleichen können (Rigaud et al. 2000).

Zusammenfassend ist zu sagen, dass die Ursachenkette für die Alzheimer-Erkrankung trotz intensiver molekularbiologischer Erforschung derzeit noch nicht aufgeklärt ist und deshalb kausale Behandlungsansätze mit Beeinflussung des pathogenetischen Prozesses nur sehr bedingt möglich sind. Die Studien zur Wirksamkeit von Nootropika halten häufig einer kritischen Überprüfung nicht stand. Statt einer Verbesserung der kognitiven Funktionen werden oft technische Indikatoren, wie eine verbesserte Hirndurchblutung, als Wirksamkeitsparameter herangezogen. Die schlechte Reproduzierbarkeit der Studienergebnisse mag z. T. auch daran liegen, dass die molekular-pharmakologischen Wirkungsweisen der Medikamente nicht hinreichend bekannt sind und deshalb keine Wirksamkeitstestung an Zelllinien, in vitro oder an Tiermodellen erfolgen kann.

1.4.5.3.4 Medikamentöse Behandlung des Parkinson-Syndroms

Die Prävalenz der Parkinson-Erkrankung steigt mit zunehmendem Alter stark an (zwischen 50 und 80 Jahren auf das 10Fache!). In 70–80% der Fälle handelt es sich um primäre (idiopathische) Parkinson-Syndrome. Für die restlichen Fälle, die als symptomatisch (sekundär) im Rahmen einer

Grunderkrankung auftreten, stehen Behandlungsmaßnahmen der Grunderkrankung im Vordergrund. Sie sprechen nur schlecht auf die medikamentöse Parkinson-Therapie an. Parkinson-Arzneistoffe lassen sich nach pharmakologischem Wirkmuster einteilen:

- Medikamente, welche die endogene Dopaminproduktion steigern,
- Medikamente, die den endogenen Dopaminabbau hemmen,
- Substanzen mit direkter dopaminagonistischer Wirkung,
- Substanzen, die cholinerge Interneuronen im Striatum beeinflussen, und
- Medikamente, welche auf die Aktivität des lateralen Pallidums wirken (über NMDA-Rezeptoren, Enzephaline, Adenosinrezeptoren).

Aufgrund hirndegenerativer Veränderungen kommt es beim Parkinson-Syndrom zu einem Untergang der dopaminergen nigrostriatalen Neurone und damit zu einem regionalen Dopaminmangel. Dies führt zu einem Ungleichgewicht zwischen dopaminergen und cholinergen Wirkmechanismen, wobei die cholinerge Achse überwiegt. Die medikamentöse Behandlung erfolgt symptomatisch mit dem Ziel, den lokalen Dopaminmangel auszugleichen.

1.4.6 Ausblick

Der prozentuale Anteil älterer und sehr alter Menschen in der Bevölkerung der westlichen Industrieländer wird in den nächsten Jahrzehnten beträchtlich ansteigen und entsprechend auch ihr Anteil am Arzneimittelverbrauch. Damit ist die Bevölkerungsgruppe der alten Patienten eine wichtige Zielgruppe für die Entwicklung der pharmakogenetischen Diagnostik.

Durch die Genotypisierung bekannter Polymorphismen in Arzneimittel metabolisierenden Enzymen, Transportern oder Zielmolekülen kann bereits heute vor Beginn der Therapie eine gezieltere Auswahl des Medikamentes und der Dosierung erfolgen.

Die Bestimmung von genetischen Faktoren, die in die Pathogenese von Erkrankungen involviert sind, kann in Zukunft eine gezieltere Prävention und frühzeitige Therapie von Erkrankungen ermöglichen.

Die Aufgaben der pharmakogenetischen Forschung sind neben der Weiterentwicklung molekularer Verfahren zur Diagnostik und Sequenzierung genetischer Varianten die Identifizierung neuer, für Krankheit und Therapie bedeutsamer genetischer Faktoren, die Entwicklung molekularer Ansätze zur Arzneitherapie sowie die Verarbeitung und Aufbereitung der im Rahmen der Forschung anfallenden großen Datenmengen.

Dies setzt eine enge Zusammenarbeit zwischen der universitären Forschung (Grundlagenforschung, Bioinformatik, Biotechnologie, die einzelnen medizinischen Fachrichtungen) einerseits und der Arzneimittel entwickelnden Industrie andererseits voraus. Darüber hinaus müssen die Daten so verständlich aufbereitet werden, dass sie in der Klinik als Therapierichtlinien bis hin zur individuellen Patientenberatung eingesetzt werden können.

Die Verbesserung der medizinischen Versorgung alter Menschen stellt eine große Herausforderung für die medizinische Forschung in der näheren Zukunft dar. Die Anwendung der Pharmakogenetik kann damit in Zeiten begrenzter Gesundheitsbudgets durch Prävention und individualisierte Therapie sowohl zu einer qualitativen Versorgungsverbesserung als auch zur Kostenersparnis beitragen.

1.4.7 Literatur

Abajo FJ de, Rodriguez LA, Montero D (1999) Association between selective serotonin reuptake inhibitors and upper gastrointestinal bleeding: population based case-control study. BMJ 319:1106–1109

ADA (2001) Clinical Practice Recommendations. Diabetes Care 24 (Suppl 1)

Akker van den M, Buntinx F, Metsemakers JF, Roos S, Knottnerus JA (1998) multimorbidity in general practice: prevalence, incidence, and determinants of co-occurring chronic and recurrent diseases. J Clin Epidemiol 51:367–375

Alberti KG, Zimmet PZ (1998) Definition, diagnosis and classification of diabetes mellitus and its complications. Part 1: Diagnosis and classification of diabetes mellitus provisional report of a WHO consultation. Diabet Med 15:539–553

Altshuler D, Hirschhorn JN, Klannemark M et al (2000) The common PPARgamma Pro12Ala polymorphism is associated with decreased risk of type 2 diabetes. Nat Genet 26:76–80

Antonini A, Leenders KL, Reist H, Thomann R, Beer HF, Locher J (1993) Effect of age on D2 dopamine receptors in normal human brain measured by positron emission tomography and 11C-raclopride. Arch Neurol 50:474–480

Aronow WS (2001) Treatment of the elderly post-myocardial infarction patient. Am J Geriatr Cardiol 10:316–322, 376

Arranz M, Collier D, Sodhi M et al (1995) Association between clozapine response and allelic variation in 5-HT2A receptor gene. Lancet 346:281–282

Arranz MJ, Collier DA, Munro J et al (1996) Analysis of a structural polymorphism in the 5-HT2A receptor and clinical response to clozapine. Neurosci Lett 217:177–178
Asperen van J, Schinkel AH, Beijnen JH, Nooijen WJ, Borst P, Tellingen van O (1996) Altered pharmacokinetics of vinblastine in Mdr1a P-glycoprotein-deficient Mice. J Natl Cancer Inst 88:994–999
Asperen van J, Tellingen van O, Tijssen F, Schinkel AH, Beijnen JH (1999) Increased accumulation of doxorubicin and doxorubicinol in cardiac tissue of mice lacking mdr1a P-glycoprotein. Br J Cancer 79:108–113
Balfour JA, Plosker GL (1999) Rosiglitazone. Drugs 57:921–930
Basile VS, Masellis M, Badri F et al (1999) Association of the mscI polymorphism of the dopamine D3 receptor gene with tardive dyskinesia in schizophrenia. Neuropsychopharmacology 21:17–27
Beck CL, Pucino F, Carlson JD et al (1988) Evaluation of creatinine clearance estimation in an elderly male population. Pharmacotherapy 8:183–188
Bennett WM (1999) Drug-related renal dysfunction in the elderly. Geriatr Nephrol Urol 9:21–25
Ben-Yehuda A, Weksler ME (1992) Immune senescence: mechanisms and clinical implications. Cancer Invest 10:525–531
Blum M, Demierre A, Grant DM, Heim M, Meyer UA (1991) Molecular mechanism of slow acetylation of drugs and carcinogens in humans. Proc Natl Acad Sci USA 88:5237–5241
Botsch S, Heinkele G, Meese CO, Eichelbaum M, Kroemer HK (1994) Rapid determination of CYP2D6 phenotype during propafenone therapy by analysing urinary excretion of propafenone glucuronides. Eur J Clin Pharmacol 46:133 135
Braunwald E (2001) Heart Failure. In: Braunwald E, Fauci AS, Kasper DL et al (eds) Harrison's principles of internal medicine. McGraw-Hill, New York, pp 1318–1328
Brockmöller J, Kaiser R, Roots I (1998) Receptor polymorphisms and psychotropic drug response. European Communities, Luxembourg
Brockmöller J, Kirchheiner J, Meisel C, Roots I (2000) Pharmacogenetic diagnostics of cytochrome P450 polymorphisms in clinical drug development and in drug treatment. Pharmacogenomics 1:125–151
Caligiuri MR, Jeste DV, Lacro JP (2000) Antipsychotic-induced movement disorders in the elderly: epidemiology and treatment recommendations. Drugs Aging 17:363–384
Chang M, Tybring G, Dahl ML et al (1995) Interphenotype differences in disposition and effect on gastrin levels of omeprazole – suitability of omeprazole as a probe for CYP2C19. Br J Clin Pharmacol 39:11–18
Chen S, Chou WH, Blouin RA et al (1996) The cytochrome P450 2D6 (CYP2D6) enzyme polymorphism: screening costs and influence on clinical outcomes in psychiatry. Clin Pharmacol Ther 60:522–534
Ciaraldi TP, el-Roeiy A, Madar Z, Reichart D, Olefsky JM, Yen SS (1992) Cellular mechanisms of insulin resistance in polycystic ovarian syndrome. J Clin Endocrinol Metab 75:577–583
Cichon S, Nothen MM, Stober G et al (1996) Systematic screening for mutations in the 5′-regulatory region of the human dopamine D1 receptor (DRD1) gene in patients with schizophrenia and bipolar affective disorder. Am J Med Genet 67:424–428
Cockcroft DW, Gault MH (1976) Prediction of creatinine clearance from serum creatinine. Nephron 16:31–41
Cohen BM, Ennulat DJ, Centorrino F et al (1999) Polymorphisms of the dopamine D4 receptor and response to antipsychotic drugs. Psychopharmacology 141:6–10
Cooke GE, Bray PF, Hamlington JD, Pham DM, Goldschmidt-Clermont PJ (1998) PlA2 polymorphism and efficacy of aspirin. Lancet 351:1253
Coutts R, Urichuk J (1999) Polymorphic cytochromes P450 and drugs used in psychiatry. Cell Mol Neurobiol 19:325–354
Cusi D, Barlassina C, Azzani T (1997) Polymorphisms of alpha-adducin and salt sensitivity in patients with essential hypertension. Lancet 349:1353–1357
Dahl ML, Bertilsson L (1993) Genetically variable metabolism of antidepressants and neuroleptic drugs in man. Pharmacogenetics 3:61–70
Dalén P, Dahl ML, Ruiz ML, Nordin J, Bertilsson L (1998) 10-Hydroxylation of nortriptyline in white persons with 0, 1, 2, 3, and 13 functional CYP2D6 genes. Clin Pharmacol Ther 63:444–452
Daly AK, Leathart JB, London SJ, Idle JR (1995) An inactive cytochrome P450 CYP2D6 allele containing a deletion and a base substitution. Hum Genet 95:337–341
Dano K (1973) Active outward transport of daunomycin in resistant Ehrlich ascites tumor cells. Biochim Biophys Acta 323:466–483
Danon D, Kowatch MA, Roth GS (1989) Promotion of wound repair in old mice by local injection of macrophages. Proc Natl Acad Sci USA 86:2018–2020
Davis RJ (1993) The mitogen-activated protein kinase signal transduction pathway. J Biol Chem 268:14553–14556
Dawling S, Crome P (1989) Clinical pharmacokinetic considerations in the elderly. An update. Clin Pharmacokinet 17:236–263
Detera-Wadleigh SD, Wiesch D, Bonner TI (1989) An SstI polymorphism for the human muscarinic acetylcholine receptor gene, m4 (CHRM 4). Nucleic Acids Res 17:6431
Dimasi JA (2001) Risks in new drug development: approval success rates for investigational drugs. Clin Pharmacol Ther 69:297–307
Durnas C, Loi CM, Cusack BJ (1990) Hepatic drug metabolism and aging. Clin Pharmacokinet 19:359–389
Eichelbaum M (1975) Ein neuentdeckter Defekt im Arzneimittelstoffwechsel des Menschen: Die fehlende N-Oxidation des Spartein. Habilitationsschrift, Medizinische Fakultät der Rheinischen Friedrich-Wilhelms-Universität Bonn
Eichhammer P, Albus M, Borrmann-Hassenbach M et al (2000) Association of dopamine D3-receptor gene variants with neuroleptic induced akathisia in schizophrenic patients: a generalization of Steen's study on DRD3 and tardive dyskinesia. Am J Med Genet 96:187–191
Elia M (2001) Obesity in the elderly. Obes Res 9 (Suppl 4):244S–248S
Emorine LJ, Marullo S, Briend-Sutren MM et al (1989) Molecular characterization of the human beta 3-adrenergic receptor. Science 245:1118–1121
Epstein M (1996) Aging and the kidney. J Am Soc Nephrol 7:1106–1122
Erdmann J, Shimron-Abarbanell D, Rietschel M et al (1996) Systematic screening for mutations in the human serotonin-2A (5-HT2A) receptor gene: identification of two naturally occurring receptor variants and association analysis in schizophrenia. Hum Genet 97:614–619

Evans DA (1968) Genetic variations in the acetylation of rosiglitazone and other drugs. Ann NY Acad Sci 151:723–733
Evans WE, Relling MV (1999) Pharmacogenomics: translating functional genomics into rational therapeutics. Science 286:487–491
Evert B, Griese EU, Eichelbaum M (1994) Cloning and sequencing of a new non-functional CYP2D6 allele: deletion of T1795 in exon 3 generates a premature stop codon. Pharmacogenetics 4:271–274
Farlow MR, Lahiri DK, Poirier J, Davignon J, Hui S (1996) Apolipoprotein E genotype and gender influence response to tacrine therapy. Ann NY Acad Sci 802:101–110
Farlow MR, Lahiri DK, Poirier J, Davignon J, Schneider L, Hui SL (1998) Treatment outcome of tacrine therapy depends on apolipoprotein genotype and gender of the subjects with Alzheimer's disease. Neurology 50:669–677
Fliser D, Ritz E (1998) Relationship between hypertension and renal function and its therapeutic implications in the elderly. Gerontology 44:123–131
Fliser D, Franek E, Joest M, Block S, Mutschler E, Ritz E (1997) Renal function in the elderly: impact of hypertension and cardiac function. Kidney Int 51:1196–1204
Fliser D, Bischoff I, Hanses A et al (1999) Renal handling of drugs in the healthy elderly. Creatinine clearance underestimates renal function and pharmacokinetics remain virtually unchanged. Eur J Clin Pharmacol 55:205–211
Fradet G, Legac X, Charlois T, Ponge T, Cottin S (1996) Iatrogenic drug-induced diseases, requiring hospitalization, in patients over 65 years of age. 1-year retrospective study in an internal medicine department. Rev Med Interne 17:456–460
Frasure-Smith N, Lesperance F, Talajic M (1993) Depression following myocardial infarction. Impact on 6-month survival. JAMA 270:1819–1825
Fromm MF, Kim RB, Stein CM, Wilkinson GR, Roden DM (1999) Inhibition of P-glycoprotein-mediated drug transport: a unifying mechanism to explain the interaction between digoxin and quinidine. Circulation 99:552–557
Furuta T, Ohashi K, Kosuge K et al (1999) CYP2C19 genotype status and effect of omeprazole on intragastric pH in humans. Clin Pharmacol Ther 65:552–561
Gaedigk A, Blum M, Gaedigk R, Eichelbaum M, Meyer UA (1991) Deletion of the entire cytochrome P450 CYP2D6 gene as a cause of impaired drug metabolism in poor metabolizers of the debrisoquine/sparteine polymorphism. Am J Hum Genet 48:943–950
Garrett R, Grisham C (1995) Biochemistry. Biochemistry Saunders College Publishing, Fort Worth
Gault H, Longerich L, Dawe M, Fine A (1984) Digoxin-rifampin interaction. Clin Pharmacol Ther 35:750–754
Geldmacher von M, Lindorf HH, Petenyi M, Flugel M, Fischer T, Hiller T (1973) Genetically determined polymorphism of human serum paraoxonase (EC 3.1.1.2). Humangenetik 17:331–335
Gheorghiade M, Bonow RO (1998) Chronic heart failure in the United States: a manifestation of coronary artery disease. Circulation 97:282–289
Glaser B (2000) Hyperinsulinism of the newborn. Semin Perinatol 24:150–163
Goldberg TH, Finkelstein MS (1987) Difficulties in estimating glomerular filtration rate in the elderly. Arch Intern Med 147:1430–1433
Gonzalez FJ, Skoda RC, Kimura S et al (1988) Characterization of the common genetic defect in humans deficient in debrisoquine metabolism. Nature 331:442–446
Gough AC, Miles JS, Spurr NK et al (1990) Identification of the primary gene defect at the cytochrome P450 CYP2D locus. Nature 347:773–776
Grandison MK, Boudinot FD (2000) Age-related changes in protein binding of drugs: implications for therapy. Clin Pharmacokinet 38:271–290
Grandy DK, Marchionni MA, Makam H et al (1989) Cloning of the cDNA and gene for a human D2 dopamine receptor. Proc Natl Acad Sci USA 86:9762–9766
Grant DM, Hughes NC, Janezic SA et al (1997) Human acetyltransferase polymorphisms. Mutat Res 376:61–70
Green SA, Cole G, Jacinto M, Innis M, Liggett SB (1993) A polymorphism of the human beta 2-adrenergic receptor within the fourth transmembrane domain alters ligand binding and functional properties of the receptor. J Biol Chem 268:23116–23121
Greenblatt DJ, Sellers EM, Shader RI (1982) Drug therapy: drug disposition in old age. N Engl J Med 306:1081–1088
Griese EU, Zanger UM, Brudermanns U et al (1998) Assessment of the predictive power of genotypes for the in-vivo catalytic function of CYP2D6 in a German population. Pharmacogenetics 8:15–26
Groop L, Orho-Melander M (2001) The dysmetabolic syndrome. J Intern Med 250:105–120
Haldeman GA, Croft JB, Giles WH, Rashidee A (1999) Hospitalization of patients with heart failure: National Hospital Discharge Survey, 1985 to 1995. Am Heart J 137:352–360
Hani EH, Boutin P, Durand E et al (1998) Missense mutations in the pancreatic islet beta cell inwardly rectifying K+ channel gene (KIR6.2/BIR): a meta-analysis suggests a role in the polygenic basis of Type II diabetes mellitus in Caucasians. Diabetologia 41:1511–1515
Hanioka N, Kimura S, Meyer UA, Gonzalez FJ (1990) The human CYP2D locus associated with a common genetic defect in drug oxidation: a G1934–A base change in intron 3 of a mutant CYP2D6 allele results in an aberrant 3′ splice recognition site. Am J Hum Genet 47:994–1001
Hansen L, Echwald SM, Hansen T, Urhammer SA, Clausen JO, Pedersen O (1997) Amino acid polymorphisms in the ATP-regulatable inward rectifier Kir6.2 and their relationships to glucose- and tolbutamide-induced insulin secretion, the insulin sensitivity index, and NIDDM. Diabetes 46:508–512
Hartwell LH, Kastan MB (1994) Cell cycle control and cancer. Science 266:1821–1828
Heils A, Teufel A, Petri S et al (1995) Functional promoter and polyadenylation site mapping of the human serotonin (5-HT) transporter gene. J Neural Transm Gen Sect 102:247–254
Helmchen H, Baltes MM, Geiselmann B et al (1999) Psychische Erkrankungen im Alter. In: Mayer KU, Baltes PB (Hrsg) Die Berliner Altersstudie. Berlin-Brandenburgische Akademie der Wissenschaften, Berlin, S 185–219
Hodes RJ (1997) Aging and the immune system. Immunol Rev 160:5–8
Hoffmeyer S, Burk O, Richter von O et al (2000) Functional polymorphisms of the human multidrug-resistance gene: multiple sequence variations and correlation of one allele with P-glycoprotein expression and activity in vivo. Proc Natl Acad Sci USA 97:3473–3478
Hughes HB, Biehl JP, Jones AP, Schmidt LH (1954) Metabolism of isoniazid in man as related to the occurance of peripheral neuritis. Am Rev Tuberculosis 70:266–273

Hunt HA, Baker DW, Chin MH et al (2001) ACC/AHA guidelines for the evaluation and management of chronic heart failure in the adult: executive summary. A report of the American College of Cardiology/American Heart Association Task Force on Practice Guidelines (Committee to Revise the 1995 Guidelines for the Evaluation and Management of Heart Failure): developed in collaboration with the International Society for Heart and Lung Transplantation; endorsed by the Heart Failure Society of America. Circulation 104:2996–3007
Hutter D, Yo Y, Chen W et al (2000) Age-related decline in Ras/ERK mitogen-activated protein kinase cascade is linked to a reduced association between Shc and EGF receptor. J Gerontol A Biol Sci Med Sci 55:B125–134
Hwu HG, Hong CJ, Lee YL, Lee PC, Lee SF (1998) Dopamine D4 receptor gene polymorphisms and neuroleptic response in schizophrenia. Biol Psychiatry 44:483–487
Isomaa B, Almgren P, Tuomi T et al (2001) Cardiovascular morbidity and mortality associated with the metabolic syndrome. Diabetes Care 24:683–689
Ito S, Woodland C, Harper PA, Koren G (1993) The mechanism of the verapamil-digoxin interaction in renal tubular cells (LLC-PK1). Life Sci 53:L399–403
Jehle A, Krapf R (2000) Kidney function and kidney diseases in the elderly. Schweiz Med Wochenschr 130:398–408
Joaquin AM, Gollapudi S (2001) Functional decline in aging and disease: a role for apoptosis. J Am Geriatr Soc 49:1234–1240
Johansson I, Lundqvist E, Bertilsson L, Dahl ML, Sjoqvist F, Ingelman-Sundberg M (1993) Inherited amplification of an active gene in the cytochrome P450 CYP2D locus as a cause of ultrarapid metabolism of debrisoquine. Proc Natl Acad Sci USA 90:11825–11829
Johne A, Brockmoller J, Bauer S, Maurer A, Langheinrich M, Roots I (1999) Pharmacokinetic interaction of digoxin with an herbal extract from St John's-wort (Hypericum perforatum). Clin Pharmacol Ther 66: 338–345
Joseph JA, Berger RE, Engel BT, Roth GS (1978) Age-related changes in the nigrostriatum: a behavioral and biochemical analysis. J Gerontol 33:643–649
Kagimoto M, Heim M, Kagimoto K, Zeugin T, Meyer UA (1990) Multiple mutations of the human cytochrome P450IID6 gene (CYP2D6) in poor metabolizers of debrisoquine. Study of the functional significance of individual mutations by expression of chimeric genes. J Biol Chem 265:17209–17214
Kalow W (1966) Genetic aspects of drug safety. Appl Ther 8:44–47
Kannel WB (1987) Epidemiology and prevention of cardiac failure: Framingham Study insights. Eur Heart J 8 (Suppl F):23–26
Kannel WB, Belanger AJ (1991) Epidemiology of heart failure. Am Heart J 121:951–957
Kaplan H, Sadock B (1997) Synopsis of psychiatry, 8th edn. Lippincott Williams & Wilkins, Philadelphia, p 570
Kerb R, Hoffmeyer S, Brinkmann U (2001) ABC drug transporters: hereditary polymorphisms and pharmacological impact in MDR1, MRP1 and MRP2. Pharmacogenomics 2:51–64
Kerner W, Fuchs C, Redaelli M et al (2001) Definition, Klassifikation und Diagnostik des Diabetes mellitus. Deutsche Diabetes-Gesellschaft (DDG)
Kim RB, Fromm MF, Wandel C et al (1998) The drug transporter P-glycoprotein limits oral absorption and brain entry of HIV-1 protease inhibitors. J Clin Invest 101:289–294
Kimura S, Umeno M, Skoda RC, Meyer UA, Gonzalez FJ (1989) The human debrisoquine 4-hydroxylase (CYP2D) locus: sequence and identification of the polymorphic CYP2D6 gene, a related gene, and a pseudogene. Am J Hum Genet 45:889–904
Kirchheiner J, Brosen K, Dahl M et al (2001) CYP2D6 and CYP2C19 genotype-based dose recommendations for antidepressants: a first step towards subpopulation-specific dosages. Acta Psychiatr Scand Suppl 104:173–192
Klotz U (1998) Effect of age on pharmacokinetics and pharmacodynamics in man. Int J Clin Pharmacol Ther 36:581–585
Klotz U, Brückel KW (1982) Pharmacokinetics and pharmacodynamics in the elderly. Elsevier, New York
Kohn Y, Ebstein RP, Heresco-Levy U et al (1997) Dopamine D4 receptor gene polymorphisms: relation to ethnicity, no association with schizophrenia and response to clozapine in Israeli subjects. Eur Neuropsychopharmacol 7:39–43
König J, Nies AT, Cui Y, Leier I, Keppler D (1999) Conjugate export pumps of the multidrug resistance protein (MRP) family: localization, substrate specificity, and MRP2-mediated drug resistance. Biochim Biophys Acta 1461:377–394
Koren G, Woodland C, Ito S (1998) Toxic digoxin-drug interactions: the major role of renal P-glycoprotein. Vet Hum Toxicol 40:45–46
Kuivenhoven JA, Jukema JW, Zwinderman AH et al (1998) The role of a common variant of the cholesteryl ester transfer protein gene in the progression of coronary atherosclerosis. The Regression Growth Evaluation Statin Study Group. N Engl J Med 338:86–93
Kyle UG, Genton L Hans D, Karsegard L, Slosman DO, Pichard C (2001) Age-related differences in fat-free mass, skeletal muscle, body cell mass, and fat mass between 18 and 94 years. Eur J Clin Nutr 55:663–672
Kylin E (1923) Studien über das Hypertonie-Hyperglykämie-Syndrom. Zentralbl Inn Med 44:105–127
La Du BN (1972) Isoniazid and pseudocholinesterase polymorphisms. Fed Proc 31:1276–1285
Lachman HM, Papolos DF, Saito T, Yu YM, Szumlanski CL, Weinshilboum RM (1996) Human catechol-O-methyltransferase pharmacogenetics: description of a functional polymorphism and its potential application to neuropsychiatric disorders. Pharmacogenetics 6:243–250
Laghrissi-Thode F, Wagner WR, Pollock BG, Johnson PC, Finkel MS (1997) Elevated platelet factor 4 and beta-thromboglobulin plasma levels in depressed patients with ischemic heart disease. Biol Psychiatry 42:290–295
Lappalainen J, Zhang L, Dean M et al (1995) Identification, expression, and pharmacology of a Cys23-Ser23 substitution in the human 5-HT2c receptor gene (HTR2C). Genomics 27:274–279
Lario S, Calls J, Cases A, Oriola J, Torras A, Rivera F (1997) MspI identifies a biallelic polymorphism in the promoter region of the alpha 2A-adrenergic receptor gene. Clin Genet 51:129–130
Lash JP, Gardner C (1997) Effects of aging and drugs on normal renal function. Coron Artery Dis 8:489–494
Lebowitz BD, Pearson JL, Schneider LS et al (1997) Diagnosis and treatment of depression in late life. Consensus statement update. JAMA 278:1186–1190
Lennard MS, Silas JH, Freestone S, Ramsay LE, Tucker GT, Woods HF (1982) Oxidation phenotype – a major deter-

minant of metoprolol metabolism and response. N Engl J Med 307:1558–1560

Lennard MS, Tucker GT, Silas JH, Freestone S, Ramsay LE, Woods HF (1983) Differential stereoselective metabolism of metoprolol in extensive and poor debrisoquin metabolizers. Clin Pharmacol Ther 34:732–737

Leon de J, Barnhill J, Rogers T, Boyle J, Chou WH, Wedlund PJ (1998) Pilot study of the cytochrome P450-2D6 genotype in a psychiatric state hospital. Am J Psychiatry 155:1278–1280

Li J, Butler JM, Tan Y et al (1999) Single nucleotide polymorphism determination using primer extension and time-of-flight mass spectrometry. Electrophoresis 20:1258–1265

Lichtman SM (1995) Physiological aspects of aging. Implications for the treatment of cancer. Drugs Aging 7:212–225

Liggett SB (1999) Molecular and genetic basis of beta2-adrenergic receptor function. J Allergy Clin Immunol 104:42–46

Lindeman RD (1990) Overview: renal physiology and pathophysiology of aging. Am J Kidney Dis 16:275–282

Liu Y, Guyton KZ, Gorospe M et al (1996) Age-related decline in mitogen-activated protein kinase activity in epidermal growth factor-stimulated rat hepatocytes. J Biol Chem 271:3604–3607

Livak KJ, Flood SJ, Marmaro J, Giusti W, Deetz K (1995) Oligonucleotides with fluorescent dyes at opposite ends provide a quenched probe system useful for detecting PCR product and nucleic acid hybridization. PCR Methods Appl 4:357–362

Loebstein R, Yonath H, Peleg D et al (2001) Interindividual variability in sensitivity to warfarin – nature or nurture? Clin Pharmacol Ther 70:159–164

Luft FC, Fineberg NS, Miller JZ, Rankin LI, Grim CE, Weinberger MH (1980) The effects of age, race and heredity on glomerular filtration rate following volume expansion and contraction in normal man. Am J Med Sci 279:15–24

Luzzatto L, Usanga FA, Reddy S (1969) Glucose-6-phosphate dehydrogenase deficient red cells: resistance to infection by malarial parasites. Science 164:839–842

Malhotra AK, Goldman D, Ozaki N, Breier A, Buchanan R, Pickar D (1996) Lack of association between polymorphisms in the 5-HT2A receptor gene and the antipsychotic response to clozapine. Am J Psychiatry 153:1092–1094

Malhotra AK, Goldman D, Buchanan RW et al (1998) The dopamine D3 receptor (DRD3) Ser9Gly polymorphism and schizophrenia: a haplotype relative risk study and association with clozapine response. Mol Psychiatry 3:72–75

Marez D, Legrand M, Sabbagh N, Lo-Guidice JM, Boone P, Broly F (1996) An additional allelic variant of the CYP2D6 gene causing impaired metabolism of sparteine. Hum Genet 97:668–670

Marez D, Legrand M, Sabbagh N et al (1997) Polymorphism of the cytochrome P450 CYP2D6 gene in a European population: characterization of 48 mutations and 53 aleles, their frequencies and evolution. Pharmacogenetics 7:193–202

Mayer P, Rochlitz H, Rauch E et al (1997) Association between a delta opioid receptor gene polymorphism and heroin dependence in man. Neuroreport 8:2547–2550

Mayer U, Wagenaar E, Beijnen JH et al (1996) Substantial excretion of digoxin via the intestinal mucosa and prevention of long-term digoxin accumulation in the brain by the mdr1a P-glycoprotein. Br J Pharmacol 119:1038–1044

McNamara DM, Holubkov R, Janosko K et al (2001) Pharmacogenetic interactions between beta-blocker therapy and the angiotensin-converting enzyme deletion polymorphism in patients with congestive heart failure. Circulation 103:1644–1648

Meijer DK, Hooiveld GJ, Schinkel AH et al (1999) Transport mechanisms for cationic drugs and proteins in kidney, liver and intestine: implication for drug interactions and cell-specific drug delivery. Nephrol Dial Transplant 14 (Suppl 4):1–3

Mesco ER, Joseph JA, Blake MJ, Roth GS (1991) Loss of D2 receptors during aging is partially due to decreased levels of mRNA. Brain Res 545:355–357

Mickley LA, Lee JS, Weng Z et al (1998) Genetic polymorphism in MDR-1: a tool for examining allelic expression in normal cells, unselected and drug-selected cell lines, and human tumors. Blood 91:1749–1756

Mihara K, Suzuki A, Kondo T et al (2000) No relationship between Taq1 a polymorphism of dopamine D(2) receptor gene and extrapyramidal adverse effects of selective dopamine D(2) antagonists, bromperidol, and nemonapride in schizophrenia: a preliminary study. Am J Med Genet 96:422–424

Mikesell MJ, Sobell JL, Sommer SS, McMurray CT (1996) Identification of a missense mutation and several polymorphisms in the proenkephalin A gene of schizophrenic patients. Am J Med Genet 67:459–467

Morais de SM, Wilkinson GR, Blaisdell J, Nakamura K, Meyer UA, Goldstein JA (1994) The major genetic defect responsible for the polymorphism of S-mephenytoin metabolism in humans. J Biol Chem 269:15419–15422

Muhlberg W, Platt D (1999) Age-dependent changes of the kidneys: pharmacological implications. Gerontology 45:243–253

Mulder AB, Lijf van HJ, Bon MA et al (2001) Association of polymorphism in the cytochrome CYP2D6 and the efficacy and tolerability of simvastatin. Clin Pharmacol Ther 70:546–551

Mullis KB (1990) Target amplification for DNA analysis by the polymerase chain reaction. Ann Biol Clin (Paris) 48:579–582

Muravchick S (1998) The aging process: anesthetic implications. Acta Anaesthesiol Belg 49:85–90

Nakamura H, Uetrecht J, Cribb AE et al (1995) In vitro formation, disposition and toxicity of N-acetoxy-sulfamethoxazole, a potential mediator of sulfamethoxazole toxicity. J Pharmacol Exp Ther 274:1099–1104

Nestorowicz A, Wilson BA, Schoor KP et al (1996) Mutations in the sulonylurea receptor gene are associated with familial hyperinsulinism in Ashkenazi Jews. Hum Mol Genet 5:1813–1822

Nothen MM, Rietschel M, Erdmann J et al (1995) Genetic variation of the 5-HT2A receptor and response to clozapine. Lancet 346:908–909

Offerhaus L (1997) Drugs for the elderly, 2nd edn. World Health Organization. WHO Reg Publ Eur Ser 71:1–145

Parker BM, Cusack BJ, Vestal RE (1995) Pharmacokinetic optimisation of drug therapy in elderly patients. Drugs Aging 7:10–18

Partridge CJ, Beech DJ, Sivaprasadarao A (2001) Identification and pharmacological correction of a membrane trafficking defect associated with a mutation in the sulfonylurea receptor causing familial hyperinsulinism. J Biol Chem 276:35947–35952

Persson ML, Wasserman D, Geijer T, Jonsson EG, Terenius L (1997) Tyrosine hydroxylase allelic distribution in suicide attempters. Psychiatry Res 72:73–80

Picetti R, Saiardi A, Abdel Samad T, Bozzi Y, Baik JH, Borrelli E (1997) Dopamine D2 receptors in signal transduction and behavior. Crit Rev Neurobiol 11:121–142

Platt D, Muhlberg W (1994) Drug therapy for the elderly. Internist (Berl) 35:955–978

Poirier J, Delisle MC, Quirion R et al (1995) Apolipoprotein E4 allele as a predictor of cholinergic deficits and treatment outcome in Alzheimer disease. Proc Natl Acad Sci USA 92:12260–12264

Pollock BG, Laghrissi-Thode F, Wagner WR (2000) Evaluation of platelet activation in depressed patients with ischemic heart disease after paroxetine or nortriptyline treatment. J Clin Psychopharmacol 20:137–140

Propping P, Nothen MM (1995) Genetic variation of CNS receptors – a new perspective for pharmacogenetics. Pharmacogenetics 5:318–325

Pugh KG, Wei JY (2001) Clinical implications of physiological changes in the aging heart. Drugs Aging 18:263–276

Rao PA, Pickar D, Gejman PV, Ram A, Gershon ES, Gelernter J (1994) Allelic variation in the D4 dopamine receptor (DRD4) gene does not predict response to clozapine. Arch Gen Psychiatry 51:912–917

Rebbeck TR, Jaffe JM, Walker AH, Wein AJ, Malkowicz SB (1998) Modification of clinical presentation of prostate tumors by a novel genetic variant in CYP3A4. J Natl Cancer Inst 90:1225–1229

Rietbrock N, Belz G (1996) Pharmakotherapie im höheren Lebensalter. In: Rietbrock N, Staib H, Loew D (Hrsg) Klinische Pharmakologie: ein Leitfaden für die Praxis. Steinkopff, Darmstadt

Rietschel M, Nothen MM, Lannfelt L et al (1993) A serine to glycine substitution at position 9 in the extracellular N-terminal part of the dopamine D3 receptor protein: no role in the genetic predisposition to bipolar affective disorder. Psychiatry Res 46:253–259

Rietschel M, Naber D, Oberlander H et al (1996) Efficacy and side-effects of clozapine: testing for association with allelic variation in the dopamine D4 receptor gene. Neuropsychopharmacology 15:491–496

Rietschel M, Naber D, Fimmers R, Moller HJ, Propping P, Nothen MM (1997) Efficacy and side-effects of clozapine not associated with variation in the 5-HT2C receptor. Neuroreport 8:1999–2003

Rigaud AS, Traykov L, Caputo L et al (2000) The apolipoprotein E epsilon4 allele and the response to tacrine therapy in Alzheimer's disease. Eur J Neurol 7:255–258

Rinne JO, Hietala J, Ruotsalainen U et al (1993) Decrease in human striatal dopamine D2 receptor density with age: a PET study with (11C)raclopride. J Cereb Blood Flow Metab 13:310–314

Rolin HA, Hall PM, Wei R (1984) Inaccuracy of estimated creatinine clearance for prediction of iothalamate glomerular filtration rate. Am J Kidney Dis 4:48–54

Rosenstock J (2001) Management of type 2 diabetes mellitus in the elderly: special considerations. Drugs Aging 18:31–44

Rowe JW, Kahn RL (1987) Human aging: usual and successful. Science 237:143–149

Rowland M, Totzer T (1995) Clinical pharmacokinetics – concepts and applications. Lippincott Williams & Wilkins, Philadelphia

Rudorfer MV (1993) Pharmacokinetics of psychotropic drugs in special populations. J Clin Psychiatry 54 (Suppl):50–54

Sachse C, Brockmoller J, Bauer S, Roots I (1997) Cytochrome P450 2D6 variants in a Caucasian population: allele frequencies and phenotypic consequences. Am J Hum Genet 60:284–295

Sacks DB, McDonald JM (1996) The pathogenesis of type II diabetes mellitus. A polygenic disease. Am J Clin Pathol 105:149–156

Saiki RK, Bugawan TL, Horn GT, Mullis KB, Erlich HA (1986) Analysis of enzymatically amplified beta-globin and HLA-DQ alpha DNA with allele-specific oligonucleotide probes. Nature 324:163–166

Sano A, Kondoh K, Kakimoto Y, Kondo I (1993) A 40-nucleotide repeat polymorphism in the human dopamine transporter gene. Hum Genet 91:405–406

Sanz N, Diez-Fernandez C, Alvarez AM, Fernandez-Simon L, Cascales M (1999) Age-related changes on parameters of experimentally-induced liver injury and regeneration. Toxicol Appl Pharmacol 154:40–49

Sata F, Sapone A, Elizondo G et al (2000) CYP3A4 allelic variants with amino acid substitutions in exons 7 and 12: evidence for an allelic variant with altered catalytic activity. Clin Pharmacol Ther 67:48–56

Saur CD, Granger BB, Muhlbaier LH et al (2001) Depressive symptoms and outcome of coronary artery bypass grafting. Am J Crit Care 10:4–10

Saxena R, Shaw GL, Relling MV et al (1994) Identification of a new variant CYP2D6 allele with a single base deletion in exon 3 and its association with the poor metabolizer phenotype. Hum Mol Genet 3:923–926

Scharfetter J, Chaudhry HR, Hornik K et al (1999) Dopamine D3 receptor gene polymorphism and response to clozapine in schizophrenic Pakistani patients. Eur Neuropsychopharmacol 10:17–20

Schinkel AH (1999) P-Glycoprotein, a gatekeeper in the blood-brain barrier. Adv Drug Deliv Rev 36:179–194

Schinkel AH, Smit JJ, Tellingen van O et al (1994) Disruption of the mouse mdr1a P-glycoprotein gene leads to a deficiency in the blood-brain barrier and to increased sensitivity to drugs. Cell 77:491–502

Schmucker DL (1998) Aging and the liver: an update. J Gerontol A Biol Sci Med Sci 53:B315–320

Schreiber V, Stepan J, Gregorova I et al (1980) Digoxin-like immunoreactivity in serum of hyperthyroid rats with hypertrophy of the heart is not caused by aldosterone (author's transl). Sb Lek 82:305–308

Schröder H, Selke G (2001) Arzneimittelverordnungen nach Alter und Geschlecht. In: Schwabe U, Paffrath D (Hrsg) Arzneiverordnungs-Report 2000. Springer, Berlin Heidelberg

Schuetz EG, Schinkel AH (1999) Drug disposition as determined by the interplay between drug-transporting and drug-metabolizing systems. J Biochem Mol Toxicol 13:219–222

Schuetz EG, Beck WT, Schuetz JD (1996) Modulators and substrates of P-glycoprotein and cytochrome P4503A coordinately up-regulate these proteins in human colon carcinoma cells. Mol Pharmacol 49:311–318

Seelig A (1998) A general pattern for substrate recognition by P-glycoprotein. Eur J Biochem 251:252–261

Serretti A, Lilli R, Lorenzi C et al (1999) Dopamine receptor D2 and D4 genes, GABA(A) alpha-1 subunit genes and response to lithium prophylaxis in mood disorders. Psychiatry Res 87:7–19

Shaikh S, Collier DA, Kerwin RW et al (1993) Dopamine D4 receptor subtypes and response to clozapine. Lancet 341:116

Shaikh S, Collier DA, Sham PC et al (1995) Analysis of clozapine response and polymorphisms of the dopamine D4 receptor gene (DRD4) in schizophrenic patients. Am J Med Genet 60:541–545

Shaikh S, Collier DA, Sham PC et al (1996) Allelic association between a Ser-9-Gly polymorphism in the dopamine D3 receptor gene and schizophrenia. Hum Genet 97:714–719

Sharma N, Crane A, Gonzalez G, Bryan J, Aguilar-Bryan L (2000) Familial hyperinsulinism and pancreatic beta-cell ATP-sensitive potassium channels. Kidney Int 57:803–808

Shibata K, Hirasawa A, Moriyama N, Kawabe K, Ogawa S, Tsujimoto G (1996) Alpha 1a-adrenoceptor polymorphism: pharmacological characterization and association with benign prostatic hypertrophy. Br J Pharmacol 118:1403–1408

Shulman RW, Ozdemir V (1997) Psychotropic medications and cytochrome P450 2D6: pharmacokinetic considerations in the elderly. Can J Psychiatry 42 (Suppl 1):4S–9S

Sinclair AJ, Meneilly GS (2000) Re-thinking metabolic strategies for older people with type 2 diabetes mellitus: implications of the UK Prospective Diabetes Study and other recent studies. Age Ageing 29: 393–397

Sinclair AJ, Robert IE, Croxson SC (1997) Mortality in older people with diabetes mellitus. Diabet Med 14:639–647

Sleeper R, Bond CA, Rojas-Fernandez C (2000) Psychotropic drugs and falls: new evidence pertaining to serotonin reuptake inhibitors. Pharmacotherapy 20:308–317

Smit JW, Duin E, Steen H, Oosting R, Roggeveld J, Meijer DK (1998) Interactions between P-glycoprotein substrates and other cationic drugs at the hepatic excretory level. Br J Pharmacol 123:361–370

Smit JW, Huisman MT, Tellingen van O, Wiltshire HR, Schinkel AH (1999) Absence or pharmacological blocking of placental P-glycoprotein profoundly increases fetal drug exposure. J Clin Invest 104:1441–1447

Sobell JL, Lind TJ, Sigurdson DC et al (1995) The D5 dopamine receptor gene in schizophrenia: identification of a nonsense change and multiple missense changes but lack of association with disease. Hum Mol Genet 4:507–514

Sobell JL, Lind TJ, Hebrink DD, Heston LL, Sommer SS (1997) Screening the monoamine oxidase B gene in 100 male patients with schizophrenia: a cluster of polymorphisms in African-Americans but lack of functionally significant sequence changes. Am J Med Genet 74:44–49

Sodhi MS, Arranz MJ, Curtis D et al (1995) Association between clozapine response and allelic variation in the 5-HT2C receptor gene. Neuroreport 7: 169–172

Spiegelman BM (1998) PPAR-gamma: adipogenic regulator and thiazolidinedione receptor. Diabetes 47:507–514

Spielberg SP (1996) N-acetyltransferases: pharmacogenetics and clinical consequences of polymorphic drug metabolism. J Pharmacokinet Biopharm 24:509–519

Steen VM, Molven A, Aarskog NK, Gulbrandsen AK (1995) Homologous unequal cross-over involving a 2.8 kb direct repeat as a mechanism for the generation of allelic variants of human cytochrome P450 CYP2D6 gene. Hum Mol Genet 4:2251–2257

Steen VM, Lovlie R, MacEwan T, McCreadie RG (1997) Dopamine D3-receptor gene variant and susceptibility to tardive dyskinesia in schizophrenic patients. Mol Psychiatry 2:139–145

Steinhagen-Thiessen E, Borchelt M (1999). Morbidität, Medikation und Funktionalität im Alter. In: Mayer KU, Baltes PB (Hrsg) Die Berliner Altersstudie. Berlin-Brandenburgische Akademie der Wissenschaften; Berlin, S 151–183

Strandberg I, Boman G, Hassler L, Sjoqvist F (1976) Acetylator phenotype in patients with hydralazine-induced lupoid syndrome. Acta Med Scand 200:367–371

Strehler BL (1959) Origin and comparison of the effects of time and high-energy radiations on living systems. Q Rev Biol 34:117–142

Strosberg AD (1998) Structure and function of the beta 3 adrenoreceptor. Adv Pharmacol 42:511–513

Suzuki A, Kondo T, Mihara K et al (2000) Association between Taq1 a dopamine D2 receptor polymorphism and psychopathology of schizophrenia in Japanese patients. Prog Neuropsychopharmacol Biol Psychiatry 24:1105–1113

Swift CG, Homeida M, Halliwell M, Roberts CJ (1978) Antipyrine disposition and liver size in the elderly. Eur J Clin Pharmacol 14:149–152

Syvänen AC (2001) Accessing genetic variation: genotyping single nucleotide polymorphisms. Nat Rev Genet 2:930–942

Taguchi T, Fukuda M, Ohashi M (2001) Differences in DNA synthesis in vitro using isolated nuclei from regenerating livers of young and aged rats. Mech Ageing Dev 122:141–155

Tamblyn R (1996) Medication use in seniors: challenges and solutions. Therapie 51:269–282

Taylor SI (1992) Lilly lecture: molecular mechanisms of insulin resistance. Lessons from patients with mutations in the insulin-receptor gene. Diabetes 41:1473–1490

Thomas P, Ye Y, Lightner E (1996) Mutation of the pancreatic islet inward rectifier Kir6.2 also leads to familial persistent hyperinsulinemic hypoglycemia of infancy. Hum Mol Genet 5:1809–1812

Tivol EA, Shalish C, Schuback DE, Hsu YP, Breakefield XO (1996) Mutational analysis of the human MAOA gene. Am J Med Genet 67:92–97

Ueda S, Meredith PA, Morton JJ, Connell JM, Elliott HL (1998) ACE (I/D) genotype as a predictor of the magnitude and duration of the response to an ACE inhibitor drug (enalaprilat) in humans. Circulation 98:2148–2153

UKPDS (1998) Intensive blood-glucose control with sulphonylureas or insulin compared with conventional treatment and risk of complications in patients with type 2 diabetes (UKPDS 33). UK Prospective Diabetes Study (UKPDS) Group. Lancet 352:837–853

Vaag A (1999) On the pathophysiology of late onset non-insulin dependent diabetes mellitus. Current controversies and new insights. Dan Med Bull 46:197–234

Wacher VJ, Wu CY, Benet LZ (1995) Overlapping substrate specificities and tissue distribution of cytochrome P450 3A and P-glycoprotein: implications for drug delivery and activity in cancer chemotherapy. Mol Carcinog 13:129–134

Watson M, Haviland JS, Greer S, Davidson J, Bliss JM (1999) Influence of psychological response on survival in breast cancer: a population-based cohort study. Lancet 354:1331–1336

Wei J, Xu HM, Ramchand CN, Hemmings GP (1997) Is the polymorphic microsatellite repeat of the dopamine beta-hydroxylase gene associated with biochemical variability of the catecholamine pathway in schizophrenia? Biol Psychiatry 41:762–767

Wijnholds J, deLange EC, Scheffer GL et al (2000) Multidrug resistance protein 1 protects the choroid plexus epithelium and contributes to the blood-cerebrospinal fluid barrier. J Clin Invest 105:279–285

Wong AH, Buckle CE, Van Tol HH (2000) Polymorphisms in dopamine receptors: what do they tell us? Eur J Pharmacol 410:183–203

Wood AJ, Vestal RE, Wilkinson GR, Branch RA, Shand DG (1979) Effect of aging and cigarette smoking on antipyrine and indocyanine green elimination. Clin Pharmacol Ther 26:16–20

Woodhouse K (1992) Drugs and the liver. Part III: Ageing of the liver and the metabolism of drugs. Biopharm Drug Dispos 13:311–320

Woodhouse KW, Wynne HA (1988) Age-related changes in liver size and hepatic blood flow. The influence on drug metabolism in the elderly. Clin Pharmacokinet 15:287–294

Woodland C, Ito S, Koren G (1998) A model for the prediction of digoxin-drug interactions at the renal tubular cell level. Ther Drug Monit 20:134–138

Yasar U, Forslund-Bergengren C, Tybring G et al (2002) Pharmacokinetics of losartan and its metabolite E-3174 in relation to the CYP2C9 genotype. Clin Pharmacol Ther 71:89–98

Yokota H, Tamura S, Furuya H et al (1993) Evidence for a new variant CYP2D6 allele CYP2D6 J in a Japanese population associated with lower in vivo rates of sparteine metabolism. Pharmacogenetics 3:256–263

Zühlsdorf MT (1998) Relevance of pheno- and genotyping in clinical drug development. Int J Clin Pharmacol Ther 36:607–612

2 Altersspezifische Erkrankungen des ZNS

2.1 Strukturelle, zelluläre und subzelluläre Veränderungen des Gehirns bei physiologischem Altern und der senilen Demenz vom Alzheimer-Typ

WILLIAM A. MEIER-RUGE, CARLO BERTONI-FREDDARI und PATRIZIA FATTORETTI

Inhaltsverzeichnis

2.1.1 Übersicht

Zelluläre Altersveränderungen haben schon frühzeitig die Alterungsforschung beschäftigt. 1910 stellte Mühlmann die Hypothese auf, dass die Anhäufung des Alterspigments „Lipofuszin" in Nervenzellen zu einer Nervenzelldegeneration führt. Nach seiner Theorie sollte das Leben in letzter Konsequenz in einem physiologischen Erschöpfungstod enden. Rund dreißig Jahre später zog die altersbedingte Abnahme des Wassergehalts des Gehirns das Interesse auf sich. Diesen Befund griff Max Bürger (1947) auf und baute ihn in sein Konzept der altersabhängigen Wasserverarmung bradytropher Gewebe ein. Die mit Wasserverlust einhergehende Abnahme des Hirngewichtes jenseits des 50. Lebensjahres (Roessle u. Roulet 1932) sah Bürger als Folge eines „Verdichtungsprozesses" des Gehirns an. Diese Abnahme des Wassergehaltes betrachtete er als von hysteretischen Vorgängen begleitet, welche zur Bildung seniler Plaques und Alzheimer-Fibrillen führen sollten. Bürger beurteilte diese Vorgänge als geänderte kolloidchemische Prozesse.

Im gleichen Rahmen lag die Cross-linking-Theorie von Verzar (1968), der die zunehmende Vernetzung von Kollagen und Chromatin als charakteristisches Merkmal des Alterungsprozesses ansah.

Es folgte hinsichtlich der Alterungsveränderungen des Gehirns die Vorstellung, dass arteriosklerotische Gefäßveränderungen zu Störungen der Hirnfunktion führen sollten (Lindenberg 1957) – ein Konzept, dass in verschiedenen Varianten bis heute immer wieder diskutiert wird (de la Torre 1992). Abgesehen von den Folgen hypertoniebedingter Gefäßveränderungen zeigte sich aber bei normal alternden Personen aufgrund von Xenon-133-Clearance-Studien (Lassen et al. 1978), dass die Durchblutung des Gehirns mit zunehmendem Alter nur um 10–20% abnimmt. Neuere Arbeiten demonstrierten schließlich, dass eine Abnahme der Mikrozirkulation des Gehirns stets Ausdruck einer reduzierten metabolischen und kognitiven Leistung ist (Martin et al. 1991) und nicht umgekehrt.

Ganten/Ruckpaul (Hrsg.)
gemeinsam mit A. Ruiz-Torres
Molekularmedizinische Grundlagen
von altersspezifischen Erkrankungen

1955 hat Harald Brody aufgrund erster morphometrischer Untersuchungen an Nervenzellen der Hirnrinde des Menschen wahrscheinlich gemacht, dass der tägliche Nervenzellverlust so groß sei, dass sich mit fortschreitendem Alter ein dementielles Erschöpfungssyndrom des Gehirns entwickeln müsse. Diese These wurde erst 25 Jahre später durch morphometrische Untersuchungen an normalen Altersgehirnen (ohne neurologische Erkrankungen oder Morbus Alzheimer) widerlegt (Meier-Ruge u. Schulz 1980, Schulz-Dazzi 1986).

1982 wurde anlässlich einer Konferenz der „New York Academy of Science" die bekannte Beobachtung diskutiert (Olson u. Shaw 1969), dass die Trisomie 21 des Down-Syndroms im Gehirn Veränderungen bewirkt, die Parallelen zum Morbus Alzheimer aufweisen (Sinex u. Myers 1982). Dies induzierte einen bis dahin beispiellosen Aufschwung gerontologischer Forschung. Man erkannte, dass das Chromosom 21 ein Gen enthält, welches für die Synthese des Amyloidvorläuferproteins (APP) verantwortlich ist (Abb. 2.1.1), beim Morbus Down infolge der Trisomie 21 eine Überexpression erfährt und mit zunehmendem Alter (>30 Jahre) zu einer Amyloidablagerung im dementen Gehirn führt (Beyreuther et al. 1991, Johanson et al. 1991, Potter 1991). Es kam sowohl auf molekularbiologischem Gebiet als auch hinsichtlich zellulärer und metabolischer Veränderungen des Gehirns bei normalem Altern und bei Alzheimer-Krankheit zu einer bis zur Gegenwart anhaltenden gewaltigen Zunahme wissenschaftlicher Publikationen. Täglich werden gegenwärtig weltweit 5–10 neue Arbeiten auf dem Gebiet der Alternsforschung veröffentlicht.

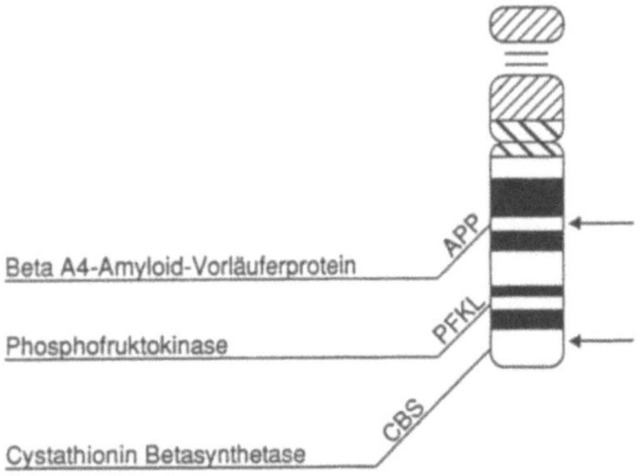

Abb. 2.1.1. Chromosom 21. Dieses Chromosom enthält das Gen für das Amyloidvorläuferprotein (APP). Die Trisomie 21 führt bei Morbus Down zu einer Überexpression von APP. Nimmt im Alter die mitochondriale Adenosintriphosphatbildung ab, wird weniger APP in synaptische und andere Membranen eingebaut und es kommt zu einer zunehmenden Beta-Amyloid-Bildung und -Ablagerung im Gehirn. Dieser Vorgang scheint auch bei mitochondrialer Minderleistung und damit reduziertem Glukosestoffwechsel im fortgeschrittenen Alter zur Entwicklung einer Alzheimer-Demenz mit Betaamyloid-Ablagerung zu führen

2.1.2 Das Kapillarnetz des Gehirns als dreidimensionaler Strukturparameter zur Bestimmung von altersbedingten Volumenveränderungen des Gehirns

Um die von Kreislaufphysiologen vertretene Vorstellung gegenläufiger arteriovenöser Kapillarstrecken in der Hirnrinde bestätigen oder widerlegen zu können, wurden von Wiederhold et al. (1976) ein dreidimensionales Modell des Kapillarnetzes der Hirnrinde hergestellt. Aufgrund von Serienschnitten mit enzymhistochemisch (mittels einer alkalischen Phosphatasereaktion) dargestellten Kapillaren in einem Hirnrindengebiet von $6{,}2 \times 10^{-2}$ mm^3 gelang eine zuverlässige dreidimensionale Rekonstruktion des Kapillarnetzes der Hirnrinde (Abb. 2.1.2). Die Kapillarnetzrekonstruktion zeigte, dass ein dichtes, schlingenförmiges Gefäßnetz jedem Erythrozyten die gleiche Zufallswahrscheinlichkeit bietet, eine Kapillare zu passieren. Die Hirnkapillaren weisen durch Basalmembran und Astrogliascheide eine relativ stabile Konstruktion auf, welche nur begrenzte Variabilitäten ihres Durchmessers erlauben (Wolff u. Bär 1976). Die perikapillären Astrozyten stellen einen Teil der Bluthirnschranke dar und regeln als interaktives Element die neuronenabhängige kapilläre Durchblutung (Vise et al. 1975, Giaume et al. 1997, Tamada et al. 1998) (Abb. 2.1.3). So konnten z.B. Auen et al. (1979) zeigen, dass eine Erhöhung des extrazellulären Kaliums mit einer Kapillarerweiterung einhergeht.

Morphometrische Untersuchungen des mittels einer alkalischen Phosphatase an nativem Hirngewebe dargestellten Kapillarnetzes von Hirnrinde und Putamen belegten, dass in der Hirnrinde von über 75-Jährigen nur unbedeutende Veränderungen der Kapillarparameter auftreten (Hunziker et al. 1979). Diese Befunde sprechen gegen die Vermutung, dass im Alter die Blutversorgung der Hirnrinde reduziert wird.

Im Putamen bleiben, analog zur Hirnrinde, die Kapillardurchmesser gleich. Demgegenüber weist aber das an weißer Hirnsubstanz relativ reiche Putamen beim Vergleich 14–64-Jähriger mit über 65-Jährigen Volumeneinbußen auf. Das Putamen zeigte im normal alternden Gehirn eine signifikan-

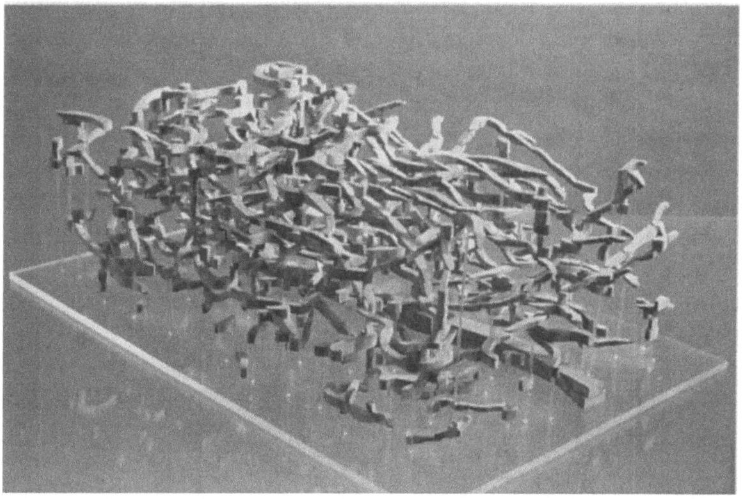

Abb. 2.1.2. Dreidimensionale Rekonstruktion des Kapillarnetzes der Hirnrinde in einem Hirnrindenvolumen von $6{,}2 \times 10^{-2}$ mm^3. Dieses Modell basiert auf einer Kapillardarstellung der Hirnrinde mithilfe einer enzymhistochemischen alkalischen Phosphatasereaktion. Im Hintergrund eine große, nach der weichen Hirnhaut abführende Hirnvene

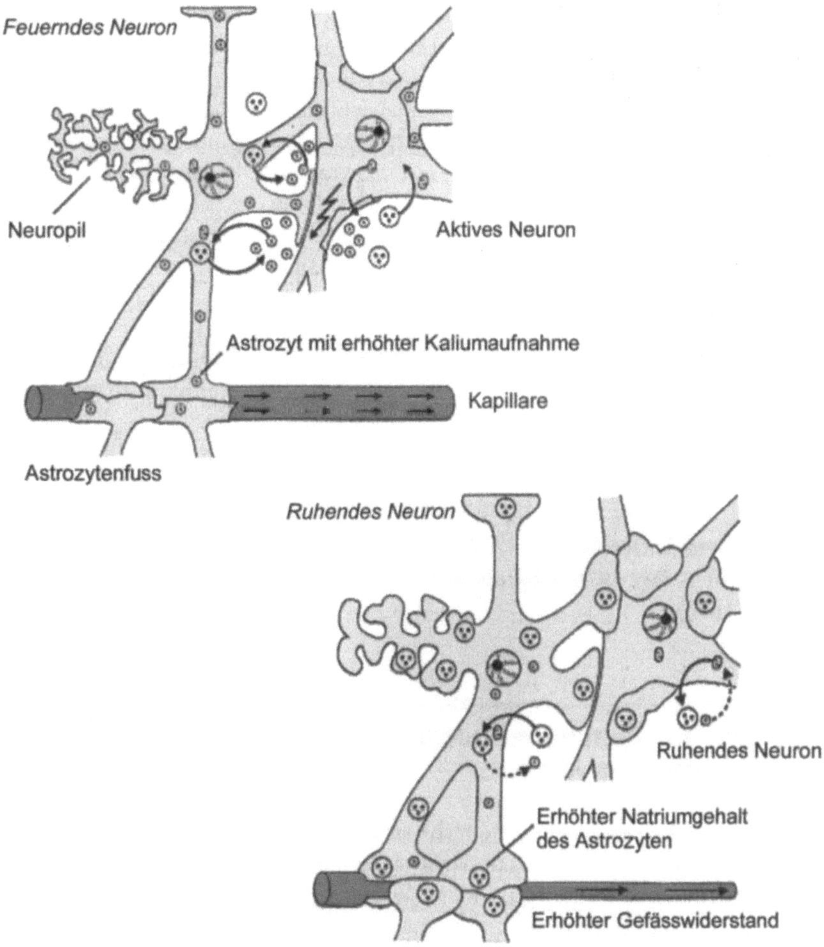

Abb. 2.1.3. Schematische Darstellung der Interaktion von perikapillärem Astrozyt und Nervenzelle. Eine Aktivierung der Nervenzellfunktion senkt den perikapillären Gefäßwiderstand der Astrozyten und erhöht dadurch die kapillare Mikrozirkulation und umgekehrt. ⊛ Na^+; ○ K^+

te Zunahme des Kapillarvolumens (+60%) und eine Abnahme der Kapillarabstände (-15%) (Meier-Ruge et al. 1980, Meier-Ruge u. Schulz 1980).

Bell u. Ball (1981) konnten im Vergleich zu den an nativem Hirnmaterial erhobenen Befunden nachweisen, dass in fixierten Alzheimer-Gehirnen im Hippocampus ein Nervenzellverlust auftritt, der ebenfalls mit einer Zunahme der Kapillardichte korreliert. Analoge Veränderungen wurden von Schulz-Dazzi (1986) in der Hirnrinde nativer Alzheimer-Gehirne beobachtet (Mann et al. 1986). Positronenemissionstomographien (PET) zeigten bei normalem Altern, dass der zerebrale Blutfluss und der O_2-Stoffwechsel vom Alter unberührt bleibt (Itoh et al. 1990). Auch andere Untersucher beobachteten an fixierten Gehirnen, dass der Nucleus supraopticus keine altersabhängige Veränderung der Kapillardichte aufweist (Abernethy et al. 1993).

Fasst man die Ergebnisse morphometrischer Untersuchungen am Kapillarnetz des Gehirns zusammen, so zeigt sich bei normalem Altern in der Hirnrinde und in den Hirnnervenkernen mit wenig weißer Hirnsubstanz keine Veränderung der Kapillardichte. Lediglich beim Morbus Alzheimer kommt es, parallel zum Nervenzellverlust, zu einer Abnahme der Kapillarabstände bei gleichzeitiger Zunahme von Kapillarlänge und Kapillarvolumen (Mann et al. 1986, Schulz-Dazzi 1986). Ähnliche Vorgänge finden sich bei normalem Altern in Hirnnervenkernen, die reich an weißer Hirnsubstanz sind, wie dem Putamen (Schulz et al. 1980, Meier-Ruge et al. 1980). Die Resultate an der Hirnrinde weisen darauf hin, dass die Reduzierung kapillärer Mikrozirkulation weniger die Folge struktureller Kapillarveränderungen als vielmehr eine direkte Konsequenz reduzierter neuronaler Stoffwechselaktivität ist (Sylvia u. Rosenthal 1979, Reivich et al. 1979), die über eine Zunahme des astrozytären Gefäßwiderstandes (Abb. 2.1.3) reguliert wird (Wolff u. Bär 1976, Giaume et al. 1997, Tamada et al. 1998).

2.1.3 Zelluläre Alterungsveränderungen bei normalem Altern

Alterungsveränderungen der Zellzahl sind in lokalisierten Strukturen wie den Hirnnervenkernen durch morphometrische Zähl- und Messverfahren heute zuverlässig bestimmbar. Demgegenüber sind an Strukturen wie der Hirnrinde absolute Zellzahlbestimmungen infolge der fehlenden Definition einer Begrenzung nicht ohne weiteres möglich.

In den verschiedenen Hirnnervenkernen wurden an normalen Altershirnen sehr moderate Alterseinflüsse auf die Nervenzellzahl beobachtet (Tabelle 2.1.1). Die Hirnrinde weist aufgrund mehrerer Studien keinen direkten Nervenzellverlust auf (Haug et al. 1981, Terry et al. 1987, Trillo u. Gonzalo 1992). Es findet sich bis zum 95. Altersjahr lediglich eine Abnahme der Größe der Nervenzellen (Tabelle 2.1.1) (Schulz u. Hunziker 1980, Haug et al. 1981, Schulz-Dazzi 1986).

Demgegenüber weist der Hippocampus in den meisten Untersuchungen eine Verminderung der Zellzahl von rund 30 ± 2% auf (Miller et al. 1984, Trillo u. Gonzalo 1992, West 1993).

Bei den meisten veröffentlichten Untersuchungen an den Hirnnervenkernen des Hypothalamus konnten bis zum 90. Lebensjahr keine Nervenzellverluste beobachtet werden (Rance et al. 1993, Morys et al. 1994, Begega et al. 1993).

Widersprüchlich sind Untersuchungsergebnisse am Nukleus basalis Meynert (Substantia innominata). Ein Teil der morphometrischen Arbeiten beschreibt einen Nervenzellverlust von 20–50% (Bigl et al. 1987, de Lacalle et al. 1991, Szenborn 1993), während andere Untersuchungen bis zum 90. Lebensjahr keinen Nervenzellverlust nachweisen konnten (Chui et al. 1984, Baloyannis et al. 1994).

Die für den Morbus Parkinson verantwortliche Substantia nigra wurde nur selten morphometrisch untersucht. Itoh et al. (1996) beobachteten eine altersabhängige Zunahme von Atmungskettendefekten, welche sie mit einer Leistungsabnahme in der Regulation des dopaminergen Systems in Zusammenhang brachten. Ma et al. (1999) zeigten in der Substantia nigra zwischen dem 17. und 90. Lebensjahr eine Verminderung der Nervenzellen von 7,5% pro Dekade, was bis zum 90. Lebensjahr eine Halbierung des melaninhaltigen Nervenzellbestandes bedeutet.

Charakteristische Verminderungen der Zellzahl in verschiedenen Nervenzellkernen des Rhombencephalons, wie Locus coeruleus, Vestibulariskern und Olivenkern (Abb. 2.1.4), weisen im Durchschnitt Nervenzellverlustraten von 15–37% auf (Sandoz u. Meier-Ruge 1977, Chan-Palay u. Asan 1989, Lopez et al. 1997, Sjobeck et al. 1999). Einzelne Untersucher konnten im Locus coeruleus (Tabelle 2.1.1) bis zum 98. Lebensjahr keinen Nervenzellverlust nachweisen (Marcyniuk et al. 1989, Ohm et al. 1997).

Folgt man zusammenfassend der Hypothese, dass das Gehirn über eine 40%ige Reservekapazität verfügt, liegen die Nervenzellverluste des normal alternden Gehirns, sofern solche in selektiven

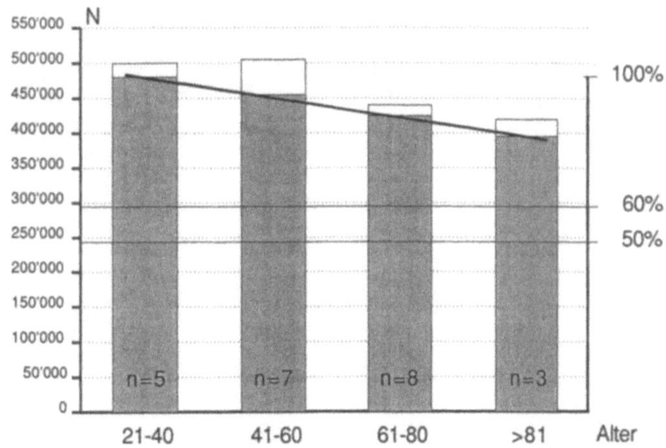

Abb. 2.1.4. Altersabhängige Zellverminderung des Olivenkerns des Menschen, die mit -20% bis zum 80. Lebensjahr relativ gering ist (Sandoz u. Meier-Ruge 1977)

Hirnstrukturen auftreten, im Bereich der Redundanzkapazität des Gehirns. Zumindest kann damit die beunruhigende These von Brody (1955), dass gewaltige altersbedingte Nervenzellverluste im normal alternden Gehirn zwangsläufig zu einem Erschöpfungstod führen müssen, als eindeutig widerlegt angesehen werden.

2.1.4 Ultrastrukturelle Altersveränderungen der Synapsen

Die Fähigkeit von Nervenzellen, ihre Struktur als Antwort auf äußere oder innere Stimuli zu verändern, wird im Allgemeinen mit dem Begriff der Neuroplastizität umschrieben. Vor wenigen Dekaden wurde das erwachsene, voll differenzierte Gehirn noch als ein „fest verdrahtetes" System betrachtet, das nicht mehr in der Lage sei, seine synaptischen Nervenverbindungen zu restrukturieren. Nach unseren heutigen Erkenntnissen ist eine Modulierung von Synapsen durch Lernvorgänge und Gedächtnisprozesse durchaus möglich - im Sinne einer adaptiven Antwort auf veränderte Umweltbedingungen. Eine länger anhaltende Steigerung synaptischer Aktivität ist eines der meistuntersuchten Beispiele für adaptive Veränderungen synaptischer Strukturen (Bliss u. Collingridge 1993, Otani u. Ben-Ari 1993).

Das Studium der synaptischen Ultrastruktur hat in den letzten Jahren erhebliche Forschungsanstrengungen induziert. Einerseits wurden frühe Untersuchungen mit der klassischen Elektronenmikroskopie durchgeführt, andererseits ist in den letzten Jahren vor allem durch zytochemische Verfahren ein tieferer Einblick in Funktion und Struktur der Synapsen gelungen (Gray u. Gullery 1966, Dyson u. Jones 1984, Bertoni-Freddari et al. 2001). Einzelmessungen an Synapsen haben interessante funktionelle Aspekte der synaptischen Ultrastruktur erkennen lassen, welche wichtige Informationen über das Potenzial synaptischer Verbindungsleistungen erbrachten.

Neue Fortschritte im Verständnis synaptischer Veränderungen sind durch die fehlerfreien quantitativen morphometrischen Techniken mit computergestützten Bildanalysesystemen möglich geworden (Mayhew 1996, Cambon et al. 2000, Bertoni-Freddari et al. 2001). Unter den verschiedenen ultrastrukturellen Charakteristika der Synapsen sind zu nennen: die Synapsengröße, die Synapsenanzahl, die synaptische Verbindungszone und die Gesamtfläche der synaptischen Kontaktzone (Abb. 2.1.5). Der Grund für das besondere Interesse an diesen Strukturmerkmalen ist ihre enge Beziehung zu den funktionellen Bedingungen des neuronalen Netzwerkes und der Hirnleistung.

2.1.4.1 Synaptische Veränderungen bei physiologischem Altern und bei seniler Demenz

Wenn man die zentrale Rolle, welche die Synapsen in der Hirnfunktion spielen, in Betracht zieht, so können strukturelle Abnormalitäten, die in dieser diskreten funktionellen Einheit des Gehirns auftreten, an neurodegenerativen Erkrankungen beteiligt sein. Bezüglich des Hirnalterns und der Demenz vom Alzheimer-Typ berichtet die Mehrzahl der bisher durchgeführten Studien über eine Veränderung der numerischen Dichte der Synapsen (Bertoni-Freddari et al. 1990, De Kosky u. Scheff 1990, Scheff u. Price 1993). Es besteht ein genereller Konsens, dass mit fortschreitendem Alter die

Hirnareal	Zunahme der Astroglia	Zunahme der Perikarien	Kein Nervenzellverlust	Abnahme der Perikarien	Zellverlust
Telencephalon					
Frontalhirnrinde			Bis 100. Jahr (Terry et al. 1987, Haug et al. 1981)	Bis 95. Jahr -31±4% (Schulz-Dazzi 1986, Haug et al. 1981, Terry et al. 1987)	
Temporalhirnrinde			Bis 75. Jahr (Trillo u. Gonzalo 1992), bis 100. Jahr (Terry et al. 1987)	Bis 100. Jahr (Terry et al. 1987)	
Parietalhirnrinde			Bis 100. Jahr (Terry et al. 1987)		
Präzentralhirnrinde				Bis 94. Jahr (Schulz u. Hunziker 1980)	
Putamen				Bis 94. Jahr -30% (Schulz et al. 1980, Schulz-Dazzi 1986)	
Nucleus caudatus			Bis 102. Jahr (Eggers et al. 1991)	Bis 102. Jahr (Eggers et al. 1991)	
Hippocampus					
Subiculum und Präsubiculum					-30% bis 60. Jahr (Trillo u. Gonzalo 1992), -52% bis 85. Jahr (West 1993)
Sommer-Sektor					-28% bis 96. Jahr (Miller et al. 1984)
Gyrus dentatus					-31% bis 85. Jahr (West 1993)
Diencephalon					
Hypothalamus					
Nucleus suprachiasmaticus					>80 Jahre (Hofman et al. 1988)
Nucleus supraopticus			Bis 79. Jahr (Morys et al. 1994)		
Nucleus infundibularis	65.–90. Jahr (Hofman et al. 1988)	Bis 68. Jahr (Rance et al. 1993)	Bis 68. Jahr (Rance et al. 1993)		
Corpus mamillare			Bis 88. Jahr (Morys et al. 1994, Begega et al. 1993)		
Substantia innominata (Nucleus basalis Meynert)			(Chui et al. 1984), bis 73. Jahr (Baloyannis et al. 1994), bis 90. Jahr (Bigl et al. 1987)	Bis 90. Jahr -4 bis -10% (de Lacalle et al. 1991)	>75. Jahr (Szenborn 1993), bis 90. Jahr -20 bis -25% (Bigl et al. 1987), bis 90. Jahr -50% (de Lacalle et al. 1991)
Mesencephalon					
Substantia nigra				19.–90. Jahr -4,4% pro Dekade (Ma et al. 1999)	19.–90. Jahr -7,5% pro Dekade (Ma et al. 1999), Atmungskettendefekte (Itoh et al. 1996)
Rhombencephalon					
Locus coeruleus			49.–98. Jahr(Ohm et al. 1997, Marcyniuk et al. 1989)		>80. Jahr -27 bis -37% (Chan-Palay u. Asan 1989)
Vestibulariskern					40.–90. Jahr -15% (Lopez et al 1997), 35.–89. Jahr -60% (Alvarez et al. 1998, 2000)
Olivenkern					Bis 80. Jahr -20% (Sandoz u. Meier-Ruge 1977), bis 90. Jahr (Grandi u. Arcari 1992), bis 104. Jahrgeringer Zellverl. n.s. (Sjobeck et al. 1999)
Nucleus dentatus					Bis 90. Jahr (Grandi u. Arcari 1992)

Anzahl synaptischer Kontakte markant abnimmt. Diese Veränderung kann, je nach Hirnareal, sehr unterschiedlich sein. Bei Patienten mit einer senilen Demenz vom Alzheimer-Typ korreliert der synaptische Verlust mit der Schwere der kognitiven Ausfälle (De Kosky u. Scheff 1990, Lippa et al. 1992, Scheff et al. 1996), er ist aber im Vergleich zu gleichaltrigen Kontrollen nicht sehr hoch (Bertoni-Freddari et al. 1990, 1993).

In einigen Berichten über die senile Demenz wurde die synaptische Größe gemessen und gezeigt, dass die Länge der Kontaktzone der Synapsen bei dementen Patienten im Vergleich zu gleichaltrigen Kontrollpersonen zunimmt (Abb. 2.1.5). Dies wurde sowohl an bioptischem als auch an autoptischem Hirnmaterial belegt (Bertoni-Freddari 1990, 1996, De Kosky u. Scheff 1990). Die erhöhte mittlere Größe der synaptischen Kontakt-

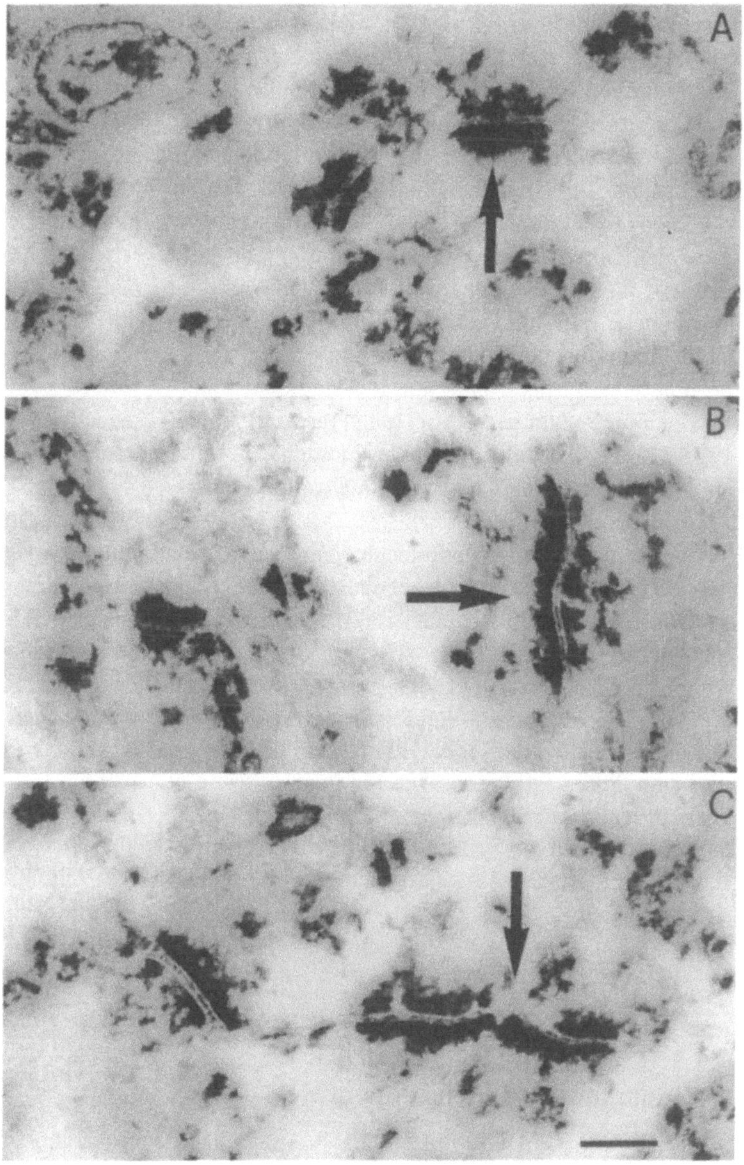

Abb. 2.1.5 A–C. Elektronenmikroskopische Darstellung von synaptischen Verbindungen des Hippocampus (*Pfeile*) mithilfe einer Äthanol-Phosphorwolframsäure-Imprägnation (E-PTA). **A** Synapsen eines jungen Erwachsenen (35–50 Jahre), **B** Synapsen eines über 80-Jährigen, **C** Synapsen eines Patienten mit seniler Demenz vom Alzheimer-Typ (81 Jahre). Die Synapsen junger Erwachsener haben überwiegend schmale synaptische Kontaktzonen (postsynaptische Länge 0,2–0,8 μm). Bei älteren Menschen und bei seniler Demenz überwiegen Synapsen mit breiten intersynaptischen Kontaktzonen (postsynaptische Länge 0,6–0,8 μm). Vergrößerungsindikator: *Balken* = 2 μm

zonen wird als Folge einer selektiven Deafferenzierung der Nervenzellen angesehen, welche dadurch entsteht, dass es zu einer Eliminierung der kleineren und vielleicht seltener gebrauchten synaptischen Verbindungen kommt. Andererseits wird bei seniler Demenz durch eine verminderte Adenosintriphosphat-(ATP-)Synthese der Stoffwechsel der Synapsen durch den verminderten Einbau des Amyloidvorläuferproteins (APP) massiv reduziert, was zu Degenerationen von Synapsen führt (Meier-Ruge et al. 1994, Swaab et al. 1998).

Häufig stimulierte Synapsen reagieren mit einer Vergrößerung ihrer synaptischen Kontaktzonen (Bertoni-Freddari et al. 2001). Diese Hypothese wird dadurch gestützt, dass perforierte synaptische Verbindungen intermediäre morphologische Merkmale einer synaptischen Umstrukturierung darstellen und nicht synaptische Verbindungen mit spezifischer funktioneller Bedeutung sind. Daten von Bertoni-Freddari et al. (1990, 2001) zeigen, dass bei alten und dementen Patienten eine Größenzunahme der Synapsen von 52–55% zu beobachten ist. In dem gleichen Untersuchungskollektiv fand sich beim alten und dementen Patienten übereinstimmend eine auf 10% reduzierte Anzahl kleiner Synapsen (Bertoni-Freddari et al. 1990, 2001), während normale Erwachsene eine Häufigkeit kleiner Synapsen von 50% aufwiesen (s. Abb. 2.1.5).

Insgesamt sind die synaptischen Veränderungen bei alternden Gehirnen ohne neurologische oder psychiatrische Veränderungen im Vergleich zu Gehirnen mit seniler Demenz zu gering, um daraus weitere Rückschlüsse auf die Ursache ziehen zu können. Die Pathologie der Synapsen ist aber ein Vorgang, welcher der Entwicklung seniler Plaques und amyloider Ablagerungen in der alternden Hirnrinde vorauseilt, was zweifellos zu einer Störung der Zell-zu-Zell-Interaktion führt und dadurch mit kognitiven Ausfällen einhergehen dürfte.

2.1.5 Ultrastrukturelle Alterationen der Mitochondrien bei normaler Alterung des Gehirns und seniler Demenz vom Alzheimer-Typ

Die Mitochondrien haben eine einmalige Morphologie. Die Erklärung für diese Situation liegt in der besonderen biochemischen Funktion dieser Organellen, die gekoppelt ist mit der Atmung und der ATP-Synthese bei gleichzeitiger Translokation von Protonen durch eine semipermeable Membran (Mitchell 1961, Hoyer 1997).

Um die dynamischen Bedingungen verschiedener mitochondrialer Populationen quantitativ zu erfassen, wurden einige morphometrische Parameter festgelegt, welche zur funktionellen Ultrastruktur der Mitochondrien in Beziehung stehen. Die quantitative Charakterisierung der Mitochondrien umschließt das mitochondriale Volumen, die numerische Dichte, Größe und Form sowie ein durchschnittliches Volumen und das mitochondriale Skelett. Diese Parameter sind Teile jener morphologischen Strukturen, die für eine adäquate ATP-Versorgung vor allem der Synapsen notwendig sind.

Verschiedene Autoren haben berichtet, dass mit zunehmendem Alter Veränderungen in der Anzahl und Größe der Mitochondrien auftreten. In menschlichen Leberzellen nehmen im Alter zwischen 21 und 79 Jahren die mitochondrialen Parameter und die mitochondriale Fläche zu, während die Anzahl der Organellen abnimmt (Tauchi u. Sato 1985). Ähnliche morphologische Alterungsveränderungen wurden in synaptischen Mitochondrien von jungen, erwachsenen und alten Ratten beobachtet (Bertoni-Freddari et al. 1993 a, b).

Analoge Veränderungen wurden auch in Primärkulturen menschlicher Hautfibroblasten von jungen und alten Menschen gefunden (Solmi et al. 1994). Entsprechend diesen Daten besteht ein genereller Konsens darüber, dass sich die Zahl der Mitochondrien in alten Organen vermindert, aber dass dieser Vorgang durch eine signifikante Zunahme der mitochondrialen Größe kompensiert wird, was man vielleicht als eine Art Arbeitshypertrophie interpretieren könnte (Sastre et al. 2000).

Die reduzierte Anzahl dieser Organellen wird aber nicht durch die Zunahme des mitochondrialen Volumens total kompensiert, was sich in einer Verminderung der Zahl mitochondrialer Anschnitte äußert (Abb. 2.1.6).

Bei der Altersdemenz ist die Abnahme der Mitochondrienzahl und die Zunahme des mitochondrialen Volumens im Vergleich zu normalen Altersgehirnen nicht so ausgeprägt, dass man daraus die bei Demenz auftretenden schweren kognitiven Ausfälle ohne weiteres herleiten könnte (Abb. 2.1.6). Man ist aufgrund dieser Befunde eher geneigt, funktionelle Ausfälle mitochondrialer Leistung als Ursache eines demenziellen Syndroms im Alter anzunehmen.

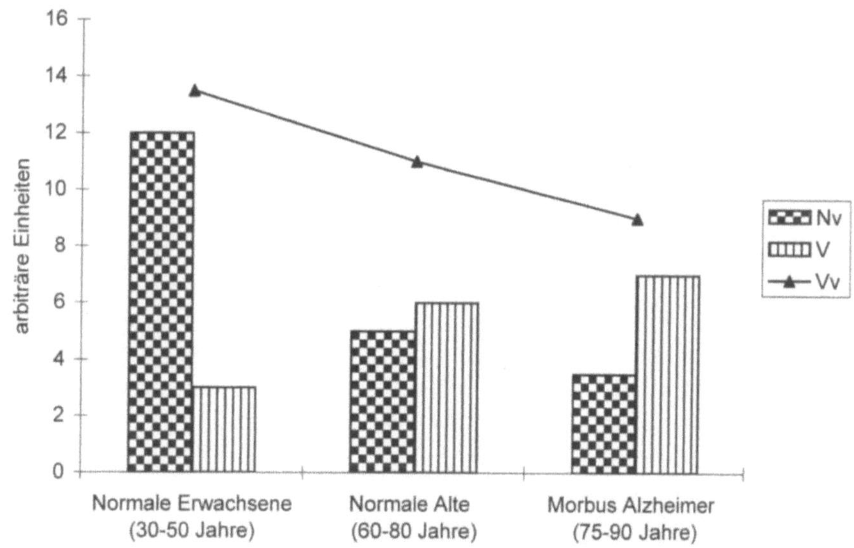

Abb. 2.1.6. Morphometrische Veränderungen synaptischer Mitochondrien in der Kleinhirnrinde des Menschen bei jungen Erwachsenen (30–55 Jahre), bei alten Erwachsenen (60–80 Jahre) sowie bei Patienten mit seniler Demenz vom Alzheimer-Typ (75–90 Jahre). Im Alter und bei Alzheimer-Demenz nimmt die numerische Dichte der Synapsen deutlich ab (*Nv*), während umgekehrt das mittlere Volumen der Mitochondrien (*V*) signifikant zunimmt. Die mitochondrialen Anschnitte (*Vv*) zeigen infolge der drastischen Verminderung der Mitochondrienzahl eine progressive Abnahme, die bei normal alternden Menschen 19% und bei Alzheimer-Patienten 35% beträgt (Bertoni-Freddari et al. 1997)

2.1.6 Mitochondriale Genomdefekte als ursächliche Faktoren neurodegenerativer Erkrankungen

1981 stellt Harman die Hypothese auf, dass mitochondriale Defekte durch Schäden freier Radikale Schrittmacher des Alterns seien.

Ein wissenschaftliches Interesse an Struktur und Funktion der Mitochondrien zeigen nicht allein die Gerontologen, sondern vor allem Forscher, welche sich mit der zellulären Bioenergetik beschäftigen. Beide Forschungsgruppen haben ihre besondere Aufmerksamkeit auf die molekulare Genetik konzentriert, was zum besseren Verständnis der mitochondrialen Funktion im Verlaufe des Alterns und der senilen Demenz beigetragen hat (Meier-Ruge u. Bertoni-Freddari 1999, Melov et al. 1999).

In den frühen 60er-Jahren wurden DNS-Moleküle zum ersten Mal in Mitochondrien nachgewiesen (Nass u. Nass 1963).

Es ist heute gut belegt, dass in jedem Mitochondrium 2–10 DNS-Kopien vorhanden sind. Bei normalen Individuen sind Kopien dieser DNS identisch und jedes Mitochondrium enthält Gene, die für 13 Proteine kodieren, welche nicht nur Untereinheiten des respiratorischen Kettenkomplexes sind, sondern auch transfere und ribosomale RNS darstellen. Die mitochondriale DNS ist ein sehr kompaktes Molekül, welches eine hohe Mutationsfrequenz aufweist. Das ist dadurch bedingt, dass mitochondriale DNS nicht, wie die DNS im Zellkern, durch Histone geschützt wird und dass Mitochondrien keine wirksamen mitochondrialen Reparaturmechanismen besitzen (Richter et al. 1988, Korr et al. 1998).

1992 wies Wallace erneut auf die Bedeutung von mitochondrialen Gendefekten für zelluläre Alterungsvorgänge und degenerative Erkrankungen hin. Es wurde eine signifikante altersabhängige Zunahme von mitochondrialen Defekten des Nukleotidpaares 4977 der mitochondrialen DNS in Nervenzellen der Hirnrinde und des Putamen beobachtet (Corral-Debrinski et al. 1992). Besonders ausgeprägt waren diese Defekte in der mitochondrialen DNS von Substantia nigra und Nucleus caudatus (Soong et al. 1992). Solche Läsionen in der mitochondrialen DNS disponieren das alternde Gehirn zu neurodegenerativen Erkrankungen wie Morbus Parkinson und Morbus Alzheimer (Mecocci et al. 1993, Meier-Ruge u. Bertoni-Freddari 1999, Reichmann u. Janetzki 1979). Ikebe et al. entdeckten bereits 1990 eine Zunahme mitochondrialer DNS-Defekte des Nukleotidpaares 4977 im Striatum von Parkinson-Patienten.

Michikawa et al. berichteten 1999, dass mitochondriale DNS mit zunehmendem Alter Punktmutationen akkumulieren, sodass diese bei älteren Individuen viel stärker verändert sind, als das bei jüngeren Individuen der Fall ist (Davis et al. 1997). Darüber hinaus ist zu erwähnen, dass das sehr dynamische Verhalten der Mitochondrien eines Gewebes oder zellulären Kompartimentes auf einen gesteigerten Energiebedarf mit einer Zunahme dieser Organellen reagiert. In die dabei auftretende Genese neuer Mitochondrien fließt die Verdoppelung der mitochondrialen DNS-Moleküle mit der Konsequenz ein, dass die mitochondriale Population in den Zellen älterer Individuen ein Mosaik genetischer Mutationen aufweist und dadurch eine Vielzahl unterschiedlicher ATP-Bildungspotenziale zeigt (Linnane et al. 1989, Trounce et al. 1989, Egensperger et al. 1997). Diese ungleiche Verteilung der Zytochromaktivität und ATP-Synthese ist in allen postmitotischen Geweben nachweisbar und für die Tatsache verantwortlich, dass es in lokalisierten Zellarealen zu einer Abnahme der oxidativen Phosphorylierung kommt (Fattoretti et al. 1996, Melov et al. 1997). Als Konsequenz solcher Störungen der Energiebildung kann es zu Nervenzelluntergängen in umschriebenen Hirnarealen kommen, wie es typischerweise für eine senile Demenz vom Alzheimer-Typ der Fall ist. Umgekehrt erklärt dieser Vorgang, warum niedrige Spiegel mutierter mitochondrialer DNS, die sich zuweilen bei älteren Menschen finden, keine pathologischen Vorgänge auslösen.

Für den Morbus Alzheimer ließ sich eine gesteigerte Fragmentation mitochondrialer DNS und eine Abnahme von mitochondrialer DNS nachweisen (de la Monte et al. 2000).

In den letzten Jahren wiesen eine Reihe pathogenetischer Alzheimer-Konzepte auf den Zusammenhang von mitochondrialen Gendefekten mit einer Reduktion des Glukosestoffwechsels und der Störung der oxidativen Phosphorylierung hin (Wallace et al. 1995, Kapsa et al. 1996, Swaab et al. 1998, Meier-Ruge u. Bertoni-Freddari 1999). Sie vereinigten die verschiedenen Veränderungen des Gehirns, welche die senile Demenz vom Alzheimer-Typ begleiten, in einen nachvollziehbaren pathogenetischen Kausalzusammenhang (Abb. 2.1.7).

Die zunehmende Anzahl von Arbeiten, die sich mit mitochondrialen Gendefekten befassen, lässt erwarten, dass die bisherigen, überwiegend symptomatischen Forschungsansätze der Alzheimer-Krankheit eine vermehrte ätiologische und pathogenetische Orientierung erhalten.

2.1.7 Nervenzellverluste bei seniler Demenz im Vergleich zu normalen Altersveränderungen

Betrachtet man die Nervenzellverluste bei der Altersdemenz vom Alzheimer-Typ und vergleicht diese mit normal alternden Gehirnen, so fällt bei der senilen Demenz zunächst die relativ geringe Anzahl morphometrischer Untersuchungen auf (s. Tabelle 2.1.2). Dies deutet darauf hin, dass in den kommenden Jahren mancher Nervenzellverlust in senil dementen Gehirnen nach oben oder unten korrigiert werden dürfte. Im Gesamtüberblick ist gegenüber normalen Altersgehirnen bei seniler Demenz vom Alzheimer-Typ ein nur um 10–15% höherer Nervenzellverlust festzustellen – ein im Prinzip überraschender Befund. Es finden sich natürlich Nervenzellverluste in der Hirnrinde, die man bei normalen Altersgehirnen vermisst, doch sind diese im Verhältnis zum Grad der kognitiven Defekte relativ gering (Schulz-Dazzi 1986, Troncoso et al. 1996). Dies trifft auch für den Hippocampus zu (Hubbard et al. 1990, Davies et al. 1992, Simic et al. 1997) (Tabelle 2.1.2). Es ist daher verständlich, dass einige Autoren, wie Mann et al. (1984) sowie Brayne u. Calloway (1988), normale Alterungsveränderungen des Gehirns mit Zeichen benigner Vergesslichkeit bis hin zur senilen Demenz vom Alzheimer-Typ als einen kontinuierlichen Vorgang unterschiedlichen Schweregrads ansehen.

Schlussfolgernd muss festgestellt werden, dass sich die Entwicklung einer senilen Demenz vom Alzheimer-Typ nur mit Mühe von einem morphometrisch objektivierten Nervenzellverlust herleiten lässt. Verständlicherweise werden, abgesehen von Nervenzelldegenerationen, vor allem das Auftreten neurodegenerativer Plaques und neurofibrillärer Strukturen als für die neuropathologische Diagnose einer Demenz spezifisch beurteilt (Tolnay u. Probst 2001). Das trifft vor allem für den Hippocampus zu (Arriagada et al. 1992, Kormann-Bortolotto et al. 1992, Su et al. 1996, Tolnay u. Probst 2001). Daneben wurde auch das Auftreten von Beta-Amyloid in senilen Plaques als charakteristisch für eine senile Demenz vom Alzheimer-Typ angesehen (Arriagada et al. 1992, Su et al. 1996).

Versucht man die Gesamtheit dieser Befunde pathophysiologisch zu werten, so liegt die Vermutung nahe, dass der Altersdemenz vom Alzheimer-Typ mit großer Wahrscheinlichkeit eine Stoffwechselstörung der neuronalen Mitochondrien zugrunde liegt (Swaab et al. 1998, Salehi u. Swaab

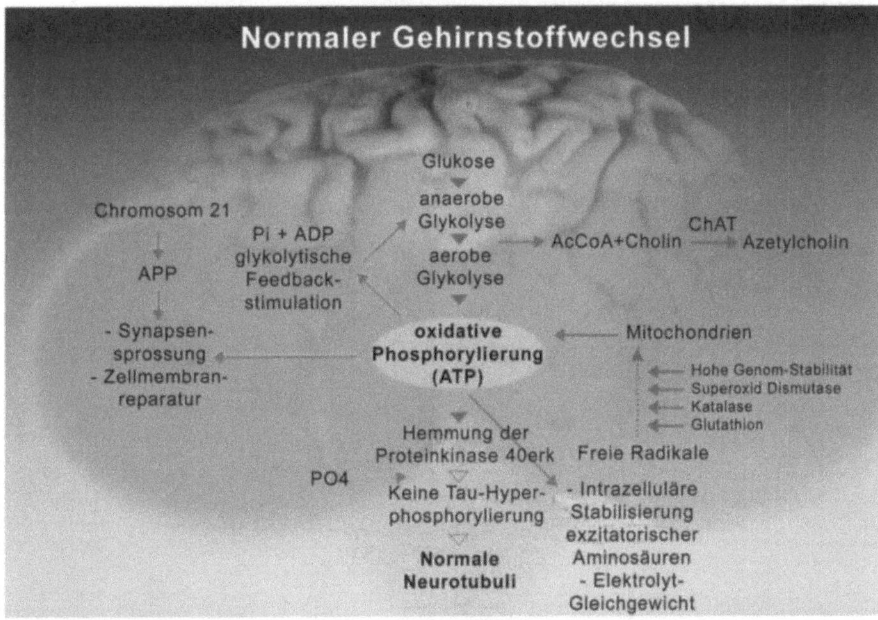

a

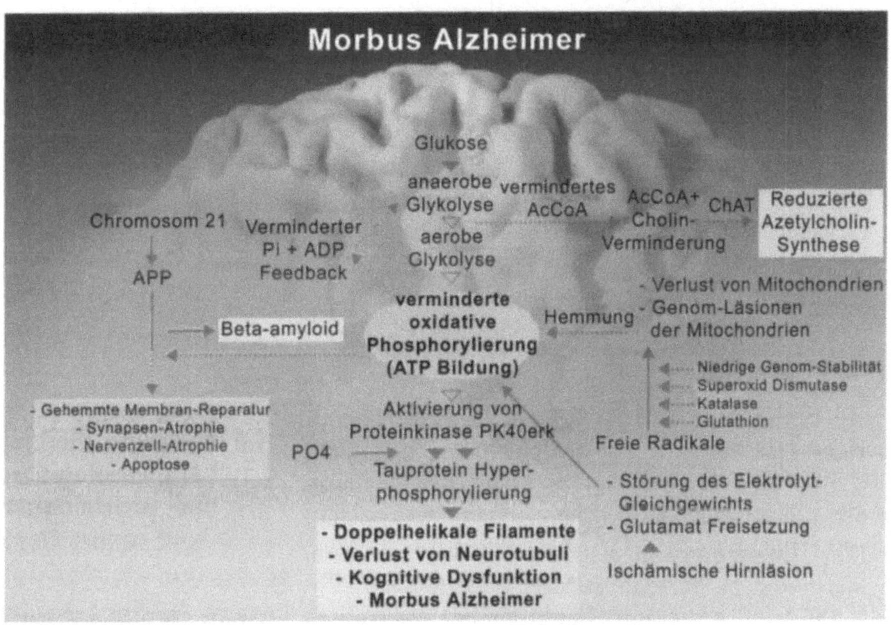

b

Abb. 2.1.7 a, b. Schematische Darstellung des normalen Hirnstoffwechsels im Vergleich zum Hirnstoffwechsel bei seniler Demenz vom Alzheimer-Typ. **a** schematische Darstellung des normalen Stoffwechsels im Gehirn, **b** Hirnstoffwechsel bei seniler Demenz vom Alzheimer-Typ: Die Hemmung der oxidativen Phosphorylierung, welche mit einer charakteristischen Verminderung des Glukosestoffwechsels einhergeht, wird von einer Reduzierung der Acetylcholinsynthese begleitet, da die Acetyl-Coenzym-A-Synthese, welche zur Acetylierung von Cholin zu Acetylcholin benötigt wird, sehr energieaufwändig ist. Zugleich führt die reduzierte ATP-Synthese zu einer Störung der Regenerationsprozesse der Synapsen durch Amyloidvorläuferprotein (höchster APP-Turnover erfolgt in den Synapsen). Das nicht verstoffwechselte APP führt zur Bildung von Betaamyloid (Meier-Ruge u. Bertoni-Freddari 1999)

Tabelle 2.1.2. Nervenzelldegeneration bei seniler Demenz vom Alzheimer-Typ

Hirnareal	Abnahme der Synapsen	Abnahme des Nukleolusvolumens	Abnahme der Perikarien	Zellverlust
Telencephalon				
Frontalhirnrinde			-45% (Meier-Ruge et al. 1980), -27 bis -36% (Schulz-Dazzi 1986)	(Mann 1986)
Temporal-hirnrinde		-56 bis -63% (Mann et al. 1985), -56% (Meier-Ruge et al. 1980)		-78% (Mann et al. 1985, Bouras et al. 1994)
Hippocampus				
Entorhinalcortex	(Scheff et al. 1996)		(Lippa et al. 1992)	
Subiculum			(Hubbard et al. 1990)	-23% (Simic et al. 1997)
Cornu ammonis			Reduktion des Golgi-Apparates (Salehi et al. 1995)	-44% (Davies et al. 1992), -41% (Davies et al. 1992), -60% (Mann et al. 1985)
Gyrus dentatus	(Lippa et al. 1992, (Bertoni-Freddari et al. 1993a, b), -56% (Bertoni-Freddari et al. 1997)		(Lippa et al. 1992)	-23% (Simic et al. 1997)
Diencephalon				
Paraventrikuläre Kerne				-56% (de Lacalle et al. 1991)
Nucleus supraopticus				-63% (de Lacalle et al. 1991)
Substantia innominata (Nucleus basalis Meynert)				-60 bis -90% (Mann et al. 1984, Hubbard et al. 1990)
Rhombencephalon				
Locus coeruleus				(Hubbard et al. 1990)
Raphekerne			(Aletrino et al. 1992)	-39,4% (Aletrino et al. 1992)
Kleinhirn	-48% (Bertoni-Freddari et al. 1996)			

1999, Meier-Ruge u. Bertoni-Freddari 1996, 1999), welche erst sekundär zur Bildung neurofibrillärer Strukturen und zur Entstehung von Betaamyloid führt (Meier-Ruge et al. 1994, Swaab et al. 1998, Meier-Ruge u. Bertoni-Freddari 1999) (Abb. 2.1.7).

Infolge der bei einer Altersdemenz reduzierten Verfügbarkeit von ATP kann weniger Amyloidvorläuferprotein (Beta-APP) als Reparaturprotein in die synaptischen Membranen eingebaut werden und es kommt zur Bildung eines Betaamyloids (Meier-Ruge u. Bertoni-Freddari 1996) und einer progressiven Degeneration von Synapsen (Abb. 2.1.8) – ein Vorgang, der beim normalen Altern offenbar nicht auftritt.

2.1.8 Abnahme cholinerger Hirnaktivität bei physiologischem Altern und seniler Demenz vom Alzheimer-Typ

Bereits 1980 wies Perry auf die Bedeutung des cholinergen Systems bei normaler Hirnalterung hin. Er fand eine altersabhängige Abnahme der Acetylcholin bildenden Cholinacetyltransferase (CAT) bei gleichbleibender Acetylcholinesterase-(AChE-)Aktivität. Dieser Befund wurde in den folgenden Jahren von anderen Untersuchern bestätigt (Bowen u. Davison 1983, Gottfries 1990). Mc Geer et al. (1984) zeigten, dass die Anzahl CAT-positiver Nervenzellen im Gehirn beim normalen Altern um den Faktor 4 abnimmt. Perry et al. (1992) kamen zu ähnlichen Ergebnissen. Single-Photon-Emissions-computertomographische Untersuchungen von Kuhl et al. (1996) mit [^{123}I]-Jodobenzovesamicol, einem In-vivo-Marker synaptischen Acetylcholins, zeigten zwischen dem 21. und 91. Lebensjahr eine

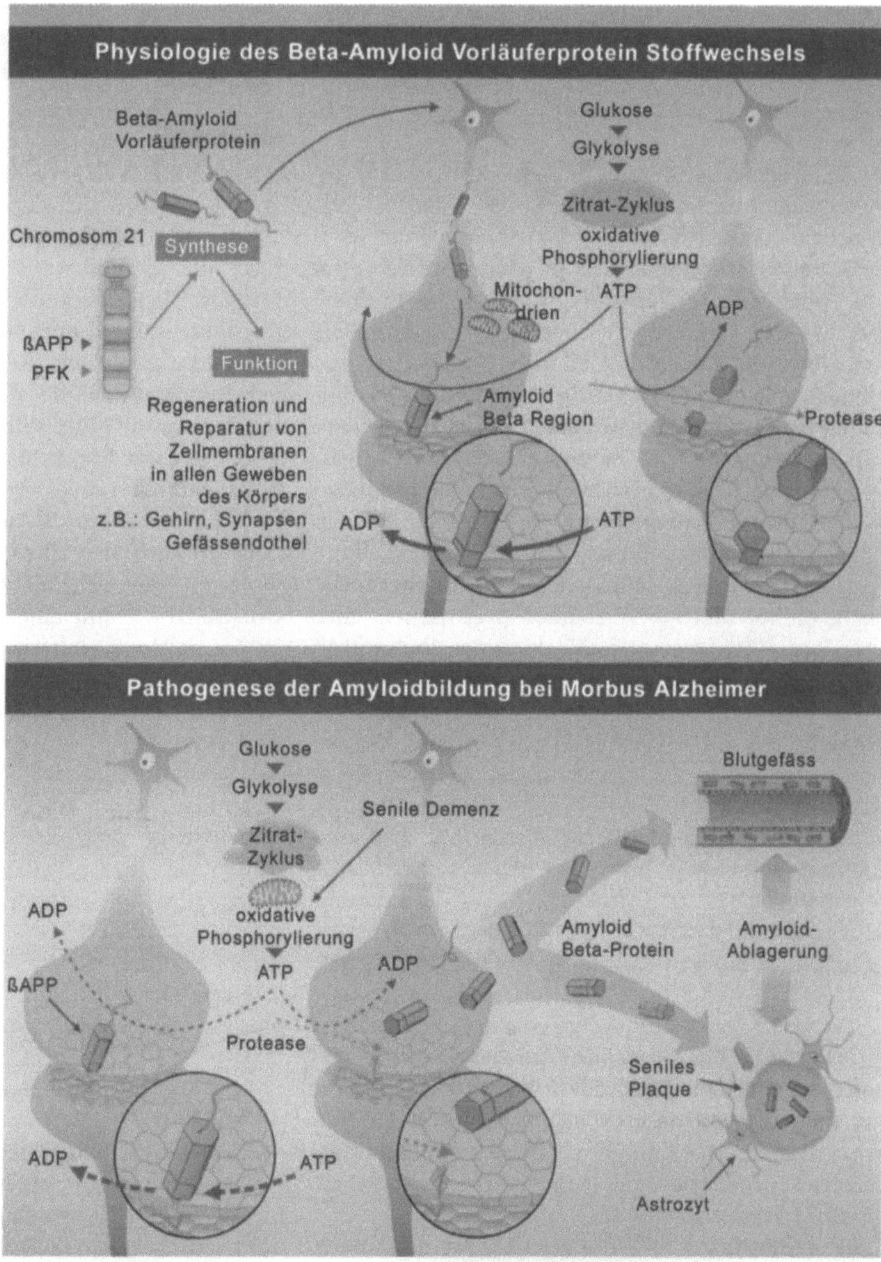

Abb. 2.1.8 a, b. Schematische Darstellung des APP-Stoffwechsels im Bereich der Synapsen unter physiologischen Bedingungen und bei seniler Demenz vom Alzheimer-Typ. **a** Normaler Regenerationsprozess synaptischer Membranen durch APP unter ATP-Verbrauch. Die Synapsen zeigen unter physiologischen Bedingungen den höchsten APP-Umsatz. **b** Betaamyloid-Bildung infolge einer drastisch reduzierten ATP-Verfügbarkeit bei seniler Demenz vom Alzheimer-Typ. Die Regeneration synaptischer Membranen ist unvollständig und führt zu einer progressiven Degeneration von Synapsen und Nervenzellen (Meier-Ruge u. Bertoni-Freddari 1996)

Abnahme der cholinergen Bindungskapazität von 3,7% pro Altersdekade (–28% bis zum 91. Lebensjahr).

1981 beobachteten Whitehouse et al., dass es bei der senilen Demenz vom Alzheimer-Typ zu einer Atrophie cholinerger Nervenzellen in der Substantia innominata (Nucleus Meynert) kommt, womit sich zunächst die Hoffnung verband, dass analog zum Morbus Parkinson dem Morbus Alzheimer eine isolierte Atrophie cholinerger Neuronen in einem definierten Nervenzellkern zugrunde liegt. Die Ergebnisse von Whitehouse et al. (1981) wurden von einigen Autoren teilweise bestätigt (Bigl et al. 1987, de Lacalle et al. 1991, Szenborn

1993), von anderen jedoch widerlegt (Chui et al. 1984, Baloyannis et al. 1994), was möglicherweise mit den unterschiedlichen Ätiologien der einzelnen Demenzformen zusammenhängt (Swaab et al. 1998).

Mc Geer et al. (1984) fanden im Vergleich zu normalen Altersveränderungen des Gehirns bei Morbus Alzheimer eine massive Abnahme von CAT-positiven Nervenzellen in der Hirnrinde und im Hippocampus. Perry et al. (1992) bestimmten bei 60- bis 70-jährigen Alzheimer-Patienten eine um 70–80% reduzierte CAT-Aktivität. Bei Altersdemenz (80–90 Jahre) betrug diese Reduktion nur 30–40%. Zu ähnlichen Resultaten führten Ex-vivo-Untersuchungen von Bowen u. Davison (1980, 1983) sowie Sims et al. (1981) an Hirnbiopsien senil dementer Patienten (47%ige Abnahme der [^{14}C]-Acetylcholinsynthese). In-vivo-Untersuchungen von Kuhl et al. (1996) mit [^{123}I]-Jodobenzovesamicol bei Morbus Alzheimer beschrieben eine nur um 30% geringere Markierung cholinerger Neuronen.

Obwohl sich die Abnahme cholinerger Hirnaktivität bei M. Alzheimer als ein sekundäres Krankheitssymptom erwies (Meier-Ruge u. Bertoni-Freddari 1999, Albers u. Beal 2000), wurden für die Therapie des M. Alzheimer Acetylcholinesterasehemmer entwickelt. Immerhin ließen sich mit solchen Pharmaka die Symptome dieser Erkrankung positiv beeinflussen und der pflegerische Aufwand deutlich reduzieren (Kaufer 1999, Giacobini 2000, Livingstone u. Katona 2000).

Versucht man die Verminderung cholinerger Hirnaktivität bei der senilen Demenz vom Alzheimer-Typ ätiologisch zu bewerten, so kommt man zu dem Schluss, dass es sich dabei nicht um die Ursache, sondern um ein Folgesymptom demenzieller Hirnerkrankung handelt (Meier-Ruge u. Bertoni-Freddari 1999).

Die im Vergleich zu normalen Altersgehirnen bei Altersdemenz um 50% reduzierte Acetylcholinsynthese steht in direktem Zusammenhang mit dem bei Demenz massiv reduzierten Glukosestoffwechsel des Gehirns. Der relativ hohe Energieaufwand, welcher zur Acetylcholinsynthese erforderlich ist, lässt diesen Unterschied zwischen normalem Altern und seniler Demenz – wie im folgenden Kapitel dargelegt – verständlich werden (Abb. 2.1.7).

2.1.9 Glukose- und Sauerstoffverbrauch als Indikatoren kognitiver Hirnleistung

Mit der Einführung der Positronenemissionstomographie (PET) wurde es möglich, unter In-vivo-Bedingungen die aktuelle Mikrozirkulation sowie den Sauerstoff- und Glukoseverbrauch des Gehirns oder definierter Hirnstrukturen im Rahmen normaler Altersveränderungen zu studieren. So beobachtete man mit der [^{15}O]-Inhalations-Technik, dass das normal alternde Gehirn nur eine unbedeutende Abnahme der Mikrozirkulation und des Sauerstoffverbrauchs zeigt (Pantano et al. 1984, Yamaguchi et al. 1986, Burns u. Tyrrell 1992). Marchal et al. (1992) demonstrierten, dass im Alter zwischen 20 und 68 Jahren der Sauerstoffverbrauch der Hirnrinde pro Dekade um 6% abnimmt, was auch mit einer Reduzierung der Mikrozirkulation und einer Verminderung assoziativer Lernleistung einhergeht (Eustache et al. 1995).

Begründet wurden diese Phänomene mit einem verminderten Glukosestoffwechsel der Nervenzellen (Hoyer 1990), was schließlich mit [^{18}F]-Fluorodeoxyglukose und der PET-Technik am lebenden Menschen belegt werden konnte (Mielke et al. 1992, Mielke u. Heiss 1998, Moeller et al. 1996, Bentourkia et al. 2000). Als Ursache wurde eine Dysfunktion mitochondrialer oxidativer Phosphorylierung angenommen, welche mit einer verminderten Bildung von ATP einhergeht und eine Labilisierung der Elektrolyt- und Kalziumhomöostase bewirkt, die besonders kritisch im Bereich der Synapsen ist (Ferrandiz et al. 1994, Lino et al. 2001).

Im Vergleich zu normalen Altersveränderungen waren bei der senilen Demenz vom Alzheimer-Typ der Sauerstoff- und Glukoseverbrauch des Gehirns massiv reduziert, wobei Frontalhirnrinde, Parietalhirnrinde und Hippocampus die schwersten Veränderungen zeigten. Blanchard et al. (1993) stellten mitochondriale DNS-Defekte und eine kritische Reduzierung der ATP-Produktion als Ursache einer senilen Demenz dar (Erecinska u. Silver 1989). Weitere Befunde in dieser Richtung brachten PET-Studien mit [^{18}F]-Fluorodeoxyglukose (Heiss et al. 1991, Azari et al. 1994). Die Reduzierung des mitochondrialen Glukosestoffwechsels und eine damit einhergehende kritische Verminderung des Energieträgers ATP wurden schließlich als entscheidender Stoffwechseldefekt bei der senilen Demenz vom Alzheimer-Typ angesehen (Blanchard et al. 1993, Hoyer 1998, Meier-Ruge u. Bertoni-Freddari 1996, 1999).

Anhand dieser Resultate wurde es sehr wahrscheinlich, dass der entscheidende Stoffwechseldefekt bei der Entwicklung einer episodischen Altersdemenz vom Alzheimer-Typ eine kritische Energiedeprivation in den für kognitive Funktionen wichtigen Hirnstrukturen ist, die bei normalem Altern des Gehirns nicht auftritt. Aus diesen Befunden lässt sich folgern, dass ein langes Leben nicht zwangsläufig in einer Altersdemenz enden muss.

2.1.10 Veränderungen des Hirnstoffwechsels bei normalem Altern und bei seniler Demenz

Aus der Sicht des Hirnstoffwechsels weisen die Veränderungen des Gehirns bei normalem Altern und seniler Demenz ein gewisses Kontinuum auf und haben zu dem Konzept einer 40%igen Reservekapazität von Hirnstoffwechsel und Nervenzellbestand geführt (Meier-Ruge 1990, Meier-Ruge et al. 1980, Kennedy et al. 1995). Untersuchungen mit der PET-Technik unterstützen diese Hypothese. Dies zeigte sich vor allem bei Patienten mit initialen Demenzsymptomen, denen [^{18}F]-Fluorodeoxyglukose injiziert worden war (Jagust et al. 1993, Alavi et al. 1993, Kennedy et al. 1995). Dieses Verhalten lässt sich in analoger Weise an Enzymen des Energiestoffwechsels wie der Phosphofruktokinase, Aldolase und Phosphoglyceratmutase (Iwangoff et al. 1980, Meier-Ruge et al. 1994) sowie der Alpha-Ketoglutarat-Dehydrogenase nachweisen. In diesen Untersuchungen an Altersgehirnen mit seniler Demenz zeigte sich im Vergleich zu normalen Altersgehirnen eine ausgeprägte Verminderung der Aktivitäten dieser untersuchten Schlüsselenzyme des Glukosestoffwechsels.

Die für den M. Alzheimer charakteristische Verminderung des Glukosestoffwechsels hat zu einer Untersuchung der Insulinrezeptoren geführt, welche für die Regulierung des neuronalen Glukosestoffwechsels von Bedeutung sind (Hoyer 1995, Frolich et al. 1998) und bei seniler Demenz vom Alzheimer-Typ abnehmen.

Andere Untersucher haben sich unter dem Eindruck mitochondrialer DNS-Mutationen den Enzymen der Atmungskette zugewandt. Sie konnten zeigen, dass bei M. Alzheimer eine signifikante Abnahme der Zytochromoxidaseaktivität auftritt (Chagnon et al. 1995, Davis et al. 1997), welche sich beim normalen Altern als sehr moderat erweist (Ojaimi et al. 1999).

Hinsichtlich der senilen Demenz wurde an autoptischem Hirngewebe von Alzheimer-Patienten eine massive Reduktion von Zytochromoxidase beobachtet (Kish et al. 1992). Die immunhistochemische Färbung der Zytochromuntereinheiten II und IV zeigte bei Alzheimer-Patienten eine massive Reduktion in Pukinje-Zellen. Dabei wurde beobachtet, dass die mitochondriale DNS-kodierte Zytochromuntereinheit II stärker vermindert war als die zellkernkodierte Untereinheit IV (Kish et al. 1992, Davis et al. 1997, Christen 2000).

Zusammenfassend sprechen zahlreiche Indikatoren dafür, dass die mitochondrialen Dysfunktionen eine wichtige Rolle bei der Entwicklung einer senilen Demenz vom Alzheimer-Typ sowie anderer neurodegenerativer Alterserkrankungen spielen (s. Abb. 2.1.8).

Akzeptiert man, dass die Abnahme der mitochondrialen Leistung mit dem daraus folgenden reduzierten Glukosestoffwechsel und der verminderten ATP-Bildung als eigentliche Ursache einer senilen Demenz vom Alzheimer-Typ anzusehen ist, dann lässt sich die Definition von Landin et al. (1993), die senile Demenz sei eine „hypometabolische" Hirnerkrankung, durchaus nachvollziehen (Salehi u. Swaab 1999).

Auf der Basis dieses hypometabolischen Krankheitsbildes der senilen Demenz ist auch die Abnahme der Acetylcholinsynthese zu verstehen. Im Gehirn wird das zur Acetylierung von Cholin zu Acetylcholin notwendige Acetyl-Coenzym A – im Gegensatz zum Skelettmuskel – ausschließlich aus Glukose synthetisiert (Tucek 1985). Eine Abnahme des Glukosestoffwechsels muss also die Syntheserate von Acetylcholin negativ beeinflussen, zumal die Acetyl-Coenzym-A-Synthese ein sehr energieaufwändiger Prozess ist. Schließlich werden aus einem Molekül Glukose nur zwei Moleküle Acetyl-Coenzym A, aber 38 Moleküle ATP synthetisiert (Meier-Ruge et al. 1994).

So wie das cholinerge Defizit lassen sich auch alle anderen Veränderungen der senilen Demenz vom Alzheimer-Typ aus der verminderten mitochondrialen ATP-Produktion herleiten (Hoyer 1990, 1997, 1998, Meier-Ruge und Bertoni-Freddari 1996, 1999) (Abb. 2.1.8), womit sich normale Altersveränderungen des Gehirns klar vom kognitiven Defektsyndrom einer Altersdemenz unterscheiden.

2.1.11 Schlussfolgerung und Ausblick

Versucht man normale Alterungsveränderungen des Gehirns mit neurodegenerativen Erkrankungen wie dem Morbus Alzheimer zu vergleichen, unterscheiden sich beide weniger qualitativ als vielmehr quantitativ. So gibt es eine genetisch prädisponierte familiäre Form der Alzheimer-Krankheit (George-Hyslop et al. 1987a, b), die auch präsenile Demenz genannt wird, und eine im Alter auftretende Demenz vom Alzheimer-Typ, die sporadisch auftritt und bei welcher eher eine energetische Insuffizienz des mitochondrialen Hirnstoffwechsels vorliegt (Meier-Ruge u. Bertoni-Freddari 1996, 1999).

Das bei Morbus Alzheimer seit der Alzheimer/Morbus-Down-Konferenz der „New York Academy of Science" im Jahre 1982 (Sinex u. Myers) mit großem Aufwand verfolgte molekularbiologische Konzept des Amyloidstoffwechsels hat für die genetisch prädisponierte Form der Alzheimer-Krankheit (Tanzi et al. 1987, Hardy et al. 1989) zu einem Aufsehen erregenden experimentell-therapeutischen Ergebnis geführt: In transgenen Mäusen mit einer erhöhten Exprimierung von menschlichem Amyloidvorläuferprotein (APP) wurde eine Immunisierung mit Betaamyloid 42 durchgeführt. Die Untersuchung zeigte, dass bei jungen Tieren diese aktive Immunisierung die Bildung von amyloiden Plaques und Neuritendegenerationen verhindert. Bei älteren Tieren mit Amyloidablagerungen wurde die Progression der Alzheimer-Pathologie gebremst (Schenk et al. 1999). Neuere Untersuchungen belegten, dass auch Antikörper gegen Betaamyloid die Bluthirnschranke passieren und in gleicher Weise wie bei den aktiv immunisierten transgenen Mäusen zu einem Abbau des Betaamyloids im Gehirn der transgenen Mäuse führen (Bard et al. 2000). Diesen hoffnungsvollen therapeutischen Ansatz der Behandlung genetisch prädisponierter Alzheimer-Erkrankungen gilt es nun auf den Menschen zu übertragen (Winkler u. Jucker 2001).

In den letzten Jahren hat die episodisch auftretende Altersdemenz oder Demenz vom Alzheimer-Typ zu Konzepten geführt, die nicht primär auf die Amyloidbildung im Gehirn ausgerichtet sind. Diese zweite Arbeitsrichtung hat sich vornehmlich dem altersabhängigen Stoffwechseldefizit der neuronalen Mitochondrien zugewandt und geht von dem genetischen Mutationskonzept mitochondrialer DNS aus, auf das bereits 1981 Harman hingewiesen hat (Miquel 1991).

Ein interessantes experimentell-pharmakologisches Projekt zur Behandlung solcher neurodegenerativer Defizite könnte die Beobachtung einer östrogenbedingten Hemmung der Betaamyloid-Bildung sein, die von Xu et al. 1998 erstmalig an Gewebekulturen beobachtet wurde.

Eine erste epidemiologische Studie an Frauen mit einer langjährigen Östrogensubstitution hat aber keinen Zusammenhang zwischen Östrogensubstitution und kognitiver Leistung nachweisen können (Grodstein et al. 2000). Größere epidemiologische Studien über die Häufigkeit einer senilen Demenz bei Frauen mit Östrogensubstitutionstherapie im Klimakterium werden tiefere Einblicke in diesen Therapieansatz bringen (Schneider u. Finsch 1997). So besteht gegenwärtig eine zweite experimentell-therapeutische Linie, die neuroprotektive Effekte einer Östrogentherapie bei seniler Demenz vom Alzheimer-Typ verfolgt (Henderson 2000). Diaz et al. (2000) zeigten mit konjugiertem Östrogen vom Pferd eine Neuroprotektion, die am ausgeprägtesten im Hippocampus war, gefolgt von Neuronen der Hirnrinde. Es ist denkbar, dass sich auf der Basis hormonell inaktiver Östrogene ein neues Therapieprinzip zur Behandlung kognitiver Altersbeschwerden entwickeln ließe.

Schlussfolgernd sei darauf hingewiesen, dass der senilen Demenz ein multifaktorielles ätiologisches Geschehen zugrunde liegt. Wie bereits erwähnt, lässt sich die präsenile Demenz (Punktmutationen des Kodons 717 im Chromosom 21) wie die Demenz bei über 40-Jährigen mit Down-Syndrom auf genetische Ursachen zurückführen (Trisomie 21).

Die Altersdemenz vom Typ Alzheimer ist sehr wahrscheinlich durch mitochondriale DNS-Defekte bedingt und damit das Ergebnis einer Stoffwechselinsuffizienz (Gibson et al. 1998, Meier-Ruge u. Bertoni-Freddari 1999, Nagy et al. 1999, Ojaimi et al. 1999).

Auch ein Hirntrauma (Gedye et al. 1989, Roberts et al. 1991, Gomez et al. 2000), eine temporäre Ischämie des Gehirns (Kalaria et al. 1993, Jendroska et al. 1993, 1995) oder ein Hitzeschock können durch Freisetzung exzitatorischer Aminosäuren wie Glutamat und Aspartat zu einer Hemmung des mitochondrialen Energie-Turnovers führen. Dabei kommt es zu einer Eröffnung von Kalziumkanälen und damit zu einer energetischen Insuffizienz, die ein kognitives Defektsyndrom bedingt und eine Demenz vom Alzheimer-Typ induzieren kann (Jendroska et al. 1993, 1995, Meier-Ruge u. Bertoni-Freddari 1996, Emmerling et al. 2000).

Somit wird auch verständlich, dass der regionale [18F]-Fluorodeoxyglukose-Stoffwechsel des Gehirns, der ein In-vivo-Spiegelbild mitochondrialer Stoffwechselleistung darstellt, der empfindlichste Parameter ist, um eine beginnende Demenz vom Alzheimer-Typ zu erfassen. Auch die Schwere eines Demenzsymptoms lässt sich mithilfe der PET-Glukosestoffwechselbilder erkennen (Frey et al. 1998, Mielke u. Heiss 1998).

Alle diese Veränderungen treten beim normalen Altern nicht auf und lassen erkennen, dass der normale Alterungsprozess des Gehirns durch die Wahrung der metabolischen Homöostase charakterisiert ist. Erst wenn diese Homöostase durch ein weiteres, gravierendes Ereignis gestört wird (ein Hirntrauma, eine temporäre Ischämie, einen Hirnschock etc.) kann ein normaler Alterungsprozess in ein Demenz-Syndrom abgleiten.

2.1.12 Literatur

Abernethy WB, Bell MA, Morris M et al (1993) Microvascular density of the human paraventricular nucleus decreases with aging but not hypertension. Exp Neurol 121:270–274

Alavi A, Newberg AB, Souder E et al (1993) Quantitative analysis of PET and MRI data in normal aging and Alzheimer's disease: atrophy weighted total brain metabolism and absolute whole brain metabolism as reliable discriminators. J Nucl Med 34:1681–1687

Albers DS, Beal MF (2000) Mitochondrial dysfunction and oxidative stress in aging and neurodegenerative disease. J Neural Transm Suppl 59:133–154

Aletrino MA, Vogels OJ, Van Domburg PH et al (1992) Cell loss in the nucleus raphes dorsalis in Alzheimer's disease. Neurobiol Aging 13:461–468

Alvarez JC, Diaz C, Suarez C et al (1998) Neuronal loss in human medial vestibular nucleus. Anat Rec 251:431–438

Alvarez JC, Diaz C, Suarez C et al (2000) Aging and the human vestibular nuclei: morphometric analysis. Mech Ageing Dev 114:149–172

Arriagada PV, Marzloff K, Hyman BT (1992) Distribution of Alzheimer-type pathologic changes in nondemented elderly individuals matches the pattern in Alzheimer's disease. Neurology 42:1681–1688

Auen EL, Bourke RS, Barron KD et al (1979) Alteration in cat cerebrocortical capillary morphometrical parameters following K^+-induced cerebrocortical swelling. Acta Neuropathol (Berl) 47:175–181

Azari NP, Pettigrew KD, Pietrini P et al (1994) Detection of an Alzheimer disease pattern of cerebral metabolism in Down syndrome. Dementia 5:69–78

Baloyannis SJ, Costa V, Psaroulis D et al (1994) The nucleus basalis of Meynert of the human brain: a Golgi and electron microscope study. Int J Neurosci 78:33–41

Bard F, Cannon C, Barbour R et al (2000) Peripherally administered antibodies against amyloid beta-peptide enter the central nervous system and reduce pathology in a mouse model of Alzheimer disease. Nature Med 6:916–919

Begega A, Cuesta M, Santin LJ et al (1993) Unbiased estimation of the total number of nervous cells and volume of medial mammilary nucleus in humans. Exp Gerontol 34:771–782

Bell MA, Ball MJ (1981) Morphometric comparison of hippocampal microvasculature in ageing and demented people: diameters and densities. Acta Neuropathol (Berl) 53:299–318

Bentourkia M, Bol A, Ivanoiu A et al (2000) Comparison of regional cerebral blood flow and glucose metabolism in the normal brain: effect of aging. J Neurol Sci 181:19–28

Bertoni-Freddari C, Fattoretti P, Casoli T et al (1990) Morphological adaptive response of the synaptic junctional zones in the human dentate gyrus during aging and Alzheimer's disease. Brain Res 517:69–75

Bertoni-Freddari C, Fattoretti P, Casoli T et al (1993a) Compensatory enlargement of synaptic size in aging and senile dementia. Boll Soc Ital Biol Sper 69:57–63

Bertoni-Freddari C, Fattoretti P, Casoli T et al (1993b) Morphological plasticity of synaptic mitochondria during aging. Brain Res 628:193–200

Bertoni-Freddari C, Fattoretti P, Casoli T et al (1996) Deterioration threshold of synaptic morphology in aging and senile dementia of Alzheimer's type. Anal Quant Cytol Histol 18:209–213

Bertoni-Freddari C, Fattoretti P, Paoloni R et al (1997) Impaired dynamic morphology of cerebellar mitochondria in physiological aging and Alzheimer's disease. Ann NY Acad Sci 826:479–482

Bertoni-Freddari C, Fattoretti P, Casoli T et al (2001) Oversized junctions in physiological and pathological (Alzheimer's disease) brain aging provide clues to a novel interpretation of perforated synapses. Scanning Microsc 23:127–128

Beyreuther K, Bush, AJ, Dyrks Th et al (1991) Mechanisms of amyloid deposition in Alzheimer's disease. Ann NY Acad Sc 640:129–139

Bigl V, Arendt T, Fischer S et al (1987) The cholinergic system in aging. Gerontology 33:172–180

Blanchard BJ, Park T, Fripp WJ et al (1993) A mitochondrial DNA deletion in normally aging and in Alzheimer brain tissue. Neuroreport 4:799–802

Bliss TV, Collingridge GL (1993) A synaptic model of memory: long-term potentiation in the hippocampus. Nature 361:31–39

Bouras C, Hof PR, Giannakopoulos P et al (1994) Regional distribution of neurofibrillary tangles and senile plaques in the cerebral cortex of elderly patients: a quantitative evaluation of a one-year autopsy population from a geriatric hospital. Cereb Cortex 4:138–150

Bowen DM, Davison AN (1980) Biochemical changes in the cholinergic system of the ageing brain and in senile dementia. Psychol Med 10:315–319

Bowen DM, Davison AN (1983) The failing brain. J Chronic Dis 36:3–13

Brayne C, Calloway P (1988) Normal ageing, impaired cognitive function, and senile dementia of the Alzheimer's type: a continuum? Lancet 1:1265–1267

Brody H (1955) Organization of the cerebral cortex III. A study of aging in the human cerebral cortex. J Comp Neurol 102:511–516

Bürger M (1947) Altern und Krankheit. Thieme, Leipzig

Burns A, Tyrrell P (1992) Association of age with regional cerebral oxygen utilization: a positron emission tomography study. Age Ageing 21:316–320

Cambon K, Davies KA, Stewart MG (2000) Synaptic loss is accompanied by an increase in synaptic area in the dentate gyrus of aged human apolipoprotein E4 transgenic mice. Neuroscience 97: 685–692
Chagnon P, Betard C, Robitaille Y et al (1995) Distribution of brain cytochrome oxidase activity in various neurodegenerative diseases. Neuroreport 6:711–715
Chan-Palay V, Asan E (1989) Quantitation of catecholamine neurons in the locus coeruleus in human brains of normal young and older adults and in depression. J Comp Neurol 287:357–372
Christen Y (2000) Oxidative stress and Alzheimer disease. Am J Clin Nutr 71:621–629
Chui HC, Bondareff W, Zarow C et al (1984) Stability of neuronal number in the human nucleus basalis of Meynert with age. Neurobiol Aging 5:83–88
Corral-Debrinski M, Horton T, Lott MT et al (1992) Mitochondrial DNA deletions in human brain: regional variability and increase with advanced age. Nat Genet 2:324–329
Davies DC, Horwood N, Isaacs SL et al (1992) The effect of age and Alzheimer's disease on pyramidal neuron density in the individual fields of the hippocampal formation. Acta Neuropathol (Berl) 83:510–517
Davis M, Whitely T, Turnbull DM et al (1997) Selective impairments of mitochondrial respiratory chain activity during aging and ischemic brain damage. Acta Neurochir Suppl (Wien) 70:56–58
Davis RE, Miller S, Hermstadt C et al (1997) Mutations in mitochondrial cytochrome c oxidase genes segregate with late-onset Alzheimer disease. Proc Natl Acad Sci USA 94:4526–4531
Diaz BR, Chen S, Montoya M et al (2000) The women's health initiative estrogen replacement therapy is neurotrophic and neuroprotective. Neurobiol Aging 21:475–496
Dyson SE, Jones DG (1984) Synaptic remodeling during development and maturation: junction differentiation and splitting as a mechanism for modifying connectivity. Dev Brain Res 13:125–137
Egensperger R, Kosel S, Schnopp NM et al (1997) Association of the mitochondrial tRNA (A4336G) mutation with Alzheimer's and Parkinson's diseases. Neuropathol Appl Neurobiol 23:315–321
Eggers R, Knebel G, Haug H (1991) Morphometric studies of biological changes in synapses of the human caudate nucleus. Z Gerontol 24:302–305
Emmerling MR, Morganti-Kossmann MC, Kossmann T et al (2000) Traumatic brain injury elevates the Alzheimer's amyloid peptide A beta 42 in human CSF. A possible role for nerve cell injury. Ann NY Acad Sci 903:118–122
Erecinska M, Silver JA (1989) ATP and brain functions. J Cereb Blood Flow Metab 9:2–19
Eustache F, Rioux P, Desgranges B et al (1995) Healthy aging, memory subsystems and regional cerebral oxygen consumption. Neuropsychologia 33:867–887
Fattoretti P, Bertoni-Freddari C, Caselli U et al (1996) Morphologic changes in cerebellar mitochondria during aging. Anal Quant Cytol Histol 18:205–208
Ferrandiz ML, Martinez M, Juan de E et al (1994) Impairment of mitochondrial oxidative phosphorylation in the brain of aged mice. Brain Res 644:335–338
Frey KA, Minoshima S, Kuhl DE (1998) Neurochemical imaging of Alzheimer's disease and other degenerative dementias. Q J Nucl Med 42:166–178
Frolich L, Blum-Degen D, Bernstein HG et al (1998) Brain insulin and insulin receptors in aging and sporadic Alzheimer's disease. J Neural Transm 105:423–438
Gedye A, Beattic BC, Tuokko H et al (1989) Severe head injury hastens age onset of Alzheimer's disease. J Am Geriatr Soc 37:970–973
George-Hyslop PH, Tanzi RE, Polinsky RJ et al (1987a) Absence of duplication of chromosome 21 genes in familial and sporadic Alzheimer's disease. Science 238:664–666
George-Hyslop P, Tanzi RE, Polinsky RJ et al (1987b) The genetic defect causing familial Alzheimer's disease maps on chromosome 21. Science 235:885–890
Giacobini E (2000) Cholinesterase inhibitors stabilize Alzheimer's disease. Ann NY Acad Sci 920:321–327
Giaume C, Tabernero A, Medina JM (1997) Metabolic trafficking through astrocytic gap junctions. Glia 21:114–123
Gibson GE, Sheu KF, Blass JP (1998) Abnormalities of mitochondrial enzymes in Alzheimer disease. J Neural Transm 105:855–870
Gomez PA, Lobato RD, Boto GR et al (2000) Age and outcome after severe head injury. Acta Neurochir (Wien) 142:373–380
Gottfries CG (1990) Neurochemical aspects on aging and diseases with cognitive impairment. J Neurosci Res 27:541–547
Grandi D, Arcari ML (1992) Neuronal aspects and plasticity of inferior olivary complex and nucleus dentatus. Acta Biomed Ateneo Parmense 63:17–25
Gray EG, Gullery RW (1966) Synaptic morphology in the normal and degenerating nervous system. Int Rev Cytol 19:111–182
Grodstein F, Chen J, Pollen DA et al (2000) Postmenopausal hormone therapy and cognitive function in healthy older women. J Am Geriatr Soc 48:746–752
Hardy J, Goate A, Owen M, Rossor N (1989) Presenile dementia associated with mosaic trisomy 21 in a patient with a Down syndrome child. Lancet ii:743
Harman D (1981) The aging process. Proc Natl Acad Sci USA 78:7124–7128
Haug H, Knebel G, Mecke E et al (1981) The aging of cortical cytoarchitectonics in the light of stereological investigations. Prog Clin Biol Res 59B:193–197
Heiss WD, Szelies B, Kessler J et al (1991) Abnormalities of energy metabolism in Alzheimer's disease studied with PET. Ann NY Acad Sci 640:65–71
Henderson VW (2000) Oestrogens and dementia. Novartis Found Symp 230:254–265
Hofman MA, Fliers E, Goudsmit E et al (1988) Morphometric analysis of the suprachiasmatic and paraventricular nuclei in the human brain: sex differences and age-dependent changes. J Anat 160:127–143
Hoyer S (1990) Brain glucose and energy metabolism during normal aging. Aging (Milano) 2:245–258
Hoyer S (1995) Age-related changes in cerebral oxidative metabolism. Implications for drug therapy. Drugs Aging 6:210–218
Hoyer S (1997) Models of Alzheimer's disease: cellular and molecular aspects. J Neural Transm Suppl 49:11–21
Hoyer S (1998) Risk factors for Alzheimer's disease during aging. Impacts of glucose/energy metabolism. J Neural Transm Suppl 54:187–194
Hubbard BM, Fenton GW, Anderson JM (1990) A quantitative histological study of early clinical and preclinical Alzheimer's disease. Neuropathol Appl Neurobiol 16:111–121

Hunziker O, Abdel'Al S, Schulz U (1979) The aging human cerebral cortex: a stereological characterization of changes in the capillary net. J Gerontol 34:345–350
Ikebe S, Tanaka M, Ohnko K et al (1990) Increase of deleted mitochondrial DNA in the striatum in Parkinson's disease and senescence. Biochem Biophys Res Commun 170:1044–1048
Itoh K, Weis S, Mehraein P et al (1996) Cytochrome c oxidase defects of the human substantia nigra in normal aging. Neurobiol Aging 17:843–848
Itoh M, Hatazawa J, Miyazawa H et al (1990) Stability of cerebral blood flow and oxygen metabolism during normal aging. Gerontology 36:43–48
Iwangoff P, Armbruster R, Enz A et al (1980) Glycolytic enzymes from human autoptic brain cortex: normal aged and demented cases. Mech Ageing Dev 14:203–209
Jagust WJ, Eberling JL, Richardson BC et al (1993) The cortical topography of temporal lobe hypometabolism in early Alzheimer's disease. Brain Res 629:189–198
Jendroska K, Cervos-Navarro J, Poewe W (1993) Deposition of beta-amyloid associated with cerebral hypoxia. Clin Neuropathol 12:252
Jendroska K, Poewe W, Daniel SE et al (1995) Ischemic stress induces deposition of amyloid beta immunoreactivity in human brain. Acta Neuropath (Berl) 90:461–466
Johanson A, Gustafson L, Brun A et al (1991) A longitudinal study of dementia of Alzheimer type in Down's syndrome. Dementia 2:159–168
Kalaria RN, Bhatti SU, Lust WD et al (1993) The amyloid precursor protein in ischemic brain injury and chronic hypoperfusion. Ann NY Acad Sci 695:190–193
Kapsa RM, Jean-Francois MJ, Lertrit P et al (1996) Mitochondrial DNA polymorphism in substantia nigra. J Neurol Sci 144:204–211
Kaufer DI (1999) Cholinergic therapy for neuropsychiatric symptoms in neurologic disorders. Curr Psychiatry Rep 1:78–84
Kennedy AM, Rossor MN, Frackowiak RS (1995) Positron emission tomography in familial Alzheimer disease. Alzheimer Dis Assoc Disord 9:17–20
Kish SJ, Burgeron C, Rajput A et al (1992) Brain cytochrome oxidase in Alzheimer's disease. J Neurochem 59:776–779
Kormann-Bortolotto MH, Smith M, Toniolo NJ (1992) Fragile sites, Alzheimer's disease, and aging. Mech Ageing Dev 65:9–15
Korr H, Kurz C, Seidler TO et al (1998) Mitochondrial DNA synthesis studied autoradiographically in various cell types in vivo. Braz J Med Biol Res 31:289–298
Kosky de ST, Scheff S (1990) Synapses loss in frontal cortex biopsies in Alzheimer's disease: correlation with cognitive severity. Ann Neurol 27:457–464
Kuhl DE, Minoshima S, Fessler JA et al (1996) In vivo mapping of cholinergic terminals in normal aging, Alzheimer's disease, and Parkinson's disease. Ann Neurol 40:399–410
Lacalle de S, Iraizoz I, Ma GL (1991) Differential changes in cell size and number in topographic subdivisions of human basal nucleus in normal aging. Neuroscience 43:445–456
Landin K, Blennow K, Wallin A et al (1993) Low blood pressure and blood glucose levels in Alzheimer's disease: evidence for a hypometabolic disorder? J Intern Med 233:357–363
Lassen NA, Ingvar DH, Skinhoj E (1978) Brain function and blood flow. Sci Am 239:62–71
Lindenberg R (1957) Die Gefäßversorgung und ihre Bedeutung für Art und Ort von kreislaufbedingten Gewebeschäden und Gefäßprozessen. In: Henke F, Lubarsch O, Rössle R (Hrsg) Störungen des Blutkreislaufes und ihre Folgen für das Zentralnerven-System. Handbuch der speziellen pathologischen Anatomie und Histologie: Nervensystem, Vol XIII, Bd 1. Springer, Berlin Heidelberg New York, S 1071–1164
Linnane AW, Marzuki S, Ozawa T et al (1989) Mitochondrial DNA mutations as an important contributor to ageing and degenerative diseases. Lancet 642–645
Lino M, Goto K, Kakegawa W et al (2001) Glia-synapse interaction through Ca2+-permeable AMPA receptors in Bergmann glia. Science 292:926–929
Lippa CF, Hamos JE, Pulaski-Salo D et al (1992) Alzheimer's disease and aging: effects on perforant pathway perikarya and synapses. Neurobiol Aging 13:405–411
Livingston G, Katona C (2000) How useful are cholinesterase inhibitors in the treatment of Alzheimer's disease? A number needed to treat analysis. Int J Geriatr Psychiatry 15:203–207
Lopez l, Honrubia V, Baloh RW (1997 Aging and the human vestibular nucleus. J Vestib Res 7:77–85
Ma SY, Roytt M, Collan Y et al (1999) Unbiased morphometrical measurements show loss of pigmented nigral neurones with ageing. Neuropathol Appl Neurobiol 25:394–399
Mann DM, Yates PO, Marcyniuk B (1984) Alzheimer's presenile dementia, senile dementia of Alzheimer type and Down's syndrome in middle age form an age related continuum of pathological changes. Neuropathol Appl Neurobiol 10:185–207
Mann DM, Yates PO, Marcyniuk B (1985) Some morphometric observations on the cerebral cortex and hippocampus in presenile Alzheimer's disease, senile dementia of Alzheimer type and Down's syndrome in middle age. J Neurol Sci 69:139–159
Mann DM, Eaves NR, Marcyniuk B et al (1986) Quantitative changes in cerebral cortical microvasculature in ageing and dementia. Neurobiol Aging 7:321–330
Marchal G, Rioux P, Petit-Taboue MC et al (1992) Regional cerebral oxygen consumption, blood flow, and blood volume in healthy human aging. Arch Neurol 49:1013–1020
Marcyniuk B, Mann DM, Yates PO (1989) The topography of nerve cell loss from the locus coeruleus in elderly persons. Neurobiol Aging 10:5–9
Martin AJ, Friston KJ, Colebatch JG et al (1991) Decreases in regional cerebral blood flow with normal aging. J Cereb Blood Flow Metab 11:684–689
Mayhew TM (1996) How to count synapses unbiasedly and efficiently at the ultrastructural level: proposal for a standard sampling and counting protocol. J Neurocytol 25:793–804
McGeer PL, McGeer EG, Suzuki J et al (1984) Aging, Alzheimer's disease, and the cholinergic system of the basal forebrain. Neurology 34:741–745
Mecocci P, MacGarvey U, Kaufman AE et al (1993) Oxidative damage to mitochondrial DNA shows marked age-dependent increases in human brain. Ann Neurol 34:609–616
Meier-Ruge W (1990) Senile dementia – a disease of exhaustion of functional brain reserve capacity. Excerp Med Curr Clin Pract Series 59:371–375

Meier-Ruge W, Bertoni-Freddari C (1996) The significance of glucose turnover in the brain in the pathogenetic mechanisms of Alzheimer's disease. Rev Neurosci 7:1–19
Meier-Ruge W, Bertoni-Freddari C (1999) Mitochondrial genome lesions in the pathogenesis of sporadic Alzheimer's disease. Gerontology 45:289–297
Meier-Ruge W, Schulz U (1980) Kapilläre Veränderungen des Gehirns beim alternden Menschen und ihre pathophysiologische Bedeutung. Bull Schweiz Akad Med Wiss 36:161–175
Meier-Ruge W, Hunziker O, Iwangoff P (1980) Senile dementia: a threshold phenomenon of normal aging? A contribution to the functional reserve hypothesis of the brain. Ann NY Acad Sci 621:104–118
Meier-Ruge W, Hunziker O, Schulz U et al (1980) Stereological changes in the capillary network and nerve cells of the aging human brain. Mech Ageing Dev 14:233–243
Meier-Ruge W, Bertoni-Freddari C, Iwangoff P (1994) Changes in brain glucose metabolism as a key to the pathogenesis of Alzheimer's disease. Gerontology 40:246–252
Melov S, Hinerfeld D, Esposito L et al (1997) Multi-organ characterization of mitochondrial genomic rearrangements in ad libitum and caloric restricted mice show striking somatic mitochondrial DNA rearrangements with age. Nucleic Acids Res 25:974–982
Melov S, Schneider JA, Coskun PE et al (1999) Mitochondrial DNA rearrangements in aging human brain and in situ PCR of mtDNA. Neurobiol Aging 20:565–571
Michikawa Y, Mazzucchelli F, Bresolin Net al (1999) Aging dependent large accumulation of point mutations in the human mtDNA control region for replication. Science 286:774–779
Mielke R, Heiss WD (1998) Positron emission tomography for diagnosis of Alzheimer's disease and vascular dementia. J Neural Transm Suppl 53:237–250
Mielke R, Herholz K, Grond M et al (1992) Differences of regional cerebral glucose metabolism between presenile and senile dementia of Alzheimer type. Neurobiol Aging 13:93–98
Miller AK, Alston RL, Mountjoy CQ et al (1984) Automated differential cell counting on a sector of the normal human hippocampus: the influence of age. Neuropathol Appl Neurobiol 10:123–141
Miquel J (1991) An integrated theory of aging as the result of mitochondrial-DNA mutation in differentiated cells. Arch Gerontol Geriatr 12:99–117
Mitchell P (1961) Coupling of phosphorylation to electron and hydrogen transfer by a chemiosmotic type mechanism. Nature 191:144–148
Moeller JR, Ishikawa T, Dhawan V et al (1996) The metabolic topography of normal aging. J Cereb Blood Flow Metab 16:385–398
Monte de la SM, Luong T, Neely TR et al (2000) Mitochondrial DNA damage as a mechanism of cell loss in Alzheimer's disease. Lab Invest 80:1323–1335
Morys J, Diezewiatkowski J, Switka A et al (1994) Morphometric parameters of some hypothalamic nuclei: age-related changes. Folia Morphol (Warsz) 53:221–229
Mühlmann M (1910) Das Altern und der physiologische Tod. Fischer, Jena
Nagy Z, Esiri MM, LeGris M et al (1999) Mitochondrial enzyme expression in the hippocampus in relation to Alzheimer-type pathology. Acta Neuropathol (Berl) 97:346–354
Nass S, Nass MM (1963) Ultramitochondrial fibers with DNA characteristics. J Cell Biol 19:593–629
Ohm TG, Busch C, Bohl J (1997) Unbiased estimation of neuronal numbers in the human nucleus coeruleus during aging. Neurobiol Aging 18:393–399
Ojaimi J, Masters CL, Opeskin K et al (1999) Mitochondrial respiratory chain activity in the human brain as a function of age. Mech Ageing Dev 111:39–47
Olson MI, Shaw CM (1969) Presenile dementia and Alzheimer's disease in mongolism. Brain 92:147–156
Otani S, Ben-Ari Y (1993) Biochemical correlates of long-term potentiation in hippocampal synapses. Int Rev Neurobiol 35:1–41
Pantano P, Baron JC, Lebrun-Grandie P et al (1984) Regional cerebral blood flow and oxygen consumption in human aging. Stroke 15:635–641
Perry EK (1980) The cholinergic system in old age and Alzheimer's disease. Age Ageing 9:1–8
Perry EK, Johnson M, Kerwin JM et al (1992) Convergent cholinergic activities in aging and Alzheimer's disease. Neurobiol Aging 13:393–400
Potter H (1991) Review and hypothesis: Alzheimer disease and Down syndrome – chromosome 21 non-disjunction may underlie both disorders. Am J Hum Genet 48:1192–1200
Rance NE, Uswandi SV, McMullen NT (1993) Neuronal hypertrophy in the hypothalamus of older men. Neurobiol Aging 14:337–342
Reichmann H, Janetzky B (1979) Mitochondrial dysfunction – a pathogenetic factor in Parkinson's disease. J Neurol 247 (Suppl 2):1163–1168
Reivich M, Kuhl D, Wolf A et al (1979) The (18F)fluorodeoxyglucose method for the measurement of local cerebral glucose utilization in man. Circ Res 44:127–137
Richter C, Park JW, Ames BN (1988) Normal oxidative damage to mitochondrial and nuclear DNA is extensive. Proc Nat Acad Sci USA 85:6465–6467
Roberts GW, Gentleman SM, Lynch A et al (1991) Beta-A4 amyloid protein deposition in brain after head trauma. Lancet 338:1422–1423
Roessle R, Roulet F (1932) Mass und Zahl in der Pathologie. Springer, Berlin Heidelberg New York
Salehi A, Swaab DF (1999) Diminished neuronal metabolic activity in Alzheimer's disease. J Neural Transm 106:955–986
Salehi A, Ravid R, Gonatas NK et al (1995) Decreased activity of hippocampal neurons in Alzheimer's disease is not related to the presence of neurofibrillary tangles. J Neuropathol Exp Neurol 54:704–709
Sandoz P, Meier-Ruge W (1977) Age-related loss of nerve cells from the human inferior olive and unchanged volume of its gray matter. JRCS Med Sci 5:376
Sastre J, Pallardo FV, Garcia de la Asuncion J et al (2000) Mitochondria, oxidative stress and aging. Free Radic Res 32:189–198
Scheff SW, Price DA (1993) Synapse loss in the temporal lobe in Alzheimer's disease. Ann Neurol 33:190–200
Scheff SW, Sparks DL, Price DA (1996) Quantitative assessment of synaptic density in the outer molecular layer of the hippocampal dentate gyrus in Alzheimer's disease. Dementia 7:226–232
Schenk D, Barbour R, Dunn W et al (1999) Immunization with amyloid-*β* attenuates Alzheimer-disease-like pathology in the PDAPP mouse. Nature 400:173–177

Schneider LS, Finch CE (1997) Can estrogens prevent neurodegeneration? Drugs Aging 11:87–95

Schulz U, Hunziker O (1980) Comparative studies of neuronal perikaryon size and shape in the aging cerebral cortex. J Gerontol 35:483–491

Schulz U, Abdel'AI S, Hunziker O et al (1980) Quantitative-morphological changes of capillaries and neurons in the aging human putamen. Microsc Acta (Suppl 4):135–139

Schulz-Dazzi U (1986) Quantitative analysis of capillary and neuron images under normal conditions and in dementia. Biull Eksp Biol Med 101:102–105

Simic G, Kostovic I, Winblad B et al (1997) Volume and number of neurons of the human hippocampal formation in normal aging and Alzheimer's disease. J Comp Neurol 379:482–494

Sims NR, Bowen DM, Davison AN (1981) [14C]acetylcholine synthesis and [14C]carbon dioxide production from [U-14C]glucose by tissue prisms from human neocortex. Biochem J 196:867–876

Sinex FM, Myers RH (1982) Alzheimer's disease, Down's syndrome, and aging: the genetic approach. Ann NY Acad Sci 396:3–13

Sjobeck M, Dahlen S, Englund E (1999) Neuronal loss in the brain stem and cerebellum – part of the normal aging process? A morphometric study of the vermis cerebelli and inferior olivary nucleus. J Gerontol A Biol Sci Med Sci 54:B363–B368

Solmi R, Pallotti T, Rugolo M (1994) Lack of major mitochondrial bioenergetic changes in cultured skin fibroblasts from aged individuals. Biochem Mol Biol Int 33:477–484

Soong NW, Hinton DR, Cortopassi G et al (1992) Mosaicism for a specific somatic mitochondrial DNA mutation in adult human brain. Nat Genet 2:318–373

Su JH Cummings BJ, Cotman CW (1996) Plaque biogenesis in brain aging and Alzheimer's disease. I. Progressive changes in phosphorylation states of paired helical filaments and neurofilaments. Brain Res 739:79–87

Swaab DF Lucassen PJ, Salehi A et al (1998) Reduced neuronal activity and reactivation in Alzheimer's disease. Prog Brain Res 117:343–377

Sylvia AL, Rosenthal M (1979) Effect of age on oxidative metabolism in vivo. Brain Res 165:235–248

Szenborn M (1993) Neuropathological study on the nucleus basalis of Meynert in mature and old age. Patol Pol 44:211–216

Tamada Y, Tanaka M, Munekawa K et al (1998) Neuron-glia interaction in the suprachiasmatic nucleus: a double labeling light and electron microscopic immunocytochemical study in the rat. Brain Res Bull 45:281–287

Tanzi RE, Gusella JF, Watkins PC et al (1987) Amyloid *β* protein gene: cDNA, mRNA distribution, and genetic linkage near the Alzheimer locus. Science 235:880–884

Tauchi H, Sato T (1985) Cellular change in senescence: possible factors influencing the process of cellular aging. In: Bergener M, Ermini M, Stahelin HB (eds) Thresholds in aging. Academic Press, London, pp 91–113

Terry RD, DeTeresa R, Hansen LA (1987) Neocortical cell counts in normal human adult aging. Ann Neurol 21:530–539

Tolnay M, Probst A (2001) Frontotemporal lobar degeneration. Gerontology 47:1–8

Torre de la JC (1992) Cerebral hypoperfusion, capillary degeneration, and development of Alzheimer disease. Alzheimer Dis Assoc Disord 14 (Suppl 1):72–81

Trillo L, Gonzalo LM (1992) Ageing of the human entorhinal cortex and subicular complex. Histol Histopathol 7:17–22

Troncoso JC, Martin LJ, Dal Forno G et al (1996) Neuropathology in controls and demented subjects from the Baltimore Longitudinal Study of Aging. Neurobiol Aging 17:365–371

Trounce I, Byrne E, Marzuki S (1989) Decline in skeletal muscle mitochondrial respiratory chain function: possible factor in ageing. Lancet 637–639

Tucek S (1985) Regulation of acetylcholine synthesis in the brain. J Neurochem 44:11–21

Verzar F (1968) Intrinsic and extrinsic factors of molecular ageing. Exp Gerontol 3:69–75

Vise WM, Liss L, Yashon D et al (1975) Astrocytic processes: a route between vessels and neurons following blood-brain barrier injured. J Neuropathol Exp Neurol 34:324–334

Wallace DC (1992) Mitochondrial genetics: a paradigm for aging and degenerative diseases? Science 256:628–632

Wallace DC, Shoffner JM, Trounce I et al (1995) Mitochondrial DNA mutations in human degenerative diseases and aging. Biochim Biophys Acta 1271:141–151

West MJ (1993) Regionally specific loss of neurons in the aging human hippocampus. Neurobiol Aging 14:287–293

Whitehouse PJ, Price DL, Clark AW et al (1981) Alzheimer's disease: evidence for selective loss of cholinergic neurons in the nucleus basalis. Ann Neurol 10:122–126

Wiederhold KH, Bielser W, Schulz U et al (1976) Three-dimensional reconstruction of brain capillaries from frozen serial sections. Microvasc Res 11:175–180

Winkler DT, Jucker M (2001) Schon gegen Alzheimer geimpft? Mechanismen zerebraler Amyloidosen. Schweiz Med Forum 1:745–749

Wolff JR, Bär T (1976) Development and adult variations of the pericapillary glial sheath in the cortex of rat. In: Cervos-Navarro J et al (eds) The cerebral vessel wall. Raven Press, New York, pp 7–13

Xu H, Gouras GK, Greenfield JP et al (1998) Estrogen reduces neuronal generation of Alzheimer beta-amyloid peptides. Nature Med 4:447–451

Yamaguchi T, Kanno I, Uemura K et al (1986) Reduction in regional cerebral metabolic rate of oxygen during human aging. Stroke 17:1220–1228

2.2 Die Alzheimer-Krankheit: Molekulare Grundlagen und Therapieansätze

ULRICH FINCKH, CHRISTOPH HOCK und ROGER M. NITSCH

Inhaltsverzeichnis

2.2.1 Einleitung

Die Alzheimer-Krankheit (Synonym: Alzheimer-Demenz, AD) ist die häufigste Ursache für Demenzen im höheren Erwachsenenalter. Nach der 10. Revision der internationalen statistischen Klassifikation der Krankheiten und verwandter Gesundheitsprobleme (ICD 10) wird unterschieden zwischen der senilen Demenz vom Alzheimer-Typ, mit einer Manifestation der klinischen Symptome nach Vollendung des 65. Lebensjahres, und der präsenilen Demenz vom Alzheimer-Typ, mit früherem Manifestationsalter. Das klinisch-psychopathologische Syndrom der Demenz bezeichnet den Verlust kognitiver Fähigkeiten in Folge eines pathologischen hirnorganischen Prozesses. Bis zum Zeitpunkt der Erstmanifestation klinischer Symptome der AD hat ein bereits mehrere Jahre oder Jahrzehnte anhaltender und im Hinblick auf derzeitige Therapiemöglichkeiten irreversibler Umbau- und Degenerationsprozess des Gehirns stattgefunden, charakterisiert durch extrazelluläre Ablagerungen von β-Amyloid in Plaques und intrazelluläre Neurofibrillenbündel, kombiniert mit einer chronisch-progredienten Degeneration von Neuronen in multiplen Hirnregionen. Daher ist anzunehmen, dass eine Therapie nur bei Früherkennung eine hohe Wirksamkeit entfalten kann.

Bereits 1906 beschrieb Alois Alzheimer (1864–1915) die vier Hauptmerkmale der Erkrankung: Demenz, Neuronenverlust, Neurofibrillen und „miliare Herdchen", letztere später als Amyloidplaques definiert (Alzheimer 1907). Bislang gibt es noch keinen spezifischen diagnostischen Biomarker für die Erkennung einer AD vor dem Tode, noch viel weniger in der Frühphase der Erkrankung. Die histologisch obligaten Zeichen der AD im Gehirn, die

Ganten/Ruckpaul (Hrsg.)
gemeinsam mit A. Ruiz-Torres
Molekularmedizinische Grundlagen
von altersspezifischen Erkrankungen

Amyloidplaques und Neurofibrillenbündel in charakteristischer Verteilung und Häufigkeit, erlauben in Verbindung mit der Kenntnis des klinischen Verlaufes eine sichere Diagnose erst nach dem Tode.

Neben verschiedenen diskutierten exogenen Risikofaktoren und chronischen Erkrankungen mit vermutlich disponierender Qualität sind bei der AD bislang ein genetischer Risikofaktor mit häufigem Vorkommen in der Bevölkerung sowie drei verschiedene monogen erbliche Formen (familiäre AD, FAD) bekannt. Für die seltenen Formen der FAD besteht also eine genetische Heterogenität. Für die weitaus häufigere Form der alternsassoziierten AD, die entweder sporadisch oder familiär gehäuft, aber dabei keinem erkennbaren Erbgang folgend, vorkommt, gilt das Konzept einer multifaktoriellen Ätiologie. Histopathologisch bestehen zwischen den beiden Gruppen keine spezifischen Unterschiede, auch wenn klinisch die FAD in der Regel durch einen frühen Erkrankungsbeginn zwischen dem 30. und 60. Lebensjahr und den autosomal-dominanten Erbgang mit zumeist vollständiger Penetranz charakterisiert ist.

Zellbiologische, genetische und histopathologische Daten weisen auf eine zentrale Rolle des Amyloidstoffwechsels bei der Entstehung der AD hin. Die pathobiochemische Kaskade von der Genmutation bzw. vom Risikofaktor hin zur Neurodegeneration bei der AD ist jedoch noch nicht hinreichend verstanden. Insbesondere für zentrale Merkmale der AD, wie Amyloidablagerung und Neurofibrillenbildung ist unklar, ob sie eher Ursache, Auswirkung oder gemeinsame Endstrecke unterschiedlicher kausaler Prozesse sind. Daher bestehen verschiedene Hypothesen im Hinblick auf wirksame medikamentöse Ansatzpunkte zur Behandlung oder Prävention der AD.

2.2.2 Epidemiologie

In populationsbasierten Studien zur Prävalenz und Inzidenz von Demenzen im höheren Erwachsenenalter (≥65 Jahre) stellt die AD mit 54–74% die häufigste Demenzform dar (Launer et al. 1999, Bickel 2000, Fratiglioni et al. 2000, Kawas et al. 2000, Lobo et al. 2000). Derzeit wird für die Europäische Union eine Demenzprävalenz von 1,02 Mio. Männern und 2,27 Millionen Frauen geschätzt (Lobo et al. 2000). Auf der Basis von Metaanalysen populationsbasierter Studien in westlichen Industrieländern wurde eine Extrapolation epidemiologischer Basisdaten für die AD in Deutschland vorgenommen (Bickel 2000). Circa 900 000 Menschen in Deutschland leiden demnach an einer Demenzerkrankung, wovon ca. 650 000 auf die AD entfallen. Die jährliche Neuerkrankungsrate an dementiellen Erkrankungen in Deutschland beträgt im Mittel 200 000, hierunter 120 000 AD.

Prävalenz und Inzidenz der AD nehmen alternsabhängig exponentiell zu, jeweils mit einer annähernden Verdoppelungsrate alle 4,4–5 Jahre in den Altersgruppen zwischen 65 und 85 Jahren bei Männern und bei Frauen darüber hinaus (Tabelle 2.2.1) (Hebert et al. 1995, Katzman u. Fox 1999, Kawas et al. 2000, Lobo et al. 2000).

Mit einer derzeit stetig steigenden Lebenserwartung und sinkenden Geburtenrate nimmt weltweit der Anteil der Älteren in der Bevölkerung bis über das Jahr 2100 hinaus zu (Lutz et al. 1997). Die 1996 revidierten Daten der Vereinten Nationen prognostizieren für das Intervall zwischen den Jahren 2000 und 2025 in den USA, Kanada, Japan und den westeuropäischen Ländern einen Anstieg der mittleren Lebenserwartung von 77–80 auf 79–82 Jahre und auf 81–84 Jahre zwischen 2040 und 2050. In den weniger entwickelten Ländern wird die mittlere Lebenserwartung im gleichen Zeitraum von ca. 65 Jahren auf 75,5 Jahre steigen. Der Bevölkerungsanteil der über 65-Jährigen wird in den westlichen Industrieländern und Japan zwischen 2000 und 2050 von ca. 14% auf ca. 25% zunehmen, in den weniger entwickelten Ländern von 5% auf ca. 14%. Da sich diese demographischen Entwicklungen besonders dramatisch auf den Bevölkerungsanteil der sehr Alten, z.B. über 85-Jährigen, auswirken werden, könnte sich die Zahl der an AD Erkrankten in diesem Zeitraum verdreifachen, mit einer bis 2050 hierdurch verursachten zu erwartenden Kostenzunahme (Pflege, medizinische Behandlung etc.) um 140–280%, so-

Tabelle 2.2.1. Mittlere altersspezifische Prävalenz und jährliche Inzidenz der Alzheimer-Demenz (AD) (Lobo et al. 2000, Fratiglioni et al. 2000)

Alter	AD-Prävalenz (%)		AD-Inzidenz (%)	
	Männer	Frauen	Männer	Frauen
65–69	0,6	0,7	0,09	0,22
70–74	1,5	2,3	0,3	0,38
75–79	1,8	4,3	0,69	1,03
80–84	6,3	8,4	1,48	2,73
85–89	8,8	14,2	2,42	4,15
90+	17,6	23,6	2,00	6,97
65+	4,4		~1	

fern keine Erfolge in der Behandlung oder Prävention erzielt werden (Katzman u. Fox 1999). Auch wenn formal die AD beim „National Center for Health Statistics" 1991 (noch) nicht unter den 5 häufigsten Todesursachen bei der älteren Bevölkerung genannt wurde, so dürfte ihre Inzidenz bis zum Jahr 2050 eine ähnliche Größenordnung erreichen wie Krebserkrankungen, die bislang zweithäufigste Todesursache bei über 65-Jährigen. Die AD geht selten in die Todesursachenstatistik ein, da die Erkrankung nicht unmittelbar vitale Funktionen wie Atmung und Kreislaufregulation beeinträchtigt. Die unmittelbaren Todesursachen bei Patienten mit bzw. ohne Demenz unterscheiden sich nicht, d.h. in der Regel wird eine Demenz nicht als Todesursache dokumentiert (Kammoun et al. 2000). In großen Inzidenzstudien wurde eine im Zusammenhang mit der AD- gegenüber der Nicht-AD-Bevölkerung auf mehr als das Doppelte erhöhte Mortalität nachgewiesen (Jagger et al. 2000, Hebert et al. 2001). Eine große kanadische populationsbasierte Studie bei Älteren (≥65 Jahre) ergab einen Überlebenszeitmedian nach Erstkontakt zum Arzt wegen einer Demenzsymptomatik von 3,1–3,5 Jahren, d.h. dass nach weniger als 3,5 Jahren bereits die Hälfte aller an AD-Erkrankten verstorben ist (Wolfson et al. 2001). Hieraus kann geschlossen werden, dass im Laufe der AD das Risiko für zusätzliche Erkrankungen mit einer in der Folge erhöhten Sterblichkeit deutlich zunimmt. Nach den NINCDS-ADRDA-Kriterien (McKhann et al. 1984) ist die AD definiert durch einen schleichenden Symptombeginn, dessen Zeitpunkt nicht exakt angegeben werden kann. Der Median der Zeitdauer einer milden kognitiven Beeinträchtigung bis zum Zeitpunkt der klinischen AD-Diagnose wurde auf 4,4 Jahre geschätzt (Kawas et al. 2000). Dieser Zeitraum überlappt mit dem Zeitraum nach dem Arzterstkontakt bis zum Tode, weshalb die durchschnittliche Dauer einer AD nicht genau angegeben werden kann (Kawas u. Brookmeyer 2001).

2.2.3 Molekularbiologische und pathophysiologische Grundlagen

2.2.3.1 *β*-Amyloid

Ein charakteristisches histopathologisches Merkmal der AD sind die multiplen *β*-Amyloid-Plaques im extrazellulären Neuropil des zerebralen Kortex (s. Abb. 2.2.2a, S. 204, bei Hoyer et al. 1999). Amyloidplaques bestehen aus einem dichten Kern von kompakten *β*-Amyloid-Fibrillen; dieser ist umgeben von einem Hof aus porösem *β*-Amyloid, welches von degenerierenden Neuriten und deren Bruchstücken durchzogen ist. Die Amyloidplaques messen 2 bis 50 μm im Durchmesser, haben oft eine sternförmige Gestalt mit deutlich sichtbarem dichten Kern und sind mit Farbstoffen wie Kongorot und Thioflavin sowie mit Silberfärbungen und durch Immunhistochemie leicht nachweisbar. Hierbei wird häufig auch das Kriterium der doppelbrechenden optischen Eigenschaften des Amyloid zur Diagnose verwendet: die Doppelbrechung unter polarisierendem Licht wird durch Kongorot verstärkt. Daneben findet sich *β*-Amyloid häufig auch in zerebralen Blutgefäßen. Alois Alzheimer bezeichnete die Amyloidplaques in seiner Beschreibung des Gehirns der von ihm klinisch betreuten Demenzpatientin Auguste Deter im Jahre 1907 als miliäre Foci eines „eigenartigen Stoffes" (Alzheimer 1907). Rudolph Virchow berichtete bereits im Jahre 1854, dass derartige pathologische Ablagerungen aufgrund ihrer blauen Farbreaktion mit Jod ähnlich wie Zellulose färbbar seien. Er bezeichnete sie daher als Amyloid, von *το αμψλοιδεσ*, das Stärkeähnliche. Schon 4 Jahre später konnte Protein – nicht Kohlehydrat – als integraler Bestandteil des Amyloids nachgewiesen werden, der Name hat bis zum heutigen Tag Bestand. Mit der Entwicklung der Elektronenmikroskopie in den 50er-Jahren des letzten Jahrhunderts gelang es vor allem Alan Cohen, die fibrilläre Struktur des Amyloids zu charakterisieren. *β*-Amyloid hat neurotoxische Eigenschaften, die zur Neuritendystrophie und zur Aktivierung von Astrozyten und Mikrogliazellen in ihrer unmittelbaren Umgebung beitragen. In transgenen Mäusen kann *β*-Amyloid zur Bildung von Neurofibrillenbündeln beitragen, einem weiteren neuropathologischen Merkmal der AD (Götz et al. 2001). Der pathophysiologische Zusammenhang zwischen *β*-Amyloid und Neurofibrillen ist noch ungeklärt, scheint aber speziell die präsynaptische, axonale Komponente der Neuronen zu betreffen, da Neurofibrillen in der Regel in den Zellkörpern von Neuronen gebildet werden, deren Axone auf Amyloidplaques treffen, während somatodendritische Bereiche weniger vulnerabel zu sein scheinen. Es kommt im Rahmen der Bildung von Neurofibrillenbündeln in den Zellkörpern zu einer retrograden Degeneration der betroffenen Axone, damit geht die Funktionsfähigkeit der betroffenen Synapsen verloren (Abb. 2.2.1).

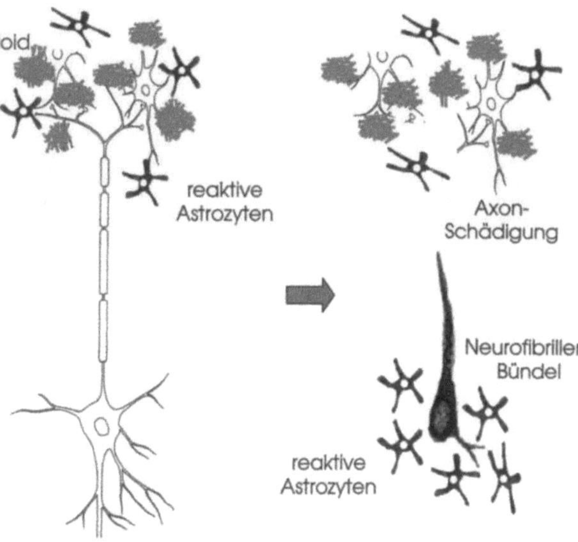

Abb. 2.2.1. Retrograde axonale Degeneration einer Nervenzelle, verursacht durch β-Amyloid-Ablagerung und reaktive Astrozyten in der Peripherie der Nervenzelle. Die Axonschädigung geht einher mit einer intrazellulären Bildung von Neurofibrillenbündeln, welche aus aggregiertem und abnorm phosphoryliertem Tau-Protein bestehen. In diesem Stadium der Neurodegeneration sind reaktive Astrozyten auch in der Umgebung des Perikaryons der Nervenzelle nachweisbar

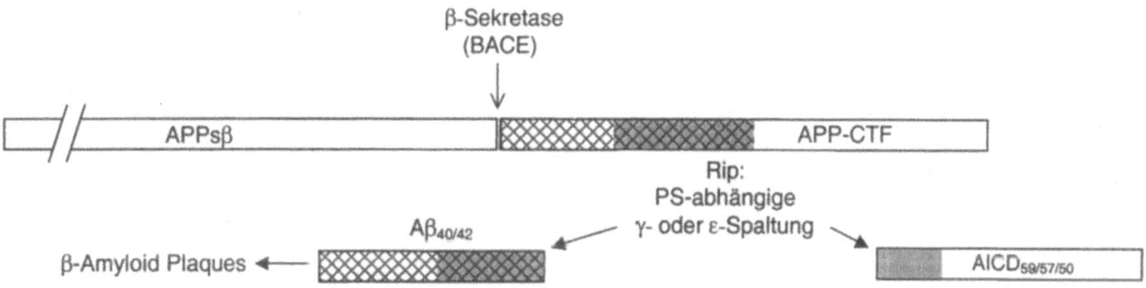

Abb. 2.2.2. Sequenzielle Proteolyse von APP durch β-Sekretase, auch „β-site APP cleaving enzyme" (BACE) genannt, und Rip („regulated intramembraneous proteolysis"). BACE schneidet APP extrazellulär am aminoterminalen Ende der Aβ-Domäne (*schraffiert*). Die dabei entstehende Ektodomäne wird als APPsβ sezerniert. Das in der Membran verbleibende carboxyterminale Schnittprodukt (APP-CTF) wird innerhalb der Transmembrandomäne (*grau*) durch den γ-Sekretasekomplex geschnitten, ein Aspartylproteasekomplex, der neben Präsenilin (PS) und Nicastrin mindestens noch PEN-2 und APH-1 beinhaltet (s. Abb. 2.2.3). In Anlehnung an die korrespondierende Schnittstelle bei Notch wird eine der γ-Sekretase-Schnittstellen, die ε-Schnittstelle, auch S3-like oder γ2 genannt. Als Endprodukte der γ-Sekretase-Spaltung entstehen Aβ und AICD („APP intracellular domain")

2.2.3.2 Entstehung der Aβ-Peptide – APP-Prozessierung

Amyloid-β-Peptide (Aβ) sind körpereigene Peptide. Sie werden von vielen Zellen in den meisten Organen hergestellt. Neurone stellen Aβ in höheren Konzentrationen als andere Zellen her. Aβ entsteht durch die proteolytische Spaltung des Amyloidvorläuferproteins APP, dessen Gen *(app)* auf dem Chromosom 21 lokalisiert ist. Aufgrund der erhöhten Gendosis von *app* bei der Chromosom-21-Trisomie kommt es beim Down-Syndrom zur alternsabhängigen Entwicklung einer typischen β-Amyloid-Histopathologie. Das APP ist ein Zellmembranprotein mit einer extrazellulären aminoterminalen, einer transmembranen hydrophoben und einer intrazellulären carboxyterminalen Domäne. Das Aβ-Peptid ist ein kleiner Teil von APP, der an der Grenze zwischen extra- und transmembranärer Domäne liegt. Die proteolytische Spaltung von APP erfolgt durch sequenzielle Proteolyse durch β-Sekretase, auch „β-site APP cleaving enzyme" (BACE) genannt, das APP extrazellulär am aminoterminalen Ende der Aβ-Domäne schneidet (Abb. 2.2.2). Die dabei entstehende Ektodomäne wird als APPsβ sezerniert. Das in der Membran verbleibende carboxyterminale Schnittprodukt wird innerhalb der Transmembrandomäne durch den γ-Sekretasekomplex geschnitten, einem Aspartylproteasekomplex, der neben Präsenilin und Nicastrin mindestens noch PEN-2 und APH-1 beinhaltet (Abb. 2.2.3) (Takasugi et al. 2003). Experi-

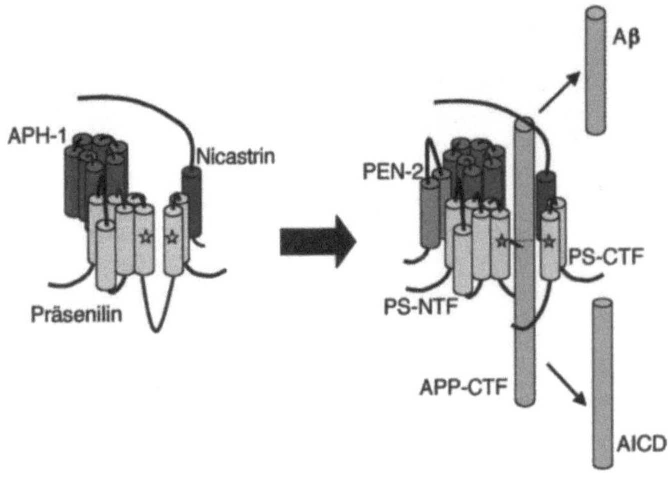

Abb. 2.2.3. Schema der Zusammensetzung und Aktivierung des γ-Sekretasekomplexes nach Takasugi et al. (2003). Das noch nicht proteolytisch gespaltene Präsenilin wird durch APH-1 und Nicastrin stabilisiert. Dieser Komplex hat noch keine γ-Sekretase-Aktivität. Nach Hinzukommen von PEN-2 kommt es zur Spaltung von Präsenilin in das N-terminale (PS-NTF) und C-terminale (PS-CTF) Fragment und damit zur Aktivierung des γ-Sekretasekomplexes. Die für die Aktivität essenziellen Aspartate in Präsenilin sind durch *Sterne* gekennzeichnet. In dem Schema ist auch angedeutet, dass dieser Komplex APP (APP-CTF) in der Transmembrandomäne nur dann schneiden kann, wenn die Ektodomäne von APP zuvor durch BACE (β-Sekretase) oder eine α-Sekretase weggeschnitten wurde. Wenn APP durch BACE vorprozessiert wurde, kann durch die γ-Sekretase amyloidogenes $A\beta$ gebildet werden. Das zweite Produkt, AICD („APP intracellular domain") könnte eine Funktion als Transkriptionsfaktor haben

mentelle Missense-Mutationen in Nicastrin führten zu einer erhöhten $A\beta$-Genese, Deletionen einer bestimmten Domäne zum Verlust der $A\beta$-Genese (Yu et al. 2000). Dieser membranassoziierte Schneidevorgang wird wahrscheinlich innerhalb einer transmembranären hydrophilen Porenstruktur vollzogen und wird auch als Rip („regulated intramembraneous proteolysis") bezeichnet (Selkoe u. Kopan 2003). Diese Pore beinhaltet ein GxGD-Motiv und zwei Aspartate, die für die katalytische Funktion essenziell sind. Diese Struktur hat enge Verwandtschaften zur Familie der Signalpeptidpeptidasen (SPP), evolutionär hoch konservierten Aspartylproteasen mit wichtigen Funktionen in der Proteinsynthese. Die Aktivität des γ-Sekretasekomplexes wird direkt oder indirekt durch Glykogensynthasekinase 3 (GSK3) moduliert (Phiel et al. 2003). Als Resultat der γ-Sektretase-Prozessierung entstehen $A\beta$-Peptide mit unterschiedlichen Carboxytermini, die von Position 39–49 (ausgehend von der β-Sekretase-Schnittstelle) reichen können. In Anlehnung an die korrespondierende sog. S3-Schnittstelle bei Notch (s.u.) wird die „ε"-Schnittstelle, ebenfalls eine der γ-Sekretase-Schnittstellen, auch S3-like genannt. Die beiden Hauptformen der $A\beta$-Peptide sind $A\beta_{40}$ und $A\beta_{42}$. Sie werden in der Regel sezerniert und haben aufgrund ihrer strukturellen Eigenschaften eine starke Tendenz zur Autoaggregation, welche bei $A\beta_{42}$ besonders stark ausgeprägt ist. Diese Eigenschaft kann die Bildung von Oligomeren zur Folge haben, die über Protofibrillen zur Bildung von Amyloidfibrillen führen. Es ist wahrscheinlich, dass die toxischen Eigenschaften des β-Amyloids vor allem von unlöslichen Oligomeren und Protofibrillen vermittelt werden. Somit könnten neurotoxische Aktivitäten der Bildung von β-Amyloid-Plaques zeitlich vorausgehen (Abb. 2.2.4).

Das intrazelluläre carboxyterminale Schnittprodukt des γ-Sekretasekomplexes, das AICD („APP intracellular domain"), ist ein Peptid mit wahrscheinlich interessanten biologischen Funktionen. AICD interagiert über ein YENPTY-Adaptermotiv im Carboxyterminus mit Fe65 und Tip60 zu einem Komplex, der aller Wahrscheinlichkeit nach Funktionen in der transkriptionellen Regulation hat (Abb. 2.2.5). Diese Funktion wird unter anderem durch die Verwandtschaft von APP mit Notch suggeriert: Wie APP wird Notch vom γ-Sekretasekomplex nach Bindung des extrazellulären Notch-Liganden durch Rip geschnitten und das intrazelluläre Produkt, NICD, wird in den Kern transloziert, wo es an der Regulation der Expression notchabhängiger Gene beteiligt ist (Selkoe u. Kopan 2003). Neben Fe65 und Tip60 gibt es eine weiter wachsende Gruppe weiterer Interaktionspartner von AICD, die derzeit X11, mDab, JIP, SHC und Numb umfasst (De Strooper u. Annaert 2000, Cao

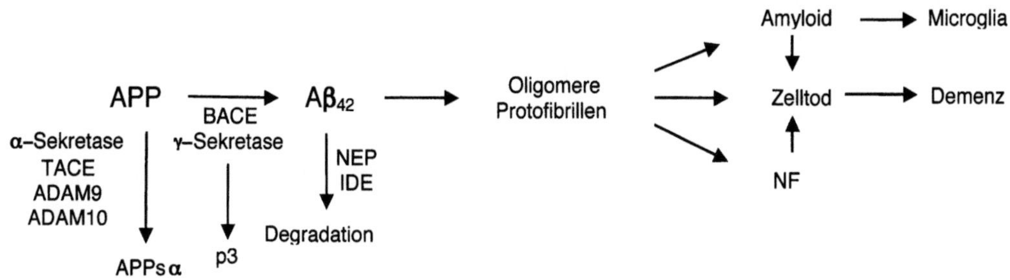

Abb. 2.2.4. Alternative Prozessierung von APP über den nicht amyloidogenen α-Sekretase- oder den amyloidogenen β-Sekretase-Weg. α-Sekretase spaltet APP zwischen den β- und γ-Sekretase-Schnittstellen und führt zu einem löslichen, neurotrophen APP-Derivat APPsα. Wenn der verbleibende transmembranäre Teil von APP durch γ-Sekretase weiter prozessiert wird, entsteht das ebenfalls nicht amyloidogene Peptid p3. Kandidatenenzyme mit α-Sekretase-Aktivität sind TACE („tumor necrosis factor-α converting enzyme", Synonym: ADAM17), ADAM9 und ADAM10. Mitglieder der ADAM-Familie enthalten als gemeinsame Merkmale neben einer sekretorischen Signalsequenz eine Disintegrindomäne und eine Metalloproteasedomäne („*a* *d*isintegrin *a*nd *m*etalloproteinase domain"). $A\beta_{42}$, das wichtigste amyloidogene Endprodukt nach konsekutiver β- und γ-Sekretase-Spaltung (s. Abb. 2.2.2), kann durch die neutrale Endopeptidase Neprilysin (NEP) oder auch die neutrale Metallopeptidase Insulin abbauendes Enzym (IDE, „insulin-degrading enzyme") abgebaut werden. Nicht abgebautes $A\beta$ kann oligomere Protofibrillen bilden, welche bereits neurotoxisch wirken könnten, bevor histologisch nachweisbare Amyloidplaques entstehen. Außerdem wird Mikroglia durch die $A\beta$-Protofibrillen aktiviert, wodurch möglicherweise entzündungsassoziierte neurotoxische Effekte entstehen. Die aus dem abnorm phosphorylierten Tau-Protein gebildeten Neurofibrillen (NF), welche bereits frühzeitig im Rahmen einer $A\beta$-induzierten Störung der Nervenzelle gebildet werden können (s. Abb. 2.2.1), scheinen den Zelltod zu beschleunigen. Die Demenz ist letztendlich auf eine anhaltende Störung der Nervenzellen mit frühzeitigem Synapsenverlust, axonaler Degeneration und den Zelltod zurückzuführen

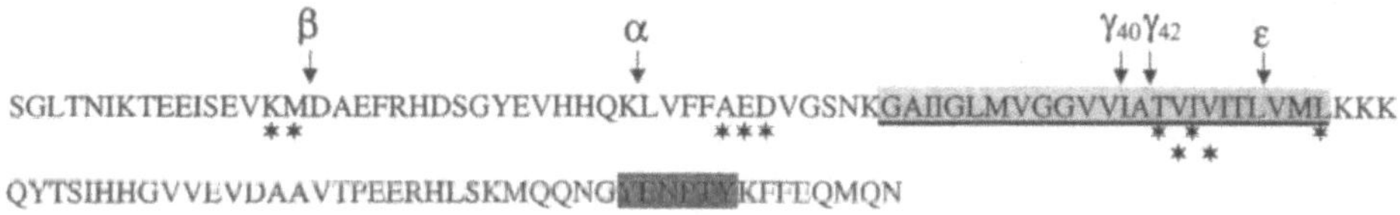

Abb. 2.2.5. Aminosäuresequenz von APP in der Umgebung der Transmembrandomäne (*grau, unterstrichen*) und der wichtigsten Sekretaseschnittstellen α, β, γ und ε. Der γ-Sekretasekomplex kann APP variabel zwischen den Positionen 39 und 50 (ausgehend von der β-Sekretase-Schnittstelle) schneiden. Die beiden Hauptformen der $A\beta$-Peptide, $A\beta_{40}$ und $A\beta_{42}$, werden in der Regel sezerniert und haben eine starke Tendenz zur Autoaggregation. Das intrazelluläre carboxyterminale Schnittprodukt des γ-Sekretasekomplexes, das AICD („APP intracellular domain") interagiert über ein YENPTY-Adaptermotiv (*dunkelgrau*) im Carboxyterminus mit Fe65 und Tip60 zu einem Komplex, der aller Wahrscheinlichkeit nach Funktionen in der transkriptionellen Regulation hat. Positionen mit bekannten Mutationen sind mit * markiert (vgl. Tabelle 2.2.8)

u. Sudhof 2001, Matsuda et al. 2001, Roncarati et al. 2002, Tarr et al. 2002); diese sind möglicherweise in unterschiedlicher Konstellation an verschiedenen biologischen Aktivitäten von AICD beteiligt.

Aufgrund ihrer zentralen Funktionen in der Bildung von $A\beta$ sind BACE und der γ-Sekretasekomplex wichtige therapeutische Ansatzpunkte für die Entwicklung pharmakologischer Inhibitoren. Da in Knock-out-Experimenten auch die vollständige Hemmung von BACE zu keinem erkennbaren Phänotyp geführt hat, wird die pharmakologische Hemmung von BACE als eine viel versprechende Strategie zur Verminderung der Bildung von β-Amyloid angesehen. Auch γ-Sekretase-Inhibitoren befinden sich bis hin zu klinischen Studien in den unterschiedlichen Phasen der Produktentwicklung. Zu den gegenwärtigen Herausforderungen in der Wirkstoffentwicklung zählt die Selektivität der Inhibition, da der γ-Sekretasekomplex neben APP und Notch mehrere weitere Substrate schneidet, wie z. B. APLP, ErbB4, E-Cadherin und CD44.

2.2.3.3 Neurofibrillenbündel

Neben den charakteristischen β-Amyloid-Plaques finden sich innerhalb der Nervenzellen pathologische Neurofibrillenbündel, die in Form von gepaarten helikalen Filamenten (PHF) aus abnorm phosphoryliertem Tau-Protein bestehen (s. Abb. 2.2.2.b, S. 204 bei Hoyer et al. 1999). Tau ist ein Mikrotubulus bindendes Protein, das zur Vernetzung und damit zur mechanischen Stabilisierung der Mikrotubuli beiträgt. Pathogene Mutationen im Tau-Gen *(mapt)* führen zur autosomal-dominant erblichen Frontotemporaldemenz (FTDP-17) (Hutton et al. 1998), die mit starker Bildung von Neurofibrillenbündeln ohne *β*-Amyloid-Plaques einhergeht. Mutationen in *mapt* sind bei Alzheimer-Demenz nicht bekannt – und die Neurofibrillenbündel sind bei AD per definitionem immer mit dem Vorkommen von *β*-Amyloid-Plaques assoziiert. Neben AD und FTDP-17 kommen Neurofibrillenbündel in vielen neurodegenerativen Erkrankungen vor, wie z.B. der kortikobasalen Degeneration, der Boxer-Demenz, Pick-Erkrankung, der amyotrophen Lateralsklerose und vielen weiteren mehr. Es ist somit wahrscheinlich, dass Neurofibrillenbündel eine Reaktion von Nervenzellen auf pathogene Stimuli wie Tau-Mutationen oder *β*-Amyloid darstellen. Experimentelle Dephosphorylierung von PHF, die aus post mortem gewonnenen Geweben extrahiert wurden, hat gezeigt, dass sie aus abnorm phosphoryliertem Tau bestehen. Diese Beobachtung führte zu der Hypothese, dass Kinasen und Phosphatasen in die Entstehung von Neurofibrillenbündeln involviert sind. Insbesondere CDK5, GSK3, sowie die MAP-Kinasen ERK, JNK, P38 und die Proteinphosphatase 2A und etwa 20 unterschiedliche Phosphorylierungsstellen werden in diesem Zusammenhang diskutiert.

2.2.3.4 Neurodegeneration und selektive Vulnerabilität

Ein erstaunliches und noch wenig verstandenes Phänomen der Pathogenese der AD ist die räumliche Selektivität des Nervenzellverlustes in Hirnregionen, die kognitive Funktionen wie Gedächtnis, Orientierung und Wortfindung vermitteln. In den meisten Fällen beginnen die Degenerationsprozesse im Bereich des Entorhinalkortex. Hierbei werden zunächst die Verbindungen des „perforant pathway" zwischen Hippocampus und Neokortex zerstört. Der Verlust an Neuronen des Entorhinalkortex betrifft neben Neuronen der Schicht II, die den Hippocampus exzitatorisch aktivieren, auch Neuronen der Schicht IV, die Efferenzen aus dem Hippocampus empfangen. Abhängig vom Schweregrad der Erkrankung kommt es zum Verlust von 40–90% der Neurone des Entorhinalkortex und somit zu einer progressiv fortscheitenden Isolation des Hippocampus. Diese Isolation des Hippocampus erklärt mit hoher Wahrscheinlichkeit einige der klinischen Einschränkungen der Gedächtnisfunktion. Im weiteren Verlauf der Erkrankung kommt es zu massiven Nervenzellverlusten im Hippocampus und im Temporallappen des Neokortex, hier können bis zu 50% der Neuronen verloren gehen. Im Gegensatz dazu sind andere Regionen des Neokortex, wie z.B. die primäre motorische Rinde und die frontalen Hirnregionen, nur wenig und meistens erst in Spätstadien der AD von der Degeneration betroffen. Die molekularen Ursachen dieser selektiven Vulnerabilität gehen mit deutlich veränderten Genexpressionsmustern in den betroffenen Hirnregionen einher. Genomweite Expressionsanalysen auf Transkriptebene ergaben, dass die lokalen Konzentrationen von bis zu 100 mRNA-Spezies in vulnerablen Hirnregionen deutlich verändert sind, wobei sowohl erhöhte als auch erniedrigte Konzentrationen beobachtet wurden. Seladin 1 ist ein Beispiel für ein Gen, dessen Expression im Temporallappen von Patienten mit AD stark erniedrigt ist (Greeve et al. 2000). Seladin 1 ist eine 24-Dehydrocholesterol-Reduktase mit neuroprotektiven Eigenschaften, die Zellen gegen oxidative Schädigung und *β*-Amyloid induzierte Toxizität schützt.

2.2.3.5 Hirnstoffwechsel

Viele Untersuchungen der letzten Jahre haben bestätigt, dass relativ früh im Verlauf der Alzheimer-Erkrankung eine Störung des zerebralen Glukosestoffwechsels und eine damit assoziierte lokale Blutflussminderung auftritt. Die Ergebnisse der zunächst mit invasiven Techniken durchgeführten Untersuchungen wurden durch die Anwendung der Positronenemissionstomographie (PET) bestätigt. Die deutlichsten Abfälle des Glukoseverbrauchs und der Hirndurchblutung zeigten sich im Parietal- und Temporallappen des Neokortex, also in Regionen, in denen auch signifikante neuropathologische Veränderungen auftreten. Die zerebrale metabolische Rate von Glukose im temporoparietalen Assoziationskortex zeigte dabei die am stärksten ausgeprägte Korrelation mit dem Schweregrad der Erkrankung. Zeitlicher Verlauf und Ausmaß der Hirnstoffwechselstörung sowie die Befunde bei noch nicht erkrankten Trägern von Risikogenen deuten dabei darauf hin, dass sich die Veränderungen bereits vor der klinischen Manifestation der Erkrankung entwickeln können.

2.2.4 Risikofaktoren

Koinzidenzen von Risikofaktoren und deren mögliche biologische Interaktion erschweren eine systematische Unterscheidung und Gewichtung einzelner Risikofaktoren bei der AD. Häufig untersuchte und diskutierte Risikofaktoren der AD sind Alter, Geschlecht, Familienanamnese, ethnische Zugehörigkeit, Bildungsstand, Ernährung, Rauchen, Alkoholkonsum, Schädel-Hirn-Trauma, Hypertonie, Arteriosklerose, Cholesterin, Einnahme nichtsteroidaler Antiphlogistika (NSAID), Diabetes mellitus, Depression. Dieses Kapitel lässt keine Abhandlung aller Risikofaktoren zu, soll aber verdeutlichen, dass bislang nur ein kleiner Teil der erwähnten AD-Risikofaktoren verifizierbar war. Im Gegensatz zur FAD gilt für die AD, wie für andere häufige multifaktorielle Erkrankungen, dass bislang eine Abgrenzung des effektiven Anteils am allgemeinen oder individuellen Erkrankungsrisiko weder für nichtgenetische noch für genetische Risikofaktoren (s. 2.2.5) gelungen ist. Exogene und endogene (genetisch bedingte) Stressfaktoren könnten mit zunehmendem Alter von einer Abnahme kompensatorischer Mechanismen begleitet sein. Alternsabhängige Änderungen des Glukose-, Cholesterin-, Neurotransmitter-, Hormon- und Membranstoffwechsels und chronisch-entzündliche Vorgänge und ein hiervon begleiteter zunehmender „oxidativer Stress", bedingt durch freie Sauerstoffradikale, könnten auf transkriptioneller oder posttranskriptioneller Ebene einen gestörten APP-Stoffwechsel verursachen.

Folgendes Beispiel soll die Komplexität der Thematik verdeutlichen: Die jährliche AD-Inzidenzrate von 1,15% bei den Yoruba (Ibadan, Nigeria) ist vergleichbar mit der Inzidenzrate in den westlichen Industrieländern (vgl. Tabelle 2.2.1) und lag deutlich unter der Inzidenzrate von 2,52% bei afrikanischstämmigen US-Amerikanern (Indianapolis) mit annähernd identischen *apoe*-Allelfrequenzen (s. 2.2.5.5) in beiden Studienkollektiven (Hendrie et al. 2001). Das kumulative Demenzrisiko (AD plus andere Demenzen) bis zu einem Alter von 85 Jahren bei Verwandten ersten Grades von afrikanischstämmigen Amerikanern mit AD lag bei 43,7%, bei Verwandten weißer Amerikaner mit AD bei 26,9%, das Risiko der Ehepartner von afrikanischstämmigen Amerikanern mit AD bei 18,5% und der Ehepartner weißer Amerikaner mit AD bei 10,4% (Green et al. 2002). Dieser Unterschied kann nur zu einem geringen Teil durch die bei den afrikanischstämmigen US-Amerikanern höhere *apoe*-ε4-Allelfrequenz erklärt werden (s. Tabelle 2.2.3), da die Assoziation zwischen *apoe*-Genotyp und AD bei dieser Population wesentlich geringer ausgeprägt ist als bei den weißen Amerikanern (Evans et al. 2003). Offenbar bestehen ethnische Unterschiede bei der Interaktion zwischen genetischen Risikofaktoren und den Lebensumständen im Hinblick auf das AD-Risiko.

2.2.4.1 Alter

Zweifellos ist das Alter der bedeutsamste Risikofaktor für AD, was sich in der exponentiellen Häufigkeitszunahme in Abhängigkeit vom Alter widerspiegelt. Die jüngsten Daten der EURODEM-Studie aus 11 Studien, durchgeführt in 8 Ländern (bei insgesamt 25 810 untersuchten Personen ≥65 Jahre wurden 2346 Demenzen festgestellt), ergaben eine mittlere Prävalenz der AD von 4,4% in der Bevölkerung ≥65 Jahre (Lobo et al. 2000). Sieben von acht der EURODEM-Studien zur AD-Inzidenz zeigten einen Rückgang der mittleren Inzidenzraten in den oberen Altersgruppen. Bei Männern schien die Inzidenzrate ab einem Alter um 85 Jahre nicht weiter anzusteigen, bei Frauen hingegen war ein weiterer Anstieg zu beobachten (Fratiglioni et al. 2000). Untersuchungen bei Verwandten von AD-Patienten zeigten eine Abnahme von Neuerkrankungen unter den Angehörigen in den Altersstufen ab 90 Jahre (Lautenschlager et al. 1996). Dieser „Plateau-Effekt" unterstützt die Hypothese, dass die AD kein zwangsläufiges Begleitphänomen eines normalen Alterungsvorganges ist, sondern ein Krankheitsprozess auf der Basis individueller Risikokonstellationen. Auch bei Personen, welche homozygot oder heterozygot für das *apoe*-Risikoallel ε4 sind (s. 2.2.5.5), konnte ein solcher „Plateau-Effekt" in den oberen Altersstufen nachgewiesen werden, wenn auch auf einem niedrigeren Niveau, als für Personen ohne ε4; unabhängig vom *apoe*-Genotyp blieben 62% der über 95-Jährigen *nicht* dementen Personen in einem Beobachtungsintervall von fünf Jahren erkrankungsfrei (Meyer et al. 1998). Beim altersabhängigen Anstieg der Inzidenzraten scheint in Europa ein Nord-Süd-Gefälle zu bestehen. In Studien aus Finnland, Schweden, Dänemark und England war ein steilerer Anstieg der Inzidenzraten in den Altersgruppen ab 80 Jahren zu beobachten als in Studien aus Frankreich und Spanien (Fratiglioni et al. 2000).

2.2.4.2 Geschlecht

Ein immer noch nicht sicher belegter Risikofaktor für AD ist das Geschlecht. In der Mehrzahl populationsbasierter Prävalenzstudien sowie den meisten Fall-Kontroll-Studien überwiegt das weibliche Geschlecht (s. auch Tabelle 2.2.1). In einer Auswertung von vier EURODEM-Studien zur AD-Inzidenz (528 AD) wurde ein relatives Risiko (RR) für AD bei Frauen von 1,54 im Vergleich zu Männern ermittelt (Tabelle 2.2.2) (Launer et al. 1999). Allerdings konnte in anderen Inzidenzstudien, z.T. mit Ausnahme der Altersgruppen >80 Jahre, kein signifikant erhöhtes Risiko für AD bei Frauen im Vergleich zu Männern nachgewiesen werden (Hebert et al. 2001, Edland et al. 2002, Lindsay et al. 2002). Für Männer mit Demenz (Jagger et al. 2000) bzw. Männer mit AD (Hebert et al. 2001), möglicherweise auch für männliche *apoe*-ε4-Träger (Bickeböller et al. 1997) (s. auch 2.2.5.1.4), scheint eine im Vergleich zu Frauen erhöhte Mortalität zu bestehen. Dies könnte neben der generell höheren Lebenserwartung für Frauen und anderen demographischen Einflussgrößen die deutlich höhere Prävalenz der AD bei Frauen erklären. Ähnlich könnte auch das im Vergleich zu Männern anscheinend erhöhte Risiko für AD bei Trägerinnen des *apoe*-ε4-Allels (Farrer et al. 1997) erklärt werden. Die meisten epidemiologischen Studien zur AD führen willkürlich Fünf- oder Zehnjahresintervalle zur Bildung von Altersgruppen ein (vgl. Tabelle 2.2.1). Geschlechtsspezifische Unterschiede in Altersstruktur und AD- und genotypassoziierter Mortalität machen wahrscheinlich eine präzisere Altersangleichung von Studienkollektiven, z.B. mit Einjahresintervallen, erforderlich, um das tatsächliche Ausmaß geschlechtsspezifischer Effekte auf das AD-Risiko zu erfassen (Hebert et al. 2001). Plausible Hypothesen für eventuelle geschlechtsspezifische Risikounterschiede im Hinblick auf alternsassoziierte kognitive Leistungseinbußen und Demenzen ergeben sich aus endokrinologischer Sicht. Ältere Männer haben höhere Testosteron- und Östrogenspiegel als Frauen in der Postmenopause, und Testosteron kann im Gehirn zu Östrogen umgewandelt werden (Maas et al. 1997). Experimentell wurde für Östrogen ein positiver Einfluss auf Neurotransmission und Dendritenwachstum sowie ein neuroprotektiver antioxidativer Effekt nachgewiesen. Klinische, experimentelle und epidemiologische Studien bei gesunden Älteren und Personen mit kognitiven Leistungseinbußen ergaben jedoch widersprüchliche Ergebnisse im Hinblick auf mögliche Assoziationen zwischen Östrogenspiegel und neuropsychologischen Testergebnissen oder therapeutischen Effekten von Östrogen auf Kognition oder Hirndurchblutung. Eine umfassende statistische und deskriptive Metaanalyse der Mehrzahl aller durchgeführten Studien lässt den Schluss zu, dass Östrogensubstitution bei gesunden Frauen in der Postmenopause einen AD-protektiven oder krankheitsverzögernden Ef-

Tabelle 2.2.2. Prospektiv erfasste AD-Risikofaktoren der EURODEM-Studien (Launer et al. 1999)

Risikofaktor	Kumulative Beobachtungszeit (Personenjahre[a])	AD (n[b])	Relatives Risiko[c]
Geschlecht			
Männlich	12270	96	1,0
Weiblich	16498	256	1,54 (1,21–1,96)*
Schulbildung			
>11 Jahre	2063	13	1,0
8–11 Jahre	14945	156	1,32 (0,86–2,03)
<8 Jahre	11053	159	1,83 (1,17–2,88)*
Rauchen			
Nie	10889	145	1,0
Ex-Raucher	8757	78	1,03 (0,79–1,34)
Raucher	5085	54	1,39 (1,03–1,89)*
Familienanamnese[d]			
0	17099	192	1,0
1	3562	32	0,88 (0,60–1,28)
≥2	370	8	1,59 (0,78–3,26)
Schädel-Hirn-Trauma mit Bewusstlosigkeit			
Nein	26102	306	1,0
Ja	2493	27	1,14 (0,843–1,56)

[a] Bei Erkrankten wurde nur der Beobachtungszeitraum bis zum Zeitpunkt des Erkrankungsbeginns berücksichtigt. [b] Nicht bei allen Studienteilnehmern wurden alle Risikofaktoren erfasst, daher z.T. n<352. [c] 95% Konfidenzintervall in Klammern, signifikante Ergebnisse mit * markiert. [d] *0* im Hinblick auf Demenzen leere Familienanamnese; *1*, ≥2 ein bzw. ≥zwei Verwandte(r) ersten Grades mit Demenzerkrankung.

fekt haben könnte und ein therapeutischer Effekt nach Beginn einer AD fraglich oder nur von kurzer Zeitdauer ist (Hogervorst et al. 2000). Mögliche Interaktionen des in Studien erhobenen Östrogeneffektes mit anderen für die AD bedeutsamen Risikofaktoren (s. u.), wie *apoe*-Genotyp, Hirndurchblutung, Rauchen und Bildungsstand oder allgemeine Lifestyle-Merkmale, erschweren die Interpretation von Therapiestudien. Endgültige Aussagen zum protektiven Effekt einer Östrogensubstitution werden ab ca. 2005 von großen, populationsbasierten prospektiven Studien in den U.S.A („Women's Health Initiative Study", WHIMS) und der „Women's International Study of long Duration Oestrogen after the Menopause" (WISDOM) erwartet (Shumaker et al. 1998, Wren 1998).

2.2.4.3 Andere Risikofaktoren

Zur Objektivierung der Effekte von Risikofaktoren auf das AD-Erkrankungsrisiko eignen sich Inzidenzstudien am besten, da anamnestische Merkmale in der Erhebungsphase ohne systematische subjektive Einflussgrößen und objektive Hindernisse (z. B. Vergesslichkeit) sowie ohne Kenntnis des zukünftigen Erkrankungsstatus erhoben werden. Bei einem Teil der EURODEM-Studien (Odense, Dänemark; PAQUID, Frankreich; Rotterdam-Studie, Niederlande; MRC-ALPHA, England) wurden potenzielle AD-Risikofaktoren bei bis zu 12 934 Personen prospektiv erfasst (Tabelle 2.2.2) (Launer et al. 1999). Während des Beobachtungszeitraums (durchschnittlich 2,24±0,73 Jahre) erkrankten 352 Personen an AD.

In der in Tabelle 2.2.2 zusammengefassten Risikoanalyse war der Zusammenhang zwischen Bildungsstand und AD-Risiko nur bei Frauen zu beobachten, mit einem relativen Risiko (RR) für AD von 4,55 (95% CI 1,64–12,57) bei Frauen mit weniger als 8 Jahren Schulbildung (Launer et al. 1999). Die o. g. Metaanalysen zur Östrogensubstitution deckten speziell bei Frauen mit niedrigerem Bildungsstand am ehesten einen positiven Effekt der Östrogensubstitution auf (Hogervorst et al. 2000). Der Zusammenhang zwischen Bildungsstand und AD-Risiko wird kontrovers diskutiert und die beobachteten Geschlechtsunterschiede bzw. Unterschiede des Östrogeneffektes können derzeit nicht plausibel erklärt werden. Auch in weiteren Prävalenz- und Inzidenzstudien wurde ein Zusammenhang mit Demenz- bzw. AD-Risiko und niedrigem Bildungsstand beschrieben (Slooter et al. 1998, Lindsay et al. 2002), während andere Inzidenzstudien kein einheitliches Ergebnis lieferten. Der Bildungsstand könnte Ausdruck einer individuellen funktionellen/anatomischen Ausgangslage sein, welche das Manifestationsalter der AD beeinflusst.

Rauchen war in der o. g. Studie mit einem höheren AD-Risiko für Männer assoziiert, wobei aufgrund der reduzierten Stichprobengrößen nach getrennter Analyse von Männern und Frauen keine Signifikanz mehr bestand ($RR_{Raucher}$ 1,97 [0,92–4,22]; $RR_{Raucherinnen}$ 1,08 [0,94–2,4]). Geschlechtsspezifischer Zigarettenkonsum (Launer et al. 1999), aber auch Interaktionen zwischen Rauchverhalten, Familienanamnese und *apoe*-Genotyp könnten eine Rolle spielen. Bei Rauchern mit leerer Familienanamnese, nicht jedoch bei Rauchern mit positiver Familienanamnese für frühmanifeste AD, war das AD-Risiko im Vergleich zu den Nichtrauchern mit leerer Familienanamnese signifikant erhöht (RR 2,28 [1,49–3,50]; van Duijn et al. 1995). Trotz dieser möglicherweise paradoxen Befunde sowie uneinheitlicher Befunde in Fall-Kontroll-Studien (Tyas et al. 2000) kann aufgrund des Ergebnisses der EURODEM-Studien Rauchen als Risikofaktor für AD eingestuft werden (Launer et al. 1999). Da das Rauchen einer der wichtigsten Risikofaktoren für kardio- und zerebrovaskuläre Erkrankungen und die arterielle Hypertonie darstellt und sowohl die Arteriosklerose (Hofman et al. 1997) als auch möglicherweise die Hypertonie (Birkenhäger et al. 2001, In't Veld et al. 2001) AD-Risikofaktoren sind, lässt sich der direkte und indirekte Anteil des Rauchens am AD-Risiko nicht klar trennen. Das Ausmaß der Assoziation zwischen Arteriosklerose und AD schien *apoe*-ε4-abhängig (Hofman et al. 1997). Auch durch Diabetes mellitus wird das AD-Risiko erhöht, wie in prospektiven Studien wie der Rotterdam-Studie (RR 1,9 [1,2–3,1]) und in Japan (RR 2,2 [1,0–4,9]) von Ott et al. (1999) und Yoshitake et al. (1995) gezeigt werden konnte, nicht jedoch bei Lindsay et al. (2002). Neben sekundär vaskulären Prozessen könnten auch Änderungen im Hirn-Glukose-Stoffwechsel oder pathologische Glukosespiegel bei der AD-Risikoerhöhung durch Diabetes mellitus eine Rolle spielen. Bereits beim normalen Hirnalterungsprozess (Li et al. 1995), aber auch bei AD (Sasaki et al. 2001) konnten vermehrt nichtenzymatisch glykosylierte Proteine, „advanced glycation end products" (AGE), in Neuronen des Hippocampus und anderen Hirnarealen nachgewiesen werden. Für AGE konnte eine neurotoxische Wirkung auf kultivierte Neuronen nachgewiesen werden (Takeuchi et al. 2000) und Glukose/Insulin haben einen *apoe*-genotypabhängigen Einfluss auf den APP-Stoffwechsel in vivo (Boyt et al. 2000).

Ein Schädel-Hirn-Trauma (SHT) führt zu einer erhöhten Produktion und Ablagerungen von Amyloid im Gehirn, die bei wenige Tage nach dem Akutereignis Verstorbenen bereits nachweisbar sind (Roberts et al. 1991). Frühere Analysen der EURODEM-Gruppe, in denen verschiedene Fall-Kontroll-Studien verglichen wurden, ließen einen signifikanten Zusammenhang zwischen AD-Risiko und SHT mit Bewusstlosigkeit vermuten (Mortimer et al. 1991). Aktuelle Inzidenzstudien (Tabelle 2.2.2 und Lindsay et al. 2002) konnten jedoch keinen signifikanten Risikoanstieg für AD nach SHT in der Vorgeschichte nachweisen. Eine Interaktion mit dem Zeitpunkt des SHT vor Manifestation der AD, Bildungsstand und Geschlecht und dem *apoe*-Genotyp erscheint wahrscheinlich, mit speziell erhöhtem Risiko für AD nach SHT, wenn das SHT in den 10 Jahren vor Manifestation der AD vorkam, bei niedrigem Bildungsstand, bei Männern (Mortimer et al. 1991) oder bei Anwesenheit des *apoe-ε4*-Allels. *apoe-ε4* war mit einer erhöhten Ablagerung von *β*-Amyloid nach SHT (Nicoll et al. 1995) und einer schlechteren Prognose im Hinblick auf den klinischen Verlauf nach SHT assoziiert (Friedman et al. 1999).

2.2.5 Genetik

2.2.5.1 Grundlagen und genetische Risikofaktoren

Trotz zahlreicher Studien kann heute der genetische Anteil an der Ätiologie der häufigsten Form der AD, der spätmanifesten, oft anscheinend sporadisch auftretenden Form, nicht exakt angegeben werden. Zwillingsstudien (s. 2.2.5.3) lassen vermuten, dass das AD-Risiko im Wesentlichen und in geringerem Ausmaß auch das Manifestationsalter genetisch mitbedingt ist. Genetische Faktoren können kausal sowie modifizierend im Hinblick auf das Manifestationsalter, das klinische Erscheinungsbild und andere chronische Prozesse oder Erkrankungen einwirken, die ihrerseits mit dem AD-Risiko interagieren könnten. Zum heutigen Verständnis der molekularen Prozesse, die spezifisch im Zusammenhang mit der AD stehen, kamen die entscheidenden Impulse aus der molekulargenetischen Forschung der beiden letzten Jahrzehnte. Die Entdeckung von Mutationen in drei unterschiedlichen Genen (*app*, *psen1*, *psen2*), die jeweils kausal für die seltene, autosomal-dominant erbliche FAD sind, und von *apoe-ε4* als Risikoallel für die häufige AD-Form, führten zu zellbiologischen Modellen und Tiermodellen, aus denen derzeit die wichtigsten experimentellen Erkenntnisse und Therapiemodelle abgeleitet werden können.

2.2.5.2 Familienanamnese

Neben gemeinsamen Umwelteinflüssen weist eine positive Familienanamnese (FA) insbesondere auf genetische Faktoren hin. Es mag überraschen, dass in der EURODEM-Inzidenzstudie (Tabelle 2.2.2) sowie in der prospektiven kanadischen Gesundheits- und Altersstudie (Lindsay et al. 2002) kein signifikanter Zusammenhang mit einem AD-Erkrankungsrisiko und der FA für Demenzen gefunden wurde. Allerdings war die hierfür verwertbare Stichprobe von 40 FA-positiven aus 232 AD-Fällen (17,2%) in der EURODEM-Studie bzw. 17 von 156 (10,9%) in der kanadischen Studie relativ klein und der prozentuale Anteil der Fälle mit positiver FA scheint niedrig, ähnlich dem in Kontrollkollektiven bei Fall-Kontroll-Studien (s. u.). Wie in Tabelle 2.2.2 angedeutet, scheint insbesondere eine FA mit zwei oder mehr Demenzfällen bei Verwandten ersten Grades mit einem erhöhten AD-Risiko assoziiert zu sein; bei *apoe-ε4*-positiven Personen ist eine positive FA für Demenzen mit einem deutlichen Risikoanstieg für AD assoziiert (Slooter et al. 1998). Eine systematische Erhebung der FA von AD-Patienten und bei deren nicht dementen Ehepartnern ergab ein kumulatives Risiko für AD bei Verwandten ersten Grades (Eltern, Geschwister) von AD-Patienten von 24,8%, im Vergleich zu nur 15,2% bei den Verwandten der Ehepartner; unter Berücksichtigung des tendenziell jüngeren Erkrankungsalters bei den Verwandten der AD-Patienten ergab sich ein geschätztes RR für AD von 3,81 (2,14–6,79) bei den Verwandten ersten Grades von AD-Patienten (Silverman et al. 1994). Eine große Studie, ausgehend von 1694 AD-Patienten und über 12900 Verwandten ersten Grades, ermittelte bei Verwandten ersten Grades von AD-Patienten ein kumulatives Risiko von 39%, bis zu einem theoretischen Alter von 96 Jahren an AD zu erkranken. Dieses Risiko betrug 54%, wenn beide Eltern erkrankt waren, 46,5% bei erkrankten Vätern, 26,8% bei erkrankten Müttern und 29,1%, wenn die Eltern nicht betroffen waren (Lautenschlager et al. 1996). Das tatsächliche „Lebenszeitrisiko" hängt von der individuellen Lebenserwartung ab und beträgt im Hinblick auf die AD 33–40% der theoretischen kumulativen Inzidenz (Seshadri et al.

1997). Hieraus und auf Basis der Zahlen von Lautenschlager et al. (1996) würde sich für die Angehörigen von AD-Patienten ein durchschnittliches Lebenszeitrisiko für AD von 13–16% ergeben. Das Lebenszeitrisiko für AD lag bei Probanden der populationsbasierten Framingham-Studie bei durchschnittlich 6,3% für Männer und 12% für Frauen, jeweils ab einem Alter von 65 Jahren (Seshadri et al. 1997). Dass das AD-Risiko bei Nachkommen dementer Väter höher ist als bei Nachkommen dementer Mütter (Lautenschlager et al. 1996), könnte ein Hinweis darauf sein, dass bei Frauen ein höherer Anteil nichtgenetischer und/oder alternsabhängiger Faktoren involviert ist, bzw. dass bei Männern genetische Faktoren zu einem höheren Anteil beim AD-Risiko beteiligt sind als bei Frauen. Allerdings besteht für den bislang wichtigsten genetischen Risikofaktor, das ε4-Allel von *apoe* (s. 2.2.5.5), eher bei Frauen eine deutlichere Risikoerhöhung als bei Männern (Farrer et al. 1997). In der Studie von Lautenschlager et al. (1996) hatten 37% der Patienten eine positive FA für Demenzen, wobei die Patienten ohne Berücksichtigung der FA rekrutiert worden waren. Auch bei 7 kleineren Fall-Kontroll-Studien aus den U.S.A, Australien und Europa hatten durchschnittlich 37% der Patienten eine positive FA, im Gegensatz zu 14–16% der Kontrollen (van Duijn et al. 1991). Je nach Alter bei Erkrankungsbeginn führte eine positive FA zu einem RR von 2,3–5,3 (van Duijn et al. 1991, Tol et al. 1999). Bei Patienten mit positiver FA und AD-Beginn unter 70 Jahren sind 75–81% des AD-Risikos durch familiäre, d.h. wahrscheinlich genetische Faktoren bedingt, bei Patienten mit positiver FA und Erkrankungsbeginn ab 70 Jahren sind dies 57–62%; auf Populationsebene ergibt sich auf der Basis von Fall-Kontroll- und Prävalenz-Studien für familiäre Faktoren ein AD-Risikoanteil von 27–34% bei AD-Beginn unter 70 Jahren und von 21% bei AD-Beginn ab 70 (Tol et al. 1999). Diese Zahlen weisen darauf hin, dass bei der frühmanifesten AD genetische Faktoren zu einem höheren Teil involviert sind als bei der spätmanifesten AD. Unterschiedliche Altersstrukturen der Studienkollektive dürften mit dazu beitragen, dass in Inzidenzstudien (i.d.R. in der älteren Bevölkerung durchgeführt) und bei Kontrollkollektiven tendenziell seltener eine positive FA für Demenzen festgestellt wird als bei AD-Patienten in Prävalenz- oder Fall-Kontroll-Studien.

2.2.5.3 Zwillingsstudien

Einige Zwillingsstudien weisen auf eine beträchtliche Diskordanzrate im Hinblick auf die AD-symptomfreie Lebenszeit bei eineiigen Zwillingspaaren hin (Meyer u. Breitner 1998, Nee u. Lippa 1999). Bisher genannte Konkordanzraten für die Diagnose AD, mehrheitlich ohne Verfügbarkeit histopathologischer Daten, lagen zwischen 21 und 78% bei eineiigen Zwillingen, und zwischen 11 und 40% bei zweieiigen Zwillingen (Breitner et al. 1995, Bergem et al. 1997, Nee u. Lippa 1999).

Nach vorläufigen Schätzungen bei den (ausschließlich männlichen) Zwillingspaaren der Longitudinalbeobachtung der Probanden der großen Zwillingsstudie der „National Academy of Sciences – National Research Council Registry of Aging Twin Veterans“ könnten additive genetische Effekte zu ca. 37%, gemeinsame Umweltfaktoren zu ca. 35% und individuelle Faktoren zu ca. 28% für die Varianz des Manifestationsalters einer AD verantwortlich sein (Meyer u. Breitner 1998). Bei älteren Zwillingspaaren wurde der Anteil genetischer Faktoren der AD mit ca. 60% angegeben (Bergem et al. 1997), welcher unter Berücksichtigung der hohen Variabilität des Manifestationsalters auch bis zu 76–83% betragen könnte (Warwick Daw et al. 2000).

2.2.5.4 Down-Syndrom (Chromosom-21-Trisomie)

Das Down-Syndrom (DS) wird durch eine freie Chromosom-21-Trisomie oder eine unbalancierte Translokation mit Vorliegen von Chromosom 21-Anteilen in dreifacher Kopie (Translokationstrisomie) verursacht. Beim DS entwickelt sich zusätzlich zur vorbestehenden kongenitalen Minderbegabung und assoziiert mit AD-typischen Veränderungen im Gehirn oft bereits ab der 4. Lebensdekade eine Demenz (Mann u. Esiri 1989). Der biochemische Nachweis identischer Aβ-Peptide in den Amyloidablagerungen bei DS und AD (Glenner u. Wong 1984a, b), die Aufklärung der Aminosäuresequenz von Aβ (Masters et al. 1985) und schließlich die Isolierung der *app*-cDNA sowie die Kartierung von *app* auf Chromosom 21q21 gaben entscheidende Anhaltspunkte für eine ätiopathogenetische Analogie der Demenz bei DS und bei der AD und führten zur später bestätigten Hypothese einer primär kausalen Beteiligung von *app*-Mutationen (s. 2.2.5.8 u. 2.2.5.8.1) bei seltenen Formen der autosomal-dominant erblichen FAD. Die *app*-mRNA im Gehirn ist beim DS erhöht (Goodison et al. 1993). Im Gehirn von DS-Feten nach Schwangerschaftsabbruch in der 21. Schwangerschaftswoche kann bereits intrazerebral lösliches $A\beta_{42}$ nachgewiesen werden, nicht jedoch bei gleich alten Feten ohne DS (Teller et al. 1996). $A\beta_{42}$ hat eine hohe amyloidogene Potenz (Hilbich et al. 1991) und die bei DS zu beobachtenden initialen Plaquestadien sind immer $A\beta_{42}$-immunpositiv, spätere, sog. reife Plaquestadien, enthalten auch das üblicherweise häufiger vorkommende $A\beta_{40}$ (Iwatsubo et al. 1995) – eine zeitliche Reihenfolge wie bei der sporadischen AD (Gravina et al. 1995). Die beim DS auf mRNA- und Protein-Ebene nachzuweisende Überexpression von *app* scheint kausal für eine vermehrte amyloidogene Prozessierung des APP zu $A\beta_{42}$ zu sein. Ein bereits präsymptomatisch nachweisbar erhöhtes Verhältnis von $A\beta_{42}/A\beta_{40}$ wird bei FAD-Mutationen beobachtet (s. 2.2.5.8.1). Dies lässt vermuten, dass $A\beta_{42}$ unabhängig von der auf molekularer Ebene auslösenden Ursache kritisch für initiale Stadien der Pathologie des Gehirns bei AD ist. Im Vergleich zu Verstorbenen mit sporadischer AD war die AD bei im Durchschnitt um 18 Jahre jüngeren Patienten mit DS mit einer signifikant höheren Amyloidlast (prozentuale Belegung der Hirnrinde mit Amyloid), im Wesentlichen bedingt durch eine entsprechend größere mittlere Plaquegröße, assoziiert (Hyman et al. 1995). *apoe-ε4* war in dieser Studie sowohl bei sporadischer AD als auch bei AD bei DS mit einer ausgeprägteren Erhöhung des Amyloids verbunden. Auch wenn nicht alle Studien zu einem einheitlichen Ergebnis führten, so weisen verschiedene Studien auf einen früheren Beginn der AD bei DS in Assoziation mit *apoe-ε4* und einen gewissen protektiven Effekt durch *apoe-ε2* hin (Rubinsztein et al. 1999). Das *app* liegt nicht in der für die Ausprägung des DS essenziellen Region von Chromosom 21. Bei einer im Alter von 78 Jahren verstorbenen Frau mit DS infolge einer Translokationstrisomie ohne Beteiligung der *app*-Region wurde nach dem Tode keine Amyloidablagerung oder anderweitige AD-typische Pathologie des Gehirns festgestellt (Prasher et al. 1998). Dieser Fall unterstreicht indirekt die vermutlich zentrale Rolle von APP und $A\beta$ bei der Ätiologie der AD-Pathologie.

Meiotische Non-Disjunction-Ereignisse, Hauptursache der freien Chromosom-21-Trisomie (und anderer autosomaler Trisomien), nehmen kontinuierlich mit dem mütterlichen Alter zu – nicht jedoch mit dem väterlichen Alter – und sind zumeist mütterlichen Ursprungs. Frühe Beobachtungen einer Assoziation von Vorkommen eines DS in der Familienanamnese und sporadischer AD (van Duijn et al. 1991) fanden eine weitere Untermauerung in der Beobachtung eines erhöhten AD-Risikos bei Müttern von Nachkommen mit DS, welche zum Zeitpunkt der Geburt nicht älter als 35 Jahre waren (Schupf et al. 1994), oder bei Nachkommen von älteren Müttern (van Duijn et al. 1994). Es wurde eine gemeinsame Grundlage für eine Disposition für Chromosom-21-Trisomie und eine Disposition für eine spätere AD vermutet (Schupf et al. 1994). Ein erhöhtes AD-Risiko bei Eltern von Frauen mit Spontanaborten infolge autosomaler Trisomien konnte jedoch nicht nachgewiesen werden (Kline et al. 2000). In Fibroblastenkulturen von FAD-Patienten (mit Mutationen in *app*, *psen1* oder *psen2*) und Patienten mit sporadischer AD wurde eine erhöhte Mosaikrate für Chromosom-21-Trisomie und Chromosom-18-Trisomie nachgewiesen (Geller u. Potter 1999). In kultivierten Fibroblasten und Lymphozyten von Patienten mit DS, sporadischer AD sowie FAD (mit *psen1*-Mutationen) wurde eine erhöhte Rate an induzierbaren Chromatidbrüchen beobachtet (Parshad et al. 1996). Sowohl bei AD als auch bei DS konnten im Vergleich zu Kontrollprobanden vermehrt fehlerhafte Transkripte von *app* und des Ubiquitin-Gens sowie deren aberranten Translationsprodukte im Gehirn nachgewiesen werden (van Leeuwen et al. 1998). Das Fehlen von ein oder zwei Nukleotiden in der kodierenden Region eines Transkriptes, präferenziell in der unmittelbaren Umgebung von repetitiven Sequenzelementen, führt zu Leserasterverschiebungen der mRNA und zu C-terminal aberranten Proteinen. Dieses „molecular misreading" konnte im Gehirn und verschiedenen anderen Geweben auf Transkriptebene nachgewiesen werden, nicht jedoch entsprechende Deletionen in der genomischen DNA. Beim „molecular misreading" scheint es sich um ein generell vorkommendes Phänomen zu handeln, welches möglicherweise alternsabhängig und in Abhängigkeit von der Expressionsrate eines Genes zunimmt (van Leeuwen et al. 1998, 2000).

Die hier zusammengefassten Befunde ergeben noch kein schlüssiges Bild im Hinblick auf die Natur möglicher Zusammenhänge zwischen Meiose, Mitose, DNA-Reparatur, Transkription, FAD-Mutationen und AD und erfordern eine weiterführende Forschung.

2.2.5.5 Apolipoprotein E (Apo-E)

Das Gen für Apo-E (*apoe;* GenBank Accession No. M10065) umfasst ~3,6 kb auf dem langen Arm des Chromosom 19 (19q13.2). Der transkribierte Bereich (1156 bp) enthält vier Exons, der Protein kodierende Bereich verteilt sich auf die Exons 2–4 und kodiert für ein Protein mit 317 Aminosäuren (GenBank Accession No. NM_000041). Bei Familien mit mehreren Fällen spätmanifester AD wurde eine mögliche Kopplung der Erkrankung zur chromosomalen Region um *apoe* gefunden (Pericak-Vance et al. 1991). Apo-E spielt eine zentrale Rolle beim Cholesterol- und Lipidtransport und bindet an alle sieben der bislang bekannten Rezeptoren der LDL-Rezeptorenfamilie (LDLR, VLDLR, Apo-ER2, MEGF7, LRP, LRP1B, Megalin). Neben ihrer Funktion bei Transport und Endozytose von Blutfetten spielen diese multifunktionalen Rezeptoren und deren Liganden über im Einzelnen noch nicht aufgeklärte Mechanismen eine wichtige Rolle bei der Entwicklung und Aufrechterhaltung physiologischer Funktionen im Nervensystem (Herz 2001). Im Gehirn wird *apoe* vereinzelt in Nervenzellen des Kortex und Hippocampus (Xu et al. 1999) und ubiquitär in Gliazellen exprimiert. Die Gene der Apo-E-Rezeptoren werden in Neuronen exprimiert. Bei AD und anderen neurodegenerativen Erkrankungen sowie nach SHT ist eine erhöhte zerebrale *apoe*-Expression zu beobachten. Bei AD wurde in senilen Plaques (SP), assoziiert mit kongophilen Ablagerungen in Blutgefäßwänden sowie intraneuronal, zum Teil assoziiert mit Neurofibrillenbündeln (NFT) eine erhöhte Apo-E-Immunreaktivität beobachtet (Namba et al. 1991, Strittmatter et al. 1993a). In vitro zeigte sich eine hohe Affinität von Apo-E aus Liquor cerebrospinalis (CSF) zu synthetischem Aβ-Peptid; in der gleichen Arbeit wurde erstmalig eine Assoziation des ε4-Allels von *apoe* (s.u.) mit AD beschrieben (Strittmatter et al. 1993a). Diese Assoziation sowie eine Abhängigkeit des Ausmaßes der Assoziation von der ε4-Allel-Dosis wurde noch im gleichen Jahr von derselben Arbeitsgruppe bestätigt (Corder et al. 1993, Saunders et al. 1993).

Subklassen von Apo-E und individuell unterschiedliche Apo-E-Muster in der Plasmaelektrophorese ergeben sich aus der Kombination der häufig in der Bevölkerung vorkommenden allelischen Varianten (Isoformen) ε2, ε3 und ε4. Die Isoformen unterscheiden sich auf Aminosäureebene bedingt durch C→T-Substitutionspolymorphismen der jeweils ersten Base der Codons 112 und 158, jeweils mit der DNA-Sequenz CGC (für Arginin, R) oder TGC (für Cystein, C). Das *apoe*-Genotypsystem basiert auf der kombinierten Betrachtung dieser zwei benachbarten Polymorphismen im Abstand von 138 Nukleotiden auf Genebene. Die hieraus resultierenden beobachteten Haplotypen kodieren für die drei genannten Isoformen ε2 (C112_C158), ε3 (R112_C158) und ε4 (R112_R158) (Weisgraber et al. 1982). Phylogenetisch ist ε4 die älteste Variante, mit der im Vergleich zu ε2 oder ε3 größten Ähnlichkeit zur homologen Sequenz bei Primaten. Aus ε4 entwickelte sich ε3, woraus später ε2 entstand (Fullerton et al. 2000). Die Häufigkeit der *apoe*-Allele variiert weltweit (Tabelle 2.2.3), wobei in allen bislang untersuchten Populationen ε2 das seltenste Allel ist und ε3 die höchste Frequenz aufweist, mit einer zumeist reziproken Beziehung zur Häufigkeit von ε4; bei amerikanischen und australischen Ureinwohnern kommt ε2 nicht vor (Corbo u. Scacchi 1999). In Europa besteht ein Nord-Süd-Gefälle der Frequenz des ε4-Allels, was mit dem Nord-Süd-Gefälle der AD-Inzidenz (s. 2.2.4.1) bei den Hochbetagten zu korrelieren scheint.

Im Vergleich zu -ε3 und -ε4 hat Apo-E-ε2 eine reduzierte Rezeptoraffinität (Weisgraber et al. 1982). Die Mehrzahl der Patienten mit Hyperlipoproteinämie Typ III (HLPIII) ist homozygot für *apoe*-ε2, aber nur 1–4% aller ε2-Homozygoten entwickeln eine HLPIII. Anscheinend kann die reduzierte Rezeptoraffinität von ε2 in den meisten Fällen (z.B. durch erhöhte Rezeptorexpression) kompensiert werden. Ein Apo-E-Mangel, z.B.

Tabelle 2.2.3. Häufigkeiten (in %) der *apoe*-Allele in verschiedenen Populationen

apoe	Skandinavien[1]	Mitteleuropa[2]	Mittelmeerländer[3]	Afrika[4]	Ostasien[5]	Ozeanien[6]
ε4	13–31	11–16	5–9	18–41	7–11	26–37
ε3	64–78	75–84	85–90	54–71	82–87	49–74
ε2	4–12	6–11	5–6	3–12	2–11	0–15

[1] Lappland, Schweden, Dänemark, Finnland, Island, Norwegen; [2] Niederlande, Belgien, Vereinigtes Königreich, Frankreich, Deutschland, Tirol, Ungarn, Schweiz, Polen; [3] Italien, Spanien, Türkei, Griechenland, Sardinien; [4] Pygmäen, Khoi San, Sudan, Nigeria, Sub-Sahara; [5] China, Japan, Korea; [6] Papua, Polynesien, Australien (jeweils nur Ureinwohner); ad[1-6]: Reihenfolge entsprechend der Abnahme der *apoe*-ε4-Frequenz.

durch Mutationen, welche die *apoe*-Expression negativ beeinflussen, führt ebenfalls zur HLPIII (Ghiselli et al. 1981).

Apo-E-defiziente (-Knock-out- bzw. $^{-/-}$-)Mäuse entwickeln eine Hyperlipidämie und Atherosklerose (Zhang et al. 1992). Transgene *apoe*$^{-/-}$-Mäuse, homozygot für humanes ε2, entwickeln Atherosklerose und eine Fettstoffwechselstörung ähnlich der menschlichen HLPIII, hingegen sind Mäuse, homozygot für humanes ε3, normolipidämisch (Sullivan et al. 1998). Bei *apoe*$^{-/-}$-Mäusen degenerieren altersabhängig synaptophysinimmunreaktive Nervenenden und mikrotubulusassoziiertes Protein-2-immunreaktive Dendriten im Neokortex und Hippocampus (Masliah et al. 1995). Transgenes humanes *apoe*-ε3 in diesen Mäusen unter der Kontrolle eines Promoters für neuronale Expression verhinderte die spontane und kainatinduzierte (exzitotoxische) Neurodegeneration, nicht jedoch transgenes *apoe*-ε4 (Buttini et al. 1999).

Bei mit der humanen FAD-Mutation APPV717F transgenen Mäusen (vgl. Tabelle 2.2.8) kommt es zu einer erhöhten Produktion von $A\beta_{42}$ und typischen thioflavinpositiven $A\beta_{42}$-positiven Ablagerungen im Gehirn. Durch Kreuzen dieser Tiere mit *apoe*$^{-/-}$-Mäusen lassen sich APP717F/*apoe*$^{+/-}$- und APP717F/*apoe*$^{-/-}$-Tiere züchten. In Abhängigkeit von der Maus-*apoe*-Gendosis kam es zu einer dramatischen Reduktion der $A\beta_{42}$-positiven Ablagerungen, obwohl die Expressionsrate der transgenen APP-Mutation unverändert war (Bales et al. 1997). APP717F-transgene Mäuse entwickeln bis zu einem Alter von 6 Monaten unter normaler Expression von Maus-*apoe* oder transgenem humanem *apoe* (*apoe*$^{-/-}$-Hintergrund) deutliche Aβ-Ablagerungen und eine plaqueassoziierte neuritische Degeneration, wobei 15 Monate alte *apoe*-ε4-transgene Tiere im Vergleich zu den *apoe*-ε3-transgenen Tieren zehnmal so viel fibrilläre Aβ-Ablagerungen aufwiesen. APP717F-transgene *apoe*$^{-/-}$-Mäuse entwickeln immer noch signifikante Aβ-Ablagerungen, aber keine wesentliche neuritische Degeneration (Holtzman et al. 2000). APP670N_671L_717F (Doppelmutant für die schwedische Mutation K670N/M671L und die Indianapolis-Mutation (s. Tabelle 2.2.8) und *apoe*-ε4-transgene *apoe*$^{-/-}$-Mäuse, nicht jedoch *apoe*-ε3-Tiere wiesen im Alter von 6 Monaten Defizite im räumlichen Gedächtnis auf, die bei weiblichen Tieren wesentlich ausgeprägter waren; der zerebrale Aβ-Gehalt dieser Tiere war vergleichbar und nicht abhängig vom Apo-E-Isotyp (Raber et al. 2000). Tierexperimente weisen also auf die bedeutsame Rolle von Apo-E für die Aufrechterhaltung synaptischer Funktionen, aber auch auf die generelle sowie isotypspezifische Involvierung von Apo-E in die Fibrillenbildung und neurodegenerative Prozesse hin. Apo-E-Rezeptoren scheinen bei der Auslösung entzündlicher Reaktionen durch Aβ involviert zu sein (LaDu et al. 2000). Gereinigtes Apo-E-ε4 zeigt eine höhere Affinität zu Aβ als Apo-E-ε3 (Strittmatter et al. 1993b); von *apoe*-cDNA-transfizierten Zellen sezerniertes Apo-E-ε4 hingegen hat eine im Vergleich zu Apo-E-ε3 reduzierte Aβ-Affinität (LaDu et al. 1994, Jordán et al. 1998). Im Gegensatz zu Apo-E-ε3 ist Apo-E-ε4 toxisch für kultivierte primäre Ratten-Hippocampus-Neurone; Apo-E-ε3, nicht jedoch Apo-E-ε4, kann die toxischen Effekte von Aβ auf diese Zellen neutralisieren; da Apo-E-ε3-Aβ-Komplexe stabiler sind als die entsprechenden -ε4-Komplexe, scheint ε3 eher als ε4 in der Lage, die zelluläre Aufnahme von Aβ über Apo-E-Rezeptoren zu vermitteln (Jordán et al. 1998). In Anwesenheit von VLDL-Lipoprotein stimulierte Apo-E-ε3 und inhibierte Apo-E-ε4 das Neuritenwachstum in kultivierten Hinterwurzelganglienzellen und Neuroblastomzellen (Nathan et al. 1994). Die Expression von *apoe*-ε3 in kultivierten Astrozyten von *apoe*-transgenen *apoe*$^{-/-}$-Mäusen stimulierte das Neuritenwachstum in vitro wesentlich stärker als *apoe*-ε4 (Sun et al. 1998). Apo-E-ε4, aber nicht Apo-E-ε3, induziert Apoptose in einer Neuroblastomzelllinie (SH-SY5Y), aber nicht in Glioblastom- oder CHO-Linien; der Apoptose induzierende Effekt wird über LRP und G_i-GTPasen vermittelt (Hashimoto et al. 2000a). Bislang ist unklar, welches der zahlreichen Tier- und Zellmodelle am ehesten die physiologischen und pathophysiologischen Funktionen bzw. isotypspezifischen differenziellen Funktionen von Apo-E im Gehirn repräsentiert.

Im Gegensatz zum häufigsten Genotyp *apoe*-ε3/ε3 sind bei Männern die Genotypen ε2/ε2 und ε2/ε3, sowie ε3/ε4 und ε4/ε4 mit einem erhöhten Risiko für kardiovaskuläre Erkrankungen assoziiert (Lahoz et al. 2001). Unabhängig vom Cholesterolspiegel oder vom Blutdruck ist das ε4-Allel im Gegensatz zu ε4-negativen Genotypen bei fortgeschrittener Atherosklerose mit einem dramatischen Anstieg des Risikos für vaskuläre Demenz (RR = 19,8) sowie in geringerem Maß auch für AD (RR = 3,9) assoziiert (Hofman et al. 1997).

Das *apoe*-ε4 scheint ein genereller Risikofaktor für Demenzen zu sein (Slooter et al. 1998). Die oben bereits erwähnte spezielle Assoziation zwischen *apoe*-ε4 und der familiär gehäuft vorkommenden AD und sporadischer spätmanifester AD konnte in sehr vielen Studien weltweit repliziert werden, sodass heute eine ε4-alleldosisabhängige

Assoziation mit AD für die meisten Populationen als gesichert gilt (Farrer et al. 1997). In Fall-Kontroll-Studien zu AD bei Kaukasiern kann die ε4-Assoziation als Kontrollmerkmal gelten, d. h. dass Studienkollektive, in denen a priori keine Assoziation der AD mit ε4 besteht, nicht repräsentativ sind. Damit ist der *apoe*-Genotyp zumindest bei Kaukasiern ein bedeutsamer genetischer Kontrollfaktor für die Validierung von AD-Studienkollektiven für weiterführende Untersuchungen. *apoe*-ε2 scheint protektiv im Hinblick auf das AD-Risiko zu wirken (Corder et al. 1994, Farrer et al. 1997).

Die Schätzungen verschiedener Studien zum Einfluss des *apoe*-Genotyps auf das Erkrankungsalter und zum relativen kausalen Anteil von *apoe*-ε4 an der Gesamtheit der AD weisen erhebliche Unterschiede auf. Neben den bereits erwähnten Populationsunterschieden von Allelfrequenzen und möglichen Interaktionen des *apoe*-Genotyps mit anderen Risikofaktoren dürften auch methodische Unterschiede der Studien und demographische Faktoren eine Rolle spielen. Das Lebenszeitrisiko für AD ist für *apoe*-ε4-positive Personen im Gegensatz zu *apoe*-ε3-Homozygoten etwa verdoppelt (Tabelle 2.2.4), wobei im Vergleich zu ε4-Heterozygoten das Risiko für ε4-Homozygote in den meisten Fall-Kontroll-Studien mehr als doppelt so hoch ist (s. auch Tabellen 2.2.5 u. 2.2.6). Große Metaanalysen zahlreicher Prävalenzstudien weisen auf ein erhöhtes ε4-assoziiertes AD-Risiko bei Frauen im Vergleich zu Männern hin (Farrer et al. 1997), was jedoch in einer diesbezüglich sorgfältig kontrollierten Fall-Kontroll-Studie (Bickeböller et al. 1997) und in Inzidenzstudien (Evans et al. 1997, Slooter et al. 1998) nicht gezeigt werden konnte. Inzidenzstudien kommen zu niedrigeren ε4-assoziierten Risiken als Fall-Kontroll-Studien (s. Tabellen 2.2.5 u. 2.2.6). Wenn *apoe*-ε4 als Risikofaktor eliminiert werden könnte, wären anhand der Ergebnisse aus Fall-Kontroll- oder Prävalenz-Studien insgesamt ca. 18% weniger (Tol et al. 1999), anhand von Inzidenzstudien nur ca.

Tabelle 2.2.4. Lebenszeitrisiko für Alzheimer-Demenz (AD)

	Frauen	Männer	Referenz
Ab 65 Jahre	12%	6,3%	Seshadri et al. 1997
Ab 55 [1]	20%	8%	Slooter et al. 1998
Ab 55, *apoe*-ε4-positiv [1]	33%	19%	

[1] Ca. 72% aller erfassten Demenzen in der Studie von Slooter et al. (1998) waren AD, die hier genannten Risikoschätzungen wurden entsprechend extrapoliert.

Tabelle 2.2.5. *apoe*-Genotyp abhängige Odds-Ratio (OR) für AD in Fall-Kontroll- und Prävalenz-Studien. Alle Daten aus Farrer et al. 1997 und Tol et al. 1999

apoe-Genotyp	AD (%)	Kontrollen (%)	OR Klinische Studien	OR Prävalenzstudien	Genotypbedingter Prävalenzanteil
ε2/ε2	0,2	0,8	0,6	0,9	
ε2/ε3	4,8	12,7	0,6*	0,6*	
ε3/ε3	36,4	60,9	1	1	
ε2/ε4	2,6	2,6	2,6*	1,2	1,6
ε3/ε4	41,1	21,3	3,2*	2,7*	14,7
ε4/ε4	14,8	1,8	14,9*	12,5*	1,7

* Signifikant

Tabelle 2.2.6. *apoe*-Genotyp abhängige Odds-Ratio (OR) für AD in Inzidenzstudien. Daten aus Evans et al. 1997 (1) und Slooter et al. 1998 (2)

apoe-Genotyp	AD (%)		Kontrollen (%)		OR		Genotypbedingter Inzidenzanteil (%)	
	(1)	(2)	(1)	(2)	(1)	(2)	(1)	(2)
ε2/ε2	1,1	0	1,2	1,0	1,1			
ε2/ε3	10,2	6,2	8,8	14,8		0,4*		
ε3/ε3	65,9	56,7	74,1	56,5	1	1		
ε2/ε4	1,1	2,1	1,2	1,9		1,3		0,6
ε3/ε4	19,3	32,0	13,9	24,2	2,27*	1,8*	13,7	9,5
ε4/ε4	2,3	3,1	0,8	1,6		6,2*		1,5

* Signifikant

12–14% weniger AD-Fälle zu erwarten (Evans et al. 1997, Slooter et al. 1998). Im Vergleich zu ε3-homozygoten Patienten wird das durchschnittliche Manifestationsalter der AD bei einer Population von ≥55-Jährigen durch *apoe-ε4*-Heterozygotie um ca. 3 Jahre und durch ε4-Homozygotie um ca. 4 Jahre reduziert (Slooter et al. 1998). Insgesamt können durch *apoe-ε4* nur ca. 4–9% der (sehr hohen) Varianz des Manifestationsalters der AD erklärt werden (Slooter et al. 1998, Warwick Daw et al. 2000).

2.2.5.6 Die Suche nach weiteren Kandidatengenen

Familien- und Zwillingsstudien (s. o.) sowie Modellberechnungen (Warwick Daw et al. 2000) lassen für die sporadische AD neben *apoe* die Existenz von Risikoallelen mehrerer Kandidatengene vermuten (s. z. B. Rao et al. 1996). Kopplungsdaten verschiedener Geschwisterpaaruntersuchungen mit polymorphen, anonymen Mikrosatellitenmarkern ergaben zum Teil überlappende, im Wesentlichen jedoch uneinheitliche Ergebnisse im Hinblick auf mögliche AD-Loci (Kehoe et al. 1999, Myers et al. 2002, Blacker et al. 2003). Drei jüngere Kopplungsanalysen mit Chomosom-10-Loci fanden besondere Beachtung (Bertram et al. 2000, Ertekin-Taner et al. 2000, Myers et al. 2000). Die Daten lassen mindestens zwei unterschiedliche Loci auf dem langen Arm des Chromosom 10 vermuten. Die meisten Hypothesen werden in derzeit zahlreich publizierten Assoziationsstudien (i. d. R. Fall-Kontroll-Studien oder Geschwisteranalysen) überprüft, indem positionelle oder funktionelle Kandidatengene auf ihre allelische Assoziation mit AD statistisch untersucht werden. Der Möglichkeit, dass evtl. seltene Risikoallele mehrerer Gene mit relativ geringem Einzeleffekt eine Rolle spielen, wird durch zunehmend größere Studienkollektive Rechnung getragen. Hierdurch steigt zwar die statistische Power, auch geringe Effekte oder Subkollektive mit seltenen Risikomerkmalen zu entdecken, allerdings steigt auch die Wahrscheinlichkeit für falsch-positive Assoziationen. Klinische und wissenschaftliche Zentren, die in der Lage sind, große Studien durchzuführen, rekrutieren ihre Studienkollektive zumeist aus genetisch heterogenen Populationen. Je größer die Kollektive werden, desto höher ist die Wahrscheinlichkeit, dass genetische Assoziationsbefunde auf diskreten Subpopulationen basieren, die sich zufällig in den Allelfrequenzen eines untersuchten Polymorphismus unterscheiden. So verwundert es nicht, dass inzwischen allelische Varianten von über 120 Genen oder anonymen Loci auf ihre Assoziation mit AD hin untersucht wurden und dass neben *apoe-ε4* bislang noch kein weiteres Risikoallel eines anderen Kandidatengens verifiziert werden konnte (Finckh 2003). Eine Kontrolle der genetischen Struktur der Studienkollektive ist mittels Genotypisierung einer größeren Anzahl neutraler Polymorphismen möglich (Devlin u. Roeder 1999). Eine sorgfältige Untersuchung der genetischen Struktur von Studienkollektiven würde jedoch wesentlich mehr Aufwand erfordern als die eigentliche Hypothesentestung gängiger Assoziationsstudien.

2.2.5.7 Mitochondriale Mutationen

Eine Studie zu vermehrt vorkommenden Mutationen in Genen der mitochondrial kodierten Untereinheiten der Zytochrom-C-Oxidasen bei AD stellte sich als fehlerhaft heraus (Hirano et al. 1997, Wallace et al. 1997). In metabolisch besonders beanspruchten Hirnarealen, nicht jedoch konstitutionell, wurden in AD-Gehirnen vermehrt mitochondriale Punktmutationen beschrieben (Chang et al. 2000), was mit einer zunehmenden Dekompensation gegenüber lokalem oxidativen Stress im Verlauf einer neurodegenerativen Erkrankung, wie der AD, gut vereinbar wäre. Da die Mehrzahl der mitochondrialen Proteine von autosomalen Genen kodiert werden, erscheint auch eine autosomal erbliche Disposition für mangelhafte Funktion/Reparatur/Stabilität mitochondrialer Strukturen als Risikofaktor für die AD möglich.

2.2.5.8 Monogene, autosomal-dominant erbliche, familiäre AD (FAD)

Wahrscheinlich weniger als 1% aller AD sind durch Einzelgenmutationen verursacht, welche als kausal für die autosomal-dominant erbliche Form der zumeist vor dem 60. Lebensjahr einsetzenden familiären AD (FAD) erachtet werden. In einer populationsbasierten Studie in Frankreich wurde eine FAD-Prävalenz von 5,3 auf 100 000 Personen geschätzt (Campion et al. 1999), vergleichbar mit dem Vorkommen der Chorea Huntington in verschiedenen europäischen Ländern. Bislang sind drei Gene für die FAD bekannt. Es handelt sich um *app*, das Gen für APP, sowie *psen1* und *psen2*, die für die homologen Proteine Präsenilin 1 (PS1) und Präsenilin 2 (PS2) kodieren (s. Tabelle 2.2.7).

Tabelle 2.2.7. Die drei bekannten Gene der familiären Alzheimer-Demenz (FAD)

Gen	chromosomaler Locus	Länge (kb)	GenBank Accession No.	cDNA (bp)	GenBank Accession No.	5'-UTR (bp)	kodierender Bereich (Nukleotidposition)	3'-UTR (bp)
app	21q21	290	D87675	3579	NM_000484	147	148–2460 (Exons 1–18)	1120
psen1	14q24.3	84	AF109907	2765	NM_000021	248 (Exons 1A–3) 541 (Exons 1B–3)	249–1652 (Exons 3–12)	1104
psen2	1q31–q42	25	U50871	2236	NM_000447	367 (Exons 1–3)	368–1714 (Exons 3–12)	522

Schätzungsweise 50–80% aller FAD sind durch Mutationen in einem dieser drei Gene verursacht (Campion et al. 1999; Finckh et al. 2000b, Janssen et al. 2003). Die meisten FAD-Mutationen in diesen drei Genen führen histopathologisch zu den typischen Läsionen im Gehirn mit neuritischen, fibrillären β-Amyloid-Plaques und Neurofibrillenbündeln. Die Plaquedichte pro Gewebeabschnitt und der Anteil an $A\beta_{42}$-positiven Plaques bei FAD ist im Vergleich zur sporadischen AD erhöht (Gómez-Isla et al. 1999) und einige *psen1*-Mutationen führen im Vergleich zu APPV717G oder APPV717I auch zu einer signifikanten Erhöhung der $A\beta_{40}$-Plaquedichte (Ishii et al. 2001). Darüber hinaus ist die Gesamtmenge von $A\beta_{40}$ und $A\beta_{42}$ in Plaques bei *psen1*-Mutationen oft höher als bei den wenigen bekannten *psen2*-Mutationen (Mann et al. 1997). Während bei FAD intrafamiliär Manifestationsalter und Krankheitsverlauf ähnlich sein können, kommen sowohl intrafamiliär als auch interfamiliär - auch bei Vorliegen identischer Mutationen - zum Teil signifikante Unterschiede vor, was modifizierende genetische und andere Faktoren vermuten lässt (Fox et al. 1997, Gómez-Isla et al. 1999); trotzdem kann in den meisten Fällen von einer kompletten Penetranz ausgegangen werden. In wenigen Ausnahmen (PS1A79V, I143F, H163Y, H163R, A409T; PS2N141I, M239V, M239I) wurde eine sehr ausgeprägte Phänotypvariabilität beschrieben, sodass eine inkomplette Penetranz bei diesen Mutationen nicht ausgeschlossen werden kann. Bei FAD infolge der Mutation APPV717I wird ein modifizierender Einfluss von *apoe-ε4* auf das Manifestationsalter angenommen (Sorbi et al. 1995), was jedoch bei keiner anderen FAD-Mutation bislang bestätigt werden konnte (s. z.B. Fox et al. 1997). Bei einigen „atypischen" *psen1*-Mutationen (s. 2.2.5.8.2) und der *app*-Mutation T714I (s. 2.2.5.8.1), welche unmittelbar an der γ-Sekretase-Schnittstelle liegt, prädominiert eine atypische Plaquestruktur (Kongorot-negative „cotton-wool plaques", ohne oder mit nur wenig fibrillärem Amyloid), mit z.T. abwesenden oder nur geringen neuritischen Zeichen.

Für FAD-Patienten mit Mutationen in einem der drei genannten Gene und deren Angehörige existiert im Gegensatz zu den übrigen AD-Formen also ein Biomarker, der eine präsymptomatische Risikoerfassung ermöglicht. Die meisten Mutationen wurden bislang nur in einzelnen Familien gefunden. Ein Überblick und eine ständige Aktualisierung der Mutationsbefunde findet sich bei der von M. Cruts (Universität Antwerpen) eingerichteten Datenbank über:
http://molgen-www.uia.ac.be/ADMutations/.

Die Funktionen von APP, PS1 und PS2 im Gehirn sind weitgehend unbekannt. Die Domänenstruktur von APP und den Präsenilinen sowie zahlreiche experimentelle Daten weisen auf eine multifunktionale Rolle dieser Proteine bei der intrazellulären Signalverarbeitung, Protein-Prozessierung, -Sortierung und -Faltung, Apoptose, Kalziumhomöostase sowie als Zelloberflächenmoleküle hin (De Strooper u. Annaert 2000). Auch wenn eine kausale Beziehung zwischen den o. g. Mutationen und der FAD als bewiesen gilt, so herrscht über die molekularen Mechanismen und die pathogenetische Rolle der Genprodukte bzw. mutierten Genprodukte Unklarheit. Die bei allen Formen der AD bekannte $A\beta$-Amyloid- und Tau-Pathologie lässt jedoch eine Involvierung identischer oder ähnlicher Moleküle und Mechanismen vermuten.

app$^{-/-}$-Mäuse sind fertil, haben eine reduzierte synaptische Plastizität und entwickeln alternsabhängig eine verstärkte Gliose im Hippocampus und Kortex, begleitet von Lerndefiziten (Zheng et al. 1995). *psen1*$^{-/-}$-Mäuse haben letale Skelett- und ZNS-Defekte (Shen et al. 1997). Im Gegensatz hierzu sind *psen2*$^{-/-}$-Mäuse fertil und entwickeln alternsabhängig lediglich eine milde Lungenfibrose mit Blutungen; *psen1*$^{-/-}$-*psen2*$^{-/-}$-Mäuse haben einen ähnlich schweren Phänotyp wie Notch1-defiziente

Tiere (Herreman et al. 1999). Das komplettes Fehlen von PS1 und PS2 in embryonalen Zelllinien von *psen1*$^{-/-}$-*psen2*$^{-/-}$-Mäusen führt zum vollständigen Verlust einer nachweisbaren γ-Sekretase-Aktivität (Herreman et al. 2000; Zhang et al. 2000).

Humane Mutationen in allen drei Genen sind mit einer verstärkt amyloidogenen Metabolisierung von APP assoziiert (Scheuner et al. 1996). Damit erscheint für die FAD, ähnlich wie bei der DS-assoziierten AD die zentrale Rolle des APP-Metabolismus belegt. Bei der Mehrzahl der in dieser Hinsicht untersuchten APP- und PS1/PS2-Mutationen kommt es in vitro zu einer im Vergleich zu $A\beta_{40}$ relativen und z.T. auch absoluten Zunahme der zellulären Sekretion von $A\beta_{42}$ oder N-terminal verkürztem $A\beta_{42}$ ($A\beta_{x-42}$), also Endprodukten von APP, für deren Entstehung neben der β-Sekretase- auch eine γ-Sekretase-Aktivität erforderlich ist.

Aus genetischer Sicht erscheint die Hypothese, dass die Präseniline selbst das aktive Zentrum der γ-Sekretase darstellen (Wolfe et al. 1999) paradox. Dies würde nämlich bedeuten, dass alle 126 bislang bei FAD bekannten PS1-Mutationen (s. 2.2.5.8.2), die sich auf fast alle Domänen des Proteins verteilen, die enzymatische γ-Sekretase-Aktivität auf gleiche oder ähnliche Weise spezifisch beeinflussen bzw. stimulieren (s. hierzu auch Checler 2001). Es konnte jedoch gezeigt werden, dass ohne Präseniline kein funktioneller γ-Sekretasekomplex gebildet werden kann (Takasugi et al. 2003), wobei Präsenilin neben einer strukturellen eine katalytische bzw. γ-Sekretase regulierende Rolle in diesem Proteinkomplex übernehmen könnte. Unterschiedliche Missense-Mutationen in den Präsenilinen könnten zu einem Verlust dieser γ-Sekretase regulierenden Funktion führen, also im Hinblick auf die $A\beta_{42}$-Genese ein „gain of (mis)function". Im Vergleich zum Wildtyp PS1 konnte eine erhöhte Akkumulation des mutierten Proteins nachgewiesen werden (Lee et al. 1997), wodurch das Proteinprodukt des Wildtyp-Allels, welches bei autosomal-dominanten Erkrankungen in allen Fällen ebenfalls vorhanden ist, von seinem Wirkungsort verdrängt werden könnte („dominant-negativer" Effekt). „Gain of misfunction" und „dominant-negativer" Effekt sind typische Mutationseffekte bei autosomal-dominant erblichen Erkrankungen. Hiermit vereinbar scheint, dass bei FAD bisher noch keine Nonsense-Mutation in den Präsenilingenen gefunden wurde und dass alle bislang in dieser Hinsicht untersuchten *psen1*-Mutationen ihre Wirkung über ein (mutiertes) Präsenilinprotein zu entfalten scheinen (s. 2.2.5.8.2). Experimentell konnte gezeigt werden, dass Präseniline im γ-Sekretasekomplex als Homodimere bzw. Heterotetramere aus jeweils zwei N- und C-terminalen PS-Fragmenten (vgl. Abb. 2.2.3) vorliegen (Cervantes et al. 2001). Die Affinität der Fragmente zueinander wurde durch pathogene PS1-Mutationen in vitro z.T. positiv und z.T. negativ beeinflusst, die Dimerisierung aber nicht verhindert (Cervantes et al. 2001; Hebert et al. 2003a, b). Dadurch sind allosterische Effekte eines mutierten PS auf das Wildtyp-PS (oder umgekehrt) im Hinblick auf die $A\beta_{42}$-Genese oder andere enzymatische Aktivitäten des γ-Sekretasekomplexes möglich (Schroeter et al. 2003), und die weiter oben aufgeworfene Frage, warum viele unterschiedliche Mutationen in PS1 immer wieder mit einer Erhöhung des $A\beta_{42}$ einhergehen, möglicherweise beantwortet. Ähnlich könnten sich auch bestimmte Missense-Mutationen im Gen des Substrates, *app* (s. 2.2.5.8.1), auswirken: Der limitierende Schritt bei der $A\beta$-Genese ist die β-Sekretase-Spaltung (Maruyama et al. 1994), wodurch der C-terminale transmembranäre Rest von βAPP (P12) für die γ-Sekretase(n) erst zugänglich wird (s. Abb. 2.2.3). Nonsense-Mutationen in *app* oder Mutationen, welche die β-Sekretase-Spaltung von βAPP behindern, wurden bislang bei FAD nicht nachgewiesen. Vielmehr konnte gezeigt werden, dass die schwedische APP-Doppelmutation K670N/M671L, unmittelbar N-terminal benachbart der wichtigsten β-Sekretase-Schnittstelle liegend, zu einer erhöhten β-Sekretase-Spaltung und konsekutiven $A\beta$-Genese führt (Thinakaran et al. 1996).

Der autosomal-dominante Erbgang der FAD, alle bisher bekannten pathogenen Mutationen in *app* und den Präsenilinen sowie die o. g. Befunde bei Knock-out-Tiermodellen sprechen also für ein „gain of function" oder dominant-negative Effekte der FAD-Mutationen in diesen drei Genen.

2.2.5.8.1 Mutationen im APP-Gen (*app*)

Durch alternatives Spleißen der Exons 7 (57 Kodons), 8 (19 Kodons) und 15 (18 Kodons) wird *app* in 8 verschiedenen Isoformen exprimiert, die entsprechend der Länge der kodierten Proteine bezeichnet werden (APP 770, 751, 714, 695; LAPP 752, 733, 696, 677). Transkripte ohne Exon 15 wurden ursprünglich in Leukozyten und Mikrogliazellen nachgewiesen, daher die Bezeichnung LAPP. In Neuronen werden überwiegend APP695, eine Isoform ohne die von den Exons 7 und 8 kodierten Aminosäuren, sowie die Isoformen 751 und 770 exprimiert. Die Kunitz-Protease-Inhibitor-Domäne (KPI) wird von Exon 7 kodiert. Die KPI enthaltenden Isoformen von APP (770 und 751) machen zusammen etwa die Hälfte des im menschlichen Kortex nachweisbaren APP aus. Bei AD nimmt der relative Anteil der KPI-positiven Isoformen in der nach Ultrazentrifugation löslichen APP-Fraktion im Kortex auf ca. 75% zu (Moir et al. 1998). KPI-positive Isoformen sind mit vermehrter $A\beta_{42}$-Genese assoziiert und haben daher gegenüber den KPI-negativen Isoformen ein erhöhtes amyloidogenes Potenzial (Ho et al. 1996). Aus diesem Grund könnte die Regulation des alternativen Spleißens der primären *app*-Transkripte eine bei der AD pathogenetisch relevante Rolle spielen.

In Kopplungsanalysen wurden einzelne Familien mit möglicher Kopplung der FAD zum langen Arm des Chromosom 21 beschrieben (St George-Hyslop et al. 1987, Goate et al. 1989). Aufgrund histopathologischer und biochemischer Analogien zwischen AD und DS (s. 2.2.5.4) und der Lokalisation von *app* auf Chromosom 21 war *app* ein funktionelles und positionelles Kandidatengen für die FAD. Mit V717I wurde schließlich die erste FAD-Mutation in *app* identifiziert (Goate et al. 1991). Inzwischen sind insgesamt 17 unterschiedliche pathogene Mutationen in *app* bekannt, von denen 13 ausschließlich bei FAD, eine (E693Q) ausschließlich bei zerebroarterieller Amyloidose (CAA) und vier (A692G, E693K, D694N) bei CAA mit variabler Beteiligung des Hirnparenchyms vorkommen. In allen Fällen handelt es sich um autosomal-dominant erbliche Erkrankungen. Für die Mutation H677R liegen keine funktionellen Daten vor und es konnte keine Kosegregation mit FAD nachgewiesen werden (Janssen et al. 2003). Die FAD-Mutation V717I („London") wurde weltweit in über 21 unterschiedlichen Familien identifiziert, mit einer z.T. unabhängigen Entstehung in unterschiedlichen Populationen. Die Mehrheit der anderen *app*-Mutationen scheinen „privat", wurden also bislang nur in singulären Familien beschrieben. Die traditionelle Nomenklatur der *app*-Mutationen bezieht sich auf das Exon 1–18-Transkript von *app* (770 Codons). Die „Swedish" Doppelmutation für K670N/M671L und die Mutation H677R liegen in Exon 16, die übrigen Mutationen sind Einzelnukleotidsubstitutionen und liegen in Exon 17. Die Aminosäuren für $A\beta$ werden von den Exons 16 und 17 kodiert und alle Mutationen liegen in der näheren Umgebung der α-, β- und γ-Sekretase-Schnittstellen. Die Mutationen der Aminosäuren 670, 671, 677, 714, 715, 716, 717, 723 liegen außerhalb von $A\beta$, die Mutationen der Aminosäuren 692, 693, 694 in der $A\beta$-Region. Die Schnittstellen der γ-Sekretase(n) sind variabel und liegen u.a. zwischen den Aminosäuren 711/712 ($A\beta_{40}$) und 713/714 ($A\beta_{42}$). Die Mutationen T714I und T714A liegen unmittelbar C-terminal benachbart der γ-Sekretase-Schnittstelle für $A\beta_{42}$ und führen neben einer signifikanten Erhöhung N-terminal verkürzter $A\beta$-Fragmente (s. Tabelle 2.2.8) auch zu einer sig-

Tabelle 2.2.8. Effekte von *app*-Mutationen auf die $A\beta$-Sekretion in vitro. Daten zusammengefasst aus: Cai et al. 1993, Suzuki et al. 1994, Maruyama et al. 1996, Thinakaran et al. 1996, Eckman et al. 1997, Lichtenthaler et al. 1997, 1999, Ancolio et al. 1999, Hashimoto et al. 2000b, Kumar-Singh et al. 2000, De Jonghe et al. 2001, Nilsberth et al. 2001

Mutation	Name	$A\beta$ total	$A\beta_{42}/A\beta_{40}$	$A\beta_{x-42}$	sAPPα
K670N/M671L	Swedish	↑↑	(→)	↓	↓
H677R					
A692G	Flemish	↑	↑		
E693Q	Dutch	→	↓		
E693K	Italian		↓		
E693G	Arctic		↓		
D694N	Iowa				
T714A	Iranian		↑		
T714I	Austrian		↑↑↑	↑↑	→
V715M	French	↑	↑↑		(↑)
V715A	German		↑↑	↑↑	→
I716V	Florida		↑	↑↑	→
I716T					
V717I	London	↓	↑	↑↑	→
V717F	Indianapolis	↓	↑		→
V717G		↓	↑		
V717L	Indiana		↑↑	↑↑	
L723P	Australian		↑		

nifikanten Erhöhung C-terminal verkürzter $A\beta$-Fragmente (Kumar-Singh et al. 2000), was auf einen Einfluss dieser Mutation auf die Spezifität der γ-Sekretase(n) schließen lässt.

Die Positionen der *app*-Mutationen weisen auf eine Genotyp-Phänotyp-Beziehung hin, in dem Sinne, dass bei Mutationen in den Codons 692–694 eine ausgeprägte CAA, begleitet von einem variablen Demenzausmaß, vorliegt. Während in den Hirnparenchymplaques bei AD und FAD überwiegend $A\beta_{42}$, bzw. N-terminal trunkiertes $A\beta_{x-42}$ nachzuweisen ist, prädominiert $A\beta_{40}$ in den Gefäßwandablagerungen bei der CAA. *In vitro* führen die meisten FAD-Mutationen in APP zu einer im Vergleich zu $A\beta_{40}$ relativen und z.T. auch absoluten Zunahme der Sekretion von $A\beta_{42}$ oder $A\beta_{x-42}$. Allerdings ist das relative Verhältnis der verschiedenen sezernierten $A\beta$-Produkte zum Teil unterschiedlich (Tabelle 2.2.8). Eine Erhöhung von $A\beta_{42}$ im Serum kann auch bei Trägern von FAD-Mutationen nachgewiesen werden (Scheuner et al. 1996). Ob intrazelluläre Endprodukte von APP oder extrazelluläres $A\beta$ ursächlich für den Neuronenverlust bei der AD sind, ist Gegenstand intensiver Forschungen und Diskussion. Eine Überexpression von Wildtyp-*app* oder unterschiedlicher *app*-Mutationen – dies zum Teil bereits bei normaler quantitativer Expression – führt in neuronalen Zelllinien zur Auslösung unterschiedlicher neurotoxischer Mechanismen (Hashimoto et al. 2000b). Dieses Zellmodell könnte evtl. die Situation bei AD in Folge einer Chromosom-21-Trisomie (s. 2.2.5.1.3) sowie infolge von FAD-Mutationen bei FAD widerspiegeln. Während in transfizierten HEK293-Zellen das intrazelluläre Gesamt-$A\beta$ bei der schwedischen Doppelmutation K670N/M671L erhöht vorliegt, ist es bei der Mutation V715 M erniedrigt (Ancolio et al. 1999). Die unterschiedlichen α-, β- und γ-Sekretase-Prozessierungsschritte von APP werden durch die Mutationen also nicht immer in einheitlicher Weise beeinflusst.

2.2.5.8.2 Mutationen im Präsenilin-1-Gen (*psen1*)

FAD-Mutationen in *psen1* wurden erstmals von Sherrington et al. (1995) beschrieben. Alternatives Spleißen (s. Tabelle 2.2.7) scheint bei *psen1* im Gehirn eine untergeordnete Rolle zu spielen. So wurden z.B. FAD-Mutationen im C-terminalen Bereich des Proteins (PS1) beschrieben, welcher von einer nur in Leber, Milz und Niere nachzuweisenden C-terminal verkürzten Spleißvariante (PS1.374) nicht kodiert wird (Sahara et al. 1996). In *psen1* sind bislang 126 pathogene Mutationen in 86 Kodons bekannt, die zu 119 verschiedenen mutanten Proteinen führen, welche mit wenigen Ausnahmen die typische FAD verursachen. Auf Proteinebene verteilen sich die Mutationen auf alle Domänen von PS1. 118 der 126 Mutationen sind Einzelnukleotidsubstitutionen. Die Mutationen mit den auf Proteinebene vorhergesagten Strukturveränderungen in PS1 I83/M84, V261F, R278T, P436Q und (S290C, δT291–S319) verursachen neben FAD eine spastische Paraparese. Die Veränderung (S290C, δT291–S319) wurde auf mindestens 4 unabhängige Mutationsereignisse zurückgeführt: zwei unterschiedlich große Deletionen zwischen den Exons 8 und 10 und zwei unterschiedliche Einzelnukleotidmutationen im Splice-Akzeptor von Intron 8. Alle vier Mutationen führen zum Verlust („skipping") von Exon 9 auf mRNA-Ebene und infolge des aberranten Spleißens von Exon 8 mit Exon 10 zur Entstehung des Aminosäureaustausches S290C, welchem die pathogenetische Auswirkung dieser Mutationen zugeordnet wird. Eine weitere Mutation wurde im Splice-Donor von Intron 4 gefunden, wobei neben pathogenetisch irrelevanten aberranten Transkripten ein aberrant gespleißtes Transkript mit einem pathogenetisch entscheidenden zusätzlichen Kodon (T113–114ins) entsteht (zur Übersicht über „atypische" *psen1*-Mutationen siehe Steiner et al. 2001). Unter Annahme des z. Z. favorisierten Konzepts einer Proteintopologie mit acht Transmembran-(TM-)Domänen bei den Präsenilinen (s. Abb. 2.2.3 und z.B. Annaert et al. 2001) verteilen sich 70 der auf Proteinebene unterscheidbaren 119 PS1-Mutationen auf insgesamt 49 unterschiedliche Aminosäurepositionen in den TM-Domänen, d.h. auf ca. 30% der Aminosäuren der TM-Domänen. Die übrigen 49 Mutationen verteilen sich auf 37 unterschiedliche Aminosäurepositionen in den hydrophilen Schleifen zwischen den TM-Domänen oder den N- bzw. C-terminalen Proteinabschnitten. Damit sind die TM-Domänen, welche aus insgesamt ca. 160–170 (der insgesamt 467) Aminosäuren zusammengesetzt sind, bei Mutationsereignissen signifikant überrepräsentiert ($p < 0{,}000005$, s. auch Hardy u. Crook 2001). Dies lässt eine besonders wichtige Rolle der TM-Domänen bei der Funktion der γ-Sekretase vermuten, auch wenn z.B. Familien mit besonders frühmanifester FAD (mittleres Erkrankungsalter <30,5 Jahre) mit PS1-Mutationen außerhalb der TM-Domänen (z.B. P117L, A434C, P436Q) beschrieben wurden.

2.2.5.8.3 Mutationen im Präsenilin-2-Gen (*psen2*)

Kurz nach der Entdeckung der ersten *psen1*-Mutationen konnte auf der Basis von Kopplungsanalysen bei wolgadeutschen Familien und aufgrund seiner strukturellen Homologie zu *psen1* das in der gekoppelten Region auf Chromosom 1 lokalisierte *psen2* als FAD-Gen identifiziert werden (Levy-Lahad et al. 1995a, 1995b, Rogaev et al. 1995). Bei *psen2* scheint im Hinblick auf die FAD wie bei *psen1* alternatives Spleißen eine untergeordnete Rolle zu spielen. Bislang sind bei FAD fünf Missense-Mutationen in PS2 bekannt (T122P, N141I, M239V, M239I, D439A). Die ersten vier der fünf genannten Mutationen betreffen Codons, welche in natürlich vorkommenden N-terminal verkürzten, aber neben der kompletten Isoform nur gering repräsentierten, differenziell gespleißten Isoformen nicht translatiert werden. Diese N-terminal verkürzten Isoformen haben *in vitro* keinen Einfluss auf die Aβ-Genese oder das Verhältnis A$\beta_{42/40}$ (Grünberg et al. 1998). Nach physiologischer proteolytischer Spaltung bleiben die N- und C-terminalen Anteile der Präseniline aneinander gelagert und sind speziell in dieser Form funktionell am γ-Sekretasekomplex beteiligt, was auf eine kooperative Interaktion der N- und C-terminalen Fragmente schließen lässt. Experimentell wurde gezeigt, dass N- oder C-terminal verkürzte Präseniline nicht in den γ-Sekretasekomplex integriert werden und nicht mit einer veränderten Aβ-Genese assoziiert sind (Steiner et al. 2001). C-terminale APP-Fragmente, welche die Aβ-Region enthielten, nicht aber Fragmente ohne die Aβ-Region, konnten mit Präsenilinen koimmunpräzipitiert werden, wobei der hydrophile N-terminale Bereich von Präsenilin für die molekulare Interaktion erforderlich war (Pradier et al. 1999). Diese Beobachtungen untermauern das o. g. Modell, dass *psen1*/*psen2*-Mutationen nur durch mutiertes Präsenilinprotein mit Erhalt wesentlicher Charakteristika der molekularen Präsenilininteraktionen FAD verursachen können.

Die PS2-Mutationen N141I, M239V und M239I sind mit einer ausgeprägten Phänotypvariabilität im Hinblick auf Manifestationsalter sowie den klinischen Verlauf assoziiert (Bird et al. 1996, Sherrington et al. 1996, Nochlin et al. 1998, Finckh et al. 2000a), wobei ein epistatischer Effekt des *apoe*-Genotyps bislang nicht belegt werden konnte.

2.2.5.9 Genetische Beratung

Die präsymptomatische Diagnostik bei FAD ist mit einem erheblichen Konfliktpotenzial verbunden, ähnlich wie schon bei der Chorea Huntington seit vielen Jahren bekannt. Eine Testung von Minderjährigen ist nicht zulässig und würde den Richtlinien des Berufsverbandes Medizinische Genetik zuwider handeln. Eine Pränataldiagnostik wäre ebenso problematisch und würde im positiven Falle zwangsläufig und i.d.R. präsymptomatisch das Risiko des übertragenden Elternteiles erkennen lassen. Hinzu kommt die ethische Problematik möglicher Konsequenzen aus einem ungünstigen Testergebnis. Bei Verfügbarkeit von Material der Eltern/Schwiegereltern einer schwangeren Risikoperson bzw. der schwangeren Partnerin einer Risikoperson – und wenn die Mutation in der Familie bekannt ist – wäre mittels gennahen (gekoppelten) Markern auch eine indirekte pränatale Testung möglich, ohne das Risiko des übertragenden Elternteiles direkt zu erfassen. Allerdings kann diese Testung nur angeben, ob das heranwachsende Kind ein Allel des entsprechenden Locus vom betroffenen Großelternteil trägt, nicht jedoch, ob es sich um das Risikoallel handelt. Das FAD-Risiko des heranwachsenden Kindes wäre also von a priori von 25 auf 50% oder 0% präzisierbar. Vor einer Testung Erwachsener zu diagnostischen Zwecken muss der familiäre Kontext des Patienten eruiert werden und Angehörige sollten vor einer Testentscheidung informiert werden, um Überraschungseffekte und unvorbereitete Konfliktsituationen zu vermeiden.

Auch bei der *apoe*-Testung muss bedacht werden, dass 100% der Nachkommen von ε4-homozygoten und 50% der Nachkommen von ε4-heterozygoten Personen mindestens ein ε4-Allel tragen. Eine *apoe*-Testung zur prädiktiven Risikoabschätzung würde außerdem im Einzelfalle häufig zu falschen Vorhersagen führen, da ein erheblicher Prozentsatz der Bevölkerung ohne erhöhtes AD-Risiko *apoe*-ε4-positiv ist und andererseits viele AD-Patienten (ca. 40% der AD-Patienten in Deutschland) ε4-negativ sind. Daher ist eine generelle *apoe*-Testung im Zusammenhang mit AD abzulehnen und wissenschaftlichen Studien sowie Einzeluntersuchungen bei besonders schwierigen klinischen Fragestellungen vorbehalten.

2.2.6 Therapie

2.2.6.1 Symptomatische Therapie: Acetylcholinesterasehemmer

2.2.6.1.1 Entwicklung

Ein zentraler Aspekt der selektiven Vulnerabilität im Alzheimer-Gehirn ist die Degeneration cholinerger Neurone im basalen Vorderhirn. Das daraus resultierende cholinerge Defizit korreliert bis zu einem gewissen Grad mit dem Schweregrad des demenziellen Syndroms und führte deshalb zur „cholinergen Hypothese" der AD (Whitehouse et al. 1982, Becker u. Giacobini 1988). Folgerichtig wurden cholinomimetische Therapieansätze entwickelt (auch wenn eine Reihe anderer Neurotransmittersysteme ebenfalls Veränderungen zeigten), die zu signifikanten kognitiven Verbesserungen bei Patienten mit leicht- bis mittelgradiger AD führten. Leichte und mittelgradige AD wurde in diesen Studien nach den NINCDS-ADRDA-Kriterien definiert (McKhann et al. 1984), zu den Einschlusskriterien gehörte meist ein Mini-Mental-State-Examination-(MMSE-)Score (Folstein et al. 1975) zwischen 10 und 26 und ein Clinical-Dementia-Rating-(CDR-)Stadium (Hughes et al. 1982) von 1 bis 2. Nach anfänglichen Rückschlägen mit Cholinpräkursoren, nikotinergen und muskarinergen Agonisten zeigte die Substanzklasse der Acetylcholinesterasehemmer (AChEH) signifikante stabilisierende Effekte in den Bereichen Kognition und Verhalten in doppelblinden, placebokontrollierten klinischen Studien mit insgesamt mehr als 10 000 Patienten weltweit (Giacobini 2000). Tacrin war die erste Substanz aus der Klasse der AChEH, die durch die „US Food and Drug Administration" (FDA) zugelassen und 1993 auf den Markt gebracht wurde. Der Gebrauch von Tacrin blieb jedoch begrenzt, vor allem aufgrund des Auftretens von asymptomatischen Erhöhungen von Leberenzymen bei ca. 25% der behandelten Patienten und aufgrund einer relativ hohen Rate cholinerger Nebenwirkungen (vor allem Übelkeit, Erbrechen, Diarrhö). Dennoch stimulierten die Zulassung und die ersten Erfahrungen mit Tacrin die Weiterentwicklung der sog. Second-Generation-AChEH, die bei vergleichbarer Effektivität keine hepatische Toxizität und geringere cholinerge Nebenwirkungen aufwiesen (Giacobini 1998, 2000). Von den acht AChEH, die im Rahmen klinischer Studien in den vergangenen zwei Jahrzehnten zur Behandlung der AD getestet worden sind, haben sich drei Substanzen im klinischen Gebrauch etabliert und weite Verbreitung gefunden: Donepezil (Zulassung Europa und USA 1996), Rivastigmin (Zulassung Europa 1998, USA 2000) und Galantamin (Zulassung Europa 2000, USA 2001).

2.2.6.1.2 Wirksamkeit

Im Rahmen groß angelegter Multizenterstudien wurden standardisierte und validierte Skalen zur Messung der Outcomevariablen Kognition, Verhalten, Alltagsaktivität und globales Funktionsniveau eingesetzt. Dies waren z. B. für Kognition die „Alzheimer's Disease Assessment Scale-cognitive" (ADAS-cog) (Rosen et al. 1984), der MMSE, für Verhalten das „Neuropsychiatrische Inventar" (Neuropsychiatric Inventory, NPI) (Cummings et al. 1994), sowie für globales Funktionsniveau die „Clinician-Based Impression of Change" (CIBIC) (Knopman et al. 1994). Sämtliche heute zugelassene AChEH unterscheiden sich signifikant von Placebo in den genannten Outcomevariablen (Knapp et al. 1994, Rogers et al. 1998, Rogers u. Friedhoff 1998, Imbimbo et al. 1999, Ringman u. Cummings 1999, Tariot et al. 2000, Wilcock et al. 2000). Allerdings blieben die Effekte in Stärke und Dauer begrenzt. Die Progression der AD im leichten bis mittleren Stadium der Erkrankung (CDR-Stadium 1–2) beträgt ca. 9 Punkte Zunahme pro Jahr auf der 70 Punkte enthaltenden ADAS-cog-Skala. Nach der Metaanalyse von Giacobini (2000) erreichen die AChEH eine maximale Effektstärke von ~3,6 Punkten (ADAS-cog) im Vergleich zu Placebo sowie eine mittlere Effektstärke von 1,2 Punkten bei Behandlungsstudien von 26–30 Wochen Dauer. Diese Effektstärke ist statistisch klar signifikant (allerdings bei hohen n-Zahlen von 800 bis 3000 Patienten pro Studie), jedoch insgesamt quantitativ bescheiden, und gilt mehr oder minder für alle AChEH der 2. Generation (Small et al. 1997, Giacobini 2000). Eine mögliche Erklärung für die mäßige Effektstärke liegt darin, dass aufgrund dosisabhängig auftretender cholinerger Nebenwirkungen die optimale Dosierung, um eine ausreichende Hemmung der Acetylcholinesterase von ca. 50% zu erreichen, nicht immer gegeben werden kann.

Die Verlängerung der Beobachtungszeit der klinischen Studien von 6 auf 12 Monate, meist in Form von „open-label follow-up"-Studien erbrachte zusätzliche Hinweise auf einen stabilisierenden Effekt hinsichtlich Kognition und Verhalten für einen Zeitraum von 12 Monaten, bei einzelnen Patienten auch länger (Summers et al. 1986, Raskind et al. 2000). Beobachtungszeiträume von bis zu 2

Jahren, ebenfalls als „open-label" geführt, legten verbesserte Alltagsfunktion, weniger Verhaltensstörungen, spätere Heimeinweisung und geringere Belastung der betreuenden Angehörigen nahe (Knapp et al. 1994, Wilcock et al. 1994, Knopman et al. 1996, Morris et al. 1998, Rogers et al. 1998, Rogers u. Friedhoff 1998, Wimo et al. 1998). Die Responderraten zeigen dabei je nach Studie und Definition eine große Varianz. Sie liegen, definiert z. B. als Verbesserung beim ADAS-cog ≥4 Punkte, zwischen 25% („low-dose" Rivastigmin) und 60% („high-dose" Tacrin, Donepezil, Galantamin) (Giacobini 2000). 5–10% der Patienten zeigten eine starke Response mit deutlichen kognitiven Effekten („responder-type") und Auswirkungen auf die Alltagskompetenz. 10–15% der Patienten zeigten keine Verbesserung oder Stabilisierung im Vergleich zu Placebo. Die prädiktiven Faktoren für die therapeutische Response sind dabei noch weitgehend unbekannt; der Anteil des cholinergen Defizits innerhalb der gesamten Neurotransmitter-Imbalance mag ebenso wie das individuelle pharmakogenetische Profil der Patienten eine Rolle spielen.

2.2.6.1.3 Verträglichkeit

Insgesamt zeigt die Gruppe der AChEH eine gute Verträglichkeit – ein Grund für die breite Akzeptanz dieser Behandlungsstrategie. Die meisten der dokumentierten Nebenwirkungen stehen im Zusammenhang mit dem cholinergen Wirkprofil der Substanzgruppe, sind dosisabhängig und zeigen Unterschiede zwischen den einzelnen Stoffen. Die Abbruchraten aufgrund von Nebenwirkungen waren am höchsten bei Tacrin (55% vs. 11% bei Placebo (Knapp et al. 1994). Bei Rivastigmin war die Rate stark dosisabhängig; Dosisgruppe 6–12 mg/Tag vs. Dosisgruppe 1–4 mg/Tag vs. Placebo: 23% (55/242), 7% (18/242), bzw. 7% (16/239) (Rösler et al. 1999). Bei Donepezil waren die Abbruchraten aufgrund von Nebenwirkungen folgendermaßen: Dosisgruppe 10 mg/Tag 9–18%, 5 mg/Tag 4–9%, Placebo 1–10% (Dooley u. Lamb 2000). Bei Galantamin schließlich zeigten sich Raten von 23% (24 mg/Tag) und 32% (32 mg/Tag) (Raskind et al. 2000). In der Regel waren die cholinergen Nebenwirkungen milde, transient und konnten durch eine vorsichtige Auftitrierung der Dosis reduziert werden. Die meisten Nebenwirkungen (>5%) betreffen das gastrointestinale System (Übelkeit, Erbrechen, Diarrhö, Gewichtsabnahme), das ZNS (Unruhe, Schwindel, Schlafstörungen, Müdigkeit) und periphere Symptome wie z. B. Muskelschwäche oder Muskelkrämpfe (Giacobini 2000).

2.2.6.1.4 Weiterentwicklung

Aufgrund der Limitationen durch dosisabhängige Nebenwirkungen sind derzeit keine Weiterentwicklungen in Richtung Verbesserung der Effektstärke zu erwarten. Die signifikante Stabilisierung des kognitiven Niveaus über den Zeitraum von ca. 1 Jahr bei insgesamt guter Verträglichkeit hat jedoch die Exploration der Wirksamkeit bei anderen Demenzformen angeregt. Mittlerweile liegen Hinweise auf eine kognitive Stabilisierung oder Verbesserung bei Patienten mit gemischter AD und vaskulärer Demenz (VD), reiner VD und bei Patienten mit Lewy-Körperchen-Demenz (DLB) vor.

2.2.6.2 „Disease-modifying"-Ansätze: Amyloidsenkende Therapiestrategien

Die Beobachtung von Patienten unter Behandlung mit AChEH für einen Zeitraum von 2–4 Jahren ergab bislang keine deutlichen Hinweise auf Effekte, die über die transiente symptomatische Verbesserung oder Stabilisierung hinausgehen. Deswegen wurde die Forschung zur Entwicklung von den Krankheitsverlauf effektiv bremsenden („disease-modifying") oder präventiv wirksamen Ansätzen verstärkt. Zentrale therapeutische Ansatzpunkte stellen die Amyloidplaques und die damit assoziierten Hauptkonstituenten, die Amyloid-β-Peptide (Aβ) und die daraus resultierenden Protofibrillen, dar. Die experimentellen therapeutischen Strategien fokussieren derzeit auf die Verminderung der Produktion oder der Aggregation von Aβ sowie auf die Stimulierung der Amyloidclearance aus dem Gehirn. Die meisten dieser Ansätze werden derzeit in Modellsystemen untersucht, vor allem in transgenen Mäusen, die Alzheimer-Plaques bilden; ein (kleiner) Teil dieser Therapiestrategien befindet sich jedoch bereits in frühen klinischen (Phase-IIa-)Studien. Die Verminderung der Aβ-Produktion könnte durch Modulation der α-, β-, oder γ-Sekretasen erfolgen. Die Aktivierung der α-Sekretase, z. B. durch selektive M1-Agonisten, führte zur Reduktion des Aβ-Gehalts im Liquor von Alzheimer-Patienten (Hock et al. 2000, Nitsch et al. 2000). Die Hemmung der β-Sekretase (BACE1), einer Aspartylprotease, sowie der γ-Sekretase, ein noch nicht im Detail definierter Proteinkomplex in Assoziation mit der Funktion der Präseniline, führte in Zellkultur zu einer deutlichen Reduktion der Aβ-Produktion und im Gehirn von transgenen Mäusen zu einer Reduktion des Aβ-Gehalts (Vassar u. Citron 2000, Dovey et al. 2001). Die ersten

γ-Sekretase-Hemmer befinden sich in klinischer Prüfung der Phase II. Der überzeugendste Versuch sowohl der Amyloidplaquereduktion als auch der Prävention der $A\beta$-Aggregation wurde von Schenk et al. (1999) mit einer Strategie der aktiven Immunisierung publiziert: Transgene, Amyloidplaque bildende Mäuse wurden mit dem $A\beta_{42}$-Peptid (in Kombination mit einem immunogenen Adjuvans) mehrfach immunisiert. Das frappante Ergebnis war eine massive Reduktion der Anzahl und Größe der Amyloidplaques im therapeutischen Ansatz (nach Ausbildung von Amyloidplaques im Gehirn der Mäuse) sowie das weitgehende Fehlen der Amyloidablagerung im präventiven Ansatz (Immunisierung parallel zur Plaquebildung bei den transgenen Mäusen). Diese mehrfach im transgenen Modell reproduzierte Strategie der aktiven Immunisierung führte in weiteren Experimenten auch zu einer Restauration der Gedächtnisfunktion, dokumentiert in verschiedenen Lerntests für Mäuse (Janus et al. 2000, Morgan et al. 2000, Younkin 2001). Eine klinische, multizentrische Phase-II-Studie an Patienten mit Alzheimer-Demenz wurde Ende 2001 initiiert. Aufgrund des vereinzelten Auftretens von Meningoenzephalitiden nach 2 bzw. 3 Immunisierungen wurden aktive Impfungen jedoch sistiert. Die Studienpatienten werden derzeit im Verlauf engmaschig beobachtet. Es konnte gezeigt werden, dass die Impfung von Patienten mit synthetisch hergestelltem β-Amyloid zur Bildung von spezifischen Antikörpern führte (Hock et al. 2002). Diese Antikörper waren sowohl im Serum als auch im CSF der Patienten nachweisbar. Die Antikörper reagierten mit β-Amyloidablagerungen in Plaques und in Blutgefäßen des Gehirns. Ein Aspekt des möglichen Wirkmechanismus der aktiven Immunisierung könnte die Passage von einer kleinen Fraktion der produzierten Antikörper durch die Blut-Hirn-Schranke mit konsekutiver Bindung an das Antigen (Amyloidplaque) und Aktivierung der Phagozytose durch Mikrogliazellen sein. Als interessante Alternative zur aktiven Immunisierung wurde deshalb die Form der passiven Immunisierungsstrategie entwickelt. Hierbei wurden Antikörper gegen Amyloidplaques in verschiedene Kompartimente injiziert, wie z. B. durch ein kraniales Fenster auf die Gehirnoberfläche, oder auch in das Venenblut, den Muskel oder auf die Nasenschleimhaut (Solomon et al. 1997, Bard et al. 2000, Weiner et al. 2000, Bacskai et al. 2001, DeMattos et al. 2001, 2002, Sigurdsson et al. 2001). Das konsistente Ergebnis in transgenen Mausmodellen war jeweils die Reduktion der $A\beta$-Konzentration im Gehirn oder der Anzahl von Amyloidplaques. Die Effektivität der passiven Immunisierung in diesen Modellsystemen hat zu neuen Hypothesen über den pathogentischen Mechanismus geführt, diese umfassen unter anderem die F_c-Rezeptormediierte Phagozytose durch Mikrogliazellen, die Sequestrierung von $A\beta$ mit nachfolgender Drainage von löslichem $A\beta$ aus dem Liquor in das Plasma sowie die antikörpervermittelte Disaggregation von Amyloidfibrillen (Younkin 2001).

Weitere Amyloid senkende Effekte wurden im transgenen Modell erzielt durch die Gabe von verschiedenen niedermolekularen Substanzen, wie z. B. dem Färbemittel Kongorot, dem Antibiotikum Rifampicin, dem Anthrazyklin 48-Iodo-48-Deoxydoxorubicin (Findeis 2000), einer Subgruppe der nichtsteroidalen antiinflammatorischen Substanzen (NSAID) (Weggen et al. 2001), sowie mit einem Metall chelierenden Antibiotikum (Iodochlorhydroxyquin) (Cherny et al. 2001). Alle diese niedermolekularen Substanzen sollen die Verminderung der $A\beta$-Aggregation als zentralen Mechanismus aufweisen. Dieser Effekt sei auch durch kleine, synthetische Peptide, die an $A\beta$ binden und mit der Aggregation interferieren, zu erreichen (Soto et al. 1998). Eine Destabilisierung von Amyloidablagerungen bei peripheren Amyloidosen konnte durch Gabe von Substanzen erzielt werden, die das Proteinserum-Amyloid P (SAP) von peripheren Amyloidablagerungen lösen und damit diese Ablagerungen für die endogene Clearance erreichbar machen (Pepys et al. 2002). Die Relevanz für die Therapie der Alzheimer-Demenz wird derzeit überprüft. In zellulären und transgenen Modellsystemen wurden Verminderungen des $A\beta$-Gehalts und der Amyloidablagerung schließlich auch noch durch Modulation des Cholesterinstoffwechsels, durch Cholesterin senkende Substanzen (Refolo et al. 2001) oder durch genetische und pharmakologische Manipulation der Acyl-CoA-Cholesterol-Acyltransferase (ACAT) (Puglielli et al. 2001) beobachtet.

Zusammenfassend sind im Bereich der „disease-modifying" oder präventiv wirksamen Therapieansätze der Alzheimer-Demenz große Fortschritte im experimentellen Bereich zu verzeichnen. Es bleibt abzuwarten, inwieweit sich die Amyloid senkenden Ansätze vom transgenen Mausmodell auf den Menschen übertragen lassen, inwieweit und bis zu welchem Grad sich die Reduktion der Amyloidablagerung in klinische Besserung oder Prävention der Demenz übersetzen lässt und schließlich ob ein balanciertes Risiko-Nutzen-Verhältnis von Wirksamkeit und Verträglichkeit erreichbar ist.

2.2.7 Ausblick

Die AD gehört zu den Erkrankungen, über die international besonders viel geforscht wird. Angesichts der zu erwartenden dramatischen weltweiten Häufigkeitszunahme der AD, einer für Patienten und deren Angehörige oft verheerend verlaufenden Erkrankung, werden hohe Erwartungen in die AD-Forschung gesetzt. Insbesondere von der molekularen Grundlagenforschung sind entscheidende Impulse mit möglicher klinischer Relevanz zu erwarten. Nach heutigem Kenntnisstand ist ein gestörter Amyloidstoffwechsel pathobiochemische Grundlage sowohl der monogenen als auch der multifaktoriellen AD. Die Erfolg versprechendsten therapeutischen Ansätze, die zum Teil bereits in klinischer Erprobung sind, zielen auf eine Amyloidreduktion oder eine direkte Beeinflussung der Aβ-Genese hin. Trotzdem sollte nicht übersehen werden, dass eine konsequente Nutzung der heute bereits verfügbaren diagnostischen und therapeutischen Möglichkeiten zu einer wesentlichen Verbesserung der Betreuung und Versorgung von Demenz-Patienten beitragen könnte.

2.2.8 Literatur

Alzheimer A (1907) Über eine eigenartige Erkrankung der Hirnrinde. Allg Zeitschr Psychiatr 64:146–148

Ancolio K, Dumanchin C, Barelli H et al (1999) Unusual phenotypic alteration of beta amyloid precursor protein (betaAPP) maturation by a new Val-715→Met betaAPP-770 mutation responsible for probable early-onset Alzheimer's disease. Proc Natl Acad Sci USA 96:4119–4124

Annaert WG, Esselens C, Baert V et al (2001) Interaction with telencephalin and the amyloid precursor protein predicts a ring structure for presenilins. Neuron 32:579–589

Bacskai BJ, Kajdasz ST, Christie RH et al (2001) Imaging of amyloid-beta deposits in brains of living mice permits direct observation of clearance of plaques with immunotherapy. Nat Med 7:369–372

Bales KR, Verina T, Dodel RC et al (1997) Lack of apolipoprotein E dramatically reduces amyloid beta-peptide deposition. Nat Genet 17:263–264

Bard F, Cannon C, Barbour R et al (2000) Peripherally administered antibodies against amyloid beta-peptide enter the central nervous system and reduce pathology in a mouse model of Alzheimer disease. Nat Med 6:916–919

Becker E, Giacobini E (1988) Mechanisms of cholinesterase inhibition in senile dementia of the Alzheimer type. Drug Dev Res 12:163–195

Bergem AL, Engedal K, Kringlen E (1997) The role of heredity in late-onset Alzheimer disease and vascular dementia. A twin study. Arch Gen Psychiatry 54:264–270

Bertram L, Blacker D, Mullin K et al (2000) Evidence for genetic linkage of Alzheimer's disease to chromosome 10q. Science 290:2302–2303

Bickeböller H, Campion D, Brice A et al (1997) Apolipoprotein E and Alzheimer disease: genotype-specific risks by age and sex. Am J Hum Genet 60:439–446

Bickel H (2000) Dementia syndrome and Alzheimer disease: an assessment of morbidity and annual incidence in Germany. Gesundheitswesen 62:211–218

Bird TD, Levy-Lahad E, Poorkaj P et al (1996) Wide range in age of onset for chromosome 1-related familial Alzheimer's disease. Ann Neurol 40:932–936

Birkenhäger WH, Forette F, Seux ML et al (2001) Blood pressure, cognitive functions, and prevention of dementias in older patients with hypertension. Arch Intern Med 161:152–156

Blacker D, Bertram L, Saunders AJ et al (2003) Results of a high-resolution genome screen of 437 Alzheimer's disease families. Hum Mol Genet 12:23–32

Boyt AA, Taddei TK, Hallmayer J et al (2000) The effect of insulin and glucose on the plasma concentration of Alzheimer's amyloid precursor protein. Neuroscience 95:727–734

Breitner JC, Welsh KA, Gau BA et al (1995) Alzheimer's disease in the National Academy of Sciences-National Research Council Registry of Aging Twin Veterans. III. Detection of cases, longitudinal results, and observations on twin concordance. Arch Neurol 52:763–771

Buttini M, Orth M, Bellosta S et al (1999) Expression of human apolipoprotein E3 or E4 in the brains of Apoe$^{-/-}$ mice: isoform-specific effects on neurodegeneration. J Neurosci 19:4867–4880

Cai XD, Golde TE, Younkin SG (1993) Release of excess amyloid beta protein from a mutant amyloid beta protein precursor. Science 259:514–516

Campion D, Dumanchin C, Hannequin D et al (1999) Early-onset autosomal dominant Alzheimer disease: prevalence, genetic heterogeneity, and mutation spectrum. Am J Hum Genet 65:664–670

Cao X, Sudhof TC (2001) A transcriptionally (correction of transcriptively) active complex of APP with Fe65 and histone acetyltransferase Tip60. Science 293:115–120

Cervantes S, Gonzalez-Duarte R, Marfany G (2001) Homodimerization of presenilin N-terminal fragments is affected by mutations linked to Alzheimer's disease. FEBS Lett 505:81–86

Chang SW, Zhang D, Chung HD et al (2000) The frequency of point mutations in mitochondrial DNA is elevated in the Alzheimer's brain. Biochem Biophys Res Commun 273:203–208

Checler F (2001) The multiple paradoxes of presenilins. J Neurochem 76:1621–1627

Cherny RA, Atwood CS, Xilinas ME et al (2001) Treatment with a copper-zinc chelator markedly and rapidly inhibits beta-amyloid accumulation in Alzheimer's disease transgenic mice. Neuron 30:665–676

Corbo RM, Scacchi R (1999) Apolipoprotein E (APOE) allele distribution in the world. Is APOE*4 a ‚thrifty' allele? Ann Hum Genet 63:301–310

Corder EH, Saunders AM, Strittmatter WJ et al (1993) Gene dose of apolipoprotein E type 4 allele and the risk of Alzheimer's disease in late onset families. Science 261:921–923

Corder EH, Saunders AM, Risch NJ et al (1994) Protective effect of apolipoprotein E type 2 allele for late onset Alzheimer disease. Nat Genet 7:180–184
Cummings JL, Mega M, Gray K et al (1994) The neuropsychiatric inventory: comprehensive assessment of psychopathology in dementia. Neurology 44:2308–2314
DeMattos RB, Bales KR, Cummins DJ et al (2001) Peripheral anti-A beta antibody alters CNS and plasma A beta clearance and decreases brain A beta burden in a mouse model of Alzheimer's disease. Proc Natl Acad Sci USA 98:8850–8855
DeMattos RB, Bales KR, Cummins DJ et al (2002) Brain to plasma amyloid-beta efflux: a measure of brain amyloid burden in a mouse model of Alzheimer's disease. Science 295:2264–2267
Devlin B, Roeder K (1999) Genomic control for association studies. Biometrics 55:997–1004
Dooley M, Lamb HM (2000) Donepezil: a review of its use in Alzheimer's disease. Drugs Aging 16:199–226
Dovey HF, John V, Anderson JP et al (2001) Functional gamma-secretase inhibitors reduce beta-amyloid peptide levels in brain. J Neurochem 76:173–181
Duijn van CM, Clayton D, Chandra V et al (1991) Familial aggregation of Alzheimer's disease and related disorders: a collaborative re-analysis of case-control studies. EURODEM Risk Factors Research Group. Int J Epidemiol 20 (Suppl 2):13–20
Duijn van CM, Clayton DG, Chandra V et al (1994) Interaction between genetic and environmental risk factors for Alzheimer's disease: a reanalysis of case-control studies. EURODEM Risk Factors Research Group. Genet Epidemiol 11:539–551
Duijn van CM, Havekes LM, Van Broeckhoven C et al (1995) Apolipoprotein E genotype and association between smoking and early onset Alzheimer's disease. Bmj 310:627–631
Eckman CB, Mehta ND, Crook R et al (1997) A new pathogenic mutation in the APP gene (I716 V) increases the relative proportion of A beta 42(43). Hum Mol Genet 6:2087–2089
Edland SD, Rocca WA, Petersen RC et al (2002) Dementia and Alzheimer disease incidence rates do not vary by sex in Rochester, Minn. Arch Neurol 59:1589–1593
Ertekin-Taner N, Graff-Radford N, Younkin LH et al (2000) Linkage of plasma Abeta42 to a quantitative locus on chromosome 10 in late-onset Alzheimer's disease pedigrees. Science 290:2303–2304
Evans DA, Beckett LA, Field TS et al (1997) Apolipoprotein E epsilon4 and incidence of Alzheimer disease in a community population of older persons. Jama 277:822–824
Evans DA, Bennett DA, Wilson RS et al (2003) Incidence of Alzheimer disease in a biracial urban community: relation to apolipoprotein e allele status. Arch Neurol 60:185–189
Farrer LA, Cupples LA, Haines JL et al (1997) Effects of age, sex, and ethnicity on the association between apolipoprotein E genotype and Alzheimer disease. A meta-analysis. APOE and Alzheimer Disease Meta Analysis Consortium. Jama 278:1349–1356
Finckh U (2003) The future of genetic association studies in Alzheimer disease. J Neural Transm (in press)
Finckh U, Alberici A, Antoniazzi M et al (2000a) Variable expression of familial Alzheimer disease associated with presenilin 2 mutation M239I. Neurology 54:2006–2008
Finckh U, Müller-Thomsen T, Mann U et al (2000b) High prevalence of pathogenic mutations in patients with early-onset dementia detected by sequence analyses of four different genes. Am J Hum Genet 66:110–117
Findeis MA (2000) Approaches to discovery and characterization of inhibitors of amyloid beta-peptide polymerization. Biochim Biophys Acta 1502:76–84
Folstein MF, Folstein SE, McHugh PR (1975) „Mini-mental state". A practical method for grading the cognitive state of patients for the clinician. J Psychiatr Res 12:189–198
Fox NC, Kennedy AM, Harvey RJ et al (1997) Clinicopathological features of familial Alzheimer's disease associated with the M139 V mutation in the presenilin 1 gene. Pedigree but not mutation specific age at onset provides evidence for a further genetic factor. Brain 120:491–501
Fratiglioni L, Launer LJ, Andersen K et al (2000) Incidence of dementia and major subtypes in Europe: a collaborative study of population-based cohorts. Neurologic Diseases in the Elderly Research Group. Neurology 54:10–15
Friedman G, Froom P, Sazbon L et al (1999) Apolipoprotein E-epsilon4 genotype predicts a poor outcome in survivors of traumatic brain injury. Neurology 52:244–248
Fullerton SM, Clark AG, Weiss KM et al (2000) Apolipoprotein E variation at the sequence haplotype level: implications for the origin and maintenance of a major human polymorphism. Am J Hum Genet 67:881–900
Geller LN, Potter H (1999) Chromosome missegregation and trisomy 21 mosaicism in Alzheimer's disease. Neurobiol Dis 6:167–179
Ghiselli G, Schaefer EJ, Gascon P et al (1981) Type III hyperlipoproteinemia associated with apolipoprotein E deficiency. Science 214:1239–1241
Giacobini E (1998) Invited review: cholinesterase inhibitors for Alzheimer's disease therapy: from tacrine to future applications. Neurochem Int 32:413–419
Giacobini E (2000) Cholinesterase inhibitor therapy stabilizes symptoms of Alzheimer disease. Alzheimer Dis Assoc Disord 14 (Suppl 1):3–10
Glenner GG, Wong CW (1984a) Alzheimer's disease and Down's syndrome: sharing of a unique cerebrovascular amyloid fibril protein. Biochem Biophys Res Commun 122:1131–1135
Glenner GG, Wong CW (1984b) Alzheimer's disease: initial report of the purification and characterization of a novel cerebrovascular amyloid protein. Biochem Biophys Res Commun 120:885–890
Goate AM, Haynes AR, Owen MJ et al (1989) Predisposing locus for Alzheimer's disease on chromosome 21. Lancet 1:352–355
Goate A, Chartier-Harlin MC, Mullan M et al (1991) Segregation of a missense mutation in the amyloid precursor protein gene with familial Alzheimer's disease. Nature 349:704–706
Gómez-Isla T, Growdon WB, McNamara MJ et al (1999) The impact of different presenilin 1 and presenilin 2 mutations on amyloid deposition, neurofibrillary changes and neuronal loss in the familial Alzheimer's disease brain: evidence for other phenotype-modifying factors. Brain 122:1709–1719
Goodison KL, Parhad IM, White CL, 3rd et al (1993) Neuronal and glial gene expression in neocortex of Down's syndrome and Alzheimer's disease. J Neuropathol Exp Neurol 52:192–198
Götz J, Chen F, Van Dorpe J et al (2001) Formation of neurofibrillary tangles in P301l tau transgenic mice induced by Abeta 42 fibrils. Science 293:1491–1495

Gravina SA, Ho L, Eckman CB et al (1995) Amyloid beta protein (A beta) in Alzheimer's disease brain. Biochemical and immunocytochemical analysis with antibodies specific for forms ending at A beta 40 or A beta 42(43). J Biol Chem 270:7013–7016
Green RC, Cupples LA, Go R et al (2002) Risk of dementia among white and African American relatives of patients with Alzheimer disease. Jama 287:329–336
Greeve I, Hermans-Borgmeyer I, Brellinger C et al (2000) The human DIMINUTO/DWARF1 homolog seladin-1 confers resistance to Alzheimer's disease-associated neurodegeneration and oxidative stress. J Neurosci 20:7345–7352
Grünberg J, Walter J, Eckman C et al (1998) Truncated presenilin 2 derived from differentially spliced mRNA does not affect the ratio of amyloid beta-peptide 1-42/1-40. Neuroreport 9:3293–3299
Hardy J, Crook R (2001) Presenilin mutations line up along transmembrane alpha-helices. Neurosci Lett 306:203–205
Hashimoto Y, Jiang H, Niikura T et al (2000 a) Neuronal apoptosis by apolipoprotein E4 through low-density lipoprotein receptor-related protein and heterotrimeric GTPases. J Neurosci 20:8401–8409
Hashimoto Y, Niikura T, Ito Y et al (2000 b) Multiple mechanisms underlie neurotoxicity by different types of Alzheimer's disease mutations of amyloid precursor protein. J Biol Chem 275:34541–34551
Hebert LE, Scherr PA, Beckett LA et al (1995) Age-specific incidence of Alzheimer's disease in a community population. JAMA 273:1354–1359
Hebert LE, Scherr PA, McCann JJ et al (2001) Is the risk of developing Alzheimer's disease greater for women than for men? Am J Epidemiol 153:132–136
Hebert SS, Godin C, Levesque G (2003 a) Oligomerization of human presenilin-1 fragments. FEBS Lett 550:30–34
Hebert SS, Godin C, Tomiyama T, Mori H, Levesque G (2003 b) Dimerization of presenilin-1 in vivo: suggestion of novel regulatory mechanisms leading to higher order complexes. Biochem Biophys Res Commun 301:119–126
Hendrie HC, Ogunniyi A, Hall KS et al (2001) Incidence of dementia and Alzheimer disease in 2 communities: Yoruba residing in Ibadan, Nigeria, and African Americans residing in Indianapolis, Indiana. Jama 285:739–747
Herreman A, Hartmann D, Annaert W et al (1999) Presenilin 2 deficiency causes a mild pulmonary phenotype and no changes in amyloid precursor protein processing but enhances the embryonic lethal phenotype of presenilin 1 deficiency. Proc Natl Acad Sci USA 96:11872–11877
Herreman A, Serneels L, Annaert W et al (2000) Total inactivation of gamma-secretase activity in presenilin-deficient embryonic stem cells. Nat Cell Biol 2:461–462
Herz J (2001) The LDL receptor gene family: (un)expected signal transducers in the brain. Neuron 29:571–581
Hilbich C, Kisters-Woike B, Reed J et al (1991) Aggregation and secondary structure of synthetic amyloid beta A4 peptides of Alzheimer's disease. J Mol Biol 218:149–163
Hirano M, Shtilbans A, Mayeux R et al (1997) Apparent mtDNA heteroplasmy in Alzheimer's disease patients and in normals due to PCR amplification of nucleus-embedded mtDNA pseudogenes. Proc Natl Acad Sci USA 94:14894–14899
Ho L, Fukuchi K, Younkin SG (1996) The alternatively spliced Kunitz protease inhibitor domain alters amyloid beta protein precursor processing and amyloid beta protein production in cultured cells. J Biol Chem 271:30929–30934
Hock C, Maddalena A, Heuser I et al (2000) Treatment with the selective muscarinic agonist talsaclidine decreases cerebrospinal fluid levels of total amyloid beta-peptide in patients with Alzheimer's disease. Ann NY Acad Sci 920:285–291
Hock C, Konietzko U, Papassotiropoulos A et al (2002) Generation of antibodies specific for beta-amyloid by vaccination of patients with Alzheimer disease. Nat Med 8:1270–1275
Hofman A, Ott A, Breteler MM et al (1997) Atherosclerosis, apolipoprotein E, and prevalence of dementia and Alzheimer's disease in the Rotterdam Study. Lancet 349:151–154
Hogervorst E, Williams J, Budge M et al (2000) The nature of the effect of female gonadal hormone replacement therapy on cognitive function in post-menopausal women: a meta-analysis. Neuroscience 101:485–512
Holtzman DM, Bales KR, Tenkova T et al (2000) Apolipoprotein E isoform-dependent amyloid deposition and neuritic degeneration in a mouse model of Alzheimer's disease. Proc Natl Acad Sci USA 97:2892–2897
Hoyer S, Frölich L, Sandbrink R (1999) Molekulare Medizin der Alzheimer-Krankheit. In: Ganten D, Ruckpaul K (Hrsg) Erkrankungen des Zentralnervensystems. Handbuch der molekularen Medizin, Bd 5. Springer, Berlin Heidelberg New York, S 195–236
Hughes CP, Berg L, Danziger WL et al (1982) A new clinical scale for the staging of dementia. Br J Psychiatry 140:566–572
Hutton M, Lendon CL, Rizzu P et al (1998) Association of missense and 5′-splice-site mutations in tau with the inherited dementia FTDP-17. Nature 393:702–705
Hyman BT, West HL, Rebeck GW et al (1995) Quantitative analysis of senile plaques in Alzheimer disease: observation of log-normal size distribution and molecular epidemiology of differences associated with apolipoprotein E genotype and trisomy 21 (Down syndrome). Proc Natl Acad Sci USA 92:3586–3590
Imbimbo BP, Martelli P, Troetel WM et al (1999) Efficacy and safety of eptastigmine for the treatment of patients with Alzheimer's disease. Neurology 52:700–708
In't Veld BA, Ruitenberg A, Hofman A et al (2001) Antihypertensive drugs and incidence of dementia: the Rotterdam Study. Neurobiol Aging 22:407–412
Ishii K, Lippa C, Tomiyama T et al (2001) Distinguishable effects of presenilin-1 and APP717 mutations on amyloid plaque deposition. Neurobiol Aging 22:367–376
Iwatsubo T, Mann DM, Odaka A et al (1995) Amyloid beta protein (A beta) deposition: A beta 42(43) precedes A beta 40 in Down syndrome. Ann Neurol 37:294–299
Jagger C, Andersen K, Breteler MM et al (2000) Prognosis with dementia in Europe: A collaborative study of population-based cohorts. Neurologic Diseases in the Elderly Research Group. Neurology 54:16–20
Janssen JC, Beck JA, Campbell TA et al (2003) Early onset familial Alzheimer's disease: mutation frequency in 31 families. Neurology 60:235–239
Janus C, Pearson J, McLaurin J et al (2000) A beta peptide immunization reduces behavioral impairment and plaques in a model of Alzheimer's disease. Nature 408:979–982
Jonghe de C, Esselens C, Kumar-Singh S et al (2001) Pathogenic APP mutations near the gamma-secretase cleavage site differentially affect Abeta secretion and APP C-terminal fragment stability. Hum Mol Genet 10:1665–1671
Jordán J, Galindo MF, Miller RJ et al (1998) Isoform-specific effect of apolipoprotein E on cell survival and beta-amy-

loid-induced toxicity in rat hippocampal pyramidal neuronal cultures. J Neurosci 18:195–204
Kammoun S, Gold G, Bouras C et al (2000) Immediate causes of death of demented and non-demented elderly. Acta Neurol Scand (Suppl) 176:96–99
Katzman R, Fox PJ (1999) The world-wide impact of dementia. Projections of prevalence and costs. In: Mayeux R, Christen Y (eds) Epidemiology of Alzheimer's disease: from gene to prevention: research and perspectives in Alzheimer's disease. Springer, Berlin Heidelberg New York, pp 1–17
Kawas CH, Brookmeyer R (2001) Aging and the public health effects of dementia. N Engl J Med 344:1160–1161
Kawas C, Gray S, Brookmeyer R et al (2000) Age-specific incidence rates of Alzheimer's disease: the Baltimore Longitudinal Study of Aging. Neurology 54:2072–2077
Kehoe P, Wavrant-De Vrieze F, Crook R et al (1999) A full genome scan for late onset Alzheimer's disease. Hum Mol Genet 8:237–245
Kline J, Kinney A, Levin B et al (2000) Alzheimer's disease in the parents of women with trisomic spontaneous abortions. Neuroreport 11:795–799
Knapp MJ, Knopman DS, Solomon PR et al (1994) A 30-week randomized controlled trial of high-dose tacrine in patients with Alzheimer's disease. The Tacrine Study Group. JAMA 271:985–991
Knopman DS, Knapp MJ, Gracon SI et al (1994) The Clinician Interview-Based Impression (CIBI): a clinician's global change rating scale in Alzheimer's disease. Neurology 44:2315–2321
Knopman DS, Schneider L, Davis K et al (1996) Long-term tacrine (Cognex) treatment: effects on nursing home placement and mortality. Tacrine Study Group. Neurology 47:166–177
Kumar-Singh S, De Jonghe C, Cruts M et al (2000) Nonfibrillar diffuse amyloid deposition due to a gamma(42)-secretase site mutation points to an essential role for N-truncated A beta(42) in Alzheimer's disease. Hum Mol Genet 9:2589–2598
LaDu MJ, Falduto MT, Manelli AM et al (1994) Isoform-specific binding of apolipoprotein E to beta-amyloid. J Biol Chem 269:23403–23406
LaDu MJ, Shah JA, Reardon CA et al (2000) Apolipoprotein E receptors mediate the effects of beta-amyloid on astrocyte cultures. J Biol Chem 275:33974–33980
Lahoz C, Schaefer EJ, Cupples LA et al (2001) Apolipoprotein E genotype and cardiovascular disease in the Framingham Heart Study. Atherosclerosis 154:529–537
Launer LJ, Andersen K, Dewey ME et al (1999) Rates and risk factors for dementia and Alzheimer's disease: results from EURODEM pooled analyses. EURODEM Incidence Research Group and Work Groups. European Studies of Dementia. Neurology 52:78–84
Lautenschlager NT, Cupples LA, Rao VS et al (1996) Risk of dementia among relatives of Alzheimer's disease patients in the MIRAGE study: What is in store for the oldest old? Neurology 46:641–650
Lee MK, Borchelt DR, Kim G et al (1997) Hyperaccumulation of FAD-linked presenilin 1 variants in vivo. Nat Med 3:756–760
Leeuwen van FW, de Kleijn DP, van den Hurk HH, et al. (1998) Frameshift mutants of beta amyloid precursor protein and ubiquitin-B in Alzheimer's and Down patients. Science 279:242–247
Leeuwen van FW, Hol EM, Hermanussen RW, et al. (2000) Molecular misreading in non-neuronal cells. Faseb J 14:1595–1602
Levy-Lahad E, Wasco W, Poorkaj P et al (1995a) Candidate gene for the chromosome 1 familial Alzheimer's disease locus. Science 269:973–977
Levy-Lahad E, Wijsman EM, Nemens E et al (1995b) A familial Alzheimer's disease locus on chromosome 1. Science 269:970–973
Li JJ, Surini M, Catsicas S et al (1995) Age-dependent accumulation of advanced glycosylation end products in human neurons. Neurobiol Aging 16:69–76
Lichtenthaler SF, Ida N, Multhaup G et al (1997) Mutations in the transmembrane domain of APP altering gamma-secretase specificity. Biochemistry 36:15396–15403
Lichtenthaler SF, Wang R, Grimm H et al (1999) Mechanism of the cleavage specificity of Alzheimer's disease gamma-secretase identified by phenylalanine-scanning mutagenesis of the transmembrane domain of the amyloid precursor protein. Proc Natl Acad Sci USA 96:3053–3058
Lindsay J, Laurin D, Verreault R et al (2002) Risk factors for Alzheimer's disease: a prospective analysis from the Canadian Study of Health and Aging. Am J Epidemiol 156:445–453
Lobo A, Launer LJ, Fratiglioni L et al (2000) Prevalence of dementia and major subtypes in Europe: a collaborative study of population-based cohorts. Neurologic Diseases in the Elderly Research Group. Neurology 54:4–9
Lutz W, Sanderson W, Scherbov S (1997) Doubling of world population unlikely. Nature 387:803–805
Maas D, Jochen A, Lalande B (1997) Age-related changes in male gonadal function. Implications for therapy. Drugs Aging 11:45–60
Mann DM, Esiri MM (1989) The pattern of acquisition of plaques and tangles in the brains of patients under 50 years of age with Down's syndrome. J Neurol Sci 89:169–179
Mann DM, Iwatsubo T, Nochlin D et al (1997) Amyloid (Abeta) deposition in chromosome 1-linked Alzheimer's disease: the Volga German families. Ann Neurol 41:52–57
Maruyama K, Kawamura Y, Asada H et al (1994) Cleavage at the N-terminal site of Alzheimer amyloid beta/A4 protein is essential for its secretion. Biochem Biophys Res Commun 202:1517–1523
Maruyama K, Tomita T, Shinozaki K et al (1996) Familial Alzheimer's disease-linked mutations at Val717 of amyloid precursor protein are specific for the increased secretion of A beta 42(43). Biochem Biophys Res Commun 227:730–735
Masliah E, Mallory M, Ge N et al (1995) Neurodegeneration in the central nervous system of apoE-deficient mice. Exp Neurol 136:107–122
Masters CL, Simms G, Weinman NA et al (1985) Amyloid plaque core protein in Alzheimer disease and Down syndrome. Proc Natl Acad Sci USA 82:4245–4249
Matsuda S, Yasukawa T, Homma Y et al (2001) c-Jun N-terminal kinase (JNK)-interacting protein-1b/islet-brain-1 scaffolds Alzheimer's amyloid precursor protein with JNK. J Neurosci 21:6597–6607
McKhann G, Drachman D, Folstein M et al (1984) Clinical diagnosis of Alzheimer's disease: report of the NINCDS-ADRDA Work Group under the auspices of Department of Health and Human Services Task Force on Alzheimer's Disease. Neurology 34:939–944

Meyer JM, Breitner JC (1998) Multiple threshold model for the onset of Alzheimer's disease in the NAS-NRC twin panel. Am J Med Genet 81:92–97

Meyer MR, Tschanz JT, Norton MC et al (1998) APOE genotype predicts when - not whether - one is predisposed to develop Alzheimer disease. Nat Genet 19:321–322

Moir RD, Lynch T, Bush AI et al (1998) Relative increase in Alzheimer's disease of soluble forms of cerebral Abeta amyloid protein precursor containing the Kunitz protease inhibitory domain. J Biol Chem 273:5013–5019

Morgan D, Diamond DM, Gottschall PE et al (2000) A beta peptide vaccination prevents memory loss in an animal model of Alzheimer's disease. Nature 408:982–985

Morris JC, Cyrus PA, Orazem J et al (1998) Metrifonate benefits cognitive, behavioral, and global function in patients with Alzheimer's disease. Neurology 50:1222–1230

Mortimer JA, van Duijn CM, Chandra V et al (1991) Head trauma as a risk factor for Alzheimer's disease: a collaborative re-analysis of case-control studies. EURODEM Risk Factors Research Group. Int J Epidemiol 20 (Suppl 2):28–35

Myers A, Holmans P, Marshall H et al (2000) Susceptibility locus for Alzheimer's disease on chromosome 10. Science 290:2304–2305

Myers A, Wavrant De-Vrieze F, Holmans P et al (2002) Full genome screen for Alzheimer disease: Stage II analysis. Am J Med Genet 114:235–244

Namba Y, Tomonaga M, Kawasaki H et al (1991) Apolipoprotein E immunoreactivity in cerebral amyloid deposits and neurofibrillary tangles in Alzheimer's disease and kuru plaque amyloid in Creutzfeldt-Jakob disease. Brain Res 541:163–166

Nathan BP, Bellosta S, Sanan DA et al (1994) Differential effects of apolipoproteins E3 and E4 on neuronal growth in vitro. Science 264:850–852

Nee LE, Lippa CF (1999) Alzheimer's disease in 22 twin pairs - 13-year follow-up: hormonal, infectious and traumatic factors. Dement Geriatr Cogn Disord 10:148–151

Nicoll JA, Roberts GW, Graham DI (1995) Apolipoprotein E epsilon 4 allele is associated with deposition of amyloid beta-protein following head injury. Nat Med 1:135–137

Nilsberth C, Westlind-Danielsson A, Eckman CB et al (2001) The ‚Arctic' APP mutation (E693G) causes Alzheimer's disease by enhanced Abeta protofibril formation. Nat Neurosci 4:887–893

Nitsch RM, Deng M, Tennis M et al (2000) The selective muscarinic M1 agonist AF102B decreases levels of total Abeta in cerebrospinal fluid of patients with Alzheimer's disease. Ann Neurol 48:913–918

Nochlin D, Bird TD, Nemens EJ et al (1998) Amyloid angiopathy in a Volga German family with Alzheimer's disease and a presenilin-2 mutation (N141I). Ann Neurol 43:131–135

Ott A, Stolk RP, Van Harskamp F et al (1999) Diabetes mellitus and the risk of dementia: The Rotterdam Study. Neurology 53:1937–1942

Parshad RP, Sanford KK, Price FM et al (1996) Fluorescent light-induced chromatid breaks distinguish Alzheimer disease cells from normal cells in tissue culture. Proc Natl Acad Sci USA 93:5146–5150

Pepys MB, Herbert J, Hutchinson WL et al (2002) Targeted pharmacological depletion of serum amyloid P component for treatment of human amyloidosis. Nature 417:254–259

Pericak-Vance MA, Bebout JL, Gaskell PC Jr et al (1991) Linkage studies in familial Alzheimer disease: evidence for chromosome 19 linkage. Am J Hum Genet 48:1034–1050

Phiel CJ, Wilson CA, Lee VM et al (2003) GSK-3alpha regulates production of Alzheimer's disease amyloid-beta peptides. Nature 423:435–439

Pradier L, Carpentier N, Delalonde L et al (1999) Mapping the APP/presenilin (PS) binding domains: the hydrophilic N-terminus of PS2 is sufficient for interaction with APP and can displace APP/PS1 interaction. Neurobiol Dis 6:43–55

Prasher VP, Farrer MJ, Kessling AM et al (1998) Molecular mapping of Alzheimer-type dementia in Down's syndrome. Ann Neurol 43:380–383

Puglielli L, Konopka G, Pack-Chung E et al (2001) Acyl-coenzyme A:cholesterol acyltransferase modulates the generation of the amyloid beta-peptide. Nat Cell Biol 3:905–912

Raber J, Wong D, Yu GQ et al (2000) Apolipoprotein E and cognitive performance. Nature 404:352–354

Rao VS, Cupples A, van Duijn CM et al (1996) Evidence for major gene inheritance of Alzheimer disease in families of patients with and without apolipoprotein E epsilon 4. Am J Hum Genet 59:664–675

Raskind MA, Peskind ER, Wessel T et al (2000) Galantamine in AD: a 6-month randomized, placebo-controlled trial with a 6-month extension. The Galantamine USA-1 Study Group. Neurology 54:2261–2268

Refolo LM, Pappolla MA, LaFrancois J et al (2001) A cholesterol-lowering drug reduces beta-amyloid pathology in a transgenic mouse model of Alzheimer's disease. Neurobiol Dis 8:890–899

Ringman JM, Cummings JL (1999) Metrifonate: update on a new antidementia agent. J Clin Psychiatry 60:776–782

Roberts GW, Gentleman SM, Lynch A et al (1991) Beta A4 amyloid protein deposition in brain after head trauma. Lancet 338:1422–1423

Rogaev EI, Sherrington R, Rogaeva EA et al (1995) Familial Alzheimer's disease in kindreds with missense mutations in a gene on chromosome 1 related to the Alzheimer's disease type 3 gene. Nature 376:775–778

Rogers SL, Friedhoff LT (1998) Long-term efficacy and safety of donepezil in the treatment of Alzheimer's disease: an interim analysis of the results of a US multicenter open label extension study. Eur Neuropsychopharmacol 8:67–75

Rogers SL, Farlow MR, Doody RS et al (1998) A 24-week, double-blind, placebo-controlled trial of donepezil in patients with Alzheimer's disease. Donepezil Study Group. Neurology 50:136–145

Roncarati R, Sestan N, Scheinfeld MH et al (2002) The gamma-secretase-generated intracellular domain of beta-amyloid precursor protein binds Numb and inhibits Notch signaling. Proc Natl Acad Sci USA 99:7102–7107

Rosen WG, Mohs RC, Davis KL (1984) A new rating scale for Alzheimer's disease. Am J Psychiatry 141:1356–1364

Rösler M, Anand R, Cicin-Sain A et al (1999) Efficacy and safety of rivastigmine in patients with Alzheimer's disease: international randomised controlled trial. BMJ 318:633–638

Rubinsztein DC, Hon J, Stevens F et al (1999) Apo E genotypes and risk of dementia in Down syndrome. Am J Med Genet 88:344–347

Sahara N, Yahagi Y, Takagi H et al (1996) Identification and characterization of presenilin I-467, I-463 and I-374. FEBS Lett 381:7–11

Sasaki N, Toki S, Chowei H et al (2001) Immunohistochemical distribution of the receptor for advanced glycation end products in neurons and astrocytes in Alzheimer's disease. Brain Res 888:256–262

Saunders AM, Strittmatter WJ, Schmechel D et al (1993) Association of apolipoprotein E allele epsilon 4 with late-onset familial and sporadic Alzheimer's disease. Neurology 43:1467–1472

Schenk D, Barbour R, Dunn W et al (1999) Immunization with amyloid-beta attenuates Alzheimer-disease-like pathology in the PDAPP mouse. Nature 400:173–177

Scheuner D, Eckman C, Jensen M et al (1996) Secreted amyloid beta-protein similar to that in the senile plaques of Alzheimer's disease is increased in vivo by the presenilin 1 and 2 and APP mutations linked to familial Alzheimer's disease. Nat Med 2:864–870

Schroeter EH, Ilagan MXG, Brunkan AL et al (2003) A presenilin dimer at the core of the γ-secretase enzyme: Insights from parallel analysis of Notch 1 and APP proteolysis. Proc Natl Acad Sci USA 100:13075–13080

Schupf N, Kapell D, Lee JH et al (1994) Increased risk of Alzheimer's disease in mothers of adults with Down's syndrome. Lancet 344:353–356

Selkoe D, Kopan R (2003) Notch and presenilin: regulated intramembrane proteolysis links development and degeneration. Annu Rev Neurosci 26:565–597

Seshadri S, Wolf PA, Beiser A et al (1997) Lifetime risk of dementia and Alzheimer's disease. The impact of mortality on risk estimates in the Framingham Study. Neurology 49:1498–1504

Shen J, Bronson RT, Chen DF et al (1997) Skeletal and CNS defects in presenilin-1-deficient mice. Cell 89:629–639

Sherrington R, Rogaev EI, Liang Y et al (1995) Cloning of a gene bearing missense mutations in early-onset familial Alzheimer's disease. Nature 375:754–760

Sherrington R, Froelich S, Sorbi S et al (1996) Alzheimer's disease associated with mutations in presenilin 2 is rare and variably penetrant. Hum Mol Genet 5:985–988

Shumaker SA, Reboussin BA, Espeland MA et al (1998) The Women's Health Initiative Memory Study (WHIMS): a trial of the effect of estrogen therapy in preventing and slowing the progression of dementia. Control Clin Trials 19:604–621

Sigurdsson EM, Scholtzova H, Mehta PD et al (2001) Immunization with a nontoxic/nonfibrillar amyloid-beta homologous peptide reduces Alzheimer's disease-associated pathology in transgenic mice. Am J Pathol 159:439–447

Silverman JM, Li G, Zaccario ML et al (1994) Patterns of risk in first-degree relatives of patients with Alzheimer's disease. Arch Gen Psychiatry 51:577–586

Slooter AJ, Cruts M, Kalmijn S et al (1998) Risk estimates of dementia by apolipoprotein E genotypes from a population-based incidence study: the Rotterdam Study. Arch Neurol 55:964–968

Small GW, Rabins PV, Barry PP et al (1997) Diagnosis and treatment of Alzheimer disease and related disorders. Consensus statement of the American Association for Geriatric Psychiatry, the Alzheimer's Association, and the American Geriatrics Society. Jama 278:1363–1371

Solomon B, Koppel R, Frankel D et al (1997) Disaggregation of Alzheimer beta-amyloid by site-directed mAb. Proc Natl Acad Sci USA 94:4109–4112

Sorbi S, Nacmias B, Forleo P et al (1995) Epistatic effect of APP717 mutation and apolipoprotein E genotype in familial Alzheimer's disease. Ann Neurol 38:124–127

Soto C, Sigurdsson EM, Morelli L et al (1998) Beta-sheet breaker peptides inhibit fibrillogenesis in a rat brain model of amyloidosis: implications for Alzheimer's therapy. Nat Med 4:822–826

St George-Hyslop PH, Tanzi RE, Polinsky RJ et al (1987) The genetic defect causing familial Alzheimer's disease maps on chromosome 21. Science 235:885–890

Steiner H, Revesz T, Neumann M et al (2001) A pathogenic presenilin-1 deletion causes aberrant Abeta 42 production in the absence of congophilic amyloid plaques. J Biol Chem 276:7233–7239

Strittmatter WJ, Saunders AM, Schmechel D et al (1993a) Apolipoprotein E: high-avidity binding to beta-amyloid and increased frequency of type 4 allele in late-onset familial Alzheimer disease. Proc Natl Acad Sci USA 90:1977–1981

Strittmatter WJ, Weisgraber KH, Huang DY et al (1993b) Binding of human apolipoprotein E to synthetic amyloid beta peptide: isoform-specific effects and implications for late-onset Alzheimer disease. Proc Natl Acad Sci USA 90:8098–8102

Strooper de B, Annaert W (2000) Proteolytic processing and cell biological functions of the amyloid precursor protein. J Cell Sci 113:1857–1870

Sullivan PM, Mezdour H, Quarfordt SH et al (1998) Type III hyperlipoproteinemia and spontaneous atherosclerosis in mice resulting from gene replacement of mouse Apoe with human Apoe*2. J Clin Invest 102:130–135

Summers WK, Majovski LV, Marsh GM et al (1986) Oral tetrahydroaminoacridine in long-term treatment of senile dementia, Alzheimer type. N Engl J Med 315:1241–1245

Sun Y, Wu S, Bu G et al (1998) Glial fibrillary acidic protein-apolipoprotein E (apoE) transgenic mice: astrocyte-specific expression and differing biological effects of astrocyte-secreted apoE3 and apoE4 lipoproteins. J Neurosci 18:3261–3272

Suzuki N, Cheung TT, Cai XD et al (1994) An increased percentage of long amyloid beta protein secreted by familial amyloid beta protein precursor (beta APP717) mutants. Science 264:1336–1340

Takasugi N, Tomita T, Hayashi I et al (2003) The role of presenilin cofactors in the gamma-secretase complex. Nature 422:438–441

Takeuchi M, Bucala R, Suzuki T et al (2000) Neurotoxicity of advanced glycation end-products for cultured cortical neurons. J Neuropathol Exp Neurol 59:1094–1105

Tariot PN, Solomon PR, Morris JC et al (2000) A 5-month, randomized, placebo-controlled trial of galantamine in AD. The Galantamine USA-10 Study Group. Neurology 54:2269–2276

Tarr PE, Roncarati R, Pelicci G et al (2002) Tyrosine phosphorylation of the beta-amyloid precursor protein cytoplasmic tail promotes interaction with Shc. J Biol Chem 277:16798–16804

Teller JK, Russo C, DeBusk LM et al (1996) Presence of soluble amyloid beta-peptide precedes amyloid plaque formation in Down's syndrome. Nat Med 2:93–95

Thinakaran G, Teplow DB, Siman R et al (1996) Metabolism of the „Swedish" amyloid precursor protein variant in neuro2a (N2a) cells. Evidence that cleavage at the „beta-secretase" site occurs in the Golgi apparatus. J Biol Chem 271:9390–9397

Tol J, Slooter AJC, van Duijn CM (1999) Genetic factors in early- and late-onset Alzheimer's disease. In: Mayeux R, Christen Y (eds) Epidemiology of Alzheimer's disease:

from gene to prevention: research and perspectives in Alzheimer's disease. Springer, Berlin Heidelberg New York, pp 33–39
Tyas SL, Pederson LL, Koval JJ (2000) Is smoking associated with the risk of developing Alzheimer's disease? Results from three Canadian data sets. Ann Epidemiol 10:409–416
Vassar R, Citron M (2000) Abeta-generating enzymes: recent advances in beta- and gamma-secretase research. Neuron 27:419–422
Wallace DC, Stugard C, Murdock D et al (1997) Ancient mtDNA sequences in the human nuclear genome: a potential source of errors in identifying pathogenic mutations. Proc Natl Acad Sci USA 94:14900–14905
Warwick Daw E, Payami H, Nemens EJ et al (2000) The number of trait loci in late-onset Alzheimer disease. Am J Hum Genet 66:196–204
Weggen S, Eriksen JL, Das P et al (2001) A subset of NSAIDs lower amyloidogenic Abeta42 independently of cyclooxygenase activity. Nature 414:212–216
Weiner HL, Lemere CA, Maron R et al (2000) Nasal administration of amyloid-beta peptide decreases cerebral amyloid burden in a mouse model of Alzheimer's disease. Ann Neurol 48:567–579
Weisgraber KH, Innerarity TL, Mahley RW (1982) Abnormal lipoprotein receptor-binding activity of the human E apoprotein due to cysteine-arginine interchange at a single site. J Biol Chem 257:2518–2521
Whitehouse PJ, Price DL, Struble RG et al (1982) Alzheimer's disease and senile dementia: loss of neurons in the basal forebrain. Science 215:1237–1239
Wilcock GK, Scott M, Pearsall T (1994) Long-term use of tacrine. Lancet 343:294
Wilcock GK, Lilienfeld S, Gaens E (2000) Efficacy and safety of galantamine in patients with mild to moderate Alzheimer's disease: multicentre randomised controlled trial. Galantamine International-1 Study Group. BMJ 321:1445–1449
Wimo A, Witthaus E, Rother M et al (1998) Economic impact of introducing propentofylline for the treatment of dementia in Sweden. Clin Ther 20:552–566
Wolfe MS, Xia W, Ostaszewski BL et al (1999) Two transmembrane aspartates in presenilin-1 required for presenilin endoproteolysis and gamma-secretase activity. Nature 398:513–517
Wolfson C, Wolfson DB, Asgharian M et al (2001) A reevaluation of the duration of survival after the onset of dementia. N Engl J Med 344:1111–1116
Wren BG (1998) Megatrials of hormonal replacement therapy. Drugs Aging 12:343–348
Xu PT, Gilbert JR, Qiu HL et al (1999) Specific regional transcription of apolipoprotein E in human brain neurons. Am J Pathol 154:601–611
Yoshitake T, Kiyohara Y, Kato I et al (1995) Incidence and risk factors of vascular dementia and Alzheimer's disease in a defined elderly Japanese population: the Hisayama Study. Neurology 45:1161–1168
Younkin SG (2001) Amyloid beta vaccination: reduced plaques and improved cognition. Nat Med 7:18–19
Yu G, Nishimura M, Arawaka S et al (2000) Nicastrin modulates presenilin-mediated notch/glp-1 signal transduction and betaAPP processing. Nature 407:48–54
Zhang SH, Reddick RL, Piedrahita JA et al (1992) Spontaneous hypercholesterolemia and arterial lesions in mice lacking apolipoprotein E. Science 258:468–471
Zhang Z, Nadeau P, Song W et al (2000) Presenilins are required for gamma-secretase cleavage of beta-APP and transmembrane cleavage of Notch-1. Nat Cell Biol 2:463–465
Zheng H, Jiang M, Trumbauer ME et al (1995) Beta-Amyloid precursor protein-deficient mice show reactive gliosis and decreased locomotor activity. Cell 81:525–531

2.3 Demenzielle Erkrankungen durch Prionen

HANS A. KRETZSCHMAR

Inhaltsverzeichnis

2.3.1 Einführung

In den 80er-Jahren des 20. Jahrhunderts rückten mit dem Auftreten der BSE (bovine spongiforme Enzephalopathie) die Prionkrankheiten in das Zentrum des öffentlichen und auch wissenschaftlichen Interesses. Prionkrankheiten, auch transmissible spongiforme Enzephalopathien (TSE) genannt, sind seit langem bekannte Erkrankungen des zentralen Nervensystems, die sowohl im Tierreich als auch beim Menschen vorkommen (Tabelle 2.3.1, 2.3.2).

Die bekanntesten Prionkrankheiten im Tierreich sind die Traberkrankheit der Schafe (engl. „scrapie"), die schon vor über 200 Jahren beschrieben wurde und die bovine spongiforme Enzephalopathie (BSE), eine 1985 erstmals in Großbritannien beobachtete Erkrankung von Rindern (Wells et al. 1987). Der Ursprung der BSE liegt im Dunklen. Eine ältere Hypothese geht davon aus, dass die Traberkrankheit des Schafes durch die veränderte Verarbeitung von Tiermehlen und Tierfetten, die aus Schlachtabfällen und Tierkadavern gewonnen wurden, insbesondere niedrigere Verarbeitungstemperaturen, auf Rinder übertragen wurde und dort die BSE auslöste (Wells et al. 1991). Die Suche nach dem Scrapie-Stamm, der am Anfang der BSE gestanden haben könnte, war bislang allerdings erfolglos. Einer anderen Hypothese zufolge könnte die BSE auch, ähnlich wie man das bei der sporadischen Creuztfeldt-Jakob-Erkrankung (CJD) annimmt, eine spontan entstandene Krankheit bei Rindern sein, deren Verbreitung durch die veränderte Tiermehlaufbereitung in Großbritannien begünstigt wurde.

Auch bei den TSE anderer Tierarten, z.B. Katzen und Zootieren, wird als Ursache bzw. Übertragungsweg BSE-Erreger enthaltendes Tierfutter vermutet (Kirkwood 2001, Hewicker-Trautwein 2001). Unabhängig davon scheint die Erkrankung von Hirschen in Nordamerika („chronic wasting disease", CWD) eine eigenständige Krankheit zu sein, deren Entstehung unklar ist; ein Zusammenhang mit Scrapie wird vermutet.

Die Prionkrankheiten des Menschen, insbesondere die sporadischen und auch die familiären, sind seltene Erkrankungen des höheren Lebensalters; so zeigt die häufigste Form der Prionkrankheiten beim Menschen, die sporadische CJD, einen Häufigkeitsgipfel in der älteren Bevölkerung jenseits des 60. Lebensjahres und auch bei familiären

Ganten/Ruckpaul (Hrsg.)
gemeinsam mit A. Ruiz-Torres
Molekularmedizinische Grundlagen
von altersspezifischen Erkrankungen

Formen der Creutzfeldt-Jakob-Krankheit liegt der Erkrankungsbeginn typischerweise im mittleren bis höheren Lebensalter.

Unter einem breiten Spektrum an Symptomen und klinischen Befunden dominiert eine fortschreitende Demenz als Leitsymptom. Ein mentaler Abbau mit Gedächtnisstörungen, Verhaltensstörungen und dem Abbau höherer kortikaler Funktionen tritt auch bei einer Vielzahl von neurologischen und psychiatrischen Krankheitsbildern, wie z.B. der Alzheimer-Demenz oder dem Parkinson-Syndrom mit Demenz, beide relativ häufige Erkrankungen des höheren Lebensalters, auf und macht in der klinischen Diagnostik eine sichere Zuordnung oft schwierig. Differenzialdiagnostisch sollte somit bei demenziellen Prozessen eine Prionkrankheit immer mit in Betracht gezogen werden. Nicht selten ist, trotz der großen technischen Möglichkeiten in der klinischen Diagnostik, eine eindeutige Diagnosestellung nur durch die autoptische Untersuchung zu erreichen.

Tabelle 2.3.1. Prionkrankheiten im Tierreich

Krankheit	Tierart
Scrapie (dt. „Traberkrankheit")	Schaf, Ziege
„Transmissible mink encephalopathy" (TME)	Mink (nordamerikanischer Nerz)
„Chronic wasting disease" (CWD)	Hirsche in den Rocky Mountains: „mule deer" (Langohrhirsch) und „elk" (Wapiti)
Bovine spongiforme Enzephalopathie (BSE)	Rind
Feline spongiforme Enzephalopathie (FSE)	Hauskatze (auch einzelne Fälle bei Puma und Gepard)
„Exotic ungulate encephalopathy"	Kudu, Nyala (aufgetreten in britischen Zoos)

Tabelle 2.3.2. Prionkrankheiten des Menschen

Merkmal	Krankheit
Idiopathisch	Sporadische Creutzfeldt-Jakob-Krankheit (sCJD) Sporadische tödliche Insomnie („sporadic fatal insomnia", SFI)
Erworben	Iatrogene CJD (iCJD) (Neue) Variante der CJD (vCJD) Kuru
Hereditär	Familiäre CJD (fCJD) Gerstmann-Sträussler-Scheinker-Syndrom (GSS) Tödliche familiäre Insomnie („fatal familial insomnia", FFI)

2.3.2 Geschichte der humanen Prionkrankheiten

Spongiforme Enzephalopathien des Menschen wurden in den frühen 20er-Jahren des vorigen Jahrhunderts als seltene neurodegenerative Krankheiten von Hans Gerhard Creutzfeldt (Creutzfeldt 1920) und Alfons Jakob (Jakob 1921) beschrieben. Bei einer der ersten Darstellungen der Creutzfeldt-Jakob-Krankheit (CJK) oder „Creutzfeldt-Jakob Disease" (CJD) handelte es sich um einen familiären Fall, bei dem später eine Mutation des Prionproteingens nachgewiesen werden konnte. Die spongiformen Enzephalopathien des Menschen galten von Anfang an und für eine lange Zeit als rein neurodegenerative und erbliche Leiden. Erst in den 60er-Jahren, nachdem William Hadlow Ähnlichkeiten zwischen Scrapie bei Schafen und Kuru, einer bei einem Volksstamm in Neuguinea verbreiteten neurodegenerativen Erkrankung, diskutiert hatte und nachdem Kuru experimentell auf Primaten übertragen worden war, gelang es zu zeigen, dass auch die CJD, die in wesentlichen pathologischen Charakteristika der Kuru-Krankheit ähnelt, eine experimentell übertragbare Krankheit ist. Dieses Wissen bekam mit dem Auftreten von iatrogen, durch Dura mater und Wachstumshormon, übertragenen Fällen von CJD in den 80er-Jahren und mit dem Auftreten der vCJD Mitte der 90er-Jahre des letzten Jahrhunderts eine brisante Aktualität.

Die Prionkrankheiten des Menschen kommen als hereditäre (vererbte) Krankheit, als sporadische (vermutlich spontan entstandene) und als übertragene Erkrankung vor. Zu den sehr seltenen vererbten Prionerkrankungen zählen die erbliche Form der Creutzfeldt-Jakob-Krankheit (CJD), das Gerstmann-Sträussler-Scheinker-Syndrom (GSS) und die tödliche familiäre Insomnie.

Als vermutlich spontan entstandene Erkrankung findet man die sporadische CJD bei Menschen in höherem Lebensalter (>60 Jahre) mit einer Häufigkeit von 1,0–1,5/1 000 000 Einwohner.

Als erworbene (übertragene) Prionerkrankungen kennen wir Kuru, eine durch Kannibalismus übertragene Krankheit bei einem Stamm in Neuguinea, sowie die iatrogene, durch ärztliche Eingriffe (wie Hornhauttransplantation, Duraimplantation und Therapie mit Wachstumshormon, das aus Leichenhypophysen gewonnen wurde, s. 2.3.9.2.) übertragene CJK und die neue Variante der CJK („new variant CJD", vCJD), die mit hoher Wahrscheinlichkeit in der BSE ihren Ursprung hat.

Diese 1996 erstmals beschriebene Form der CJD hatte durch die räumliche und zeitliche Korrelation mit der BSE den Verdacht aufkommen lassen, dass die vCJD durch die Übertragung von BSE-Prionen hervorgerufen sein könnte (Will et al. 1996, 1997). Dieser Verdacht wurde durch eine Reihe von Experimenten mit transgenen Mäusen erhärtet. Diese zeigten, dass sich die Erreger von BSE und vCJD nicht unterscheiden lassen (Bruce et al. 1997). Als Infektionsweg wird der Verzehr von erregerhaltigen Nahrungsmitteln angenommen.

2.3.3 Krankheitsbild und klinische Diagnose

Das Krankheitsbild der Creutzfeldt-Jakob-Krankheit ist charakterisiert durch fortschreitende Demenz – bei der sporadischen CJD mit einem Verlauf von durchschnittlich 5 Monaten, bei der neu beobachteten Form, vCJD, durchschnittlich 14 Monate – EEG-Veränderungen (periodische „Sharp-wave-Komplexe"), Myoklonien, visuelle oder zerebelläre Symptome, pyramidale und extrapyramidale Symptome und akinetischen Mutismus. Die vCJD verläuft demgegenüber atypisch und ist in der Frühphase v.a. durch eine psychotische Symptomatik gekennzeichnet. Bei der vCJD finden sich keine typischen EEG-Veränderungen, das 14-3-3-Protein ist nur in der Hälfte der Fälle positiv. Die klinischen Symptome und pathologischen Veränderungen sind bei verschiedenen Subtypen, je nach genetischem Hintergrund (s. 2.3.6), der sCJD in unterschiedlicher Form und Häufigkeit vertreten, sodass diese klinisch nicht gleich gut oder zuverlässig diagnostiziert werden können.

Die klinische Diagnostik klassifiziert die Krankheitsbilder in „wahrscheinliche" und „mögliche" CJD (s. Tabelle 2.3.3), die Diagnose beruht auf der Kombination von klinischen Krankheitszeichen sowie EEG-Veränderungen, dem Nachweis von 14-3-3-Protein im Liquor und der Kernspintomographie (MRI). Der Nachweis des 14-3-3 Proteins im Liquor, einem Surrogatmarker, hat eine relativ hohe Spezifität (84%) und Sensitivität (94%); er kann jedoch auch bei Herpes-simplex-Enzephalitis, hypoxischem Hirnschaden, intrazerebralen Metastasen, metabolischer Enzephalopathie und auch bei Morbus Alzheimer positiv sein. Mit Ausnahme des M. Alzheimer sind diese Erkrankungen klinisch ohne Schwierigkeiten von der CJD zu unterscheiden. Unglücklicherweise ist der 14-3-3-Nachweis auch bei erblichen Prionkrankheiten und bei atypisch verlaufenden Prionkrankheiten häufig negativ. Die Magnetresonanzuntersuchung hat bei der sCJD nur begrenzte diagnostische Aussagekraft, die jedoch durch neuere Techniken, wie die FLAIR-Darstellung, deutlich verbessert wird (Zeidler et al. 2001). In der Diagnostik der vCJD wird dem Nachweis bilateraler hoher Signale im Pulvinar bei axialen T2- und/oder protonengewichteten Aufnahmen im MRI große Aussagekraft zugemessen (Coulthard et al. 1999, Collie et al. 2001, Zeidler et al. 2000), aus diesem Grunde wurde dieser in die diagnostischen Kriterien der vCJD der WHO aufgenommen (Tabelle 2.3.5).

Die Diagnose „gesicherte CJD" wird wegen der Notwendigkeit, Hirngewebe zu untersuchen, in den meisten Fällen erst postmortal durch die neuropathologische oder biochemische Untersuchung des Gehirns gestellt. Die Hirngewebegewinnung durch Biopsie ist wegen der Problematik der Sterilisation von neurochirurgischen Instrumenten nur bedingt möglich.

Der genetische Hintergrund spielt bei allen Formen der CJD ein Rolle. Die Konstellation an Kodon 129 des Prionprotein-(PrP-)Gens (Methionin oder Valin), das beim Menschen auf dem Chromosom 20 liegt, beeinflusst die Suszeptibilität sowie das klinische und pathologische Bild der Erkrankung. Bei CJD-Patienten sind Methioninhomozygote gegenüber Kontrollpersonen überrepräsentiert (Abb. 2.3.1). Bei der vCJD sind bislang nur Methioninhomozygote erkrankt. In 10% der CJD-Fälle finden sich Mutationen des PrP-Gens, verwandte Krankheiten – wie das GSS und die tödliche familiäre Insomnie („fatal familial insomnia", FFI) – sind zu 100% genetisch bedingt. Die DNA-Diagnostik ist aus peripheren Lymphozyten möglich.

2.3.4 Neuropathologie der humanen Prionkrankheiten

Makroskopisch stellen sich die Gehirne von Patienten, die an Prionkrankheiten verstorben sind, äußerst unterschiedlich dar; teils sind keine oder nur sehr geringgradige Anzeichen einer Atrophie zu sehen, in anderen Fällen liegt eine extrem ausgeprägte Hirnatrophie mit Erweiterung der Ventrikel und extremer Verschmälerung der Hirnrinde vor. Spezifische Veränderungen, die schon makroskopisch eine Verdachtsdiagnose nahe legen würden, gibt es nicht. Spongiöse Veränderungen sind makroskopisch nicht erkennbar.

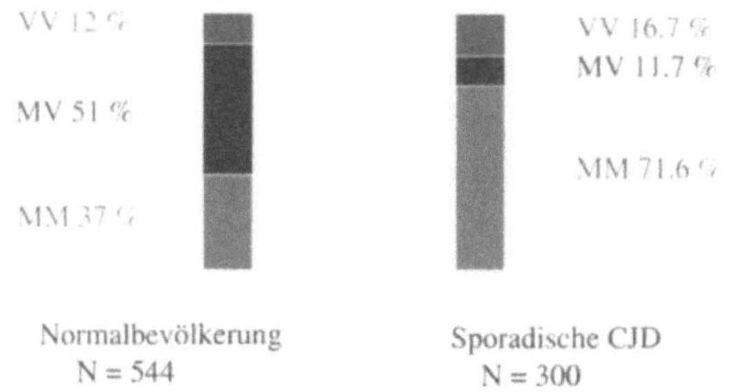

Abb. 2.3.1. Kodon 129 des *PRNP*. Das allelische Verteilungsmuster der Kodons für Methionin und Valin bei der sporadischen CJD und der Normalbevölkerung (in Europa und Nordamerika). (Aus Parchi et al. 1999)

In lichtmikroskopischen Routinefärbungen (HE, PAS) ist die Creutzfeldt-Jakob-Krankheit durch spongiöse Veränderungen, Nervenzellverlust, astrozytäre Gliose und in ca. 15% der Fälle durch sog. Kuru-Plaques gekennzeichnet. Außer einer mitunter ganz massiven Mikroglia- und Makrophagenaktivierung sind im typischen Fall keine zellulären immunologischen Reaktionen zu erkennen. Nervenzellverlust, astrozytäre Gliose und Mikrogliaaktivierung sind bei vielen Erkrankungen des Gehirns zu finden und spielen deshalb bei der Diagnosestellung bei Verdacht auf CJD eine untergeordnete Rolle. Bestimmte Formen der spongiösen Veränderungen haben einen Anspruch auf Spezifität für Prionkrankheiten, Kuru-Plaques sind pathognomonisch.

Der Ausdruck „spongiöse Veränderungen" wird als Oberbegriff für eigentlich verschiedene, lichtmikroskopisch unterscheidbare Hohlraumbildungen des Gehirns verwandt. Spongiforme Veränderungen sind kleine, mitunter opak erscheinende blasenartige Gebilde im Neuropil, etwa 2–10 μm im Durchmesser, die im Wesentlichen Hohlraumbildungen in Nervenzellfortsätzen entsprechen (Abb. 2.3.2). Sie liegen vereinzelt oder in Gruppen im Neuropil und sind mit unterschiedlicher Ausprägung bei allen Prionkrankheiten des Menschen anzutreffen. Als Status spongiosus bezeichnen wir ein Gewebebild mit fast vollständigem Nervenzellverlust, ausgeprägter astrozytärer Gliose und Gewebeauflockerung mit großer perizellulärer Spaltraumbildung. Dieser Status wird außer bei den Prionkrankheiten auch im Endstadium neurodegenerativer und metabolischer Erkrankungen beobachtet.

Kuru-Plaques sind in der HE-Färbung erkennbare, homogene, eosinophile PrP-Ablagerungen (Abb. 2.3.3). Die lichtmikroskopische Erkennbarkeit in Routinefärbungen wie der HE-Färbung unterscheidet sie von den „plaqueartigen Ablagerungen", die kleiner sind als Kuru-Plaques und die sich erst immunhistochemisch mit Antikörpern gegen PrP darstellen lassen. Kuru-Plaques sind pathognomonisch für die Prionkrankheiten, finden sich jedoch nur in einer geringen Anzahl idiopathischer oder sporadischer Fälle. Multizentrische Plaques finden sich regelmäßig beim GSS. Sie bestehen zumeist aus einer zentralen größeren PrP^{Sc}-Ablagerung, die von kleineren „Satelliten" umsäumt ist. Floride Plaques haben einen zentralen Kern, der von einem Ring spongiformer Veränderungen umgeben ist. Die Ähnlichkeit mit einer Blumenblüte hat diesen Plaques den Namen „floride" Plaques eingebracht. Das Zentrum der Plaques stellt sich weniger homogen als bei den Kuru-Plaques dar und hat ein fädiges oder strähniges Aussehen (Abb. 2.3.4).

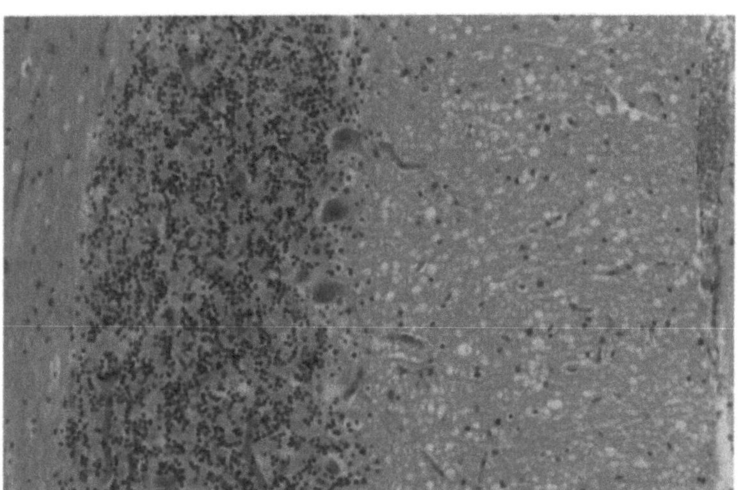

Abb. 2.3.2. Spongiforme Veränderungen im Neokortex bei sCJD. Es finden sich kleine, teils opake Vakuolen im Neuropil. HE-Färbung

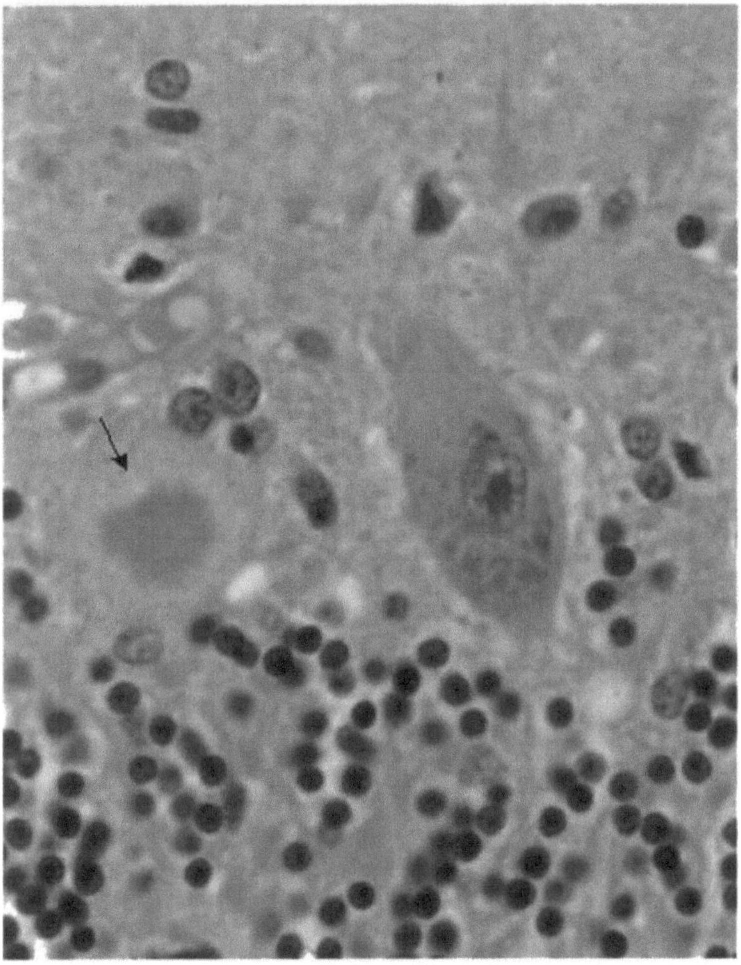

Abb. 2.3.3. Ein Kuru-Plaque (*Pfeil*) im Kleinhirn bei sporadischer CJD, daneben eine Purkinje-Zelle. HE-Färbung

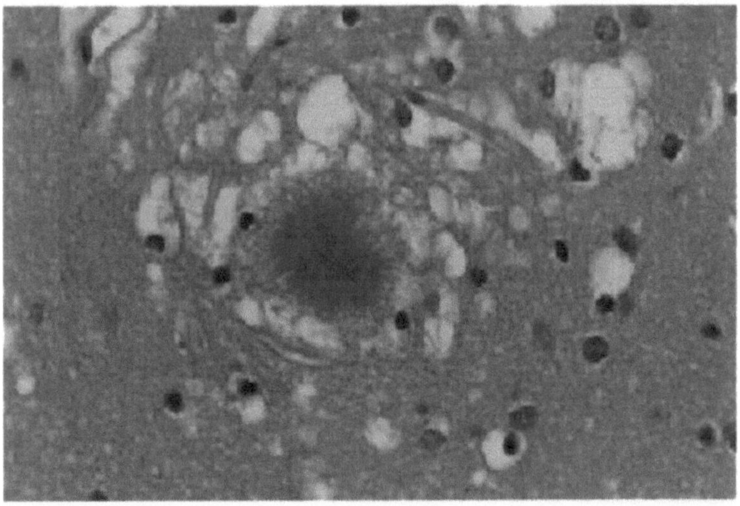

Abb. 2.3.4. Ein „florider" Plaque, umgeben von konfluierenden Vakuolen in einem CJD-Fall der neuen Variante (vCJD) aus Großbritannien (Präparat von Dr. James Ironside, Creutzfeldt-Jakob Disease Surveillance Unit, Edinburgh, Schottand). Bei stärkerer Vergrößerung zeigen diese Plaques, deren Form an eine Blüte erinnern soll, häufig einen dichten Kern, von dem feine fadenartige Strukturen ausgehen und der von Vakuolen umgeben wird. Diese Form der Prionproteinablagerung wurde beim Menschen bislang nur bei der vCJD und einigen iatrogen übertragenen Fällen beobachtet. HE-Färbung

Mit Antikörpern gegen das Prionprotein lässt sich unter Verwendung immunhistochemischer Methoden zeigen, dass PrP^{Sc} in Kuru-Plaques, multizentrischen Plaques und auch in floriden Plaques vorhanden ist. Darüber hinaus lässt sich PrP^{Sc} auch in anderen Strukturen und Lokalisationen nachweisen, nämlich in plaqueartigen Ablagerungen, in synaptischer Ablagerungsform, perivakuolär und perineuronal.

Die immunhistochemische Darstellung von PrP^{Sc} ist in fast allen Fällen von humanen Prionkrankheiten positiv. Sie ist der beste und sicherste Nachweis einer Prionkrankheit im Hirngewebe und hat sich in zahlreichen Zweifelsfällen, bei denen mit lichtmikroskopischen Routinefärbungen keine sichere Diagnose gestellt werden konnte, bewährt. Die immunhistochemische Darstellung von PrP^{Sc} ist damit der Goldstandard in der neuropathologischen Diagnostik geworden. Eine noch sensitivere Darstellung von PrP^{Sc} bietet die PET-Blot-Methode („paraffin-embedded tissue blot"), welche die Vorteile des Immunoblottings mit der immunhistochemischen Darstellung in formalinfixiertem und paraffineingebettetem Gewebe verbindet (Abb. 2.3.5).

2.3.5 Prionhypothese

Der Erklärung zur Entstehung dieser Erkrankungen liegt die Prionhypothese zugrunde, für deren Entwicklung Stanley Prusiner 1997 den Nobelpreis erhielt. Als Auslöser dieser Erkrankungen gilt das Prion („proteinaceous infectious particle"), das durch eine Konformationsänderung aus einem körpereigenen Eiweiß, dem PrP^{C}, entsteht (Prusiner 1982, 1998). Die Prionhypothese, die Prusiner 1982 aufgestellt hat, erklärt in eleganter Weise die Entstehungsmechanismen infektiöser, hereditärer und spontan entstehender Krankheiten durch die Konformationsänderung des physiologischen PrP^{C} in die infektiöse Form, PrP^{Sc}. Im Gegensatz zu PrP^{C} ist PrP^{Sc} nicht löslich, bildet leicht multimere Aggregate und ist relativ proteaseresistent. Dabei ist vieles noch unverstanden und der Umwandlungsprozess von PrP^{C} zu infektiösem PrP^{Sc} noch nicht in vitro gelungen, obgleich die Umwandlung des zellulären Prionproteins in eine proteaseresistente Form von vielen Arbeitsgruppen gezeigt wurde (Kocisko et al. 1994, Soto et al. 2002). So ist die Prionhypothese weitgehend akzeptiert, ihr Beweis steht aber noch aus. Auf der anderen Seite wurde gezeigt, dass höchstens sehr kurze Nukleinsäureabschnitte bis maximal 50 Nukleotide mit einer infektiösen Einheit assoziiert sein können und des-

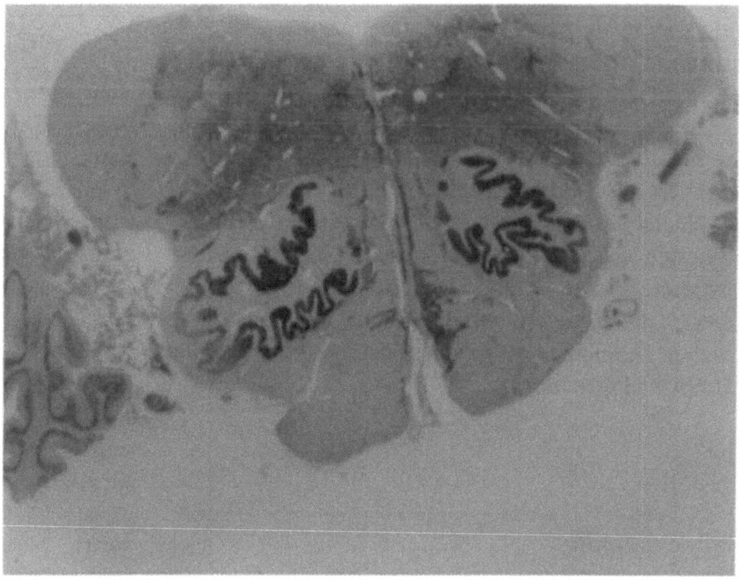

Abb. 2.3.5. Darstellung von PrP^{Sc} in der Hirnrinde. Die immunhistochemische Darstellung von PrP^{Sc} ist der beste und sicherste Nachweis einer Prionkrankheit im Hirngewebe und damit der Goldstandard in der neuropathologischen Diagnostik. Die PET-Blot-Methode („paraffin-embedded tissue blot") verbindet die Vorteile des Immunblottings mit der immunhistochemischen Darstellung in formalinfixiertem und paraffineingebettetem Gewebe. PrP^{Sc} lässt sich dann in der Membran mit spezifischen Antikörpern hochsensibel nachweisen

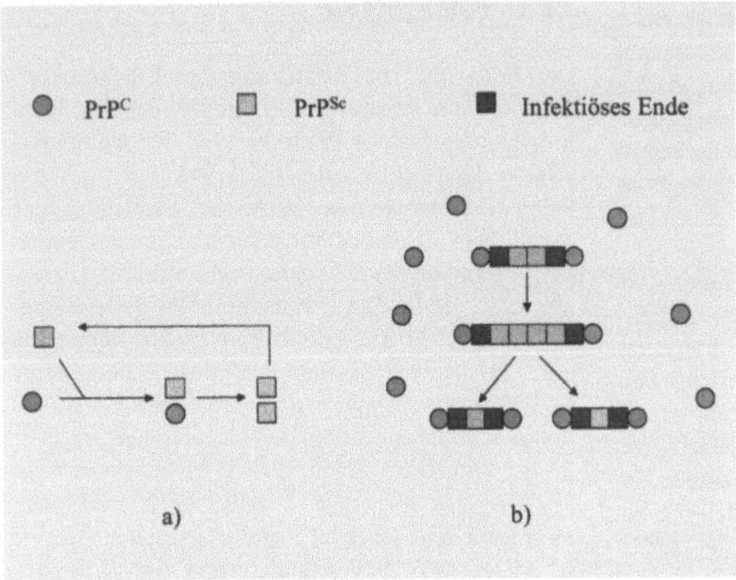

Abb. 2.3.6 a, b. Modelle der Prionreplikation. **a** Autokatalytisches Umfaltungsmodell, **b** Nukleationsmodell

halb ein Virus als infektiöses Agens der transmissiblen spongiformen Enzephalopathien nicht in Frage kommt (Kellings et al. 1992).

Für den Vorgang der Formierung infektiöser PrP^{Sc}-Moleküle sind zwei Modelle vorstellbar (Abb. 2.3.6 a, b). Im sog. Umfaltungsmodell („refolding model") kommt es zu einer Interaktion zwischen einem PrP^{Sc} und einem PrP^{C}-Molekül, bei der – unter Überwindung einer hohen Energiebarriere, vielleicht mithilfe von Chaperonen und unter vorübergehender Entfaltung – PrP^{C} dergestalt verändert wird, dass es die Konformation von PrP^{Sc} annimmt. Dieses Modell entspricht einer autokatalytischen Strukturumwandlung. Im sog. Nukleationsmodell vermehren sich aus PrP^{Sc} bestehende Amyloidketten in zwei Schritten. Die Aggregate binden als Nuklei zunächst an ihren Enden PrP^{C}-Moleküle, welche dabei in PrP^{Sc}-Moleküle umgewandelt werden, ähnlich einer Polymerisation. Im zweiten Schritt zerfallen die Amyloidketten in kleinere Untereinheiten, wodurch es zu einer exponentiellen Vermehrung der infektiösen PrP^{Sc}-Einheiten kommt (Eigen 1996).

2.3.6 Genetik

Während bis vor kurzem die verschiedenen klinischen und pathologischen Bilder der spongiformen Enzephalopathien lediglich beschrieben werden konnten und der offensichtliche Gegensatz zwischen der Vielzahl klinisch-pathologischer Bilder bei nur einer Form des infektiösen Agens ohne eigenes Genom ungelöst blieb, gelingt es jetzt, mit der Kenntnis über das Prionprotein und seine Genetik diese klinisch-pathologischen Erscheinungsformen einzuordnen und bestimmten neu beschriebenen Formen des PrP zuzuweisen.

Das humane PrP^{C} ist ein Glykoprotein von 253 Aminosäuren Länge vor der zellulären Prozessierung (Abb. 2.3.7) (Kretzschmar et al. 1986b). Das humane Prionproteingen (*PRNP*) ist auf dem kurzen Arm des Chromosoms 20 lokalisiert. Es hat eine relativ einfache genomische Struktur und besteht aus zwei Exons mit einem Intron von 13 kb Länge. Der gesamte Protein kodierende Teil des Gens („open reading frame") ist auf dem Exon 2 lokalisiert (Puckett et al. 1991). Alle bislang bei Säugetieren untersuchten PrP-Gene haben eine ähnliche genomische Struktur mit nur zwei oder drei Exons, wobei der Protein kodierende Teil nie durch ein Intron unterbrochen wird (Gabriel et al. 1992, Schätzl et al. 1995, Westaway et al. 1994, Windl et al. 1995). Auf Aminosäurenebene findet sich eine ausgeprägte Homologie der Prionproteinsequenzen des Menschen und anderer Säugetierspezies: Primaten 93–99% (Schätzl et al. 1995), Nagetiere 91–92% (Oesch et al. 1985, Westaway et al. 1994), Wiederkäuer 92–93% (Goldmann et al. 1990, 1991). Auch bei Vögeln, Amphibien, Reptilien und Fischen wurden entsprechende Gene gefunden (Gabriel et al. 1992, Oidtmann et al. 2003).

Die überwiegende Anzahl biochemischer Untersuchungen wurde bislang am PrP der Maus oder

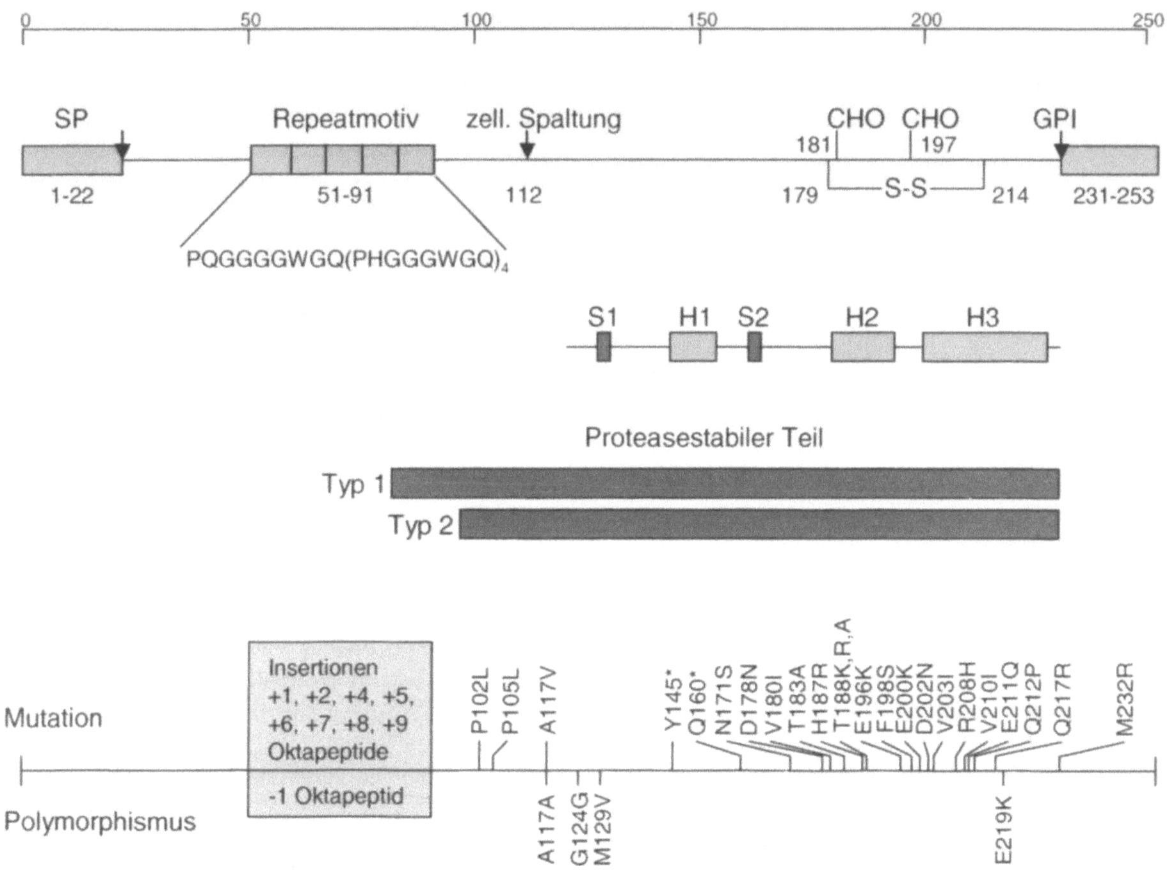

Abb. 2.3.7. Das Prionproteingen (*PRNP*) und die Prionproteine. Dargestellt sind die zelluläre Isoform des Prionproteins (PrP^C), der proteaseresistente Kern von PrP^{Sc} (Typ 1 und Typ 2), Charakteristika der sekundären Struktur des Proteins sowie die bekannten Mutationen und Polymorphismen des Prionproteingens. Die Zahlen beziehen sich auf Aminosäurereste bzw. Kodons. *SP* Signalpeptid, *GPI* Glykosylphosphatidylinositol, *CHO* Glykosylierungsstellen, *S1, S2* β-Faltblattanteile, *H1, H2, H3* α-Helices. (Aus Riek et al. 1996)

des Hamsters durchgeführt. Wegen der großen Übereinstimmung in der Aminosäuresequenz ist anzunehmen, dass viele, wenngleich nicht alle Erkenntnisse über die Struktur und Funktion der PrP von der Maus auf den Menschen übertragbar sind. PrP^C ist ein Membranprotein, das vorwiegend auf der Oberfläche von Neuronen, jedoch auch von Astrozyten und einer Vielzahl anderer Zellen exprimiert wird (Kretzschmar et al. 1986a, Liberski et al. 1992, Moser et al. 1995) Das humane PrP^C hat eine N-terminale Signalsequenz von 22 Aminosäuren. Der C-Terminus wird beim Anhängen eines Glykosylphosphatidylinositols (GPI) am Serinrest 230 um 23 Aminosäuren verkürzt. Das reife PrP^C ist auf der Zelloberfläche über einen GPI-Anker verhaftet (Stahl et al. 1987). Es bestehen zwei N-Glykosylierungsstellen an den Aminosäureresten 181 und 197, die bei verschiedenen Varianten der humanen CJD bestimmte Unterschiede zu zeigen scheinen (Collinge et al. 1996, Parchi et al. 1997).

Die N-terminale Hälfte enthält ein Oktarepeat [(PHGGGWGQ)×4], das in vitro und in vivo Cu-Ionen bindende Eigenschaften hat (Brown et al. 1997, Hornshaw et al. 1995b, Hornshaw et al. 1995a, Kramer et al. 2001, Qin et al. 2000) und das vermutlich im synaptischen Spalt seine Funktion ausübt (Takashima et al. 1997). NMR-strukturelle Untersuchungen haben gezeigt, dass die C-terminale Hälfte eines rekombinant hergestellten Prionproteins drei α-Helices (H1, H2, H3) und zwei sehr kurze β-Faltblattabschnitte (S1 und S2) besitzt (Riek et al. 1996). Der N-terminale Anteil mit den Aminosäureresten 23–120 ist in wässriger Lösung ein flexibles „random-coil"-ähnliches Polypeptid ohne fest definierbare dreidimensionale Struktur (Hornemann et al. 1997). Die Bindung von Kupferionen an den Octarepeatabschnitt des Prionproteins könnte dem N-terminalen Anteil eine definierte Struktur aufzwingen.

Parchi et al. (1996) gelang es, bei sporadischen CJD-Fällen zwei protease-K-(PK-)resistente PrP-Isoformen mit unterschiedlichen Wanderungsmustern (Größe) auf Western-Blots zu zeigen (PrP^{Sc} Typ 1: 20,5 kD und PrP^{Sc} Typ 2: 18,7 kD) (Abb. 2.3.8). Die Ursache für die zwei unterschiedlichen Schnittstellen der PK, die ca. 2 kD voneinander entfernt sind, ist noch nicht untersucht, sie wird jedoch mit unterschiedlichen Konformationen in dieser Region des Moleküls zusammenhängen. Eine Untersuchung ergab, dass die PK mehrere Schnittstellen am N-terminalen Ende von PrP^{Sc} hat, wobei die Aminosäurereste 82 und 97 bevorzugt werden (Parchi et al. 2000).

2.3.6.1 Polymorphismen

Der Polymorphismus an der Aminosäureposition 129 des *PRNP* [Methionin (ATG)→Valin (GTG)] hat Konsequenzen sowohl für das Auftreten der sporadischen Creutzfeldt-Jakob-Krankheit als auch für die klinischen und neuropathologischen Charakteristika der sporadischen und erblichen Varianten humaner Prionkrankheiten. In mehreren Studien wurde eine deutliche Überrepräsentation von Homozygoten (in erster Linie Methionin) bei sporadischen CJD-Fällen im Vergleich zur normalen Population beschrieben (Palmer et al. 1991, Laplanche et al. 1994, Salvatore et al. 1994, Soto et al. 2002, Windl et al. 1996) (s. Abb. 2.3.1). Auch der Phänotyp der sporadischen CJD wird vom Kodon 129 beeinflusst. Bei sporadischen CJD-Fällen der klassischen Variante werden PrP-plaqueartige Ablagerungen ausschließlich bei Fällen beobachtet, die zumindest auf einem Allel an der Position 129 ein Valinkodon haben (Parchi et al. 1999) (s. Tabelle 2.3.4). Das Kodon 129 beeinflusst auch den klinischen Phänotyp bei einigen erblichen Prionkrankheiten. 1) Zusammen mit einer D178N-Mutation bestimmt dieses Kodon, ob das klinische Erscheinungsbild einer CJD oder FFI entspricht. 2) In einer großen Sippe im Südosten Englands mit sechs Extrarepeats ließ sich zeigen, dass das Todesalter der betroffenen Patienten vom Kodon 129 beeinflusst wird. 3) In ähnlicher Weise hat dieses Kodon einen Einfluss auf das Erkrankungsalter in einer großen Familie mit der F198S-Mutation

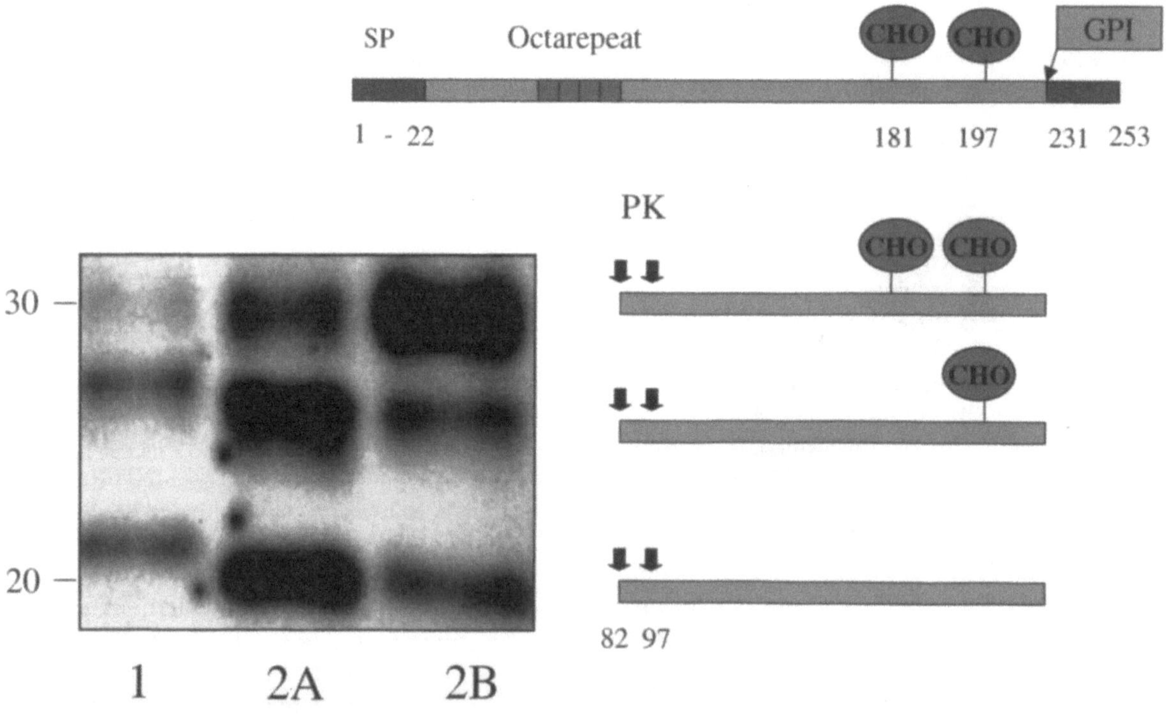

Abb. 2.3.8. Prionproteintypen im Western-Blot. Schematisch dargestellt ist PrP^{C} in der Gesamtlänge (oben) sowie der proteaseresistente Teile von PrP^{Sc} mit den beiden Hauptschnittstellen der Protease K (PK) and den Aminosäureresten 82 und 97. Daneben die drei PrP^{Sc}-Banden nach PK-Verdau im Western-Blot. Die untere Bande bei ca. 20 kD (Typ1) bzw. 18 kD (Typ2) stellt das nichtglykosylierte PrP^{Sc} dar, die mittlere Bande das einfach glykosylierte PrP^{Sc} und die obere Bande das doppelt glykosylierte PrP^{Sc}. Der Typ 2B mit der überwiegend doppelt glykosylierten Bande wurde nur bei der vCJD gefunden

(Dlouhy et al. 1992, Goldfarb et al. 1992, Poulter et al. 1992).

2.3.6.2 Pathogene Mutationen

Die genetisch bedingten Prionkrankheiten gelten heute nicht mehr als absolute Raritäten. In einer neueren Untersuchung zeigte sich, dass eine Familie mit einer erblichen Prionkrankheit pro 2,5 Mio. Einwohner in Deutschland zu finden ist. Nach unserem jetzigen Wissen zählen damit familiäre Prionkrankheiten sogar zu den häufigsten erblichen Leiden, die zu demenziellen Erkrankungen führen (Windl et al. 1999). In Familien mit erblichen Prionkrankheiten wurde eine Vielzahl verschiedener Punktmutationen und Insertionsmutationen entdeckt (s. Abb. 2.3.7). Die Analyse der Daten in einem großen epidemiologischen Projekt in Deutschland hat gezeigt, dass ungefähr die Hälfte der Familien mit Mutationen des *PRNP* angibt, von einer erblichen, tödlichen, neurologischen Erkrankung in ihrer Familie nichts zu wissen. Diese Beobachtung zeigt, wie wichtig eine routinemäßige Untersuchung des Prionproteingens bei unklaren neurologischen Syndromen mit Demenz ist.

2.3.7 Familiär bedingte Prionkrankheiten

Als Beispiele für familiär bedingte, durch Mutation hervorgerufene Prionkrankheiten des Menschen seien die folgenden charakteristischen Krankheitsbilder dargestellt.

2.3.7.1 Gerstmann-Sträussler-Scheinker-Syndrom

Das Gerstmann-Sträussler-Scheinker-Syndrom (GSS) wurde 1928 beschrieben (Gerstmann 1928, Gerstmann et al. 1936) und kann, wie wir heute wissen, durch eine Reihe unterschiedlicher Mutationen des *PRNP* hervorgerufen werden, am häufigsten liegt dem GSS eine P102L-Mutation zugrunde. Klinisch erscheinen die Patienten überwiegend ataktisch. Sie entwickeln Dysphagie, Dysarthrie, Hyporeflexie und Demenz, die sich in vielen Fällen erst spät und nicht immer sehr ausgeprägt darstellt. Es sollte jedoch bedacht werden, dass die klinische Manifestation einer CJD oder GSS in Trägern derselben Mutation in ein und derselben Familie beobachtet werden kann und eine sichere Unterscheidung mit klinischen Mitteln nicht immer möglich ist. Neuropathologisch stellt sich die GSS als eigene Entität dar, die durch große multizentrische Prionprotein enthaltende Amyloidplaques definiert wird. Andere pathologische Charakteristika variieren beträchtlich. So finden sich zum Teil ausgeprägte spongiforme Veränderungen bei der P102L-Mutation, neurofibrilläre Tangles bei den Mutationen Y145*, F198S und Q217R und eine Amyloidangiopathie bei der Y145*-Mutation.

2.3.7.2 Letale familiäre Insomnie

Die letale familiäre Insomnie (FFI) fällt häufig durch Insomnie und Dysautonomie auf, später zeigen sich Ataxie, Dysarthrie, Myoklonie und Dysfunktion der Pyramidenbahnen. Schließlich entwickeln die betroffenen Patienten eine weitgehende Insomnie und Demenz, Rigidität, Dystonie und einen Mutismus (Montagna et al. 1998). Neuropathologisch ist die FFI durch Nervenzellverlust und astrozytäre Gliose vorwiegend im Thalamus (anteroventraler und mediodorsaler Kern) sowie in der unteren Olive gekennzeichnet. Im Gegensatz dazu variieren die Veränderungen im Kortex sehr stark und sind am deutlichsten im limbischen Kortex ausgeprägt. Der entorhinale Kortex ist praktisch immer betroffen, FFI wird ausschließlich bei Patienten mit einer D178N-Mutation des *PRNP* (ein Methioninkodon findet sich an der Position 129 desselben Allels) identifiziert (Medori et al. 1992). Die Krankheit scheint sowohl unter klinischen als auch pathologischen Gesichtspunkten bei Methioninhomozygoten am Kodon 129 einen deutlicher ausgeprägten Verlauf zu nehmen. In manchen Fällen scheint diese Mutation jedoch zu einer Krankheit zu führen, die von der klassischen CJD nur schwer zu unterscheiden ist. Spongiforme Veränderungen sind in vielen Fällen nur minimal ausgeprägt und in wenigen kortikalen Regionen zu finden. PrP-Ablagerungen sind mit herkömmlichen immunhistochemischen Methoden mitunter kaum darstellbar, besonders bei Fällen mit einem kurzen klinischen Verlauf, sodass die Krankheit häufig erst nach molekulargenetischer Untersuchung des *PRNP* mit Sicherheit diagnostiziert werden kann (Parchi et al. 1998).

2.3.7.3 Familiäre Creutzfeldt-Jakob-Krankheit

Die E200K-Mutation ist die am häufigsten bei hereditären Prionkrankheiten anzutreffende Mutation. Sie ist klinisch und neuropathologisch von der sporadischen CJD nicht zu unterscheiden. Die größte bekannte Gruppe findet sich unter libyschen Einwanderern in Israel, die eine 100fach erhöhte CJD-Inzidenz haben (Gabizon et al. 1993). Auch die lokalen Häufungen von CJD-Fällen, die in manchen Regionen der Slowakei seit vielen Jahren beobachtet werden, sind familiäre Fälle mit einer E220K-Mutation (Goldfarb et al. 1990). Die Penetranz dieser Mutation ist etwas umstritten. Sie wurde von manchen Autoren mit 0,56 angegeben, wird jedoch ebenso wie die anderen *PRNP*-Mutationen heute allgemein mit 100% beziffert (Goldfarb et al. 1991b).

2.3.7.4 Krankheitsbilder durch Insertmutationen

Eine ganz andere Art von Mutation des *PRNP* liegt bei verschiedenen sog. Insertionsmutationen vor. Das normale Protein hat 5 Repeats (1 Nonarepeat, 4 Oktarepeats, Aminosäuren 51–91) in dieser Region, wogegen die mutierten Prionproteine zwischen 1 und 9 zusätzlichen Oktarepeats haben. Die klinischen und pathologischen Charakteristika, die mit Insertionsmutationen verbunden sind, sind außerordentlich variabel. Es finden sich Patienten mit der klassischen CJD oder GSS, aber auch Patienten mit keinem morphologisch erkennbaren Phänotyp, die klinisch lediglich eine progressive Demenz zeigen (Collinge et al. 1990, 1992). Identische Rearrangements der Oktapeptide sind in voneinander unabhängigen Familien nie entdeckt worden. Man vermutet, dass die Bildung von Extrarepeats auf einem ungleichen Cross-over und einer Rekombination beruhen (Goldfarb et al. 1991a). Für die Generierung von mehr als 4 Extrarepeats müsste dieser Hypothese zufolge mehr als eine Runde von Cross-over stattgefunden haben. Sowohl der disperse Ursprung der Extrarepeats als auch die Wahrscheinlichkeit von mehreren aufeinander folgenden Rekombinationen innerhalb einer Familie weisen darauf hin, dass die Oktapeptidregion genetisch instabil ist. Auf der anderen Seite weisen die Seltenheit von Extrarepeats in der Population und die Existenz einer großen Familie, deren mutiertes Allel sich über 6 Generationen nicht verändert hat genau in die andere Richtung (Poulter et al. 1992).

2.3.8 Idiopathische (sporadische) CJD

Die idiopathische (sporadische) CJD (sCJD) betrifft in der Regel Patienten im siebten Lebensjahrzehnt. Erste Auffälligkeiten sind im Allgemeinen Demenz und verschiedene neurologische Symptome, häufig Ataxie und Myoklonien. Die klinischen Kriterien, die Masters et al. (1979) aufgeführt haben, wurden modifiziert und von einer großen CJD-Überwachungsgruppe in Europa akzeptiert (Concerted Action of the EU 1994) (Tabelle 2.3.3).

Eine definitive Diagnose kann nur durch die neuropathologische oder biochemische Untersuchung des Gehirns gestellt werden. Klinische Diagnosekriterien beruhen auf einer demenziellen Erkrankung mit einem Verlauf unter zwei Jahren, typischen EEG-Veränderungen und mindestens zwei der Symptome Myoklonien, akinetischer Mutismus, pyramidale/extrapyramidale Dysfunktion

Tabelle 2.3.3 Diagnostische Kriterien für die sporadische CJD

A	Die Diagnose *„definitive CJD"* kann derzeit nur durch Untersuchung des Hirngewebes erfolgen und zwar a) durch eine neuropathologische Untersuchung einschließlich des Nachweises von PrP^{Sc} durch immunhistochemische Darstellung mit spezifischen Antikörpern oder b) durch den Nachweis des PrP^{Sc} im Western-Blot
B	Die Diagnose *„wahrscheinliche CJD"* wird gestellt, wenn folgende Kriterien erfüllt sind: Progressive Demenz *und* mindestens zwei der folgenden vier Veränderungen: 1. Myoklonien 2. visuelle oder zerebelläre Veränderungen 3. pyramidale oder extrapyramidale Dysfunktion 4. akinetischer Mutismus *und* Typische EEG-Veränderungen (periodische scharfe Wellen), unabhängig von der Dauer der klinischen Erkrankung, *und/oder* Protein 14-3-3-Nachweis im Liquor bei einer klinischen Krankheitsdauer bis zum Tode von unter 2 Jahren
C	Die Diagnose *„mögliche CJD"* wird gestellt, wenn die folgenden Kriterien erfüllt sind: Progressive Demenz *und* atypisches oder nicht vorhandenes EEG *und* Verlauf unter 2 Jahren *und* mindestens 2 der folgenden vier klinischen Charakteristika: Myoklonie, visuelle oder zerebelläre Störung, pyramidale/extrapyramidale Dysfunktion, akinetischer Mutismus

oder visuelle/zerebelläre Störungen. Diese Veränderungen sind bei verschiedenen Subtypen der sCJD in unterschiedlicher Form und Häufigkeit vertreten.

Bei der sCJD können sich alle oben beschriebenen pathologischen Veränderungen finden, mit Ausnahme der multizentrischen Plaques, die nur bei der GSS beobachtet werden. Besonders ausgeprägte pathologisch-anatomische Verteilungsmuster, die mit spezifischen klinischen Bildern einhergehen, sind seit langem bekannt. Beispielsweise beschrieb Heidenhain eine Form, bei der spongiforme Veränderungen, Nervenzellverlust und Gliose im okzipitalen Kortex auftreten; klinisch steht am Anfang der Erkrankung eine kortikale Blindheit im Vordergrund. Eine weitere Variante wurde von Brownell u. Oppenheimer beschrieben; sie ist klinisch durch Ataxie und pathologisch durch einen ganz ausgeprägten Befall des Kleinhirns charakterisiert. Bei der „panenzephalopathischen Variante" der CJD wird eine ausgeprägte spongiforme Degeneration mit einer Ansammlung von Makrophagen in der weißen Substanz des Gehirns geschildert (Mizutani et al. 1981). Die Vielfalt der klinischen Erscheinungsbilder und pathologischen Veränderungen steht zunächst in einem gewissen Gegensatz zur Prionhypothese, der zufolge das Prionprotein, welches die Krankheit auslöst, in den sporadischen Fällen ja nur in einer Form vorkommen kann, nämlich in der vom Wirtsgenom kodierten. Bei experimentellen Scrapie-Systemen ist der Krankheitsphänotyp weitgehend vom Genotyp des Wirtsorganismus abhängig. Die Pathologie und Klinik der sCJD wird in dieser Hinsicht primär durch den Methionin/Valin-(MV-)Polymorphismus am Kodon 129 bestimmt (Parchi et al. 1996, Schulz-Schaeffer et al. 1996, MacDonald et al. 1996, Miyazono et al. 1992). Zusätzlich sind bestimmte pathologische Charakteristika, z. B. Topologie und Typ der Läsion oder Verteilung von PrP^{Sc} bei Scrapie, mit bestimmten Prionstämmen („strains") assoziiert. Die Diversität der Prionstämme wurde verschiedenen Konformationen von PrP^{Sc}, das durch nichtgenetische Mechanismen repliziert werden kann, zugeschrieben (Bessen et al. 1995).

Wie in einer großen Studie an über 300 Patienten mit sCJD gezeigt wurde, determinieren die beiden PrP^{Sc}-Isotypen 1 und 2 zusammen mit dem Genotyp am Kodon 129 die klinischen und pathologischen Eigenschaften der Krankheit (Parchi et al. 1999). In dieser Untersuchung waren fast 90% aller sCJD-Patienten homozygot am Kodon 129, mit deutlichem Überwiegen der Methioninhomozygoten (s. Abb. 2.3.1). Das PrP^{Sc} Typ 1 ist überwiegend bei Methioninhomozygoten zu finden, während das PrP^{Sc} Typ 2 vorwiegend bei Valinhomozygoten anzutreffen ist.

Es lassen sich 6 Subtypen der sCJD voneinander abgrenzen. MM-Homozygotie mit PrP^{Sc} Typ 1 (MM1), die häufigste der möglichen Kombinationen, ist in der beschriebenen Untersuchung mit einer typischen CJD-Erkrankung assoziiert, d. h. mit einem klinischen Verlauf unter 6 Monaten, kognitiver Verschlechterung im frühen Stadium, Myoklonien und periodischen scharfen Wellen im EEG. Die Histologie zeigte typische spongiforme Veränderungen und Gliose mit nur mäßigem Nervenzellverlust. Die Veränderungen sind häufig okzipital stärker ausgeprägt. Immunhistochemisch findet sich PrP^{Sc} feingranulär oder synaptisch abgelagert. Dieser Typ der sCJD entspricht der am besten bekannten Variante und kann klinisch am zuverlässigsten diagnostiziert werden. MV1-Fälle sind von MM1-Fällen klinisch und neuropathologisch praktisch nicht unterscheidbar. Bei MM2-Fällen finden sich sehr ausgedehnt große konfluierende Vakuolen in weiten Anteilen des Kortex. Daneben kennen wir einen weiteren MM2-Typ, der in erster Linie durch thalamische Atrophie gekennzeichnet ist und pathologisch der FFI ähnelt. Atypische und seltene Formen der CJD sind assoziiert mit verschiedenen Genotypen am Kodon 129 und dem Typ-2-PrP^{Sc}. Histologisch finden sich Kuru-Plaques nur bei Kodon-129-Heterozygoten (MV) mit dem Protein Typ 2. Plaqueähnliche Ablagerungen stellen sich immunhistochemisch nur bei MV2- und VV2-Patienten dar. Bemerkenswert ist, dass viele der selteneren Subtypen keine typischen EEG-Veränderungen haben. Das jüngste Erkrankungsalter findet sich bei den VV1-Fällen. Die klassische Heidenhain-Variante findet sich bei MM1- und MV1-Patienten. Die Brownell-Oppenheimer-Variante entspricht den Typen VV2 und MV2. Die „panenzephalopathische Variante" der CJD scheint bei ungewöhnlich langen klinischen Verläufen bei einer Reihe von Subtypen (MM1, MV1, VV2, MV2) vorzukommen und einem ausgeprägten Endstadium der Krankheit zu entsprechen. Weitere Details zu den sCJD-Subtypen sind der Tabelle 2.3.4 zu entnehmen.

Tabelle 2.3.4. Molekulare Klassifikation der sporadischen CJD

PrP-Typ	%	Alter (Jahre)	Dauer (Monate)	PSWC (%)	Klinik	Pathologie
MM1 und MV1	70	65	4	80	Rasch progredienter Verlauf mit Demenz, Myoklonien, häufig Beeinträchtigung des Sehvermögens, häufig einseitiger Beginn	Spongiforme Veränderungen, „synaptische" PrP-Färbung
VV2	16	61	6,5	7	Erstsymptom häufig Ataxie, Demenz oft erst spät	Plaqueähnliche u. perineuronale PrP-Färbung
MV2	9	59	17	7	Ausgeprägte Ataxie und progressive Demenz	Kuru-Plaques
MM2-T	2	52	17	0	Insomnie und nächtliche Hyperaktivität, Ataxie und subkortikale Demenz	Atrophie des Thalamus und der Olive, Spongiosität minimal oder abwesend
MM2-C	2	64	16	0	Progressive Demenz	Große konfluierende Vakuolen
VV1	1	39	15	0	Progressive Demenz	Ausgeprägte spongiforme Veränderung im Kortex

M Methionin, *V* Valin, *PSWC* periodische scharfe Wellen im EEG

2.3.9 Erworbene Prionkrankheiten

2.3.9.1 Kuru

Kuru wurde bis in die 60er-Jahre des vorigen Jahrhunderts durch rituellen Kannibalismus in Neuguinea verbreitet und betraf in erster Linie Kinder und Frauen. Das Ende des rituellen Kannibalismus Anfang der 60er-Jahre unterbrach die Übertragung dieser Krankheit, es wurde in der Folge allerdings über Inkubationszeiten von mehr als 3 Jahrzehnten berichtet. Die Erkrankung war in erster Linie durch Ataxie und andere neurologische Ausfallserscheinungen charakterisiert, während Demenz sehr spät und in manchen Fällen wohl gar nicht auftrat. Schon früh wurde berichtet, dass bei Kuru wesentlich häufiger als bei der sCJD Kuru-Plaques zu finden seien und insbesondere pathologische Veränderungen des Kleinhirns im Vordergrund stünden (Neumann et al. 1964). Dies mag mit der relativen Häufigkeit von Valin am Kodon 129 von *PRNP* beim Volksstamm der Fore in Zusammenhang zu stehen; allerdings kommen verschiedene Arbeitsgruppen hier zu unterschiedlichen Ergebnissen (Hainfellner et al. 1997, Lantos et al. 1997, McLean et al. 1998, Parchi et al. 1997, Ironside 1998). Letztlich scheint jedoch die Datenlage für eine detaillierte Untersuchung nicht ausreichend, da unfixiertes Gewebe für die PrP-Typisierung nur in einzelnen Fällen zur Verfügung steht und für molekulargenetische Untersuchungen des *PRNP* fast ausschließlich formalinfixiertes Material vorhanden ist. Darüber hinaus dürfen PCR-Untersuchungen aus diesem Material nur mit großer Vorsicht interpretiert werden, insbesondere wenn sie die Allelverteilung eines bestimmten Merkmals betreffen.

2.3.9.2 Iatrogen übertragene CJD

Auf die Möglichkeit einer iatrogenen Übertragung der CJD wurde zum ersten Mal 1974 von Duffy et al. (1974) hingewiesen. In den folgenden Jahren wurde über andere Übertragungswege, wie durch kontaminierte EEG-Tiefenelektroden (Bernoulli et al. 1977), neurochirurgische Instrumente (Will u. Matthews 1982), Gonadotropin und Wachstumshormon, gewonnen aus Leichenhypophysen und Dura-mater-Grafts, berichtet. Die Übertragung durch kontaminiertes Wachstumshormon hat wegen der großen Zahl von möglichen Betroffenen – weltweit erhielten zwischen 1963 und 1985 ca. 12000 Menschen Wachstumshormon – große Besorgnis ausgelöst. Bei einer Inkubationszeit zwischen 10 und 20 Jahren erkranken mit kontaminiertem Wachstumshormon behandelte Menschen in relativ jugendlichem Alter. Bisher sind 139 Fälle bekannt, davon allein 74 Fälle (Brown et al. 2000) in Frankreich.

Erste Berichte über die Pathologie und Klinik hatten Besonderheiten in der Genetik, Pathologie und Klinik in den Vordergrund gestellt. So wurde berichtet, dass zentral inokulierte Fälle, also in erster Linie nach Dura-mater-Implantation, zwar der klassischen sporadischen CJD mit prominenten kortikalen Veränderungen ähnlich seien, während peripher inokulierte Fälle meist eine stärkere Beteiligung des Kleinhirns und der Basalganglien mit typischen Kuru-Plaques im Kleinhirn und Großhirn zeigten (Billette de Villemeur et al. 1996, Weller et al. 1998). Untersuchungen zeigten auch, dass Homozygote am Kodon 129 eine höhere Suszeptibilität gegenüber der iatrogen übertragenen CJD haben (Brown et al. 1994, Collinge et al. 1991, Deslys et al. 1994).

Mit der jetzt verfügbaren Information über eine größere Anzahl von iatrogen übertragenen Fällen, insbesondere in Frankreich, auf der einen Seite (Deslys et al. 1998) und der genaueren Kenntnis über die Genetik, Klinik und Pathologie auf der anderen Seite (Parchi et al. 1999), lässt sich die zunächst vermutete besondere pathologische, klinische und genetische Stellung der iatrogen übertragenen Krankheitsfälle nicht mehr ohne weiteres halten. Deslys et al. haben 51 iCJD-Fälle nach Therapie mit humanem Wachstumshormon untersucht und folgende Verteilung gefunden: MM 63%, MV 12% und VV 25%. Man wird die weitere Entwicklung abwarten müssen. Dies könnte die genetischen Daten der iCJD noch mehr in die Nähe der sCJD rücken, die Parchi et al. mit MM 72,1%, MV 10,9% und VV 17% ermittelte. Deslys et al. zeigen, dass MV-Fälle eine längere Inkubationszeit haben. Dies würde natürlich erklären, warum bei den ersten Untersuchungen vor mehreren Jahren zunächst die Homozygoten diagnostiziert wurden; die besondere klinische Verlaufsform der VV2-Fälle (s. Tabelle 2.3.4) würde erklären, warum Ataxie als charakteristisch für die iatrogene Übertragung galt. Es scheint, dass die einzige klinische Besonderheit, die bei der durch Therapie mit kontaminiertem Wachstumshormon verursachten iCJD zu beobachten ist, das frühere Erkrankungsalter sein könnte.

Bei einem Teil der durch Dura-mater-Implantation verursachten iCJD-Fälle wurde allerdings eine neuropathologische Besonderheit beobachtet. Bei bislang vier solcher Fälle wurden floride Plaques (vgl. vCJD) in geringer Dichte gefunden (Kopp et al. 1996, Shimizu et al. 1999, Takashima et al. 1997).

2.3.9.3 Neue Variante der Creutzfeldt-Jakob-Krankheit

Eine neue Variante der Creutzfeldt-Jakob-Krankheit (vCJD) wurde in Großbritannien beobachtet (Will et al. 1996). Diese Krankheit hat mit großer Wahrscheinlichkeit ihren Ursprung in der BSE und zeigt eine ungewöhnliche Kombination von klinischen und neuropathologischen Veränderungen (Tabelle 2.3.5). Die vCJD wird vorwiegend bei jungen Leuten beobachtet. Das Durchschnittsalter liegt bei 30 Jahren; die jüngste Patientin war 14 Jahre, der älteste bislang beobachtete Patient war allerdings 74 Jahre alt. Die Betroffenen sind anfangs depressiv und ziehen sich zurück, sie haben häufig Dysästhesien oder Parästhesien. CJD-typische Symptome wie Myoklonien und Demenz treten erst später auf, CJD-typische EEG-Veränderungen werden nicht beobachtet und das MRI zeigt spezifische Veränderungen im Pulvinar (Abb. 2.3.9). Die neuropathologischen Veränderungen bei der Autopsie waren außergewöhnlich und zeigten extensive Ablagerungen des Prionproteins in den verschiedensten Arealen des Gehirns in einer

Tabelle 2.3.5. Diagnostische Kriterien für die neue Variante der Creutzfeldt-Jakob Krankheit (vCJD)

I	A	Progressive neuropsychiatrische Störung
	B	Krankheitsdauer >6 Monate
	C	Routineuntersuchungen legen keine alternative Diagnose nahe
	D	Kein Hinweis auf potenzielle iatrogene Exposition
II	A	Frühe psychiatrische Symptome
	B	Persistierende sensorische Symptome
	C	Ataxie
	D	Myoklonie oder Chorea oder Dystonie
	E	Demenz
III	A	Das EEG zeigt nicht die für die sporadische CJD typischen Veränderungen oder ein EEG wurde nicht durchgeführt)
	B	Das MRI zeigt bilateral hohe Signale im Pulvinar
Definitiv:		IA (progressive neuropsychiatrische Störung) *und* neuropathologische Bestätigung einer vCJD
Wahrscheinlich:		I *und* 4/5 von II *und* IIA *und* IIIB
Möglich:		I *und* 4/5 von II *und* IIIA

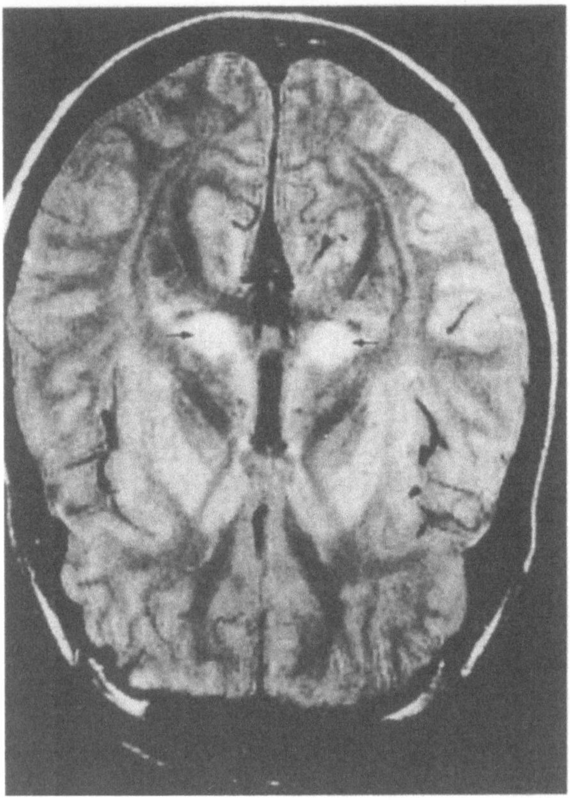

Abb. 2.3.9. Kernspintomographie. In Kernspinuntersuchungen zeigen sich im Pulvinar bilateral und symmetrisch hohe Signale in axialen T2- und/oder protonengewichteten Aufnahmen (*Pfeile*). Diese Veränderungen fanden sich bei 20 von 26 untersuchten vCJD-Fällen (77%) in Großbritannien. (Nach Coulthard et al. 1999, Will et al. 2000)

Art und Weise, wie sie bis dahin nur bei hereditären Fällen beschrieben worden waren. Zusätzlich fanden sich floride Plaques mit einer zentralen PrP-Ablagerung, die von Vakuolen umgeben ist. Solche waren bei humanen Prionkrankheiten bis dato ebenfalls nicht beobachtet worden. Während bei der sporadischen CJD PrP-Plaques fast ausschließlich mit einem Valin an Kodon 129 des *PRNP*-Gens auf mindestens einem Allel verbunden sind, hatten alle Patienten der neuen Variante zahlreiche Plaques und waren homozygot für Methionin am Kodon 129.

Die Hypothese, dass die vCJD von demselben Erreger verursacht wird wie die BSE, muss heute als sehr wahrscheinlich angenommen werden. Dies wurde durch Experimente, bei denen die BSE auf Makaken übertragen wurde und dort ein pathologisches Bild hervorrief, das der vCJD sehr ähnlich sieht, unterstützt (Lasmézas et al. 1996). Überträgt man die vCJD und die BSE auf Mäuse, rufen sie dort nach derselben Inkubationszeit ein identisches pathologisches Bild hervor, während sich die sporadische CJD und alle untersuchten Scrapie-Stämme deutlich davon unterscheiden (Bruce et al. 1997, Scott et al. 1999). Die Übertragungswege vom Rind auf den Menschen sind allerdings nicht bekannt. Man nimmt an, dass die bis jetzt in Großbritannien Erkrankten sich durch den Verzehr von erregerhaltigem Gehirn und Rückenmark infiziert haben. Andere Übertragungswege sind nicht wirklich ausgeschlossen.

Die mittlere Inkubationszeit bei der Übertragung der BSE auf den Menschen ist ebenfalls nicht bekannt. Sie wird wohl länger sein als bei der Übertragung innerhalb einer Spezies auf das Rind (5 Jahre). Sehr lange Inkubationszeiten bis zu 40 Jahren wurden bei Kuru (s. dort) beobachtet. Da man die mittlere Inkubationszeit und die Art der Übertragung der BSE auf den Menschen nicht kennt, ist es unmöglich, seriöse Vorhersagen über den Verlauf einer vielleicht zu erwartenden Epidemie zu machen.

Gegenwärtig kristallisiert sich heraus, dass unsere derzeit recht schlichte Betrachtungsweise der vCJD vermutlich nicht gerecht wird. Zum einen finden sich unter den erworbenen CJD-Fällen, insbesondere den iatrogenen, solche, die der sporadischen CJD ähnlich sind, und solche, die floride Plaques haben (Kopp et al. 1996, Shimizu et al. 1999, Takashima et al. 1997). Dies könnte natürlich auch auf die vCJD zutreffen. Diese Hypothese wird durch experimentelle Untersuchungen an transgenen Mäusen, die das humane PrP exprimieren und die mit dem BSE-Erreger inokuliert wurden, unterstützt. Auch hier finden sich unter den infizierten Mäusen zwei Gruppen: Solche, welche die Pathologie der vCJD zeigen, und solche, welche die der sporadischen CJD aufweisen (Asante et al. 2002). Falls diese Befunde auf den Menschen übertragbar sind – und dafür sprechen zumindest die Beobachtungen bei der iCJD – wäre nicht von der Hand zu weisen, dass unter den vermeintlich sporadischen CJD-Fällen zumindest in Großbritannien etliche vom BSE-Erreger verursacht sein könnten.

Es gibt keine Hinweise für eine Übertragung der sporadischen CJD (sCJD) durch Blut oder Blutprodukte. Bei dieser Form der CJD lässt sich PrP^{Sc}, also der entscheidende Bestandteil des infektiösen Agens, des Prions, mit bisherigen Untersuchungsmethoden nur im Gehirn, im Rückenmark und im Auge nachweisen. Ganz anders bei der vCJD: Hier finden sich PrP^{Sc}-Ablagerungen in den Tonsillen, in der Appendix und in anderen lymphoretikulären Organen (Hill et al. 1997, 1999, Hilton et al. 1998). Der Erreger der vCJD könnte daher sehr wohl auch im Blut vorhanden sein. Experimentelle

Daten dazu gibt es bisher nur aus Tierversuchen (Brown et al. 2001, Hunter u. Houston 2002). Aufgrund des Vorkommens von PrP^{Sc} in lymphatischen Organen kann bei Verdacht auf vCJD eine Tonsillenbiopsie zu diagnostischen Zwecken in Ausnahmefällen erwogen werden.

An der vCJD sind in Großbritannien bislang 122 (Stand Januar 2003) Patienten verstorben. Die Zahlen für die einzelnen Jahre zeigen folgenden Verlauf 1995: 3, 1996: 10, 1997: 10, 1998: 18, 1999: 15, 2000: 28, 2001: 20, 2002: 17, 2003: 1 vCJD-Fälle. Weitere sechs Fälle (1996: 1, 2000: 1, 2001: 1, 2002: 3) wurden in Frankreich, einer in Irland, einer in den USA, einer in Kanada und einer in Italien beobachtet.

2.3.10 Pathogenese der Prionkrankheiten

Ungeklärt sind auch die neurotoxischen Mechanismen, die zum Untergang einer großen Anzahl von Neuronen und schließlich zum Tod der betroffenen Organismen führen. In vitro sind bestimmte PrP-Peptide und Amyloidaggregate neurotoxisch für Nervenzellen (Forloni et al. 1993, 1996, Brown et al. 1996). Diese Neurotoxizität ist von der PrP^{C}-Synthese der exponierten Nervenzellen abhängig (Brown 1998). Es ist jedoch keineswegs sicher, ob dies auch der entscheidende neurotoxische Mechanismus in vivo ist. Es gibt Argumente dafür, dass PrP^{C} zusätzlich zur üblichen Orientierung an der Zelloberfläche – d.h. Verankerung des C-Terminus des Proteins über ein GPI-Molekül an der externen Oberfläche – auch in einer transmembranen Form beobachtet werden kann ($_{Ctm}PrP$), dessen Konzentration mit neurodegenerativen Veränderungen gut korreliert (Hegde et al. 1998). Kürzlich wurde berichtet, dass falsch gefaltetes PrP retrograd zur Degradation durch Proteosomen in das Zytosol transportiert wird und dort schon geringste Mengen neurotoxisch wirken können (Ma et al. 2002).

Der Weg der Prionen vom Gastrointestinaltrakt in das Zentralnervensystem nach oraler Aufnahme ist noch nicht geklärt (Abb. 2.3.10), möglicherweise gibt es verschiedene Wege, die bei unterschiedlichen Spezies und Erregertypen („strains") eine unterschiedliche Rolle spielen (Maignien et al. 1999). Der erste Schritt, die Überwindung der Darmwand, ist noch am wenigsten gut verstanden, hier mögen Makrophagen, M-Zellen (Heppner et al. 2001a) oder dendritische Zellen (Huang et al. 2002) eine wichtige Rolle spielen. In manchen Modellsystemen vermehren sich Prionen dann zunächst im lymphoretikulären System. Beispielsweise ist PrP^{Sc} bei der vCJD in der Appendix schon

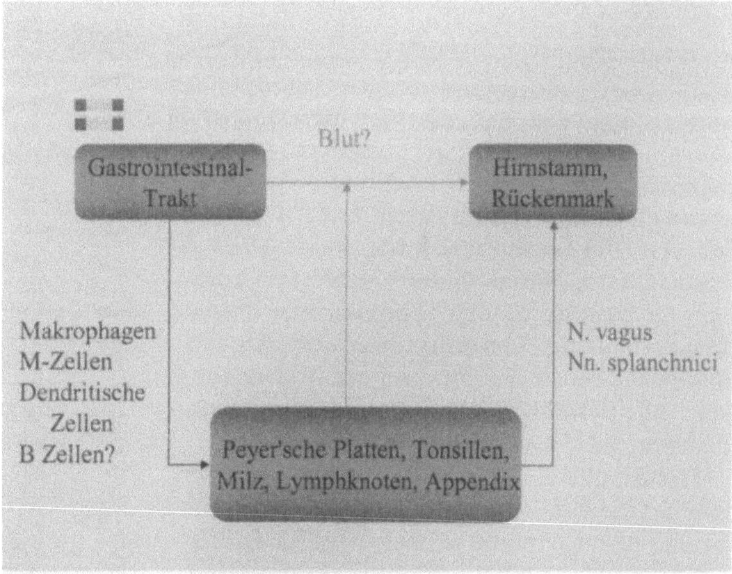

Abb. 2.3.10. Neuroinvasion. Der erste Schritt, die Überwindung der Darmwand, ist noch am wenigsten gut verstanden, hier mögen Makrophagen, M-Zellen oder dendritische Zellen eine wichtige Rolle spielen. In manchen Modellsystemen vermehren sich Prionen dann zunächst im lymphoretikulären System. Als Eintrittspforte in das ZNS ließen sich nach oraler Verabreichung im Tierexperiment der dorsale Vaguskern und das Rückenmark in Höhe des Eintritts der Nervi splanchnici darstellen. Das bedeutet, dass Prionen das ZNS über die peripheren Nerven des Verdauungstraktes erreichen. Ein weiterer Weg direkt über das Blut oder bestimmte Blutzellen ist nicht ausgeschlossen

vor Ausbruch der klinischen Krankheit nachweisbar (Hilton et al. 1998). Als Eintrittspforte in das ZNS ließen sich im Tierversuch nach oraler Verabreichung der dorsale Vaguskern und das Rückenmark in Höhe des Eintritts der Nervi splanchnici darstellen (McBride et al. 2001). Das ist ein Hinweis darauf, dass Prionen das ZNS über die peripheren Nerven des Verdauungstraktes erreichen. Ein weiterer Weg direkt über das Blut oder bestimmte Blutzellen ist keineswegs ausgeschlossen. Während sich also manche Teilstationen des Ausbreitungsweges der Prionen vom Gastrointestinaltrakt in das ZNS in den letzten Jahren klären ließen, sind bestimmte Details wie etwa die Rolle der follikulär-dentritischen Zellen (FDC) sowie alternative Ausbreitungswege noch wenig erforscht. Diese Überlegungen sind nicht nur von großem theoretischen Interesse sondern können auch eine große Bedeutung bei der Entwicklung therapeutischer Strategien erlangen.

2.3.11 Therapie

Bisher gibt es keine kausale Therapie für die Prionkrankheiten. Ein vielversprechender therapeutischer Ansatz scheint eine Beeinflussung der Konversionsreaktion von PrP^{C} zu PrP^{Sc} zu sein. Dies würde eine Stabilisierung von PrP^{Sc} durch direkte oder indirekte Maßnahmen bedeuten. Experimente, die in zellfreien Konversionssystemen und scrapieinfizierten Neuroblastomzellen durchgeführt wurden, haben gezeigt, dass die PrP^{C}-Konversion durch synthetische Peptide, bestehend aus den Aminosäureresten 109–141 und 119–136, behindert werden kann (Chabry et al. 1999). Da die Region 119–136 bei den meisten Säugetierspezies gut konserviert ist, könnte dieses Peptid von praktischer Bedeutung für die Therapie vieler Prionkrankheiten sein. So versucht man, veränderte Prionproteine bzw. deren Gene mit dem Ziel einzusetzen, die krankheitsursächliche Konformationsänderung von PrP zu verhindern.

Darüber hinaus wurde eine Anzahl von Substanzen wie Kongorot, Amphothericin B, Porphyrine und Phthalozyanine gefunden, welche die Inkubationszeit nach experimenteller Infektion verlängern. Es konnte gezeigt werden, dass einige dieser Substanzen die PrP^{res}-Bildung in vitro behindern. Die Verfügbarkeit von Analoga makrozyklischer Verbindungen wie Porphyrine und Phthalozyanine in großer Anzahl, die in ihrer Struktur variieren und in unterschiedlicher Weise modifiziert werden können, eröffnet die Möglichkeit einer geplanten Entwicklung von Pharmaka. Es muss weiterhin an chemischen Modifizierungen dieser Substanzen gearbeitet werden, da sie überwiegend toxisch sind oder die Blut-Hirn-Schranke nicht gut passieren. Neuere Arbeiten berichten von positiven Ergebnissen mit Acridin- und Phenothiazin-Derivaten, welche die PrP^{Sc}-Bildung in der Zellkultur vermindern (Korth et al. 2001). Deren positive Effekte im Tierversuch oder bei CJD-Patienten konnte jedoch noch nicht gezeigt werden.

Schließlich wird versucht, das Immunsystem speziell gegen PrP zu aktivieren (Heppner et al. 2001b, Sigurdsson et al. 2003). Eine gezielte Aktivierung des Immunsystems durch Antikörper gegen PrP oder der „innate immunity“ mit CpG-Oligodeoxynukleotiden (Sethi et al. 2002) eröffnet neue Möglichkeiten der Prophylaxe und Therapie der Prionkrankheiten.

2.3.12 Literatur

Asante EA, Linehan JM, Desbruslais M, Joiner S, Gowland I, Wood AL, Welch J, et al (2002) BSE prions propagate as either variant CJD-like or sporadic CJD-like prion strains in transgenic mice expressing human prion protein. EMBO Journal 21:6358–6366

Bernoulli C, Siegfried J, Baumgartner G, Regli F, Rabinowicz T, Gajdusek DC, Gibbs CJ Jr. (1977) Danger of accidental person-to-person transmission of Creutzfeldt-Jakob disease by surgery. Lancet 1:478–479

Bessen RA, Kocisko DA, Raymond GJ, Nandan S, Lansbury PT, Caughey B (1995) Non-genetic propagation of strain-specific properties of scrapie prion protein. Nature 375:698–700

Billette de Villemeur T, Deslys JP, Pradel A, Soubrié C, Alpérovitch A, Tardieu M, Chaussain JL, et al (1996) Creutzfeldt-Jakob disease from contaminated growth hormone extracts in France. Neurology 47:690–695

Brown DR (1998). Prion protein-overexpressing cells show altered response to a neurotoxic prion protein peptide. J Neurosci Res 54:331–340

Brown DR, Schmidt B, Kretzschmar HA (1996) A neurotoxic prion protein fragment enhances proliferation of microglia but not astrocytes in culture. Glia 18:59–67

Brown DR, Qin K, Herms JW, Madlung A, Manson J, Strome R, Fraser P, et al (1997) The cellular prion protein binds copper in vivo. Nature 390:684–687

Brown P, Cervenáková L, Goldfarb LG, McCombie WR, Will RG, Pocchiari M, Martinez-Lage JF, et al (1994) Iatrogenic Creutzfeldt-Jakob disease: an example of the interplay between ancient genes and modern medicine. Neurology 44:291–293

Brown P, Preece M, Brandel JP, Sato T, McShane L, Zerr I, Fletcher A, et al (2000). Iatrogenic Creutzfeldt-Jakob disease at the millennium. Neurology 55:1075–1081

Brown P, Cervenakova L, Diringer H (2001) Blood infectivity and the prospects for a diagnostic screening test in Creutzfeldt-Jakob disease. J Lab Clin Med 137:5–13

Bruce ME, Will RG, Ironside JW, McConnell I, Drummond D, Suttie A, McCardie L, et al (1997) Transmissions to mice indicate that „new variant" CJD is caused by the BSE agent. Nature 389:489–501

Chabry J, Priola S, Wehrly K, Nishio J, Hope J, Chesebro B (1999) Species-independent inhibition of abnormal prion protein (PrP) formation by a peptide containing a conserved PrP sequence. J Virol 73:6245–6250

Collie DA, Sellar RJ, Zeidler M, Colchester AC, Knight R, Will RG (2001) MRI of Creutzfeldt-Jakob disease: imaging features and recommended MRI protocol. Clin Radiol 56:726–739

Collinge J, Owen F, Poulter M, Leach M, Crow TJ, Rossor MN, Hardy J, et al (1990) Prion dementia without characteristic pathology. Lancet 336:7–9

Collinge J, Palmer MS, Dryden AJ (1991) Genetic predisposition to iatrogenic Creutzfeldt-Jakob disease. Lancet 337:1441–1442

Collinge J, Brown J, Hardy J, Mullan M, Rossor MN, Baker H, Crow TJ, et al (1992) Inherited prion disease with 144 base pair gene insertion. 2. Clinical and pathological features. Brain 115:687–710

Collinge J, Sidle KCL, Meads J, Ironside J, Hill AF (1996) Molecular analysis of prion strain variation and the aetiology of „new variant" CJD. Nature 383:685–690

Concerted Action of the EU (1994) Surveillance of Creutzfeldt-Jakob disease in the European community. Report of the second meeting in Rome, 3 July, 1993 and the third meeting in Paris, 29–30 April 1994

Coulthard A , Hall K, English PT, Ince PG, Burn DJ, Bates D (1999) Quantitative analysis of MRI signal intensity in new variant Creutzfeldt-Jakob disease. Br J Radiol 72:742–748

Creutzfeldt HG (1920) Über eine eigenartige herdförmige Erkrankung des Zentralnervensystems. Zeitschrift für die gesamte Neurologie und Psychiatrie 57:1–18

Deslys J-P, Marcé D, Dormont D (1994) Similar genetic susceptibility in iatrogenic and sporadic Creutzfeldt-Jakob disease. J Gen Virol 75:23–27

Deslys J-P, Jaegly A, d'Aignaux JH, Mouthon F, De Villemeur TB, Dormont D (1998) Genotype at codon 129 and susceptibility to Creutzfeldt-Jakob disease. Lancet 351:1251

Dlouhy SR, Hsiao K, Farlow MR, Foroud T, Conneally PM, Johnson P, Prusiner SB, et al (1992). Linkage of Indiana kindred of Gerstmann-Sträussler-Scheinker disease to prion protein gene. Nat Genet 1:64–67

Duffy P, Wolf J, Collins G, DeVoe AG, Streeten B, Cowen D (1974) Possible person-to-person transmission of Creutzfeldt-Jakob disease. N Engl J Med 290:692–693

Eigen M (1996) Prionics or the kinetic basis of prion diseases. Biophys Chem 63:1–18

Forloni G, Angeretti N, Chiesa R, Monzani E, Salmona M, Bugiani O, Tagliavini F (1993) Neurotoxicity of a prion protein fragment. Nature 362:543–546

Forloni G, Bugiani O, Tagliavini F, Salmona M (1996) Apoptosis-mediated neurotoxicity induced by β-amyloid and PRP fragments. Mol Chem Neuropathol 28:163–171

Gabizon R, Rosenmann H, Meiner Z, Kahana I, Kahana E, Shugart Y, Ott J, et al (1993) Mutation and polymorphism of the prion protein gene in Libyan Jews with Creutzfeldt-Jakob disease (CJD). Am J Hum Genet 53:828–835

Gabriel JM, Oesch B, Kretzschmar HA, Scott M, Prusiner SB (1992) Molecular cloning of a candidate chicken prion protein. Proc Natl Acad Sci USA 89:9097–9101

Gerstmann J (1928) Über ein noch nicht beschriebenes Reflexphänomen bei einer Erkrankung des zerebellaren Systems. Wien Med Wochenschr 78: 906–908

Gerstmann J, Sträussler E, Scheinker I (1936) Über eine eigenartige hereditär-familiäre Erkrankung des Zentralnervensystems. Zugleich ein Beitrag zur Frage des vorzeitigen lokalen Alterns. Z Neurologie 154:736–762

Goldfarb LG, Mitrová E, Brown P, Toh BH, Gajdusek DC (1990) Mutation in codon 200 of scrapie amyloid protein gene in two clusters of Creutzfeldt-Jakob disease in Slovakia. Lancet 336:514–515

Goldfarb LG, Brown P, McCombie WR, Goldgaber D, Swergold GD, Wills PR, et al (1991a) Transmissible familial Creutzfeldt-Jakob disease associated with five, seven, and eight extra octapeptide coding repeats in the PRNP gene. Proc Natl Acad Sci USA 88:10926–10930

Goldfarb LG, Brown P, Mitrowa E, Cervenáková L, Goldin L, Korczyn AD, Chapman J, et al (1991b) Creutzfeldt-Jakob disease associated with the PRNP codon 200 lys mutation. An analysis of 45 families. Eur J Epidemiol 7:477–486

Goldfarb LG, Petersen RB, Tabaton M, Brown P, Leblanc AC, Montagna P, Cortelli P, et al (1992) Fatal familial insomnia and familial Creutzfeldt-Jakob disease: disease phenotype determined by a DNA polymorphism. Science 258:806–808

Goldmann W, Hunter N, Foster JD, Salbaum JM, Beyreuther K, Hope J (1990) Two alleles of a neural protein linked to scrapie in sheep. Proc Natl Acad Sci USA 87:2476–2480

Goldmann W, Hunter N, Martin T, Dawson M, Hope J (1991) Different forms of the bovine PrP gene have five or six copies of a short, G-C-rich element within the protein-coding exon. J Gen Virol 72:201–204

Hainfellner JA, Liberski PP, Guiroy DC, Cervenakova L, Brown P, Gajdusek DC, Budka H (1997) Pathology and immunocytochemistry of a Kuru brain. Brain Pathol 7:547–553

Hegde RS, Mastrianni JA, Scott MR, DeFea KA, Tremblay P, Torchia M, DeArmond SJ, et al (1998) A transmembrane form of the prion protein in neurodegenerative disease. Science 279:827–834

Heppner FL, Christ AD, Klein MA, Prinz M, Fried M, Kraehenbuhl JP, Aguzzi A (2001a) Transepithelial prion transport by M cells. Nat Med 7:976–977

Heppner FL, Musahl C, Arrighi I, Klein MA, Rulicke T, Oesch B, Zinkernagel RM, et al (2001b) Prevention of scrapie pathogenesis by transgenic expression of anti-prion protein antibodies. Science 294:178–182

Hewicker-Trautwein M (2001) Portrait der übertragbaren spongiformen Hirndegeneration der Katzen. In: Hörnlimann B, Riesner D, Kretzschmar H (eds) Prionen und Prionerkrankungen. Springer, Berlin Heidelberg New York, S 197–199

Hill AF, Zeidler M, Ironside J, Collinge J (1997) Diagnosis of new variant Creutzfeldt-Jakob disease by tonsil biopsy. Lancet 349:99–100

Hill AF, Butterworth RJ, Joiner S, Jackson G, Rosso MN, Thomas DJ, Frosch A, et al (1999) Investigation of variant Creutzfeldt-Jakob disease and other human prion diseases with tonsil biopsy samples. Lancet 353:183–189

Hilton DA, Fathers E, Edwards P, Ironside JW, Zajicek J (1998) Prion immunoreactivity in appendix before clini-

cal onset of variant Creutzfeldt-Jakob disease. Lancet 352:703–704
Hornemann S, Korth C, Oesch B, Riek R, Wider G, Wüthrich K, Glockshuber R (1997) Recombinant full-length murine prion protein, mPrP (23–231): purification and spectroscopic characterization. FEBS Letters 413:277–281
Hornshaw MP, McDermott JR, Candy JM (1995a) Copper binding to the N-terminal tandem repeat regions of mammalian and avian prion protein. Biochemical and Biophysical Research Communications 207: 621–629
Hornshaw MP, McDermott JR, Candy JM, and Lakey JH (1995b). Copper binding to the N-terminal tandem repeat region of mammalian and avian prion protein: Structural studies using synthetic peptides. Biochem Biophys Res Commun 214:993–999
Huang FP, Farquhar CF, Mabbott NA, Bruce ME, MacPherson GG (2002) Migrating intestinal dendritic cells transport PrP(Sc) from the gut. J Gen Virol 83:267–271
Hunter N, Houston F (2002) Can prion diseases be transmitted between individuals via blood transfusion: evidence from sheep experiments. Dev Biol 108:93–98
Ironside JW (1998) Prion diseases in man. J Pathol 186:227–234
Jakob A (1921) Über eigenartige Erkrankungen des Zentralnervensystems mit bemerkenswertem anatomischem Befunde (spastische Pseudosklerose-Encephalomyelopathie mit disseminierten Degenerationsherden). Dtsch Z Nervenheilk 70:132–146
Kellings K, Meyer N, Mirenda C, Prusiner SB, Riesner D (1992) Further analysis of nucleic acids in purified scrapie prion preparations by improved return refocusing gel electrophoresis. J Gen Virol 73:1025–1029
Kirkwood JK (2001) Portrait der Prionkrankheiten bei Zootieren. In: Hörnlimann B, Riesner D, Kretzschmar H (eds) Prionen und Prionerkrankungen. Springer, Berlin Heidelberg New York, S 181–185
Kocisko DA, Come JH, Priola S, Chesebro B, Raymond GJ, Lansbury PT, Caughey B (1994) Cell-free formation of protease-resistant prion protein. Nature 370:471–473
Kopp N, Streichenberger N, Deslys JP, Laplanche JL, Chazot G (1996) Creutzfeldt-Jakob disease in a 52-year-old woman with florid plaques. Lancet 348:1239–1240
Korth C, May BC, Cohen FE, Prusiner SB (2001) Acridine and phenothiazine derivatives as pharmacotherapeutics for prion disease. Proc Natl Acad Sci USA 98:9836–9841
Kramer ML, Kratzin HD, Schmidt B, Romer A, Windl O, Liemann S, Hornemann S, et al. (2001) Prion protein binds copper within the physiological concentration range. J Biol Chem 276:16711–16719
Kretzschmar HA, Prusiner SB, Stowring LE, DeArmond SJ (1986a) Scrapie prion proteins are synthesized in neurons. Am J Pathol 122:1–5
Kretzschmar HA, Stowring LE, Westaway D, Stubblebine WH, Prusiner SB, DeArmond SJ (1986b) Molecular cloning of a human prion protein cDNA. DNA 5:315–324
Lantos PL, Bhatia K, Al-Sarraj S, Doshi R, Beck J, Collinge J (1997) Is the neuropathology of new variant Creutzfeldt-Jakob disease and kuru similiar? Lancet 350:187–188
Laplanche JL, Delasnerie-Lauprêtre N, Brandel JP, Chatelain J, Beaudry P, Alperovitch A, Launay J-M (1994) Molecular genetics of prion diseases in France. Neurology 44:2347–2351
Lasmézas CI, Deslys J-P, Demalmay R, Adjou KT, Lamoury F, Dormont D, Robain O, et al (1996) BSE transmission to macaques. Nature 381:743–744
Liberski PP, Yanagihara R, Wells GAH, Gibbs CJ, Gajdusek DC (1992) Comparative ultrastructural neuropathology of naturally occurring bovine spongiform encephalopathy and experimentally induced scrapie and Creutzfeldt-Jakob disease. J Com Pathol 106:361–381
Ma J, Wollmann R, Lindquist S (2002) Neurotoxicity and neurodegeneration when PrP accumulates in the cytosol. Science 298:1781–1785
MacDonald ST, Sutherland K, Ironside JW (1996) Prion protein genotype and pathological phenotype studies in sporadic Creutzfeldt-Jakob disease. Neuropathol Appl Neurobiol 22:285–292
Maignien T, Lasmezas CI, Beringue V, Dormont D, Deslys JP (1999) Pathogenesis of the oral route of infection of mice with scrapie and bovine spongiform encephalopathy agents. J Gen Virol 80:3035–3042
Masters CL, Harris JO, Gajdusek DC, Gibbs CJ Jr, Bernoulli C, Asher DM (1979) Creutzfeldt-Jakob disease: patterns of worldwide occurrence and the significance of familial and sporadic clustering. Ann Neurol 5:177–188
McBride PA, Schulz-Schaeffer WJ, Donaldson M, Bruce M, Diringer H, Kretzschmar HA, Beekes M (2001) Early spread of scrapie from the gastrointestinal tract to the central nervous system involves autonomic fibers of the splanchnic and vagus nerves. J Virol 75:9320–9327
McLean CA, Ironside JW, Alpers MP, Brown PW, Cervenakova L, Anderson RM, Masters CL (1998) Comparative neuropathology of kuru with the new variant of Creutzfeldt-Jakob disease: evidence for strain of agent predominating over genotype of host. Brain Pathol 8:429–437
Medori R, Tritschler H-J, LeBlanc A, Villare F, Manetto V, Chen HY, Xue R, et al (1992) Fatal familial insomnia, a prion disease with a mutation at codon 178 of the prion protein gene. N Engl J Med 326:444–449
Miyazono M, Kitamoto T, Dohura K, Iwaki T, Tateishi J (1992) Creutzfeldt-Jakob disease with codon-129 polymorphism (valine). A comparative study of patients with codon-102 point mutation or without mutations. Acta Neuropathol 84:349–354
Mizutani T, Okumura A, Oda M, Shiraki H (1981) Panencephalopathic type of Creutzfeldt-Jakob disease: primary involvement of the cerebral white matter. J Neurol 44:103–115
Montagna P, Cortelli P, Avoni P, Tinuper P, Piazzi G, Gallassi R, Portaluppi F, et al (1998) Clinical features of fatal familial insomnia: phenotypic variability in relation to a polymorphism at codon 129 of the prion protein gene. Brain Pathol 8:520
Moser M, Colello RJ, Pott U, and Oesch B (1995) Developmental expression of the prion protein gene in glial cells. Neuron 14:509–517
Neumann MA, Gajdusek DC, Zigas V (1964). Neuropathological findings in exotic neurologic disorders among natives of the highlands of New Guinea. J Neuropathol Exp Neurol 23:486–507
Oesch B, Westaway D, Wälchli M, McKinley MP, Kent SBH, Aebersold R, Barry RA, et al (1985) A cellular gene encodes scrapie PrP 27–30 protein. Cell 40:735–746
Oidtmann B, Simon D, Holtkamp N, Hoffmann R, Maier M (2003) Identification of cDNAs from Japanese puffer fish (Fugu rubripes) and Atlantic salmon (Salmo salar) coding for homologues to tetrapod prion proteins. FEBS Lett (in press)

Palmer MS, Dryden AJ, Hughes JT, Collinge J (1991) Homozygous prion protein genotype predisposes to sporadic Creutzfeldt-Jakob disease. Nature 352:340–342
Parchi P, Castellani R, Capellari S, Ghetti B, Young K, Chen SG, Farlow M, et al (1996) Molecular basis of phenotypic variability in sporadic Creutzfeldt-Jakob disease. Ann Neurol 39:767–778
Parchi P, Capellari S, Chen SG, Petersen RB, Gambetti P, Kopp N, Brown P, et al (1997) Typing prion isoforms. Nature 386:232–233
Parchi P, Petersen RB, Chen SG, Autillo-Gambetti L, Capellari S, Monari L, Cortelli P, et al (1998) Molecular pathology of fatal familial insomnia. Brain Pathol 8:539–548
Parchi P, Giese A, Capellari S, Brown P, Schulz-Schaeffer W, Windl O, Zerr I, et al (1999) Classification of sporadic Creutzfeldt-Jakob disease based on molecular and phenotypic analysis of 300 subjects. Ann Neurol 46:224–233
Parchi P, Zou W, Wang W, Brown P, Capellari S, Ghetti B, Kopp N, et al (2000) Genetic influence on the structural variations of the abnormal prion protein. Proc Natl Acad Sci USA 97:10168–10172
Poulter M, Baker HF, Frith CD, Leach M, Lofthouse R, Ridley RM, Shah T, et al (1992) Inherited prion disease with 144 base pair gene insertion. 1. Genealogical and molecular studies. Brain 115:675–686
Prusiner SB (1982) Novel proteinaceous infectious particles cause scrapie. Science 216:136–144
Prusiner SB (1998) Prions. Proc Natl Acad Sci USA 95:13363–13383
Puckett C, Concannon P, Casey C, Hood L (1991) Genomic structure of the human prion protein gene. Am J Human Genet 49:320–329
Qin K, Yang DS, Yang Y, Chishti MA, Meng LJ, Kretzschmar HA, Yip CM, et al (2000) Copper(II)-induced conformational changes and protease resistance in recombinant and cellular PrP. Effect of protein age and deamidation. J Biol Chem 275:19121–19131
Riek R, Hornemann S, Wider G, Billeter M, Glockshuber R, Wüthrich K (1996) NMR structure of the mouse prion protein domain PrP (121–231). Nature 382:180–182
Salvatore M, Genuardi M, Petraroli R, Fasullo C, Dalessandro M, Pocchiari M (1994) Polymorphisms of the prion protein gene in Italian patients with Creutzfeldt-Jakob disease. Human Genet 94:375–379
Schätzl HM, Da Costa M, Taylor L, Cohen FE, Prusiner SB (1995) Prion protein gene variation among primates. J Mol Biol 245:362–374
Schulz-Schaeffer WJ, Giese A, Windl O, Kretzschmar HA (1996) Polymorphism at codon 129 of the prion protein gene determines cerebellar pathology in Creutzfeldt-Jakob disease. Clin Neuropathol 15:353–357
Scott MR, Will R, Ironside J, Nguyen HO, Tremblay P, DeArmond SJ, Prusiner SB (1999) Compelling transgenetic evidence for transmission of bovine spongiform encephalopathy prions to humans. Proc Natl Acad Sci USA 96:15137–15142
Sethi S, Lipford G, Wagner H, Kretzschmar H (2002) Postexposure prophylaxis against prion disease with a stimulator of innate immunity. Lancet 360:229–230
Shimizu S, Hoshi K, Muramoto T, Homma M, Ironside JW, Kuzuhara S, Sato T, et al (1999) Creutzfeldt-Jakob disease with florid-type plaques after cadaveric dura mater grafting. Arch Neurol 56:357–362
Sigurdsson EM, Sy MS, Li R, Scholtzova H, Kascsak RJ, Kascsak R, Carp R, et al (2003) Anti-prion antibodies for prophylaxis following prion exposure in mice. Neurosci Lett 336:185–187
Soto C, Saborio GP, Anderei L (2002) Cyclic amplification of protein misfolding: application to prion-related disorders and beyond. Trends Neurosci 25:390–394
Stahl N, Borchelt DR, Hsiao K, Prusiner SB (1987) Scrapie prion protein contains a phospatidylinositol glycolipid. Cell 51:229–240
Takashima S, Tateishi J, Taguchi Y, Inoue H (1997) Creutzfeldt-Jakob disease with florid plaques after cadaveric dural graft in a Japanese woman. Lancet 350:865–866
Weller RO, Steart PV, Powell-Jackson JD (1998) Pathology of Creutzfeldt-Jakob disease associated with pituitary-derived human growth hormone administration. Neuropathol Appl Neurobiol 12:117–129
Wells GAH, Scott AC, Johnson CT, Gunning RF, Hancock RD, Jeffrey M, Dawson M, et al (1987) A novel progressive spongiform encephalopathy. Vet Rec 121:419–420
Wells GAH, Wilesmith JW, McGill IS (1991) Bovine spongiform encephalopathy: a neuropathological perspective. Brain Pathol 1:69–78
Westaway D, Cooper C, Turner S, Da Costa M , Carlson GA, Prusiner SB (1994) Structure and polymorphism of the mouse prion protein gene. Proc Natl Acad Sci USA 91:6418–6495
Will RG, Matthews WB (1982) Evidence for case-to-case transmission of Creutzfeldt-Jakob disease. J Neurol, Neurosurg Psychiatry 45:235–238
Will RG, Ironside JW, Zeidler M, Cousens SN, Estibeiro K, Alperovitch A, Poser S, et al (1996) A new variant of Creutzfeldt-Jakob disease in the UK. Lancet 347:921–925
Will RG, Knight RS, Zeidler M, Stewart G, Ironside JW, Cousens SN, Smith PG (1997) Reporting of suspect new variant Creutzfeldt-Jakob disease. Lancet 349:847–848
Will RG, Zeidler M, Stewart GE, Macleod MA, Ironside JW, Cousens SN, Mackenzie J, et al (2000) Diagnosis of new variant Creutzfeldt-Jakob disease. Ann Neurol 47:575–582
Windl O, Dempster M, Estibeiro P, Lathe R (1995) A candidate marsupial PrP gene reveals two domains conserved in mammalian PrP proteins. Gene 159:181–186
Windl O, Dempster M, Estibeiro JP, Lathe R, De Silva R, Esmonde T, Will R, et al (1996) Genetic basis of Creutzfeldt-Jakob disease in the United Kingdom: a systematic analysis of predisposing mutations and allelic variations in the PRNP gene. Hum Genet 98:259–264
Windl O, Giese A, Schulz-Schaeffer W, Skworc K, Arendt S, Oberdieck C, Bodemer M, et al (1999) Molecular genetics of human prion diseases in Germany. Hum Genet 105:244–252
Zeidler M, Sellar RJ, Collie DA, Knight R, Stewart G, Macleod MA, Ironside JW, et al (2000) The pulvinar sign on magnetic resonance imaging in variant Creutzfeldt-Jakob disease. Lancet 355:1412–1418
Zeidler M, Collie DA, Macleod MA, Sellar RJ, Knight R (2001) FLAIR MRI in sporadic Creutzfeldt-Jakob disease. Neurology 56:282

2.4 Die Parkinson-Krankheit

Daniela Berg und Peter Riederer

Inhaltsverzeichnis

2.4.1 Einführung und historischer Abriss

Die Parkinson-Krankheit, auch Morbus Parkinson, ist mit einer Prävalenz von 1:1000 eine der häufigsten neurologischen Erkrankungen, wobei die Inzidenz mit dem Alter zunimmt. So leiden von den 55-Jährigen bereits 1,4%, von den 75-Jährigen 3,4% an Symptomen dieser neurodegenerativen Erkrankung (De Rijk et al. 1997). Aufgrund der Altersentwicklung der Bevölkerung wird eine Zunahme der Prävalenz des Morbus Parkinson um das Vierfache für die nächsten 20 Jahre in den westlichen Industrieländern vorausgesagt (World Health Organization 1998). Trotz intensiver Forschung ist die Ursache der Neurodegeneration bei der Parkinson-Krankheit bis heute nicht geklärt. Die therapeutisch nach wie vor nur unzureichend zu behandelnden Symptome mit allen Einschränkungen im täglichen Leben für die Betroffenen und ihre Angehörigen sowie die damit verbundenen sozialen und finanziellen Folgen für die Gesellschaft stellen weiterhin eine wissenschaftliche Herausforderung dar. Dabei kann jedoch auf eine bald 200-jährige Geschichte des zunehmenden Verständnisses des Krankheitsbildes, der pathologischen Veränderungen und therapeutischen Möglichkeiten zurückgeschaut werden, wobei die in den letzten Jahren gewonnenen Erkenntnisse molekularbiologischer, biochemischer und genetischer Zusammenhänge wichtige und z.T. vielversprechende Perspektiven für zukünftige Forschungsprojekte und therapeutische Ansätze liefern.

Mit seiner Monographie „Essay on the shaking palsy“ beschrieb James Parkinson 1817 erstmals das klinische Bild der Parkinson-Krankheit. Eine erste ausführliche Beschreibung des Krankheitsbil-

Ganten/Ruckpaul (Hrsg.)
gemeinsam mit A. Ruiz-Torres
Molekularmedizinische Grundlagen
von altersspezifischen Erkrankungen

des in Deutschland erfolgte von Wilhelm von Humboldt 1825–1832 (Horowski et al. 1995). Die sehr genaue Beschreibung von einseitig beginnendem Tremor, Bradykinese mit vornüber gebeugtem, kleinschrittigem Gang und Fallneigung im Verlauf wurde mehr als 50 Jahre später (1869) von J.-M. Charcot und seinen Schülern durch die Beschreibung des Rigors und die Einteilung in einen tremordominanten und einen akinetisch-rigiden Typ ergänzt. Charcot war es auch, der den Namen Parkinson-Krankheit einführte. Während James Parkinson noch das obere Halsmark als den wahrscheinlichsten Entstehungsort der Erkrankung benannte, beschrieben Blocq und Marinesco 1893 die Zerstörung der Substantia nigra bei Parkinson-Patienten. Erst Brissaud erkannte jedoch 1895 die mögliche Bedeutung dieser Beobachtung für die Parkinson-Krankheit. Im Jahr 1912 beschrieb F. H. Lewy die heute für die histopathologische Diagnose der Parkinson-Erkrankung essenziellen intra- und extraneuronalen eosinophilen Einschlusskörperchen im Nucleus basalis Meynert und Nucleus dosalis nervi vagi bei Parkinson-Patienten. In der Substantia nigra wurden sie wenige Jahre später von Trétiakoff entdeckt und als Lewy-Körperchen bezeichnet. Es waren auch Trétiakoff (1919), Hassler (1938), sowie Greenfield und Bosanquet (1953), die im Verlauf der folgenden Jahre maßgeblich zum Verständnis der Bedeutung der Substantia-nigra-Destruktion für das klinische Erscheinungsbild der Parkinson-Krankheit beitrugen. Die weiteren Beobachtungen über den klinischen Verlauf und das seit den 60er-Jahren wachsende Verständnis für die biochemischen und pharmakologischen Zusammenhänge bilden die Grundlage aktueller Forschungs- und Therapiestrategien. So werden bis heute die Morbidität und Progression der Parkinson-Erkrankung meist nach der Graduierung von Hoehn und Yahr (1969) eingeteilt. Die von Carlsson und seinen Mitarbeitern (1957) veröffentlichte Erkenntnis, dass Dopamin ein Transmitter ist, und der von Ehringer und Hornykievicz 1962 beschriebene Dopaminverlust des Striatums führte zu ersten oralen (Barbeau 1962) und intravenösen (Birkmayer u. Hornykiewicz 1961) L-Dopa-Gaben – Grundlage der heutigen dopaminergen Therapie (Birkmayer u. Mentasti 1967). Die Erkenntnis eines erhöhten Eisengehaltes der Substantia nigra von Parkinson-Patienten, der durch Verstärkung des oxidativen Stresses zu Neurodegeneration beitragen kann (Sofic et al. 1988) und die Beobachtung, dass das nach Einnahme der Droge MPTP metabolisierte MPP^+ sowohl klinisch als auch histologisch ein parkinsonähnliches Krankheitsbild hervorrufen kann (Davis et al. 1979, Langston et al. 1983), bilden die Basis für die weiterhin vielen Forschungsprojekten zugrunde liegende Annahme des Einflusses von Endo- und Exotoxinen auf die Krankheitsentwicklung. So werden seit den 80er-Jahren immer mehr mögliche endo- und exogene Einflussgrößen für die Entstehung des Morbus Parkinson diskutiert, sodass in Zusammenschau mit Erkenntnissen genetischer Suszeptibilität von einer multifaktoriellen Genese der sporadischen Parkinson-Krankheit ausgegangen wird.

2.4.2 Krankheitsbild

Bei der Parkinson-Erkrankung im engeren Sinne spricht man heute vom idiopathischen Parkinson-Syndrom (IPS) oder der primären Parkinson-Krankheit, um sie von sekundären Parkinson-Syndromen mit ähnlicher Symptomatik, aber anderer Ätiologie abzugrenzen Tabelle (2.4.1). Die Ätiologie sekundärer Parkinson-Syndrome ist bekannt, während die Ursache anderer neurodegenerativer Erkrankungen, die ebenfalls mit einem parkinsonähnlichen Krankheitsbild einhergehen können (s. Tabelle 2.4.1), wie auch die des IPS, bis heute noch nicht geklärt ist.

Das Hauptmerkmal des IPS ist eine Störung der willkürlichen und der unwillkürlichen Bewegung. Vier in unterschiedlichem Ausmaß ausgeprägte und in der Regel einseitig beginnende Kardinalsymptome dominieren das klinische Bild: Die *Akinese* beinhaltet eine Verlangsamung der Bewegung

Tabelle 2.4.1. Klassifikation der Parkinson-Syndrome

1.	Primär: idiopathisches Parkinson-Syndrom
2.	Sekundär: (symptomatisches) Parkinson-Syndrom
	Medikamenteninduziert (z. B. Neuroleptika, Reserpin, Alpha-Methyl-Dopa, Flunarizin)
	Toxisch (Mangan, CO, Methanol, MPTP, TaClo)
	Infektiös und postinfektiös (Encephalitis lethargica und andere Enzephalitiden)
	Metabolisch (Morbus Wilson, Hypoparathyreoidismus)
	Vaskulär im Rahmen einer subkortikalen arteriosklerotischen Enzephalopathie
	Bei Raumforderungen wie Tumoren oder Malformationen
	Posttraumatisch (sehr selten, z. B. bei Boxern)
3.	Neurodegenerative Erkrankungen mit Parkinson-Syndrom
	Progressive supranukleäre Blickparese
	Multisystematrophie
	Shy-Drager-Syndrom
	Kortikobasale Degeneration
	Lewy-Körperchen-Demenz

(Bradykinese), eine Verminderung der Bewegungsamplitude (Hypokinese) und eine Bewegungsverarmung bis hin zum völligen Fehlen (Akinese) der Spontan- und Willkürmotorik. Erste Zeichen sind Störungen der Feinmotorik, die sich z.B. beim Schreiben (Mikrographie) oder Knöpfen zeigen. Im Verlauf kommt es zu einer progressiven Abnahme von Amplitude und Geschwindigkeit bei repetitiven Bewegungen, einem Maskengesicht (Hypomimie), einer verminderten Sprachmodulation sowie einer Flexion aller großen Gelenke. Das Gangbild wird zunehmend kleinschrittig und vornübergebeugt mit vermindertem Mitschwingen der Arme. Im fortgeschrittenen Stadium kommen Start- und Stopphemmung hinzu, das Aufstehen aus dem Sitzen ist erschwert und die Patienten stürzen häufig. Der *Rigor*, bedingt durch tonische Koinnervation von Agonisten und Antagonisten der Muskulatur, wird von Patienten als vermehrte Steifigkeit erlebt und kann klinisch als „wächserner Widerstand" mit Zahnradphänomen getestet werden. Durch die ständig erhöhte Muskelanspannung kommt es zu einer Druckbelastung der Gelenke gefolgt von Schmerzen wie Lumbalgien oder Schulter-Arm-Syndrom. Der *Ruhetremor* wird verursacht durch alternierend agonistisch-antagonistische Innervation der Muskulatur und manifestiert sich mit einer Frequenz von 4–7 Hz v.a. distal an den Armen (Pillendreherphänomen). Er ist besonders gut aktivierbar durch mentale Belastung, wird durch Willkürbewegungen gehemmt und sistiert zumindest partiell im Schlaf. Nicht selten ist neben dem Ruhetremor auch ein weniger stark ausgeprägter Haltetremor zu finden. *Posturale Instabilität* beinhaltet eine Verminderung der Stellreflexe und äußert sich in vermehrter Fallneigung (Retro- und Propulsionstendenz) und Propulsion beim Gehen (Festination), was im Verlauf zu Stürzen führt. Neben diesen Kardinalsymptomen, die weitere Symptome wie die axiale Apraxie (Bewegungsstörung der rumpfnahen Muskulatur) mitbedingen, kommen im Verlauf der Erkrankung häufig vegetative Symptome wie Seborrhö, Obstipation, Blasenentleerungsstörungen, orthostatische Dysregulation, Temperaturregulationsstörungen und somatosensorische Beschwerden wie Geruchsstörungen, Farbdiskriminationsstörungen, Schmerzen und Parästhesien vor. Bei ca. 40% der Patienten mit IPS findet sich eine Depression (Cummings 1992) und bei 15–20% ein demenzieller Abbau (Biggins et al. 1992, Stocchi u. Brusa 2000). Je nach Ausprägung der Kardinalsymptome unterscheidet man beim IPS einen *tremordominanten Typ*, bei dem Rigor und Akinese im Hintergrund stehen, einen *akinetisch-rigiden Typ*, bei dem der Tremor fehlt oder nur minimal vorhanden ist, und einen *Äquivalenz-Typ*, bei dem Akinese, Rigor und Tremor annähernd gleich ausgeprägt sind. Für den tremordominanten Typ ist eine bessere Prognose als für die anderen Verlaufsformen bekannt, allerdings spricht dieser Typ schlechter auf Medikation an.

Durch die heute verfügbare Medikation nähert sich die Lebenserwartung von Parkinson-Patienten der der Normalbevölkerung. Allerdings treten unter der Medikation und zum Teil durch diese bedingt im Verlauf Therapiekomplikationen auf, welche die Patienten zusätzlich beeinträchtigen. Dieses sind einerseits Wirkungsfluktuationen, wie das „Wearing-off-Phänomen", die „End-of-dose-Akinesie" oder das paroxysmal auftretende „On-off-Phänomen", und andererseits L-Dopa-induzierte Dyskinesien, die sich als choreatiforme „Peak-of-dose-Dyskinesien", biphasische Dyskinesien oder auch als die besonders morgens vor der ersten Medikation auftretenden „Off-Dystonie" äußern können.

2.4.3 Pathoanatomie

2.4.3.1 Histopathologie

Der Verlauf des IPS ist durch schwere Neurodegeneration nicht nur des zentralen, sondern auch des peripheren und enterischen Nervensystems gekennzeichnet. Charakteristisch und ursächlich für viele der beschriebenen Symptome ist jedoch der Verlust melanisierter Neurone der Pars compacta der Substantia nigra mit Betonung der ventrolateralen, weniger stark auch der medioventralen und dorsalen Anteile (Fearnley u. Lees 1991) und leichter reaktiver Gliose in diesem Gebiet sowie das Auftreten von Lewy-Körperchen. Diese histopathologischen Auffälligkeiten kommen sowohl in der Substantia nigra (SN) wie auch in anderen Kerngebieten vor. Im dorsalen Vaguskern sind sie sogar schon früher als in der SN sichtbar (Braak, persönliche Mitteilung); ferner finden sie sich im Locus coeruleus, der Substantia innominata, den Raphekernen und anderen Kerngebieten, aber auch kortikal sowie in sympathischen und parasympathischen Neuronen und dem enterischen Plexus (Jellinger 1991). Lewy-Körperchen im Hirnstamm und kortikal unterscheiden sich bezüglich ihres Erscheinungsbildes. Die klassischen Hirnstamm-Lewy-Körperchen sind runde oder ovoide, im Durchmesser 8–30 μm große, konzentrische eosinophile Gebilde mit einem schmalen, blassen Rand, auch als Halo bezeichnet. Sie bestehen aus radiär angeordneten Filamenten sowie granulären und vesikulären Strukturen. Kortikale Lewy-Körperchen, die auch nierenförmig und eckiger sein können, haben keinen blassen Rand (Forno 1996, Jellinger 2001). Eine ähnliche Struktur wie die Lewy-Körperchen, mit jedoch weniger dichtem Kern und ebenfalls fehlendem Halo weisen die „pale bodies" auf, die als frühe, unreife Form der Lewy-Körperchen betrachtet werden (Leigh et al. 1989). Lewy-Körperchen und „pale bodies" kommen intraneuronal, intraneuritisch und teilweise auch extrazellulär bei allen Formen des IPS außer der genetisch determinierten *Park2*-Form der Parkinson-Erkrankung vor. Gliazellen oder andere neuroektodermale Zellen weisen keine derartigen Veränderungen auf (Braak u. Braak 2000). Hauptbestandteil dieser Einschlüsse sind abnorm phosphorylierte Neurofilamente, das Membranprotein α-Synuclein und Ubiquitin, welches in den nicht lysosomalen Abbau pathologischer Proteine involviert ist. Ihre Bedeutung für die Entstehung und den Verlauf der Erkrankung ist derzeit noch nicht geklärt, jedoch Gegenstand vielversprechender Untersuchungen.

Die Degeneration der Substantia nigra pars compacta (SNc) korreliert eng mit Dauer und Schwere der Erkrankung (Paulus u. Jellinger 1991). Erste klinische Zeichen der Erkrankung treten jedoch erst bei einem nigralen Zellverlust von ca. 60% sowie einem Dopaminverlust von 80% im Striatum auf (Fearnley u. Lees 1991).

2.4.3.2 Funktionelle Anatomie und Pathoanatomie der Basalganglien

Die vielfältigen Symptome des IPS können nur unter Berücksichtigung der in den Krankheitsprozess involvierten neuroanatomischen Areale verstanden werden, die durch eine selektive Vulnerabilität für parkinsonspezifische Veränderungen das typische klinische Bild bedingen. Obwohl seit langem bekannt ist, dass die Parkinson-Krankheit eine Erkrankung der Basalganglien ist und von diesen ausgehend multiple Faserverbindungen und Projektionsareale betroffen sind, konnten aufgrund der Komplexität der Verbindungen und der Parallelität ihrer Informationsverarbeitung bis heute nur unzureichende Modelle für ein Verständnis ihrer Funktionsweise entwickelt werden. So ist bis heute das in den 80er-Jahren von Alexander formulierte Modell zur Organisation der Basalganglien gebräuchlich (Alexander et al. 1986), obwohl es Hinweise darauf gibt, dass dieses Modell nicht in allen Aspekten zutrifft (Parent und Cicchetti 1998, Foley u. Riederer 2000). Da dieses Modell jedoch hilfreich für das Verständnis der Pathophysiologie des IPS sein kann, soll es hier kurz erläutert werden: Die Basalganglien integrieren und reorganisieren Informationen kortikaler und subkortikaler Areale, die sie über den Thalamus wieder frontalen Kortexarealen zuleiten (Abb. 2.4.1). Signale aus dem gesamten Kortex, dem Thalamus und den Hirnstammkernen (SN, Raphekerne und Locus coeruleus) werden dabei initial vom dorsalen Striatum, das sich aus dem Nucleus caudatus und dem dorsalen Putamen zusammensetzt, aufgenommen. Innerhalb der Basalganglien werden die Informationen über Rückkoppelungssysteme mit dem Pallidum und der SN verarbeitet, bevor sie über einen direkten monosynaptischen, striatonigralen oder einen indirekten polysynaptischen, striatopallidalen Weg wieder zum Pallidum und der Substantia nigra pars reticulata (SNr) gelangen und von ihnen aus über den Thalamus in die Projektionsgebiete außerhalb der Basalganglien projiziert werden. Das dopaminerge System der SNc (sowie die dopaminergen Anteile der SNr, des ventralen Tegmentums und der retrorubralen Areale) projizieren zum Striatum zurück und zum präfrontalen Kortex. Insgesamt werden nach Alexander et al. (1990) wenigstens 5 parallel arbeitende, funktionell und strukturell unterscheidbare rückgekoppelte neuronale Schleifen unterschieden: Die motorische Schleife projiziert auf Zielgebiete des präzentralen Kortex, die okulomotorische auf Areale frontaler und supplementärer Augenfelder, zwei präfrontale Schleifen sind auf Zielgebiete des dorsolateralen und lateralen orbitofrontalen Kortex gerichtet, eine limbische auf Areale des cingulären und medialen orbitofrontalen Kortex. Wichtig für das Verständnis der Parkinson-Erkrankung ist, dass innerhalb jeder dieser Schleifen die inhibierende Wirkung von Pallidum und SNr auf den Thalamus durch zwei entgegengesteuert arbeitenden Systeme, den direkten und indirekten Weg, moduliert werden. Bei dem direktem System führt eine Aktivierung des Striatums zu einer direkten Hemmung von Globus pallidus internus und SNr, sodass die normalerweise hemmende Wirkung dieser Kerngebiete auf den Thalamus verringert wird. Bei dem indirekten System führt eine Aktivierung des Striatums zu einem gegenteiligen Effekt auf den Thalamus: Über inhibierende Projektion zum Globus pallidus externus, dessen ebenfalls

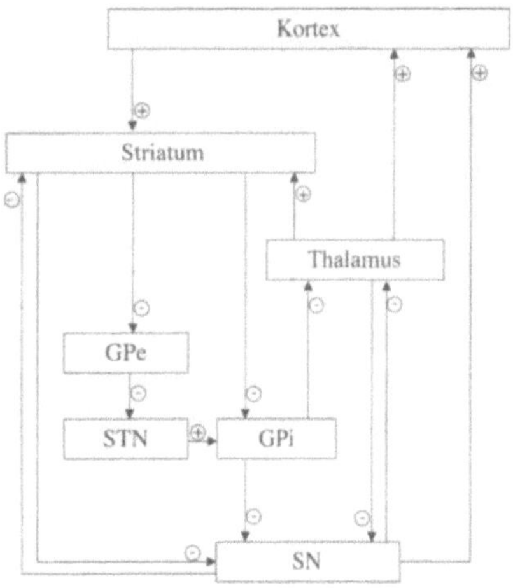

Abb. 2.4.1. Vereinfachte schematische Darstellung wichtiger Verbindungen der Basalganglien: Erregende Information des gesamten Kortex erreicht das Striatum und führt entweder direkt über eine Hemmung des Globus pallidus internus (*GPi*) und der Substantia nigra (*SN*) zu einer Verringerung der hemmenden Wirkung des Thalamus oder indirekt über inhibierende Projektionen zum Globus pallidus externus (*GPe*) und Nucleus subthalamicus (*STN*) zu einer vermehrten Aktivierung der hemmenden Wirkung von GPi und SN, wodurch der Thalamus stärker gehemmt wird. Die Stärke der Hemmung des Thalamus bestimmt die thalamische Erregung des Kortex. Darüber hinaus bestehen auch direkte Verbindungen von der SN zum Kortex und Rückkoppelungen von der SN zum Striatum

inhibierende Neurone über den Nucleus subthalamicus zu einer vermehrten Aktivierung der hemmenden Wirkung von Globus pallidus internus und SNr führt, wird der Thalamus stärker gehemmt (zum Verständnis der Projektionssysteme s. Abb. 2.4.1). Da das dopaminerge System insbesondere der SNc zum Striatum projiziert, führt ein Dopamindefizit nach diesem Modell zu einer verminderten Aktivierung der hemmenden Wirkung des Striatums. Die über den indirekten Weg beeinflusste vermehrte Enthemmung des Nucleus subthalamicus wird mit der Akinese des IPS in Zusammenhang gebracht, da die vermehrt gehemmten nachgeschalteten thalamischen Kerne zu einer Blockade kortikaler Areale führen können (Mitchell et al. 1989).

2.4.3.3 Betroffene Systeme

Die Tatsache, dass die rückgekoppelten neuronalen Schleifen besonders durch den indirekten Weg moduliert werden, kann z.T. das vielfältige klinische Bild der Parkinson-Erkrankung erklären. Darüber hinaus finden sich Neurodegeneration und Lewy-Körperchen auch in vielen anderen kortikalen und subkortikalen Arealen, die diesen Schleifen zugeordnet werden (Braak et al. 1995, Jellinger 1991). Besonders stark ist das limbische System betroffen, was zu einer Abschwächung des limbischen Einflusses auf den präfrontalen Assoziationskortex führt. Hieraus resultiert u.a. der Verlust der modulierenden, emotional geprägten Einflüsse auf die Motorik (Braak u. Braak 2000). Veränderungen in der Amygdala, einem primär limbischen Kerngebiet, führen durch komplexe Verschaltungen u.a. zu endokrinen, autonomen und amnestischen Störungen sowie zu Störungen der Anpassungsfähigkeit (Braak et al. 1998, Sims u. Williams 1990). Die Affektion extranigraler Areale beeinflusst neben dem dopaminergen Transmittersystem auch andere Transmittersysteme. Degenerationen in noradrenergen Kerngebieten wie dem Locus coeruleus, cholinergen Systemen wie dem Nucleus basalis Meynert und serotonergen Arealen wie den Raphekernen bestehen häufig und werden mit kognitiven Defiziten und Depressionen in Zusammenhang gebracht (Gaspar u. Gray 1984, Halliday et al. 1990, Hoogendijk et al. 1995, Jellinger 1999, Zubenko 1992). Auch die Met- und Leu-Enkephalin-Spiegel als Bestandteile des peptidergen Systems, welches die Erregbarkeit des dopaminergen Systems moduliert, sind stark verändert (Jellinger et al. 1991). Trotz dieser gravierenden Veränderungen vieler Hirnareale und Systeme bleiben andere bemerkenswert erhalten. Selbst dopaminerge Neurone bestimmter Unterkerne der SN zeigen bis zum Endstadium der Erkrankung einen unauffälligen Befund (Braak u. Braak 2000). Die Ursache für die selektive Vulnerabilität einiger Neuronenpopulationen bei Erhalt anderer oft direkt benachbarter ist nicht bekannt. Es bestehen jedoch verschiedene Modelle, die das Absterben dopaminerger Neurone der Substantia nigra zumindest teilweise erklären, wenn auch die Ursachen für die Auslösung des pathologischen Prozesses noch nicht bekannt sind.

2.4.4 Grundlagen und Modelle zur Ätiopathogenese der idiopathischen Parkinson-Erkrankung

2.4.4.1 Alterungsprozess und Parkinson-Erkrankung

Die Zunahme der Prävalenz der Parkinson-Krankheit im Alter weist darauf hin, dass Altern und die damit verbundenen Prozesse an sich einen wichtigen Risikofaktor für die Entwicklung dieser neurodegenerativen Erkrankung darstellen. Das Gehirn scheint im Verlauf des Alterungsprozesses besonders anfällig für die Entstehung pathologischer Prozesse zu sein. Im Tiermodell konnte belegt werden, dass der Alterungsprozess durch vermehrten oxidativen Stress zu erhöhter Lipidperoxidation und somit zu Degeneration führen kann (Leutner et al. 2001). Analog zu diesen Befunden wurde auch beim Menschen eine vermehrte Lipidperoxidation in höherem Lebensalter nachgewiesen. Ferner ist bekannt, dass die zytoprotektiven Mechanismen des Gehirns im Alter abnehmen. Die Expression von proinflammatorischen Zytokinen wird beispielsweise durch Hyaluronsäure gehemmt, welche im Alter und unter oxidativem Stress an Molekulargewicht verliert, was eine verminderte Inhibition dieser proinflammatorischen Zytokine zur Folge hat. Oxidativem Stress, wie auch einem veränderten Eisenmetabolismus wird in der Pathogenese der Parkinson-Erkrankung eine wichtige Rolle zugeschrieben. Eisen, Ferritin und Neuromelanin weisen eine alterspezifische molekulare Verteilung auf, mit unverändertem Gehalt von Ferritin ab dem zwanzigsten Lebensjahr und von Eisen ab der 4. Dekade, während der Gehalt an Neuromelanin bis ins hohe Lebensalter ständig zunimmt (Zecca et al. 2001). Alterspezifische Veränderungen des Eisenmetabolismus können daher einerseits per se die jeweilige Gehirnregion vulnerabler für degenerative Prozesse machen. Andererseits kann ein Zusammenspiel mit anderen schädlichen Faktoren das normale Gleichgewicht stören und eine pathologische Kaskade in Gang setzen. Darüber hinaus belegen viele Studien, dass im menschlichen Gehirn während der Entwicklung und im Verlauf des Lebens altersbezogene Veränderungen von Transmittersystemen und neuronalen Regelkreisen auftreten (zur Übersicht s. Retz et al. 1996). Während des Alterungsprozesses kommt es zu einem komplexen Zusammenspiel von Veränderungen des Neurotransmittermetabolismus, der Rezeptorsynthese und -elimination. Das Ausmaß der Veränderung im alternden Gehirn scheint dabei für die verschiedenen Systeme unterschiedlich zu sein. So nimmt während des normalen Alterungsprozesses die Dichte der Dopaminrezeptoren im Striatum, die ihre höchste Dichte zwischen dem 2. und 4. Lebensjahr aufweist, langsamer ab (Seeman et al. 1987, Rinne et al. 1990) als die der Acetylcholinrezeptoren (Rinne et al. 1990), während für serotonerge Rezeptoren sogar eine leichte Zunahme im Striatum im Verlauf des Alterns zu verzeichnen ist (Marcusson et al. 1984). Da Neurotransmittern neben der Überträgerfunktion weitere wichtige Funktionen in der Regulation neuronaler Plastizität und Reorganisation neuronaler Regelkreisläufe zukommt (Mattson 1988), ist es nahe liegend, dass eine irreguläre (d.h. nicht dem normalen Alterungsprozess zuzuschreibende) Veränderung in dem komplexen Zusammenspiel zu einer Dysregulation und somit zu einer Kaskade pathologischer Ereignisse führen kann.

So ist davon auszugehen, dass der Alterungsprozess spezifische Veränderungen des Gehirns mit sich bringt, die dieses vulnerabler für die Entwicklung einer Parkinson-Erkrankung machen. Andererseits muss beachtet werden, dass die bei der Parkinson-Erkrankung beobachteten Veränderungen nicht einem normalen, möglicherweise akzelerierten Alterungsprozess entsprechen. So gehen im Rahmen des Alterns innerhalb der SN nicht wie bei der Parkinsonerkrankung selektiv die dopaminergen Neurone der Pars compacta zugrunde, sondern es kommt zu einem Zellausfall im dorsalen Drittel der SN, welches bei der Parkinson-Krankheit erst im Spätstadium betroffen ist (Fearnley u. Lees 1991, Halliday et al. 1990a, b). Ferner weisen Untersuchungsergebnisse der letzten Jahre auf Einflüsse z.T. sehr unterschiedlicher, sich häufig jedoch gegenseitig beeinflussender Faktoren für die selektive Neurodegeneration und Entwicklung von Lewy-Körperchen beim IPS hin, die während des normalen Alterungsprozesses nicht oder in deutlich geringerem Ausmaß beobachtet werden.

2.4.4.2 Oxidativer Stress

Viele Untersuchungen belegen eine Schädigung der SNc durch reaktive Sauerstoffverbindungen. Für die Zelle lebensnotwendiger Sauerstoff führt zu oxidativem Stress, wenn es zu einem Ungleichgewicht zwischen der Bildung und Entgiftung von im Stoffwechsel aus Wasserstoffperoxid (H_2O_2) entstehenden besonders reaktiven Verbindungen wie Hydroxylradikalen ($OH^\bullet$), Superoxidradikalen ($O_2^{\bullet -}$) oder Stickoxid ($NO^\bullet$) kommt. Diese stark reaktiven Verbindungen reagieren mit wichtigen Bestandteilen dopaminerger Neurone wie der Zellmembran, Proteinen, Mitochondrien und der DNS, was zu einer Störung ihrer Funktion und schließlich zum Zelltod führt (Götz et al. 1994, Halliwell 1992). Beim IPS scheinen sowohl eine vermehrte Bildung als auch eine verminderte Entgiftung dieser Radikale vorzuliegen (Abb. 2.4.2).

2.4.4.2.1 Faktoren, die zu vermehrtem oxidativen Stress beitragen

Dopamin. Hypothetisch betrachtet könnte das in den Neuronen synthetisierte Dopamin selbst über Autooxidation zur Bildung von H_2O_2 führen, welches normalerweise durch Glutathion inaktiviert wird (Götz et al. 1994). Ein vermehrter Dopaminmetabolismus, wie er in der frühen (präklinischen) Phase des Parkinson durch Kompensation des Neuronenverlustes entstehen kann, könnte somit zu einem Übermaß an H_2O_2 beitragen, welches besonders bei Störungen des Glutathionsystems zu weiteren, noch reaktiveren freien Radikalen metabolisiert wird. Die mögliche Toxizität von Dopamin wird auch bei der Gabe von L-Dopa diskutiert, da In-vitro-Versuche tatsächlich auf vermehrten oxidativen Stress und Neurodegeneration nach L-Dopa-Gabe hinweisen (Spencer et al. 1994, Walinshaw u. Waters 1995). Im Gegensatz dazu konnte im Tierversuch diese Toxizität jedoch nicht belegt werden (Perry et al.1984) und auch die Tatsache, dass chronische L-Dopa-Gabe bei anderen Erkrankungen (bei denen allerdings keine Vorschädigung der dopaminergen Neuronen besteht) wie der L-Dopa-responsiven Dystonie nicht zu vermehrter Neurodegeneration führt, spricht gegen einen gravierenden Beitrag von L-Dopa bei der Zunahme des oxidativen Stresses innerhalb der SN. Insgesamt muss die Rolle von Dopamin bei der Generierung des oxidativen Stresses mit Vorsicht betrachtet werden, da nur selektive dopaminerge Neuronenpopulationen degenerieren, während andere bis zur Endphase der Erkrankung erhalten bleiben. Es müssen also noch andere Mechanismen, die zu vermehrtem oxidativen Stress führen können, bedacht werden.

Eisen. Normalerweise findet sich in den Basalganglien und der SN ein hoher Eisengehalt, der beim IPS isoliert in der SNc um ca. 35% erhöht ist (Dexter et al. 1993, Gerlach et al. 1994, Oesterrei-

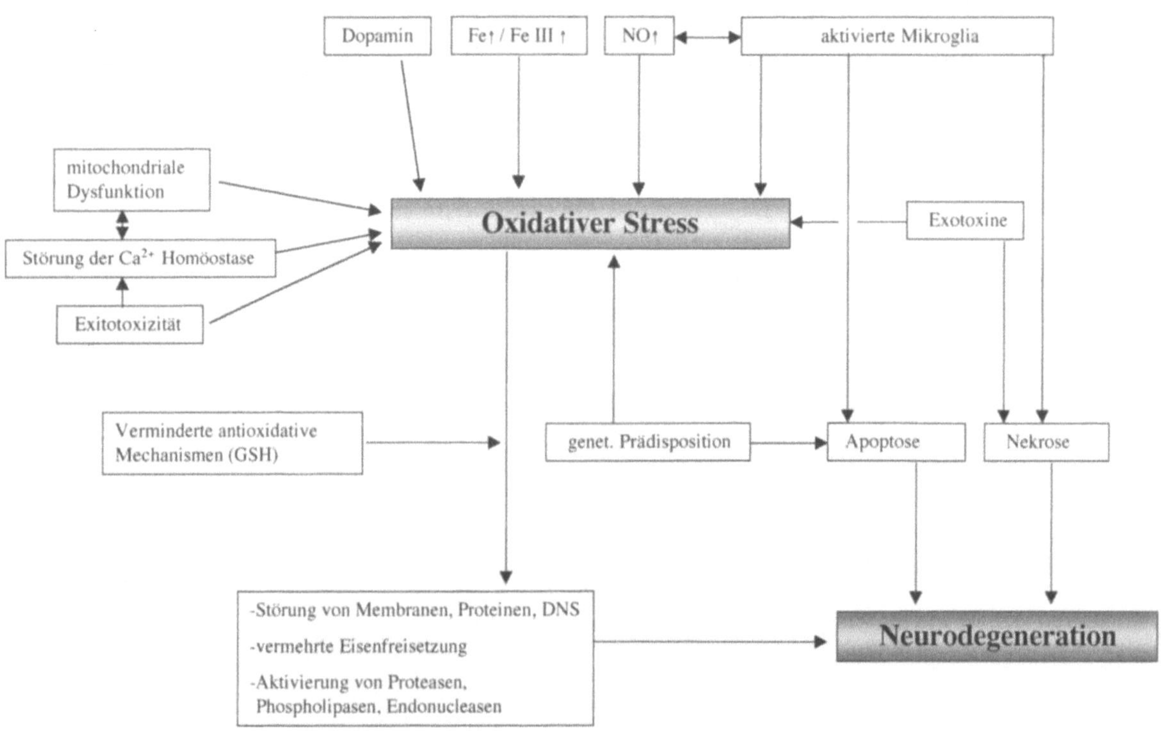

Abb. 2.4.2. Schematisches Modell von Faktoren, die zur Neurodegeneration bei der Parkinson-Krankheit beitragen können, und ihrer Interaktion

cher et al. 1994, Riederer et al. 1988, 1989), verbunden mit einer Erhöhung des Fe(III)/Fe(II)-Quotienten von 2:1 auf fast 1:2 (Sofic et al. 1988). Der erhöhte Eisenspiegel und das vermehrte Fe(III) führen über die Fenton- bzw. Haber-Weiss-Reaktion zur verstärkten Bildung hochreaktiver freier Radikale und somit zu oxidativem Stress (Riederer u. Youdim 1993). Die Ursache des erhöhten Eisenspiegels ist unklar. Viele Untersuchungen weisen jedoch auf eine Veränderung des Eisenmetabolismus hin, die sowohl die Eisenaufnahme, beispielsweise Lactoferrin und Lactoferrinrezeptor (Faucheux et al. 1995, Leveugle et al. 1996), wie auch die Speicherung wie Ferritin und Neuromelanin (Double et al. 1998, Griffiths et al. 1999, Youdim et al. 1994, Zecca et al. 2001) und die Abgabe, u.a. Coeruloplasmin und Heme-Oxygenase 1 (Boll et al. 1999; Schipper et al. 1998), betreffen. Hierbei muss beachtet werden, dass der Eisenstoffwechsel im Gehirn durch das Vorliegen der Blut-Hirn-Schranke von dem des übrigen Organismus differiert, sodass Veränderungen isoliert das Gehirn betreffen können, ohne notwendigerweise zu systemischen Eisenstoffwechselstörungen zu führen. Eine Mutation des für L-Ferritin kodierenden Gens führt beispielsweise zu einem parkinson- oder huntingtonähnlichen Krankheitsbild mit starker Akkumulation von Eisen und Ferritin in den Basalganglien (Curtis et al. 2001). Eine klinische Manifestation an anderen Organen tritt bei dieser Erkrankung nicht auf.

Die Rolle, welche die beobachteten Veränderungen des Eisenmetabolismus beim IPS spielen, ist vielfach noch Gegenstand von Untersuchungen. So sollte Neuromelanin als starker Eisenchelator in erster Linie zytoprotektive Funktionen erfüllen. Die Tatsache, dass bei der Parkinson-Erkrankung insbesondere neuromelaninhaltige Neurone degenerieren (Hirsch et al. 1988), wie auch Befunde, dass synthetisches Melanin und Neuromelanin selbst zu einer vermehrten Toxizität von Eisen beitragen können (Pilas et al. 1988, Double et al. 1999), weisen jedoch auf eine unter pathologischen Umständen destruktive Funktion dieses Eisenspeichers hin. Auch die Frage, inwieweit es sich bei nachgewiesenen Veränderungen des Eisenstoffwechsels um ursächliche für die Pathogenese oder sekundäre im Verlauf des Krankheitsprozesses handelt, ist noch nicht geklärt. Erste Untersuchungen weisen jedoch darauf hin, dass ein erhöhter Eisenspiegel schon in der präklinischen Phase der Erkrankung vorliegen und somit pathogenetisch bedeutsam sein kann.

Stickoxid. Stickoxid ($NO^{\bullet}$) ist ein wichtiger Botenstoff des zentralen und peripheren Nervensystems. Innerhalb des ZNS wird $NO^{\bullet}$ bei intrazellulärem Ca^{2+}-Anstieg freigesetzt, welcher durch die Stimulation von Glutamatrezeptoren ausgelöst wird. Während $NO^{\bullet}$ einerseits als Radikalfänger fungieren kann (Rubanyi et al. 1991), wird andererseits eine für die Entwicklung bedeutsame selektive Neurotoxizität während der Ausdifferenzierung des Gehirns angenommen. Beim IPS scheinen aktivierte Glia- und Mikrogliazellen sowie Makrophagen zu einer zytokinvermittelten vermehrten Produktion und Freisetzung von $NO^{\bullet}$ beizutragen (Hunot et al. 1999, McCall u. Vallance 1991). Die Toxizität von $NO^{\bullet}$ beruht einerseits auf der eigenen hohen Reaktivität (Radi et al. 1991), andererseits kann sie zur Bildung weiterer hochreaktiver Radikale wie Peroxinitrit beitragen (Beckmann et al. 1990). Ferner kann $NO^{\bullet}$ die Freisetzung von Ferritin gebundenem Eisen (Reif u. Simmons 1990) und somit die Erhöhung des intrazellulären Eisenspiegels und die weitere Vermehrung des oxidativen Stresses beeinflussen. Eine direkte Interaktion von $NO^{\bullet}$ mit der Atmungskette, die ohnehin eine verminderte Aktivität bei der Parkinson-Erkrankung aufweist, kann den Zellschaden noch erhöhen (Cleeter et al. 1994).

2.4.4.2.2 Vorgänge, die zur Entgiftung von freien Radikalen beitragen

Die Detoxifikation intrazellulärer freier Radikale erfolgt einerseits über enzymatische Reaktionen durch die Superoxiddismutase (SOD), Glutathionperoxidase oder Katalase, andererseits nichtenzymatisch durch Antioxidanzien wie Vitamine (C und E), Glutathion (GSH), Cystein oder Coenzym Q (Gerlach et al. 2001). Eine erhöhte Produktion freier Radikale wie beim IPS sollte daher von einer gesteigerten Aktivität dieser Detoxifikationssysteme begleitet sein, um eine Zellschädigung zu vermeiden. Für die Spiegel der antioxidativen Vitamine fanden sich jedoch keine Unterschiede zwischen Parkinson-Patienten und Kontrollen (Riederer et al. 1989) und auch die Enzyme Katalase und Glutathionperoxidase weisen weitgehend gleiche oder leicht reduzierte Spiegel und Aktivitäten auf (Ambani et al. 1975, Kish et al. 1985, Martilla et al. 1988a, Sian et al. 1994). Eine gesteigerte Aktivität dieser Entgiftungssysteme konnte also nicht belegt werden.

Im Gegensatz dazu fand sich jedoch in der SNc von Parkinson-Patienten eine gesteigerte Aktivität der Superoxiddismutase (Martilla et al. 1988b, Yoshida et al. 1994), die freie Radikale in H_2O_2 umwandelt. Dieses wird normalerweise von der Katalase oder Glutathionperoxidase weiter entgiftet. Da diese Enzyme aber keine stärkere Aktivität aufweisen, kann das vermehrte Anfallen von H_2O_2 ein weiterer Mechanismus sein, über den ein zunehmender Zelluntergang entsteht. Darüber hinaus wurden in der SNc verminderte Spiegel des H_2O_2 metabolisierenden Glutathions gefunden (Riederer et al. 1989, Sian et al. 1994, Sofic et al. 1992). Dieser verminderte Glutathionspiegel scheint schon sehr früh in der Pathogenese des IPS zu bestehen und die Zellen vulnerabel für andere Endo- und Exotoxine zu machen (Jenner u. Olanow 1996).

2.4.4.3 Mitochondriale Dysfunktion

Auch eine mitochondriale Dysfunktion kann zur Vermehrung des oxidativen Stresses beitragen. Beim IPS konnte nachgewiesen werden, dass selektiv in Neuronen der SNc ein Mangel an der Komplex-I-Aktivität der Atmungskette vorliegt (Dexter et al. 1989, Janetzky et al. 1994, Mizuno et al. 1989, Reichmann u. Riederer 1989, Reichmann et al. 1993). Die Verminderung der Aktivität dieses ersten von fünf Komplexen der Atmungskette beträgt beim IPS ca. 30% und hat somit eine verminderte Umwandlung von NADH in NAD verbunden mit einer Störung der Protonenpumpe und des Elektronentransportes mit konsekutiv vermehrter Radikalbildung zur Folge (Reichmann et al. 1993, Reichmann u. Janetzky 2000). Neben der vermehrten Bildung freier Radikale führt ein Komplex-I-Mangel auch zu einer reduzierten ATP-Produktion, also einer Störung des Energiestoffwechsels der Zellen, und zu DNS-Schäden. Die Ursache der verminderten Komplex-I-Aktivität ist unklar. Es gibt jedoch Hinweise dafür, dass es sich um ein sekundäres Phänomen – bedingt durch die vermehrte Radikalbildung und den verminderten Glutathionspiegel – handelt, welches dann selbst zur vermehrten Radikalbildung beiträgt (Gu et al. 1998). Die Aktivität der anderen Komplexe der Atmungskette ist bis auf eine zusätzliche Störung von Komplex IV erhalten (Itoh et al. 1997).

2.4.4.4 Störung der Kalziumhomöostase und Exzitotoxizität

Ein zu hoher intrazellulärer Kalziumgehalt kann durch erhöhte Stimulation verschiedener kalziumabhängiger Enzyme zu metabolischen Störungen bis hin zum Zelltod führen (Gerlach et al. 1996a, b). Mögliche Ursache eines erhöhten zellulären Kalziumgehaltes ist neben den oben erwähnten Störungen der Membranintegrität durch freie Radikale und einem vermehrten Kalziumeinstrom durch Störungen der Atmungskette auch eine unkontrollierte exzitotoxische Erregung (Foley u. Riederer 1999). Unter Exzitotoxizität wird die gleichzeitig erregende und toxische Wirkung eines Stoffes verstanden. Glutamat ist der wesentlichste erregende Neurotransmitter des ZNS, der über NMDA, AMPA und metabotrophe Rezeptoren seine Wirkung entfaltet. Bei dauerhafter Erregung der Rezeptoren, wie sie bei erhöhter Glutamatfreisetzung möglicherweise auftritt, kann es zu einer unphysiologischen Erhöhung des intrazellulären Kalziums kommen, die schließlich zum Zelltod führt. Störungen der Kalziumhomöostase und Exzitotoxizität sind bei verschiedenen neurodegenerativen Erkrankungen wie der Alzheimer-Demenz, der Huntington-Erkrankung oder der ALS nachgewiesen worden (Beal et al. 1993, Landfield et al. 1991). Inwieweit diesen Pathomechanismen bei der Entstehung des IPS eine Rolle zukommt, ist derzeit noch nicht eindeutig geklärt. Die Tatsache, dass Neurone, die das Kalzium bindende Protein Calbindin enthalten, eine erhöhte Resistenz gegenüber neurodegenerativen Veränderungen aufweisen (Hirsch et al. 1992, Yamada et al. 1990), Calbindin aber in dopaminergen Neuronen der SN reduziert ist, spricht indirekt für einen möglichen Beitrag eines erhöhten Kalziumspiegels zur pathologischen Kaskade der Neurodegeneration. Eine starke Expression des Glutamattransporters EAAT3 und ein hoher Gehalt des ATP generierenden Enzyms Glutamatdehydrogenase in dopaminergen Neuronen der SNc (Plaitakis u. Shashidharan 2000), weisen auf den besonderen Energiebedarf dieser Zellen hin. Der Nachweis einer reduzierten Glutamatdehydrogenaseaktivität bei neurodegenerativen Erkrankungen, die mit einer Degeneration der SN einhergehen (Plaitakis 1991) kann somit ein Zeichen für die Bedeutung des Glutamatstoffwechsels beim IPS sein. Darüber hinaus können auch andere Neurotransporter zu einem Ungleichgewicht der Transmitter und somit zu vermehrter Exzitotoxizität führen.

2.4.4.5 Gliazellen beim IPS: Rolle von neurotrophen Faktoren und Zytokinen

Die Frage, inwieweit Gliazellen zum Pathomechanismus der Parkinson-Erkrankung beitragen, ist bis heute noch nicht endgültig geklärt. Es scheint jedoch so zu sein, dass diese Zellpopulation sowohl einen protektiven als auch einen schädigenden Einfluss auf die dopaminergen Zellen der SN ausüben und somit das Krankheitsgeschehen beeinflussen kann. In der SN von Parkinson-Patienten ist die Dichte von Gliazellen in den Regionen, in denen die Neurone degenerieren, am geringsten, während die erhaltenen Areale eine hohe Dichte von Gliazellen aufweisen (Damier et al. 1993). Der aus dieser Beobachtung zu vermutende schützende Effekt der Gliazellen könnte einerseits auf die Produktion von Glutathionperoxidase und Pyruvat zurückgeführt werden, welche die Zellen vor der Bildung hochreaktiver Hydroxylradikale schützen (Damier et al. 1993, Desagher et al. 1997), andererseits kann die gliale Produktion neurotropher Faktoren eine neuroprotektive Funktion erfüllen. GDNF („glial cell line-derived neurotrophic factor") und BDNF („brain-derived neurotrophic factor") werden in Gliazellen gebildet. In-vitro- und In-vivo-Untersuchungen haben eine protektive Rolle dieser Faktoren gegenüber unterschiedlichen Neurotoxinen belegt (Beck et al. 1993, Gash et al. 1996, Lin et al. 1993). Eine Rolle dieser Faktoren in der Genese des IPS ist noch nicht gesichert, ihre neuroprotektive Wirkung insbesondere auf bereits geschädigte Neurone lassen einen therapeutischen Einsatz jedoch vielversprechend erscheinen.

Auf der anderen Seite können Gliazellen jedoch einen schädigenden Einfluss auf die Neurone der SN ausüben. Der Befund einer erhöhten Dichte glialer Zellen, die TNF-α, Interferon und Interleukin 1β in Gehirnen von Parkinson-Patienten exprimieren (Boka et al. 1994, Hunot et al. 1999), sowie einer erhöhten Interleukin-2-, Interleukin-4- und Interleukin-6-Konzentration im ventrikulären Liquor von Parkinson-Patienten (Blum-Degen et al. 1995, Mogi et al. 1996), sprechen für einen möglichen Beitrag dieser proinflammatorischen Zytokine zur Neurodegeneration. Diese Zytokine können ihre zellschädigende Wirkung einerseits über die Glutamatfreisetzung (McNaught et al. 2000) mit konsekutiver Erhöhung des oxidativen Stresses und der Exzitotoxizität sowie die Aktivierung der Stickoxidproduktion (Hunot et al. 1999), andererseits über die Aktivierung proapoptotischer Mechanismen entfalten.

2.4.4.6 Apoptose

Unter Apoptose wird ein „programmierter Zelltod" verstanden, d.h. Zellen im Entwicklungsstadium oder geschädigte Zellen im erwachsenen Organismus sterben ohne negative Auswirkung auf andere Zellen (wie Entzündungsreaktionen) ab, um beispielsweise eine regelrechte Ausdifferenzierung anderer Zellen oder die Elimination für den Körper schädlicher Zellen zu ermöglichen. Dieser Vorgang steht im Gegensatz zur Nekrose, bei der Zellen durch schädigende Einflüsse, beispielsweise Entzündungen, unvorhergesehen zugrunde gehen und zellschädigende Substanzen freisetzen. Neben der physiologischen Funktion der Apoptose scheint dieser Mechanismus jedoch auch bei unterschiedlichen Erkrankungen eine Rolle zu spielen, die entweder durch unzureichende, (z.B. bei Krebserkrankungen) oder durch zu starke Apoptose (z.B. neurodegenerative Erkrankungen) gekennzeichnet sind (Thompson 1995). Die Frage, inwieweit apoptotische Mechanismen einen Beitrag zur Neurodegeneration bei der Parkinson-Krankheit leisten, wird noch sehr kontrovers diskutiert. Einige Untersuchungen weisen auf bestimmte typische Abbauprodukte dieser Form der Neurodegeneration in der SN von Parkinson-Patienten hin (Anglade et al. 1997, Mochizuki et al. 1996, Tatton et al. 1998), andere widerlegen diese Befunde und führen u.a. die bei der Apoptose nicht vorhandene, beim IPS hingegen nachweisbare Entzündungsreaktion als Gegenargument an (Jellinger et al. 2000, Wüllner et al. 1999). Interessant in diesem Zusammenhang ist, dass im Tiermodell des Parkinson, beispielsweise MPTP-Modell, die Neurodegeneration durch Apoptose von Bedeutung zu sein scheint (Marti et al. 1997, Turmel et al. 2001). Ferner belegen neuere Untersuchungen eine Aktivierung der im apoptotischen Zelluntergang bedeutsamen Caspase 3 in vitro (Du et al. 1997, Ochu et al. 1998), im Tiermodell (Turmel et al. 2001) und an Post-mortem-Untersuchungen bei Parkinson-Patienten (Srinivasan et al. 1998, Hartmann et al. 2000). Auch scheinen für die Signalübertragung bei der Apoptose bedeutsame Zytokine und Rezeptormoleküle im nigrostriatalen System von Parkinson-Patienten erhöht zu sein. Befunde, welche zeigen, dass die bisher als für den Morbus Parkinson möglicherweise pathogenetisch bedeutsam diskutierten Mechanismen wie Erzeugung von oxidativem Stress, Erhöhung der intrazellulären Kalziumkonzentration, Hemmung der mitochondrialen Atmungskette, Entzug von Wachstumsfaktoren oder Zugabe von Exzitotoxinen oder Dopamin in

Zellkulturmodellen die Apoptose von Neuronen auslösen können (Thompson, 1995), deuten auf einen möglichen Zusammenhang der verschiedenen Pathomechanismen hin. Eine abnormale Rekrutierung des normalerweise in der Entwicklung und Ausdifferenzierung des menschlichen Gehirns bedeutsamen programmierten Zelltodes könnte daher über diese Mechanismen auch beim IPS im Krankheitsverlauf auftreten.

2.4.4.7 Lewy-Körperchen

Lewy-Körperchen und „pale bodies" (s. 2.4.3.1 Histopathologie) sind charakteristisch für die Parkinson-Krankheit, aber nicht spezifisch. Auch bei anderen neurodegenerativen Erkrankungen wie der Multisystematrophie, der progressiven supranukleären Parese, der kortikobasalen Degeneration, der Alzheimer-Erkrankung, aber auch beim Down-Syndrom, der subakuten sklerosierenden Panenzephalitis oder Prionenerkrankungen sind Lewy-Körperchen oder lewykörperchenähnliche Einschlüsse nachweisbar (Goedert et al. 1998, Lowe et al. 1997, Trojanowski u. Lee 2001). Sie bestehen hauptsächlich aus Neurofilamenten, wie α-Synuklein, Synaptophysin, β-Amyloid, „amyloid precursor protein" (APP), „actin-like protein" u.a., die zum großen Teil phosphoryliert sind. Neben diesen als strukturelle Elemente bezeichneten Bestandteilen wurden Proteine der zellulären Antwort auf die abnorme Neurofilamentaggregation wie Ubiquitin, einem „heat shock protein", welches die Proteolyse von Zellen beeinflussen kann oder α-B-Crystallin, welches wahrscheinlich zur Aggregation von Mikrofilamenten beiträgt, nachgewiesen. Ebenfalls zur Aggregation besonders von α-Synuclein scheinen „advanced glycation end products" (AGEs) beizutragen (Münch et al. 2000). Diese aus der Reaktion von Proteinen mit reduzierenden Zuckern entstehenden Produkte entstehen vermehrt in Gegenwart von freiem Eisen und scheinen auch selbst zu oxidativem Stress zu führen (Münch et al. 2000), sodass sie als möglicher Hinweis für einen Zusammenhang zwischen erhöhtem Eisen, oxidativem Stress und der Bildung von Lewy-Körperchen gewertet werden können.

An weiteren Bestandteilen werden Enzyme des Phosphorylierungs/Dephosphorylierungssystems, wie die Ca^{+}-calmodulinabhängige Kinase II, und zytosolische Proteine wie Tyrosinhydroxylase, Calbindin und Tubulin, unterschieden. Insgesamt sind derzeit mehr als 25 Bestandteile der Lewy-Körperchen bekannt (Pollanen et al. 1993, Galvin et al. 1999a, b). Ein Ungleichgewicht in der Proteinakkumulation, welches durch eine zu große Menge von Proteinen bzw. der Akkumulation von beispielsweise in der Struktur veränderten und schwer abzubauenden Proteinen bedingt sein kann, oder eine Störung der abbauenden Systeme, insbesondere der für den Proteinabbau wichtigen Proteasome, bilden ein Erklärungsmodell für die Entstehung von Einschlusskörperchen (s. Abb. 2.4.3). Der Nachweis von Komplementproteinen (Yamada et al. 1992) und interferoninduzierten Proteinen (Yamada 1995) wird mit pathogenetisch möglicherweise bedeutsamen Entzündungsprozessen in Zusammenhang gebracht.

α-Synuclein, welches den Hauptbestandteil der Lewy-Körperchen, Lewy-Neuritien, „pale bodies" und lewykörperchenähnlichen Einschlüssen ausmacht, wird eine entscheidende Rolle in der Bildung dieser Einschlüsse zugeschrieben. Deshalb werden Erkrankungen, die mit diesen Einschlüssen einhergehen, auch als Synucleinopathien bezeichnet. Neben α-Synuclein sind seit kurzem die Synucleine β- und γ-Synuclein sowie Synoretin bekannt, die ebenfalls bei einigen der Synucleinopathien nachgewiesen wurden, deren Funktion aber noch unklar ist (Galvin et al. 1999a, b, Trojanowski u. Lee 2001). α-Synuclein ist ein neuronenspezifisches Protein, welches hauptsächlich im Kern und in den präsynaptischen Synaptosomen exprimiert wird (Maroteaux et al. 1988). In der nativen Form ist α-Synuclein ein wasserlösliches, ungefaltetes, aus 140 Aminosäuren bestehendes Protein, dessen Funktion nicht näher bekannt ist (Maroteaux u. Scheller 1991). Es wird jedoch ein Zusammenhang mit synaptischen Funktionen vermutet (Clayton u. George 1999). Bei der Bildung von Lewy-Körperchen und lewykörperchenähnlichen Einschlüssen kommt es zu einer Aggregation des α-Synucleins zu einer wasserunlöslichen Formation. Dabei nimmt das normalerweise ungefaltete, in Assoziationen mit Membranen in α-helikaler Form vorkommende Protein (Davidson et al. 1998) eine β-Faltblatt-Struktur an (El Agnaf et al. 1998, Narhi et al. 1999). Die Ursache der Aggregation ist ebenfalls unbekannt. Faktoren, wie oxidativer Stress, die mit der Pathogenese des Morbus Parkinson in Zusammenhang gebracht wurden und die Interaktion mit pathologischen Chaperonen scheinen jedoch auch für die Formation von Lewy-Körperchen relevant zu sein (Duda et al. 2000, Hashimoto et al. 1999, Montine et al. 1995, Münch et al. 1998, 2000). Daneben spielen auch genetische Faktoren eine Rolle.

Lewy-Körperchen entstehen früh im Verlauf der Pathogenese der Parkinson-Erkrankung und es

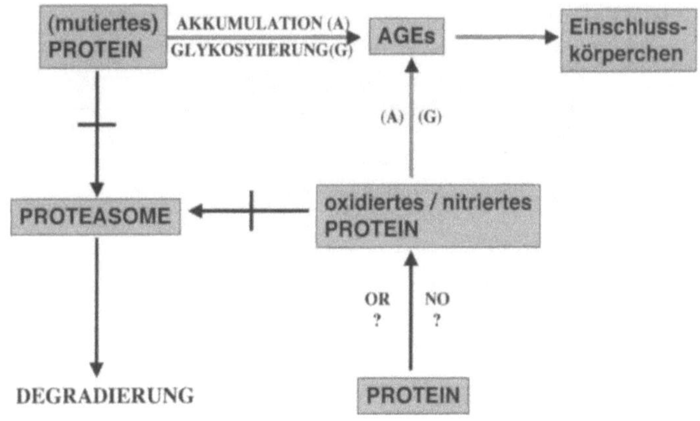

Abb. 2.4.3. Modell zur Entstehung von Einschlusskörperchen (z. B. Lewy-Körperchen). Veränderte, z. B. mutierte Proteine können nicht über den normalen Weg einer Degradierung in den Proteasomen abgebaut werden. Vielmehr akkumulieren sie und werden z. T. glykosyliert, was zur Entstehung von AGEs führt. Ebenso können Sauerstoffradikale (*OR*), Stickoxid (*NO*) oder andere Substanzen (*?*) zur Veränderung der Proteine führen, so dass ein Abbau in den Proteasomen nicht mehr möglich ist und es über die Bildung von AGEs zu Einschlusskörperchen kommt

wird diskutiert, dass sie zunächst möglicherweise eine zytoprotektive Funktion erfüllen. Ausgereift scheinen sie jedoch zumindest ein harmloses Nebenprodukt einer toxischen Kaskade, möglicherweise jedoch sogar selbst zytotoxisch zu sein. Analog zu einem Tiermodell mit transgenen Mäusen (Tu et al. 1997) wird hierbei angenommen, dass Lewy-Körperchen durch Einschließen von für den axonalen Transport bestimmten Proteinen die Funktion von Neuronen behindern und schlussendlich zu ihrer Degeneration führen (Trojanowski et al. 2001). Ferner weisen neue Untersuchungsergebnisse darauf hin, dass α-Synuclein zur Bildung freier Radikale beitragen kann (Turnbull et al. 2001). Es muss allerdings bedacht werden, dass die Mehrzahl der im Krankheitsverlauf degenerierenden Neurone keine Lewy-Körperchen aufweist, sodass ihr Vorkommen keine notwendige Voraussetzung für den Zelluntergang darzustellen scheint (Tompkins u. Hill 1997). Die Befunde eines reduzierten α-Synuclein-mRNA-Spiegels in der SN und im Kortex von Parkinson-Patienten (Neystat et al. 1999) und der Sequestrierung toxischen Eisens durch Lewy-Körperchen (Castellani et al. 2000) lassen daher auch an eine neuroprotektive Rolle von α-Synuclein und Lewy-Körperchen denken.

2.4.4.8 Genetische Faktoren

Nachdem bereits 1949 die erste Familie, in der 79 von 194 Familienmitglieder am Morbus Parkinson erkrankten, beschrieben wurde (Mjörnes 1949), ist die genetische Komponente bei der Entwicklung der Parkinson-Erkrankung bis heute Gegenstand zahlreicher Untersuchungen. Ein wichtiger Durchbruch der Forschung in diesem Bereich gelang durch die Entdeckung monogenetisch vererbter Parkinson-Erkrankungen, die allerdings nur einen sehr kleinen Teil dieser Krankheit ausmachen. So unterscheidet man heute monogenetische familiäre Formen der Parkinson-Erkrankung (s. Tabelle 2.4.2) von dem sporadischen IPS mit genetischer Beteiligung.

2.4.4.8.1 Monogenetische Parkinson-Erkrankungen

Das erste „Parkinson-Gen", in dem Mutationen entdeckt wurden, war das *α-Synuklein-Gen*. Diese genetische Form wird als *Park1* bezeichnet. In Familien mit autosomal-dominantem Erbmodus wurden zwei unterschiedliche Punktmutationen in diesem auf Chromosom 4q21 lokalisierten Gen nachgewiesen, die zu dem Austausch von Aminosäuren (Ala53Thr und Ala39Pro) führen (Krüger et al. 1998, Polymeropoulos et al. 1997). Insgesamt handelt es sich um sehr seltene Mutationen, die in einer Vielzahl von Familien mit sporadischem familiären Parkinson-Syndrom ausgeschlossen werden konnten (Parsian et al. 1998, Vaughan JR et al. 1998). Die Möglichkeit, über diese bekannten Mutationen In-vitro-Versuche mit α-Synuklein durchzuführen und Tiermodelle zu erzeugen, hat jedoch entscheidend zu dem Verständnis der Funktion von α-Synuklein beigetragen. So wurde für beide Mutationen eine verminderte physiologische Bindungsfähigkeit an Vesikel (Jensen et al. 1998) sowie eine vermehrte Aggregationsrate nachgewiesen, die durch Eisen noch verstärkt werden kann (Conway et al. 1998, Narhi et al. 1999, Osterova-

Tabelle 2.4.2. Monogenetische Parkinson-Erkrankungen

Name	Gen	Genlocus	Erbmodus	Erkrankungsalter (Jahre)	Klinik im Unterschied zum IPS	Lewy-Körperchen
Park1	α-Synuklein	4q21	dominant	ca. 45	Früher Beginn, rasche Progredienz	vorhanden
Park2	Parkin	6q25	rezessiv	ca. 20	Früher Beginn, tageszeitliche Schwankungen, frühe L-Dopa-induzierte Komplikationen	nicht vorhanden
Park3	nicht bekannt	2p13	dominant	ca. 60	Im Verlauf schwere Demenz	vorhanden
Park4	nicht bekannt	4p15	dominant	ca. 30	Früher Beginn, rasche Progredienz, frühe autonome Störungen, Demenz	vorhanden
Park5	Ubiquitin C-terminale Hydrolase L1	4p14	dominant	ca. 50	Tremor	nicht bekannt
Park6	nicht bekannt	1p35–p36	rezessiv	ca. 45	Kein Rigor oder posturale Instabilität	nicht bekannt
Park7	DJ-1	1p36	rezessiv	juvenil	Früher Beginn	nicht bekannt
Park8	nicht bekannt	12p11.2–q13.1	dominant	ca. 60	Wie IPS	nicht bekannt
Park9	nicht bekannt	1p36	rezessiv	juvenil	Supranukleäre Blickparese, Spastik, Demenz	nicht bekannt
Park10	nicht bekannt	1p32	dominant	ca. 65	Wie IPS	nicht bekannt

Golts et al. 2000). Klinisch unterscheidet sich das Krankheitsbild des Parkinsonismus mit α-Synuklein-Mutation vom IPS nur durch einen eher früheren Beginn (im Durchschnitt ca. 45 Jahre) und eine raschere Progredienz.

Bei der *Park2*-Mutation handelt es sich klinisch um ein autosomal-rezessives Parkinson-Syndrom, welches schon in jugendlichem Alter beginnen kann (mittleres Erkrankungsalter 20 Jahre) und durch tageszeitliche Schwankungen der Beweglichkeit mit einer Verschlechterung zum Abend hin, frühen L-Dopa-induzierten motorischen Fluktuationen und Dyskinesien sowie dystonen Symptomen gekennzeichnet ist (Ishikawa u. Tsuji 1996). Histologisch findet man wie beim IPS selektiv eine schwere Degeneration dopaminerger Neurone der SN sowie Gliose, aber keine Lewy-Körperchen (Takahashi et al. 1994). Der als Parkin benannte Genort für diese Erkrankung liegt auf Chromosom 6q25.2–27 (Matsumine et al. 1997). Der Pathomechanismus, über den Mutationen in diesem Gen zu einem Parkinson-Syndrom führen, ist unklar. Die Struktur des Parkinproteins mit 30%iger Homologie der aminoterminalen Region zu Ubiquitin, welches zur Proteindegradierung beiträgt, und die Ringstruktur am carboxyterminalen Ende, die Metallionen wie Eisen einschließen und Proteine binden kann (Mizuno et al. 2001), erlauben aber einige Hypothesen über seine Funktion.

Die *Park3*-Mutation wird autosomal-dominant vererbt und ist auf Chromosom 2p13 lokalisiert (Gasser et al. 1998), wobei das die Krankheit verursachende Gen noch nicht bekannt ist. Sowohl im klinischen Erscheinungsbild und Erkrankungsalter als auch im Vorhandensein von Lewy-Körperchen ist dieses Parkinson-Syndrom dem sporadischen IPS initial sehr ähnlich. Im Verlauf entwickeln jedoch einige Patienten eine schwere Demenz, bei der neuropathologisch Alzheimer-Plaques und neurofibrilläre Bündel nachweisbar sind (Wszolek et al. 2001).

Mutationen für eine weitere autosomal-dominant vererbte Form des familiären Parkinson-Syndroms *Park4* wurden auf Chromosom 4p15 lokalisiert. Man spricht vom *chromosom-4p-assoziierten Parkinsonismus-Demenz-Syndrom*, dessen Gen noch nicht bekannt ist (Farrer et al. 1999). Das klinische Bild entspricht in den Kardinalsymptomen und dem initial guten Ansprechen auf L-Dopa dem IPS, ist jedoch zusätzlich durch eine sehr rasche Progredienz, früh auftretende autonome Störungen, Gewichtsverlust und Demenz gekennzeichnet. Auch ist das Erkrankungsalter deutlich jünger (im Durchschnitt 33,6 Jahre) als bei sporadischen IPS (Muenter et al. 1998). Einige Familienmitglieder mit betroffenem Haplotyp weisen nur einen posturalen Tremor auf (Farrer et al. 1999).

Ebenfalls autosomal dominant wird eine Missensmutation auf Chromosom 4p14 vererbt, *Park5*. Das betroffene Gen kodiert für die *Ubiquitin C-terminale Hydrolase L1* (Leroy et al. 1998). Mutationen in diesem Gen in vitro führen zu einem Aktivitätsverlust der Ubiquitinhydrolase. Die Rolle dieses Enzyms in der Pathogenese des Parkinson-

Syndroms ist noch nicht vollständig bekannt, es gibt jedoch Hinweise für eine protektive Rolle im Proteinabbauweg (Maraganore et al. 1999). Bisher wurde erst eine deutschstämmige Familie mit dieser Mutation identifiziert. Histopathologische Befunde liegen noch nicht vor.

Erst kürzlich konnte eine autosomal-rezessiv vererbte Mutation auf Chromosom 1p35–p36, *Park6*, in einer Familie, in der das klinische Bild der Parkinson-Erkrankung durch Tremor und Bradykinese und das Fehlen von Rigor und posturaler Instabilität gekennzeichnet war, nachgewiesen werden (Valente et al. 2001). Das Erkrankungsalter der betroffenen Patienten lag zwischen dem 32. und 48. Lebensjahr und es war ein gutes Ansprechen auf L-Dopa und L-Dopa-induzierte Dyskinesien zu verzeichnen. Histologische Befunde liegen noch nicht vor.

Vor kurzem wurde auch eine ebenfalls autosomal-rezessiv vererbte, jedoch juvenil beginnende Form des Parkinsons, *Park7*, beschrieben, deren Genort auf 1p36 lokalisiert und Mutationen im *DJ-1* Gen gefunden wurden (Dujin et al. 2001). Die neu beschriebenen Formen *Park8–10* sind in Tabelle 2.4.2 vermerkt. Die umfangreiche Forschung und Entwicklung im molekulargenetischen Bereich machen das Auffinden weiterer Mutationen in naher Zukunft wahrscheinlich.

2.4.4.8.2 Beitrag der Genetik zum IPS

Besonders die autosomal-dominant, monogenetisch vererbten Parkinson-Syndrome sind jeweils nur in einzelnen, wenigen Familien nachweisbar. Angehörige von Parkinson-Patienten haben jedoch ein 3- bis 4fach erhöhtes Risiko gegenüber Kontrollpersonen ohne positive Familienanamnese, an einem Morbus Parkinson zu erkranken (Marder et al. 1996, Semchuk et al. 1993), sodass genetische Einflüsse seit langem diskutiert werden. In frühen Zwillingsstudien konnte zunächst jedoch keine klare genetische Veranlagung für eine Parkinson-Krankheit nachgewiesen werden (Ward et al. 1983, Marttila et al. 1988, Vieregge et al. 1992). Durch den Einsatz von PET-Untersuchungen gelang es jedoch, deutlich erhöhte Konkordanzraten für ein funktionelles Defizit des nigrostriatalen Systems bei Zwillingen von Parkinson-Patienten aufzudecken. Die Konkordanz von klinischem Parkinson-Syndrom oder zumindest subklinischem dopaminergen Defizit betrug in einer Verlaufs-PET-Untersuchung bei eineiigen Zwillingen 75%, bei zweieiigen 22% (Piccini et al. 1999). Dieser Befund bestätigt frühere Annahmen eines autosomal-dominanten Erbmodus mit verminderter Penetranz (Calne 1994). Da das Risiko, an einem Morbus Parkinson zu Lebzeiten zu erkranken, nur bei etwa 2% liegt (Gibb u. Lees 1988), geben diese Befunde zusätzlich einen indirekten Hinweis dafür, dass weitere Faktoren für die Auslösung eines klinischen Befundes bei subklinischem Defizit nötig sind. Diese können in der Exposition gegenüber Endo- oder Exotoxinen sowie zusätzlichen genetischen Faktoren liegen. So weisen erste Untersuchungen darauf hin, dass genetische Veränderungen die Vulnerabilität gegenüber Endo- und Exotoxinen erhöhen können (Tabrizi et al. 2000). Bei Untersuchungen auf mögliche Polymorphismen in Kandidatengenen (z. B. Tyrosinhydroxylase, Dopaminrezeptoren, Debrisoquin-4-Hydroxylase, Apolipoprotein E, u. a.) wurde jedoch trotz z. T. vielversprechender initialer Studien (Armstrong et al. 1992, Le Couteur 1997, Smith et al. 1992, Krüger et al. 1999, Maraganore et al. 1999), bisher keine sichere Bestätigung in weiterführenden Untersuchungen gefunden (Gasser 2001). Die deutlichen Hinweise für eine starke genetische Komponente für Suszeptibilität und klinische Expression drängen daher auf die Bestätigung früherer Untersuchungen und die Suche nach weiteren genetischen Polymorphismen.

2.4.4.9 Infektionen und Exotoxine

Nachdem in der Spätfolge der epidemischen Encephalitis lethargica gehäuft Parkinson-Syndrome beobachtet wurden (Ravenholt u. Foege 1982), steht die Rolle von Infektionen in der Pathogenese des Morbus Parkinson immer wieder zur Diskussion. Das Vorkommen von akuten, häufig vorübergehenden Parkinson-Syndromen in Rahmen von Virusinfektionen (Isgreen et al. 1976, Solbrig 1993, Walters 1960) und der Nachweis von Influenza-A-Antigen in Post-mortem-Gehirnen von Patienten mit postenzephalitischem Parkinson-Syndrom (Gamboa et al. 1974) scheinen, wie auch der Befund eines vermehrten Auftretens der Parkinson-Erkrankung in bestimmten Generationen nach Pandemien (Poskanzer u. Schwab 1963), für eine solche Rolle zu sprechen. Das klinische Erscheinungsbild und der histologische Befund unterscheiden sich in den postenzephalitischen Fällen vom IPS (Duvoisin et al. 1963), sodass der genaue Zusammenhang von Infektionen und IPS noch nicht sicher belegt ist.

Der erste wichtige Hinweis, dass auch Exotoxine zur Pathogenese des Morbus Parkinson beitragen können, war die Entdeckung, dass das bei dem

Versuch der Synthese von Meperidin, einem Heroinersatzstoff, als Nebenprodukt versehentlich synthetisierte MPTP nach Umwandlung zu MPP^+ ein schweres Parkinson-Syndrom auslösen kann (David et al. 1979, Langston et al. 1983). Auch von CO, Mangan, Cyanid und Methanol ist mittlerweile bekannt, dass sie Parkinson-Syndrome auslösen oder zumindest begünstigen können (Glass 1983, Zayed et al. 1990). Diese können im Rahmen häuslicher Exposition auftreten, wie im Fall von Schwermetall, welches in Brunnenwasser nachgewiesen wurde, und so als mögliche Mitauslöser eines vermehrten Vorkommens von Parkinson-Erkrankungen in ländlichen Gegenden gewertet werden (Barbeau et al. 1987, Rajput et al. 1986). Einschränkend muss darauf hingewiesen werden, dass es Untersuchungen gibt, die diese Annahme nicht bestätigen (Rajput et al., 1987). Der Einfluss von Toxinen im Rahmen einer beruflichen Exposition wird für Pestizide und Herbizide als wahrscheinlich diskutiert (Sanchez Ramos et al. 1987, Secchi et al. 1992), während andere Toxine wie Chloralhydrat, die endogen mit Aminen (z.B. Tryptamin) reagieren, wie Trichlorethylen (TaClo) (Bringmann et al. 1998), oder andere endogen synthetisierte potenzielle Neurotoxine (Naoi 1991, 2000, Foley u. Riederer 2000) noch Gegenstand von Untersuchungen sind. Wichtig im Zusammenhang mit den Untersuchungen um eine mögliche Toxizität von TaClo ist jedoch die Diskussion um eine komplexere Art der Toxizität. Anhand der Bioeigenschaften von TaClo kann vermutet werden, dass wenige oder nicht toxisch wirkende Substanzen durch „normalen" körpereigenen Metabolismus aktiviert werden und somit zu einer Kaskade metabolischer und biochemischer Ereignisse beitragen können, die erst Jahre nach Exposition zu klinisch sichtbaren Konsequenzen führen (Riederer et al., eingereicht). Daher scheinen weitere Untersuchungen biologischer Toxine in Hinblick auf chronische und subchronische Toxizität und das Überdenken der Definition von bestimmten „sicheren" Schwellenwerten der Exposition nötig.

Eine protektive Funktion gegen die Entwicklung eines IPS wurde für Rauchen nachgewiesen (Hellenbrand et al. 1997, Sugita et al. 2001), da hierdurch u.a. die MAO-B gehemmt werden und somit weniger Radikale anfallen sollen (Fowler et al. 1996). Ferner wurde unter Nikotinexposition im Tiermodell eine Zunahme neurotropher Faktoren nachgewiesen.

Insgesamt zeigt dieser kurze Überblick, dass eine Vielzahl von Faktoren an der am ehesten multifaktoriellen Entstehung der Parkinson-Krankheit beteiligt sein können. Erste Ergebnisse neuer Untersuchungsmethoden erweitern dieses Spektrum pathogenetisch bedeutsamer Faktoren. So konnte im MPTP-Tiermodell mittels cDNA Mikroarraytechnik eine veränderte Expression einer Reihe weiterer Gene wie die des Zellzyklus regulierenden Cyclin B2, Zytochrom C oder weiterer Wachstumsfaktoren nachgewiesen werden (Grünblatt et al. 2001). Die Hoffnung ist, dass durch weitere Untersuchungen mit neueren Methoden bisher noch unbekannte Zusammenhänge erhellt werden, um bessere Grundlagen für eine frühzeitige Diagnose und Therapie des IPS zu ermöglichen.

2.4.5 Diagnostik

Die Diagnose des IPS wird in erster Linie auf der Grundlage anamnestischer Angaben klinisch gestellt, Zusatzuntersuchungen finden bei unklaren Fällen und zum Ausschluss anderer, parkinsonähnlicher Erkrankungen ihre Anwendung.

Bei der Anamneseerhebung sollte neben den Angaben zu Beginn und Verlauf der Erkrankung unter Berücksichtigung der Annahme, dass es sich beim IPS um einen autosomal-dominanten Erbmodus mit verminderter Penetranz handeln könnte (Calne 1994), besonders auf die Familienanamnese geachtet werden. Anamnestische und klinische Kriterien, die das Vorliegen einer monogenetischen Parkinson-Erkrankung wahrscheinlich machen, sollten eine diesbezügliche Analyse nach sich ziehen. Bei Verdacht auf IPS stehen dagegen derzeit keine genetischen Analysen zur Verfügung. Da aber besonders bei den rezessiven Formen eine Erblichkeit in der Familie des individuellen Patienten nicht immer ersichtlich ist, wird beispielsweise für die *Park2*-Mutation ein breiteres Screening auch bei Patienten, die zunächst unter der Verdachtsdiagnose IPS klassifiziert werden, angeboten. Ferner muss aus molekularbiologischer Sicht ein vermehrtes Augenmerk auf die Erhebung exotoxinbezogener Daten empfohlen werden.

Klinische Kriterien, die neben den Kardinalsymptomen für bzw. gegen das Vorliegen eines IPS sprechen, sind in Tabelle 2.4.3 zusammengefasst.

Als Zusatzdiagnostik kann ein L-Dopa-Test, bei dem ein schnell resorbierbares L-Dopa-Präparat in ausreichend hoher Dosierung oral verabreicht wird, oder ein subkutan applizierter Apomorphintest durchgeführt werden. Unter beiden Tests sollte sich die Symptomatik innerhalb von 30 min bes-

Tabelle 2.4.3 Diagnosekriterien für eine Parkinson-Erkrankung

Klinische Kriterien für ein IPS	Klinische Kriterien gegen ein IPS
Einseitiger Beginn	Apoplektiformer Beginn
Ruhetremor und/oder mindestens zwei der Kardinalsymptome (Rigor, Akinese, posturale Instabilität)	Remissionen
Progressiver Verlauf mit persistierender Seitenbetonung	Gangstörung und zahlreiche Stürze früh im Verlauf
Zumindest initial gutes Ansprechen auf L-Dopa in 70–100%	Rasche Progression
Gutes Ansprechen auf L-Dopa für 5 Jahre und mehr	Fehlendes oder rasch nachlassendes Ansprechen auf L-Dopa
L-Dopa-induzierte Dyskinesien und Wirkungsschwankungen	Zusätzliche Befunde wie: zerebelläre Zeichen, Pyramidenbahnzeichen, supranukleäre Blickparese, frühe autonome Störungen, frühe und schwere Schluckstörungen, frühe und schwere Demenz, Myoklonien
Keine atypischen Zeichen	

sern. Die herkömmliche kranielle strukturelle Bildgebung zeigt keine einheitlichen Veränderungen, die ein IPS belegen können. CCT und MRT sind im Großen und Ganzen altersentsprechend unauffällig und werden zum Ausschluss anderer, parkinsonähnlicher Krankheitsbilder wie Hydrozephalus oder subkortikale arteriosklerotische Enzephalopathie (SAE) genutzt. In der T2-Wichtung im MRT lässt sich allerdings manchmal ein verminderter Abstand zwischen Nucleus ruber und SN nachweisen, was, wie auch Veränderungen der T2-Relaxationszeiten der SN, ein Hinweis auf die vermehrte Eiseneinlagerung sein kann. Diese Ergebnisse sind jedoch uneinheitlich und erfordern aufwendigere Analysen (Antonini et al. 1993, Olanow 1992, Ye et al. 1996, Graham et al. 2000). Eine neue einfache Methode der strukturellen Bildgebung ist die transkranielle Duplexsonographie. Hierbei wird mit einer 2,5-MHz-Sonde das Gehirnparenchym und Gefäßsystem durch das temporale Schallfenster untersucht. Mithilfe dieser Untersuchung lassen sich bei ca. 90% der Parkinson-Patienten Echogenitätsanhebungen im Bereich der SN nachweisen (Becker et al. 1995, Berg et al. 2001) (Abb. 2.4.4), die aufgrund von Post-mortem- und Tierversuchen auf eine vermehrte Eiseneinlagerung zurückgeführt werden (Berg et al. 1999b, 2001). Auch wenn eine Echogenitätsanhebung im Bereich der SN nicht spezifisch für ein IPS ist, da ähnliche, wenn auch zumeist weniger stark ausgeprägte Veränderungen, beispielsweise bei Multisystematrophien, auftreten, kann dieser Befund doch als zusätzliches Diagnosekriterium genutzt werden. Besonders interessant aber ist, dass ca. 8–9% aller Altersgruppen der gesunden Population eine Echogenitätsanhebung der SN ähnlich der beim IPS aufweisen und dass bei einigen aus dieser Gruppe eine verminderte Aktivität des nigrostriatalen Systems in PET-Untersuchungen nachweisbar ist

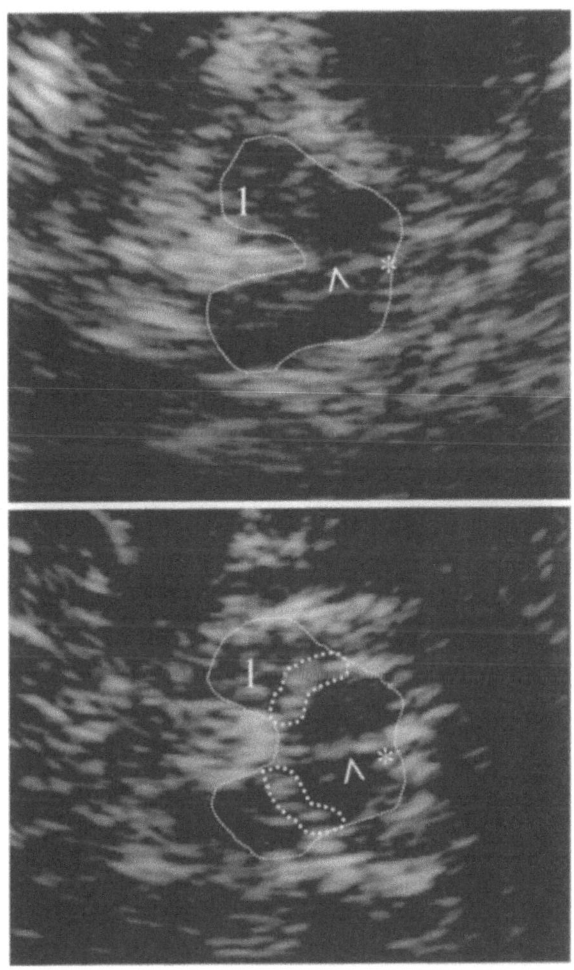

Abb. 2.4.4. Transkranielle B-Bild-Sonographie des mesenzephalen Hirnstammes einer gesunden Person (*oben*) und eines Parkinson-Patienten (*unten*). Auf beiden Abbildungen sichtbar ist der mesenzephale Hirnstamm (*1, umfahren*) mit einer echoreichen Mittellinienstruktur (Hirnstammraphe ∧) und dem Aquäduct (*). Bei dem Parkinson-Patienten findet sich beiderseits im Hirnstammschenkel eine umfahrene echogene Fläche, die der Substantia nigra entspricht. Eine derartige Echogenitätsanhebung in diesem Bereich ist bei der Kontrollperson nicht zu verzeichnen

(Berg et al. 1999a). Dieser Befund spricht für das frühzeitige Vorliegen eines oder mehrerer prädisponierender Faktoren, die mithilfe der transkraniellen Ultraschallsonographie detektiert werden und so helfen können, eine Risikogruppe zu identifizieren. Aus dieser Beobachtung könnten sich interessante Überlegungen für zukünftige Therapiestrategien ergeben.

Als funktionelle Bildgebung werden besonders das [^{18}F]-Dopa-PET und das [^{123}I]-FP-CIT (auch als DATSCAN bekannt) genutzt. Mithilfe von intravenös appliziertem, radioaktiv markiertem L-Dopa können bei ersterem Aufnahme und Metabolismus von Dopamin durch striatale Neurone sichtbar gemacht werden. Beim IPS ist so der Verlust der striatalen [^{18}F]-Dopa-Aufnahme nachweisbar, wobei das Putamen stärker als der Nucleus caudatus betroffen ist und zusätzlich im Putamen ein rostrokaudaler Gradient besteht (Brooks et al. 1990, Morrish et al. 1996). Da erste klinische Symptome der Parkinson-Erkrankung erst bei einem deutlichen Neuronenverlust auftreten, ist diese Methode besonders bei unklaren frühen Fällen des Parkinson-Syndroms in der präklinischen Diagnostik und zur Mitbeurteilung der Progression sinnvoll (Brooks et al. 1990, Leenders et al. 1990, Morrish et al. 1996). Aufgrund der begrenzten Verfügbarkeit und der hohen Kosten ist diese Untersuchung derzeit jedoch nur limitiert anwendbar. Andere Tracer werden zur Visualisierung der Durchblutung ($H_2$15-O, 99mTc-HMPAO), des Sauerstoffmetabolismus (15-O_2), der Dopaminaufnahme (z.B. 11-Nomifensine, β-CIT) und Rezeptordichte (z.B. 11-C-Raclioprid, 123-I- Iodobenzamid) in PET- und SPECT-Untersuchungen eingesetzt (zur Übersicht: Heiss u. Würker 1999). Diese Formen der funktionellen Bildgebung, wie auch die funktionelle Kernspintomographie, kommen jedoch hauptsächlich im Rahmen wissenschaftlicher Untersuchungen zum Einsatz. Auch die Diagnostik mithilfe transkranieller Magnetstimulation wird derzeit hauptsächlich im Rahmen von wissenschaftlichen Fragestellungen durchgeführt (Chen et al. 2001, Dioszeghy et al. 1999).

2.4.6 Therapie

Trotz zunehmender Erkenntnis über genetische, molekularbiologische und biochemische Veränderungen in der Pathogenese des IPS ist eine kausale, auf diesen Erkenntnissen basierende Therapie derzeit nicht möglich. Therapeutische Ansätze sind in erster Linie symptomatisch, auch wenn vielversprechende Modelle zur Neuroprotektion untersucht werden.

In der medikamentösen Therapie des IPS kommen verschiedene Substanzgruppen zum Einsatz, die an unterschiedliche Rezeptoren binden und so verschiedene, in die Parkinson-Symptomatik involvierte Transmittersysteme beeinflussen. Eine Zusammenfassung findet sich in der Tabelle 2.4.4.

2.4.6.1 L-Dopa

Was die Ansprechrate und initiale Verträglichkeit anbelangt, muss L-Dopa nach wie vor als „Goldstandard" der Parkinson-Therapie gesehen werden. L-Dopa wird nach der Passage über die Blut-Hirn-Schranke in dopaminergen Neuronen und umgebender Glia zu Dopamin decarboxyliert. Dieses bindet ebenso wie das physiologisch gebildete Dopamin an dopaminerge Rezeptoren (D_1–D_5). Nach oraler Gabe von L-Dopa kommt es normalerweise zu einem raschen Anstieg und schnellen Abfall der Plasmakonzentration, wobei dieser Verlauf von einer Reihe exo- und endogener Faktoren beeinflusst wird. Mit fortschreitender Krankheit nimmt jedoch die Kapazität der dopaminergen Neurone, Dopamin aus L-Dopa zu metabolisieren, zu speichern und freizusetzen ab, was zu einer Abnahme von Dopamin im synaptischen Spalt und einer zunehmenden Abhängigkeit von der Plasmakonzentration führt. Die gute initiale Ansprechrate und Verträglichkeit von L-Dopa bedeuten aber nicht, dass es das Medikament der 1. Wahl in der Parkinson-Therapie sein sollte. Heute ist bekannt, dass ein früher L-Dopa-Einsatz nach 5–10 Jahren zu einem sog. L-Dopa-Spätsyndrom führen kann. Darunter versteht man zunehmende Dyskinesien und Dystonien, Wirkungsschwankungen im Sinn von End-of-dose-Wirkungsverlusten („wearing off"), On-off-Fluktuationen und Freezing sowie Verwirrtheit und Psychosen. Ferner wird eine mögliche Toxizität von L-Dopa selbst weiterhin sehr kontrovers diskutiert (Gerlach et al. 2001). Neben dem möglichen Beitrag von L-Dopa zur Generierung von oxidativem Stress scheint es auch in der Langzeittherapie zu persistierenden Veränderungen striataler Genexpression zu führen. Aus diesen Gründen sollte sich der Einsatz von L-Dopa bei Patienten auf eine additive Therapie in späteren Erkrankungsphasen oder bei Kontraindikationen gegen andere Medikamente beschränken.

Tabelle 2.4.4. Medikamente in der symptomatischen Parkinson-Therapie

Medikamentengruppen	HWZ (h)	Wirkungsweise	Nebenwirkungen
Levodopa mit peripherem Decarboxylasehemmer	Unretardiert, 1,5	Bindung an die Dopaminrezeptoren D1–D5	Übelkeit, Hypotension, Arrhythmie, Tachykardie, Inkontinenz, Schwitzen, Schlafstörungen, Psychosen, Induktion von „Spätnebenwirkungen"
MAO-B-Hemmer (Selegilin)	2	Irreversible Hemmung der MAO-B	Müdigkeit, Schwindel, Hypotonie, Übelkeit, Schwitzen, Schlaflosigkeit, Verwirrtheit, Obstipation, Palpitationen
COMT-Hemmer		Hemmung der peripheren COMT	Wie L-Dopa, gastrointestinale Beschwerden und Durchfälle, Orangeverfärbung des Urins
Entacapone	3		
Dopamin-Agonisten		Rezeptorstimulation	Übelkeit, Hypotonie, Schlafstörungen, Psychosen. Bei den Ergot-Derivaten: Raynaud-Syndrom, Lungen- und Retroperitonealfibrose
Apomorphin	3	D2 ≫ D3,D4	
Lisurid	3	D2 > D3,D4	
Bromocriptin	18	D2 ≫ D3>D1,D5	
Pergolid	12	D2	
α-Dihydro-Ergocriptin	6	D2,D3 > D4	
Ropinirol	8	D2,D3,D4	
Pramipexol	65	D2	
Cabergolin			
NMDA-Rezeptor-Antagonisten		Antiglutamaterg bei Dosis von 300–450 mg, Förderung der Freisetzung und Hemmung der Wiederaufnahme von L-Dopa in hoher Dosis	Schlafstörungen, Nervosität, Verwirrtheit, Übelkeit, Ödeme, Hypotonie, Tachykardien, Livedo reticularis
Amantadin	10–30		
Anticholinergika		Reversible Acetylcholinrezeptor-Antagonisten, besonders antimuskarinerge Wirkung	Übelkeit, Mundtrockenheit, Obstipation, Harnverhalt, Verwirrtheit, Verschwommensehen, kognitive Störungen
Biperidin	18–24		
Metixen	12		
Trihexyphenidyl	13		
Budipin	31	Anticholinerg, dopaagonistisch, antiglutamaterg, reversible Hemmung der MAO-B	Bradyarrhythmie bei QT-Verlängerung, Übelkeit, Hypotonie, Obstipation, Verwirrtheit, Halluzinationen

2.4.6.2 Monoamino-Oxidase-B-Hemmer

Die Enzyme Monoamino-Oxidase-B (MAO-B) und Catechol-O-Methyl-Transferase (COMT) sind am Abbau von L-Dopa und Dopamin beteiligt. Ihre Hemmung führt zur vermehrten Verfügbarkeit von L-Dopa. Aus der Gruppe der MAO-B-Hemmer wird derzeit lediglich der irreversible MAO-B-Hemmer Selegilin in der Therapie der Parkinson-Krankheit eingesetzt. Selegilin hemmt vor allem den Abbau von Dopamin und β-Phenethylamin. Als Adjuvans in der L-Dopa-Therapie kann es daher die Wirkung von L-Dopa potenzieren und somit zur Einsparung von L-Dopa beitragen (Birkmayer et al. 1985, Szelenyi 1993). Da β-Phenethylamin Dopamin aus dopaminergen Nervenendigungen freisetzt und zusätzlich einen hemmenden Einfluss auf den Dopamintransporter hat, führt ein verminderter Metabolismus dieses Substrates ebenfalls zu einer Erhöhung der Konzentration von Dopamin im synaptischen Spalt. Ebenfalls zur symptomatischen Wirkung von Selegilin trägt eine wenn auch nur schwache direkte Hemmung der Dopaminaufnahme bei. Neben der symptomatischen wird eine neuroprotektive und neuroregenerierende Wirkung von Selegilin diskutiert: Beim Abbau von Dopamin entstehen u. a. potenziell toxische Abbauprodukte wie Ammoniak und Wasserstoffperoxid, welches in Anwesenheit von Eisen zur Bildung der besonders reaktiven Hydroxylradikale und somit zu vermehrtem oxidativen Stress führen kann. Eine Hemmung der MAO-B führt daher zu verminderter Generierung von oxidativem Stress (Birkmayer et al. 1985). Da die Monoaminooxidasen neben den monoaminergen Neurotransmittern auch andere endogene und exogene Monoamine und sekundäre Amine wie das nach Metabolisierung neurotoxische MPTP metabolisieren, führt ihre Hemmung auch zum verminderten Anfall dieser toxischen Substanzen. Darüber hinaus scheint Selegilin zu einer Veränderung der Genexpression oder Proteinsynthese von antioxidativen Enzymen und neurotrophen Faktoren beizutragen (Koutsilieri et al. 1996). Inwieweit diese Effekte jedoch beim Menschen eine Rolle spielen, ist noch umstritten (Olanow 1996). Da aber insbesondere bei De-novo-Parkinson-Patienten und Patienten in frühen Erkrankungsstadien eine deutliche L-Dopa-Dosiseinsparung gezeigt werden konnte und L-Dopa-assoziierte Fluktuationen unter Selegilin seltener auftreten, ist ein früher Einsatz gerechtfertigt.

2.4.6.3 Catechol-O-Methyl-Transferase-Hemmer

Normalerweise wird 70% des oral zugeführten L-Dopa bereits peripher durch die Decarboxylase und 10% durch die COMT metabolisiert. Bei den heutzutage eingesetzten L-Dopa-Präparaten wird die Decarboxylase jedoch mittels Benserazid oder Carbidopa blockiert, sodass dem Abbau über die COMT die entscheidende Bedeutung in der peripheren Metabolisierung von L-Dopa zukommt. Die COMT ist ein ubiquitär (d.h. peripher und zentral) vorkommendes Enzym mit breiter Substratspezifität für nahezu alle Substanzen mit Katecholstruktur. Die Metabolisierung geschieht durch Transferierung einer Methylgruppe an eine Hydroxylgruppe in Gegenwart von Mg^{2+}. Die Inaktivierung von L-Dopa durch die COMT führt zu erhöhten Spiegeln von 3-O-Methyl-Dopa, welches den aktiven Transport von L-Dopa über die Blut-l-Dopa-Response führen kann. Durch Inhibition der COMT kann somit die Bildung von 3-O-Methyl-Dopa verringert und die Bioverfügbarkeit von L-Dopa erhöht werden. Da die COMT L-Dopa peripher und zentral abbaut, ist es sinnvoll, höhere Spiegel von L-Dopa am Rezeptor durch Hemmung dieses Enzyms anzustreben, besonders bei Patienten mit raschem Wirkungsverlust von L-Dopa („Wearing-off-Phänomen"). Daher ist es insbesondere sinnvoll, diese Medikamentengruppe im späteren Krankheitsverlauf bei Wirkungsfluktuationen einzusetzen (Parkinson Study Group 1997). In Deutschland ist derzeit nur die rein peripher wirkende Substanz Entacapone zugelassen, welche für einen Zeitraum von 1–3 Stunden zu einer nahezu vollständigen Hemmung der COMT-Aktivität im Duodenum und in der Leber führt (Brannan et al. 1997). Die striatale COMT-Aktivität wird durch Entacapone dagegen nur leicht und vorübergehend gehemmt. Das auch zentral stark wirksame Tolcapone wurde aufgrund von letal verlaufenden Hepatitiden von Markt genommen.

2.4.6.4 Dopaminagonisten

Bei den Dopaminagonisten wird pharmakologisch zwischen direkt und indirekt wirkenden unterschieden. Direkt über eine Freisetzung von Dopamin aus den Terminalen der Neurone oder über Rückaufnahmehemmung in diese wirkende Dopaminagonisten spielen in der Therapie des IPS jedoch keine Rolle, da ihre Wirkung durch die zugrunde liegende Degeneration der dopaminergen Neurone determiniert ist. Die indirekt wirkenden Dopaminagonisten, die in Ergot- und Nicht-Ergot-Derivate eingeteilt werden können, binden mit unterschiedlicher Affinität und Halbwertszeit an die verschiedenen dopaminergen Rezeptoren (s. Tabelle 2.4.4). Neben der Stimulation der postsynaptischen Rezeptoren stimulieren sie auch präsynaptisch die Freisetzung von L-Dopa und haben je nach Agonist pharmakologische Wirkung auch auf andere Rezeptortypen, z.B. 5-HT_1 und 5-HT_2-, Noradrenalin- und Histamin-Rezeptoren) (Wachtel 1999).

Aufgrund der L-Dopa-assoziierten Nebenwirkungen ist der Einsatz von Dopaminagonisten in den letzten Jahren ein wichtiger Bestandteil der Therapie insbesondere in der Frühphase der Parkinsonerkrankung geworden. Da Dopaminagonisten deutlich seltener Fluktuationen und Hyperkinesen induzieren, wird versucht, so lange wie möglich nur mit diesen Therapeutika ohne zusätzlichen Einsatz von L-Dopa auszukommen. Ferner weisen In-vitro-, Tiermodell- und bildgebende Untersuchungen auf eine mögliche Neuroprotektion durch Dopaminagonisten hin. Durch präsynaptische D_2-Autorezeptorstimulation führen Dopaminagonisten nämlich zu einer Reduktion des Dopaminumsatzes, was zu einer Verringerung des oxidativen Stresses beitragen kann (Davis et al. 1997). Ferner haben In-vitro-Versuche gezeigt, dass einige Dopaminagonisten freie Radikale abfangen und den Effekt neurotoxisch wirksamer Substanzen vermindern können. Daher erscheint auch aus neuroprotektiver Sicht ein früher Einsatz von Dopaminagonisten sinnvoll (zur Übersicht: Riederer 1999). Es muss jedoch beachtet werden, dass Dopaminagonisten im Vergleich zu L-Dopa ein stärkeres Nebenwirkungspotenzial haben, was ihren Einsatz bei älteren, multimorbiden Patienten einschränken kann.

2.4.6.5 NMDA-Rezeptor-Antagonist Amantadin

Nicht am Dopaminrezeptor setzt der Wirkmechanismus von Amantadin an. Nachdem unter diesem, zunächst bei viralen Erkrankungen eingesetzten Medikament, bei einer Patientin eine Besserung der Parkinson-Symptomatik beobachtet werden konnte, wurden eine Vielzahl von biologischen Effekten für diese Wirkung diskutiert. Die Blockierung der Ionenkanäle des nikotinergen Acetylcholinrezeptors, Förderung der Freisetzung von Dopamin, Hemmung der Wiederaufnahme von Serotonin und die Hemmung der Monoaminooxidase A konnten in In-vivo- und In-vitro-Experimenten zwar als Wirkmechanismen von Amantadin nachgewiesen werden, schienen aber, da diese Effekte erst bei deutlich höheren als den therapeutisch applizierten Dosen auftreten, nicht für die Wirkung verantwortlich zu sein. Erst die Feststellung, dass Amantadin die NMDA-Rezeptoren hemmt, konnte die antiparkinsonistische Aktivität von Amantadin erklären. Durch nicht kompetitive Bindung an den NMDA-Rezeptor wird der Ionenfluss durch den rezeptorassoziierten Ionenkanal gehemmt. Hiermit wird die glutamaterge Transmission eingeschränkt, was das durch die Degeneration dopaminerger Neurone bedingte relative Übergewicht glutamaterger Projektionen und die damit vermehrte Exzitotoxizität abpuffern kann. In Tierversuchen konnte ferner gezeigt werden, dass Amantadin die Freisetzung von Acetylcholin aus dem Striatum hemmt. Diese anticholinerge Wirkung kann ebenfalls eine Rolle bei der Antiparkinson-Wirkung spielen. Der NMDA-Rezeptor-Antagonismus scheint jedoch hauptsächlich für die symptomatische Wirkung von Amantadin verantwortlich zu sein. Mehrere In-vitro-Untersuchungen und Tierversuche weisen auch auf einen neuroprotektiven Effekt von Amantadin hin, der durch eine Verminderung der Exzitotoxizität bedingt sein kann. Da Amantadin darüber hinaus das Auftreten von Spätdyskinesien deutlich herauszögern bzw. vermindern soll, ist ein früher Einsatz ausgesprochen sinnvoll.

2.4.6.6 Anticholinergika

Anticholinergika galten als Belladonna-Alkaloide in den Jahren nach Ausbruch der Encephalitis-lethargica-Epidemie als die beste Behandlungsmöglichkeit extrapyramidaler Erkrankungen und stellen auch heute noch weltweit das am häufigsten verwendete Antiparkinson-Mittel dar. Das Wirkprinzip bei der Behandlung des Parkinson-Krankheit ist bis heute jedoch nicht in allen Details bekannt, es fehlen Untersuchungen am Tiermodell und klinische Studien (Gerlach et al. 2001). Da durch den Dopaminmangel im Striatum ein funktionelles cholinerges Übergewicht besteht, scheint der Einsatz von Anticholinergika jedoch gerechtfertigt. Die in der Parkinson-Therapie verwendeten Anticholinergika wirken in erster Linie über die muskarinergen Rezeptoren und haben, durch eine besondere Affinität zu den M_1-Rezeptoren, in der Regel eher weniger kardiale Nebenwirkungen. Aufgrund der nicht selten zu beobachtenden kognitiven Störungen sollten sie jedoch nur zurückhaltend eingesetzt werden. Besonders wirksam sind sie in der Therapie des Tremors, sie wirken jedoch auch, wenn auch schwächer, auf die anderen Kardinalsymptome. Bei autonomen Störungen wie vermehrtem Schwitzen oder auch dem bei fortgeschrittener Erkrankung zunehmenden Speichelfluss ist bei fehlenden Kontraindikationen ein Therapieversuch mit niedrig dosierten anticholinerg wirksamen Substanzen gerechtfertigt.

2.4.6.7 Budipin

Budipin, ein 4,4-Diphenylpiperidin (Hacknack et al. 1979), ist ein Medikament der Parkinson-Therapie, das auf mehrere Transmittersysteme wirkt. Eine anticholinerge Wirkung scheint durch antagonistische Eigenschaften von Budipin am präsynaptischen muskarinergen Autorezeptor bedingt zu sein. Eine direkte Dopaminrezeptorstimulation besteht nicht. Vielmehr scheint Budipin die Dopaminrückaufnahme zu hemmen und zur Ausschüttung präsynaptischer Vesikel beizutragen. Auch die Freisetzung von Noradrenalin wird durch Budipin verstärkt und die Rückaufnahme von Serotonin gehemmt. Die komplexen Interaktionen verschiedener Transmittersysteme beim IPS lassen den Einsatz von Substanzen mit einem derart breiten pharmakologischen Profil gerechtfertigt erscheinen. Klinisch werden vor allem sehr gute Erfolge bei der Therapie des ansonsten häufig therapieresistenten Ruhetremors erzielt. Aufgrund von Bradyarrhythmien bei QT-Verlängerung ist der Einsatz derzeit allerdings nur eingeschränkt möglich.

2.4.6.8 Weitere Therapiestrategien und Neuroprotektion

In Zusammenschau der verschiedenen Substanzgruppen, ihrer Wirkmechanismen und Nebenwirkungen wird daher derzeit empfohlen, die Anti-Parkinson-Therapie zunächst mit einem Dopaminagonisten zu beginnen. Aufgrund ihrer neuroprotektiven Wirkung ist der zusätzliche Einsatz von Selegilin und NMDA-Rezeptor-Antagonisten empfehlenswert. Erst bei Wirkungsverlust dieses Therapieregimes oder aber bei Kontraindikationen ist der zusätzliche oder alleinige Einsatz von L-Dopa gerechtfertigt.

Im Rahmen der Therapieempfehlung ist darüber hinaus zu beachten, dass Grundbestandteil einer sinnvollen Anti-Parkinson-Therapie auch *physio- und ergotherapeutische Maßnahmen* sind, da sich bei weitem nicht alle Symptome durch die medikamentöse Therapie beeinflussen lassen.

Die Wirkung der derzeit verwendeten Antiparkinson-Medikamente ist in erster Linie symptomatisch, d.h. *Neuroprotektion* zur Verminderung der Progression des Krankheitsprozesses wird klinisch allenfalls in geringem Ausmaß erreicht (beispielsweise durch Selegilin, Amantadin oder Dopaminagonisten). Noch in experimenteller Erprobung befindliche Substanzgruppen sollen in diese Behandlungslücke eingreifen. Hierfür wurden Substanzen mit ähnlicher Struktur wie das Selegilin (z.B. Rasagilin) oder Hemmer der Immunantwort (z.B. FK-506) entwickelt. Das in der ALS-Therapie verwendete Neuroprotektivum Riluzol befindet sich derzeit in klinischer Erprobung. Antioxidative Therapiestrategien, beispielsweise Radikalfänger wie Salizylsäure, Ginkgo biloba, R-α-Liponsäure, Östrogenderivate etc., liefern aufgrund des oben beschriebenen Pathomechanismus ebenfalls einen vielversprechenden Ansatz. Gentherapeutische Ansätze, wie die Übertragung von Genen für neurotrophe Faktoren oder Stammzellen werden tierexperimentell untersucht, ein klinischer Einsatz ist aber derzeit noch nicht absehbar (zur Übersicht: Gerlach et al. 2001).

Neben der medikamentösen Therapie erlangen *operative Verfahren*, die vor Einführung der medikamentösen Therapie bereits in den 50er- und zu Beginn der 60er-Jahre häufiger zum Einsatz kamen, in den letzten Jahren wieder zunehmende Bedeutung. Man unterscheidet läsionierende von stimulierenden Verfahren. Indikationen sind medikamentös nicht ausreichend behandelbare Symptome, d.h. fortgeschrittene Parkinson-Syndrome mit schweren Dyskinesien oder nicht beherrschbarer Tremor. Zur operativen Therapie des Tremors werden in erster Linie stereotaktische Eingriffe am Thalamus (VOP und VIM), aber auch am Nucleus subthalamicus durchgeführt; bei im Vordergrund stehendem Rigor, Akinese oder Dyskinesien erfolgt die Läsion oder Stimulation im Globus pallidus oder Nucleus subthalamicus (Zesiewicz u. Hauser 2001). Eine weitere Therapieoption scheint sich mit der transkraniellen Magnetstimulation zu eröffnen (Shimamoto et al. 1999, Siebner et al. 1999), wobei diese Methode erst an kleineren Patientenkollektiven eingesetzt wurde und daher noch eingehenderer Evaluierung bedarf.

Aufgrund der zunehmenden Erkenntnis des Einflusses von genetischen Faktoren und Exotoxinen auf die Entwicklung und/oder den Verlauf des IPS wird die Frage nach einer sinnvollen Prävention immer drängender. Von dem derzeitigen Kenntnisstand sind jedoch noch keine Verhaltensmaßregeln oder therapeutische Optionen für eine Risikogruppe abzuleiten. Um sinnvolle Prävention betreiben zu können, ist zunächst die Identifizierung von Risikogruppen nötig. Ferner müssen Faktoren, die in diesen Gruppen zur Auslösung und Beschleunigung des degenerativen Prozesses beitragen, erkannt werden. Erste Hinweise für mögliche Exotoxine und die möglicherweise sehr schädliche Langzeitwirkung einiger nur gering toxischer Substanzen durch körpereigene „Aktivierung" zeigen eine mögliche Richtung auf, in die eine zukünftige Prävention gehen könnte.

2.4.7 Ausblick

Neue diagnostische Möglichkeiten haben in den letzten Jahren entscheidend zum Verständnis der Parkinson-Erkrankung beigetragen. Ein wesentlicher Erkenntniszuwachs im Hinblick auf die von der Neurodegeneration betroffenen Regionen und beteiligten Pathomechanismen weisen auf eine multifaktorielle Genese hin, bei der auf dem Boden genetischer Suszeptibilität unterschiedliche endogene Mechanismen und exogene Faktoren eine Kaskade von Reaktionen auslösen, die schlussendlich zum Zelluntergang führt. Die Frage, wie der Krankheitsprozess ablaufen kann, scheint somit zumindest in Teilaspekten geklärt zu sein. Die Therapie ist aber bisher weiterhin rein symptomatisch, vermag also nur für einen gewissen Zeitraum die Symptome zu lindern. Eine Heilung oder zumindest ein Stopp der Progression sind derzeit noch nicht möglich. Die entscheidenden Fragen, die für eine kausalere Therapie beantwortet werden müssen, sind: Warum kommt es bei einigen Menschen zur Auslösung dieser verheerenden Kaskade und zu welchem Zeitpunkt beginnt sie? Da erste Symptome erst bei einem weit fortgeschrittenen Neuronenuntergang auftreten, muss ein erstes Ziel sein, diagnostische Möglichkeiten zu entwickeln, welche die Krankheit in der präklinischen Phase identifizieren, um bereits zu diesem Zeitpunkt neuroprotektive Therapiestrategien einleiten zu können. Durch neuere Bildgebungsverfahren, besonders die funktionelle Bildgebung (PET, SPECT und funktionelles MRT) und die transkranielle Duplexsonographie, scheint dieses Ziel greifbarer geworden zu sein. Zukünftige Untersuchungen müssen den Wert dieser diagnostischen Möglichkeiten und weiterer präklinischer Marker in größeren Bevölkerungsgruppen belegen. Des Weiteren müssen neuroprotektive Therapien bei

Parkinson-Patienten und in der Gruppe derer, die Hinweis für eine progrediente präklinische Neurodegeneration aufweisen, evaluiert werden. Hier zeichnen sich neben den derzeit bereits therapeutisch genutzten Dopaminagonisten, die auch in transdermaler Applikation genutzt werden sollen (Smith et al. 2000), MAO-B-Hemmern und Glutamatantagonisten sowie den noch in der Evaluation befindlichen Neuroprotektiva und Radikalfängern vielversprechende, sich jedoch noch in Entwicklung befindliche Therapiestrategien ab. Um die gestörte nigrostriatale Transmission wieder zu normalisieren, werden darüber hinaus einerseits gentherapeutische Ansätze untersucht, die über Vektoren (z.B. Viruspartikel oder physikalische oder chemische Methoden der Transfektion) Gene wie die Tyrosinhydroxylase oder Wachstumsfaktoren in die relevanten Zellen einbringen sollen (Latchmann u. Coffin 2001, Reilley 2001). Hier ist auch die Entwicklung subtypenspezifischer pharmakogenomischer Strategien denkbar. So könnten bei Vorliegen enzymatischer Störungen des Proteinabbaus beispielsweise über Vektoren gezielt die verminderten oder veränderten Enzyme ersetzt werden. Andererseits wird versucht, über die Transplantation von Zellen die Synthese der für die Transmission wichtigen Enzyme und Transmitter zu erreichen. Hier hat die embryonale Stammzelltransplantation in den letzten Jahren viel Aufsehen erregt. Aufgrund noch unbefriedigender Ergebnisse und vor allem ethischer Bedenken wurden in Folge andere Transplantationsstrategien entwickelt, die eine mögliche Alternative darstellen könnten. So werden derzeit die Effektivität und Sicherheit einer Transplantation retinaler dopaminergen Zellen untersucht und Verfahren für die Transplantation von Stammzellen sowie transgener oder xenogener Donorzellen entwickelt (Isacson et al. 2001, Subramanian 2001). Diese Therapiestrategien befinden sich derzeit noch im experimentellen Stadium, weisen jedoch auf mögliche kausalere Therapieoptionen in der Zukunft hin.

Durch ein besseres Verständnis genetischer, molekularbiologischer und biochemischer Zusammenhänge scheint somit das Ziel einer früheren (präklinischen) Diagnostik und kausaler neuroprotektiver Therapien greifbarer geworden zu sein, auch wenn noch umfangreiche Untersuchungen und Studien bis zu einem für den Patienten relevanten klinischen Einsatz nötig sind.

2.4.8 Literatur

Alexander GE, DeLong MR, Strick PL (1986) Parallel organisation of functionally segregated circuits linking basal ganglia and cortex. Ann Rev Neurobiol 9:357–381

Alexander GE, Crutcher MD, DeLong MR (1990) Basal-ganglia-thalamocortical circuits: parallel substrates for motor, oculomotor, „prefrontal" and „limbic" functions. Prog Brain Res 85:119–146

Ambani LM, Van Woert MH, Murphy S (1975) Brain peroxides and catalase in Parkinson's disease. Arch Neurol 32:114–118

Anglade P, Vyas S, Hirsch EC, et al (1997) Apoptosis and autophagy in nigral neurons of patients with Parkinson's disease. Histol Histopathol 12:25–31

Antonini A, Leenders KL, Meier D, Oertel WH, Boesinger P, Anliker M (1993) T2 relaxation time in patients with Parkinson's disease. Neurology 43:697–700

Armstrong M, Daly AK, Cholerton S, Bateman DN, Idle JR, et al (1992) Mutant debrisoquine hydroxylation genes in Parkinson's disease. Lancet 339:1017–1018

Barbeau AT, Sourkes L, Murphy G (1962) Les catécholamines dans la maladie de Parkinson. In: De Ajuriaguerra J (ed) Monoamines et système nerveux central. Georg, Geneva and Masson, Paris, pp 247–262

Barbeau A, Roy M, Cloutier T, Plasse L, Paris S (1987) Environmental and genetic factors in the etiology of Parkinson's disease. Adv Neurol 45:299–306

Beal MF, Hyman BT, Koroshetz W (1993) Do defects in mitochondrial energy metabolism underlie the pathology of neurodegenerative diseases? Trends Neurosci 16:125–131

Beck KD, Knusel B, Hefti F (1993) The nature of the trophic action of brain-derived neurotrophic factor, des(T-3)-insulin-like growth factor, and basic fibroblast growth factor on mesencephalic dopaminergic neurons developing in culture. Neurosci 52:855–866

Becker G, Seufert J, Bogdahn U, Reichmann H, Reiners K (1995) Degeneration of substantia nigra in chronic Parkinson's disease visualized by transcranial color-coded real-time sonography. Neurology 45:182–184

Beckmann JS, Beckmann TW, Chen J, Marshall PA, Freeman PA (1990) Apparent hydroxyl radical production by peroxynitrite: implications for endothelial injury from nitric oxide and superoxide. Proc Natl Acad USA 87:1620–1624

Berg D, Becker G, Zeiler B, Tucha O, Hofmann E, Preier P, et al (1999a) Vulnerability of the nigrostriatal system as detected by transcranial ultrasound. Neurology 53:1026–1031

Berg D, Grote C, Rausch WD, Mäurer M, Wesemann W, Riederer P, et al (1999b) Iron accumulation of the substantia nigra in rats visualized by ultrasound. Ultrasound Med Biol 25:901–904

Berg D, Gerlach M, Youdim MB, Douvle KL, Zecca L, Riederer P, Becker G (2001) Brain iron pathways and their relevance to Parkinson's disease. J Neurochem 79:225–236

Biggins CA, Boyd JL, Harrop FM, et al (1992) A controlled, longitudinal study of dementia in Parkinson's disease. J Neurol Neurosurg Psychiatry 55:566–571

Birkmayer W, Mentasti M (1967) Further experimental studies on the catecholamine metabolism in extrapyramidal diseases (Parkinson and chorea syndromes). Arch Psychiatr Nervenkr 210:29–35

Birkmayer W, Knoll J, Riederer P, Youdim MB, Hars V, Marton J (1985) Increased life expectancy resulting from addition of L-deprenyl to madopar treatment in Parkinson's disease: a longterm study. J Neural Transm 64:113–127
Blocq PO, Marinesco G (1893) Sur en cas de tremblement parkinsonien hemiplégique symptomatique d'une tumeur du pédoncule cérébral. CR Soc de Biol 5:105–111
Blum-Degen D, Müller T, Kuhn W, et al (1995) Interleukin-1-beta and interleukin 6 are elevated in the cerebrospinal fluid of Alzheimer's and de novo Parkinson's disease patients. Neurosci Lett 202:17–20
Boka G, Anglade P, Wallach D, Javoy-Agid F, Agdi Y, Hirsch EC (1994) Immunocytochemical analysis of tumor necrosis factor and its receptors in Parkinson's disease. Neurosci Lett 172:151–154
Boll MC, Sotelo J, Otero E, Alcaraz-Zubeldia M, Rios C (1999) Reduced ferroxidase activity in the cerebrospinal fluid from patients with Parkinson's disease. Neurosci Lett 265: 155–158
Braak H, Braak E (2000) Pathoanatomy of Parkinson's disease. J Neurol 247:3–10
Braak H, Braak E, Yilzmar D, Schlutz C, DeVos RA, Jansen EN (1995) Nigral and extranigral pathology in Parkinson's disease. J Neural Transm 46:15–31
Braak H, DeVos RA, Jansen EN, Bratzke H, Braak E (1998) Neuropathological hallmarks of Alzheimer's and Parkinson' disease. Prog Brain Res 117:267–285
Brannan T, Prikhojan A, Yahr MD (1997) Peripheral and central inhibitors of catechol-O-methyl transferase: effects on liver and brain COMT activity and L-DOPA metabolism. J Neural Transm 104:77–87
Bringmann G, Feineis D, Grote C, et al (1998) Highly halogenated tetrahydro-β-carbolines as a new class of dopaminergic neurotoxines. In: Moser A (ed) Pharmacology of endogenous neurotoxins. A handbook. Birkhäuser, Boston, pp 151–169
Brissaud E (1895) Leçons sur le maladies nerveuses. Masson, Paris
Brooks DJ, Ibanez V, Sawle GV, et al (1990) Differing patterns of striatal [18F]-dopa uptake in Parkinson's disease, multiple system atrophy and progressive supranuclear palsy. Ann Neurol 28:547–555
Calne DB (1994) Is idiopathic parkinsonism the consequence of an event or a process? Neurology 44:5–10
Carlsson A, Lundqvist M, Magnusson T (1957) 3,4-Dihydroxyphenylalanine and 5-hydroxy-tryptophan as reserpine antagonists. Nature 180:1200
Castellani RJ, Siedlak SL, Perry S, Smith MA (2000) Sequestration of iron by Lewy bodies in Parkinson's disease. Acta Neuropathol 100:111–114
Charcot JM (1869) De la paralysie agitante (leçon 5) oeuvres complètes 1:161–188. Bureaux du progrès médical
Chen R, Kumar S, Garg RR, Lang AE (2001) Impairment of motor cortex activation and deactivation in Parkinson's disease. Clin Neurophysiol 112:600–607
Clayton DF, George JM (1999) Synucleins in synaptic plasticity and neurodegenerative disorders. J Neurosci Res 58:120–129
Cleeter MWJ, Cooper JM, Darley Usmar VM, Moncada S, Schapira AHV (1994) Reversible inhibition of cytochrome c oxidase, the terminal enzyme of the mitochondrial respiratory chain, by nitric oxide: implications for neurodegenerative disorders. Acta Biochem Biophys 288:481–487
Conway KA, Harper JD, Landsbury PT (1998) Accelerated in vitro fibril formation by a mutant alpha-synuclein linked to early onset Parkinson disease. Nature Med 4:1318–1320
Cummings JL (1992) Depression and Parkinson's disease: a review. Am J Psychiatry 149:443–454
Curtis AR, Fey C, Morris CM, et al (2001) Mutation in the gene encoding ferritin light polypeptide causes dominant adult-onset basal ganglia disease. Nat Genet 28:350–354
Damier P, Hirsch EC, Zhang P, Agid Y, Javoy-Agid F (1993) Glutathione peroxidase, glial cells and Parkinson's disease. Neuroscience 52:1–6
David GC, Williams AC, Markey SP, et al (1979) Chronic Parkinsonism secondary to intravenous injection of meperidine analogues. Psychiat Res 1:249–253
Davidson WS, Lin W, Liu WK, Yen SH (1998) Stabilization of alpha-synuclein secondary structure upon binding to synthetic membranes. J Biol Chem 273:9443–9449
Davis MD, Heffner TG, Cooke LW (1997) Dopamine agonist-induced inhibition of neurotransmitter release from the awake squirrel monkey putamen as measured by microdialysis. J Neurochem 68:659–666
De Rijk MC, Tzourio C, Breteler MM, et al for the European PARKINSON Study Group (1997) Prevalence of parkinsonism and Parkinson's disease in Europe: The EUROPARKINSON collaborative study. J Neurol Neurosurg Psychiatry 62:10–15
Desagher S, Glowinski J, Premont J (1997) Pyruvate protects neurons against hydrogen peroxide-induced toxicity. J Neurosci 17:9060–9067
Dexter DT, Wells FR, Lees AJ, Agid F, Agid Y, Jenner P, Marsden CD (1989) Increased nigral iron content and alterations in other metal ions occurring in brain in Parkinson's disease. J Neurochem 52:1830–1836
Dexter DT, Sian J, Jenner P, Marsden CD (1993) Implications of alterations in trace element levels in brain in Parkinson's disease and other neurological disorders affecting the basal ganglia. Adv Neurol 60:273–281
Dioszeghy P, Hidasi E, Mechler F (1999) Study of central motor functions using magnetic stimulation in Parkinson's disease. Electromyogr Clin Neurophysiol 39:101–105
Double KL, Maywald M, Schmittel M, Riederer P, Gerlach M (1998) In vitro studies of ferritin iron release and neurotoxicity. J Neurochem 70:2492–2499
Double KL Riederer P, Gerlach M (1999) Significance of neuromelanin for neurodegeneration in Parkinson's disease. Drug News Perspect 12:333–340
Du Y, Dodel RC, Bales K, et al (1997) Involvement of caspase-3-related cystein protease in 1-methyl-4-phenylpyridimium (MPP^+) mediated apoptosis of cultured cerebellar granule neurons. J Neurochem 69:1382–1388
Duda JE, Lee VM, Trojanowsky JQ (2000) Neuropathology of synuclein aggregates: new insights into mechanisms of neurodegenerative diseases. J Neurosci Research 61:121–127
Duijn CM van, Dekker MC, Bonifati V, et al (2001) PARK7, a novel locus for autosomal recessive early-onset parkinsonism, on chromosome 1p36. Am J Hum Genet 69:629–634
Duvoisin RC, Zahr MD, Schweitzer MD, et al (1963) Parkinsonism before and since the epidemic of encephalitis lethargica. Arch Neurol 9:232–236
Ehringer H, Hornykievicz O (1962) Verteilung von Noradrenalin und Dopamin (3-Hydroxytyramin) im Gehirn des

Menschen und ihr Verhalten bei Erkrankungen des extrapyramidalen Systems. Klin Wschr 38:1236–1239

El Agnaf OM, Jakes R, Curran MD, Wallace A (1998) Effects of the mutations Ala30 to Pro and Ala53 to Thr on the physical and morphological properties of alpha-synuclein protein implicated in Parkinson's disease. FEBS Lett 440:67–70

Farrer M, Gwinn K, Muenter M, et al (1999) 4p haplotype segregating with Parkinson's disease and postural tremor. Hum Mol Genet 8:81–85

Faucheux BA, Nillesse N, Damier P, Spik G, Mouatt-Prigent A, et al (1995) Expression of lactoferrin receptors is increased in the mesencephalon of patients with Parkinson's disease. Proc Natl Acad Sci USA 92:9603–9607

Fearnley JM, Lees AJ (1991) Ageing and Parkinson's disease: substantia nigra regional selectivity. Brain 114:2283–2301

Foley P, Riederer P (1999) Pathogenesis and preclinical course of Parkinson's disease. J Neural Transm 56:31–74

Foley P, Riederer P (2000) The motor circuit of the human basal ganglia reconsidered. J Neural Transm (Suppl) 58:97–110

Forno LS (1996) Neuropathology of Parkinson's disease. J Neuropathol Exp Neurol 55:259–272

Fowler JS, Volkow ND, Wand GJ, et al (1996) Inhibition of monoamine oxidase B in the brains of smokers. Nature 379:733–736

Galvin JE, Uryu K, Lee VM, Trojanowski JQ (1999a) Axon pathology in Parkinson's disease and Lewy body dementia hippocampus contains alpha-, beta-, and gamma synuclein. Proc Natl Acad USA 96:13450–13455

Galvin JF, Lee VM, Schmidt L, et al (1999b) Pathology of the Lewy body. In: Stern G (ed) Advances in neurology, vol 80, Parkinson's disease. Lippincott Williams & Wilkins, Philadelphia, pp 313–324

Gamboa ET, Wolf A, Yahr MD, et al (1974) Influenca virus antigen in postencephalic parkinsonism brain. Arch Neurol 31:228–232

Gash DM, Zhang Z, Ovadia A, et al (1996) Functional recovery in Parkinsonian monkeys treated with GDNF. Nature 380:252–255

Gaspar P, Gray F (1984) Dementia in idiopathic Parkinson's disease. A neuropathological study of 32 cases. Acta Neuropathol 64:43–52

Gasser T (2001) Molecular genetics of Parkinson's disease. In: Calne D, Calne S (eds) Advances in Neurology, vol 86, Parkinson's disease. Lippincott Williams & Wilkins, Philadelphia, pp 23–32

Gasser T, Müller-Myhsok B, Wszolek, ZK et al (1998) A susceptibility locus for Parkinson's disease maps to chromosome 2p13. Nature Genet 18:262–265

Gerlach M, Ben-Shachar D, Riederer P, et al (1994) Altered brain metabolism of iron as a cause of neurodegenerative diseases. J Neurochem 63:793–807

Gerlach M, Riederer P, Youdim MBH (1996) Molecular mechanisms for neurodegeneration: synergism between reactive oxygen species, calcium and excitotoxic amino acids. In: Battistin L, Scarlato G, Caraceni T, Ruggieri S (eds) Advances in Neurology, vol 69, Parkinson's disease. Lippincott-Raven, Philadelphia, pp 177–194

Gerlach M, Reichmann H, Riederer P (2001) Die Parkinson-Krankheit. Grundlagen, Klinik, Therapie. Springer, Wien New York

Gibb WR, Lees AJ (1988) The relevance of the Lewy body to the pathogenesis of idiopathic Parkinson's disease. J Neurol Neurosurg Psychiatry 349:704–706

Glass J (1983) Untersuchung zur Bedeutung chemischer Noxen in der Ätiologie des Parkinson Syndroms. In: Pathophysiologie, Klinik und Therapie des Parkinsonismus. Roche, Basel, S 103–107

Goedert M, Spillantini MG, Davies SW (1998) Filamentous nerve cell inclusions in neurodegenerative diseases. Curr Opin Neurobiol 8:619–632

Götz ME, Künig G, Riederer P, Youdim MB (1994) Oxidative stress. Free radical production in neural degeneration. Pharmac Ther 63:37–122

Graham JM, Paley MN, Grunewald RA, Hoggard N, Griffiths PD (2000) Brain iron deposition in Parkinson's disease imaged using the PRIME magnetic resonance sequence. Brain 123:2423–2431

Greenfield JG, Bosanquet FD (1953) The brain-stem lesions in Parkinsonism. J Neurol Neurosurg Psychiatry 16:213–226

Griffiths PD, Dobson BR, Jones GR, Clarke DT (1999) Iron in the basal ganglia in Parkinson's disease. An in vitro study using extended X-ray absorption find structure and cryo-electron microscopy. Brain 122:667–673

Grünblatt E, Mandel S, Maor G, Youdim MB (2001) Gene expression analysis in N-methyl-4-phenyl-1,2,3,6 tetrahydropyridine mice model of Parkinson's disease using cDNA microarray: effect of R-apomporhine. J Neurochem 78:1–12

Gu M, Cooper JM, Taanman JW, Schapira AH (1998) Mitochondrial DNA transmission of the mitochondrial defect in Parkinson's disease. Ann Neurol 44:177–186

Halliday GM, Blumbergs PC, Cotton RC, et al (1990a) Loss of brainstem serotonin- and substance P-containing neurons in Parkinson's disease. Brain Res 510:104–107

Halliday GM, Li YW, Blumbergs PC, et al (1990b) Neuropathology of immunohistochemically identified brainstem neurons in Parkinson's disease. Ann Neurol:27:373–385

Halliwell B (1992) Reactive oxygen species and the central nervous system. J Neurochem 59:1609–1623

Hartmann A, Hunot S, Michel PP, et al (2000) Caspase-3: a vulnerability factor and a final effector in the apoptotic death of dopaminergic neurons in Parkinson's disease. Proc Natl Acad USA 97:2875–2880

Hashimoto M, Hsu LJ, Xia Y, et al (1999) Oxidative stress induces amyloid-like aggregate formation of NACP/α-synuclein in vitro. Neuroreport 10:717–721

Hassler R (1938) Zur Pathologie der Paralysis agitans und des postenzephalitischen Parkinsonismus. J Psychol Neurol 48:387–476

Heiss WD, Würker M (1999) Möglichkeiten und Grenzen funktioneller bildgebender Verfahren beim Parkinsonsyndrom. Nervenarzt 70:2–10

Hellenbrand W, Seidler A, Robra BP, et al (1997) Smoking and Parkinson's disease: a case-control study in Germany. Int J Epidemiol 26:328–339

Hirsch EC, Graybiel AM, Agid YA (1988) Melanized dopaminergic neurons are differentially susceptible to degeneration in Parkinson's disease. Nature 334:345–348

Hirsch EC, Mouatt A, Thomasser M, Javoy-Agid F, Agid Y, Graybiel AM (1992) Expression of calbindin D_{28K}-like immunoreactivity in catecholaminergic cell groups in the human midbrain. Normal distribution and distribution in Parkinson's disease. Neurodegeneration 1:83–93

Hoehn MM, Yahr MD (1969) Parkinsonism: onset, progression and mortality. Neurology17:427–442

Hoogendijk WJ, Pall CW, Troost D, et al (1995) Image analysis-assisted morphometry of the locus caeruleus in Alzheimer's disease, Parkinson's disease, and amyotrophic lateral sclerosis. Brain 118:131–143
Horowski R, Horowski L, Vogel S, Poewe W, Kielhorn FW (1995) An essay on Wilhelm von Humboldt and the shaking palsy: first comprehensive description of Parkinson's disease by a patient. Neurology 45:565–568
Hunot S, Brugg B, Ricard D, et al (1999) Fcepsilon-RII/CD23 is expressed in Parkinson's disease and induces, in vitro, production of nitric oxide and tumor necrosis factor-alpha in glial cells. J Neurosci 19:3440–3447
Isacson O, Costantini L, Schumacher JM, Cicchetti F, Chung S, Kim K (2001) Cell implantation therapies for Parkinson's disease using neural stem, transgenic or xenogenic donor cells. Parkinsonism Relat Disord 7:205–212
Isgreen WP, Chutorian AM, Fahn S (1976) Sequential parkinsonism and chorea following „mild" influenza. Trans Am Neurol Assoc 101:56–59
Ishikawa A, Tsuji S (1996) Clinical analysis of 17 patients in 12 Japanese families with autosomal-recessive type juvenile parkinsonism. Neurology 47:160–166
Itoh K, Weis S, Mehraein P, Muller-Hocker J (1997) Defects of cytochrome c oxidase in the substantia nigra of Parkinson's disease: an immunohistochemical and morphometric study. Mov Disord 12:9–16
Janetzky B, Hauck S, Youdim MB, et al (1994) Unaltered aconitase activity, but decreased complex I activity in substantia nigra pars compacta of patients with Parkinson's disease. Neurosci Lett 169:126–128
Jellinger KA (1991) Pathology of Parkinson's disease: Changes other than the nigrostriatal pathway. Mol Chem Neuropathol 14:153–197
Jellinger KA (1999) Post mortem studies in Parkinson's disease – is it possible to detect brain areas for specific symptoms? J Neural Transm (Suppl) 56:1–29
Jellinger KA (2000) Cell death mechanisms in Parkinson's disease. J Neural Transm 107:1–29
Jellinger KA (2001) The pathology of Parkinson's disease. In: Calne D, Calne S (eds) Advances in Neurology, vol 86, Parkinson's disease. Lippincott Williams & Wilkins, Philadelphia, pp 55–72
Jenner P, Olanow CW (1996) Oxidative stress and the pathogenesis of Parkinson's disease. Neurology 47:161–170
Jensen PH, Nielsen MS, Jakes R, Dotti CD, Goedert M (1998) Binding of α-Synuclein to brain vesicles is abolished by familial Parkinson's disease mutation. J Biol Chem 273:2629–26294
Kish SJ, Morito CH, Hornykiewics O (1985) Glutathione peroxidase activity in Parkinson's disease brain. Neurosci Lett 58:343–346
Koutsilieri E, Chen TS, Rausch WD, Riederer P (1996) Selegilin is neuroprotective in primary brain cultures treated with 1-methyl-4-phenyl pyridium. Eur J Pharmacol 306:181–186
Krüger R, Kuhn W, Müller T, et al (1998) Ala39Pro mutation in the gene encoding α-Synuclein in Parkinson's disease. Nature Genet 18:106–108
Krüger R, Vieira-Saecker AM, Kuhn W, et al (1999) Increased susceptibility to sporadic Parkinson's disease by a certain combined alpha-synuclein/apolipoprotein E genotype. Ann Neurol 45:611–617
Landfield PW, Applegate MD, Schwitzer-Osborne SE, Naylor CE (1991) Phosphate/calcium alterations in the first stages of Alzheimer's disease: implications for etiology and pathogenesis. J Neurol Sci 106:221–229
Langston JW, Ballard P, Tetrud JW, Irwin I (1983) Chronic parkinsonism in humans due to a product of meperidine-analog synthesis. Science 219:989–980
Latchman DS, Coffin RS (2001) Viral vectors for gene therapy in Parkinson's disease. Rev Neurosci 12:69–78
Le Couteur DG, Leighton PW, McCann SJ, et al (1997) Association of a polymorphism in the dopamine-transporter gene with Parkinson's disease. Move Disord 12:760–763
Leenders KL, Salmon EP, Tyrrell P, et al (1990) The nigrostriatal dopaminergic system assessed in vivo by positron emission tomography in healthy volunteer subjects and patients with Parkinson's disease. Arch Neurol 47:1290–1298
Leigh P, Probst A, Gale G, et al (1989) New aspects of the pathology of neurodegenerative disorders as revealed by ubiquitin antibodies. Acta Neuropathol (Berl) 79:61–72
Leroy E, Boyer R, Auburger G, et al (1998) The ubiquitin pathway in Parkinson's disease. Nature 395:451–452
Leutner S, Eckert A, Müller WE (2001) ROS generation, lipid peroxidation and antioxidant enzyme activities in the aging brain. J Neural Transm 108:955–967
Leveugle B, Faucheux BA, Bouras C, Nillesse N, Spik G, et al (1996) Cellular distribution of the iron-binding protein lactotransferrin in the mesencephalon of Parkinson's disease. Acta Neuropathol 91:566–572
Lewy FH (1912) Paralysis agitans: I. Pathologische Anatomie. In: Lewandowsky M (Hrsg) Handbuch der Neurologie, Vol 3, Springer, Berlin, S 920–933
Lin LF, Doherty DH, Lile JD, Bektesh S, Collins F (1993) GDNF: a glial cell line-derived neurotrophic factor for midbrain dopaminergic neurons. Science 260:1130–1132
Lowe J, Lennox G, Leigh PN (1997) Disorders of movement and system degenerations. In: Graham D, Lantos PL (eds) Greenfield's neuropathology, 6th ed. Arnold, London, pp 280–366
Maraganore DM, Farrer EM, Hardy JA, et al (1999) Case-control study of the ubiquitin carboxy-terminal hydrolase L1 gene in Parkinson's disease. Neurology 53:1858–1860
Marcusson J, Oreland L, Winblad B (1984) Effect of age on human brain serotonin (S-1) binding sites. J Neurochem 43:1699–1705
Marder KS, TangMX, Mejia H, et al (1996) Risk of Parkinson's disease among first-degree relatives: a community based study. Neurology 47:155–160
Maroteaux L, Campanelli JT, Scheller RH (1988) Synuclein: a neuron-specific protein localized to the nucleus and presynaptic nerve terminal. J Neurosci 8:2804–2815
Maroteaux L, Scheller RH (1991) The rat brain synucleins; family of proteins transiently associated with neuronal membrane. Mol Bran Res 11:335–343
Marti MJ, James CJ, Oo TF et al (1997) Early developmental destruction of terminals in the striatal target induces apoptosis in dopamine neurons of the substantia nigra. J Neuroscience 77:1037–1048
Martilla RJ, Kaprio J, Koskenvuo M, Rinne UK (1988a) Parkinson's disease in a nationwide twin cohort. Neurology 38:1217–1219
Martilla RJ, Lorentz H, Rinne UK (1988b) Oxygen toxicity protecting enzymes in Parkinson's disease: increase of superoxid-dismutase-like activity in the substantia nigra and basal nucleus. J Neurol Sci 86:321–331
Matsumine H, Saito M, Shimoda-Matsubayashi S, et al (1997) Localization of a gene for an autosomal recessive

form of juvenile Parkinsonism to chromosome 6q25.2-27. Am J Hum Genet 60:588–596
Mattson MP (1988) Neurotransmitter in the regulation of neuronal cytoarchitecture. Brain Res Rev 13:179–212
McCall T, Vallance P (1991) Nitric oxide takes center stage with newly defined roles. Trends Pharmacol Sci 13:1–6
McNaught KSP, Jenner P (2000) Extracellular accumulation of nitric oxide, hydrogen peroxide and glutamate in astrocytic cultures following glutathione depletion, complex I inhibition and/or lipopolysaccharide-induced activation. Biochem Pharmacol 60:979–988
Mitchell IJ, Clarke CE, Boyce S et al (1989) Neural mechanisms underlying Parkinsonian symptoms based upon regional uptake of 2-deoxyglucose in monkeys exposed to 1-methyl-4-phenyl-1,2,3,6-tetrahydropyridine. Neuroscience 32:213–226
Mizuno Y, Ohta S, Tanaka M, et al (1989) Deficiencies in complex I subunits of the respiratory chain in Parkinson's disease. Biochem Biophys Res Commun 163:1450–1455
Mizuno Y, Hattori N, Kitada T, et al (2001) Familial Parkinson's disease. In: Calne D, Calne S (eds) Parkinson's disease. Advances in Neurology, vol 86, Lippincott Williams & Wilkins, Philadelphia, pp 13–21
Mjörnes H (1949) Paralysis agitans: a clinical and genetic study. Acta Psychiatr Neurol 54:1–95
Mochizuki H, Goto K, Mori H, et al (1996) Histochemical detection of apoptosis in Parkinson's disease. J Neurol Sci 137:120–123
Mogi M, Harada M, Narabayashi H, Inagaki H, Minami M, Nagatsu T (1996) Interleukin (IL)-1 beta, IL-2, IL-4, IL-6 and transforming growth factor-alpha levels are elevated in ventricular cerebrospinal fluid in juvenile parkinsonism and Parkinson's disease. Neurosci Lett 211:13–16
Montine TJ, Farris DB, Graham DG (1995) Covalent cross-linking of neurofilament proteins by oxidized catechols as a potential mechanism of Lewy body formation. J Neuropathol Exp Neurol 54:311–319
Morrish PK, Sawle GV, Brooks DJ (1996) An [18F]dopa-PET and clinical study of the rate of progression in Parkinson's disease. Brain 119:585–591
Muenter MD, Forno S, Hornykiewics O, et al (1998) Hereditary form of parkinsonism dementia. Ann Neurol 43:768–781
Münch G, Gerlach M, Sian J, Wong A, Riederer P (1998) Advanced glycation end products in neurodegeneration: more than early makers of oxidative stress? Ann Neurol 44 (Suppl 1):85–88
Münch G, Lüth HJ, Wong A, et al (2000) Crosslinking of α-synuclein by advanced glycation endproducts – an early pathophysiological step in Lewy body formation. J Clin Neuroanatomy 20:253–257
Naoi M, Hosoda S, Ota M, Takahashi T, Nagatsu T (1991) Inhibition of tryptophan hydroxylase by food-derived carcinogenic heterocyclic amines, 3-amino-1-methyl-5H-pyrido[4,3-b]indole and 3-amino-1,4-dimethyl-5H-pyrido[4,3-b]indole. Biochem Pharmacol 41:199–203
Naoi M, Maruyama W, Akao Y, Zhang J, Parvez H (2000) Apoptosis induced by an endogenous neurotoxin, N-methyl(R)salsolinol, in dopamine neurons. Toxicology 153:123–141
Narhi L, Wood S, Steavenson S, et al (1999) Both familial Parkinson's disease mutations accelerate α-synuclein aggregation. J Biol Chem 274:9843–9846
Neystat M, Lynch T, Przedborski S, Kholodilov N, Rzhetskaya M, Burke RE (1999) α-Synuclein expression in substantia nigra and cortex in Parkinson's disease. Move Disord 14:417–422
Ochu EE, Rothwell NJ, Waters CM (1998) Caspases mediate 6-hydroxydopamine-induced apoptosis but not necrosis in PC12 cells. J Neurochem 70:2637–2640
Oesterreicher E, Sengstock GJ, Riederer P, Olanow CW, Dunn AJ, Arendash G (1994) Degeneration of nigrostriatal dopaminergic neurons increases iron within the substantia nigra: a histochemical and neurochemical study. Brain Res 660:8–18
Olanow CW (1992) Magnetic resonance imaging in parkinsonism. Neurol Clin 10:405–420
Olanow CW (1996) Selegiline: current perspectives on issues related to neuroprotection and mortality. Neurology 47:210–216
Osterova-Golts N, Petrucelli L, Hardz J, Lee JM, Farer M, Wolozin B (2000) The A53T α-synuclein mutation increases iron-dependent aggregation and toxicity. J Neurosci 20:6048–6054
Parent A, Cicchetti F (1998) The current model of basal ganglia organisation under scrutiny. Mov Disord 13:199–202
Parkinson J (1817) Essay on the shaking palsy. Whittingham & Rowland, London
Parkinson Study Group (1997) Entacapone improves motor fluctuations in levodopa treated Parkinson's disease. Ann Neurol 42:747–755
Parsian A, Racette B, Zhang ZH, et al (1998) Mutation, sequence analysis, and association studies of alpha-synuclein in Parkinson's disease. Neurology 51:1757–1759
Paulus W, Jellinger K (1991) The neuropathologic basis of different clinical subtypes of Parkinson's disease. J Neuropathol Exp Neurol 50:143–155
Perry TL, Young VW, Ito M, et al (1984) Nigrostriatal dopaminergic neurons remain undamaged in rats given high doses of L-Dopa and carbidopa chronically. J Neurochem 43:990–993
Piccini P, Burn DJ, Ceravolo R, Maraganore D, Brooks DJ (1999) The role of inheritance in sporadic Parkinson's disease: evidence from a longitudinal study of dopaminergic function in twins. Ann Neurol 45:577–582
Pilas B, Sarna T, Kalyanaraman B, Swartz HM (1988) The effect of melanin on iron associated decomposition of hydrogen peroxide. Free Radical Biol Med 4:285–293
Plaitakis A (1991) Olivopontocerebellar atrophy with glutamate dehydrogenase deficiency. In: Jong de JM (ed) Handbook of clinical neurology, vol 16, Hereditary neuropathies and spinocerebellar degenerations. Elsevier, Amsterdam, pp 551–568
Plaitakis A, Shashidharan P (2000) Glutamate transport and metabolism in dopaminergic neurons of substantia nigra: implications for the pathogenesis of Parkinson's disease. J Neurol 247:25–35
Pollanen MS, Dickson DW, Bergeron C (1993) Pathology and biology of the Lewy body. J Neuropathol Exp Neurol 52:183–191
Polymeropoulos MH, Lavedan C, Leroy E, et al (1997) Mutation in the α-synuclein gene identified in families with Parkinson's disease. Science 276:2045–2047
Poskanzer DC, Schwab RS (1963) Cohort analysis of Parkinson's syndrome: evidence for a single etiology related to subclinical infection about 1920. J Chron Dis 16:961–973

Radi R, Beckmann JS, Bush KM, Freeman BA (1991) Peroxynitrite-induced membrane peroxidation: the cytotoxic potential of superoxide and nitric oxide. Arch Biochem Biophys 288:481–487
Rajput AH, Uitti RJ, Stern W, Laverty W (1986) Early onset Parkinson's disease and childhood environment. Adv Neurol 45:295–297
Rajput AH, Ryan J, Uitti W, et al (1987) Geography, drinking water chemistry, pesticides and herbicides and the etiology of Parkinson's disease Can J Neurol Sci 14:414–418
Ravenholt RT, Foege WH (1982) 1918 influenza, encephalitis lethargica, parkinsonism. Lancet 2:860–864
Reichmann H, Riederer P (1989) Biochemical analyses of respiratory chain enzymes in different brain regions of patients with Parkinson's disease. BMFT Symposium „Morbus Parkinson und andere Basalganglienerkrankungen", Bad Kissingen (Abstract S 44)
Reichmann H, Janetzky B (2000) Mitochondrial dysfunction – a pathogenetic factor in Parkinson's disease. J Neurol 247:63–67
Reichmann H, Lestienne P, Jellinger K, Riederer P (1993) Parkinson's disease and the electron transport chain in post mortem brain. In: Narabayashi H, Nagatsu T, Yanagisawa, Mizuno Y (eds) Advances in Neurology, vol 60, Parkinson's disease: from basic research to treatment. Raven, New York, pp 297–299
Reif DW, Simmons RD (1990) Nitric oxide mediates iron release from ferritin. Arch Biochem Biophys 283:537–541
Reilly CE (2001) Glial cell line-derived neurotrophic factor (GDNF) prevents neurodegeneration in models of Parkinson's disease. J Neurol 248:76–78
Retz W, Kornhuber J, Riederer P (1996) Neurotransmission and ontogeny of human brain. J Neural Transm 103:403–419
Riederer P (1999) Dopaminrezeptoragonisten: Der neuroprotektive Ansatz. In: Riederer P, Laux G, Pöldinger W (Hrsg): Neuro-Psychopharmaka, ein Therapiehandbuch. Bd 5: Parkinsonmittel und Antidementiva. 2. Aufl, Springer, Wien New York, S 238–240
Riederer P, Youdim MB (1993) Iron in central nervous system disorders. Springer, Wien New York
Riederer P, Rausch WD, Schmidt B, et al (1988) Biochemical fundamentals of Parkinson's disease. Mt Sinai J Med 55:21–28
Riederer P, Sofic E, Rausch WD et al (1989) Transition metals, ferritin, glutathione and ascorbic acid in Parkinsonian brains. J Neurochem 52:515–520
Riederer P, Foley P, Bringmann G, Feineis D, Brückner R, Gerlach M. Biochemical and pharmacological characterization of TaClo: a biologically relevant neurotoxin? (eingereicht)
Rinne JO, Lönneberg P, Marjamäki P (1990) Age-dependent decline in human brain dopamine D1 and D2 receptors. Brain Res 508:349–352
Rubanyi GM, Ho EH, Cantor EH, Lumma WC, Botelho LH (1991) Cytoprotective function of nitric oxide: inactivation of superoxide radicals produced by human leukocytes. Biochem Biophys Res Commun 181:1392–1397
Sanchez-Ramos JR, Hefti F, Weiner WJ (1987) Paraquat and Parkinson's disease. Neurology 37:728
Schipper HM, Leberman A, Stopa EG (1998) Neural heme oxygenase-1 expression in idiopathic Parkinson's disease. Exp Neurol 150:60–68
Secchi GP, Angetti V, Piredda M, et al (1992) Acute and persistent parkinsonism after use of diquat. Neurology 42:261–263
Seeman P, Bzowej NH, Guan H-C, et al (1987) Human brain dopamin receptors in children and aging adults. Synapse 1:399–404
Semchuk K, Love EJ, Lee RG (1993) Parkinson's disease: a test of the multifactorial etiologic hypothesis. Neurology 43:1173–1180
Shimamoto H, Morimitsu H, Sugita S, Nakahara K, Shigemori M (1999) Therapeutic effect of repetitive transcranial magnetic stimulation in Parkinson's disease. Rinsho Shinkeigaku 39:1264–1267
Sian J, Dexter DT, Lees AJ, Daniel S, Jenner P, Marsden CD (1994) Glutathione-related enzymes in brain in Parkinson' s disease. Ann Neurol 36:356–361
Siebner HR, Mentschel C, Auer C, Conrad B (1999) Repetitive transcranial magnetic stimulation has a beneficial effect on bradykinesia in Parkinson's disease. Neuroreport 10:589–594
Sims KS, Williams RS (1990) The human amygdaloid complex. Neuroscience 36:449–472
Smith CA, Gough AC, Leigh PN, et al (1992) Debrisoquine hydroxylase gene polymorphism and susceptibility to Parkinson's disease. Lancet 339:1375–1377
Smith LA, Jackson MG, Bonhomme C, Chezaubernard C, Pearce RK, Jenner P (2000) Transdermal administration of piribedil reverses MPTP-induced motor deficits in the common marmoset. Clin Neuropharmacol 23:133–142
Sofic E, Riederer P, Heinsen H, et al (1988) Increased iron (III) and total iron content in post mortem substantia nigra of parkinsonian brain. J Neural Transm 74:199–205
Sofic E, Lange KW, Jellinger K, Riederer P (1992) Reduced and oxidized glutathione in the substantia nigra of patients with Parkinson's disease. Neurosci Lett 142:128–130
Solbrig MV (1993) Acute parkinsonism in suspected herpes simplex encephalitis. Mov Disord 8:233–234
Spencer JP, Jenner A, Aruoma OI, et al (1994) Intense oxidative DNA damage promoted by L-Dopa and its metabolites: implications for neurodegenerative disease? FEBS Lett 353:246–250
Srinivasan A, Roth KA, Sayers RO et al (1998) In situ immunodetection of activated caspase-3 in apoptotic neurons in the developing nervous system. Cell Death Diff 5:1004–1016
Stocchi F, Brusa L (2000) Cognition and emotion in different stages and subtypes of Parkinson's disease. J Neurol 247 (Suppl 2):114–121
Subramanian T (2001) Cell transplantation for the treatment of Parkinson's disease. Semin Neurol 221:103–115
Sugita M, Izuno T, Tatemichi M, Otahara Y (2001) Meta-analysis for epidemiologic studies on the relationship of smoking and Parkinson's disease. Epidemiol 11:87–94
Tabrizi SJ, Orth M, Wilkinson JM, Taanman JW, Warner TT, Cooper JM, Schapira AH (2000) Expression of mutant alpha-synuclein causes increased susceptibility to dopamine toxicity. Hum Mol Genet 9:2683–2689
Takahashi H, Ohama E, Suzuki S, et al (1994) Familial juvenile parkinsonism: clinical and pathologic study in a family. Neurology 44:437–441
Tatton NA, Mallean-Fraser A, Tatton WG, et al (1998) A fluorescent double labeling method to detect and confirm apoptotic nuclei in Parkinson's disease. Ann Neurol 44: S142–148

Thompson CB (1995) Apoptosis in the pathogenesis of disease. Science 267:1456–1462

Tompkins MM, Hill WD (1997) Contribution of somal Lewy bodies to neuronal death. Brain Res 775:24–29

Trétiakoff C (1919) Contribution à l'étude de l'anatomie pathologique du locus niger de Soemmering avec quelques déductions relatives à la pathogénie des troubles du tonus musculaire et de la maladie de Parkinson. Thèse, Faculté de Médecine, Université de Paris

Trojanowski JQ, Lee VM (2001) Parkinson's disease and related neurodegenerative synucleinopathies linked to progressive accumulation of synuclein aggregates in brain. Parkinsonism & Related Disorders 7:247–251

Tu PH, Robinson KA, Snoo de F, et al (1997) Selective degeneration of Purkinje cells with Lewy body-like inclusions in aged NFHLACZ transgenic mice. J Neurosci 17:1064–1074

Turmel H, Hartmann A, Parain K, et al (2001) Caspase-3 activation in 1-methyl-4-phenyl-1,2,3,6-tetrahydropyridin (MPTP)-treated mice. Move Disord 16:185–189

Turnbull S, Tabner BJ, El-Agnaf OM, Moore S, Davies Y, Allsop D (2001) α-synuclein implicated in Parkinson's disease catalyses the formation of hydrogen peroxide in vitro. Free Radical Biol Med 30:1163–1170

Valente EM, Bentivoglio AR, Dixon PH, et al (2001) Localization of a novel locus for autosomal recessive early-onset parkinsonism, PARK6, on human chromosome 1p35-p36. Am J Hum Genet 68:895–900

Vaughan JR, Farrer M, Wszolek ZK, et al (1998) Sequencing of the alpha-synuclein gene in a large series of families with familial Parkinson's disease fails to reveal any further mutations. Hum Mol Genet 7:751–753

Vieregge P, Schifke A, Kompf D (1992) Parkinson's disease in twins. Neurology 42:1453–1461

Wachtel H (1999) Dopamin-Rezeptor-Agonisten: Apomorphin, Bromocriptin, Lisurid, Pergolid. In: Riederer P, Laux G, Pöldinger W (Hrsg) Neuro-Psychopharmaka, Bd 5, 2. Aufl, Springer, Wien, S 201–237

Walinshaw G, Waters CM (1995) Induction of apoptosis in catecholaminergic PC12 cells by L-Dopa: implications for the treatment of Parkinson's disease. J Clin Invest 95:2458–2464

Walters JH (1960) Postencephalitic Parkinson syndrome after meningoencephalitis due to Coxsacki virus group B, type 2. N Engl J Med 263:744–747

Ward CD, Duvoisin RC, Ince SE, et al (1983) Parkinson's disease in 65 pairs of twins and in a set of quadruplets. Neurology 33:815–824

World Health Organization (1998) World Health Report, World Health Organization, Geneva

Wszolek ZK, Gwinn-Hardy K, Wszolek EK, et al (2001) Family C (German-American) with late onset parkinsonism: longitudinal observations including autopsy. Neurology 52 (Suppl 2):A221

Wüllner U, Kornhuber J, Weller M (1999) Cell death and apoptosis regulating proteins in Parkinson's disease – a cautionary note. Acta Neuropathol 97:408–412

Yamada T (1995) Further observations on MxA-positive Lewy bodies in Parkinson's disease brain tissues. Neurosci Lett 195:41–44

Yamada T, McGeer PL, Baimbridge KG, McGeer EG (1990) Relative sparing in Parkinson's disease of substantia nigra neurons containing calbindin D28 K. Brain Res 526:303–307

Yamada T, McGeer PL, McGeer EG (1992) Lewy bodies in Parkinson's disease are recognized by antibodies to complement proteins. Acta Neuropathol 84:100–104

Ye FQ, Allen PS, Martin WR (1996) Basal ganglia iron content in Parkinson's disease measured with magnetic resonance. Mov Disord 11:243–249

Yoshida E, Mokuno K, Aoki SI et al (1994) Cerebrospinal fluid levels of superoxide dismutase. J Neurol Sci 124:25–31

Youdim MB, Ben-Shachar D, Riederer P (1994) The enigma of neuromelanin in Parkinson's disease substantia nigra. J Neural Transm 43:113–122

Zayed J, Ducic S, Campanella G, et al (1990) Facteurs environnementeaux dans la maladie de Parkinson. Can J Neurol Sci 17:286–291

Zecca L, Gallorini M, Schünemann V, et al (2001) Iron, neuromelanin and ferritin in substantia nigra of normal subjects at different ages. Consequences for iron storage and neurodegenerative processes. J Neurochem 76:1766–1773

Zesiewicz TA, Hauser RA (2001) Neurosurgery for Parkinson's disease. Semin Neurol 21:91–101

Zubenko GS (1992) Biological correlates of clinical heterogeneity in primary dementia. Neuropsychopharmacol 6:72–93

2.5 Molekulare Veränderungen beim ischämischen Schlaganfall

JENS WEISE und MATHIAS BÄHR

Inhaltsverzeichnis

2.5.1 Einleitung

Der Schlaganfall stellt nach kardiovaskulären Erkrankungen und Tumorerkrankungen die dritthäufigste Todesursache innerhalb der westlichen Industrieländer dar. In Europa versterben zwischen 63,5/100000 Männer (Schweiz 1992) bis 273,4/100000 Frauen (Russland 1991) pro Jahr als Folge eines Schlaganfalls (Bogousslavsky et al. 2000). Die Schlaganfallinzidenz in Deutschland wird mit 127000–200000 pro Jahr angegeben (Berlit et al. 1997, Bogousslavsky et al. 2000). Etwa 80% aller Schlaganfälle sind auf einen ischämischen Schlaganfall, also eine zerebrale Ischämie, zurückzuführen. Die verbleibenden 20% setzen sich aus intrazerebralen Blutungen (hämorrhagische Schlaganfälle) und Subarachnoidalblutungen zusammen. Die Mortalität der zerebralen Ischämie wird mit etwa 15–20% innerhalb der ersten 4 Wochen nach dem Ereignis angegeben. Im ersten Jahr nach einem ischämischen Hirninfarkt verstirbt etwa ein Drittel aller betroffenen Patienten. Die herausragende sozioökonomische Bedeutung des Schlaganfalls und damit der zerebralen Ischämie ergibt sich aus der Tatsache, dass ein Drittel aller Patienten aufgrund einer persistierenden Behinderung lebenslang hilfebedürftig bleibt und nicht wieder in den Arbeitsprozess integriert werden kann. Damit sind zerebrovaskuläre Erkrankungen die häufigste Ursache einer lebenslangen Behinderung mit z. Z. etwa 800000–1000000 betroffenen Bundesbürgern. Diese Zahlen verdeutlichen eindrucksvoll, dass es sich beim Schlaganfall nicht nur um ein individuelles Schicksal und medizinisches Problem, sondern auch um eine der weltweit kostenintensivsten Erkrankungen handelt. In einigen europäischen Ländern ist der Schlaganfall die Erkrankung mit den höchsten stationären Behandlungskosten (Bogousslavsky et al. 2000). In den USA werden die direkten und indirekten Kosten als Folge von Schlaganfällen für das Jahr 1998 auf etwa 43,3 Mrd. US Dollar geschätzt (White et al. 2000).

Die zerebrale Ischämie ist überwiegend eine Erkrankung des höheren Lebensalters mit einer ma-

Ganten/Ruckpaul (Hrsg.)
gemeinsam mit A. Ruiz-Torres
Molekularmedizinische Grundlagen
von altersspezifischen Erkrankungen

ximalen Inzidenz nach dem 70. Lebensjahr. Im Vergleich zum 50.–60. Lebensjahr steigt das relative Risiko eines ischämischen Hirninfarktes zwischen dem 70. und 80. Lebensjahr um knapp das 5Fache, jenseits des 80. Lebensjahr sogar um das 8Fache. Dies unterstreicht die große Bedeutung der Erkrankung in der Geriatrie, insbesondere im Hinblick auf den mit höherem Lebensalter zunehmenden Anteil von Patienten mit persistierenden Behinderungen und daraus resultierender Pflegebedürftigkeit. Ursachen dafür sind wiederum die im Alter abnehmende Adaptationsfähigkeit und Plastizität des zentralen Nervensystems und die erhöhte Komorbidität vor allem hinsichtlich internistischer Erkrankungen. Daraus ergibt sich vor allem die Notwendigkeit einer frühzeitigen Erkennung und konsequenten Behandlung zerebrovaskulärer Risikofaktoren (z.B. arterielle Hypertonie, Diabetes mellitus), da diese unbehandelt gerade im höheren Lebensalter verstärkt zu arteriosklerotischen Gefäßveränderungen und kardialen Erkrankungen führen, welche das Schlaganfallrisiko erhöhen (s. 2.5.1.2).

2.5.1.1 Ätiologie und Pathogenese der zerebralen Ischämie

Etwa 80% aller Schlaganfälle sind Folge einer zerebralen Ischämie, welche wiederum aus einer Reduktion des zerebralen Blutflusses (CBF) als Folge eines inkompletten oder kompletten Gefäßverschlusses resultiert. Bei etwa 26% der zerebralen Ischämien kann eine kardiale Embolie als Ursache eines zerebralen Gefäßverschlusses identifiziert werden (Grau et al. 2001), zumeist als Folge von Vorhofflimmern bei absoluter Arrhythmie oder einer septischen Embolie im Rahmen einer Endokarditis. Auch das Vorliegen einer dilatativen Kardiomyopathie, eines beispielsweise nach einem Myokardinfarkt aufgetretenen Herzwandaneurysmas oder ungenügende Antikoagulation bei mechanischem Herzklappenersatz begünstigen die Entstehung intrakardialer Thromben und erhöhen damit das Risiko einer kardialen Embolie (Abb. 2.5.1).

Folge einer ausgeprägten Makroangiopathie sind ca. 21% aller zerebralen Ischämien (Grau et al. 2001). Dabei kommt es durch arterioarterielle Embolien, also das Abschwemmen von auf dem Boden einer Arteriosklerose großer hirnversorgender Gefäße entstandenem sklerotischen (Plaques) oder thrombotischen Materials zum Verschluss eines distal gelegenen hirnversorgenden Gefäßes. Damit sind insbesondere die als Folge arteriosklerotischer Wandveränderungen entstandenen Stenosen und akuten Verschlüsse hirnversorgender Arterien Quellen arterioarterieller Embolien. Das von einer Gefäßstenose ausgehende Embolierisiko verhält sich dabei proportional zum Stenosegrad. Ischämische Infarkte nach Dissektionen hirnversorgender Arterien (A. carotis interna, A. vertebralis) beruhen ebenfalls überwiegend auf arterioarteriellen Embolien. Auch sog. hämodynamische Infarkte, welche typischerweise in den Grenzzonen der Versorgungsgebiete großer zerebraler Arterien oder in subkortikalen Endstromgebieten auftreten, entstehen auf dem Boden einer ausgeprägten Makroangiopathie. Sie sind allerdings nicht embolisch bedingt, sondern Folge eines insgesamt stark eingeschränkten CBF, wie beispielsweise bei beidseitig hochgradigen Stenosen der A. carotis interna oder bei einseitiger Stenose und kontralateralem Verschluss bzw. in Kombination mit einer insuffizienten Kollateralisierung über den Circulus arteriosus.

Isolierte zerebrale Ischämien mit einem Durchmesser $<1{,}5$ cm in der Bildgebung werden als lakunäre Infarkte bezeichnet. Diese beruhen zumeist auf der lokalen Thrombose einer kleinen Endstromarterie am häufigsten auf dem Boden einer durch Hyalinose bedingten Mikroangiopathie. Mikroangiopathische Veränderungen sind für ca. 20% aller ischämischer Hirninfarkte verantwortlich (Grau et al. 2001; Abb. 2.5.1).

Bei etwa 23% aller ischämischen Schlaganfälle gelingt keine sichere ätiologische Einordnung (Grau et al. 2001). In den letzten Jahren wird allerdings zunehmend die Bedeutung der paradoxen Embolie für bislang als kryptogen klassifizierte (= Ätiologie ungeklärt) ischämische Schlaganfälle gerade bei jüngeren Menschen erkannt. Das Vorliegen eines persistierenden Foramen ovale (PFO), insbesondere in Kombination mit einem Vorhofseptumaneurysma, stellt zumindest bei Patienten, die jünger als 55 Jahre sind, wahrscheinlich einen unabhängigen Risikofaktor für das Auftreten einer zerebralen Ischämie dar (Mattioli et al. 2003). Auch das Vorliegen weiterer kardialer (Ventrikel- oder Vorhofseptumdefekt) oder extrakardialer (pulmonaler) Rechts-links-Shunts begünstigt das Auftreten zerebraler Ischämien als Folge paradoxer Embolien. Weitere prädisponierende Faktoren für eine paradoxe Embolie stellen tiefe Venenthrombosen und ein anamnestisch häufig eruierbares Valsalva-Manöver vor dem Auftreten der klinischen Symptomatik dar. Bislang in ihrer Bedeutung für das Auftreten paradoxer Embolien wenig verstan-

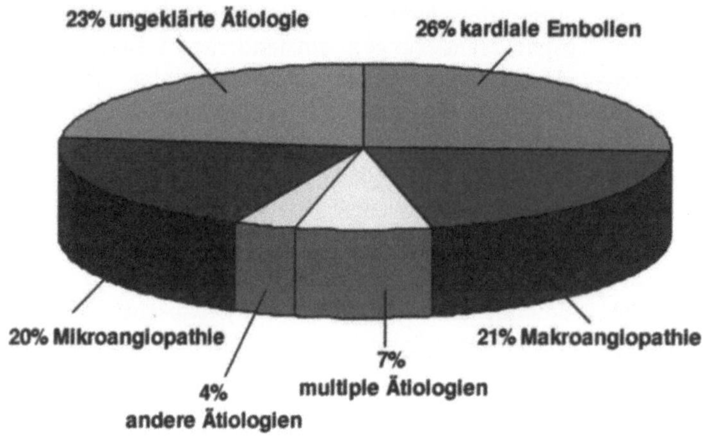

Abb. 2.5.1. Ätiologie zerebraler Ischämien. Bei Vorliegen mehrerer potenzieller Schlaganfallursachen erfolgte die Zuordnung in die Rubrik „multiple Ätiologien". Die Gruppe „andere Ätiologien" beinhaltet beispielsweise hämatologische Erkrankungen (Koagulopathien) und Dissektionen (Grau et al. 2001)

den ist die mehrfach nachgewiesene Assoziation zwischen PFO plus Vorhofseptumaneurysma und der Migräne (Lamy et al. 2002). Genaue Zahlen über die Bedeutung der paradoxen Embolien für die Ätiologie des ischämischen Schlaganfalls liegen jedoch noch nicht vor.

Weitere mögliche Ursachen eines ischämischen Schlaganfalls stellen verschiedene Koagulopathien dar, die zu einer verminderten Hemmung bzw. einer gesteigerten plasmatischen Hämostase führen. Diese Erkrankungen gehen mit einem zum Teil deutlich erhöhten Thromboserisiko einher; arterielle thromboembolische und somit auch zerebrale ischämische Ereignisse kommen dagegen deutlich seltener vor. Daher lassen sich selbst bei laborchemischem Nachweis keine sicheren prognostischen Aussagen hinsichtlich des individuellen Schlaganfallrisikos machen. Mit einer Prävalenz von 5–7 bzw. 2% sind die Faktor-V-1691-Mutation (Typ Leiden), welche über eine Resistenz des Blutgerinnungsfaktors V gegenüber aktiviertem Protein C (APC-Resistenz) zu einer verminderten Gerinnungshemmung führt, und die Prothrombin-20210-Mutation die häufigsten Defekte. Beide Defekte werden durch eine Punktmutation auf dem jeweiligen Gen verursacht und lassen sich laborchemisch sicher nachweisen. Auch eine Schwangerschaft oder die Einnahme oraler Kontrazeptiva können zu einer „erworbenen" APC-Resistenz führen. Mittlerweile konnte gezeigt werden, dass zumindest für junge Schlaganfallpatienten mit kardialen Begleiterkrankungen (PFO, Klappendysfunktion) eine Assoziation zwischen diesen Thrombophiliemarkern und dem Auftreten zerebraler Ischämien besteht (Nabavi et al. 1998, Voetsch et al. 2000). Allerdings ließ sich dieser Zusammenhang für ein nicht selektives Patientenkollektiv junger Frauen mit zerebralen Ischämien nicht nachweisen (Longstreth et al. 1998). Weitere, allerdings weitaus seltenere Synthesestörungen gerinnungshemmender Proteine sind der Protein-C- und Protein-S-Mangel sowie der Antithrombinmangel. Für diese Störungen gibt es keine Untersuchungen hinsichtlich ihrer Bedeutung für das gehäufte Auftreten zerebraler Ischämien. Gegen eine relevante Assoziation sprechen allerdings die sehr geringe Inzidenz zerebrovaskulärer Ereignisse bei diesen Patienten. Eine mögliche klinische Relevanz (venöse oder arterielle Thrombosen) weiterer Veränderungen, wie Fibrinogen- und Faktor-VIII-Erhöhung oder Faktor-XII-Mangel, ist nicht gesichert. Kontrollierte Studien zur Primär- und Sekundärprophylaxe von Thrombosen und thromboembolischen Ereignissen liegen nicht vor. Bei asymptomatischen Defektträgern sollte nur in besonderen Risikosituationen, z. B. längere Immobilisation nach einer Operation, eine vorübergehende Prophylaxe mittels Antikoagulanzien erwogen werden. Nach einem abgelaufenen thrombotischen oder thromboembolischen Ereignis kann unter Abwägung des individuellen Risikoprofils (Vorhandensein anderer Risikofaktoren, heterozygote vs. homozygote Defekte) eine zeitlich befristete (1–5 Jahre) oder dauerhafte orale Antikoagulation indiziert sein (Witt 1998). Faktoren, die das thromboembolische Risiko zusätzlich erhöhen, z. B. Kontrazeptiva und Rauchen, sollten vermieden werden.

Trotz fehlender systematischer Untersuchungen kommt eine Reihe hämatologischer Erkrankungen als seltene Ursachen ischämischer Schlaganfälle in Betracht. Dazu gehören die Sichelzellanämie, die Polyzythämia vera, die essenzielle Thrombozythämie, idiopathische bzw. thrombotisch-thrombozytopenische Purpura (Morbus Werlhof bzw. Morbus Moschcowitz), die heparininduzierte Thrombozytopenie Typ II, Leukämien, Paraproteinämien

(Morbus Waldenström, bei Plasmozytom) und die Kryoglobulinämie.

Eine weitere Erkrankung, die neben rezidivierenden venösen auch mit arteriellen und zerebrovaskulären Durchblutungsstörungen einhergeht, ist das Antiphospholipid-Syndrom (APS). Die Diagnose eines APS setzt den mehrfachen serologischen Nachweis erhöhter Antiphospholipid-Antikörper-Spiegel (Antikardiolipin-, β_2-Glykoprotein-1-Antikörper, Lupusantikoagulans) voraus. Dieser Nachweis gelingt bei bis zu 60% aller Patienten mit einem systemischen Lupus erythematodes (sog. sekundäres APS); ein APS kommt aber auch ohne eine zugrunde liegende Autoimmunerkrankung vor. Wenn das arterielle System beteiligt ist, stellen zerebrale Ischämien bei ca. 30–50% aller APS-Patienten die schwerwiegendste Manifestation dar (Navarrete et al. 2000). Zerebrale Gefäßverschlüsse können dabei sowohl durch lokale arterielle Thrombosen als auch durch Embolien (z. B. kardiale Embolien bei aseptischer Endokarditis bei APS) verursacht werden. Prospektive Daten zur Primär- oder Sekundärprophylaxe thrombotischer oder thromboembolischer Ereignisse bei APS liegen nicht vor. Erschwerend kommt hinzu, dass es Patienten gibt, welche trotz hoher Antikörpertiter nie vaskuläre Komplikationen erleiden (Specker et al. 1998). Daher liegt der Schwerpunkt der Therapie auf der Vermeidung weiterer thromboembolischer Ereignisse bei symptomatisch gewordenen Patienten. Da vergleichende Daten fehlen, muss die „optimale" Medikation anhand des individuellen Risikoprofils (u. a. weitere Risikofaktoren) ermittelt werden. Dabei steht der effektivsten Thrombose- und Thromboembolieprophylaxe durch Cumarinderivate und Heparine die deutlich geringere Nebenwirkungsrate (Blutungskomplikationen!) der Thrombozytenaggregationshemmer gegenüber.

Monogene Erkrankungen, deren klinische Manifestation das Auftreten ischämischer Schlaganfälle beinhaltet (z. B. CADASIL, Moya-Moya-Erkrankung) werden im Abschnitt „Molekularmedizinische Veränderungen" ausführlich behandelt.

Durch die Kombination moderner bildgebender Verfahren (z. B. diffusionsgewichtete zerebrale Magnetresonanztomographie) mit klassischen Methoden wie der Doppler- und Duplexsonographie der hirnversorgenden Gefäße und der Echokardiographie sowie einer exakten Analyse zerebrovaskulärer Risikofaktoren kann die Ätiologie eines ischämischen Hirninfarktes immer häufiger geklärt werden. Dies erscheint um so wichtiger, als zahlreiche Studien die Signifikanz der Infarktätiologie für statistisch sichere Aussagen über den Grad der bleibenden Behinderung und die Überlebensrate nach einem Schlaganfall sowie das Risiko des Auftretens einer Reischämie innerhalb eines definierten Zeitraumes belegen. So konnte gezeigt werden, dass Patienten nach einem kardioembolisch bedingten Hirninfarkt eine im Vergleich zu Patienten mit einer anderen Infarktätiologie signifikant niedrigere Überlebensrate haben (Broderick et al. 1992, Petty et al. 2000). Dagegen scheint das Reischämierisiko nach einer arterioarteriellen Embolie bei nachgewiesener zervikaler oder intrakranieller Gefäßstenose höher zu sein als nach einem lakunären Infarkt oder einer kardioembolisch bedingten zerebralen Ischämie (Petty et al. 2000). Lakunäre Infarkte sind zudem im Vergleich mit ischämischen Schlaganfällen anderer Ätiologien mit dem geringsten Risiko einer bleibenden Behinderung vergesellschaftet (Petty et al. 2000).

2.5.1.2 Risikofaktoren der zerebralen Ischämie

Verschiedene Erkrankungen, Faktoren des Lebensstils, aber auch Alter und Geschlecht wurden als unabhängige Risikofaktoren des ischämischen Schlaganfalls identifiziert. Zu den behandel- und beeinflussbaren Risikofaktoren zählen die arterielle Hypertonie, die arteriosklerotische Makroangiopathie mit Stenosierung hirnversorgender Blutgefäße, der Diabetes mellitus, kardiale Erkrankungen (absolute Arrhythmie mit Vorhofflimmern, Kardiomyopathien, Ventrikelaneurysma, mechanischer Klappenersatz, Vorhofmyxom, infektiöse Endokarditis, koronare Herzerkrankung, Myokardinfarkt), die Hypercholesterinämie, Rauchen und Alkoholkonsum. Die Wirksamkeit der Modifizierung und Behandlung von Risikofaktoren hinsichtlich der Senkung der Schlaganfallinzidenz in der Primär- und Sekundärprophylaxe wurde bereits mehrfach nachgewiesen (Gorelick 2002, Gorelick et al. 1999) (Tabelle 2.5.1).

Die arterielle Hypertonie ist der wichtigste Risikofaktor für einen ischämischen Schlaganfall (Gorelick et al. 1999, Goldstein et al. 2001). Sie fördert arteriosklerotische Gefäßveränderungen in der Aorta und großen hirnversorgenden Arterien (Makroangiopathie), begünstigt die Entwicklung einer Lipohyalinose kleiner penetrierender Hirnarterien (Mikroangiopathie) und führt bei längerem Bestehen zum gehäuften Auftreten von Herzerkrankungen. Es wird geschätzt, dass bis zu 50% aller Schlaganfälle als mittelbare Folge einer arteriellen Hypertonie auftreten (Gorelick 2002). Das Schlag-

Tabelle 2.5.1. Risikofaktoren der zerebralen Ischämie. Für Patienten mit Hypercholesterinämie, Homocysteinurie und Faktor-V-Leiden-Mutation wurde in Fallkontrollstudien ein erhöhtes Schlaganfallrisiko beschrieben. In prospektiven Studien konnten diese Erkrankungen jedoch nicht eindeutig als unabhängiger Risikofaktor der zerebralen Ischämie identifiziert werden

Risikofaktor	Risikoerhöhung	Therapie
Arterielle Hypertonie	3- bis 4fach	Antihypertensiva, Gewichtsreduktion
Diabetes mellitus	2- bis 3fach	Diät, orale Antidiabetika, Insulin
Vorhofflimmern	Keine bis 15fach (im Durchschnitt ca. 5fach, abhängig von kardialer Komorbidität)	Antikoagulation (Cumarinderivate), Thrombozytenaggregationshemmer
Rauchen	1,5- bis 2fach	Verzicht
Alkoholabusus	Dosisabhängig	Reduktion
Hypercholesterinämie	???	Ernährungsumstellung, Statine (bei KHK-Patienten)
Homocysteinurie	???	Substitution von Vitamin B_6/B_{12}, Folsäure
Faktor-V-1691-Mutation (Typ Leiden), APC-Resistenz	???	-
Männliches Geschlecht	1,8fach	-
Alter (50.–60. vs. >80. Lebensjahr)	8fach	-

anfallrisiko erhöht sich proportional mit steigenden Blutdruckwerten. Hypertoniker haben ein 3–4fach höheres Risiko für einen Schlaganfall als normotensive Personen und selbst eine latente, grenzwertige Hypertonie erhöht das relative Hirninfarktrisiko um 50% (Gorelick et al. 1999) (Tabelle 2.5.1). Diese Risikozunahme findet sich sowohl bei erhöhten diastolischen als auch bei erhöhten systolischen Werten oder einer kombinierten Hypertonie. Die dauerhafte Senkung des diastolischen Blutdrucks um lediglich 5–6 mmHg reduzierte das Auftreten eines ersten Schlaganfalls um etwa 40% (MacMahon et al. 1990, Collins et al. 1990). Aus der antihypertensiven Behandlung einer isolierten systolischen Hypertonie von >160 mmHg resultierte eine Reduktion der Schlaganfallinzidenz um 36% (SHEP Cooperative Research Group 1991). Für diese Studie ergab sich damit die Verhinderung von 30 Ereignissen pro 1000 Teilnehmer über einen Zeitraum von 5 Jahren. Der optimale Blutdruck hinsichtlich des geringsten Schlaganfallrisikos ist nicht bekannt. Nach den Ergebnissen einer großen randomisierten Studie unter Hypertonikern sollten Werte von 120/70–140/85 mmHg angestrebt werden (Hansson et al. 1998).

In der antihypertensiven Therapie werden verschiedene Substanzklassen eingesetzt. Bis jetzt gibt es jedoch nur vereinzelte Untersuchungen über den Einfluss verschiedener Antihypertensiva auf die Inzidenz ischämischer Schlaganfälle. Die Resultate dieser Studien geben Hinweise auf eine Überlegenheit von Diuretika (Thiazid-Analoga), Angiotensin-II-Rezeptor-Antagonisten und möglicherweise Hemmern des Angiotensin I konvertierenden Enzyms (ACE-Hemmern) gegenüber β- und α-Blockern in der Primärprävention ischämischer Schlaganfälle (Lindholm et al. 2002, ALLHAT Collaborative Research Group 2000 und 2002, Bosch et al. 2002). In der PROGRESS-Studie („Perindopril Protection against Recurrent Stroke Study“) konnte zudem erstmals die Wirksamkeit einer spezifischen antihypertensiven Therapie in der Sekundärprophylaxe des Schlaganfalls nachgewiesen werden. Die Behandlung mit einer Kombination aus dem ACE-Hemmer Perindopril und dem Thiazid-Analogon Indapamid oder mit einer Perindopril-Monotherapie senkte das relative Risiko eines erneuten Schlaganfalls (ischämisch und hämorrhagisch) im Vergleich zu einer mit Placebo behandelten Kontrollgruppe um 28% innerhalb von 4 Jahren (PROGRESS Collaborative Group 2001). Zusammenfassend bleibt festzustellen, dass z.Z. noch keine generelle Empfehlung für eine spezielle antihypertensive Therapie im Hinblick auf die Primär- und Sekundärprophylaxe des Hirninfarkts ausgesprochen werden kann.

Ein bestehender Diabetes mellitus geht mit einem 2–3fach erhöhten Risiko für ischämische Schlaganfälle einher (Wolf et al. 1991). Es gibt jedoch keine Belege dafür, dass eine strikte Einstellung der Glukosespiegel mittels Sulfonylharnstoffen und/oder Insulin die Schlaganfallinzidenz senkt (UK Prospective Diabetes Study Group 1998). Aufgrund der Vielzahl möglicher Sekundärschäden erübrigt es sich zu betonen, dass unabhängig vom Schlaganfallrisiko immer eine konsequente und individuell abgestimmte Diabetestherapie durchgeführt werden sollte (Tabelle 2.5.1).

Die Frage, ob die Hypercholesterinämie einen unabhängigen Risikofaktor für einen Schlaganfall darstellt, ist im Gegensatz zur eindeutig positiven Korrelation zwischen Hypercholesterinämie und koronarer Herzkrankheit (KHK) weiterhin nicht eindeutig beantwortet. Obwohl hohe Serumcholesterinspiegel mit Veränderungen der Gefäßwandstruktur (Intima-Mediadicke) in Verbindung gebracht wurden, zeigte sich in großen Kohortenstudien nur eine schwache oder keine Assoziation zwischen dem Cholesterinspiegel und dem Auftreten ischämischer Schlaganfälle (Prospective Studies Collaboration 1995, Demchuk et al. 1999). Die Mehrheit dieser Studien registrierte jedoch nur tödliche Schlaganfälle (Tabelle 2.5.1).

Die Behandlung einer moderaten Hypercholesterinämie mit dem HMG-CoA-Reduktase-Hemmer (Statin) Pravastatin in asymptomatischen Männern führte im Vergleich zu einer placebokontrollierten Kontrollgruppe zu keiner signifikanten Reduktion der Schlaganfallinzidenz (Shepherd et al. 1995). Hingegen konnte inzwischen in drei großen randomisierten Studien eine Senkung des relativen Schlaganfallrisikos bei Patienten mit vorbestehender KHK oder nach Myokardinfarkt durch die Behandlung mit Pravastatin oder Simvastatin um bis zu 32% Prozent nachgewiesen werden (The Scandinavian Simvastatin Survival Study Group 1994, The LIPID Study Group 1998, Plehn et al. 1999). In diesen placebokontrollierten Studien, die allerdings überwiegend an Männern mittleren Lebensalters durchgeführt wurden, mussten zwischen 86 und 132 Patienten behandelt werden, um einen Schlaganfall zu verhindern. Es ergab sich jedoch kein eindeutiger Zusammenhang zwischen der Cholesterinsenkung und der Schlaganfallreduktion, sodass der Schlaganfallprävention durch Statine wahrscheinlich zumindest teilweise andere Mechanismen als die Senkung des Gesamt- und LDL-Cholesterins sowie die Erhöhung des HDL-Cholesterins zugrunde liegen. Entsprechende Hinweise aus tierexperimentellen Studien liegen vor. Dort konnte u.a. nachgewiesen werden, dass Statine sowohl die Induktion der induzierbaren Nitroxidsynthase (iNOS) in Makrophagen hemmen als auch die Expression der endothelialen NOS verstärken (Endres et al. 1998a). Diese Mechanismen vermitteln einen antiinflammatorischen, vasoprotektiven Effekt der Statine, welcher möglicherweise das Fortschreiten der Arteriosklerose verhindert und damit die zerebrale Durchblutung verbessert.

Zusammenfassend ergibt sich aus diesen Daten, dass Patienten mit einer KHK oder nach einem Herzinfarkt sowohl wegen der Reduktion kardialer Ereignisse als auch wegen der Senkung des Schlaganfallrisikos auch bei hochnormalen Cholesterinwerten mit Pravastatin oder Simvastatin behandelt werden sollten. Ein genereller Nutzen der Statine in der Primär- oder Sekundärprophylaxe des ischämischen Schlaganfalls ist jedoch nicht bewiesen (Tabelle 2.5.1).

Kardiale Erkrankungen, die mit einem erhöhten Risiko intrakavitärer Thrombenbildung und somit auch kardialer Embolien einhergehen, sind mit einer erhöhten Inzidenz ischämischer Schlaganfälle assoziiert. Dabei schwankt das jährliche Embolierisiko zwischen einzelnen Erkrankungen oder Erkrankungsformen jedoch erheblich. So liegt dieses beispielsweise für idiopathisches Vorhofflimmern ohne weitere kardiale (KHK, linksatriale Dilatation, linksventrikuläre Dysfunktion) oder klinische Risikofaktoren (Hypertonie, Diabetes mellitus) bei unter 1%. Hingegen beträgt das jährliche Embolierisiko bei Vorhofflimmern mit Mitralklappenstenose, infektiöser Endokarditis oder dilatativer Kardiomyopathie mehr als 6%. Die Inzidenz zerebraler Ischämien im Gesamtkollektiv der Patienten mit Vorhofflimmern liegt bei etwa 5% pro Jahr (Tabelle 2.5.1). In den verschiedenen Untergruppen der Patienten mit dieser Erkrankung zeigen sich mit 0,5–12% jährlicher Schlaganfallinzidenz allerdings deutliche Unterschiede (Laupacis et al. 1998). In 5 großen Studien zur Primärprävention des ischämischen Schlaganfalls konnte nachgewiesen werden, dass die orale Antikoagulation mit Vitamin-K-Antagonisten (Cumarinderivate, z.B. Warfarin) die Inzidenz zerebraler Ischämien bei Patienten mit Vorhofflimmern um 70% im Vergleich zu unbehandelten Patienten reduziert (Laupacis et al. 1998). Dagegen beträgt die Reduktion des relativen Risikos durch Behandlung mit dem Thrombozytenaggregationshemmer Acetylsalicylsäure (ASS) nur etwa 21% und auch im direkten Vergleich beider Substanzen ergab sich eine deutliche Überlegenheit zugunsten von Warfarin (Hart et al. 1998). Patienten mit Vorhofflimmern und einem weiteren Risikofaktor wie

- vorangegangener Schlaganfall oder transitorische ischämische Attacke (TIA),
- systemische Embolien,
- Alter >75 Jahre,
- arterielle Hypertonie oder
- deutlich eingeschränkte linksventrikuläre Funktion

sollten daher mit Cumarinderivaten mit einer INR (International Normalized Ratio) von 2–3 (Zielwert 2,5) behandelt werden (The European Atrial Fibrillation Group, 1995, Laupacis et al. 1998). Bei Vorliegen mehrerer Risikofaktoren kann in Einzelfällen auch ein Zielwert von 3,0 indiziert sein. Hingegen sollten Patienten unter 65 Jahren mit idiopathischem Vorhofflimmern ohne weitere Risikofaktoren mit ASS (300 mg/d) oder gar nicht behandelt werden. Patienten über 65 Jahre ohne weitere Risikofaktoren gelten als gering gefährdet und können, auch in Abhängigkeit ihres individuellen Blutungsrisikos, mit Antikoagulanzien oder ASS (300 mg/d) behandelt werden (Bogousslavsky et al. 2000). Auch bei über 75-jährigen Patienten mit Vorhofflimmern und entsprechendem Risikoprofil sollte nach Ausschluss erhöhter Blutungsrisiken (z.B. ulzerierende Erkrankungen, Lebererkrankungen, Thrombozytopenien, erhöhte Sturzgefahr, mangelnde Compliance, Alkoholmissbrauch) eine INR von 2,5 angestrebt werden. Niedrigere INR-Werte für diese Patientengruppe erscheinen nicht sinnvoll, da eine INR < 2,0 mit keiner signifikanten Schlaganfallreduktion einhergeht (The European Atrial Fibrillation Study Group 1995). Bei erhöhtem Blutungsrisiko sollte bei dieser Patientengruppe eine Behandlung mit ASS erwogen werden (Bogousslavsky et al. 2000; Tabelle 2.5.1).

Für andere kardiologische Erkrankungen (dilatative Kardiomyopathie, Ventrikelaneurysma, mechanischer Klappenersatz, Vorhofmyxom), die mit einem erhöhten Embolierisiko einhergehen, gibt es keine Daten kontrollierter Studien zur Effektivität der oralen Antikoagulation in der Primär- oder Sekundärprophylaxe des ischämischen Schlaganfalls. Aufgrund klinischer Erfahrungen herrscht jedoch weitgehend Übereinstimmung über die Notwendigkeit oraler Antikoagulation bei diesen Patienten, wobei die Ziel-INR bei 2,5–3,5 (mechanischer Klappenersatz, intrakavitärer Thrombennachweis) liegen sollte. Ebenfalls unbestritten ist ein erhöhtes Risiko für embolische Hirninfarkte bei Vorliegen einer infektiösen Endokarditis. Eine orale Antikoagulation mit INR-Veränderung sollte jedoch aufgrund des im Rahmen dieser Erkrankung erhöhten intrazerebralen Blutungsrisikos nur bei Patienten mit mechanischem Klappenersatz und einem daher extrem erhöhten Embolierisiko durchgeführt werden.

Rauchen wurde in großen Kohortenstudien als unabhängiger Risikofaktor für das Auftreten ischämischer Schlaganfälle identifiziert. Dabei steigt das relative Risiko in Abhängigkeit von der Zahl täglich gerauchter Zigaretten auf das 1,5–2fache (Colditz et al. 1988, Shinton u. Beevers 1989). Bei gleichzeitigem Vorliegen einer arteriellen Hypertonie erhöht sich das relative Risiko bis auf das 20Fache. Ein Jahr nach Beendigung des Rauchens hat sich der relative Risikoanstieg für das Auftreten ischämischer Schlaganfälle halbiert (Colditz et al. 1988), nach 5 Jahren normalisiert sich das Risiko (Tabelle 2.5.1).

Die Beziehung zwischen Alkoholgenuss und Schlaganfällen scheint von der konsumierten Menge abhängig zu sein. Während ausgeprägter Alkoholkonsum mit einem deutlich erhöhten Risiko für das Auftreten von ischämischen und hämorrhagischen Schlaganfällen einhergeht, scheint moderater Alkoholkonsum (20–30 g/Tag) das Risiko eines ischämischen Schlaganfalls eher zu reduzieren (Sacco et al. 1999). Dieser schützende Effekt moderater Alkoholmengen, der auch für die Inzidenz der KHK nachgewiesen wurde, beruht möglicherweise auf im Alkohol und besonders im Rotwein enthaltenen Polyphenolen (Flavonoide). Diese Substanzen wirken als Antioxidanzien und verringern so die Atherogenität von LDL-Cholesterol, was wiederum arteriosklerotischen Veränderungen entgegenwirkt. Darüber hinaus hemmt Alkohol die Thrombozytenaggregation und fördert die Fibrinolyse (Constant 1997, Puddey u. Croft 1999).

Der Einfluss der postmenopausalen Östrogensubstitution auf die Schlaganfallinzidenz ist noch nicht abschließend geklärt. Während in einer Studie mit knapp 60 000 Frauen eine schwach positive Assoziation zwischen Östrogensubstitution und reduzierter Schlaganfallinzidenz nachgewiesen werden konnte (Grodstein et al. 1996), ergab die kombinierte Auswertung von vier weiteren Studien eine signifikante Erhöhung der Schlaganfallinzidenz unter einer Östrogensubstitution (Beral et al. 2002).

Körperliche Aktivität in Form einer schweißtreibenden Ertüchtigung pro Tag ist mit einem geringeren Schlaganfallrisiko assoziiert (Lee et al. 1999 a). Dieser Effekt wird ausschließlich über positive Einflüsse auf Körpergewicht, Blutdruck, Serumcholesterinspiegel und Glukosetoleranz vermittelt.

2.5.2 Molekularmedizinische Veränderungen

2.5.2.1 Monogene Erkrankungen als Ursache ischämischer Schlaganfälle

Monogen vererbte Erkrankungen sind nur für einen geringen Anteil der ischämischen Schlaganfälle verantwortlich. Während bei einer Gruppe dieser Erkrankungen ischämische Schlaganfälle das zentrale Krankheitssymptom darstellen (z.B. CADASIL), treten bei einer anderen Gruppe monogen vererbter Erkrankungen Schlaganfälle als Teil eines komplexeren Syndroms auf (z.B. Marfan-Syndrom). Mittlerweile wurden die ursächlichen Gendefekte für viele dieser Erkrankungen identifiziert. Daraus ergeben sich erste Rückschlüsse auf die Pathogenese dieser Krankheitsbilder als Grundlage für zukünftige therapeutische Ansätze (Tabellen 2.5.2 u. 2.5.3).

Tabelle 2.5.2. Monogene Erkrankungen mit ischämischen Schlaganfällen als zentralem Krankheitssymptom. Syndrom, bekannte Gendefekte und charakteristische klinisch-neurologische Symptomatik

Syndrom	Gendefekt	Klinische Symptomatik
CADASIL	*notch3*, Chromosom 19p13	Rezidivierende zerebrale Ischämien, kognitive Defizite, epileptische Anfälle, Migräne mit Aura, affektive Störungen, Endstadium: Demenz, Tetraparese
Moya-Moya-Erkrankung	Chromosom 3p24.2–p26, Chromosom 6	Rezidivierende zerebrale Ischämien, intrazerebrale Blutungen (adulte Form)
Zerebrale Amyloid-angiopathie	*app* (Glu693Gln), Chromosom 21; *cst3* (Kodon 68)	Rezidivierende multilokuläre intrazerebrale Blutungen, selten zerebrale Ischämien

2.5.2.1.1 Monogene Erkrankungen mit ischämischen Schlaganfällen als zentralem Krankheitssymptom

Bei CADASIL (zerebrale autosomal-dominante Arteriopathie mit subkortikalen Infarkten und Leukoenzephalopathie) handelt es sich um eine generalisierte Angiopathie (mittleres Manifestationsalter: 37 Jahre), welche überwiegend die kleinen Hirngefäße betrifft und zu einer Degeneration glatter Muskelzellen der Gefäßwände führt. Daraus resultieren bei betroffenen Patienten diffuse ischämische Marklagerläsionen und lakunäre Infarkte im tiefen Marklager der Hemisphären, in den Basalganglien, im Thalamus und im Pons. Diese strukturellen Hirnläsionen imponieren klinisch als rezidivierende TIA oder Schlaganfälle, fortschreitende kognitive Defizite, Migräne mit Aura, epileptische Anfälle oder psychiatrische Symptome (insbesondere affektive Störungen) und können im Endstadium zu einer subkortikalen Demenz, einer Pseudobulbärparalyse und einer spastischen Tetraparese führen (Dichgans et al. 1998, Desmond et al. 1999).

Der CADASIL-Erkrankung zugrunde liegende Gendefekte sind verschiedene Mutationen im *notch3*-Gen (Chromosom 19p13) (Joutel et al. 1996). Diese Mutationen bedingen eine fehlerhafte Struktur im extrazellulären Anteil eines großen, überwiegend in glatten Gefäßmuskelzellen exprimierten Transmembranrezeptors. Die Folge ist die Akkumulation des extrazellulären Anteils des Rezeptors innerhalb der Gefäßwand und die Degeneration glatter Gefäßmuskelzellen (Joutel et al. 2000). Die Diagnose CADASIL kann mittels molekulargenetischer Untersuchungen gesichert werden. Dabei können durch Sequenzierung der Exons 3 und 4 des *notch3* bereits 70% der Mutationen erfasst werden. Die Untersuchung der übrigen Exons erlaubt die Erfassung weiterer Mutatio-

Tabelle 2.5.3. Monogene Erkrankungen mit ischämischen Schlaganfällen als Teil einer komplexen klinischen Symptomatik. Syndrom, bekannte Gendefekte und charakteristische klinisch-neurologische Symptomatik

Syndrom	Gendefekt	Klinische Symptomatik
Ehlers-Danlos-Syndrom IV	*col3a1*, Chromosom 2q31	Zerebrale Ischämien nach Dissektionen, intrakranielle Aneurysmen, Carotis-sinus-cavernosus-Fisteln, selten intrazerebrale Blutungen (Gefäßruptur)
Hereditäre hämorrhagische Teleangiektasien	*hht1*, Chromosom 9q33, *hht2*, Chromosom 12q13	Pulmonale und zerebrale arteriovenöse Malformationen mit zerebralen Infarkten (paradoxe Embolien!), intrazerebrale und Subarachnoidalblutungen
MELAS	$tRNA^{leucine\ (UUR)}$-Gen (80%: A3243G, 10%: T3271C)	Schlaganfallähnliche Episoden (oft komplette Rückbildung), epileptische Anfälle, migräneartige Kopfschmerzen, kognitive Defizite
Morbus Fabry	α-Galaktosidase-A-Gen, Chromosom Xq22	Dolichoektasie der Vertebralarterien bzw. A. basilaris, zerebrale Ischämien, intrazerebrale Blutungen
Marfan-Syndrom	Fibrillin-1-Gen (*fbn1*), Chromosom 15q21	Zerebrale Ischämien nach Dissektionen (Aorta ascendens, A. carotis communis), spinale Infarkte
Pseudoxanthoma elasticum	*mrp6*, Chromosom 16p13	Zerebrale Ischämien, intrakranielle Aneurysmen, Dissektionen
Homocysteinurie	Cystathionin-β-Synthetase-Gen, Chromosom 21q21; Remethylierungsdefekt	Zerebrale Ischämien, gehäufte Thrombosen durch Thrombozytenfunktionsstörung, vorzeitige Arteriosklerose, kognitive Defizite

nen. Komplettiert wird die Diagnostik durch eine Hautbiopsie (elektronenmikroskopischer Nachweis charakteristischer osmophiler Ablagerungen in der Basalmembran kleiner Gefäße) sowie klinische (Familienanamnese!) und kernspintomographische Untersuchungen. Eine ursächliche Therapie der Erkrankung gibt es nicht. Inwieweit die Anwendung von Thrombozytenaggregationshemmern zu einer Verlangsamung des Krankheitsverlaufs und einer gebesserten klinischen Prognose führt, ist nicht bekannt (Tabelle 2.5.2).

Bei der Moya-Moya-Erkrankung handelt es sich um eine nicht arteriosklerotische, nicht infektiöse arterielle Verschlusskrankheit der intrakraniellen A. carotis interna und den proximalen Segmenten des Circulus arteriosus. Dabei kommt es sekundär zur Ausbildung eines Gefäßnetzes aus abnormal dilatierten Perforatorarterien (Moya-Moya-Gefäße), die als Kollateralen fungieren. Die Erkrankung ist selten und kommt hauptsächlich in Asien vor, besondern bei Japanern (ca. 4000 Patienten in Japan). Das Verhältnis der Erkrankungshäufigkeit für Frauen und Männer beträgt ca. 2:1. Es existieren eine häufigere juvenile Form (Erkrankungsgipfel vor dem 10. Lebensjahr) und eine seltenere adulte Form (3. bis 4. Lebensdekade). Die Ätiologie der Erkrankung ist bislang nicht sicher geklärt. Ungefähr 90% aller Fälle treten spontan auf. Bei diesen Erkrankungen ist sowohl die Assoziation mit HLA-B51 (Aoyagi et al. 1995) als auch mit genetischen Markern auf Chromosom 3p24.2–26 und Chromosom 6 beschrieben (Inoue et al. 1997, Ikeda et al. 1999). Ca. 10% aller Fälle sind familiär. Für diese Erkrankungen werden 2 Genorte auf Chromosom 3p und 17q als ursächlich angenommen, ohne dass die entsprechenden Gene bis jetzt identifiziert werden konnten. Des Weiteren wird die Beteiligung von bFGF (basischer Fibroblastenwachstumsfaktor) und dessen Rezeptor an der Pathogenese der Erkrankung diskutiert. Mikroskopisch lässt sich vor allem eine Proliferation glatter Muskelzellen in der Intima betroffener Gefäßwände nachweisen, was letztendlich zu einer exzentrischen Verlegung des Gefäßlumens mit sekundären thrombotischen Auflagerungen und somit zu Gefäßstenose oder -verschluss führt.

Die klinische Symptomatik ist gekennzeichnet durch das rezidivierende Auftreten zerebraler Ischämien mit transienten oder persistierenden neurologischen Defiziten und intrazerebraler Blutungen. Hirninfarkte treten vor allem bei der juvenilen Verlaufsform auf; das Risiko intrazerebraler Blutungen besteht dagegen insbesondere bei der adulten Verlaufsform und steigt mit dem Alter der Erkrankten. Wichtigste diagnostische Maßnahmen sind die intrakranielle Duplexsonographie, die MR-Angiographie und die konventionelle Angiographie. Eine ursächliche Therapie existiert nicht. Die symptomatische Therapie beinhaltet neben der Behandlung vaskulärer Risikofaktoren auch operative Maßnahmen wie die Anlage eines extra-intrakraniellen Bypasses oder die Durchführung einer Enzephaloduroarteriosynangiose (Apposition der A. temporalis superficialis mit Galea aponeurotica an die posterofrontale Dura mater zur Ausbildung neuer Kollateralen) (Tabelle 2.5.2).

Die zerebrale Amyloidangiopathie ist eine seltene autosomal-dominant vererbte Erkrankung, welche hauptsächlich zu rezidivierenden, multilokulären intrazerebralen Blutungen, aber auch zu ischämischen Schlaganfällen führt (Coria u. Rubio 1996). Die Erkrankung wird in einen niederländischen Typ („Dutch type", Beschreibung in einigen niederländischen Familien) und einen selteneren isländischen Typ („Iceland type", Beschreibung in wenigen isländischen Familien) klassifiziert. Es kommt zu einer Ablagerung von β-Amyloid („Dutch type") bzw. Cystatin C („Iceland type") in meningokortikalen Gefäßwänden und in der kortikalen grauen Substanz. Dies führt über die Bildung von Mikroaneurysmen und Gefäßwandnekrosen zur Ruptur und gelegentlich zum Verschluss kleiner zerebraler Blutgefäße. Der dem „Dutch type" der Erkrankung zugrunde liegende genetische Defekte ist eine Mutation (Glu693Gln) im Gen des Amyloidvorläuferproteins *(app)* auf Chromosom 21 (Bornebroek et al. 1996). Der „Iceland type" der Erkrankung beruht auf einer Punktmutation im Kodon 68 des Cystatin-C-Gens *(cst3)*. Eine ursächliche Therapie steht nicht zur Verfügung. Als Akutbehandlung kommt bei vitaler Bedrohung die operative Ausräumung des Hämatoms in Frage. Ein bei betroffenen Patienten evtl. bestehender arterieller Hypertonus sollte konsequent behandelt werden. Auf Antikoagulanzien oder Thrombozytenaggregationshemmer ist zu verzichten (Tabelle 2.5.2).

2.5.2.1.2 Monogene Erkrankungen mit ischämischen Schlaganfällen als Teil einer komplexen klinischen Symptomatik

Zu den monogen vererbten Erkrankungen, bei denen ischämische Schlaganfälle als Teil einer komplexen klinischen Symptomatik auftreten, gehören das Ehlers-Danlos-Syndrom Typ IV, hereditäre hämorrhagische Teleangiektasien (Morbus Osler-Weber-Rendu), MELAS, der Morbus Fabry, das Marfan-Syndrom, das Pseudoxanthoma elasticum und die Homocysteinurie (Tabelle 2.5.3).

Das Ehlers-Danlos-Syndrom (EDS) ist eine autosomal-dominant vererbte Bindegewebserkrankung mit einer Häufung vaskulärer Komplikationen beim EDS Typ IV. Die Prävalenz der Erkrankung liegt zwischen 1:50 000 und 1:500 000. Als ursächliche genetische Defekte wurden verschiedene Mutationen im Gen *col3a1* auf Chromosom 2q31 beschrieben, welche zur Synthese von abnormem Kollagen Typ III führen. Die Folge sind strukturelle Bindegewebsveränderungen in Hohlorganen (Darm, Uterus) und Gefäßwänden. Ischämische Schlaganfälle werden vor allem durch das gehäufte Auftreten von Dissektionen hirnversorgender Arterien verursacht. Weitere zerebrovaskuläre Komplikationen umfassen intrakranielle Aneurysmen (häufigste Lokalisation: Sinus cavernosus), Carotis-Sinus-cavernosus-Fisteln und spontane Rupturen großer und mittelgroßer Hirnarterien (Pepin et al. 2000) (Tabelle 2.5.3).

Bei hereditären hämorrhagischen Teleangiektasien (HHT, M. Osler-Weber-Rendu) handelt es sich um eine autosomal-dominant vererbte vaskuläre Dysplasie mit mukokutanen, prä- und postkapillär lokalisierten Gefäßerweiterungen (Guttmacher et al. 1995). Ein weiteres Charakteristikum der Erkrankung (Prävalenz 1:10 000) sind pulmonale arteriovenöse Malformationen (AVM) bzw. Fisteln. Diese pulmonalen AVM dienen häufig als Rechts-links-Shunt für Emboli kardialen Ursprungs und begünstigen somit das Auftreten zerebraler Ischämien. Auch direkte Thrombenbildung in AVM kann zu ischämischen Schlaganfällen führen. Weitere zerebrovaskuläre Komplikationen dieser Erkrankung sind intrazerebrale Blutungen und Subarachnoidalblutungen aus zerebralen AVM (Roman et al. 1978). Ursache der dem M. Osler-Weber-Rendu zugrunde liegenden abnormen Gefäßwandstruktur sind Mutationen in den Genen *hht1* (Chromosom 9q33) und *hht2* (Chromosom 12q13). Diese führen zur fehlerhaften Bildung der Proteine Endoglin und ALK1 („activin receptor-like kinase 1"), welche wahrscheinlich eine entscheidende Rolle in der Differenzierung von Gefäßen spielen (Tabelle 2.5.3).

MELAS bezeichnet den Symptomkomplex einer mitochondrialen Myopathie mit Enzephalopathie, Laktazidose und schlaganfallähnlichen Episoden (Pavlakis et al. 1984). Neben schlaganfallähnlichen Episoden, die sich in der Regel im Kindes- und Jugendlichenalter manifestieren und häufig zurückbilden, gehören epileptische Anfälle, migräneartige Kopfschmerzen, Laktazidose, Minderwuchs, kognitive Defizite, Innenohrschwerhörigkeit, eine externe Ophthalmoplegie und ein Diabetes mellitus zur typischen klinischen Symptomatik. Die meisten Fälle sind die Folge von Punktmutationen im $tRNA^{leucine\ (UUR)}$-Gen (80%: A3243G; 10%: T3271C). Weitere Mutationen in diesem Gen sowie Mutationen in den tRNA anderer Aminosäuren wurden beschrieben. Die Vererbung erfolgt maternal. Die A3243G-Mutation führt über eine Komplex-I-Defizienz zu einer Störung der Atmungskette. Für die Entstehung der schlaganfallähnlichen Episoden werden eine Reihe von möglichen Mechanismen diskutiert:

1. Störung der Autoregulation der Hirnperfusion als Folge mitochondrialer Veränderungen in präkapillären Sphinkteren,
2. Störungen der Blut-Hirn-Schranke aufgrund einer mitochondrialen Störung in vaskulären Endothelien,
3. Defekte im neuronalen oxidativen Metabolismus.

Neben biochemischen und molekulargenetischen Untersuchungen ist die Muskelbiopsie mit Nachweis von „ragged red fibers" und strukturellen Veränderungen an den Mitochondrien die wichtigste Maßnahme zur Diagnosesicherung (Clark et al. 1996) (Tabelle 2.5.3).

Der M. Fabry ist eine X-chromosomal-rezessiv vererbte Erkrankung, die auf einem Mangel an α-Galaktosidase A beruht. Dieser entsteht durch Mutationen im α-Galaktosidase-A-Gen (Chromosom Xq22). Im Verlauf der Erkrankung kommt es zu massiven Einlagerungen von Sphingolipiden in die Gefäßwände. Diese führen überwiegend zu Gefäßektasien oder -verschlüssen, aber auch zu Gefäßrupturen (intrazerebrale Blutungen!). Zerebrale Ischämien werden sowohl durch mikroangiopathische Gefäßverschlüsse als auch durch arterioarterielle Embolien aus ektatisch veränderten Gefäßen verursacht (Mitsias u. Levine 1996). Letztere betreffen vor allem das vertebrobasiläre Stromgebiet mit Dolichoektasie der Vertebralarterien und der A. basilaris. Des Weiteren gehören durch Wärme induzierbare Akroparästhesien, Angiokeratome sowie Nieren- und Herzinsuffizienz zur klinischen Symptomatik. Möglicherweise steht mit der Substitution gentechnisch hergestellter α-Galaktosidase A bereits in den nächsten Jahren eine vielversprechende Therapieoption zur Verfügung (Tabelle 2.5.3).

Beim Marfan-Syndrom handelt es sich um eine autosomal-dominant vererbte Erkrankung mit Hauptmanifestationen im Bereich des Skeletts, des kardiovaskulären Systems und des Auges. Die Prävalenz der Erkrankung liegt bei ca. 2–3:10 000. Der zugrunde liegende Gendefekt sind Mutationen im für Fibrillin 1 kodierenden Gen *(fbn1)* auf Chromosom 15q21. Fibrillin 1 ist als Glykoprotein extrazellulärer Mikrofibrillen ein wichtiger struktureller Bestandteil der extrazellulären Matrix. Der Funktionsverlust dieses Proteins führt u.a. zu Veränderungen in der Tunica media elastischer Arterien wie beispielsweise der Aorta. Dies hat wiederum eine geringere Dehnbarkeit und erhöhte Steifigkeit dieser Arterien zur Folge, woraus das gehäufte Auftreten von Dissektionen v.a. im Bereich der Aorta ascendens resultiert. Die Fortsetzung einer Aortendissektion in die A. carotis communis ist die häufigste Ursache zerebraler Ischämien bei Patienten mit Marfan-Syndrom. Auch spinale Infarkte treten vermehrt auf. Spontane Dissektionen zervikaler Arterien sind hingegen seltener. Die Diagnose eines Marfan-Syndroms kann jedoch nur bei Beteiligung von zumindest 3 Organsystemen (neben dem kardiovaskulären System zumeist Skelett und Auge) gestellt werden (DePaepe et al. 2000) (Tabelle 2.5.3).

Pseudoxanthoma elasticum ist eine Bindegewebserkrankung, die durch Verkalkung der elastischen Fasern, insbesondere in der Haut, im Auge und im Gefäßsystem gekennzeichnet ist. Es existieren sowohl autosomal-dominant als auch autosomal-rezessiv vererbte Varianten der Erkrankung. Als genetischer Defekt konnten Mutationen im Gen *mrp6* auf Chromosom 16p13 identifiziert werden, welches für einen sog. transmembranen ABC-Transporter kodiert (Ringpfeil et al. 2000). Zerebrovaskuläre Komplikationen wie zerebrale Ischämien, spontane Dissektionen hirnversorgender Arterien und intrakranielle Aneurysmen sowie andere vaskuläre Komplikationen sind die Folge einer Verkalkung der Lamina elastica interna mittelgroßer Arterien mit sekundärer Intimaproliferation. Eine ursächliche Therapie steht nicht zur Verfügung (Tabelle 2.5.3).

Der Begriff der Homocysteinurie beschreibt eine autosomal-rezessiv vererbte Stoffwechselerkrankung mit erhöhter Homocysteinkonzentration in Blut und Urin. Prävalenzangaben für verschiedene Regionen liegen zwischen 1:40000 und 1:200000. Ursache der Erkrankung sind zwei verschiedene Enzymdefekte. Einer betrifft die Cystathionin-β-Synthetase und wird über Mutationen im kodierenden Gen auf Chromosom 21q21 vermittelt. Die verminderte Enzymaktivität führt zu einer reduzierten Umwandlung von Homocystein (unter Mitwirkung von Methionin und Vitamin B_6) zu Cystathionin mit der Folge eines Anstieges der Homocystein- und Methioninkonzentration in Serum und Urin. In einigen Fällen lässt sich durch Vitamin-B_6-Substitution eine Normalisierung der Enzymaktivität erreichen (Tabelle 2.5.3).

Ein zweiter Enzymdefekt blockiert die Remethylierung von Homocystein zu Methionin (unter Mitwirkung von Folsäure und Vitamin B_{12}) mit der Folge erhöhter Homocystein- und Cystathioninspiegel bei leicht erniedrigtem Methioninspiegel. Weitere Ursachen erhöhter Homocysteinkonzentrationen sind Folsäure-, Vitamin-B_6- oder Vitamin-B_{12}-Mangel, aber auch Alkohol- oder Nikotinabusus, Medikamente (z.B. Methotrexat) oder Niereninsuffizienz. Neben Manifestationen im Bereich der Augen (Linsenektopie, Myopie, Glaukom, Ablatio retinae), verstärkter Osteoporose und Intelligenzdefekten kommt es bei betroffenen Patienten gehäuft zu Thrombosen (Beeinträchtigung der Thrombozytenfunktion durch erhöhte Homocysteinspiegel) und zu vorzeitiger Arteriosklerose. Letztere wird über eine durch Homocystein induzierte Endothelschädigung, Proliferation glatter Gefäßmuskelzellen und verstärkte Lipoproteinoxidation vermittelt. Einige Fall-Kontroll-Studien ergaben eine positive Korrelation zwischen erhöhten Homocysteinspiegeln und der Inzidenz ischämischer Schlaganfälle (Giles et al. 1998, Bostom et al. 1999). Auch eine Verbindung zwischen erhöhten Homocysteinspiegeln und gehäuftem Auftreten von Dissektionen der Vertebralarterien wurde beschrieben (Gallai et al. 2001). Andererseits konnte diese Assoziation in prospektiven Studien nur deutlich schwächer oder gar nicht nachgewiesen werden (Markus et al. 1997, Eikelboom et al. 1999) (Tabelle 2.5.1).

In mehreren z.Z. laufenden randomisierten Studien soll zudem der Nutzen einer Senkung des Homocysteinspiegels durch Vitaminsubstitution (Vitamin B_6/B_{12}) für die Primär- und Sekundärprophylaxe des Schlaganfalls sowie der Entwicklung neurologischer Defizite nach einem Hirninfarkt untersucht werden (Eikelboom et al. 1999, Gorelick 2002).

2.5.2.2 Pathophysiologie der zerebralen Ischämie: molekulare Mechanismen

Die nach einer zerebralen Ischämie auftretende Schädigung von Hirngewebe ist die Folge komplexer pathophysiologischer Vorgänge, deren Verständnis in den letzten Jahren mithilfe zahlreicher In-vitro- und In-vivo-Modellsysteme entscheidend erweitert werden konnte. Zu den relevanten Schädigungsmechanismen während und nach einer zerebralen Ischämie gehören die Exzitotoxizität, spontane Depolarisationen in der Peripherie des Infarktareals (Periinfarktdepolarisationen), die Inhibierung der

Proteinsynthese, Entzündungsreaktionen und der programmierte Zelltod (Apoptose). Inwieweit diese zu einem großen Teil tierexperimentell ermittelten Befunde auf die Pathophysiologie der zerebralen Ischämie des Menschen übertragbar sind, ist Gegenstand intensiver Forschungen. Obwohl diese Schädigungsmechanismen im Anschluss einzeln diskutiert werden, sind deren Übergänge in der zeitlichen Abfolge nach einer ischämischen Hirnschädigung fließend und auch hinsichtlich der Schwere ihrer Ausprägung voneinander abhängig. Für zukünftige therapeutische Strategien zur Minimierung des Gewebeschadens ergibt sich daraus wiederum die Notwendigkeit, das gesamte Spektrum der Schädigungsmechanismen nach einer zerebralen Ischämie als Kontinuum zu erfassen und entsprechend zu berücksichtigen (Abb. 2.5.2).

2.5.2.2.1 Exzitotoxizität, Produktion toxischer Zellmetabolite und Zusammenbruch des zellulären Energiestoffwechsels

Im Gegensatz zu den meisten anderen Geweben des Körpers beziehen Nervenzellen ihre Energie fast ausschließlich über den Stoffwechselweg der oxidativen Phosphorylierung. Dagegen spielt die anaerobe Glykolyse zur Deckung des neuronalen Energiebedarfs nur eine zu vernachlässigende Rolle. Infolge eines lokal eingeschränkten oder unterbrochenen CBF kommt es im betroffenen Hirnareal zu einer Minderversorgung mit Sauerstoff und Glukose. Ein andauernder Abfall des CBF auf unter 20% des Normalwertes im Infarktzentrum führt zu einer irreversiblen Schädigung des zellulären Energiestoffwechsels. Bereits 4 min. nach einer kompletten globalen zerebralen Ischämie sind nahezu alle ATP-Reserven des Gehirns aufgebraucht (Krause et al. 1988). Aus dem im Rahmen einer zerebralen Ischämie beeinträchtigten zellulären Energiestoffwechsel resultiert zunächst ein Funktionsverlust energieabhängiger Ionenpumpen mit Zusammenbruch der intra-/extrazellulären Ionengradienten und konsekutiv des Ruhemembranpotenzials mit der Folge einer anoxischen Depolarisation von Neuronen und Gliazellen (Martin et al. 1994, Lee et al. 1999b). Diese führt wiederum zu einer Aktivierung spannungsabhängiger Kalziumkanäle mit Einstrom von Ca^{2+} nach intrazellulär

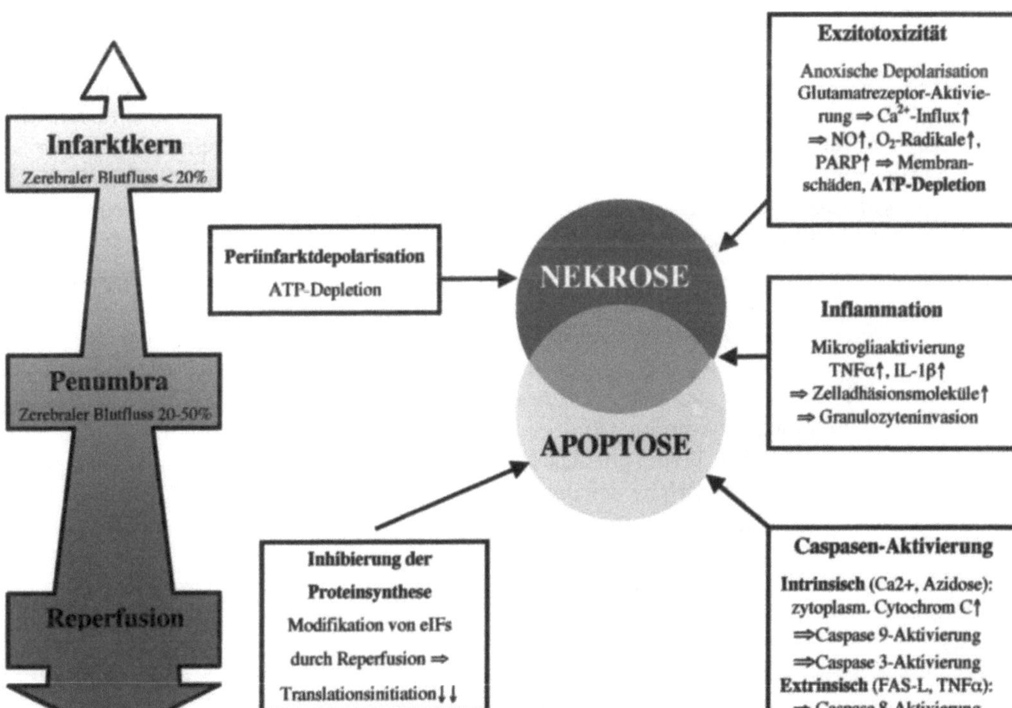

Abb. 2.5.2. Pathophysiologie der zerebralen Ischämie. Exzitotoxizität, Periinfarktdepolarisationen, postischämische Entzündungsreaktionen (Inflammation), durch Reperfusion induzierte Inhibierung der Proteinsynthese und Aktivierung von Caspasen sind die entscheidenden molekularen Mechanismen der ischämischen neuronalen Gewebeschädigung. Sie führen, in Abhängigkeit vom Ausmaß der zerebralen Restperfusion, mit fließenden Übergängen zum nekrotischen und/oder apoptotischen Zelltod

und einer Freisetzung exzitatorisch wirkender Aminosäuren, wie z.B. Glutamat. Dabei wird Glutamat sowohl synaptisch als auch mittels Glutamattransportern depolarisierter Astrozyten freigesetzt (Nicholls u. Attwell 1990). Die Akkumulation exzitatorischer Aminosäuren im Extrazellulärraum mündet in einer massiven Aktivierung ionotroper, wie beispielsweise NMDA-, AMPA- und Kainat-Rezeptoren, und metabotroper Glutamatrezeptoren. Dies wiederum hat einen diesen Kreislauf weiter verstärkenden Ca^{2+}- und Na^{+}-Einstrom nach intrazellulär über Ionenkanäle, die durch ionotrope Glutamatrezeptoren gesteuert werden, zur Folge (Park et al. 1988, Lee et al. 1999b). Diese als Exzitotoxizität bezeichnete Schadenskaskade führt vor allem über die Generierung zelltoxischer Metabolite (NO, freie O_2-Radikale, Peroxynitrit) und die Zerstörung des Zytoskeletts zum Zusammenbruch des neuronalen Energiestoffwechsels mit sich anschließendem Verlust der Membranintegrität und damit zum nekrotischen Zelltod (Abb. 2.5.2). Die Relevanz der Aktivierung ionotroper Glutamatrezeptoren für den Gewebeschaden nach einer zerebralen Ischämie wurde durch Studien unterstrichen, in denen durch den Einsatz spezifischer Rezeptorantagonisten in tierexperimentellen Schlaganfallmodellen die ischämische Gewebeschädigung reduziert werden konnte (Park et al. 1988, Albers et al. 1992, Nellgård und Wieloch 1992). Aus der erhöhten Produktion von intrazellulärem NO durch Ca^{2+}-vermittelte Aktivierung der NO-Synthase (NOS) resultiert im weiteren Verlauf u.a. eine massive Aktivierung des DNA-Reparaturenzyms Poly-(ADP-Ribose-)Polymerase (PARP), welche einen Mangel an NAD^{+} mit der Folge einer Reduktion der ATP-Produktion nach sich zieht (Endres et al. 1997, Tokime et al. 1998; Abb. 2.5.2). Durch den Einsatz von PARP-Inhibitoren konnte die Infarktgröße in Tiermodellen der fokalen zerebralen Ischämie deutlich reduziert werden (Endres et al. 1997, Takahashi et al. 1999). Verantwortlich für die Bildung freier O_2-Radikale, welche wiederum Lipidperoxidationen und Zellmembranschäden verursachen, ist neben der über die anoxische Depolarisation vermittelten Phospholipase-C-Aktivierung die Ca^{2+}-vermittelte Aktivierung der Phospholipase A2 und der Cyclooxygenase 2 (Rehncrona et al. 1982, Moskowitz et al. 1984). Diese Enzyme bewirken die Freisetzung von Arachidonsäure, deren Metabolismus wiederum als direkte Quelle freier O_2-Radikale fungiert. Als Folge der Lipidperoxidationen wird die Funktion membranständiger Wachstumsfaktorrezeptoren gestört und damit ein endogener Schutzmechanismus wie die postischämisch erhöhte Expression verschiedener Wachstumsfaktoren (z.B. bFGF) unwirksam (Speliotes et al. 1996, White et al. 2000). Die Degradierung zytoskelettaler Proteine wie Actin und Spectrin erfolgt ebenfalls durch Ca^{2+}-vermittelte Aktivierung proteolytischer Enzyme wie beispielsweise der Calpainproteasen (White et al. 2000).

Neben der vor allem über die Aktivierung ionotroper Glutamatrezeptoren vermittelten Störung der intrazellulären Ca^{2+}-Homöostase scheint auch die gesteigerte Freisetzung von Zn^{2+} aus Axonterminalen an den exzitatorischen Schädigungsmechanismen nach einer zerebralen Ischämie beteiligt zu sein (Lee et al. 1999b). Es gibt Hinweise für einen gesteigerten Zinkinflux nach intrazellulär, der wahrscheinlich hauptsächlich durch spannungsabhängige Kalziumkanäle, aber auch NMDA-Rezeptor-abhängige Ionenkanäle und Ca^{2+}-durchlässige AMPA-Rezeptoren gesteuert wird (Sensi et al. 1997). In In-vitro-Experimenten konnte bereits nachgewiesen werden, dass hohe extrazelluläre Zn^{2+}-Konzentrationen zu neuronalem Zelltod vor allem an depolarisierten Neuronen führen (Weiss et al. 1993). Darüber hinaus kommt es durch einen verstärkten Einstrom von Na^{+} und Cl^{-} über monovalente Ionenkanäle, wie beispielsweise den Kanal des AMPA-Rezeptors, zu einem diesem wechselnden Ionengradienten folgenden passiven Wassereinstrom. Daraus resultiert wiederum die Ausbildung eines Ödems, welches neben direkter Zelllyse über vaskuläre Kompression vor allem in der Randzone des ischämischen Infarktes, der sog. Penumbra, eine weitere Verstärkung des relativen Perfusionsdefizits bewirkt. Dies ist besonders kritisch, da in der Penumbra eine nochmalige Verminderung des dort auf 20–50% des Normalwertes reduzierten CBF zu einem Zusammenbruch des noch erhaltenen Energiestoffwechsels und damit zu einer weiteren Ausdehnung des letal geschädigten Infarktgebietes führen kann.

Die als wichtige zelluläre Schädigungsmechanismen der zerebralen Ischämie beschriebene Generierung freier Sauerstoffradikale (z.B. Superoxidradikal) und verstärkte Peroxynitritproduktion mit anschließender Lipidperoxidation werden durch die Reperfusion eines über mehrere Minuten hochgradig ischämischen Hirnareals (Perfusion <20% des Normalwertes) noch deutlich verstärkt (White et al. 2000). Dieses auch als Reperfusionsschaden bezeichnete Phänomen führt trotz wiederhergestellter Energiezufuhr vor allem in einigen selektiven Neuronenpopulationen zu verstärktem Zelltod. Zu diesen selektiv vulnerablen Neuronen (SVN), die eine erhöhte Empfindlichkeit gegenüber toxischen Sauerstoffmetaboliten aufweisen, gehören die pyramidalen Neurone aus der CA1-Region des Hippocampus sowie pyramidale Neurone aus speziellen Bereichen des Kortex (Schichten 3 und 5). Die erhöhte Empfindlichkeit von SVN gegenüber O_2-Radikalen wird sowohl mit einer Defizienz des Enzyms Glutathionperoxidase als auch mit einer verstärkten Freisetzung von Eisenionen durch benachbarte Zellen erklärt (Zaleska u. Floyd 1985, Krause et al. 1987) und führt zur postischämischen Akkumulation von Produkten der Lipidperoxidation in diesen Neuronen (Yoshino et al. 1997). Die Hemmung von O_2-Radikalen durch den Einsatz sog. Radikalfängersubstanzen oder die Überproduktion endogener Schutzenzyme resultiert folgerichtig in einer Reduktion des ischämischen Gewebeschadens (Zhao et al. 1994, Weisbrot-Lefkowitz et al. 1998). Neben dem bereits beschriebenen Mechanismus der Lipidperoxidation führt die verstärkte Freisetzung freier O_2-Radikale darüber hinaus zu einer vermehrten Generierung von Entzündungsmediatoren und zur Aktivierung von Apoptose induzierenden Proteasen, den sog. Caspasen. Die sich daraus ergebenden, nicht exzitotoxischen Mechanismen der ischämischen Gewebeschädigung werden im Anschluss separat erläutert. Unabhängig von der neuronalen Schädigung scheinen die auf einer während der Reperfusion verstärkten Lipidperoxidation beruhenden Zellmembranschäden auch am Phänomen der postischämischen kapillären Hypoperfusion beteiligt zu sein. Diese kann durch eine pharmakologische Antagonisierung der Lipidperoxidation verhindert werden (Hall u. Yonkers 1988).

2.5.2.2.2 Periinfarktdepolarisationen

Im Kerngebiet des ischämischen Infarktes kommt es aufgrund massiver Glutamat- und Kaliumfreisetzung zu einer dauerhaften sog. anoxischen Depolarisation, da die Zellen im Infarktkern aufgrund des gestörten Energiestoffwechsels nicht in der Lage sind, zu repolarisieren. Im Gegensatz dazu können Zellen im Randgebiet des Infarktes, der Penumbra, in der eine Restperfusion erhalten ist, repolarisieren. Der Vorgang der De- und Repolarisation wiederholt sich mehrfach pro Stunde und verbraucht somit bei schon verminderter Perfusion zusätzlich Energie. Das führt dazu, dass es mit steigender Anzahl dieser Periinfarktdepolarisationen zu einer Ausdehnung des Infarktareals kommt (Mies et al. 1993). Periinfarktdepolarisationen sind bis jetzt in experimentellen Schlaganfallmodellen wie der Maus, der Ratte und der Katze nachgewiesen worden. In diesen Modellen konnte durch den Einsatz von Substanzen, beispielsweise NMDA- und AMPA-Rezeptor-Antagonisten, welche die Periinfarktdepolarisationen unterdrücken oder deren Anzahl reduzieren, eine Reduktion der Infarktgröße erreicht werden (Iijima et al. 1992). Beim Menschen ließen sich Periinfarktdepolarisationen bis jetzt jedoch nicht nachweisen, sodass ihre Bedeutung für die Pathophysiologie der humanen zerebralen Ischämie noch nicht beurteilt werden kann (Back et al. 2000) (Abb. 2.5.2).

2.5.2.2.3 Postischämische Entzündungsreaktionen

In den ersten Minuten und Stunden nach einer zerebralen Ischämie sind neuronale und gliale Zellschädigung und Zelltod fast ausschließlich die Folge exzitotoxischer Mechanismen. Darüber hinaus kommt es infolge dieser Mechanismen zur Induktion zusätzlicher Schadenskaskaden, die im weiteren Verlauf zur Ausdehnung des infarzierten Areals beitragen. Dazu gehören auch postischämische Entzündungsreaktionen, die hauptsächlich über die von geschädigten Neuronen und Gliazellen exprimierten Mediatoren TNF-α und IL-1β vermittelt werden (Abb. 2.5.2). Deren Produktion resultiert aus der Induktion verschiedener Transkriptionsfaktoren wie beispielsweise NF-κB (O'Neill u. Kaltschmidt 1997), IRF-1 („interferon regulatory factor 1") (Iadecola et al. 1999) und STAT3 (Planas et al. 1996). Deren Expression wird wiederum durch die als Folge exzitotoxischer Zellschädigung vermehrte Freisetzung freier Sauerstoffradikale und die Ca^{2+}-vermittelte Aktivierung intrazellulärer Second-messenger-Systeme getriggert. Durch die Produktion von TNF-α und IL-1β werden Zelladhäsionsmoleküle, wie beispielsweise das ICAM-1, und Selectine in Endothelzellen exprimiert (Haring et al. 1996, Lindsberg et al. 1996). Neutrophile Granulozyten interagieren über entsprechende Oberflächenrezeptoren mit Zelladhäsionsmolekülen der Endothelzellen und gelangen so nach Durchtritt der Gefäßwand in das Hirngewebe (Abb. 2.5.2). Über ähnliche Mechanismen folgen Monozyten und Makrophagen, deren Migration zum geschädigten Hirngewebe über die Expression von Chemokinen wie beispielsweise Interleukin 8 und „monocyte chemoattractant protein 1" gesteuert wird. Auch Mikrogliazellen sind als hirneigene Zellen an den inflammatorischen Prozessen nach einer zerebralen Ischämie beteiligt. Ausdruck ihrer bereits wenige Stunden nach Beginn der ischämischen Schädigung vor allem in der Penumbra stattfindenden Aktivierung sind eine Rückbildung der Fortsätze und die Annahme einer amöboiden Zellform (Abb. 2.5.2). Weitere experimentelle Befunde, welche die Bedeutung postischämischer Entzündungsreaktionen für die Ausdehnung des ischämischen Gewebeschadens belegen, sind die Reduktion des Infarktareals durch induzierte systemische Neutropenie, durch Blockierung von Adhäsionsmolekülen und ihrer Rezeptoren mittels neutralisierender Antikörper und in ICAM-1-Knockout-Mäusen (Conolly et al. 1996, Zhang et al. 1999), durch IL-1-Blockade (Loddick u. Rothwell 1996) sowie in Mäusen mit einer Gendeletion für den Transkriptionsfaktor IRF-1 (Iadecola et al. 1999). Hingegen wird die neuroprotektive Wirkung der als Immunsuppressivum eingesetzten Substanz FK506 mit deren Bindung an Immunophiline und die daraus resultierende Hemmung des Übertretens von Ca^{2+} durch die innere Mitochondrienmembran über die „mitochondrial permeability transition pore" erklärt (Schweizer et al. 1993, Tanveer et al. 1996, White et al. 2000).

Verschiedene Mechanismen tragen zur Verstärkung des ischämischen Gewebeschadens durch postischämische Inflammation bei. Die Expression von Cyclooxygenase 2 (COX-2) durch ischämische Neurone führt über die Produktion des Superoxidradikals und toxischer Prostanoide zur Verstärkung des neuronalen Zelltods (Nogawa et al. 1997). Aktivierte Mikrogliazellen exazerbieren die postischämische Gewebeschädigung durch die Expression von Neurotoxinen (z. B. NO), reaktiven Sauerstoffmetaboliten und toxischen Prostanoiden. Des Weiteren spielt neben einer weiteren Reduktion der postischämischen Mikrozirkulation durch massenhaftes Einwandern neutrophiler Granulozyten (del Zoppo et al. 1991) auch die gesteigerte Expression toxischer Entzündungsmediatoren wie beispielsweise der induzierbaren NO-Synthase (iNOS) durch infiltrierende neutrophile Granulozyten, welche wiederum zur zellschädigenden Überproduktion von NO führt, eine für die Ausdehnung des Gewebeschadens wichtige Rolle (Forster et al. 1999). Dies wird durch die Beobachtung unterstrichen, dass sowohl die pharmakologische Blockierung von iNOS als auch die Deletion des für iNOS kodierenden Gens zu einer Reduktion des ischämieinduzierten Gewebeschadens führt (Iadecola 1997, Iadecola et al. 1997). Hingegen ist die Rolle von TNF-α bei der Entwicklung des postischämischen Gewebeschadens noch nicht abschließend geklärt. Es konnte sowohl ein den Gewebeschaden verstärkender Effekt (Barone et al. 1997) als auch ein neuroprotektives Potenzial durch die Induktion von Antioxidanzien nachgewiesen werden (Bruce et al. 1996).

Neben diesen zahlreichen tierexperimentellen Befunden gibt es auch eine zunehmende Anzahl von Studien, welche die Rolle von Entzündungsmediatoren bei Schlaganfallpatienten untersuchten. So wurde in einigen Arbeiten eine erhöhte Konzentration von löslichem ICAM-1 im peripheren Blut von Schlaganfallpatienten nachgewiesen (Fassbender et al. 1995, Bitsch et al. 1998). Ähnliche Befunde ergaben sich für das vaskuläre Zelladhäsionsmolekül 1 (VCAM-1) und für E-Selektin (Fassbender et al. 1995, Blann et al. 1999). Für ICAM-1 und VCAM-1 konnte zudem eine Expressionserhöhung in Gefäßendothelien der Mikrozirkulation nachgewiesen werden (Krupinski et al. 1994, Lindsberg et al. 1996). Zusammenfassend lässt sich feststellen, dass inflammatorische Adhäsionsmoleküle nach einer zerebralen Ischämie in Patienten vermehrt exprimiert werden, dies allerdings mit einer erheblichen interindividuellen Variabilität. Daher gibt es z. Z. noch keine sinnvolle Indikation für die Messung dieser Moleküle in der klinischen Routine (Frijns u. Kappelle 2002). Allerdings unterstützen diese Befunde die Hypothese einer Beteiligung von Adhäsionsmolekülen und damit entzündlicher Veränderungen an der Pathogenese der Gewebeschädigung nach einer zerebralen Ischämie.

2.5.2.2.4 Postischämische Inhibierung der Proteinsynthese

Die spontan oder als Folge einer therapeutischen Intervention aufgetretene Wiedereröffnung eines verschlossenen hirnversorgenden Gefäßes führt zu einer mehr oder weniger vollständigen Reperfusion des vormals ischämischen Hirngewebes. Diese Reperfusion trägt aber unter Umständen durch verschiedene Mechanismen zur Ausweitung der ischämiebedingten Gewebeschädigung bei. Auf die deutlich erhöhte intrazelluläre Produktion toxischer Metabolite (O_2-Radikale, Peroxynitrit) mit konsekutiver Lipidperoxidation und Membranschädigung während der Reperfusion wurde bereits detailliert eingegangen. Einen weiteren Schädigungsmechanismus stellt die durch die Reperfusion ischämischen Hirngewebes initiierte Inhibierung der Proteinsynthese im betroffenen Areal dar (Abb. 2.5.2). So wurde bereits vor mehr als 30 Jahren erstmals ein um 30% reduzierter Einbau markierter Aminosäuren als Hinweis für eine Inhibierung der Proteinsynthese im Anschluss an eine 4-stündige Reperfusion nach 30-minütiger zerebraler Ischämie beschrieben (Kleihues u. Hossman 1971). In darauf folgenden Studien konnte nachgewiesen werden, dass die Inhibierung der Proteinsynthese nicht durch die Ischämie selbst, sondern fast ausschließlich durch die Reperfusion des ischämischen Hirngewebes vermittelt wird. Während nach einer 30-minütigen tierexperimentellen zerebralen Ischämie in einer In-vitro-Präparation eine normale Proteinsynthese gemessen wurde, war diese bereits 10 min. nach Beginn der Reperfusion um 90% vermindert und erholte sich nach 6-stündiger Rezirkulation wieder auf 60% des Ausgangswertes (Nowak et al. 1985). Es konnte weiterhin gezeigt werden, dass es bereits nach Reperfusion einer 3-minütigen Ischämie zu einer Inhibierung der Proteinsynthese kommt. Das Ausmaß dieser Inhibierung ist jedoch nur für Ischämiezeiten kleiner als 5 min. proportional zur Ischämiedauer; längere Ischämiezeiten führen zu keiner weiteren Zunahme der Inhibierung der Proteinsynthese, verzögern oder verhindern jedoch ihre Wiederherstellung (Dienel et al. 1980). Trotz dieses Wissens blieben die molekularen Mechanismen der Proteinsyntheseinhibierung lange Zeit unverstanden. Verschiedene Untersuchungen belegen, dass es während der Reperfusion nicht zu einer Schädigung für eine regelrechte Proteinsynthese notwendiger Funktionen des Zellstoffwechsels wie beispielsweise der Transkription, der Prozessierung und des Transportes von mRNA oder der Ribosomenfunktion kommt (White et al. 1992, DeGracia et al. 1993, Tiffany et al. 1995). Auch ein Mangel an energiereichen Phosphaten oder an intrazellulär verfügbaren Aminosäuren konnten als mögliche Ursachen der Proteinsynthesestörung ausgeschlossen werden (Nowak et al. 1984). In den letzten Jahren wurde nachgewiesen, dass die Hemmung der Translationsinitiierung für die Proteinsynthesestörung während der frühen Reperfusion verantwortlich ist (Abb. 2.5.2). Die Initiierung der Translation wird als komplexer Vorgang maßgeblich durch sog. eukaryontische Initiationsfaktoren (eIF) gesteuert (White et al. 2000, DeGracia et al. 2002). Eine im Wesentlichen durch zwei Mechanismen vermittelte Modifizierung dieser Faktoren verhindert während der frühen Reperfusion die Bildung des Tanslationsinitiationskomplexes und damit die Proteinsynthese. Die mit Beginn der Reperfusion nachweisbare Phosphorylierung einer Untereinheit des eIF2 durch eine aktivierte Kinase des endoplasmatischen Retikulums (PERK) stellt einen dieser Mechanismen dar (DeGracia et al. 1996, 2002). Des Weiteren trägt die Calpain- oder Caspase-3-vermittelte Proteolyse von eIF4G zur Störung des Translationsbeginns bei. Es wurde gezeigt, dass die Degradation von eIF4G durch den Einsatz pharmakologischer Calpaininhibitoren blockiert werden kann (Neumar et al. 1998).

Das Ausmaß und die Dauer der Inhibition der Proteinsynthese sind zudem von der betroffenen Hirnregion abhängig. Während sich im zerebralen Kortex, in der CA1-Region des Hippocampus und im Nucleus caudatus der Stammganglien eine ausgeprägte und lang andauernde Proteinsynthesestörung nachweisen lässt, sind der Gyrus dentatus des Hippocampus und Strukturen des Hirnstamms weit weniger betroffen (Araki et al. 1990, Widmann et al. 1991). Arbeiten zu möglichen Mechanismen, welche die regionalen Unterschiede hinsichtlich der durch die Reperfusion vermittelten Proteinsynthesestörung erklären, liegen noch nicht vor. Da viele Studien die CA1-Region des Hippocampus als die für eine ischämische Schädigung anfälligste Hirnregion identifiziert haben, liegt der Schluss nahe, dass eine positive Korrelation zwischen prolongierter Proteinsynthesestörung und selektiver neuronaler Vulnerabilität besteht. Die zumindest für eine längere Ischämiedauer möglicherweise entscheidende Rolle der Proteinsynthesestörung für die letztendliche Infarktgröße konnte in einer Studie von Hata et al. (2000) gezeigt werden. Es ließ sich nachweisen, dass Reperfusion nach einer einstündigen fokalen Ischämie in der Infarktpenumbra zunächst zu einer Inhibierung der Proteinsynthese und erst danach zu einer zellulären ATP-Depletion führt. Darüber hinaus stimmte das Penumbraareal mit gestörter Proteinsynthese mit der Grenze des ultimativen Infarktgebietes überein.

2.5.2.2.5 Programmierter Zelltod (Apoptose)

Der programmierte Zelltod, die Apoptose, stellt im Gegensatz zum nekrotischen Zelltod einen aktiven, Energie verbrauchenden und mit neuer Gen- und Proteinexpression einhergehenden Prozess dar. Der Charakter des Zelltodes einer ischämisch geschädigten Nervenzelle wird neben Faktoren wie Entwicklungsphase und Differenzierungsgrad der betroffenen Zelle (Leist u. Nicotera, 1998) auch durch die Dauer und Schwere der Ischämie determiniert. Während nach einem permanenten Gefäßverschluss mit ausgeprägter Minderperfusion des betroffenen Hirngewebes überwiegend ein nekrotischer Zelltod zur Gewebeschädigung führt, resultiert zumindest in tierexperimentellen Schlaganfallmodellen aus milderen Noxen mit kürzeren Ischämiezeiten und guter Reperfusion vor allem in der Penumbra überwiegend ein apoptotischer Zelltod (Endres et al. 1998b, Dirnagl et al. 1999,

MacManus u. Buchan 2000). Der parallele Ablauf beider Zelltodmechanismen nach einer zerebralen Ischämie (Infarktkern vs. Penumbra) und die Möglichkeit des Übergangs eines Neurons von der Apoptose in die Nekrose wird als Apoptose-Nekrose-Kontinuum bezeichnet (Graham u. Chen 2001) (Abb. 2.5.2).

Neben in den letzten Jahren zunehmend verstandenen und im Anschluss näher erläuterten molekularen Mechanismen wird die Apoptose über spezifische, sie von der Nekrose abgrenzende Veränderungen der Zellmorphologie definiert. Dazu gehören die Chromatin- und Zytosolkondensation bei intakter Zellmembran, die DNA-Fragmentierung und schließlich der Zellzerfall in charakteristische membranumschlossene Körperchen, „apoptotic bodies", die einer raschen Phagozytose unterliegen. Aufgrund zahlreicher gegensätzlicher Befunde hinsichtlich des Vorliegens dieser ultrastrukturellen Veränderungen war der Beitrag der Apoptose zum neuronalen Zelltod nach zerebraler Ischämie lange umstritten (Li et al. 1995, Nitatori et al. 1995, Colbourne et al. 1999).

Als Vermittler des apoptotischen Zelltods fungiert eine Gruppe von Cysteinproteasen, die sog. Caspasen, zu deren Gruppe mittlerweile 14 verschiedene Moleküle gehören (Thornberry u. Lazebnik 1998, MacManus u. Buchan 2000). Caspasen liegen intrazellulär als inaktive Proformen vor und werden mittels Abspaltung eines Fragments in ihre aktive Form überführt. Die entscheidende Rolle bei der ischämieinduzierten neuronalen Apoptose spielen die Caspasen 1, 2, 3, 8 und 9. Die Aktivierung der Caspasen kann über zwei unterschiedliche Wege erfolgen (Abb. 2.5.2, 2.5.3). Bei der sog. rezeptorvermittelten oder extrinsischen Aktivierung führt die Bindung von Liganden (z.B. FAS-Ligand, TNF-α) an bestimmte membranständige Rezeptoren („Todesrezeptoren") wie den FAS-, TNF- oder TRAIL-Rezeptor, zur Aktivierung intrazellulärer, Apoptose auslösender Signalkaskaden (Nagata u. Golstein 1995, Hu et al. 1999). Die in diesem Prozess aktivierte Caspase 8 kann mittels ihrer proteolytischen Aktivität wiederum andere Caspasen aktivieren (Muzio et al. 1997) (Abb. 2.5.3).

Am Anfang der rezeptorunabhängigen oder intrinsischen Aktivierung steht eine durch multiple Noxen (ATP-Defizienz, erhöhte Ca^{2+}-Konzentration, dauerhafte Depolarisation, Azidose, Toxine) auslösbare Schädigung der inneren Mitochondrienmembran mit konsekutiv erhöhter Permeabilität (MacManus et al. 2000, White et al. 2000, Padosch et al. 2001). Dies hat den Übertritt von Zytochrom C, einem Enzym der Atmungskette, und Procaspase 9 in das Zytoplasma zur Folge, wo nach Komplexbildung dieser Moleküle mit APAF-1 („apoptosis-activating factor 1") über die Formierung eines sog. Apoptosoms aktivierte Caspase 9 freigesetzt wird (Cain et al. 2000). Aktivierte Caspase 9 fungiert wiederum als Aktivator der Procaspasen 3, 6 und 7. Die Aktivierung dieser Effektorcaspasen führt über die Spaltung von Strukturproteinen (z.B. Laminin, Actin) und DNA-Reparaturenzymen (PARP) sowie die endonukleasenvermittelte DNA-Fragmentierung zum apoptotischen Zelltod (Abb. 2.5.2, 2.5.3).

Darüber hinaus gibt es Hinweise für die Existenz einer caspaseunabhängigen apoptotischen Zelltodkaskade. Diese wird über den unter physiologischen Bedingungen intramitochondrial vorliegenden Apoptose induzierenden Faktor (AIF) gesteuert (Susin et al. 2000). Die durch die Aktivierung von PARP vermittelte Translokation von AIF nach extramitochondrial (Chiarugi u. Moskowitz 2002, Yu et al. 2002) führt zu einer den apoptotischen Zelltod auslösenden Signalkaskade (u.a. Übertritt von Zytochrom C in das Zytoplasma). Diese kann auch durch die Überexpression antiapoptotischer Proteine oder durch Anwendung von Caspaseinhibitoren nicht beeinflusst werden (Candé et al. 2002, Yu et al. 2002) (Abb. 2.5.3).

Die durch Caspasen vermittelte Exekution der Apoptose kann auf verschiedenen Ebenen durch zelleigene Mechanismen moduliert und inhibiert werden. Proteine der sog. BCL-2-Familie können im Rahmen der intrinsischen Aktivierung hemmend oder verstärkend auf apoptotische Mechanismen einwirken. So verhindern die Proteine BCL-2 und BCL-XL den Austritt von Ca^{2+} aus dem endoplasmatischen Retikulum und stabilisieren damit die Mitochondrienmembran, was wiederum den Austritt von Zytochrom C verhindert (Lam et al. 1994, Padosch et al. 2001). Eine die Apoptose fördernde Wirkung entfalten hingegen die Proteine BAX und BAD. BAX, dessen Expression u.a. durch den nach zerebraler Ischämie vermehrt gebildeten Transkriptionsfaktor P53 reguliert wird, verstärkt die Freisetzung von Zytochrom C und Procaspase 9 aus den Mitochondrien durch die Bildung einer Pore in der äußeren Mitochondrienmembran (Miyashita et al. 1994, Watanabe et al. 1999, Antonsson et al. 2000) (Abb. 2.5.3). Hingegen übt durch Dephosphorylierung aktiviertes BAD seinen proapoptotischen Effekt über die Bindung und Spaltung von BCL-2 aus (Zha et al. 1996). Spezielle Virusproteine wie P35 oder CrmA sind zudem in der Lage, Caspasen direkt zu inhibieren und damit

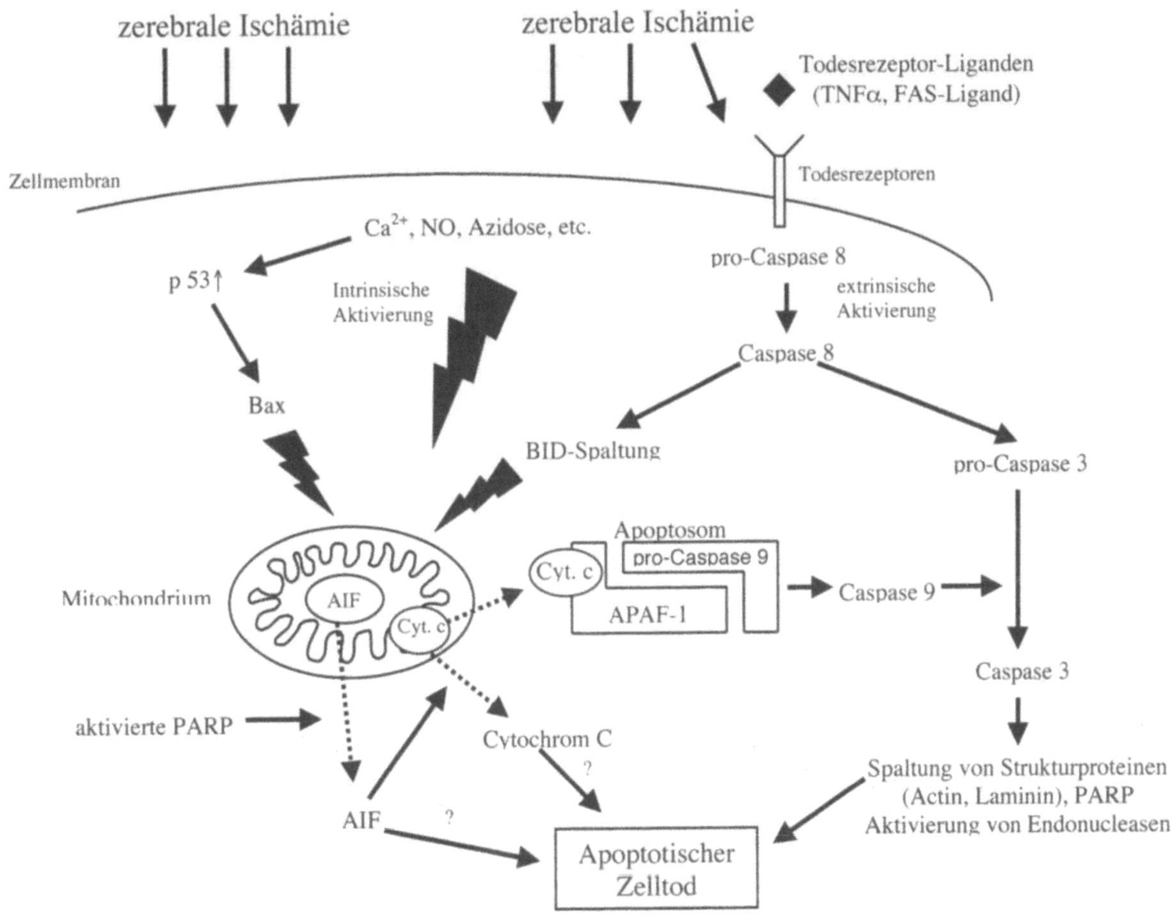

Abb. 2.5.3. Schematische Darstellung molekularer Mechanismen des apoptotischen Zelltodes nach zerebraler Ischämie. *Unterbrochene Pfeile* symbolisieren die Freisetzung von Zytochrom C (Cyt. c) und Apoptose induzierendem Faktor (AIF) aus dem Mitochondrium in das Zytosol mit anschließender Caspasenaktivierung. Auslöser einer mitochondrialen Schädigung mit Permeabilitätserhöhung der inneren Mitochondrienmembran sind durch *gezackte Pfeile* gekennzeichnet

das Überleben der Wirtszelle und ihre eigene Replikation zu sichern (Ray et al. 1992).

Durch eine Vielzahl von Studien wurde mittlerweile belegt, dass die oben beschriebenen Mechanismen des apoptotischen Zelltodes einen relevanten Schädigungsmodus nach zerebraler Ischämie darstellen. So konnten sowohl die Freisetzung von Zytochrom C und Caspase 9 aus den Mitochondrien als auch die Aktivierung von Caspase 3 wenige Stunden nach zerebraler Ischämie nachgewiesen werden (Chen et al. 1998, Fujimura et al. 1998, Krupinski et al. 2000). Aus einer zerebralen Ischämie resultiert zudem eine Veränderung der Expressionsmuster der anti- oder proapoptotisch wirkenden Mitglieder der BCL-2-Familie (Gillardon et al. 1996). Eine erhöhte Expression von BCL-2 lässt sich beispielsweise ausschließlich in Neuronenpopulationen (z.B. CA3-Region des Hippocampus) nachweisen, die milde ischämische Noxen überleben (Chen et al. 1995). Im Gegensatz dazu wurde eine postischämisch verstärkte BAX-Expression in den selektiv vulnerablen Neuronen der CA1-Region des Hippocampus beschrieben (Krajewski et al. 1995, Chen et al. 1996).

Entsprechend ihrer physiologischen Funktion führen Überexpression, Deletion oder Antagonisierung dieser Moleküle zu einer Verminderung oder Verstärkung der ischämischen Gewebeschädigung. So konnte gezeigt werden, das die Überexpression von BCL-2 in transgenen Mäusen (Martinou et al. 1994) und von BCL-2 und BCL-XL mittels viraler Vektoren (Linnik et al. 1995, Wiessner et al. 1999) zu einer Reduktion der Infarktgröße nach fokaler zerebraler Ischämie führt. Im Gegensatz dazu resultierte aus einer Blockierung von endogenem BCL-2 durch Antisense-Oligonukleotide ein im Vergleich zu Kontrolltieren deutlich vergrößertes Infarktvolumen (Chen et al. 2000). Darüber hinaus ließ sich auch durch pharmakologische Neutralisation der „Todesrezeptorliganden“ FAS-Ligand und TNF-α eine Reduktion des Infarktareals nach fokaler zerebraler Ischämie erreichen (Villalba et al. 2001). Eine weitere therapeutische Strategie ergibt sich aus der Möglichkeit der direkten pharmakologischen Inhibierung von Caspasen mittels Peptidinhibitoren (Methylketone). Damit kann die Aktivität der bei der Vermittlung neuronaler Apoptose wichtigen Caspasen 1, 2, 3, 8 und 9 irreversibel gehemmt werden (Schulz et al. 1999). Der Einsatz dieser Substanzen mittels intraventrikulärer Applikation führte im Tierexperiment zu einer Reduktion der Infarktgröße (Endres et al. 1998b, Fink et al. 1998). Das Zeitfenster der therapeutischen Wirkung synthetischer Caspaseinhibitoren hängt jedoch entscheidend von der Ischämiedauer und damit von der Schwere der Schädigung ab. Nach einer 30-minütigen Ischämie reduziert die Applikation von Caspaseinhibitoren selbst 6–9 h nach Ischämieinduktion die Anzahl apoptotischer Zellen im Hippocampus (Endres et al. 1998b, Fink et al. 1998). Hingegen verringert sich dieses Zeitfenster der therapeutischen Wirkung nach einer 2-stündigen Ischämie auf unter 1 Stunde (Endres et al. 1998b).

Obwohl eine Caspase-3-Aktivierung nach ischämischer Schädigung im menschlichen Hirn bereits nachgewiesen werden konnte (Love et al. 2000), lässt sich noch nicht sicher beurteilen, inwieweit sich die im Bereich der tierexperimentellen Schlaganfallforschung erfolgreich angewendeten antiapoptotischen Therapiestrategien auch für die Behandlung von Schlaganfallpatienten als nützlich erweisen werden.

2.5.3 Neuroprotektion, neuronale Plastizität und molekularmedizinische Verfahren

2.5.3.1 Neuroprotektion: tierexperimentelle und klinische Studien

Durch das zunehmende Verständnis der Pathophysiologie der zerebralen Ischämie und insbesondere der ischämieinduzierten Mechanismen des neuronalen Zelltodes eröffnete sich in den letzten Jahren im Bereich der tierexperimentellen Schlaganfallforschung eine Vielzahl von pharmakologischen und genetischen Interventionsmöglichkeiten. Diese experimentellen Therapiestrategien zielen darauf ab, die Funktion ischämisch bzw. hypoxisch geschädigter Neurone durch Eingreifen in den Zellstoffwechsel zu erhalten und den neuronalen/glialen Zelltod zu verhindern. Dieser Ansatz wird auch als Neuroprotektion bezeichnet (Tabelle 2.5.4).

Nach der Identifizierung der glutamatvermittelten Exzitotoxizität als Mechanismus des neuronalen (nekrotischen) Zelltodes nach zerebraler Ischämie konnte beispielsweise durch den Einsatz spezifischer Antagonisten ionotroper Glutamatrezeptoren im Tiermodell eine Reduktion des Gewebeschadens nach ischämischem Hirninfarkt erreicht werden (Albers et al. 1992, Nellgård u. Wieloch 1992). Die pharmakologische Inhibierung anderer Bestandteile der nekrotischen Zelltodkaskade wie der Einsatz von PARP-Inhibitoren (Endres et al. 1997, Takahashi et al. 1999) oder von Inhibitoren toxischer O_2-Radikale (Zhao et al. 1994) führte ebenso zu einer verringerten ischämischen Gewebeschädigung wie die Überproduktion endogener Schutzenzyme in genetisch modifizierten (transgenen) Tieren (Weisbrot-Lefkowitz et al. 1998) (Tabelle 2.5.4). Auch die Antagonisierung postischämischer Entzündungsreaktionen, wie beispielsweise durch die pharmakologische Blockierung des IL-1-Rezeptors (Loddick u. Rothwell 1996) oder der das zytotoxisch wirkende NO produzierenden iNOS (Iadecola et al. 1997), zeigten in tierexperimentellen Schlaganfallmodellen eine neuroprotektive Wirkung.

Aus der Hemmung neuronaler Apoptose durch die Überproduktion antiapoptotisch wirkender Proteine wie BCL-2 und BCL-XL mittels viraler Vektoren oder in transgenen Tieren (Martinou et al. 1994, Linnik et al. 1995, Kilic et al. 2002b), durch pharmakologische Neutralisation von Liganden der für die Caspasenaktivierung mitverantwortlichen „Todesrezeptoren“ (Villalba et al. 2001; s. 2.5.2.2.5) sowie durch direkte pharmakologische Inhibierung von Caspasen mittels Einsatz von Peptidinhibitoren (Endres et al. 1998b, Fink et al. 1998) resultierte in tierexperimentellen Modellen der zerebralen Ischämie ebenfalls eine signifikante Reduktion der Infarktgröße (Tabelle 2.5.4). Des Weiteren lassen sich die neuronale Apoptose und Nekrose sowohl in vitro als auch in vivo durch die Applikation sog. neurotropher Faktoren, wie beispielsweise bFGF, BDNF („brain-derived neurotrophic factor“), GDNF („glial cell line-derived neurotrophic factor“) oder CNTF („ciliary neurotrophic factor“) hemmen. Die Gabe dieser körpereigenen und für neuronales Wachstum und Entwicklung essenziellen Proteine führte in verschiedenen Tiermodellen des Schlaganfalls zu einer deutlichen Verringerung des ischämischen Gewebeschadens

Tabelle 2.5.4. Tierexperimentell wirksame pharmakologisch-neuroprotektive Therapiestrategien nach zerebraler Ischämie

Therapiestrategie	Vorteile/Nachteile	Beispiele verwendeter Substanzen/Vektoren
Intravenöse Applikation neuroprotektiver Substanzen	Gute Steuerbarkeit + rasche Anflutung, geringe Invasivität, klinisch anwendbar; Substanzübertritt in geschädigtes Hirngewebe erst nach Öffnung der Blut-Hirn-Schranke (mehrere Stunden nach Ischämie)	Neurotrophe Faktoren, Antagonisten exzitatorischer Aminosäuren, Fänger von O_2-Radikalen, Kalziumantagonisten, PARP-, Caspase-Inhibitoren
Intrathekale Applikation neuroprotektiver Substanzen	Gute Steuerbarkeit, hohe Wirkkonzentrationen, Umgehung der Blut-Hirn-Schranke; hohe Invasivität, klinisch nur eingeschränkt anwendbar	Caspase-Inhibitoren, neurotrophe Faktoren
In-vivo-Expression neuroprotektiver Proteine mittels viraler Vektoren	Hohe Wirkkonzentration, spezifische (neuronal oder glial) und lang anhaltende Expression möglich; Latenz bis zur Expression und Wirkung, intraparenchymatöse Applikation nötig, aufwendige Herstellung, noch nicht klinisch anwendbar	*Vektoren* basierend auf: Herpes-simplex-Viren, Adeno- und adenoassoziierten Viren, Lentiviren, Semliki-Forest-Viren; *exprimierte Proteine*: Wachstumsfaktoren, antiapoptotische Proteine
Transport neuroprotektiver Proteine in das ZNS mittels Kopplung an Blut-Hirn-Schrankegängige Peptide	Umgehung der Blut-Hirn-Schranke, geringe Invasivität, mögliche klinische Anwendbarkeit; eingeschränkte Steuerbarkeit, aufwendige Herstellung, experimentelle Erfahrungen noch gering	*Peptide:* nicht infektiöse Proteindomäne des HI-Virus (TAT), Peptid aus Herpes-simplex-Virus (VP22); *transportierte Proteine:* Wachstumsfaktoren, antiapoptotische Proteine

(Fisher et al. 1995, Kumon et al. 1996, Schabitz et al. 1997, Kitagawa et al. 1998). Auch aus der mittels eines viralen Vektors verstärkten neuronalen Expression dieser Proteine resultiert ein neuroprotektiver Effekt nach ischämischer Hirnschädigung (Hermann et al. 2001). Durch die Kopplung an eine nicht infektiöse Proteindomäne des HI-Virus können neurotrophe Faktoren oder andere antiapoptotisch wirkende Proteine neben der im Ischämiegebiet gestörten auch die intakte Blut-Hirn-Schranke überwinden. Dies ermöglicht wiederum eine effiziente und therapeutisch wirksame intravasale Applikation dieser Substanzen im Tiermodell. (Kilic et al. 2002a) (Tabelle 2.5.4).

Diese vielversprechenden tierexperimentellen Ergebnisse konnten jedoch bis jetzt noch nicht in klinischen Studien bestätigt werden. Insgesamt wurden bereits ca. 50 neuroprotektive Substanzen in mehr als 110 klinischen Studien nahezu erfolglos getestet. Mit Ausnahme einer kürzlich veröffentlichten kleinen monozentrischen und placebokontrollierten Studie, in der die mehrfache intravenöse Applikation von Erythropoetin zu einer Reduktion neurologischer Defizite führte (Nachbeobachtungszeitraum 1 Monat, Ehrenreich et al. 2002), konnte für keine dieser im Tiermodell effektiven Substanzen ein signifikanter Nutzen nach zerebraler Ischämie beim Menschen nachgewiesen werden (Kidwell et al. 2001, Martinez-Vila u. Sieira 2001). Eine Studie, welche den im Tiermodell stark neuroprotektiv wirkenden neurotrophen Faktor bFGF hinsichtlich seiner Effektivität nach humaner zerebraler Ischämie testete, wurde aufgrund eines ungünstigen Verlaufes in den Behandlungsgruppen vorzeitig beendet (Bogousslavsky et al. 2002). Als problematisch erwies sich v.a. die unter der bFGF-Behandlung auftretende ausgeprägte systolische Blutdrucksenkung um durchschnittlich etwa 20 mmHg. Interessanterweise zeigte sich in der Patientengruppe, die später als 5 Stunden nach Symptombeginn mit bFGF behandelt wurde (Behandlungszeitfenster 0–6 Stunden nach Symptombeginn), ein deutlicher Trend hin zu einer Reduktion persistierender neurologischer Defizite.

Mögliche Ursachen für die bislang enttäuschenden Ergebnisse der Neuroprotektionsstudien liegen v.a. in den erheblichen Unterschieden hinsichtlich des Studiendesigns zwischen tierexperimentellen und klinischen Studien (Gladstone et al. 2002). So wurde in experimentellen Studien die Effektivität einer Behandlung zumeist anhand der Infarktgröße nach einer kurzen Überlebenszeit ermittelt, während klinische Studien fast ausschließlich den Schweregrad funktioneller Defizite, also bleibende körperliche Einschränkungen, zu einem späteren Zeitpunkt nach dem Schlaganfall berücksichtigten. Während experimentelle Schlaganfallmodelle hinsichtlich ihrer Ätiologie sehr homogen sind, beinhalten klinische Studien zerebrale Ischämien unterschiedlichster Ätiologie und Pathogenese. Weitere Diskrepanzen sind unterschiedlich lange Zeitfenster der Behandlung nach Ischämie und differierende Applikationsformen getesteter Substanzen (Gladstone et al. 2002). Des Weiteren wurden tierexperimentelle Studien fast ausschließlich an jungen gesunden Tieren durchgeführt, während Schlaganfälle beim Menschen überwiegend im höheren Lebensalter in Kombination mit einem sehr heterogenen Risikofaktorprofil (arterielle Hypertonie, Diabetes mellitus, kardiale Erkrankungen etc.) auftreten. Die Vergleichbarkeit verschiedener klinischer Neuroprotektionsstudien wird zudem durch unterschiedliche Endpunkte und die Anwendung unterschiedlicher Tests zur Erfassung funktioneller Defizite nach ischämischem Hirninfarkt erschwert. Voraussetzungen für erfolgreiche Studien zur Neuroprotektion nach zerebraler Ischämie des Menschen sind somit die Angleichung des Designs experimenteller und klinischer Studien, die Berücksichtigung von Lebensalter, bestehenden Risikofaktoren und unterschiedlichen Subtypen zerebraler Ischämien sowie die Anpassung der Auswertungsstrategien klinischer Studien. Aus der Komplexität der pathophysiologischen Vorgänge nach zerebraler Ischämie ergibt sich darüber hinaus für klinischen Therapiestrategien die Notwendigkeit, verschiedene Substanzen mit unterschiedlichem Wirkprofil (z.B. antiexzitotoxische und antiapoptotische Wirkung) zu kombinieren. Dieser Therapieansatz wurde in tierexperimentellen Schlaganfallmodellen bereits erfolgreich getestet (Ma et al. 1998, 2001, Schabitz et al. 1999).

2.5.3.2 Neuronale Plastizität, funktionelle Erholung und Einsatz von Stammzellen

Neben neuroprotektiven Ansätzen, die durch pharmakologische Intervention in der Akutsituation vor allem darauf abzielen, die Infarktgröße zu minimieren, stellt auch die Unterstützung endogener Reparaturmechanismen mit dem Ziel der bestmöglichen funktionellen Erholung eine wichtige Therapiestrategie dar. Zu den auch als neuronale Plastizität bezeichneten endogenen Reparaturmechanismen gehören die Rekrutierung redundanter neuronaler Verbindungen zur Wiederherstellung verlorener Funktionen, axonales Auswachsen („Sprouting") überlebender Neurone mit Bildung neuer Synapsen, die Wiederherstellung von Synapsen dendritischer Fortsätze in überlebenden Neuronen und möglicherweise auch die Neubildung und Differenzierung neuronaler Vorläuferzellen (Neurogenese) (Seil 1997, Hasbani et al. 2001, Li et al. 2002). Die zu beobachtende funktionelle Erholung nach einer kortikalen zerebralen Ischämie in der Ratte geht mit einer Erhöhung der Dendritendichte und einer 2–4 Wochen nach der Schädigung maximal gesteigerten Synaptogenese einher (Cramer und Chopp 2000, Ay et al. 2001). Mittlerweile konnten Substanzen identifiziert werden, die diese erst verzögert einsetzenden Reparaturmechanismen stimulieren. So führt die intrazisternale Applikation von bFGF oder „osteogenic protein 1" 24 h bzw. 3 Tage nach einem Schlaganfall trotz im Vergleich zur Kontrollgruppe unveränderter Infarktgröße zu einer verbesserten funktionellen Erholung der behandelten Tiere. Verantwortlich dafür sind ein gesteigertes neuronales Auswachsen und eine vermehrte Synapsenneubildung (Kawamata et al. 1996, 1998, Fisher u. Finklestein 1999). Neben der pharmakologischen Stimulation endogener Reparaturmechanismen führt auch der frühe Beginn einer Rehabilitationsbehandlung zu kortikaler Reorganisation und verbesserter funktioneller Erholung. Dabei bilden axonales Sprouting und die Synaptoneogenese wahrscheinlich die Grundlagen kortikaler Reorganisation nach zerebraler Ischämie.

Die Reexpression von Genprodukten des Zellzyklus stellt einen weiteren Mechanismus dar, mit dem Neurone auf eine ischämische Schädigung reagieren (Cramer u. Chopp 2000). Diese Zellzyklusgene sind physiologischerweise nur im sich entwickelnden zentralen Nervensystem aktiv. Adulte Neurone verlieren hingegen die Fähigkeit, sich zu teilen. Die Reexpression von Genprodukten (z.B. cyclinabhängige Kinasen) des Zellzyklus in geschädigten adulten Neuronen ist somit als ein Versuch der Kompensation mittels „versuchter Teilung" zu verstehen, der allerdings nicht zur Zellteilung und neuronaler Proliferation, sondern zu neuronalem Zelltod führt. Hingegen resultiert aus der pharmakologischen Unterbrechung dieser Signalkaskade ein verbessertes neuronales Überleben nach ischämischem Schlaganfall (Osugu et al. 2000).

In zunehmendem Maße wird darüber hinaus auch ein möglicher Nutzen der Applikation von Stammzellen nach zerebraler Ischämie untersucht. So konnte im experimentellen Schlaganfallmodell der Ratte nachgewiesen werden, dass die intraarterielle bzw. intravenöse Injektion von multipotenten Zellen des Knochenmarkstromas oder von menschlichem Nabelschnurblut sowohl zur Migration von Vorläuferzellen in Richtung des infarzierten Gewebes als auch zur Stimulation der Expression von Wachstumsfaktoren und zu einer verbesserten funktionellen Erholung führt (Li et al. 2001, Chen et al. 2001a, b). In einer ersten experimentellen Studie (Phase I) werden die Effekte der Transplantation kultivierter menschlicher Neurone in Stammganglieninfarkte von Schlaganfallpatienten untersucht (Kondziolka et al. 2000). Inwieweit der Einsatz von Stammzellen zukünftig eine auch klinisch relevante Therapieoption nach zerebraler Ischämie darstellen wird, lässt sich anhand der bisher vorliegenden Daten noch nicht beurteilen.

2.5.3.3 Molekularmedizinische Verfahren in der Behandlung zerebraler Ischämien

In den letzten Jahren hat die Bedeutung molekularmedizinischer Verfahren vor allem in der diagnostischen Abklärung zerebraler Ischämien deutlich zugenommen. Mit ihrer Hilfe können mittlerweile sowohl relativ häufig vorkommende Koagulopathien, wie die Faktor-V-Leiden-Mutation oder die Prothrombin-20210-Mutation, als auch seltene, mit einer erhöhten Schlaganfallinzidenz assoziierte Erkrankungen (siehe Abschnitt 2.5.2.1) über die jeweiligen genetischen Defekte sicher nachgewiesen werden. Dies hat zur Folge, dass auch bei fehlenden „klassischen" Risikofaktoren und somit vor allem bei jungen Patienten immer häufiger die Ätiologie zerebraler Ischämien geklärt werden kann. Des Weiteren ist die mittels molekularmedizinischer Verfahren verbesserte diagnostische Erfassung seltener Erkrankungen eine unabdingbare Voraussetzung, um deren Relevanz als Risikofaktor für das Auftreten zerebraler Ischämien anhand großer Patientenkollektive sicher beurteilen und notwendige Therapiestudien durchführen zu können.

Hinsichtlich ihres direkten therapeutischen Nutzens ist die Bedeutung molekularmedizinischer Methoden in der Behandlung humaner zerebraler Ischämien dagegen (noch) begrenzt. Klassische zerebrovaskuläre Risikofaktoren wie die arterielle Hypertonie, der Diabetes mellitus oder kardiale Erkrankungen sind multifaktorieller Genese und lassen sich mittels molekularer Therapiestrategien derzeit nicht entscheidend beeinflussen. In der tierexperimentellen Forschung konnte, wie bereits detailliert beschrieben, in unterschiedlichen Schlaganfallmodellen unter Anwendung verschiedener molekularer Therapieansätze das Ausmaß der ischämieinduzierten Hirnschädigung bereits deutlich reduziert werden. Diese vorwiegend auf neuronales Überleben der akuten Schädigung durch Antagonisierung verschiedener Zelltodkaskaden ausgerichteten Therapiestrategien (Tabelle 2.5.4) sind jedoch noch nicht klinisch einsetzbar oder zeigten bei Anwendung nach zerebraler Ischämie des Menschen keinen therapeutischen Nutzen. Durch die Kombination von ausgereifteren neuroprotektiven Strategien mit Stammzellapplikation und Substanzen, welche die endogenen Reparaturmechanismen unterstützen (vgl. 2.5.3.1 und 2.5.3.2), dürfte sich in den nächsten Jahren die Bedeutung molekularmedizinischer Verfahren in der Therapie der zerebralen Ischämie des Menschen deutlich erhöhen.

2.5.4 Literatur

ALLHAT Collaborative Research Group (2000) Major cardiovascular events in hypertensive patients random to doxazosin vs. chlorthalidone: the antihypertensive and lipid lowering treatment to prevent heart attack trial (ALLHAT). JAMA 283:1967–1975

ALLHAT Collaborative Research Group (2002) Major outcomes in high-risk hypertensive patients randomized to angiotensin-converting enzyme inhibitor or calcium channel blocker vs. diuretic: the antihypertensive and lipid lowering treatment to prevent heart attack trial (ALLHAT). JAMA 288:2981–2997

Albers GW, Goldberg MP, Choi DW (1992) Do NMDA antagonists prevent neuronal injury? Yes. Arch Neurol 49:418–420

Antonsson B, Montessuit S, Lauper S, Eskes R, Martinou JC (2000) Bax oligomerization is required for channel-forming activity in liposomes and to trigger cytochrome-c release from mitochondria. Biochem J 345:271–278

Aoyagi M, Ogami K, Matsushima Y (1995) Human leukocyte antigen in patients with moya-moya disease. Stroke 26:415–417

Araki T, Kato H, Inoue T, Kogure K (1990) Regional impairment of protein synthesis following brief cerebral ischemia in the gerbil. Acta Neuropathol 79:501–505

Ay I, Ay H, Koroshetz WJ, Finklestein SP (2001) Growth factors and cerebral ischemia. In: Fisher M, Bogousslavsky J (eds) Current review of cerebrovascular disease. Current Medicine, Philadelphia, pp 25–33

Back T, Hirsch JG, Szabo K, Gass A (2000) Failure to demonstrate peri-infarct depolarizations by repetitive MR diffusion imaging in acute human stroke. Stroke 31:2901–2906

Barone FC, Arvin B, White RF et al (1997) Tumor necrosis factor-alpha. A mediator of focal ischemic brain injury. Stroke 28:1233–1244

Beral V, Banks E, Reeves G (2002) Evidence from randomised trials on the long-term effects of hormone replacement therapy. Lancet 360:942–944

Berlit P, Popescu O, Klotzsch C, Diehl RR, Berg-Dammer E (1997) Treatment of acute stroke on the stroke unit. Initial experiences with an acute stroke unit in Germany. Nervenarzt 68:122–128

Bitsch A, Klene W, Murtada L, Prange H, Rieckmann P (1998) A longitudinal prospective study of soluble adhesion molecules in acute stroke. Stroke 29:2129–2135

Blann A, Kumar P, Krupinski J, McCollum C, Beevers DG, Lip GY (1999) Soluble intercellular adhesion molecule-1, E-selectin, vascular cell adhesion molecule-1 and von Willebrand factor in stroke. Fibrinolysis 10:277–284

Bogousslavsky J, Kaste M, Olsen TS, Hacke W, Orgogozo JM for the EUSI Executive Committee (2000) Risk factors and stroke prevention. Cerebrovasc Dis 10 (Suppl 3):12–21

Bogousslavsky J, Victor SJ, Salinas EO et al. for the European-Australian Fiblast (Trafermin) in Acute Stroke Group (2002) Fiblast (trafermin) in acute stroke: results of the European-Australian phase II/III safety and efficacy trial. Cerebrovasc Dis 14:239–251
Bornebroek M, Haan J, Maat-Schieman ML, Van Duinen SG, Ross RA (1996) Hereditary cerebral hemorrhage with amyloidosis-Dutch type (HCHWA-D): a review of clinical, radiologic and genetic aspects. Brain Pathol 6:111–114
Bosch J, Yusuf S, Pogue J et al on behalf of the HOPE investigators (2002) Use of ramipril in preventing stroke: double blind randomised trial. BMJ 324:699–702
Bostom AG, Rosenberg IH, Silbershatz H et al (1999) Nonfasting plasma total homocysteine levels and stroke incidence in elderly persons: the Framingham Study. Ann Intern Med 131:352–355
Broderick JP, Phillips SJ, O'Fallon WM, Frye RL, Whisnant JP (1992) Relationship of cardiac disease to stroke occurrence, recurrence, and mortality. Stroke 23:1250–1256
Bruce AJ, Boling W, Kindy MS et al (1996) Altered neuronal and microglial responses to excitotoxic and ischemic brain injury in mice lacking TNF receptors. Nat Med 2:788–794
Cain K, Bratton SB, Langlais C et al (2000) Apaf-1 oligomerizes into biologically active ~700-kDa and inactive ~1.4 MDa apoptosome complexes. J Biol Chem 275:6067–6070
Candé C, Cohen I, Daugas E, Ravagnan L, Larochette N, Zamzami N, Kroemer G (2002) Apoptosis-inducing factor (AIF): a novel caspase-independent death effector released from mitochondria. Biochimie 84:215–222
Chen J, Graham SH, Chan PH, Lan JQ, Zhou GJ, Simon RP (1995) Bcl-2 is expressed in neurons that survive focal ischemia in rat. Neuroreport 6:394–398
Chen J, Zhu RL, Nakayama M et al (1996) Expression of the apoptosis-effector gene, Bax, is up-regulated in vulnerable hippocampal CA1 neurons following global ischemia. J Neurochem 67:64–71
Chen J, Nagayama T, Jin K, Stetler RA, Zhu RL, Graham SH, Simon RP (1998) Induction of caspase-3-like protease may mediate delayed neuronal death in the hippocampus after transient cerebral ischemia. J Neurosci 18:4914–4928
Chen J, Simon RP, Nagayama T, Zhu R, Loeffert JE, Watkins SC, Graham SH (2000) Suppression of endogenous bcl-2 expression by antisense treatment exacerbates ischemic neuronal death. J Cereb Blood Flow Metab 20:1033–1039
Chen J, Li Y, Wang L, Zhang Z, Lu D, Lu M, Chopp M (2001 a) Therapeutic benefit of intravenous administration of bone marrow stromal cells after cerebral ischemia in rats. Stroke 32:1005–1011
Chen J, Sanberg PR, Li Y et al (2001 b) Intravenous administration of human umbilical cord blood reduces behavioral deficits after stroke in rats. Stroke 32:2682–2688
Chiarugi A, Moskowitz MA (2002) Cell biology. PARP-1 – perpetrator of apoptotic cell death? Science 297:200–201
Clark JM, Marks MP, Adalsteinsson E, Spielman DM, Shuster D, Horoupian D, Albers GW (1996) MELAS: clinical and pathologic correlations with MRI, xenon CT, and MR spectroscopy. Neurology 46:223–227
Colbourne F, Sutherland GR, Auer R (1999) Electron microscopic evidence against apoptosis as the mechanism of neuronal death in global ischemia. J Neurosci 19:4200–4210
Colditz GA, Bonita R, Stampfer MJ, Willett WC, Rosner B, Speizer FE, Hennekens CH (1988) Cigarette smoking and risk of stroke in middle-aged women. N Engl J Med 318:937–941
Collins R, Peto R, Cutler JA et al (1990) Blood pressure, stroke, and coronary heart disease. II: Short-term reductions in blood pressure: overview of randomised drug trials in their epidemiological context. Lancet 335:827–838
Connolly ES Jr, Winfree CJ, Springer TA et al (1996) Cerebral protection in homozygous null ICAM-1 mice after middle cerebral artery occlusion. Role of neutrophil adhesion in the pathogenesis of stroke. J Clin Invest 97:209–216
Constant J (1997) Alcohol, ischemic heart disease, and the French paradox. Coron Artery Dis 8:645–649
Coria F, Rubio I (1996) Cerebral amyloid angiopathies. Neuropathol Appl Neurobiol 22:216–227
Cramer SC, Chopp M (2000) Recovery recapitulates ontogeny. Trends Neurosci 23:265–271
DeGracia DJ, O'Neil BJ, Frisch C et al (1993) Studies of the protein synthesis system in the brain cortex during global ischemia and reperfusion. Resuscitation 21:161–170
DeGracia DJ, Neumar RW, White BC, Krause GS (1996) Global brain ischemia and reperfusion: modifications in eukaryotic initiation factors are associated with inhibition of translation initiation. J Neurochem 67:2005–2012
DeGracia DJ, Kumar R, Owen CR, Krause GS, White BC (2002) Molecular pathways of protein synthesis inhibition during brain reperfusion: implications for neuronal survival or death. J Cereb Blood Flow Metab 22:127–141
Demchuk AM, Hess DC, Brass LM, Yatsu FM (1999) Is cholesterol a risk factor for stroke? Yes. Arch Neurol 56:1518–1520
DePaepe A, Dietz HC, Devereux R, Hennekem R, Pyeritz RE (1996) Revised diagnostic criteria for the Marfan syndrome. Am J Med Genet 62:417–426
Desmond DW, Moroney JT, Lynch T, Chan S, Chin SS, Mohr JP (1999) The natural history of CADASIL: a pooled analysis of previously published cases. Stroke 30:1230–1233
Dichgans M, Mayer M, Uttner I et al (1998) The phenotypic spectrum of CADASIL: clinical findings in 102 cases. Ann Neurol 44:731–739
Dienel GA, Pulsinelli WA, Duffy TE (1980) Regional protein synthesis in rat brain following acute hemispheric ischemia. J Neurochem 35:1216–1226
Dirnagl U, Iadecola C, Moskowitz MA (1999) Pathobiology of ischemic stroke: an integrated view. Trends Neurosci 22:391–397
Ehrenreich H, Hasselblatt M, Dembowski C et al (2002) Erythropoietin therapy for acute stroke is both safe and beneficial. Mol Med 8:495–505
Eikelboom JW, Lonn E, Genest J, Hankey G, Yusuf S (1999) Homocysteine and cardiovascular disease: a critical review of the epidemiologic evidence. Ann Intern Med 131:363–375
Endres M, Wang Z-Q, Namura S, Waeber C, Moskowitz MA (1997) Ischemic brain injury is mediated by the activation of poly(ADP-ribose)polymerase. J Cereb Blood Flow Metab 17:1143–1151
Endres M, Laufs U, Huang Z, Nakamura T, Huang P, Moskowitz MA, Liao JK (1998 a) Stroke protection by 3-hydroxy-3-methylglutaryl (HMG)-CoA reductase inhibitors mediated by endothelial nitric oxide synthase. Proc Natl Acad Sci USA 95:8880–8885

Endres M, Namura S, Shimizu-Sasamata M et al (1998b) Attenuation of delayed neuronal death after mild focal ischemia in mice by inhibition of the caspase family. J Cereb Blood Flow Metab 18:238–247

Fassbender K, Mossner R, Motsch L, Kischka U, Grau A, Hennerici M (1995) Circulating selectin- and immunoglobulin-type adhesion molecules in acute ischemic stroke. Stroke 26:1361–1364

Fink K, Zhu J, Namura S et al. (1998) Prolonged therapeutic window for ischemic brain damage caused by delayed caspase activation. J Cereb Blood Flow Metab 18:1071–1076

Fisher M, Meadows ME, Do T, Weise J, Trubetskoy V, Charette M, Finklestein SP (1995) Delayed treatment with intravenous basic fibroblast growth factor reduces infarct size following permanent focal cerebral ischemia in rats. J Cereb Blood Flow Metab 15:953–959

Fisher M, Finklestein SP (1999) Pharmacological approaches to stroke recovery. Cerebrovasc Dis 9:29–32

Forster C, Clark HB, Ross ME, Iadecola C (1999) Inducible nitric oxide synthase expression in human cerebral infarcts. Acta Neuropathol (Berl) 97:215–220

Frijns CJM, Kappelle LJ (2002) Inflammatory cell adhesion molecules in ischemic cerebrovascular disease. Stroke 33:2115–2122

Fujimura M, Morita-Furimura Y, Murakami K, Kawase M, Chan PH (1998) Cytosolic redistribution of cytochrome-c after transient focal cerebral ischemia in rats. J Cereb Blood Flow Metab 18:1239–1247

Gallai V, Caso V, Paciaroni M, Cardaioli G, Arning E, Bottiglieri T, Parnetti L (2001) Mild hyperhomocysteinemia: a possible risk factor for cervical artery dissection. Stroke 32:714–718

Giles WH, Croft J, Greenlund KJ, Ford ES, Kittner SJ (1998) Total homocysteine concentration and the likelihood of nonfatal stroke. Results from the Third National Health and Nutrition Examination Survey1988–1994. Stroke 29:2473–2477

Gillardon F, Lenz C, Waschke KF, Krajewski S, Reed JC, Zimmermann M, Kuschinsky W (1996) Altered expression of Bcl-2, Bcl-X, Bax, and c-Fos colocalizes with DNA fragmentation and ischemic cell damage following middle cerebral artery occlusion in rats. Brain Res Mol Brain Res 40:254–260

Gladstone DJ, Black SE, Hakim AM, for the Heart and Stroke Foundation of Ontario Centre of Excellence in Stroke Recovery (2002) Toward wisdom from failure: lessons from neuroprotective stroke trials and new therapeutic directions. Stroke 33:2123–2136

Goldstein LB, Adams R, Becker K et al (2001) Primary prevention of ischemic stroke: a statement for healthcare professionals from the Stroke Council of the American Heart Association. Circulation 103:163–182

Gorelick PB (2002) Stroke prevention therapy beyond antithrombotics: unifying mechanisms in ischemic stroke pathogenesis and implications for therapy. An invited review. Stroke 33:862–875

Gorelick PB, Sacco R, Smith D et al (1999) Prevention of first stroke. A review of guidelines and a multidisciplinary consensus statement from the National Stroke Association. JAMA 281:1112–1120

Graham SH, Chen J (2001) Programmed cell death in cerebral ischemia. J Cereb Blood Flow Metab 21:99–109

Grau AJ, Weimar C, Buggle F et al (2001) Risk factors, outcome, and treatment in subtypes of ischemic stroke: the German stroke data bank. Stroke 32:2559–2566

Grodstein F, Stampfer M, Manson J et al (1996) Postmenopausal estrogen and progestin replacement use and the risk of cardiovascular disease. N Engl J Med 335:453–461

Guttmacher AE, Marchuk DA, White RI Jr (1995) Hereditary hemorrhagic teleangiectasis. N Engl J Med 333:918–924

Hall ED, Yonkers PA (1988) Attenuation of post-ischemic cerebral hypoperfusion by the 21-aminosteriod U74006F. Stroke 10:340–344

Hansson L, Zanchetti A, Carruthers S et al (1998) Effects of intensive blood pressure lowering and low-dose aspirin in patients with hypertension: principal results of the Hypertension Optimal Treatment (HOT) randomised trial. Lancet 351:1755–1762

Haring HP, Berg EL, Tsurushita N, Tagaya M, del Zoppo GJ (1996) E-selectin appears in nonischemic tissue during experimental focal cerebral ischemia. Stroke 27:1386–1391

Hart R, Sherman D, Easton D, Cairns J (1998) Prevention of stroke in patients with nonvalvular atrial fibrillation: views and reviews. Neurology 51:674–681

Hasbani MJ, Schlief ML, Fisher DA, Goldberg MP (2001) Dendritic spines lost during glutamate receptor activation reemerge at original sites of synaptic contact. J Neurosci 21:2393–2403

Hata R, Macada K, Hermann D, Miles G, Hossmann KA (2000) Dynamics of regional brain metabolism and gene expression after middle cerebral artery occlusion in mice. J Cereb Blood Flow Metab 20:306–315

Hermann DM, Kilic E, Kügler S, Isenmann S, Bähr M (2001) Adenovirus-mediated GDNF and CNTF pretreatment protects against striatal injury following transient middle cerebral artery occlusion in mice. Neurobiol Dis 8:655–666

Hu WH, Johnson H, Shu HB (1999) Tumor necrosis factor-related apoptosis-inducing ligand receptors signals NF-λB and JNK activation and apoptosis through distinct pathways. J Biol Chem 274:30603–30610

Iadecola C (1997) Bright and dark sides of nitric oxide in ischemic brain injury. Trends Neurosci 20:132–139

Iadecola C, Zhang F, Casey R, Nagayama M, Ross ME (1997) Delayed reduction of ischemic brain injury and neurological deficits in mice lacking the inducible nitric oxide synthase gene. J Neurosci 17:9157–9164

Iadecola C, Salkowski CA, Zhang F, Aber T, Nagayama M, Vogel SN, Ross ME (1999) The transcription factor interferon regulatory factor 1 is expressed after cerebral ischemia and contributes to ischemic brain injury. J Exp Med 189:719–727

Iijima T, Mies G, Hossmann KA (1992) Repeated negative DC deflections in rat cortex following middle cerebral artery occlusion are abolished by MK-801: effect on volume of ischemic injury. J Cereb Blood Flow Metab 12:727–733

Ikeda H, Sasaki T, Yoshimoto T, Fukui M, Arinami T (1999) Mapping of a familial moyamoya disease gene to chromosome 3p24.2–p26. Am J Human Genet 64:533–537

Inoue TK, Ikezaki K, Sasazuki T, Matsushima T, Fukui M (1997) Linkage analysis of moyamoya disease on chromosome 6. J Child Neurol 15:179–182

Joutel A, Corpechot C, Ducros A et al (1996) Notch 3 mutations in CADASIL, a hereditary adult-onset condition causing stroke and dementia. Nature 383:707–710

Joutel A, Andreux F, Gaulis S et al (2000) The ectodomain of Notch 3 receptor accumulates within the cerebrovasculature of CADASIL patients. J Clin Invest 105:597–605

Kawamata T, Alexis NE, Dietrich WD, Finklestein SP (1996) Intracisternal basic fibroblast growth factor (bFGF) enhances behavioral recovery following focal cerebral infarction in the rat. J Cereb Blood Flow Metab 16:542–547

Kawamata T, Ren J, Chan TCK, Charette M, Finklestein SP (1998) Intracisternal osteogenic protein-1 enhances functional recovery following focal stroke. Neuroreport 9:1441–1445

Kidwell CS, Liebeskind DS, Starkman S, Saver JL (2001) Trends in acute ischemic stroke trials through the 20th century. Stroke 32:1349–1359

Kilic E, Dietz GP, Hermann DM, Bähr M (2002a) Intravenous TAT-Bcl-xl is protective after middle cerebral artery occlusion in mice. Ann Neurol 52:617–622

Kilic E, Herrmann DM, Kügler S, Kilic Ü, Holzmüller H, Schmeer C, Bähr M (2002b) Adenovirus-mediated Bcl-xl expression using a neuron-specific promoter protects against disseminated neuronal injury and brain infarction following focal cerebral ischemia in mice. Neurobiol Dis 11:275–284

Kitagawa H, Hayashi T, Mitsumoto Y, Koga N, Itoyama Y, Abe K (1998) Reduction of ischemic brain injury by topical application of glial cell line-derived neurotrophic factor after permanent middle cerebral artery occlusion in rats. Stroke 29:1417–1422

Kleihues P, Hossmann KA (1971) Protein synthesis in the cat brain after prolonged cerebral ischemia. Brain Res 35:409–418

Kondziolka D, Wechsler L, Goldstein S et al (2000) Transplantation of cultured human neuronal cells for patients with stroke. Neurology 55:565–569

Krajewski S, Mai JK, Krajewska M, Sikorska M, Mossakowski MJ, Reed JC (1995) Upregulation of Bax protein levels in neurons following cerebral ischemia. J Neurosci 15:6364–6376

Krause GS, Nayini NR, White BC et al (1987) Natural course of iron delocalization and lipid peroxidation following a 15 minute cardiac arrest in dogs. Ann Emerg Med 16:1200–1205

Krause GS, White BC, Aust SD, Nayini NR, Kumar K (1988) Brain cell death following ischemia and reperfusion: a proposed biochemical sequence. Crit Care Med 16:714–726

Krupinski J, Kaluza J, Kumar P, Kumar S, Wang JM (1994) Role of angiogenesis in patients with cerebral ischemic stroke. Stroke 25:1794–1798

Krupinski J, Lopez E, Marti E, Ferrer I (2000) Expression of caspases and their substrates in the rat model of focal cerebral ischemia. Neurobiol Dis 7:332–342

Kumon Y, Sakaki S, Watanabe H et al (1996) Ciliary neurotrophic factor attenuates spatial cognition impairment, cortical infarction and thalamic degeneration in spontaneously hypertensive rats with focal cerebral ischemia. Neurosci Lett 206:141–144

Lam M, Dubyak G, Chen L, Nunez G, Miesfeld RL, Distelhorst CW (1994) Evidence that Bcl-2 represses apoptosis by regulating endoplasmatic reticulum-associated Ca^{2+} fluxes. Proc Natl Acad Sci USA 91:6569–6573

Lamy C, Giannesini C, Zuber M et al (2002) Clinical and imaging findings in cryptogenic stroke patients with and without patent foramen ovale: the PFO-ASA Study. Atrial septal aneurysm. Stroke 33:706–711

Laupacis A, Albers G, Dalen J, Dunn M, Jacobsen A, Singer D (1998) Antithrombotic therapy in atrial fibrillation. Chest 114:579–589

Lee I, Hennekens C, Berger K, Buring J, Manson J (1999a) Exercise and risk of stroke in male physicians. Stroke 30:1-6

Lee JM, Zipfel GJ, Choi DW (1999b) The changing landscape of ischaemic brain injury mechanisms. Nature 399 (Suppl):A7–A14

Leist M, Nicotera P (1998) Apoptosis, excitotoxicity, and neuropathology. Exp Cell Res 239:183–201

Li Y, Sharov VG, Jiang N, Zaloga C, Sabbah HN, Chopp M (1995) Ultrastructural and light microscopic evidence of apoptosis after middle cerebral artery occlusion in the rat. Am J Pathol 146:1045–1051

Li Y, Chen J, Wang L, Lu M, Chopp M (2001) Treatment of stroke in rat with intracarotid administration of marrow stromal cells. Neurology 56:1666–1672

Li Y, Chen J, Chopp M (2002) Cell proliferation and differentiation from ependymal, subependymal and choroid plexus cells in response to stroke in rats. J Neurol Sci 193:137–146

Lindholm LH, Ibsen H, Dahlof B et al and the LIFE Study Group (2002) Cardiovascular morbidity and mortality in patients with diabetes in the Losartan Intervention For Endpoint reduction in hypertension study (LIFE): a randomised trial against atenolol. Lancet 359:1004–1010

Lindsberg PJ, Carpen O, Paetau A, Karjalainen-Lindsberg ML, Kaste M (1996) Endothelial ICAM-1 expression associated with inflammatory cell response in human ischemic stroke. Circulation 94:939–945

Linnik MD, Zahos P, Geschwind MD, Federoff HJ (1995) Expression of bcl-2 from a defective herpes simplex virus-1 vector limits neuronal death in focal cerebral ischemia. Stroke 26:1670–1674

Loddick SA, Rothwell NJ (1996) Neuroprotective effects of human recombinant interleukin-1 receptor antagonist in focal cerebral ischaemia in the rat. J Cereb Blood Flow Metab 16:932–940

Longstreth WT, Rosendaal FR, Siscovick DS et al (1998) Risk of stroke in young women and two prothrombotic mutations: factor V Leiden and prothrombin gene variant (G20210A). Stroke 29:577–580

Love S, Barber R, Srinivasan A, Wilcock GK (2000a) Activation of caspase-3 in permanent and transient brain ischemia in man. Neuroreport 11:2495–2499

Ma J, Endres M, Moskowitz MA (1998) Synergistic effects of caspase inhibitors and MK-801 in brain injury after transient focal cerebral ischemia in mice. Br J Pharmacol 124:756–762

Ma J, Qui J, Hirt L, Dalkara T, Moskowitz MA (2001) Synergistic protective effect of caspase inhibitors and bFGF against brain injury induced by transient focal ischaemia. Br J Pharmacol 133:345–350

MacMahon S, Peto R, Cutler JA et al (1990) Blood pressure, stroke, and coronary heart disease. I: Effects of prolonged differences in blood pressure: evidence from nine prospective observational studies corrected for the regression dilution bias. Lancet 335:764–774

MacManus JP, Buchan AM (2000) Apoptosis after experimental stroke: fact or fashion? J Neurotrauma 17:899–914

Markus HS, Ali N, Swaminathan R, Sankaralingam A, Molloy J, Powell J (1997) A common polymorphism in the methylenetetrahydrofolate reductase gene, homocysteine, and ischemic cerebrovascular disease. Stroke 28:1739–1743

Martin RL, Lloyd HG, Cowan AI (1994) The early events of oxygen and glucose deprivation: setting the scene for neuronal death? Trends Neurosci 17:251–257

Martinez-Vila E, Sieira PI (2001) Current status and perspectives of neuroprotection in ischemic stroke treatment. Cerebrovasc Dis 11 (Suppl 1):60–70

Martinou JC, Dubois-Dauphin M, Staple JK et al (1994) Overexpression of Bcl-2 in transgenic mice protects neurons from naturally occurring cell death and experimental ischemia. Neuron 13:1017–1030

Mattioli AV, Bonetti L, Aquilina M, Oldani A, Longhini C, Mattioli G (2003) Association between atrial septal aneurysm and patent foramen ovale in young patients with recent stroke and normal carotid arteries. Cerebrovasc Dis 15:4–10

Mies G, Iijima T, Hossmann KA (1993) Correlation between peri-infarct DC shifts and ischaemic neuronal damage in rat. Neuroreport 4:709–711

Mitsias P, Levine SR (1996) Cerebrovascular complications of Fabry's disease. Ann Neurol 40:8–17

Miyashita T, Krajewski S, Krajewska M et al (1994) Tumor suppressor p53 is a regulator of Bcl-2 and Bax gene expression in vitro and in vivo. Oncogene 9:1799–1805

Moskowitz N, Schook W, Puskin S (1984) Regulation of endogenous calcium-dependent synaptic membrane phospholipase A2. Brain Res 290:273–280

Muzio M, Salvesen GS, Dixit VM (1997) FLICE-induced apoptosis in a cell free system. Cleavage of caspase zymogens. J Biol Chem 272:2952–2956

Nabavi DG, Junker R, Wolff E et al (1998) Prevalence of factor V Leiden mutation in young adults with cerebral ischemia. A case control study in 225 patients. J Neurol 245:653–658

Nagata S, Golstein P (1995) The Fas death receptor. Science 267:1449–1456

Navarrete MG, Brey RL, Levine SR (2000) Cerebral disease in the antiphospholipid syndrome. In: Khamashta MA (ed) Hughes syndrome – antiphospholipid syndrome, pp 43–58, Springer, Berlin Heidelberg New York

Nellgård B, Wieloch T (1992) Postischemic blockade of AMPA but not NMDA receptors mitigates neuronal damage in the rat brain following severe cerebral ischemia. J Cereb Blood Flow Metab 12:2–11

Neumar RW, DeGracia DJ, Konkoly LL, White BC, Krause GS (1998) Calpain I mediates eukaryotic initiation factor 4G degradation during global brain ischemia. J Cereb Blood Flow Metab 18:876–881

Nicholls D, Attwell D (1990) The release and uptake of excitatory amino acids. Trends Pharmacol Sci 11:462–468

Nitatori T, Sato N, Waguri S et al (1995) Delayed neuronal death in the CA1 pyramidal cell layer of the gerbil hippocampus following transient ischemia is apoptosis. J Neurosci 15:1001–1011

Nogawa S, Zhang F, Ross ME, Iadecola C (1997) Cyclo-oxygenase-2 gene expression in neurons contributes to ischemic brain damage. J Neurosci 17:2746–2755

Nowak TS Jr, Carty ER, Lust WD, Passonneau JV (1984) An in vitro amino acid incorporation method for assessing the status of in vivo protein synthesis. Anal Biochem 136:285–292

Nowak TS Jr, Fried RL, Lust WD, Passonneau JV (1985) Changes in brain energy metabolism and protein synthesis following transient bilateral ischemia in the gerbil. J Neurochem 44:487–494

O'Neill LA, Kaltschmidt C (1997) NF-kappa B: a crucial transcription factor for glial and neuronal cell function. Trends Neurosci 20:252–258

Osugu H, Osuga S, Wang F et al (2000) Cyclin-dependent kinases as a therapeutic target for stroke. Proc Natl Acad Sci USA 97:10254–10259

Padosch SA, Vogel P, Böttiger BW (2001) Neuronale Apoptose nach zerebraler Ischämie – Grundlagen, Pathophysiologie und Interventionsmöglichkeiten. Anästhesist 50:905–920

Park CK, Nehls DG, Graham DI, Teasdale GM, McCulloch J (1988) The glutamate antagonist MK-801 reduces focal ischemic brain damage in the rat. Ann Neurol 24:543–551

Pavlakis SG, Phillips PC, DiMauro S, De Vivo DC, Rowland LP (1984) Mitochondrial myopathy, encephalopathy, lactic acidosis, and stroke-like episodes: a distinctive clinical syndrome. Ann Neurol 16:481–488

Pepin M, Schwarze U, Superti-Furga A, Byers PH (2000) Clinical and genetic features of Ehlers-Danlos syndrome type IV, the vascular type. N Engl J Med 342:673–680

Peto R, Gray R, Collins R et al (1988) Randomised trial of prophylactic daily aspirin in British male doctors. BMJ 296:313–316

Petty GW, Brown Jr RD, Whisnant JP, Sicks JD, O'Fallon WM, Wiebers DO (2000) Ischemic stroke subtypes: a population-based study of functional outcome, survival, and recurrence. Stroke 31:1062–1068

Planas AM, Soriano MA, Berruezo M, Justicia C, Estrada A, Pitarch S, Ferrer I (1996) Induction of stat3, a signal transducer and transcription factor, in reactive microglia following transient focal cerebral ischaemia. Eur J Neurosci 8:2612–2618

Plehn JF, Davis BR, Sacks FM et al (1999) Reduction of stroke incidence after myocardial infarction with pravastatin – the Cholesterol and Recurrent Events (CARE) Study. Circulation 99:216–223

PROGRESS Collaborative Group (2001) Randomised trial of a perindopril-based blood-pressure-lowering regiment among 6105 individuals with previous stroke or transient ischaemic attack. Lancet 358:1033–1041

Prospective Studies Collaboration (1995) Cholesterol, diastolic blood pressure and stroke. 13 000 strokes in 450 000 people in 45 prospective cohorts. Lancet 346:1647–1653

Puddey IB, Croft KD (1999) Alcohol, stroke, and coronary heart disease. Are there anti-oxidants and pro-oxidants in alcoholic beverages that might influence the development of atherosclerotic cardiovascular disease? Neuroepidemiology 18:292–302

Ray CA, Black RA, Kronheim SR, Greenstreet TA, Sleath PR, Salvesen GS, Pickup DJ (1992) Viral inhibition of inflammation: cowpox virus encodes an inhibitor of the interleukin-1 beta converting enzyme. Cell 69:597–604

Rehncrona S, Westerberg E, Akesson B, Siesjo B (1982) Brain cortical fatty acids and phospholipids during and following complete and severe incomplete ischemia. J Neurochem 38:84–93

Ringpfeil F, Lebwohl MG, Christiano AM, Uitto J (2000) Pseudoxanthoma elasticum: mutations in the MRP6 gene encoding a transmembrane ATP-binding cassette (ABC) transporter. Proc Natl Acad Sci USA 97:6001–6006

Roman G, Fisher M, Perl DP, Poser CM (1978) Neurological manifestations of hereditary hemorrhagic telangiectasia (Rendu-Osler-Weber disease): report of two cases and review of the literature. Ann Neurol 4:130–144

Sacco R, Elkind M, Boden-Albala B et al (1999) The protective effect of moderate alcohol consumption on ischemic stroke. JAMA 281:53–60

Schabitz WR, Schwab S, Spranger M, Hacke W (1997) Intraventricular brain-derived neurotrophic factor reduces infarct size after focal cerebral ischemia in rats. J Cereb Blood Flow Metab 17:500–506

Schabitz WR, Li F, Irie K, Sandage BW Jr, Locke KW, Fisher M (1999) Synergistic effects of a combination of low-dose bFGF and citicoline after temporary experimental focal ischemia. Stroke 30:427–432

Schulz JB, Weller M, Moskowitz MA (1999) Caspases as treatment targets in stroke and in neurodegenerative diseases. Ann Neurol 45:421–429

Schweizer M, Schlegel J, Baumgartner D, Richter C (1993) Sensitivity of mitochondrial peptidyl-prolyl cis-trans isomerase, pyridine nucleotide hydrolysis, and Ca^{2+} release to cyclosporine A and related compounds. Biochem Pharmacol 45:641–646

Seil FJ (1997) Recovery and repair issues after stroke from the scientific perspective. Curr Opin Neurol 10:49–51

Sensi SL, Canzoniero LM, Yu SP, Ying HS, Koh JY, Kerchner GA, Choi DW (1997) Measurement of intracellular free zinc in living cortical neurons: routes of entry. J Neurosci 17:9554–9564

SHEP Cooperative Research Group (1991) Prevention of stroke by antihypertensive drug treatment in older persons with isolated systolic hypertension: final results of the Systolic Hypertension in the Elderly Programm (SHEP). JAMA 365:3255–3264

Shepherd J, Cobbe SM, Ford I et al (1995) Prevention of coronary heart disease with pravastatin in men with hypercholesterolemia. West of Scotland Coronary Prevention Study Group. N Engl J Med 333:1301–1307

Shinton R, Beevers G (1989) Meta-analysis of relation between cigarette smoking and stroke. BMJ 298:789–794

Specker C, Perniok A, Brauckmann U, Siebler M, Schneider M (1998) Detection of cerebral microemboli in APS – introducing a novel investigation method and implications of analogies with carotid artery disease. Lupus 7 (Suppl 2):75–80

Speliotes EK, Caday CG, Do T, Weise J, Kowall NW, Finklestein SP (1996) Increased expression of basic fibroblast growth factor (bFGF) following focal cerebral infarction in the rat. Brain Res Mol Brain Res 39:31–42

Steering Committee of the Physicians' Health Study Research Group (1989): final report of the ongoing physicians health study. N Engl J Med 321:129–135

Susin SA, Daugas E, Ravagnan L et al (2000) Two distinct pathways leading to nuclear apoptosis. J Exp Med 192:571–580

Takahashi K, Pieper AA, Croul SE, Zhang J, Snyder SH, Greenberg JH (1999) Post-treatment with an inhibitor of poly(ADP-ribose)polymerase attenuates cerebral damage in focal ischemia. Brain Res 829:46–54

Tanveer A, Virji S, Andreeva L et al (1996) Involvement of cyclophiline D in the activation of a mitochondrial pore by Ca^{2+} and oxidant stress. Eur J Biochem 238:166–172

The European Atrial Fibrillation Study Group (1995) Optimal oral anticoagulation therapy with nonrheumatic atrial fibrillation and recent cerebral ischemia. N Engl J Med 333:5–10

The Long-Term Intervention with Pravastatin in Ischemic Disease (LIPID) Study Group (1998) Prevention of cardiovascular events and death with pravastatin in patients with coronary heart disease and a broad range of initial cholesterol levels. N Engl J Med 339:1349–1357

The Scandinavian Simvastatin Survival Study Group (1994) Randomised trial of cholesterol lowering in 4444 patients with coronary heart disease: the Scandinavian Simvastatin Survival Study (4S). Lancet 344:1383–1389

Thornberry NA, Lazebnik Y (1998) Caspases: enemies within. Science 281:1312–1316

Tiffany BR, White BC, Krause GS (1995) Nuclear-envelope nucleoside triphosphatase kinetics and mRNA transport following brain ischemia and reperfusion. Ann Emerg Med 25:809–817

Tokime T, Nozaki K, Sugino T, Kikuchi H, Hashimoto N, Ueda K (1998) Enhanced poly(ADP-ribosyl)ation after focal ischemia in rat brain. J Cereb Blood Flow Metab 18:991–997

UK Prospective Diabetes Study (UKPDS) Group (1998) Intensive blood-glucose control with sulphonylureas or insulin compared with conventional treatment and risk complications in patients with type 2 diabetes (UKPDS 33). Lancet 352:837–853

Villalba AM, Hahne M, Kleber S, Volgel J, Falk W, Schenkel J, Krammer PH (2001) Therapeutic neutralization of CD95 ligand and TNF attenuates brain damage in stroke. Cell Death Differ 8:679–686

Voetsch B, Damasceno BP, Camargo EC et al (2000) Inherited thrombophilia as a risk factor for the development of ischemic stroke in young adults. Thromb Haemost 83:229–233

Watanabe H, Ohta S, Kumon Y, Sakaki S, Sakanaka M (1999) Increase in p53 protein expression following cortical infarction in the spontaneously hypertensive rat. Brain Res 837:38–45

Weisbrot-Lefkowitz M, Reuhl K, Perry B, Chan PH, Inouye M, Mirochnitchenko O (1998) Overexpression of human glutathione peroxidase protects transgenic mice against focal cerebral ischemia/reperfusion damage. Brain Res Mol Brain Res 53:333–338

Weiss JH, Hartley DM, Koh JY, Choi DW (1993) AMPA receptor activation potentiates zinc neurotoxicity. Neuron 10:43–49

White BC, Tribhuwan RC, Vander Lann DJ, DeGracia DJ, Krause GS, Grossman LI (1992) Brain mitochondrial DNA is not damaged by prolonged cardiac arrest or reperfusion. J Neurochem 58:1716–1722

White BC, Sullivan JM, DeGracia DJ et al (2000) Brain ischemia and reperfusion: molecular mechanisms of neuronal injury. J Neurol Sci 179:1–33

Widmann R, Kuroiwa T, Bonnekoh P, Hossmann KA (1991) [^{14}C]-Leucine incorporation into brain proteins in gerbils after transient ischemia: relationship to selective vulnerability of hippocampus. J Neurochem 56:789–796

Wiessner C, Allegrini PR, Rupalla K et al (1999) Neuron-specific transgene expression of Bcl-xl but not Bcl-2 genes reduced lesion size after permanent middle cerebral artery occlusion in mice. Neurosci Lett 268:119–122

Witt I (1998) APC-Resistenz (Faktor-V-Mutation): Klinische Bedeutung, Pathophysiologie und Diagnostik. Dt Ärztebl 95:A-2316–2323

Wolf PA, D'Agostino B, Belanger AJ et al (1991) Probability of stroke. A risk profile from the Framingham study. Stroke 22:312–318

Yoshino H, Hattori N, Urabe T, Uchida K, Tanaka M, Mizuno Y (1997) Postischemic accumulation of lipid peroxidation products in the rat brain: immunohistochemical detection of 4-hydroxy-2-nonenal modified proteins. Brain Res 767:81–86

Yu S-W, Wang H, Poitras MF et al (2002) Mediation of poly(ADP-Ribose) polymerase-1-dependent cell death by apoptosis-inducing factor. Science 297:259–263

Zaleska MM, Floyd RA (1985) Regional lipid peroxidation in rat brain in vitro: possible role of endogenous iron. Neurochem Res 10:397–410

Zha J, Harada H, Yang E, Jockel J, Korsmeyer SJ (1996) Serine phosphorylation of death agonist BAD in response to survival factor results in binding 14-3-3 not Bcl-xl. Cell 87:619–628

Zhang RL, Zhang ZG, Chopp M, Zivin JA (1999) Thrombolysis with tissue plasminogen activator alters adhesion molecule expression in the ischemic rat brain. Stroke 30:624–629

Zhao Q, Pahlmark K, Smith ML, Siesjo BK (1994) Delayed treatment with the spin trap alpha-phenyl-N-tert-butyl nitrone (PBN) reduces infarct size following transient middle cerebral artery occlusion in rats. Acta Physiol Scand 152:349–350

Zoppo del GJ, Schmid-Schonbein GW, Mori E, Copeland BR, Chang CM (1991) Polymorphonuclear leukocytes occlude capillaries following middle cerebral artery occlusion and reperfusion in baboons. Stroke 22:1276–1283

3 Altersspezifische Erkrankungen des Endokriniums und des Mineralstoffwechsels

3.1 Molekulare Grundlagen altersspezifischer Erkrankungen des Endokriniums

Jens Behrends und Georg Brabant

Inhaltsverzeichnis

3.1.1 Einleitung

Der als Somatopause, Menopause bzw. Andropause bezeichnete Abfall der Serumkonzentration von Wachstumshormonen und Sexualsteroiden im Alter ist mit Veränderungen der Körperzusammensetzung und von kognitiven wie physischen Fähigkeiten verbunden, die mit selektiven Störungen der jeweiligen Hormonachsen in der Jugend gut vergleichbar sind. Da eine Hormonersatztherapie die Symptomatik zumindest teilweise normalisieren kann, ist diskutiert worden, dass auch Alterungsvorgänge wesentlich durch die Veränderung der humoralen Steuerung beeinflusst werden. Sowohl der Ausfall der somatotropen wie der gonadotropen Achse führt in der Jugend zu einem Abbau der Muskulatur und einer Zunahme der Körperfettmasse. Vergleichbare Verschiebungen der Körperzusammensetzung finden sich bei physiologischen Alterungsvorgängen, welche bereits in der 2. bis 3. Lebensdekade erkennbar sind. Dies wird belegt durch Querschnittsuntersuchungen wie das Monica-Projekt, aber auch durch Longitudinalstudien (Mayo Clinic, Baltimore, Longitudinal Study on Ageing), in deren Verlauf gesunde Erwachsene über mehrere Jahrzehnte hinsichtlich ihrer Körperzusammensetzung mit sehr präzisen Messmethoden untersucht wurden (Forbes u. Reina 1970, Liese et al. 2001, Metter et al. 2002, Roy et al. 2002). Als Ergebnis dieser verschiedenen Ansätze fand sich eine Abnahme der Muskelmasse zwischen dem 20. und 60. Lebensjahr von 5–10 kg bei einem Gewichtsanstieg von insgesamt 10–15 kg. Diese Daten unterstützen die deutliche Verschiebung der Körperzusammensetzung mit einem erheblichen Verlust von Muskelmasse und einer ausgeprägten Akkumulation von Körperfett im physiologischen Alterungsprozess. Eng mit der Verminderung der Muskelmasse ist auch eine Verschlechterung der Muskelfunktion verbunden, welche die Gebrechlichkeit alter Menschen erhöht, Stürze leichter möglich macht und damit eine Pflegeabhängigkeit bei älteren Menschen auslösen

Ganten/Ruckpaul (Hrsg.)
gemeinsam mit A. Ruiz-Torres
Molekularmedizinische Grundlagen
von altersspezifischen Erkrankungen

kann. Ziel der vorliegenden Übersicht soll es sein, die Veränderung der Sexualsteroide beim Mann, der Wachstumshormonachse und von metabolischen Vorgängen in der altersspezifischen Physiologie mit Bezug auf die bisher bekannten molekularen Mechanismen darzustellen.

3.1.2 Endokrine Aspekte des Alterns bei gesunden Männern

3.1.2.1 Überblick

Die eingeschränkten Fähigkeiten im Alter sind durch eine generalisierte Schwäche, eingeschränkte Mobilität, Probleme der Balance und des Durchhaltevermögens gekennzeichnet. Dieses als Fragilität definierte Problem ist wesentlicher Bestandteil altersabhängiger Veränderungen. Fragilität bezeichnet daher vorwiegend physische und physiologische Defizite, welche mit Altern verbunden sind und wird dem Konzept des erfolgreichen Alterns gegenübergestellt, welches eine Optimierung der Lebenserwartung unter gleichzeitiger Minimierung physischer, psychischer und sozialer Morbidität bezeichnet und auf psychologisches Wohlbefinden, Lebensqualität und Lebenszufriedenheit fokussiert (Morley et al. 2002, van den Beld u. Lamberts 2002).

Der physiologische Abfall der gonadalen Funktionen beim Mann ist durch progressiven Verlust der Gesamtandrogene und des bioaktiven Testosteron gekennzeichnet, welche durch einen Abfall der testikulären Leydig-Zell-Zahl und ihrer sekretorischen Kapazität in Verbindung mit einer altersabhängigen Abnahme der pulsatilen und stimulierbaren Gonadotropinsekretion verbunden sind (Leifke et al. 2000). Untersuchungen unserer wie einer Reihe anderer Arbeitsgruppen zeigen, dass die Gesamtandrogenkonzentrationen bei gesunden Männern pro Jahrzehnt zwischen 7 und 10% abfallen. Die Konzentration von freiem Testosteron sinkt dabei etwas stärker, was durch einen altersabhängigen Anstieg des Sexualhormon bindenden Globulins (SHBG) erklärt wird. Parallel zu Testosteron fallen auch die Serumspiegel von Östradiol bei alternden Männern ab (Leifke et al. 2000). Unklar ist, ob sich auch Serumöstron in ähnlicher Weise reduziert oder ob diese Spiegel eher stabil bleiben. Berücksichtigt werden muss schließlich noch eine Veränderung der zirkulierenden Spiegel eines Nebennierenhormons, des Dehydroepiandrosterons (DHEA), und seines Sulfats (DHEAS). Beide Faktoren fallen in der sog. Adrenopause graduell ab. Im Alter von 85 Jahren betragen die Spiegel beider Hormone nur ca. 20% der Serumkonzentrationen eines 30-Jährigen (Herbert 1995). Im Gegensatz hierzu steigen die Plasmakortisolspiegel mit zunehmendem Alter eher an.

Als drittes endokrines System, welches graduell im Alter an Aktivität verliert, ist die somatotrope Achse (Wachstumshormon[GH]/insulinähnlicher Wachstumsfaktor-1[IGF-1]) zu nennen. Die mittlere Pulsamplitude, die Dauer des Pulses und die freie Fraktion von sezerniertem Wachstumshormon, nicht aber die Pulsfrequenz, fällt altersabhängig graduell ab. Dieser Abfall von Wachstumshormon reflektiert sich in einer progressiven Verringerung der zirkulierenden IGF-1-Spiegel, welche im Wesentlichen auf eine reduzierte Stimulation der hepatischen IGF-1-Produktion zurückzuführen ist. Das dominante IGF-1 bindende Protein (IGF-BP) ist IGF-BP3, welches sein Maximum in der Pubertät erreicht und zwischen dem 18. und 80. Lebensjahr ebenfalls abfällt. Weitere IGF-BP, wie IGF-BP-2, fallen nach der Geburt bis zur Pubertät ab und steigen dann wieder graduell, besonders nach dem 60. Lebensjahr, an. Seine Konzentrationen sind im Alter von 80 Jahren ca. doppelt so hoch wie bei jungen Erwachsenen (Kalmijn et al. 2000, Brabant 2003, van den Beld et al. 2003).

3.1.2.2 Die gonadotrope Achse

Da altersspezifische Symptome, wie Müdigkeit, Depression, verminderte Libido, eine erhöhte Rate an erektiler Dysfunktion und verminderte intellektuelle wie physische Leistungsfähigkeit, durch Androgengaben moduliert werden können, ist vermutet worden, dass Androgene eine wichtige Rolle in der Steuerung spielen (van den Beld u. Lamberts 2002). Tierversuche zeigen, dass alternde BN-Ratten sowohl einen primären als auch sekundären testikulären Ausfall zeigen, welcher sich gut mit der Andropause bei Männern vergleichen lässt (Chen et al. 2002).

Die Konzentrationen der mRNA des hypothalamischen PräproGnRH (PPGnRH) wurden bei jungen, mittelalten und alten Ratten mittels In-situ-Hybridisation untersucht und mit dem Gehalt an GnRH-Peptid in mikrodissezierten Hirnarealen verglichen. Auf beiden Ebenen sinken die GnRH-Spiegel mit zunehmendem Alter ab. Dagegen waren die gleichzeitig gemessenen LH-Spiegel unverändert und FSH stieg an. Die hypophysäre Antwort auf GnRH war im Alter hinsichtlich der LH-Sekretion unverändert, aber die FSH-Antwort stieg an. Im Gegensatz zu der vergleichbaren LH-Antwort auf GnRH verminderte sich die Testosteronantwort auf einen LH-Stimulus im Alter. Die LH-Rhythmik wurde abgeschwächt und die Testosteronspiegel über 24 h sind auch im Tierversuch erniedrigt (Gruenewald et al. 2000, Wang et al. 2002).

Diese Untersuchungen konnten durch Studien am Menschen bestätigt werden. Gibt man gesunden, älteren Männern Infusionen von Kochsalz oder pulsatil GnRH alle 90 min i.v. über 24 h, so zeigten sich bei älteren Männern im Vergleich zu jungen Kontrollen mehr LH-Pulse mit niedrigerer Amplitude und eine höhere Unordnung der Pulsfrequenz von LH (Mulligan et al. 1999). Trotzdem stieg die mittlere LH-Konzentration vergleichbar bei jungen und alten Männern an. Diese Resultate deuten auf einen Mangel an hypothalamischer GnRH-Produktion mit dem Altern hin. Im Gegensatz hierzu steigt die 24-h-Testosteronkonzentration unter Stimulation bei den alten Versuchspersonen inadäquat an, was für eine zusätzliche Leydig-Zell-Defizienz gemäß der verminderten Zahl von Leydig-Zellen spricht.

Möglicherweise ist die altersspezifische Wirkung mit Abfall oder inadäquatem Anstieg der Gonadotropinsekretion durch eine veränderte Opiatkontrolle bedingt. Vergleicht man die GnRH-Sekretion von hypothalamischen Gewebefragmenten junger (75–90 Tage) und alter (18–20 Monate) Ratten mit oder ohne Opiatantagonisten (Naloxon), so findet sich im Alter ein signifikanter dosisabhängiger Anstieg in der GnRH-Freisetzung. Die Serumspiegel von LH und Testosteron der alten Tiere waren dagegen niedriger als die der jungen Kontrollen. Diese Untersuchungen sprechen für einen endogenen Opiateinfluss auf die altersabhängige Steuerung (Mikuma et al. 1994).

Die Steuerung der pulsatilen Freisetzung von hypothalamischen GnRH und LH aus dem Hypophysenvorderlappen ist zumindest partiell durch exzitatorische Aminosäuren gesteuert. Der Glutamatrezeptoragonist, NMDA, hat differenzielle Effekte auf die Gonadotropin- und Prolaktinfreisetzung in der Präpubertät junger, mittelalter und alter BN-Ratten. NMDA steigerte LH und Prolaktinsekretion bei allen Altersgruppen, wobei jedoch die Freisetzung bei älteren Ratten niedriger war. Eine FSH-Antwort wurde nur bei jungen und mittelalten Ratten beobachtet. In direkten Untersuchungen an hypothalamischen Gewebefragmenten aus den präoptischen Regionen des medialen basalen Hypothalamus zeigte sich, dass die Höhe der GnRH-Freisetzung in einer inversen Beziehung zum Alter stand (Wang et al. 2002). Die Untersuchung des Aminosäuregehaltes ergab, dass alte Tiere die niedrigste Konzentration von Glutamat, Taurin und GABA aufwiesen (Bonavera et al. 1998). Die verminderte Antwort der GnRH-Neurone auf NMDA und die Reduktion von exzitatorisch wirksamen Aminosäuren ist daher wahrscheinlich an der verminderten pulsatilen LH-Sekretion beteiligt.

Potente Effekte von Sexualsteroiden auf die Stimmung und mentale Vigilanz werden z. T. durch eine Serotoninwirkung auf den 5-HT$_2$A-Rezeptor vermittelt. Nach Kastration männlicher Wistar-Ratten nimmt die 5-HT$_2$A-Expression ab (Fink et al. 1998).

Die neuroendokrine Achse spielt eine wichtige Rolle für das reproduktive Verhalten. Untersuchungen zur quantitativen Bestimmung von NPY-mRNA sowie zur Freisetzung von NPY zeigen einen graduellen Abfall sowohl des hypothalamischen Gehaltes als auch der Freisetzung von NPY mit dem Alter. NPY stellt einen Stimulus für die GnRH exprimierenden Neurone dar. Es amplifiziert den stimulierenden Effekt von GnRH auf die gonadotrope Achse und ist an der positiven Rückkopplung von Testosteron beteiligt (Urban et al. 1996). Im Alter kommt es zu einer Unempfindlichkeit NPY produzierender Neurone gegenüber Testosteron und der positive Rückkopplungsmechanismus wird damit unterbrochen (Sohn et al. 2002).

Schließlich spielen die Liganden des Wachstumshormon-Sekretagogue-Rezeptors (GHS-R) eine positive Rolle in der Steuerung der GhRH-Funktion (Howard et al. 1996). Die Expression von GHS-R-mRNA im Gehirn von Ratten wird durch Östradiol verstärkt (Petersen et al. 2001). Diese positive Steuerung hat möglicherweise Einfluss auf die unterschiedlichen Amplituden der GH-Pulse bei jungen Männern im Vergleich zu jungen Frauen. Zusätzlich verhindern GHS-R-Agonisten den Abfall der GH-Pulsamplituden und spielen damit eine mögliche Rolle in dem altersabhängigen Abfall der Aktivität der Gonadotropinachse. GHS-R-Agonisten aktivieren zusätzlich eine Untergruppe von NPY-Neuronen im Nucleus arcuatus. Diese amplifizierende Rolle durch NPY erklärt wenigstens teilweise die positiven Ergebnisse einer Behandlung von Probanden mit GHS-R-Liganden, welche eine vergrößerte Pulsamplitude von LH aufweisen (Maccario et al. 2002). Diese Verbindung ist im Hinblick auf die möglichen Effekte der somatotropen Achse wichtig, da sie ein Bindeglied zwischen der somatotropen und der reproduktiven Achse auf molekularer Ebene darstellt.

3.1.2.3 Die somatotrope Achse

Die Freisetzung des Wachstumshormons (GH) aus dem Hypophysenvorderlappen steht unter multipler hypothalamischer Kontrolle. Hypophysäres GH-Releasing-Hormon (GHRH) sowie Ghrelin, welches hauptsächlich aus dem Magen stammt, wirken stimulatorisch, während Somatostatin einen inhibitorischen Einfluss auf die Freisetzung ausübt. GH wird pulsatil freigesetzt und das Muster der Pulsatilität scheint zumindest tierexperimentell eine wichtige Bedeutung für die hepatische Antwort und die Produktion von IGF-1 aufzuweisen (Waxman et al. 1991). Die Amplitude der Wachstumshormonpulse wird altersabhängig gedämpft, was durch hypothalamische Veränderungen ausgelöst zu werden scheint. Untersuchungen zu altersabhängigen Veränderungen zeigen eine Abnahme der Rezeptordichte, sodass höhere GHRH-Spiegel notwendig sind, um eine normale hypophysäre Antwort auszulösen (Veldhuis et al. 2002). Allerdings ist gegenwärtig der präzise Mechanismus für die Veränderung der neuroregulatorischen Einheit, welche GH/IGF-1 steuert, nicht bekannt. Nach tierexperimentellen Studien wie auch bei Untersuchungen am Menschen scheint eine kooperative Steuerung vorzuliegen. L-Arginin, eine Substanz, welche die hypothalamische Freisetzung von Somatostatin herunterregeln kann, führt nur in Kombination mit GHRH, GHRP bzw. Ghrelin oder beiden Releasing-Hormonen zu einer normalisierten, an Jugendliche angeglichenen Wachstumshormonsekretion bei Älteren. Dagegen führt weder die alleinige Gabe von GHRH oder Ghrelin noch von Somatostatinantagonisten zu einer Normalisierung der somatotropen Achse (Giustina und Veldhuis 1998). Dies bedeutet, dass vermutlich ein Defekt verschiedener Faktoren für die altersabhängigen Abfälle verantwortlich ist. Zusätzlich muss eine direkte Rückkopplung des Wachstumshormons auf den Hypothalamus berücksichtigt werden. Dieser autoregulatorische Rückkopplungsmechanismus auf dem kurzen Wege spielt wahrscheinlich eine wichtige Rolle für die Wachstumshormonpulsatilität.

Die hypophysäre Wachstumshormonsekretion und die Serumspiegel von IGF-1 fallen mit zunehmendem Alter deutlich ab (Arvat et al. 2000). Sie erreichen nach einem Spitzenspiegel in der Pubertät bereits in der 3. Lebensdekade niedrigere Werte und vermindern sich bis zum Tode weiter kontinuierlich. Wachstumshormonmangel in der Jugend ist mit dünner Haut (Faltenbildung), verstärkter Ansammlung von Fett, insbesondere in viszeralem Fettgewebe, dem Auftreten einer Insulinresistenz und der Neigung zur Entwicklung eines Diabetes mellitus verbunden (Carroll et al. 1998). Dieser wird zum einen durch eine parallel auftretende Abnahme der B-Zell-Funktion des Pankreas und zum anderen durch eine Abnahme der Muskelmasse verstärkt, welche auch für eine verminderte physische Leistungsfähigkeit verantwortlich ist. Darüber hinaus findet sich eine verminderte Knochendichte und ein Anstieg des Serumcholesterins. Diese Beobachtungen konnten bei einer Vielzahl von Jugendlichen, welche einen isolierten Wachstumshormonmangel aufweisen, nachgewiesen werden. Als weitere pathophysiologische Modelle für die klinischen wie biochemischen Veränderungen bei Minderung der Wachstumshormonsekretion im Alter kommen der im Erwachsenenalter erworbene Ausfall der Wachstumshormonachse im Gefolge hypophysärer Tumoren oder die primäre Wachstumshormonresistenz (Laron-Syndrom) in Betracht. Patienten mit Laron-Syndrom weisen eine besonders ausgeprägte generelle viszeralbetonte Adipositas mit hohen Cholesterinspiegeln und alle übrigen genannten Stigmata des Wachstumshormonmangels auf (Laron u. Klinger 1993). Interessanterweise entwickeln diese Patienten keine grauen Haare, aber sie haben eine Tendenz zur frühen Glatzenbildung. Diese klinischen Beobachtungen und die mögliche Korrektur solcher Veränderungen durch die subkutane Applikation von Wachstumshormon haben zu einer Reihe von Ansätzen geführt, den vermuteten Wachstumshormonmangel, d.h. die Differenz der mittleren Wachstumshormonspiegel zwischen gesunden jungen Erwachsenen und gesunden Alten, zu ersetzen. Rudman und Mitarbeiter hatten in einer ersten Studie die Effekte einer Wachstumshormontherapie über 6 Monate bei älteren Männern überprüft und signifikante Veränderungen der Körperzusammensetzung mit einer Abnahme des Fettgewebes und Zunahme der Muskulatur sowie eine erhöhte Hautdicke festgestellt (Rudman et al. 1990). Demgegenüber stehen Nebenwirkungen und sehr variable Ergebnisse von anderen Untersuchern. Ein mögliches Problem ist die Applikation von Wachstumshormon durch eine tägliche Bolusinjektion, wodurch das natürliche pulsatile Muster der Wachstumshormonsekretion nicht nachgestellt werden kann. Dies hat wesentliche Konsequenzen, da gezeigt werden konnte, dass das zeitliche Muster der Wachstumshormonsekretion eine wichtige Bedeutung beispielsweise für die GH-abhängige Signalübertragung in der Leber hat. Eine kontinuierliche GH-Stimulation führt nur zu einer geringen STAT5b-Aktivierung, während die pulsatile Stimulation mit Wachstumshormon STAT5b stärker aktiviert (Gebert et al. 1997). Knock-out-Mäuse für STAT5b sind resistent gegen Wachstumshormonpulse und zeigen einen Phänotyp der GH-Antwort bei Männchen, welcher an die Antwortmuster von weiblichen Tieren erinnert (Davey et al. 1999).

Mit den Methoden der DNA-Chip-Technologie konnte kürzlich der physiologische Abfall von GH auf die molekularen Mechanismen der zugrunde liegenden altersabhängigen Prozesse geprüft werden. Die Genexpression wurde in der Leber alternder Ratten mit oder ohne Wachstumshormongabe geprüft. Von 1000 Genen, welche mittels Chip in der männlichen Rattenleber untersucht wurden, waren 47 Transkripte durch altersabhängige Vorgänge beeinflusst und ca. 40% der differenziell exprimierten Gene normalisierten sich durch Wachstumshormon. Von der Mehrzahl dieser Gene war bislang nicht bekannt, dass sie unter der Kontrolle des Wachstumshormons stehen (Tollet-Egnell et al. 2001). Leider existieren nach unserer Kenntnis gegenwärtig keine Untersuchungen für andere Organe mithilfe ähnlicher Ansätze. Diese Ergebnisse können als starkes Argument für den Wachstumshormonersatz bei physiologischen Altersprozessen gewertet werden.

Dagegen stehen Ergebnisse von GH/IGF-1-defizienten Tieren, welche alle eine verlängerte Lebensspanne aufweisen. Aufgrund des IGF-1-Mangels weisen alle homozygoten Tiere einen Kleinwuchs auf. Wie bei den menschlichen Modellen (*prop1*- und *pit1*-Mutationen) finden sich Tiermodelle, bei denen neben dem Wachstumshormon auch Prolaktin, TSH und die Gonadotropine ausgefallen sind. Hierzu gehören die „Ames-dwarf-Mäuse" (df/df), die dem Maushomolog einer Mutation des *prop1*-Gens entsprechen. Dagegen dienen die „Snell-dwarf-Mäuse" (dw/dw) als Modell einer Mutation eines anderen Transkriptionsfaktors, *pit-1*. Beide Tierpopulationen haben extrem niedrige Spiegel von IGF-1 und interessanterweise findet sich in beiden Tiermodellen eine Verzögerung altersabhängiger Symptome. Diese ist mit einer verzögerten Sexualentwicklung, reduzierter Aktivität, progressiver Adipositas und Haarverlust bei einem Teil der Tiere vergesellschaftet (Brown-Borg et al. 1996, Flurkey et al. 2001). Die Ergebnisse in beiden Tiermodellen zeigen, dass die Zwergmäuse 50% länger als ihre Wurfgenossen leben. Allerdings sind diese Ergebnisse unter stressfreien Konditionen erhoben worden, während frühere Untersuchungen unter hohem Stress zu frühem Tode der Mäuse geführt hatten. Dies ist möglicherweise durch eine schlechtere Adaptation der Mäuse an stressvolle Situationen erklärt. Ähnliche Daten finden sich für das tierexperimentelle Äquivalent des Laron-Syndroms, bei dem der Wachstumshormonrezeptor gestört ist. Diese Tiere leiden unter einer primären GH-Resistenz mit hohen GH-Spiegeln und niedrigem IGF-1 und IGF-BP3. Die Lebenserwartung dieser Tiere mit einem Knock-out-GH-Rezeptor war um ca. 30% höher als die der Kontrollen (Coschigano et al. 2000).

Schließlich findet sich bei GH-transgenen Mäusen mit konstitutionell erhöhter Wachstumshormonsekretion eine reduzierte Lebenserwartung, welche ca. 50% der normaler Kontrollen entspricht (Bartke 1998). Diese Befunde passen gut zu den klinischen Befunden bei Patienten mit Akromegalie, bei denen das Wachstumshormon ähnlich stark erhöht ist. Daraus ergibt sich die Frage, ob GH einen direkten Effekt auf die Mortalität aufweist. Unklar ist weiter, wie GH/IGF-1 die Lebenserwartung verändert. Mutationen eines dem IGF-1-Rezeptor bei Säugetieren homologen Rezeptorgens bei C. elegans, *daf2*, resultieren in höherer Lebenserwartung (Kimura et al. 1997). Diese Untersuchungen passen gut zu epidemiologischen Untersuchungen von Bartke et al. 2000, welcher bei verschiedenen Tierspezies ein besseres Überleben kleiner Tiere im Vergleich zu größeren nachweist (Bartke 2000).

Diese generelle Beobachtung muss sicherlich in Zukunft noch auf mögliche genetische Störungen bezogen werden. Hinsichtlich der klassischen altersabhängigen genetischen Störung ist eine Verbindung zum GH/IGF-1-System nur inkomplett untersucht. Es finden sich aber positive Ergebnisse in Richtung einer Alteration der GH-Achse bei der klassischen Progerie (Hutchinson-Gilford-Erkrankung). Diese 1886 erstmalig von Hutchinson beschriebene Erkrankung, welche eine Inzidenz von ca. einer pro Million Lebendgeburten aufweist, ist durch eine erhöhte Exkretion von Hyaluronsäure charakterisiert und führt zu einem akzelerierten Alterungsprozess, welcher in frühen Jahren zum Tode führte. Die Wachstumshormonachse ist bei diesen Patienten bislang schlecht untersucht. In einem einzigen Bericht von Villee et al. wurden 1969 zwei Kinder mit klassischer Progerie untersucht. In einem Insulintest fand sich ein Verlust der Wachstumshormonantwort (Villee et al. 1969).

Auch das Werner-Syndrom (ein Syndrom, welches der Progerie im Erwachsenenalter entspricht) ist hinsichtlich einer Wachstumshormondefizienz unzureichend untersucht. Dieses 1904 erstmalig beschriebene Syndrom ist durch Kleinwuchs, Verlust von Weichteilgewebe, ulzerierende Hyperkeratose, Pigmentation, dünne Haare und Alopezie, frühes Ergrauen, eine Tendenz für die Entwicklung von Karzinomen und einen insulinresistenten Diabetes gekennzeichnet (Rubin u. Reed 1996). Dagegen findet sich beim Cockayne-Syndrom, welches 1936 und 1946 beschrieben wurde, keine Veränderung der endokrinen Funktion (Nance u. Berry 1992). Das Bloom-Syndrom ist mit Wachstumshormonmangel, Hautveränderungen, Fotosensibilität, variablen Immundefizienzen, Prädisposition zu Malignombildung, Typ-2-Diabetes und frühem Tod verbunden. Es wird durch Mutationen im *blm*-Gen hervorgerufen. Während beim Bloom-Syndrom die Wachstumshormonachse häufig getestet ist, fehlt dies mit Ausnahme eines Berichtes über eine Wachstumshormonmangelsituation bei einem 11-jährigen Mädchen für das Rothmund-Thomson-Syndrom. Dieses 1986 erstmalig beschriebene Syndrom, welches autosomal-rezessiv vererbt wird, ist mit Kleinwuchs, Hautveränderungen im Sinne von Atrophien und Teleangiektasien sowie Haarverlust assoziiert (Kaufmann et al. 1986). Insgesamt finden sich also nur wenige und inkomplette Hinweise auf einen Verlust der Wachstumshormonachse bei den bislang charakterisierten genetischen Störungen.

3.1.3 Änderung des Metabolismus im Alter – Adipositas

3.1.3.1 Einleitung

Wie bereits oben ausgeführt, ist Altern mit einer erheblichen Veränderung der Körperzusammensetzung verbunden. Diese wiederum hat wesentliche Einflüsse auf die Steuerung humoraler Systeme. So kommt es beispielsweise in der Entwicklung einer Adipositas zu einer Herabregulation der Wachstumshormonachse. Das Wachstumshormon selbst hat, wie bereits erwähnt, wichtige Funktionen hinsichtlich der Verteilung von Muskulatur und Fett. Der Ausfall von GH führt zu einer stärkeren Akkumulation von Fett und zu einem Abfall der Muskelmasse. Zusätzlich wirkt GH auf die 11β-Hydroxydehydrogenase Typ 1, welche im Fettgewebe exprimiert ist und dort die Aktivierung von Vorläuferhormonen wie beispielsweise Kortikosteron in bioaktives Kortisol bewirkt. Der Ausfall von GH führt zu einer verstärkten Bildung von Kortisol im Fettgewebe und kann damit insbesondere im viszeralen Gewebe die Fettansammlung noch verstärken.

Die Entwicklung einer Adipositas im Laufe des Lebens ist nicht ausschließlich durch das ungünstige Verhaltensmuster determiniert. Genetische Einflüsse und die Charakterisierung einer endokrinen Dysregulation als entscheidende Faktoren für die Langzeitsteuerung der Energiehomöostase sind seit der Erstbeschreibung eines von Fettzellen sezernierten Hormons, Leptin, zunehmend klarer dargestellt worden. Viele altersspezifische Veränderungen sind eng mit der Ausbildung einer Adipositas gekoppelt. Jüngste Ergebnisse unterstützen die Vorstellung einer sehr engen Verknüpfung von Ernährung, humoraler Steuerung, metabolischer Vorgänge und physiologischem Altern auch außerhalb der lebensverkürzenden Folgen adipositasabhängiger Komplikationen. Im folgenden Kapitel soll daher zunächst versucht werden, heute bekannte Tiermodelle, welche mit Adipositas verknüpft sind, zu charakterisieren, Mutationen und Fehlregulationen zu beschreiben, welche beim Menschen zur Ausbildung einer Adipositas führen, sowie die nutritiven Einflussfaktoren für den physiologischen Alterungsprozess zu charakterisieren.

3.1.3.2 Muster der Gewichtszunahme mit dem Alter

Die Prävalenz der Adipositas ist abhängig von ihrer Definition (BMI 27,8 kg/m^2 für Männer und 27,3 kg/m^2 für Frauen) und entspricht der 85er Perzentile der Erwachsenenpopulation in den USA (NHANES II), d.h. dass 24% aller erwachsenen Männer und 28% aller erwachsenen Frauen übergewichtig sind. Seit 1988 ist die Prävalenz auf 31 bzw. 34% angestiegen (Kuczmarski et al. 1994). Dies sind konservative Schätzungen, welche nach den Ergebnissen der Monika-Studie auch für Deutschland relevant sind. Ursache dieses Anstiegs sind Veränderungen der Lebensumstände und eine genetische Konstellation, welche in der Evolution auf die Erhaltung des Körpergewichts mittels einer möglichst geringen Zufuhr von Nahrungsmitteln ausgerichtet war („Thrifty-Gen-Hypothese“) (Neel et al. 1998). In einer äußeren Situation, in welcher der Zwang zur physischen Aktivität über die Arbeits- und Lebensbedingungen deutlich abnimmt und die Nahrungsaufnahme sehr viel effektiver und ungehinderter durch einen Überfluss an hochreinen Nahrungsmitteln erfolgen kann, stellt ein solcher genetischer Hintergrund ein großes Risiko für die Entwicklung einer Adipositas mit allen negativen Gesundheitsfolgen dar. Diese Vorstellungen werden durch kürzlich publizierte Untersuchungen zur physischen Aktivität von amerikanischen Schulkindern gestützt, die nach dem 13. Lebensjahr im Gegensatz zu Vergleichen aus früheren Jahrzehnten deutlich geringere physische Aktivität zeigen (Kimm et al. 2002). Dieser Trend hält in späteren Jahren an. Auch die Qualität der aufgenommenen Nahrung hat sich verändert. Eine Diät mit hohem Fettgehalt ist zunehmend Teil der Ernährung geworden. Dies führt dazu, dass sich unter der entsprechenden genetischen Konstellation mit steigendem Lebensalter das Körpergewicht überproportional erhöht.

3.1.3.3 Die Genetik der Adipositas im Alter

3.1.3.3.1 Überblick

Die genetischen Konstellationen, welche zur Entwicklung einer Adipositas unmittelbar postpartal sowie im späteren Alter prädisponieren, sind sowohl bei Tieren als auch beim Menschen in den letzten Jahren nachgewiesen worden. Zahlreiche Untersuchungen an Knock-out-Mäusen waren Basis von Studien am Menschen, in denen die Mechanismen der Energiehomöostase näher entschlüsselt werden konnten. Seit der Entdeckung des aus den Fettzellen stammenden Hormons Leptin ist zunehmend die genetische Basis der endokrinen Regulation des Körpergewichts besser entschlüsselt worden.

Leptin wirkt wahrscheinlich als rezeptorgebundenes Protein auf hypothalamische Zentren im Nucleus arcuatus (Bjorbaek u. Hollenberg 2002). Wie die Abb. 3.1.1 zeigt, sind hier zwei Mechanismen von großer Bedeutung. Zum einen wird die Energieaufnahme in den Körper über neuronale Aktivitäten der NPY/AgrP-Neurone vermittelt. Diese werden in ihrer Aktivität durch Leptin gehemmt und durch ein anderes Peptid des Gastrointestinaltrakts, Ghrelin, stimuliert. Zum anderen kommt es gleichzeitig zu einer Inhibition der POMC/CART-Neurone, welche die Energiedissipation des Körpers vermitteln. Eine Aktivierung dieser neuronalen Systeme führt zu einer erhöhten Aktivität der das Fettgewebe innervierenden sympathischen Neurone. Eine gesteigerte sympathische Aktivität hemmt die Synthese und Sekretion von Leptin und stimuliert gleichzeitig die sog. „uncoupling". Proteine, welche in der Lage sind, die Energiekette zu entkoppeln und den Energieverbrauch zu steigern (Barsh u. Schwartz 2002).

Wie die Abb. 3.1.1 deutlich macht, sind eine zunehmende Anzahl im Hypothalamus gebildeter sowie von peripher auf hypothalamische Strukturen wirkender Faktoren charakterisiert worden, welche die Energiehomöostase beeinflussen.

3.1.3.3.2 Zentrale Faktoren

α-Melanozyten stimulierendes Hormon (α-MSH). Das α-MSH ist ein aus 13 Aminosäuren zusammengesetztes Peptidhormon, welches durch posttranslationale Spaltung aus Proopiomelanocortin (POMC) entsteht, in Hypothalamus und Hypophyse gebildet wird und die Melanozyten der Haut zur Bildung des braunen Hautpigments anregt. Dieses wird durch Interaktion mit dem Melanocortin-1-Rezeptor (*mc1r*) erreicht. Im Hypothalamus wird es im Nucleus arcuatus synthetisiert und wirkt auf die in der Energiehomöostase zentral regulierenden Melanocortin-3- und -4-Rezeptoren (*mc3r, mc4r*), die nach Aktivierung einerseits die Nahrungsaufnahme hemmen , andererseits den Energieverbrauch über die Aktivierung der sympathischen neuronalen Systems (SNS) stimulieren können (Chen et al. 2000, Barsh u. Schwartz 2002). Zudem gibt es Hinweise, dass MC3R auch einen direkten Einfluss auf die physische Aktivität von Versuchstieren (Knock-out-Modelle) haben kann (Butler et al. 2000). Wird fälschlicherweise ein einem normalerweise peripher synthetisierten Protein, Agouti, ähnliches Protein, „Agouti-related

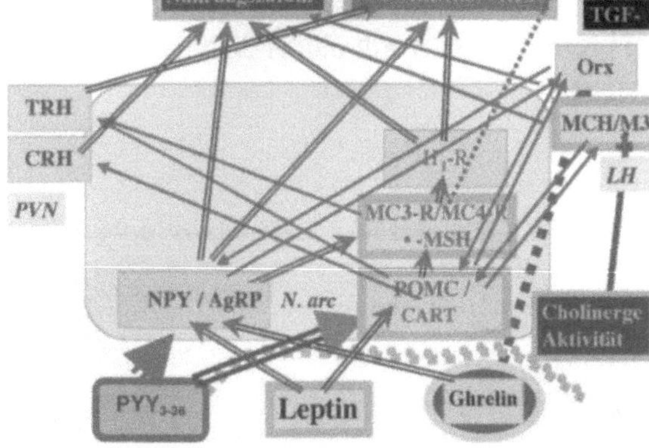

Abb. 3.1.1. Schematische Darstellung der hypothalamischen Steuerung der Energiehomöostase

Protein", in großer Menge gebildet, so wird der MC3- und MC4-Rezeptor blockiert und α-MSH kann seine normale Aktivität nicht mehr ausüben. Hierdurch kommt es zu einer Verschiebung des Gleichgewichts mit deutlich verstärkter Nahrungsaufnahme, vermindertem Energieverbrauch und Gewichtsanstieg (Ollmann et al. 1997). Beim Menschen ist gezeigt worden, dass eine Mutation von *pomc*, welche sowohl die ACTH-Produktion als auch die α-MSH-Produktion verhindert, früh durch den Ausfall der Glukokortikoidachse zum Tode führen kann. Werden Glukokortikoide ersetzt, so führt der Mangel an α-MSH zu zwei typischen Stigmata. Zum einen wird ein exzessives Übergewicht schon unmittelbar nach der Geburt erreicht, welches im weiteren Leben noch mehr zunimmt. Zum anderen kommt es über eine verminderte Besetzung der MC1-Rezeptoren zu einem Mangel an Pigment und zu roten Haaren. Gegenwärtig sind fünf Kinder mit solchen Veränderungen beschrieben (Krude et al. 1998) (Tabelle 3.1.1).

Melanocortin-4-Rezeptor. Auch direkte Mutationen des MC4-Rezeptors sind gut charakterisiert. In großen Untersuchungen an Populationen exzessiv Übergewichtiger fanden sich unterschiedliche Häufigkeiten solcher Mutationen (s. Tabelle 3.1.1). Für den deutschsprachigen Raum ist nach Untersuchungen der Arbeitsgruppe um Hebebrand eine Frequenz von ca. 5–8% aller Adipositasformen durch eine Mutation des MC4-Rezeptors nachgewiesen (Vaisse et al. 2000, Hebebrand et al. 2002). Diese Häufigkeiten sind nicht in allen Populationen ähnlich beschrieben. Wichtig erscheint, dass auch heterozygote Mutationen möglicherweise erst im späteren Lebensalter zu einem erhöhten Risiko für eine Gewichtszunahme prädisponieren. Da die Veränderung des Rezeptors im Gegensatz zur *pomc*-Mutation zu keinen weiteren phänotypischen Veränderungen führt, ist hier die Möglichkeit gegeben, dass das Problem deutlich unterdiagnostiziert ist.

Kokain- und Amphetamin-reguliertes Transkript (CART). CART stellt ein Neuropeptid dar, das in vielen Gehirnarealen exprimiert wird und zusammen mit POMC im Nucleus arcuatus des Hypothalamus nachgewiesen wurde (Kristensen 1998). Wie α-MSH inhibiert CART die Nahrungsaufnahme und führt zum Gewichtsverlust. Darüber hinaus hat CART eine wichtige Bedeutung für die motorische Aktivität und das Verhalten unter Stressumständen (Kristensen et al. 1998). Eine Reihe von Pharmaka können direkt CART-Neurone aktivieren bzw. inhibieren, sodass erklärlich wird, warum unter Pharmakotherapie mit Psychopharmaka zum Teil ein erheblicher Gewichtsverlust auftritt (Larsen et al. 2002). Bislang ist nicht nachgewiesen, welche mutationsbedingten Störungen hier von Bedeutung sind. Bei der engen Beziehung zwischen Körpergewichtsänderungen und psychischen Störungen sind hier allerdings Verbindungen zu erwarten.

Orexin 1+2. Diese auch als Hypocretin 1+2 bezeichneten Neuropeptide werden im lateralen Hypothalamus produziert. Eine Defizienz von Orexin führt zu Schlafstörungen und Narkolepsie, aber auch hier ist eine enge Beziehung zum Körpergewicht vorhanden (Hara et al. 2001). Zum gegenwärtigen Zeitpunkt sind mutationsbedingte Veränderungen als Ursache von Körpergewichtsveränderungen nicht beschrieben.

Melanin konzentrierendes Hormon (MCH). Dieses zyklische Neuropeptid wird ebenfalls im lateralen Hypothalamus produziert, allerdings in denselben Zellen wie die Orexine. MCH produzierende Neurone werden direkt vom Nucleus arcuatus innerviert. Die Freisetzung von MCH stimuliert die Nahrungsaufnahme (Della-Zuana et al. 2002). MCH stellt damit einen Gegenspieler von α-MSH dar (Tritos u. Maratos-Flier 1999). Für MCH sind beim Menschen bislang keine Mutationen beschrieben.

Neuropeptid Y (NPY). Dieses Peptid, das im Nucleus arcuatus des Hypothalamus synthetisiert und in

Tabelle 3.1.1. Zentrale Faktoren der Regulation des Körpergewichts

Gen	Chromosomale Lokalisation	Häufigkeit	Literatur
pcl	5q15–q21	1 Fall	Jackson et al. 1997
pomc (MSH)	2p23.3	5 Fälle	Krude et al. 1998
mc4r (MC4-Rezeptor)	18q21	1–4%	Vaisse et al. 1998
lep (Ob-Gen)	7q31.3	2 Familien	Montague et al. 1997
lepr (Leptin-Rezeptor)	1p31	1 Familie	Clement et al. 1998
bbs2	16q21	1 Familie	Nishimura et al. 2001

denselben Neuronen wie das „Agouti-related" Peptid (AgrP) produziert wird, ist einer der stärksten Stimulatoren der Nahrungsaufnahme (Tritos u. Maratos-Flier 1999). Allerdings findet sich kein Phänotyp bei Knock-out-Mäusen für NPY (Erickson et al. 1996). Werden NPY-knock-out-Mäuse mit fettreicher Ernährung belastet und mit Tieren gekreuzt, die andere Mutationen in der Steuerung der Energiehomöostase aufweisen, so finden sich deutliche Unterschiede der Energiesteuerung (Hollopeter et al. 1998). Dies macht die Problematik der Untersuchung einer multigenetischen Steuerung in der Pathogenese der Adipositas im Modell deutlich.

Thyrotropin-Releasing-Hormon (TRH). Im paraventrikulären Nucleus des Hypothalamus wird TRH produziert, welches über das Portalvenengeflecht in der Hypophyse die Ausschüttung von TSH stimuliert. Über bioaktives TSH wird die Schilddrüse zur Bildung von Thyroxin angeregt, das durch seine Wirkung auf die „uncoupling" Proteine eine wichtige Bedeutung für die Energiehomöostase aufweist (Lanni et al. 2001). Mutationen, die zu einer Veränderung der zentralen TRH-Freisetzung führen, sind beim Menschen nicht beschrieben.

3.1.3.3.3 Peripherie

Ausgelöst durch die Charakterisierung des von Fettzellen gebildeten Hormons Leptin hat sich unser Verständnis des Fettgewebes als metabolisch inertem Speicherplatz für Energie ohne eigene Steuerungsaufgaben hin zu einem endokrinologisch hochaktiven Regulationszentrum entwickelt. Bereits frühe tierexperimentelle Untersuchungen, aber auch Untersuchungen an Krankheitsbildern beim Menschen, welche mit einem Verlust des Fettgewebes einhergehen, unterstützen eine solche aktive Steuerungsfunktion von Adipozyten. So führt der Verlust der Depotfunktion des Fettgewebes zu einer Vielzahl schwerwiegender metabolischer Veränderungen, welche sich insbesondere in einer ausgeprägten Insulinresistenz bei lipodystrophischen Zuständen ausdrückt (Garg u. Misra 2002). Die Transplantation von Fettgewebe bei Tiermodellen der Lipodystrophie zeigt, dass nicht die der Lipatrophie zugrunde liegende genetische Störung, sondern das Fehlen der Fettgewebsmasse als Ursache für die metabolischen Veränderungen angesehen werden kann. Seit der Entdeckung von Leptin 1994 (Zhang et al. 1994) konnten eine Vielzahl von Hormonen/Zytokinen beschrieben werden, welche von Fettzellen sezerniert werden. Sie werden heute unter dem Begriff Adipozytokine zusammengefasst und sind nicht nur für die Steuerung der Insulinsensitivität bedeutsam, sondern greifen über eine Interaktion mit hypothalamischen Zentren in die mittel- wie langfristige Regulation der Energiehomöostase ein. Diese hypothalamischen Steuerzentren beeinflussen ihrerseits über neuronale Einflüsse, beispielsweise über die sympathische Innervation, die Sekretion der Adipozytokine und sind zudem in die Rückkopplung über klassische humorale Signale eingebunden. Damit lässt sich das Fettgewebe als Teil eines typischen endokrinen Regelkreises der Energiehomöostase begreifen, welcher auf verschiedenen Ebenen vernetzt ist. Diese führen zu einer redundanten Kontrolle der Energieflüsse des Körpers.

Die Abb. 3.1.2 versucht, wichtige bekannte Adipozytokine in einer Übersicht, welche keinen Anspruch auf Vollständigkeit erhebt, darzustellen. Ziel der folgenden kurzen Zusammenfassung ist es, auf einige dieser Adipozytokine mit potenziell besonderer diagnostischer/klinischer Bedeutung zu fokussieren.

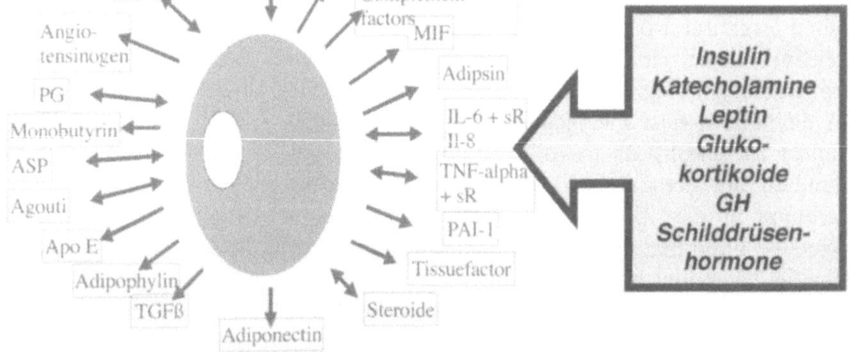

Abb. 3.1.2. adipozytenabhängige Steuersignale

Das Leptinsystem. Durch die Arbeiten von J. Friedman konnte gezeigt werden, dass Leptin die für die Energiehomöostase wichtigen Zentren im Nucleus arcuatus des Hypothalamus ansteuert. Dabei werden anabole, die Nahrungsaufnahme stimulierende Signale durch die Aktivierung von NPY- und AgrP-Neuronen mittels Leptin gehemmt. Parallel wird der Energieverbrauch über eine Aktivierung von POMC/CART-Neuronen erhöht, sodass in der Summe katabole Einflüsse resultieren. In den Untersuchungen von Friedman wurde gezeigt, dass ein bekanntes Tiermodell der Adipositas, die sog. ob/ob-Maus, durch Mutation des für Leptin kodierenden Ob-Gens einen vollständigen Mangel an Leptin aufweist (Zhang et al. 1994). Ein weiteres Tiermodell der Adipositas, die db/db-Maus, weist dagegen eine Mutation des Leptinrezeptors auf, welcher in seiner langen Splicevariante die Signalübertragung in die Zelle mediiert (Maffei et al. 1995). In detaillierten tierexperimentellen Untersuchungen konnte gezeigt werden, dass die Gabe von Leptin auch über einen längeren Zeitraum zu einer deutlichen Senkung des Gewichts und zu einer Steigerung des Energieverbrauchs führt, wobei allerdings der Effekt auf die Nahrungsaufnahme sich innerhalb von Tagen im Nagermodell desensitivieren lässt (Halaas et al. 1997). Diese zunehmende Unempfindlichkeit gegenüber Leptin zeigt sich auch in Untersuchungen an übergewichtigen Menschen, bei denen nur in einzelnen wenigen Familien eine Mutation des Ob-Gens oder des Leptinrezeptors als Ursache der Fettsucht nachgewiesen werden konnte (s. Tabelle 3.1.1). In der überwiegenden Zahl der untersuchten Patienten lag keine Mutation im System vor und die Leptinspiegel waren exzessiv hoch. Dies passt zu der Interpretation der Unwirksamkeit von Leptin als negatives Signal auf die zentralen Energie regelnden Zentren. Es erklärt auch, dass die Gabe von rekombinantem Leptin an adipöse Patienten ohne *ob*-Mutation zu keiner wesentlichen Reduktion der Gesamtfettzellenmasse geführt hat. Nach wie vor ist die Ursache dieser als Leptinresistenz bezeichneten Situation unklar. Ein wichtiger Aspekt dieser Leptinresistenz sind nach unserer Meinung die verschiedenen Aggregatformen von Leptin, welche in der Zirkulation nachgewiesen werden können. Leptin ist sowohl als freies Hormon als auch gebunden an den spezifischen löslichen Leptinrezeptor in der Zirkulation nachweisbar. Unsere Arbeitsgruppe hat spezifische Radioimmunoassays für die Detektion dieser als gebundenes Leptin bezeichneten Form aufgebaut. Es zeigt sich in einer Vielzahl pathophysiologischer Zustände, dass das freie Leptin und das gebundene Leptin differenziell reguliert sind. So konnten wir bei Patienten mit Wachstumshormondefizienz unter einer GH-Substitutionstherapie zeigen, dass entsprechend der lipolytischen Wirkung von GH das freie Leptin abfällt, das gebundene Leptin allerdings ansteigt (Randeva et al. 2002). Ähnliches findet sich nach Korrektur einer Hyperthyreose, einem Zustand, bei dem der Grundumsatz mit der erfolgreichen Behandlung der Überfunktion der Schilddrüse parallel zu den Spiegeln des gebundenen Leptins abfällt, während das freie Leptin eher ansteigt. Die gleichzeitige Messung der Leptinfraktionen im Serum und Liquor legt durch die Steilheit der Konzentrationsbeziehung die Vermutung nahe, dass das gebundene Leptin die Regelgröße für die zentralen Zentren sein könnte. Freies Leptin zeigt eine außerordentlich flache, einer Sättigungsgenetik entsprechende Konzentrationsänderung (Brabant et al. 2000). Die Bildung zweier funktionell unterschiedlicher Aggregatformen für Leptin könnte zusammen mit den vielen nachgewiesenen Leptinrezeptorisoformen die pleiotropen Effekte von Leptin auf unterschiedlichste Subsysteme erklären. Neben der Steuerung der Energiehomöostase mit Einflüssen auf die Nahrungsaufnahme und den Energieverbrauch lassen sich regulierende Einflüsse von Leptin auf das Immunsystem, die Hämatopoese, die Knochendichte, die reproduktiven Funktionen und nicht zuletzt auf die periphere Insulinfreisetzung und die Fettzelle selbst nachweisen (Schwartz u. Morton 2002).

TNF-α. TNF-α wurde zunächst als ein Sekretionsprodukt von Makrophagen identifiziert. Eine mögliche Bedeutung von TNF-α für die humorale Funktion des Fettgewebes wurde kurz nach der Entdeckung von Leptin postuliert, nachdem gezeigt werden konnte, dass Fettzellen bei Nagern wie beim Menschen in Abhängigkeit vom Differenzierungsgrad und vom Füllungszustand TNF-α sezernieren können. Triglyzeride und freie Fettsäuren sind wichtige Steuerungsfaktoren der TNF-α-Expression. Es ist daher nicht verwunderlich, dass die TNF-α-Expression und -Sekretion unter einer fettreichen Diät deutlich ansteigt. Dies betrifft allerdings nicht nur die lösliche Fraktion, sondern auch die membranständige Form von TNF-α. Möglicherweise lassen sich die variablen Ergebnisse einer Immunneutralisierung von TNF-α durch die Effekte auf die membranständige Fraktion erklären, während TNF-α-knock-out-Tiere klare Wirkungen auf die insulinabhängige Signalübertragung und insbesondere den Glukosetransporter

GLUT-4 zeigen (Uysal et al. 1997, Xu et al. 2002). Ein Ausschalten von TNF-α schützt Knock-out-Tiere gegen die Entwicklung einer Insulinresistenz, auch wenn eine fettreiche Diät zur Induktion der Insulinresistenz benutzt wird. Auch beim Menschen konnte belegt werden, dass hohe TNF-α-Spiegel in enger Beziehung zur Insulinresistenz bei Adipositas stehen. Allerdings ist noch immer unklar, welche physiologische Bedeutung das TNF-α beim Menschen für die Steuerung metabolischer Vorgänge durch Fettzellen spielt, zumal das von Fettzellen sezernierte TNF-α durch spezifische lösliche Rezeptoren moduliert wird (Moller 2000).

Adiponektin. Erst in den letzten Jahren ist ein eng mit den Komplementfaktoren, insbesondere dem C1q, und den Kollagenen verwandtes Protein, Adiponektin (auch AdipoQ oder ARC30 genannt) charakterisiert worden. Es handelt sich hierbei um ein 30 kD großes Protein, welches von Fettzellen exprimiert wird, nachdem die Differenzierung aus Präadipozyten vollzogen ist. Die Serumspiegel von Adiponektin sind mit Werten von 5–10 µg/ml außerordentlich hoch und machen Adiponektin zu einem der am stärksten abundanten zirkulierenden Proteine. Adiponektin supprimiert effektiv die Ausschüttung von TNF-α. Durch neue Untersuchungen konnte gezeigt werden, dass Adiponektin in der Adipositas deutlich in der Zirkulation vermindert ist und Fettzellen weniger Adiponektin freisetzen. Darüber hinaus lässt sich in vielen Modellen zeigen, dass Adiponektin bei der Insulinresistenz wie auch bei eingeschränkter Glukosetoleranz vermindert ist (Weyer et al. 2001). Auch hier finden sich in Knock-out-Tiermodellen für Adiponektin im Tierversuch Zeichen einer eingeschränkten Kompensation bei fettinduzierter Insulinresistenz. An isolierten Hepatozyten lässt sich zeigen, dass die Fähigkeit, durch Insulin die Glukoseproduktion zu unterdrücken, durch subphysiologische Adiponektinspiegel gefördert wird. Dieser direkte adiponektinabhängige Effekt wird durch den Einfluss von Adiponektingaben bei ob/ob-, NOD- oder mit Streptozotoxin behandelten Mäusen unterstützt, die alle eine passagere Absenkung der Glukosespiegel ohne Einfluss auf die Insulinkonzentrationen zeigten (Maeda et al. 2002). Darüber hinaus scheint Adiponektin einen direkten Einfluss auf das Gefäßendothel auszuüben und wirkt möglicherweise unabhängig von Insulinresistenz und Lipidspiegeln protektiv bei der Ausbildung einer Arteriosklerose (Matsuda et al. 2002). Alle diese Effekte sind denen von TNF-α gegenläufig, sodass Adiponektin auch als physiologischer Gegenspieler von TNF-α aufgefasst werden kann. In der Tat finden sich erste Hinweise, dass die aktiven Zentren von Adiponektin und TNF-α ähnliche Strukturen aufweisen, obwohl die Proteinsequenz nicht verwandt erscheint. Maeda und Mitarbeiter haben nach diesen Befunden modellhaft einen funktionellen Antagonismus zwischen Adiponektin und TNF-α postuliert (Maeda et al. 2002).

Resistin. Durch die Publikationen der Arbeitsgruppe um Lazar wurde in Experimenten, die eine differenzielle Expression von Genen unter Thiazolidindion, dem Liganden von PPARγ, überprüft haben, die Expression eines spezifischen Fettgewebsfaktors, Resistin, nachgewiesen (Steppan u. Lazar 2002). Die Namensgebung deutet auf die Funktion des Proteins als Inhibitor der Insulinsensitivität hin. Resistin, ein 114 Aminosäuren großes Polypeptid, spielt beim Nager in der Steuerung der Insulinresistenz möglicherweise eine wichtige Rolle. Beim Menschen dagegen gibt es gegenwärtig nur spärliche Daten, die eine erhöhte Expression der mRNA für Resistin im subkutanen Gewebe adipöser im Vergleich zu normalgewichtigen Personen zeigen. Eine gesicherte Funktion von Resistin bei Menschen lässt sich aus den bislang vorliegenden Befunden nicht ablesen (Stumvoll u. Haring 2002).

Ghrelin. Dieser Faktor wurde bereits im Zusammenhang mit der somatotropen Hypophysenachse erwähnt. Ähnlich wie GHRH wirkt es stimulierend auf die Freisetzung des Wachstumshormons aus dem Hypophysenvorderlappen. Ghrelin ist ein Peptid, welches hauptsächlich aus dem Magen stammt und einer der stärksten Appetitstimulatoren des Körpers darstellt (Wren et al. 2001). Als Gegenspieler von Leptin entfaltet es seine Wirkung über die stimulierenden wie inhibierenden Zentren des Nucleus arcuatus des Hypothalamus. Ghrelinmutationen sind bislang nicht als Ursache der Adipositas beschrieben.

PYY_{3-36}. Das Peptid PYY_{3-36} ist der jüngste Teilnehmer in der Steuerungskette der Nahrungsaufnahme. Es wird vor allem im Dickdarm gebildet und wirkt als Gegenspieler von Ghrelin (Batterham et al. 2002). Mutationen für PYY_{3-36} sind bislang nicht beschrieben.

Insulin. Insulin ist in der Lage, über die Bindung an Rezeptoren im Nucleus arcuatus die Energiehomöostase zu beeinflussen. Insulin führt zu einer raschen Herabregulation des Appetitempfindens und ist möglicherweise in die Beendigung des Appetitreizes einbezogen.

Insulin und insulinähnliche Moleküle (IGF) sind den Mechanismen der Langlebigkeit zugeordnet worden. In Nematoden und Insekten kommt es nach inaktivierender Mutation der homologen Gene, *daf2* und *inR*, zu einer Verlängerung der Lebensspanne. Auch eine Mutation von *chico*, welches bei Insertion jenseits von *InR* in der Signalübertragungskette angesiedelt ist, verlängert das Leben, allerdings wie bei *daf*- und *InR*-Mutationen zum Preis einer Hypofertilität und eines verminderten Körperwachstums. Neue Untersuchungen zeigen, dass auch bei Säugern ähnliche Mechanismen in der Steuerung der Lebensspanne wirksam sind. Knock-out-Mutationen des IGF-1-Rezeptors verlängern die Lebenserwartung der Tiere um 15 bis 33%. Diese Tiere haben keinen Ausfall weiterer Hypophysenachsen und keine Störungen im Größenwachstum. Möglicher Mediator der positiven Effekte auf die Lebenserwartung sind eine verbesserte Fähigkeit der IGF1R-knock-out-Tiere, mit oxidativem Stress umzugehen (Holzenberger et al. 2003). Diese Untersuchungen legen nahe, dass das System der IGF-1-Rezeptor-abhängigen Signalübertragung für die Steuerung der Lebenserwartung beim Säuger sehr bedeutsam ist.

Diese Befunde können möglicherweise Untersuchungen zum Einfluss von Diät auf die Lebenserwartung integrieren, da auch bei hypokalorischer Ernährung der Spiegel von IGF-1 erniedrigt ist. Hypokalorische Ernährung führt in Abhängigkeit vom Ausmaß zu einer klaren Verlängerung der Lebensspanne. Aus tierexperimentellen Studien an Mäusen und Ratten ist klar, dass eine um ca. 30% verminderte Ernährung zu einer maximalen Verlängerung der Lebenserwartung führt. Eine weitere Verminderung der Kalorienzufuhr vermindert dagegen die Lebensspanne. Es ist gezeigt, dass Gene, welche in der Auseinandersetzung mit Sauerstoffradikalen eine wichtige Rolle spielen, unabhängig von der Diät die Lebenserwartung verlängern. Somit ist ein Dosierungseffekt verschiedener Faktoren auch beim Menschen im Sinne eines multigenetisch gesteuerten Prozesses zu erwarten.

3.1.4 Änderung des Metabolismus im Alter – Diabetes mellitus und Insulinresistenz

3.1.4.1 Einleitung

Neben der Adipositas, deren Häufigkeit mit dem Alter zunimmt, ist auch eine erhöhte Inzidenz der Glukoseintoleranz mit Entwicklung eines manifesten Diabetes mellitus im höheren Lebensalter zu beobachten. Der Begriff Diabetes mellitus stammt aus dem Lateinischen und könnte frei mit „honigsüßem Durchfluss" übersetzt werden, wodurch bereits ein Leitsymptom der Erkrankung, nämlich die Ausscheidung von Glukose mit dem Urin, beschrieben ist.

3.1.4.2 Definition

Pathognomonisch für den Diabetes mellitus ist die Erhöhung des Blutglukosespiegels. Leider ist die Angabe von absoluten Grenzwerten eines normalen Blutzuckerwertes nicht möglich, denn die Übergänge von „noch normal" zu „sicher pathologisch" sind fließend, wie sich auch in der jahrelangen internationalen Diskussion über die Festlegung von Diabetes definierenden Diagnosekriterien widerspiegelt. Die 1985 von der WHO (WHO 1985) erfolgte Definition wurde kürzlich durch die ADA überarbeitet (Harris et al. 1997). In der Praxis ist es aber in der Regel für die Diagnosestellung ausreichend, wenn die klassischen Symptome der Hyperglykämie (Polyurie, Polydipsie, Gewichtsverlust) mit einem erhöhten Blutglukosespiegel, nüchtern >120 mg/dl, postprandial >200 mg/dl, einhergehen.

3.1.4.3 Klassifikation und Epidemiologie

Der sog. Altersdiabetes (Typ-2-Diabetes) ist im Wesentlichen durch eine Kombination von Insulinresistenz der peripheren Gewebe und einem Sekretionsdefekt der B-Zellen charakterisiert. Die Erkrankung manifestiert sich eher schleichend mit zunehmender Verschlechterung der Blutzuckerwerte, die oftmals nur zufällig entdeckt wird. Die Prävalenzrate wird in den entwickelten Industrieländern mit 3–6% der Bevölkerung angegeben.

Somit unterscheidet sich diese am häufigsten vorkommende Form des Diabetes mellitus grundlegend von der juvenilen Form (Typ-1-Diabetes), der ein autoimmunologischer Zerstörungsprozess der B-Zellen zumeist im jugendlichen Alter zugrunde liegt.

In seltenen Fällen findet man darüber hinaus Störungen der Glukosehomöostase im Rahmen besonderer Syndrome, wobei in Einzelfällen die genetische Ursache bereits definiert werden konnte (Tabelle 3.1.2). Somit sind diese Krankheitsbilder für das Verständnis der pathophysiologischen Vorgänge bei der Entstehung von Glukosestoffwechselstörungen interessant, spielen aber epidemiologisch gesehen nur eine untergeordnete Rolle.

3.1.4.4 Ätiologie und Pathogenese des Typ-2-Diabetes

Man geht heute davon aus, dass der Manifestation eines Typ-2-Diabetes eine mehr oder weniger lange Phase der gestörten Glukosetoleranz vorausgeht (Eriksson et al. 1989). Dabei wird die zunehmende Insulinresistenz zunächst noch durch eine Hypersekretion von Insulin aus den Inselzellen kompensiert. Typisch für diesen Abschnitt der Krankheitsentwicklung ist das sog. metabolische Syndrom, das durch Dyslipoproteinämie, Adipositas sowie arteriellen Hypertonus charakterisiert wird. Nach neueren Untersuchungen werden die Stoffwechselstörungen beim metabolischen Syndrom mit dem bestehenden Hyperinsulinismus in Verbindung gebracht.

Die Komplexität der pathogenetischen Veränderungen bei der Entstehung des Diabetes mellitus Typ 2 wird deutlich, wenn man sich die zahlreichen an der Regulation der Glukosehomöostase beteiligten Organe vergegenwärtigt. Neben der Muskulatur und dem Fettgewebe ist insbesondere auch die Leber (Glukoneogenese, Glykogenolyse) als insulinsensitives Organ entscheidend an der Blutzuckerregulation beteiligt.

3.1.4.5 Pathobiochemie und Pathophysiologie der Insulinresistenz

Im Frühstadium eines Typ-2-Diabetes kommt es zu einer am ehesten genetisch bedingten Veränderung der Glukoseverwertung im peripheren Muskelgewebe. Klinisch manifestiert sich dieses Stadium insbesondere durch Störungen der postprandialen Glukosehomöostase. Die im weiteren Verlauf der Erkrankung auftretenden erhöhten Nüchternglukosespiegel sind auf die hepatische Insulinresistenz zurückzuführen, wobei zunächst die Störung der hepatischen Glukoseaufnahme und die gesteigerte Glykogenolyse im Vordergrund stehen. Durch das erhöhte Substratangebot aus der Lipolyse des insulinresistenten viszeralen Fettgewebes kommt es später zur Aktivierung der hepatischen Glukoneogenese.

Freie Fettsäuren (FFA) spielen hierbei sowohl als Substrat als auch als Signalmoleküle eine zentrale Rolle. Die Insulinsensitivität der Leber sowie der Muskulatur wird durch hohe Spiegel von FFA reduziert, der Blutzucker steigt wegen der konsekutiv verminderten Glukoseverwertung sowie der erhöhten Fettsäureoxidation im Muskel. Darüber hinaus wird an der B-Zelle die Insulinsekretion durch FFA direkt gehemmt (Boden et al. 1994, Boden 1996).

Pathophysiologisch können Ursachen der Insulinresistenz durch Störungen auf der Ebene des Insulinrezeptors, als Postrezeptordefekte oder aber auf Membranebene der Zielzelle lokalisiert werden. Die genetischen Ursachen der Insulinresistenz werden im nächsten Abschnitt behandelt.

Tabelle 3.1.2. Monogenetische Ursachen von Typ-2-Diabetes-ähnlichen Krankheitsbildern und Syndromen

Bezeichnung	Subtyp	Genetischer Defekt	Literatur
Defekt der Betazellfunktion			
MODY	1	HNF-4α	Yamagata et al. 1996
	2	Glukokinase	Velho et al. 1997
	3	HNF-1α	Yamagata et al. 1996
	4	IPF-1	Stoffers et al. 1997
	5	HNF-1β	Horikawa et al. 1997
	6	NeuroD1	Malecki et al. 1999
Mitochondriale DNA		mt3243	Gerbitz et al. 1995
Defekt der Insulinwirkung			
Familiäre Insulinresistenz	Typ A	IR-Mutationen	Shimada 1990
Lamin		LMNA	Shackleton 2000

3.1.4.6 Molekulare Grundlagen und Genetik des Diabetes mellitus Typ 2

3.1.4.6.1 Einleitung

Der genetische Einfluss auf die Entstehung des Diabetes mellitus Typ 2 wird aus Zwillingsstudien deutlich, in denen eine Konkordanzrate von 90% für die Entwicklung der Erkrankung bei monozygoten Zwillingen festgestellt wurde (Newman et al. 1987). Darüber hinaus gibt es abhängig vom genetischen Hintergrund bemerkenswerte Unterschiede in der Prävalenz der Erkrankung, wie an den amerikanischen Pima-Indianern untersucht werden konnte (Lillioja et al. 1993). Weiterhin findet sich in ca. 40% der klinisch gesunden Angehörigen von Typ-2-Diabetikern eine Insulinresistenz mit gestörtem nichtoxidativem Stoffwechsel (Eriksson et al. 1989). Allerdings konnte in keiner der bisherigen Untersuchungen zur Genetik von Typ-2-Diabetes oder Insulinresistenz ein einzelnes Kandidatengen identifiziert werden, sodass ein polygenetischer Einfluss postuliert werden muss.

Lediglich bei wenigen Erkrankungen, die einen dem Typ-2-Diabetes ähnlichen Phänotyp aufweisen, konnten Einzelmutationen als Ursache definiert werden. Hierzu zählen die unterschiedlichen Formen des Typ-2-Diabetes des Jugendlichen (MODY) sowie eine spezifische Untergruppe von Diabetes mellitus mit genetischen Defekten der Beta-Zell-Funktion oder der Insulinwirkung (Tabelle 3.1.2).

3.1.4.6.2 Monogenetische Ursachen

Genetischer Defekt der Beta-Zell-Funktion. *MODY* („maturity-onset diabetes of the young") kann als Subtyp des Typ-2-Diabetes mit einem Anteil von ca. 1–2% an der Gesamtinzidenz angesehen werden (Landerman 1995). In der Regel manifestiert sich die Erkrankung vor dem 25. Lebensjahr. Pathogenetisch liegt dieser Form des Diabetes mellitus ein Defekt in der Insulinsekretion zugrunde. Seit 1992 wurden insgesamt 6 Typen von MODY charakterisiert. MODY 2 liegt ein Defekt in einem Enzym der Glykolyse, der Glukokinase, zugrunde, welches in der B-Zelle auch als der „pankreatische Glukosesensor" bezeichnet wird. Die Kinetik dieses Enzyms erlaubt die Anpassung der Glukosephosphorylierungsrate an die physiologische Glukosekonzentration. In Familien mit MODY 1, 3 und 5 konnten Mutationen in den in der Beta-Zelle exprimierten hepatischen Transkriptionsfaktoren HNF-4α, HNF-1α bzw. HNF-1β entdeckt werden (Froguel et al. 1992, Yamagata et al. 1996, Horikawa et al. 1997). Für MODY 4 zeigte sich eine genetische Veränderung des Insulinpromotorfaktors 1 (IPF-1) des Pankreas, eines Transkriptionsfaktors, der für die embryonale Entwicklung des Pankreas sowie für die Expression des Insulingens unabdingbar ist (Stoffers et al. 1997). 1999 folgte schließlich die Entdeckung von NeuroD1, eines weiteren Transkriptionsfaktors, dessen Mutation zu MODY 6 führt (Malecki et al. 1999).

Neben diesen definierten Formen von MODY kommen aber andere familiäre Formen von Diabetes mellitus vor, so dass weitere Genmutationen vermutet werden müssen.

Während HNF in der Leber die Expression von Genen reguliert, die am Metabolismus von Glukose, Cholesterin und Fettsäuren beteiligt sind, steuern die gleichen Transkriptionsfaktoren in der Betazelle die Expression von Glukosetransportern und Enzymen der Glykolyse.

Am besten untersucht ist aber die Mutation im Glukokinasegen (*mody2*). Das Enzym steuert in Betazellen als Glukosesensor die Feinregulation der Insulinsekretion, während es in der Leber die Glykogenspeicherung und Glukoneogenese reguliert. Bei *mody2* kommt es daher zu einem Defekt der Insulinsekretion in Kombination mit einer gesteigerten hepatischen Glukoneogenese (Bell et al. 1996).

Alle bisher bekannten MODY-Typen weisen eine veränderte Insulinsekretion auf. Während jedoch die Glukokinasevarianten lediglich eine leichte Nüchternhyperglykämie mit geringer Progression zeigen, kann man bei den HNF-Mutationen das Bild eines schweren Typ-2-Diabetes mit der Entwicklung von Folgekomplikationen beobachten (Fajans et al. 2001).

In den *Mitochondrien* finden wesentliche Vorgänge des Energiestoffwechsels der Zelle, wie die oxidative Phosphorylierung und die ATP-Produktion, statt. Mitochondrien verfügen über eigenes genetisches Material (mtDNA), sodass einzelne Mutationen mit der Entwicklung einer diabetischen Stoffwechsellage in Verbindung gebracht werden. Die ca. 20fach erhöhte Mutationsfrequenz der mitochondrialen DNA hängt mit ihrer Struktur zusammen, da es keine Histone gibt und nur ein eingeschränkter DNA-Reparaturmechanismus zur Verfügung steht (Gerbitz et al. 1996). Beispielhaft sei das MIDD-Syndrom (mütterlich vererbter Diabetes verbunden mit Taubheit) erwähnt. Dem Krankheitsbild liegt eine A→G-Mutation an Position 3243 der mitochondrialen DNA zugrunde, die einen Sekretionsdefekt der Betazelle verursacht

(Kadowaki et al. 1994). Bei Diabetikern mit positiver Familienanamnese konnte in bis zu 10% eine 3243-Mutation im mitochondrialen Genom nachgewiesen werden (Gerbitz et al. 1995).

Genetischer Defekt der Insulinwirkung. Unter *Insulinresistenz* wird im weitesten Sinn die verminderte biologische Antwort des Zielgewebes auf das Hormon verstanden. Der Insulinrezeptor spielt dabei eine wesentliche Rolle. Insulin bindet an eine der beiden extrazellulär liegenden α-Untereinheiten des Rezeptors, wodurch die Autophosphorylierung der intrazellulär gelegenen β-Untereinheiten erfolgt und konsekutiv die Aktivierung von IRS-1 (Insulinrezeptorsubstrat 1) durch Tyrosinphosphorylierung. IRS-1 vermittelt dann einen Teil der biologischen Effekte von Insulin.

Insulinresistenz im engeren Sinne wird ausgelöst durch Mutationen im Insulinrezeptor selbst (Insulinresistenz A) oder durch Blockierung des Rezeptors durch Antikörper (Insulinresistenz B) (Kahn et al. 1976). Eine Genmutation des Insulinrezeptors, welche die Autophosphorylierung und damit Aktivierung des Rezeptors durch das Hormon verhindert, ist Auslöser der seltenen *familiären Typ-A-Insulinresistenz* (Moller et al. 1991).

Das *lmna*-Gen kodiert für *Lamin* A/C, einer Komponente der Zellkernmembran, die zur Klasse der Intermediärfilamente gehört und an der DNA-Replikation, Chromatinorganisation sowie der räumlichen Verteilung von Kernporen, Kernwachstum und der Verankerung von Kernmembranen beteiligt ist. Mutationen wurden in Familien mit partieller Lipodystrophie entdeckt (Hegele 2000, Shackleton et al. 2000). Diese autosomal-dominante Erkrankung führt im Verlauf zu diabetestypischen Folgeerkrankungen. Untersuchungen zur Prävalenz von Laminmutationen bei Typ-2-Diabetikern liegen z. Z. noch nicht vor.

3.1.4.6.3 Andere genetische Ursachen für Diabetes mellitus Typ 2

Postrezeptordefekte. Postrezeptordefekte sind die häufigsten endogenen, genetisch determinierenden Ursachen für eine primäre Insulinresistenz.

Das Insulinrezeptorsubstrat 1 (*IRS1*) ist ein Bindeglied zwischen Insulinrezeptor und Phosphatidylinositol-3-Kinase (PI-3-K), dessen Aktivierung letztlich über die Proteinkinase B (PKB) die Translokation von GLUT4 (Glukosetransporter 4) an die Zellmembran und damit die Glukoseaufnahme z. B. der Muskelzelle steuert (Abb. 3.1.3). Die Substitution von Glyzin durch Arginin an Position 972 (G972R) des *irs1*-Gens wurde in Patienten mit Typ-2-Diabetes identifiziert und führt zu einem Defekt der Insulinsekretion und -wirkung (Almind et al. 1993). Allerdings konnte die Relevanz dieser Mutation an einem großen Kollektiv von Typ-2-Diabetikern nicht bestätigt werden (Altshuler et al. 2000).

Die Inaktivierung des *irs1*-Gens im Knock-out-Mausmodell führt zu einer leicht gesteigerten Insulinresistenz im Muskelgewebe sowie zu einer Beta-Zell-Hyperplasie (Tamemoto et al. 1994). Darüber hinaus wird ein arterieller Hypertonus bei verminderter vaskulärer Relaxation sowie eine Hypertriglyzeridämie bei eingeschränkter Aktivierung der Lipoproteinlipase im Fettgewebe beobachtet, sodass der Phänotyp die Charakteristika des metabolischen Syndroms aufweist. Die Unterbrechung des *irs2*-Gens bei Mäusen führt phäno-

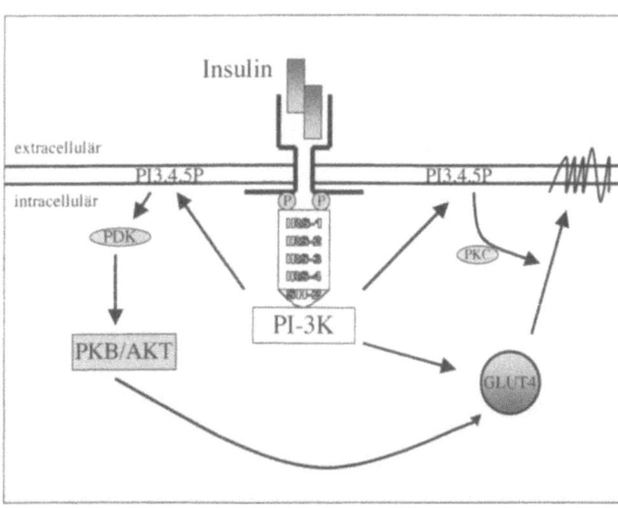

Abb. 3.1.3. Schematische Darstellung der Insulinsignalübertragung. (Mod. nach Matthaei et al. 2000)

typisch zu einem Krankheitsbild, welches dem Typ-2-Diabetes nicht nur bezüglich der Insulinresistenz, sondern auch im Hinblick auf einen Sekretionsdefekt der B-Zelle ähnelt, da die kompensatorische Hyperplasie der B-Zellen ausbleibt (Withers et al. 1998). Darüber hinaus findet man einzelne Veränderungen im *irs1*-Gen, die in einigen Populationen mit der Entwicklung einer Insulinresistenz vergesellschaftet sind (Yamada et al. 1998).

Der Knock-out von IRS3 und IRS4 zeigt phänotypisch keine signifikante Glukoseintoleranz, sodass ihre Rolle in der Regulation des Blutzuckers vermutlich zu vernachlässigen ist (Liu et al. 1999, Fantin et al. 2000).

Die PI-3-Kinase wird über IRS vom Insulinrezeptor aktiviert und steuert dann untergeordnete metabolische Effekte. Die Aktivität der PI-3-Kinase wird dabei von der regulatorischen Untereinheit p85*α* sowie deren Splicevarianten p55*α* und p50*α* beeinflusst. Es handelt sich dabei offenbar um negative Regulatoren, da in Knock-out-Modellen von p85*α* überraschend eine Überempfindlichkeit gegenüber Insulin mit Entwicklung einer Hypoglykämie beobachtet werden konnte (Terauchi et al. 1999, Fruman et al. 2000).

Nach Insulinstimulation aktiviert die PI-3-Kinase über die PDK (Phosphatidylinositol-abhängige Kinase) die Serin-Threonin-Kinase Proteinkinase B(PKB)/Akt. Die Knock-out-Maus für Akt weist eine muskuläre und hepatische Insulinresistenz auf, die Tiere entwickeln ein Krankheitsbild, das dem Typ-2-Diabetes ähnelt (Cho et al. 2001).

In der dem Insulinrezeptor nachgeschalteten Signaltransduktionskaskade scheinen aber noch andere regulatorische Faktoren eine Rolle zu spielen. So wurde kürzlich bei Knock-out-Mäusen für *ship2* („SH2-containing regulator of Inositol-5-phosphatase") eine gravierende Hypoglykämie beobachtet, die bei homozygoter Mutation in der frühen postnatalen Phase letal verläuft (Clement et al. 2001). *ship2* dient der Terminierung der Signaltransduktion von Inositolphosphaten. Im Bereich der nichtkodierenden DNA am 3′ Ende (3′-UTR) von *ship2* konnte eine Deletion entdeckt werden, die bei Typ-2-Diabetikern signifikant häufiger auftritt als in der Normalbevölkerung und möglicherweise die Proteinsynthese von SHIP2 reguliert (Marion et al. 2002).

glut4 als prädominanter *Glukosetransporter* der Muskelzelle wurde als Kandidatengen für die Insulinresistenz intensiv beforscht. Strukturelle Veränderungen des Transporters scheinen beim Diabetes jedoch keine wesentliche Rolle zu spielen. So zeigen homozygote Knock-out-Mäuse für *glut4* lediglich eine gering ausgeprägte Insulinresistenz, jedoch nicht das Vollbild eines Typ-2-Diabetes. Wahrscheinlich wird der Ausfall von GLUT4 durch die Mehrproduktion anderer Glukosetransporter kompensiert (Katz et al. 1995).

Einen neuen pathophysiologischen Erklärungsansatz könnten aber Störungen des vesikulären Transports des Glukosetransporters an die Zellmembran ergeben. Neu entdeckte, zum SNARE-Komplex („soluble N-ethylmaleimide attachment protein receptor") gehörende Proteine wie VAMP2 („vesicle-associated membrane protein 2") sind an der Steuerung des Recyclings von GLUT4 beteiligt (Cheatham et al. 1996). Veränderungen an diesen Proteinen könnten die bedarfsgesteuerte Transporterkonzentration auf der Zelloberfläche bei Insulinresistenz beeinträchtigen.

TNF-α ist ein humoraler Faktor, der über die Serinphosphorylierung von IRS1 die Signaltransduktion des Insulinrezeptors moduliert. Untersuchungen in vitro geben Hinweise, dass die Aktivierung des Rezeptors durch Autophosphorylierung auf diesem Wege herabgesetzt wird (Hotamisligil et al. 1996, Cseh et al. 2000). TNF*α*, vergleichbar mit anderen indirekten Mediatoren wie FFA und Leptin, wird eine Signalfunktion vom Adipozyten auf den Muskelstoffwechsel zugeschrieben.

PPARγ sind nukleäre Rezeptoren, die hauptsächlich im Fettgewebe exprimiert werden, die Differenzierung der Adipozyten beeinflussen und insulinunabhängig die Insulinresistenz vermindern (Kruszynska et al. 1998). Natürliche Substrate des Rezeptors sind freie Fettsäuren und deren Stoffwechselderivate. Pharmakologisch lässt sich die Aktivität von PPAR durch Thiazolidindione modulieren. Der PPAR-Rezeptor wirkt dabei als Transkriptionsfaktor, der die Expression zahlreicher Gene reguliert. Der widersprüchliche Zusammenhang zwischen gesteigerter Adipogenese und reduzierter Insulinresistenz lässt sich möglicherweise durch die gesteigerte Energiekonservierung im Fettgewebe mit konsekutiver Erhöhung der Insulinwirksamkeit erklären (Auwerx 1999). Familien mit dominant-negativen Mutationen von PPAR*γ* weisen das Vollbild des metabolischen Syndroms mit ausgeprägter Insulinresistenz, Diabetes mellitus und Bluthochdruck auf (Savage et al. 2003).

Jedenfalls modulieren die PPAR*γ*-Rezeptoren neben der Adipogenese auch Gene der Karzinogenese, der Atherosklerose sowie von Entzündungs- und Immunprozessen, sodass viele Effekte bislang noch nicht ausreichend untersucht sind.

In zahlreichen Studien konnte ein Zusammenhang des *Sulfonylharnstoffrezeptors (SUR)* mit der

Entwicklung von Diabetes mellitus Typ 2 nachgewiesen werden (Inoue et al. 1996). Allerdings wurden bisher keine Polymorphismen in der kodierenden Sequenz entdeckt, sondern lediglich in intronischen Anteilen. Bislang ist nicht klar, ob genetische Veränderungen des SUR allein die Erkrankungswahrscheinlichkeit für Diabetes mellitus erhöhen, oder ob die Kombination mit anderen Polymorphismen erforderlich ist. Die epidemiologische Bedeutung des SUR wird allerdings eher gering eingeschätzt, zumal in einer aktuellen Untersuchung an einem größeren Kollektiv von Diabetikern kein eindeutiger Zusammenhang mit Diabetes mellitus Typ 2 gezeigt werden konnte (Altshuler et al. 2000).

Die glykogengebundene Form der *Protein-phosphatase Typ 1 (PP1G)* ist ein regulatorisches Enzym der Glykogensynthase im Skelettmuskel. Insulinabhängig wird die Aktivität der Glykogensynthese gesteuert. Zwei Aminosäureaustauschvarianten und eine 3'-UTR-Variante wurden identifiziert (Hansen et al. 1995). In der Population der Pima-Indianer, bei denen eine besonders hohe Prävalenz von Diabetes mellitus Typ 2 bekannt ist, konnte eine Assoziation dieser Varianten mit der Insulinresistenz nachgewiesen werden, die sich jedoch in anderen Populationen nicht fand (Hansen et al. 2000).

Potenziell kommen als Kandidatengene für Diabetes mellitus alle diejenigen Gene in Frage, die für die Biosynthese und Sekretion des Hormons in der Beta-Zelle sowie für die Effekte in der Peripherie kodieren, wobei sowohl Proteine der Insulinsignalverarbeitung an der Zielzelle als auch Proteine der Glukoseaufnahme und des weiteren Metabolismus berücksichtigt werden müssen. Umfangreiche Untersuchungen konnten jedoch für die Mehrzahl keinen monokausalen Zusammenhang mit der Entwicklung von Diabetes mellitus nachweisen.

Weitere Kandidatengene – Screening des Genoms. In den letzten Jahren haben sich zahlreiche Arbeitsgruppen mithilfe eines genomweiten Screenings auf die Suche nach neuen Kandidatengenen für Diabetes mellitus gemacht. Diese Methode wurde bisher insbesondere bei Erkrankungen mit dem Mendel-Erbgang angewendet. Bei vermutetem polygenetischen Erbgang muss der gesuchte genetische Locus einen erheblichen Einfluss bei der Entstehung der Erkrankung haben, um als Kandidatengen detektiert zu werden.

Die Methode besteht in der Genotypisierung von Familien mit dem zu untersuchenden Krankheitsbild, wobei polymorphe Mikrosatellitenmarker verwendet werden, die das gesamte Genom umfassen. Im zweiten Schritt wird dann eine erhöhte Übereinstimmung der Genotypen von betroffenen Familienmitgliedern im Vergleich zur allgemeinen familiären Ähnlichkeit untersucht. Regionen mit signifikant erhöhter Übereinstimmung weisen auf ein nahe gelegenes Kandidatengen hin.

Angewendet auf Familien mit erhöhter Inzidenz von Typ-2-Diabetes in der Botnia-Region in Finnland fand sich eine Übereinstimmung auf Chromosom 12 bei Familienangehörigen mit pathologischer Glukosetoleranz (Mahtani et al. 1996). Der *NIDDM2* genannte Genlocus ist insbesondere deshalb so interessant, da sich in der gleichen Region auch HNF-1*α*, das mody 3-Gen, finden lässt, wenngleich das klinische Erscheinungsbild beider Diabetesformen recht unterschiedlich ist. Studien in anderen Populationen haben in der gleichen Region neue Genloci entdeckt, so dass man davon ausgehen muss, dass auf Chromosom 12 Prädispositionsgene für Typ-2-Diabetes vorhanden sind (Shaw et al. 1998).

Ein weiterer Genlocus, *NIDDM1* genannt, wurde auf Chromosom 2 bei Untersuchungen an Amerikanern mexikanischer Abstammung mit Typ 2 Diabetes identifiziert (Hanis et al. 1996).

Durch weitere Linkage-Analysen konnte schließlich das Gen *capn10* identifiziert werden (Horikawa et al. 2000). Dessen Genprodukt, Calpain 10, gehört zur Familie der nichtlysosomalen Cysteinproteasen, welche die Spaltung spezifischer Substrate katalysieren, die u. a. in der intrazellulären Signalverarbeitung eine Rolle spielen. In der untersuchten Population ist *capn10* mit einem dreifach erhöhtem Diabetesrisiko verbunden. Im intronischen Bereich des Gens wurden Kombinationen von 3 unterschiedlichen SNPs („single nucleotide polymorphisms") identifiziert, die für das erhöhte Risiko verantwortlich sind. Inwieweit sich die nachgewiesenen Polymorphismen aber auf andere Populationen anwenden lassen, muss noch untersucht werden. Funktionell scheint die Gruppe der Calpaine bei der Differenzierung von Adipozyten sowie bei der Regulation von IRS1 durch Insulin eine Rolle zu spielen (Patel u. Lane 1999, Smith et al. 1996).

3.1.4.7 Insulinresistenz – ein Epiphänomen des Alterns?

Wie bereits eingangs erwähnt sind mit zunehmendem Alter häufig Stoffwechselveränderungen zu beobachten, die zu einer Gewichtszunahme mit Vermehrung des subkutanen Fettgewebes und Reduktion der Muskelmasse führen. In der alternden Bevölkerung ist eine erhöhte Inzidenz von Hyperlipidämie, Arteriosklerose und Bluthochdruck festzustellen, Komponenten des metabolischen Syndroms. Als Endstadium dieser Stoffwechselstörungen ist bei älteren Menschen signifikant häufiger die Entwicklung der Typ-2-Diabetes zu beobachten. In der NHANES-III-Studie war ein Zuwachs der Häufigkeit von Diabetes mellitus beim Vergleich der Altersgruppe von 40–49 Jahren mit über 75-Jährigen von 3,9% auf 13,2% zu verzeichnen (Harris et al. 1998). Erwartungsgemäß nahm in dieser Studie auch die Häufigkeit einer beeinträchtigten Glukosehomöostase (IFG) mit dem Alter zu.

Untersuchungen an gesunden Probanden aus unterschiedlichen Altersgruppen zeigen einen leichten Anstieg der Nüchternglukose ab dem 3. Lebensjahrzehnt. Noch deutlicher wird die altersabhängige Veränderung im Glukosestoffwechsel, wenn man die Glukosetoleranz mithilfe eines oralen Glukosetoleranztestes (OGTT) überprüft. Der Anstieg des Nüchternglukosespiegels beträgt in etwa 1 mg/dl in 10 Lebensjahren, während der 2-Stunden-Wert des OGTT um 5,3 mg/dl pro Dekade steigt (Davidson 1979).

Die BLSA (Baltimore Longitudinal Study of Aging) konnte die Abnahme der Glukosetoleranz beim Vergleich von jungen mit mittelalten Erwachsenen lediglich auf den Einfluss von Übergewicht und Mangel an körperlicher Aktivität zurückführen, während das chronologische Alter als zusätzlicher Einflussfaktor bei alten Erwachsenen im Vergleich zu mittelalten eine Rolle zu spielen scheint (Shimokata et al. 1991).

Eine große multizentrische Studie, welche die Veränderungen der Insulinwirkung in Abhängigkeit vom Alter mittels euglykämischem Clamp untersucht hat, konnte keine generelle altersabhängige Beeinflussung der Insulinsensitivität nachweisen. Lediglich schlanke Frauen wiesen einen altersabhängigen Abfall der Insulinwirkung auf (Ferrannini et al. 1996). Zusammengefasst gibt es also z. Z. keine verlässlichen Daten bezüglich des exklusiven Einflusses des Alters auf die Entwicklung eines Diabetes mellitus beim Menschen.

3.1.5 Zusammenfassung

Die altersentsprechenden Veränderungen der Körperzusammensetzung mit Zunahme der Fettmasse, Abnahme der Muskelmasse und damit der körperlichen Leistungsfähigkeit entsprechen klinischen Ausfällen humoraler Regulationssysteme bei Jugendlichen sowie einer Insuffizienz der Wachstumshormonsekretion und/oder der Gonadenfunktion. Sie sind begleitet vom Auftreten einer Insulinresistenz, welche bei Jugendlichen positiv auf eine hormonelle Substitutionstherapie anspricht. Dies hat dazu geführt, auch im physiologischen Altern Hormone zu substituieren, ohne dass gegenwärtig ausreichend Daten über Langzeiteffekte hinsichtlich Morbidität und Mortalität vorliegen. Kürzlich veröffentlichte negative Daten zur Östrogen- bzw. Gestagensubstitution bei der postmenopausalen Frau in sehr großen Metaanalysen (Beral et al. 2002) legen große Zurückhaltung in der Interpretation zahlenmäßig kleiner Studien nahe. Tierexperimentelle Untersuchungen zu molekulargenetischen Einflüssen auf die Lebenserwartung unterstützen allerdings eine zentrale Wirkung humoraler Einflussgrößen. Ganz im Sinne der diskutierten zurückhaltenden Interpretation sprechen die bislang publizierten Daten beispielsweise zur Wirkung von Wachstumshormon eher gegen als für eine Substitutionstherapie. Mit dem raschen Zuwachs an genetischen Grundlagen im Verständnis altersabhängiger Prozesse steht zu erwarten, dass in naher Zukunft eine bessere Zuordnung endokriner Einflüsse auf physiologische Altersprozesse möglich sein wird.

3.1.6 Literatur

Almind K, Bjorbaek C, Vestergaard H, Hansen T, Echwald S, Pedersen O (1993) Aminoacid polymorphisms of insulin receptor substrate-1 in non-insulin-dependent diabetes mellitus. Lancet 342:828–832

Altshuler D, Hirschhorn JN, Klannemark M, et al (2000) The common PPARgamma Pro12Ala polymorphism is associated with decreased risk of type 2 diabetes. Nat Genet 26:76–80

Arvat E, Broglio F, Ghigo E (2000) Insulin-like growth factor I: implications in aging. Drugs Aging 16:29–40

Auwerx J (1999) PPARgamma, the ultimate thrifty gene. Diabetologia 42:1033–1049

Barsh GS, Schwartz MW (2002) Genetic approaches to studying energy balance: perception and integration. Nat Rev Genet 3:589–600

Bartke A (1998) Growth hormone and aging. Endocrine 8:103–108

Bartke A (2000) Delayed aging in Ames dwarf mice. Relationships to endocrine function and body size. Results Probl Cell Differ 29:181–202

Batterham RL, Cowley MA, Small CJ, et al (2002) Gut hormone PYY(3–36) physiologically inhibits food intake. Nature 418:650–654

Beld van den AW, Lamberts SW (2002) Endocrine aspects of healthy ageing in men. Novartis Found Symp 242:3–16

Beld van den AW, Bots ML, Janssen JA, Pols HA, Lamberts SW, Grobbee DE (2003) Endogenous hormones and carotid atherosclerosis in elderly men. Am J Epidemiol 157:25–31

Bell GI, Pilkis SJ, Weber IT, Polonsky KS (1996) Glucokinase mutations, insulin secretion, and diabetes mellitus. Annu Rev Physiol 58:171–186

Beral V, Banks E, Reeves (2002) Evidence from randomised trials on the long-term effects of hormone replacement therapy. Lancet 360:942–944

Bjorbaek C, Hollenberg AN (2002) Leptin and melanocortin signaling in the hypothalamus. Vitam Horm 65:281–311

Boden G (1996) Fatty acids and insulin resistance. Diabetes Care 19:394–395

Boden G, Chen X, Ruiz J, White JV, Rossetti L (1994) Mechanisms of fatty acid-induced inhibition of glucose uptake. J Clin Invest 93:2438–2446

Bonavera JJ, Swerdloff RS, Sinha Hakim AP, Lue YH, Wang C (1998) Aging results in attenuated gonadotropin releasing hormone-luteinizing hormone axis responsiveness to glutamate receptor agonist N-methyl-D-aspartate. J Neuroendocrinol 10:93–99

Brabant G, von zur Muhlen A, Wuster C, et al (2003) Serum insulin-like growth factor I reference values for an automated chemiluminescence immunoassay system: results from a multicenter study. Horm Res 60(2):53–60

Brabant G, Horn R, Muhlen von zur A, et al (2000) Free and protein bound leptin are distinct and independently controlled factors in energy regulation. Diabetologia 43:438–442

Brown-Borg HM, Borg KE, Meliska CJ, Bartke A (1996) Dwarf mice and the ageing process. Nature 384:33

Butler AA, Kesterson RA, Khong K, et al (2000) A unique metabolic syndrome causes obesity in the melanocortin-3 receptor-deficient mouse. Endocrinology 141:3518–3521

Carroll PV, Christ ER, Bengtsson BA, et al (1998) Growth hormone deficiency in adulthood and the effects of growth hormone replacement: a review. Growth Hormone Research Society Scientific Committee. J Clin Endocrinol Metab 83:382–395

Cheatham B, Volchuk A, Kahn CR, Wang L, Rhodes CJ, Klip A (1996) Insulin-stimulated translocation of GLUT4 glucose transporters requires SNARE-complex proteins. PNAS 93:15169–15173

Chen AS, Marsh DJ, Trumbauer ME, et al (2000) Inactivation of the mouse melanocortin-3 receptor results in increased fat mass and reduced lean body mass. Nat Genet 26:97–102

Chen H, Hardy MP, Zirkin BR (2002) Age-related decreases in Leydig cell testosterone production are not restored by exposure to LH in vitro. Endocrinology 143:1637–1642

Cho H, Mu J, Kim JK, Thorvaldsen JL, Chu Q, Crenshaw EB, Kaestner KH, et al (2001) Insulin resistance and a diabetes mellitus-like syndrome in mice lacking the protein kinase Akt2 (PKBβ). Science 292:1728–1731

Clement K, Vaisse C, Lahlou N, et al (1998) A mutation in the human leptin receptor gene causes obesity and pituitary dysfunction. Nature 392:398–401

Clement S, Krause U, Desmedt F, et al (2001) The lipid phosphatase SHIP2 controls insulin sensitivity. Nature 409:92–97

Coschigano KT, Clemmons D, Bellush LL, Kopchick JJ (2000) Assessment of growth parameters and life span of GHR/BP gene-disrupted mice. Endocrinology 141:2608–2613

Cseh K, Winkler G, Melczer Z, Baranyi E (2000) The role of tumour necrosis factor (TNF)-alpha resistance in obesity and insulin resistance. Diabetologia 43:525

Davey HW, Park SH, Grattan DR, McLachlan MJ, Waxman DJ (1999) STAT5b-deficient mice are growth hormone pulse-resistant. Role of STAT5b in sex-specific liver p450 expression. J Biol Chem 274:35331–35336

Davidson MB (1979) The effect of aging on carbohydrate metabolism: a review of the English literature and a practical approach to the diagnosis of diabetes mellitus in the elderly. Metabolism 28:688–705

Della-Zuana O, Presse F, Ortola C, Duhault J, Nahon JL, Levens N (2002) Acute and chronic administration of melanin-concentrating hormone enhances food intake and body weight in Wistar and Sprague-Dawley rats. Int J Obes Relat Metab Disord 26:1289–1295

Erickson JC, Clegg KE, Palmiter RD (1996) Sensitivity to leptin and susceptibility to seizures of mice lacking neuropeptide Y. Nature 381:415–421

Eriksson J, Franssila-Kallunki A, Ekstrand A, et al (1989) Early metabolic defects in persons at increased risk for non-insulin-dependent diabetes mellitus. N Engl J Med 321:337–343

Fajans SS, Bell GI, Polonsky KS (2001) Molecular mechanisms and clinical pathophysiology of maturity-onset diabetes of the young. N Engl J Med 345:971–980

Fantin VR, Wang Q, Lienhard GE, Keller SR (2000) Mice lacking insulin receptor substrate 4 exhibit mild defects in growth, reproduction, and glucose homeostasis. Am J Physiol Endocrinol Metab 278:127–133

Ferrannini E, Vichi S, Beck-Nielsen H, Laakso M, Paolisso G, Smith U (1996) Insulin action and age. European Group for the Study of Insulin Resistance (EGIR). Diabetes 45:947–953

Fink G, Sumner BE, McQueen JK, Wilson H, Rosie R (1998) Sex steroid control of mood, mental state and memory. Clin Exp Pharmacol Physiol 25:764–775

Flurkey K, Papaconstantinou J, Miller RA, Harrison DE (2001) Lifespan extension and delayed immune and collagen aging in mutant mice with defects in growth hormone production. Proc Natl Acad Sci USA 98:6736–6741

Forbes GB, Reina JC (1970) Adult lean body mass declines with age: some longitudinal observations. Metabolism 19:653–663

Froguel P, Vaxillaire M, Sun F, et al (1992) Close linkage of glucokinase locus on chromosome 7p to early-onset non-insulin-dependent diabetes mellitus. Nature 356:162–164

Fruman DA, Mauvais-Jarvis F, Pollard DA, et al (2000) Hypoglycaemia, liver necrosis and perinatal death in mice lacking all isoforms of phosphoinositide 3-kinase p85 alpha. Nat Genet 26:379–382

Garg A, Misra A (2002) Hepatic steatosis, insulin resistance, and adipose tissue disorders. J Clin Endocrinol Metab 87:3019–3022

Gebert CA, Park SH, Waxman DJ (1997) Regulation of signal transducer and activator of transcription (STAT) 5b activation by the temporal pattern of growth hormone stimulation. Mol Endocrinol 11:400–414

Gerbitz KD, Gempel K, Brdiczka D (1996) Mitochondria and diabetes. Genetic, biochemical, and clinical implications of the cellular energy circuit. Diabetes 45:113–126
Gerbitz KD, Ouweland van den JM, Maassen JA, Jaksch M (1995) Mitochondrial diabetes mellitus: a review. Biochim Biophys Acta 1271:253–260
Giustina A, Veldhuis JD (1998) Pathophysiology of the neuroregulation of growth hormone secretion in experimental animals and the human. Endocr Rev 19:717–797
Gruenewald DA, Naai MA, Marck BT, Matsumoto AM (2000) Age-related decrease in hypothalamic gonadotropin-releasing hormone (GnRH) gene expression, but not pituitary responsiveness to GnRH, in the male Brown Norway rat. J Androl 21:72–84
Halaas JL, Boozer C, Blair-West J, Fidahusein N, Denton DA, Friedman JM (1997) Physiological response to long-term peripheral and central leptin infusion in lean and obese mice. Proc Natl Acad Sci USA 94:8878–8883
Hanis CL, Boerwinkle E, Chakraborty R, et al (1996) A genome-wide search for human non-insulin-dependent (type 2) diabetes genes reveals a major susceptibility locus on chromosome 2. Nat Genet 13:161–166
Hansen L, Hansen T, Vestergaard H, et al (1995) A widespread amino acid polymorphism at codon 905 of the glycogen-associated regulatory subunit of protein phosphatase-1 is associated with insulin resistance and hypersecretion of insulin. Hum Mol Genet 4:1313–1320
Hansen L, Reneland R, Berglund L, et al (2000) Polymorphism in the glycogen-associated regulatory subunit of type 1 protein phosphatase (PPP1R3) gene and insulin sensitivity. Diabetes 49:298–301
Hara J, Beuckmann CT, Nambu T, et al (2001) Genetic ablation of orexin neurons in mice results in narcolepsy, hypophagia, and obesity. Neuron 30:345–354
Harris MI, Eastman RC, Cowie CC, Flegal KM, Eberhardt MS (1997) Comparison of diabetes diagnostic categories in the U.S. population according to the 1997 American Diabetes Association and 1980–1985 World Health Organization diagnostic criteria. Diabetes Care 20:1859–1862
Harris MI, Flegal KM, Cowie CC, et al (1998) Prevalence of diabetes, impaired fasting glucose, and impaired glucose tolerance in U.S. adults. The Third National Health and Nutrition Examination Survey, 1988–1994. Diabetes Care 21:518–524
Hebebrand J, Fichter M, Gerber G, et al (2002) Genetic predisposition to obesity in bulimia nervosa: a mutation screen of the melanocortin-4 receptor gene. Mol Psychiatry 7:647–651
Hegele RA (2000) Familial partial lipodystrophy: a monogenic form of the insulin resistance syndrome. Mol Genet Metab 71:539–544
Herbert J (1995) The age of dehydroepiandrosterone. Lancet 345:1193–1194
Hollopeter G, Erickson JC, Palmiter RD (1998) Role of neuropeptide Y in diet-, chemical- and genetic-induced obesity of mice. Int J Obes Relat Metab Disord 22:506–512
Holzenberger M, Dupont J, Ducos B, et al (2003) IGF-1 receptor regulates lifespan and resistance to oxidative stress in mice. Nature 421:182–187
Horikawa Y, Iwasaki N, Hara M, et al (1997) Mutation in hepatocyte nuclear factor-1 beta gene (TCF2) associated with MODY. Nat Genet 17:384–385
Horikawa Y, Oda N, Cox NJ, et al (2000) Genetic variation in the gene encoding calpain-10 is associated with type 2 diabetes mellitus. Nat Genet 26:163–175
Hotamisligil GS, Peraldi P, Budavari A, Ellis R, White MF, Spiegelman BM (1996) IRS1-mediated inhibition of insulin receptor tyrosine kinase activity in TNFα and obesity-induced insulin resistance. Science 271:665–668
Howard AD, Feighner SD, Cully DF, et al (1996) A receptor in pituitary and hypothalamus that functions in growth hormone release. Science 273:974–977
Inoue H, Ferrer J, Welling CM, et al (1996) Sequence variants in the sulfonylurea receptor (SUR) gene are associated with NIDDM in Caucasians. Diabetes 45:825–831
Jackson RS, Creemers JW, Ohagi S, et al (1997) Obesity and impaired prohormone processing associated with mutations in the human prohormone convertase 1 gene. Nat Genet 16:303–306
Kadowaki T, Kadowaki H, Mori Y, et al (1994) A subtype of diabetes mellitus associated with a mutation of mitochondrial DNA. N Engl J Med 330:962–968
Kahn CR, Flier JS, Bar RS, et al (1976) The syndromes of insulin resistance and acanthosis nigricans. Insulin-receptor disorders in man. N Engl J Med 294:739–745
Kalmijn S, Janssen JA, Pols HA, Lamberts SW, Breteler MM (2000) A prospective study on circulating insulin-like growth factor I (IGF-I), IGF-binding proteins, and cognitive function in the elderly. J Clin Endocrinol Metab 85:4551–4555
Katz EB, Stenbit AE, Hatton K, DePinho R, Charron MJ (1995) Cardiac and adipose tissue abnormalities but not diabetes in mice deficient in GLUT4. Nature 377:151–155
Kaufmann S, Jones M, Culler FL, Jones KL (1986) Growth hormone deficiency in the Rothmund-Thomson syndrome. Am J Med Genet 23:861–868
Kimm SY, Glynn NW, Kriska AM, et al (2002) Decline in physical activity in black girls and white girls during adolescence. N Engl J Med 347:709–715
Kimura KD, Tissenbaum HA, Liu Y, Ruvkun G (1997) daf-2, an insulin receptor-like gene that regulates longevity and diapause in Caenorhabditis elegans. Science 277:942–946
Kristensen P, Judge ME, Thim L, et al (1998) Hypothalamic CART is a new anorectic peptide regulated by leptin. Nature 393:72–76
Krude H, Biebermann H, Luck W, Horn R, Brabant G, Gruters A (1998) Severe early-onset obesity, adrenal insufficiency and red hair pigmentation caused by POMC mutations in humans. Nat Genet 19:155–157
Kruszynska YT, Mukherjee R, Jow L, Dana S, Paterniti JR, Olefsky JM (1998) Skeletal muscle peroxisome proliferator-activated receptor-gamma expression in obesity and non-insulin-dependent diabetes mellitus. J Clin Invest 101:543–548
Kuczmarski RJ, Flegal KM, Campbell SM, Johnson CL (1994) Increasing prevalence of overweight among US adults. The National Health and Nutrition Examination Surveys, 1960 to 1991. JAMA 272:205–211
Landerman HM (1995) Is maturity-onset diabetes at young age (MODY) more common in Europe than previously assumed? Lancet 345:648
Lanni A, Moreno M, Lombardi A, Lange de P, Goglia F (2001) Control of energy metabolism by iodothyronines. J Endocrinol Invest 24:897–913
Laron Z, Klinger B (1993) Body fat in Laron syndrome patients: effect of insulin-like growth factor I treatment. Horm Res 40:16–22
Larsen PJ, Vrang N, Tang-Christensen M, et al (2002) Ups and downs for neuropeptides in body weight homeostasis: pharmacological potential of cocaine amphetamine

regulated transcript and pre-proglucagon-derived peptides. Eur J Pharmacol 440:159–172

Leifke E, Gorenoi V, Wichers C, Muhlen von zur A, Buren von E, Brabant G (2000) Age-related changes of serum sex hormones, insulin-like growth factor-1 and sex-hormone binding globulin levels in men: cross-sectional data from a healthy male cohort. Clin Endocrinol (Oxf) 53:689–695

Liese AD, Doring A, Hense HW, Keil U (2001) Five year changes in waist circumference, body mass index and obesity in Augsburg, Germany. Eur J Nutr 40:282–288

Lillioja S, Mott DM, Spraul M, et al (1993) Insulin resistance and insulin secretory dysfunction as precursors of non-insulin-dependent diabetes mellitus. Prospective studies of Pima Indians. N Engl J Med 329:1988–1992

Liu SC, Wang Q, Lienhard GE, Keller SR (1999) Insulin receptor substrate 3 is not essential for growth or glucose homeostasis. J Biol Chem 274:18093–18099

Maccario M, Veldhuis JD, Broglio F, et al (2002) Impact of two or three daily subcutaneous injections of hexarelin, a synthetic growth hormone (GH) secretagogue, on 24-h GH, prolactin, adrenocorticotropin and cortisol secretion in humans. Eur J Endocrinol 146:310–318

Maeda N, Shimomura I, Kishida K, et al (2002) Diet-induced insulin resistance in mice lacking adiponectin/ACRP30. Nat Med 8:731–737

Maffei M, Fei H, Lee GH, et al (1995) Increased expression in adipocytes of ob RNA in mice with lesions of the hypothalamus and with mutations at the db locus. Proc Natl Acad Sci USA 92:6957–6960

Mahtani MM, Widen E, Lehto M, et al (1996) Mapping of a gene for type 2 diabetes associated with an insulin secretion defect by a genome scan in Finnish families. Nat Genet 14:90–94

Malecki MT, Jhala US, Antonellis A, et al (1999) Mutations in NEUROD1 are associated with the development of type 2 diabetes mellitus. Nat Genet 23:323–328

Marion E, Kaisaki PJ, Pouillon V, et al (2002) The gene INPPL1, encoding the lipid phosphatase SHIP2, is a candidate for type 2 diabetes in rat and man. Diabetes 51:2012–2017

Matsuda M, Shimomura I, Sata M, et al (2002) Role of adiponectin in preventing vascular stenosis. The missing link of adipo-vascular axis. J Biol Chem 277:37487–37491

Matthaei S, Stumvoll M, Kellerer M, Haring HU (2000) Pathophysiology and pharmacological treatment of insulin resistance. Endocr Rev 21:585–618

Metter EJ, Talbot LA, Schrager M, Conwit R (2002) Skeletal muscle strength as a predictor of all-cause mortality in healthy men. J Gerontol A Biol Sci Med Sci 57:359–365

Mikuma N, Kumamoto Y, Maruta H, Nitta T (1994) Role of the hypothalamic opioidergic system in the control of gonadotropin secretion in elderly men. Andrologia 26:39–45

Moller DE (2000) Potential role of TNF-alpha in the pathogenesis of insulin resistance and type 2 diabetes. Trends Endocrinol Metab 11:212–217

Moller DE, Benecke H, Flier JS (1991) Biologic activities of naturally occurring human insulin receptor mutations. Evidence that metabolic effects of insulin can be mediated by a kinase-deficient insulin receptor mutant. J Biol Chem 266:10995–11001

Montague CT, Farooqi IS, Whitehead JP, et al (1997) Congenital leptin deficiency is associated with severe early-onset obesity in humans. Nature 387:903–908

Morley JE, Perry HM 3rd, Miller DK (2002) Editorial: Something about frailty. J Gerontol A Biol Sci Med Sci 57:698–704

Mulligan T, Iranmanesh A, Kerzner R, Demers LW, Veldhuis JD (1999) Two-week pulsatile gonadotropin releasing hormone infusion unmasks dual (hypothalamic and Leydig cell) defects in the healthy aging male gonadotropic axis. Eur J Endocrinol 141:257–266

Nance MA, Berry SA (1992) Cockayne syndrome: review of 140 cases. Am J Med Genet 42:68–84

Neel JV, Weder AB, Julius S (1998) Type II diabetes, essential hypertension, and obesity as „syndromes of impaired genetic homeostasis“: the „thrifty genotype“ hypothesis enters the 21st century. Perspect Biol Med 42:44–74

Newman B, Selby JV, King MC, Slemenda C, Fabsitz R, Friedman GD (1987) Concordance for type 2 (non-insulin-dependent) diabetes mellitus in male twins. Diabetologia 30:763–768

Nishimura DY, Searby CC, Carmi R, et al (2001) Positional cloning of a novel gene on chromosome 16q causing Bardet-Biedl syndrome (BBS2). Hum Mol Genet 10:865–874

Ollmann MM, Wilson BD, Yang YK, et al (1997) Antagonism of central melanocortin receptors in vitro and in vivo by agouti-related protein. Science 278:135–138

Patel YM, Lane MD (1999) Role of calpain in adipocyte differentiation. PNAS 96:1279–1284

Petersen S, Rasch AC, Penshorn M, Beil FU, Schulte HM (2001) Genomic structure and transcriptional regulation of the human growth hormone secretagogue receptor. Endocrinology 142:2649–2659

Randeva HS, Murray RD, Lewandowski KC, et al (2002) Differential effects of GH replacement on the components of the leptin system in GH-deficient individuals. J Clin Endocrinol Metab 87:798–804

Roy TA, Blackman MR, Harman SM, Tobin JD, Schrager M, Metter EJ (2002) Interrelationships of serum testosterone and free testosterone index with FFM and strength in aging men. Am J Physiol Endocrinol Metab 283:284–394

Rubin CD, Reed B (1996) Twenty-four hour growth hormone secretion in a patient with Werner's syndrome. Exp Gerontol 31:557–561

Rudman D, Feller AG, Nagraj HS, et al (1990) Effects of human growth hormone in men over 60 years old. N Engl J Med 323:1–6

Savage DB, Tan GD, Acerini CL, et al (2003) Human metabolic syndrome resulting from dominant-negative mutations in the nuclear receptor peroxisome proliferator-activated receptor-γ. Diabetes 52:910–917

Schwartz MW, Morton GJ (2002) Obesity: keeping hunger at bay. Nature 418:595–597

Shackleton S, Lloyd DJ, Jackson SN, et al (2000) LMNA, encoding lamin A/C, is mutated in partial lipodystrophy. Nat Genet 24:153–156

Shaw JT, Lovelock PK, Kesting JB, et al (1998) Novel susceptibility gene for late-onset NIDDM is localized to human chromosome 12q. Diabetes 47:1793–1796

Shimokata H, Muller DC, Fleg JL, Ziemba AW, Andres R (1991) Age as an independent determinant of glucose tolerance. Diabetes 40:44–51

Smith LK, Rice KM, Garner CW (1996) The insulin-induced down-regulation of IRS-1 in 3T3-L1 adipocytes is mediated by a calcium-dependent thiol protease. Mol Cell Endocrinol 122:81–92

Sohn EH, Wolden-Hanson T, Matsumoto AM (2002) Testosterone (T)-induced changes in arcuate nucleus cocaine-amphetamine-regulated transcript and NPY mRNA are attenuated in old compared to young male brown Norway rats: contribution of T to age-related changes in cocaine-amphetamine-regulated transcript and NPY gene expression. Endocrinology 143:954–963

Steppan CM, Lazar MA (2002) Resistin and obesity-associated insulin resistance. Trends Endocrinol Metab 13:18–23

Stoffers DA, Ferrer J, Clarke WL, Habener JF (1997) Early-onset type-II diabetes mellitus (MODY4) linked to IPF1. Nat Genet 17:138–139

Stumvoll M, Haring H (2002) Resistin and adiponectin of mice and men. Obes Res 10:1197–1199

Tamemoto H, Kadowaki T, Tobe K, et al (1994) Insulin resistance and growth retardation in mice lacking insulin receptor substrate-1. Nature 372:182–186

Terauchi Y, Tsuji Y, Satoh S, et al (1999) Increased insulin sensitivity and hypoglycaemia in mice lacking the p85 alpha subunit of phosphoinositide 3-kinase. Nat Genet 21:230–235

Tollet-Egnell P, Flores-Morales A, Stahlberg N, Malek RL, Lee N, Norstedt G (2001) Gene expression profile of the aging process in rat liver: normalizing effects of growth hormone replacement. Mol Endocrinol 15:308–318

Tritos NA, Maratos-Flier E (1999) Two important systems in energy homeostasis: melanocortins and melanin-concentrating hormone. Neuropeptides 33:339–349

Urban JH, Das I, Levine JE (1996) Steroid modulation of neuropeptide Y-induced luteinizing hormone releasing hormone release from median eminence fragments from male rats. Neuroendocrinology 63:112–119

Uysal KT, Wiesbrock SM, Marino MW, Hotamisligil GS (1997) Protection from obesity-induced insulin resistance in mice lacking TNF-alpha function. Nature 389:610–614

Vaisse C, Clement K, Guy-Grand B, Froguel P (1998) A frameshift mutation in human MC4R is associated with a dominant form of obesity. Nat Genet 20:113–114

Vaisse C, Clement K, Durand E, Hercberg S, Guy-Grand B, Froguel P (2000) Melanocortin-4 receptor mutations are a frequent and heterogeneous cause of morbid obesity. J Clin Invest 106:253–262

Veldhuis JD, Iranmanesh A, Mulligan T, Bowers CY (2002) Mechanisms of conjoint failure of the somatotropic and gonadal axes in ageing men. Novartis Found Symp 242:98–118

Velho G, Blanche H, Vaxillaire M, et al (1997) Identification of 14 new glucokinase mutations and description of the clinical profile of 42 MODY-2 families. Diabetologia 40:217–224

Villee DB, Nichols G Jr, Talbot NB (1969) Metabolic studies in two boys with classical progeria. Pediatrics 43:207–216

Wang C, Hikim AS, Ferrini M, et al (2002) Male reproductive ageing: using the brown Norway rat as a model for man. Novartis Found Symp 242:82–95

Waxman DJ, Pampori NA, Ram PA, Agrawal AK, Shapiro BH (1991) Interpulse interval in circulating growth hormone patterns regulates sexually dimorphic expression of hepatic cytochrome P450. Proc Natl Acad Sci USA 88:6868–6872

Weyer C, Funahashi T, Tanaka S, et al (2001) Hypoadiponectinemia in obesity and type 2 diabetes: close association with insulin resistance and hyperinsulinemia. J Clin Endocrinol Metab 86:1930–1935

WHO (1985) Diabetes mellitus: report of a WHO Study Group. WHO Tech Rep Ser

Withers DJ, Gutierrez JS, Towery H, et al (1998) Disruption of IRS-2 causes type 2 diabetes in mice. Nature 391:900–904

Wren AM, Seal LJ, Cohen MA, et al (2001) Ghrelin enhances appetite and increases food intake in humans. J Clin Endocrinol Metab 86:5992

Xu H, Uysal KT, Becherer JD, Arner P, Hotamisligil GS (2002) Altered tumor necrosis factor-alpha (TNF-alpha) processing in adipocytes and increased expression of transmembrane TNF-alpha in obesity. Diabetes 51:1876–1883

Yamada K, Yuan X, Ishiyama S, et al (1998) Codon 972 polymorphism of the insulin receptor substrate-1 gene in impaired glucose tolerance and late-onset NIDDM. Diabetes Care 21:753–756

Yamagata K, Oda N, Kaisaki PJ, et al (1996) Mutations in the hepatocyte nuclear factor-1alpha gene in maturity-onset diabetes of the young (MODY3). Nature 384:455–458

Zhang Y, Proenca R, Maffei M, Barone M, Leopold L, Friedman JM (1994) Positional cloning of the mouse obese gene and its human homologue. Nature 372:425–432

3.2 Weibliche Altersveränderungen – Menopause

MARTINA DÖREN und PETER F. WIEACKER

Inhaltsverzeichnis

3.2.1 Einführung

So genannte Sexualhormone – vor allem Östrogene, Progesteron und Androgene – haben eine essenzielle Funktion für die reproduktive Gesundheit einschließlich der Fortpflanzungsfähigkeit. Sie sind auch für die normale Funktion zahlreicher weiterer Organsysteme von Bedeutung. Ihre Sekretion vermindert sich bei der Mehrheit gesunder Frauen stetig bereits ab dem 3. Lebensjahrzehnt. Dieser Prozess geht fakultativ mit individuell unterschiedlich ausgeprägten und empfundenen Beschwerden und Funktionseinschränkungen einher, der sich nicht nur auf die Symptome der primären Zielorgane von Sexualhormonen beschränkt. Die permanente Einstellung der an den Ovarialzyklus gebundenen ovariellen Östradiolproduktion bei zunächst erhaltener Androgensynthese bedeutet die Beendigung der natürlichen Reproduktionsfähigkeit und betrifft mittelbar auch andere Organe und Funktionen. Dieser ausnahmslose, fast vollständige funktionelle Ausfall eines seit der Kindheit endokrin aktiven Organs bei in aller Regel als gesund anzusehenden Frauen hat kein Korrelat beim männlichen Geschlecht. Sichtbarer Ausdruck dieser Umstellung ist das permanente Ausbleiben der Menstruation.

Die hier verwendeten Begriffsdefinitionen stützen sich auf die der World Health Organization (WHO 1996). Die *Menopause* wird als Zeitpunkt der letzten von den Ovarien induzierten Menstruation definiert. Sie tritt bei der Hälfte der Frauen in europäischen und nordamerikanischen Populationen um das 50. Lebensjahr auf. Der Eintritt der Menopause vor dem 40. Lebensjahr wird als prämature Menopause bezeichnet. Die *Perimenopause* ist eine Zeitspanne unmittelbar vor der Menopause mit erkennbaren Veränderungen der Ovarialfunktion inklusive ein Jahr nach diesem Zeitpunkt. Die *Postmenopause* beschreibt den Zeitraum nach Eintritt der Menopause bis zum Lebensende. Die Definition der Postmenopause impliziert eine retrospektive Einordnung der letzten Menstruation, der Menopause. Diese Definitionen sind teilweise problematisch, da sie im engeren Sinn nur auf Frauen

Ganten/Ruckpaul (Hrsg.)
gemeinsam mit A. Ruiz-Torres
Molekularmedizinische Grundlagen
von altersspezifischen Erkrankungen

mit vorhandenem Uterus, Endometrium und Ovarien zutreffen. Der Begriff Senium wird fakultativ für den unscharf begrenzten Zeitraum der späten Postmenopause benutzt; er hat kein der Menopause entsprechendes endokrinologisches Korrelat und wird gelegentlich mit Nebennierenfunktionsveränderungen bei Frauen in „höherem" Lebensalter in Zusammenhang gebracht. Der Begriff Klimakterium bezeichnet einerseits eine individuell unterschiedlich lange Übergangsphase mit bereits deutlich eingeschränkter Reproduktionsfähigkeit einschließlich des Beginns der Postmenopause. Andererseits dient dieser Begriff auch zur zeitlich unscharf begrenzten Beschreibung eines Lebensabschnitts mit fakultativen Symptomen, mit denen die Umstellung der endokrinen Aktivität der Ovarien assoziiert ist.

3.2.2 Grundlagen der endokrinen Ovarialfunktion und ihrer altersabhängigen Veränderung

Eine der Voraussetzungen für eine ungestörte Ovarialfunktion ist die ausreichende Anzahl funktionsfähiger Follikel. Nachdem in der 5. Entwicklungswoche die Urkeimzellen die Gonadenanlagen durch amöboide Bewegungen erreicht haben, vermehren sie sich zunächst durch Mitosen. In der 8. Entwicklungswoche wird dadurch eine Zahl von ca. 600 000 Oogonien erreicht. Ab dann wird die Zahl der Keimzellen durch folgende drei Prozesse bestimmt: durch die weitere mitotische Teilung von Oogonien, den Eintritt in die erste meiotische Teilung, die im Diktyotänstadium unterbrochen wird und erst während der Geschlechtsreife im Rahmen eines Ovulationszyklus fortgeführt wird, und durch die Atresierung von Oogonien infolge physiologischer Apoptose. Durch das Zusammenspiel dieser Prozesse wird in der 20. Gestationswoche die maximale Anzahl von 6–7 Mio. Oogonien erreicht. Von da an kommt es zu einem stetigen Abfall, sodass bei der Geburt nur noch ca. 1,3 Mio. und bei der Pubertät ca. 300 000 Follikel vorhanden sind (Anasti 1998). Interessant in diesem Zusammenhang ist die kürzlich erfolgte Identifizierung des *bax*-Gens bei der Maus (Perez et al. 1999). Bei entsprechenden Knock-out-Mäusen konnte eine Hemmung der Follikelatresierung festgestellt werden. Das *bax*-Gen, das vier Motive für P53-Bindungsstellen aufweist und dessen Produkt apoptotisch wirkt, konnte somit als einer der Faktoren für die Follikelatresierung identifiziert werden.

Die Hauptfunktion der Ovarien zur Zeit der Geschlechtsreife ist die Bereitstellung reifer Oozyten zur möglichen Fertilisation. Die Ausprägung der Geschlechtsmerkmale sowie die Aufrechterhaltung einer Schwangerschaft sind ohne eine intakte endokrine Funktion der Ovarien nicht möglich. Komplexe endokrine und parakrine Mechanismen bewirken eine fortlaufende Rekrutierung zunächst ruhender Primordialfollikel zu morphologisch differenzierbaren primären und sekundären Follikeln. Dieser Mechanismus beginnt noch in der Kindheit. Nach Beginn der Pubertät wird unter der Steuerung von Follikel stimulierendem Hormon (FSH) eine kleine Kohorte sog. antraler Follikel in jedem Ovarialzyklus bereits am Ende einer ausklingenden Menstruation selektiert und eine Weiterentwicklung ermöglicht; die restlichen Follikel werden atretisch. Im Stadium der Präovulation synthetisieren diese wenigen selektierten Follikel die relative Hauptmenge an Östradiol bei Frauen mit intakter Ovarialfunktion, d.h. zwischen Adoleszenz und Menopause. Östradiol und die Peptide Inhibin A und B, welche von den Granulosazellen des wachsenden Leitfollikels gebildet werden, steuern vermittelt über die Suppression der hypophysären FSH-Sekretion die Apoptose der anderen Follikel (Soules et al. 1998). Mit zunehmendem Alter, bereits ab etwa dem 35. Lebensjahr, vermindert sich die Sekretion von Inhibin B (Follikelphase) und Inhibin A (Lutealphase) (Klein et al. 1996, Danforth et al. 1998, Welt et al. 1999). Die Mechanismen dieser differenziellen Sensitivität von Leitfollikel und zur Atresie bestimmten Follikel für FSH sind nicht geklärt. Zahlreiche Wachstumsfaktoren sind in die zunehmende Angiogenese des Leitfollikels eingebunden, der auch als Graaf-Follikel bezeichnet wird. Der rasante Anstieg von luteinisierendem Hormon (LH) und FSH löst die Ovulation des am Ende selektierten einen Follikels aus, eine Oozyte wird freigesetzt und könnte befruchtet werden. Die Granulosa- und Thekazellen, die Membranschicht des Follikels, differenzieren sich nun zum Corpus luteum und verlagern die Hauptsynthese ihrer endokrinen Aktivität auf die Synthese von Progesteron (McGee u. Hsueh 2000).

Die Anzahl der zur Fetalzeit angelegten Primordialfollikel vermindert sich mit zunehmendem Alter der Frau stetig. Bereits im Alter von etwa 37 Jahren sind diskrete Anstiege der FSH- sowie Abnahmen der Inhibinkonzentration nachweisbar; beides wird durch eine kritische Verminderung von antralen Follikeln erklärt (te Velde et al. 1998). In der Prämenopause findet ein beschleunigter Verlust von Primordialfollikeln statt (Richardson et al. 1987, Gougeon et al. 1994) Die Frequenz des die hypophysäre Sekretion von LH und FSH steuernden, übergeordneten hypothalamischen GnRH-Pulsgenerators bei jüngeren postmenopausalen Frauen unterscheidet sich offenbar nicht von der jüngerer prämenopausaler Frauen und verlangsamt sich erst im höheren Alter (Hall et al. 2000).

3.2.2.1 Fertilität und Alter

Die Fertilität von Frauen vermindert sich bereits seit dem etwa 35. Lebensjahr. Zu dieser Zeit ist der Pool rekrutierbarer Follikel schon deutlich kleiner und die Prävalenz von chromosomalen Aberrationen steigt (Golbus et al. 1979, O'Connor et al. 1998). Bei weniger als 1% aller Lebendgeburten hat die Mutter ein Alter von 40 Jahren erreicht. Im Alter von 45 Jahren beträgt die Fehlgeburtswahrscheinlichkeit etwa 40%. Eine in der frühen Follikelphase erhöhte FSH-Konzentration, ein früher Anstieg der Östradiolkonzentration oder eine erniedrigte Inhibinkonzentration sind nur in Ausnahmefällen mit der Möglichkeit der Spontan- oder assistierten Konzeption vereinbar (Scott et al. 1989, Licciardi et al. 1995, Smotrich et al. 1995). Die Fähigkeit des Endometriums zur Implantation eines oder mehrerer Embryonen wird mit zunehmendem Alter schlechter, dafür ist auch die beeinträchtigte uterine Gefäßversorgung verantwortlich. Endokrinologische Tests zur Bestimmung der ovariellen Funktionsfähigkeit in Kombination mit der Sonografie der Ovarien (Follikelwachstum) wurden vorgeschlagen, um die Fertilitätschancen älterer Frauen zu verbessern (Broekmans et al. 1998).

3.2.3 Climacterium praecox

Das Menopausenalter wird auch von genetischen Faktoren beeinflusst. Es wurde gezeigt, dass das Menopausenalter von Müttern mit dem ihrer Töchter korreliert (Torgerson et al. 1997). Des Weiteren wird diskutiert, ob eine Assoziation zwischen der Dauer der weiblichen Reproduktionsphase und der Lebenserwartung besteht. Perls et al. (2000) konnten zeigen, dass in einem Kollektiv von 78 Frauen, die hundert Jahre und älter geworden sind, 19,2% in einem Alter von ≥40 Jahren Kinder geboren haben, während es in einem Vergleichskollektiv von Frauen mit einer Lebensdauer von jeweils 73 Jahren nur 5,5% waren. Diese Hypothese wird durch die Arbeit von Hutchinson u. Rose (1991) unterstützt, wonach bei *Drosophila melanogaster* die Dauer der weiblichen Reproduktionsphase mit der Lebensdauer korreliert.

Unter Climacterium praecox versteht man das Einsetzen der Menopause vor dem 40. Lebensjahr. Es liegt demnach eine sekundäre Amenorrhö bei erhöhten Gonadotropinen und erniedrigter Östradiolkonzentration vor. Die Häufigkeit des Climacterium praecox beträgt in der Allgemeinbevölkerung 0,9% (Coulam et al. 1986). Die Ursache ist eine früh einsetzende Ovarialinsuffizienz, wobei sich eine afollikuläre von einer follikulären Form unterscheiden lässt. Da allerdings eine follikuläre in eine afollikuläre Form übergehen kann, wird im Folgenden eine Einteilung nach ätiologischen Gesichtspunkten gewählt. Von den Gonadendysgenesien können in diesem Zusammenhang nur die Formen erwähnt werden, bei denen infolge eines variablen Erkrankungsspektrums ein Climacterium praecox auftreten kann.

3.2.3.1 Chromosomenaberrationen – genetische und molekularbiologische Ursachen

Die Prävalenz von Chromosomenstörungen bei primärer Amenorrhö wird mit einer großen Schwankungsbreite zwischen 10% und 56% beziffert (Übersicht bei Joseph u. Thomas 1982, Alper u. Garner 1985, Coulam et al. 1986, Rebar 1999) und mit bis zu 25% bei Patienten mit sekundärer Amenorrhö und/oder Oligomenorrhö angegeben (Midro et al. 1990, Rebar u. Connelly 1990). Auch Fälle mit offenbar familiärer Häufung wurden in diesen Sammelstatistiken erfasst, deren genetische und molekularbiologische Ursachen zum Teil geklärt werden konnten (siehe 3.2.3.3 und 3.2.3.4.1). Bei ungefähr der Hälfte der Fälle primärer Amenorrhö handelt es sich um ein Turner-Syndrom mit einer Häufigkeit von ca. 1:2500 Neugeborenen. Beim Turner-Syndrom sind die Ovarien aufgrund einer beschleunigten Atresierung der Follikel während der intrauterinen Entwicklung zu Stranggonaden degeneriert, sodass bei der Geburt meistens keine Follikel mehr vorhanden sind. Dabei liegt in etwa 55% eine Monosomie des X-Chromosoms vor, wobei das paternale Gonosom in 85% der Fälle fehlt. In ca. 30% der Fälle von Turner-Syndrom besteht ein chromosomales Mosaik, wobei neben der X-monosomen Zelllinie eine oder weitere Zelllinien, z.B. mit 2 X-Chromosomen, X-Polysomie, einem strukturell veränderten X-Chromosom, einem Y-Chromosom oder einem

Y-Derivat vorliegen können. Die häufigste Form ist die 45,X/46,XX-Konstellation, wobei in Abhängigkeit vom Verhältnis der Zelllinien zueinander ein fließender Übergang vom typischen Turner-Syndrom bis hin zum unauffälligen Phänotyp mit Fertilität besteht. Bei durchschnittlich 12% der Frauen mit einem solchen Karyotyp kommt es zu Menstruationen, wobei ein Climacterium praecox frühzeitig auftreten kann.

Strukturelle Aberrationen des X-Chromosoms ohne erkennbare Mosaikkonstellationen werden bei ca. 15% aller Fälle von Turner-Syndrom beobachtet. Die Karyotyp/Phänotyp-Korrelation (Tabelle 3.2.1) vermag in diesen Fällen Hinweise auf die Lokalisation von Genen zu geben, die für die Erhaltung des Follikelapparats erforderlich sind (Abb. 3.2.1). Demnach scheinen solche Gene sowohl auf dem kurzen als auch auf dem langen Arm des X-Chromosoms lokalisiert zu sein. Kandidatengene auf dem kurzen Arm dürften proximal der Bande Xp22.3 zu suchen sein. In Frage kommen *zfx* („X-linked zinc finger protein") auf Position Xp22.2–21.3 und *usp9x* („ubiquitin-specific protease 9") auf Xp11.4. *Zfx*-knock-out-Mäuse weisen eine verminderte Anzahl von Keimzellen sowohl im männlichen als auch im weiblichen Geschlecht auf und sind deshalb subfertil (Luoh et al. 1997). Das *usp9x*-homologe Gen bei Drosophila ist für die Augenentwicklung und Oogenese von Bedeutung (Jones et al. 1996). Eine Deletion der Region Xq26–q28 ist mit einem Climacterium praecox assoziiert (Skibsted et al. 1984). Marozzi et al. (2000) konnten den kritischen Bereich für prämature Ovarialinsuffizienz *(pof1)* auf 22 Mb in der Region Xq26.2–q28 eingrenzen. Allerdings konnten Prueitt et al. (2000) nachweisen, dass bei einer Patientin mit X/Autosomen-Translokation und Climacterium praecox das *xpnpep2*-Gen (X-Propyl-Aminopeptidase 2) in Xq25 unterbrochen ist, sodass dieses Gen ebenfalls als Kandidatengen für

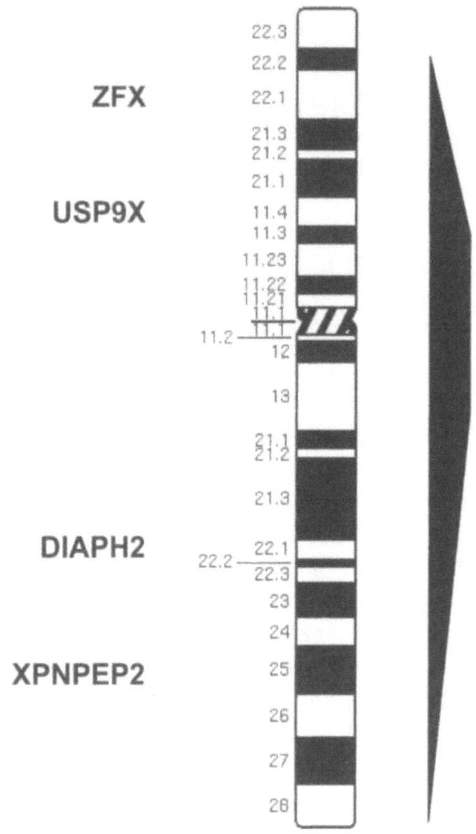

Abb. 3.2.1. Schematische Darstellung des X-Chromosoms mit der Lokalisation von Kandidatengenen für prämature Ovarialinsuffizienz. *Schwarze Balken:* Bereiche des X-Chromosoms, in denen Gene, die für die Erhaltung der Ovarialfunktion bedeutsam sind, vermutet werden

Climacterium praecox infrage kommt. Aufgrund von Deletionen und X/Autosomen-Translokationen konnte eine weitere Region (*pof2*) zwischen Xq13.3 und Xq21.1 definiert werden (Powell et al. 1994). Inzwischen konnten Bione et al. (1998) zeigen, dass bei einer Patientin mit Climacterium praecox das *diaph2*-Gen, ein zum Drosophila-Gen *diaphanous* homologes Gen auf Position Xq22, durch eine

Tabelle 3.2.1. Häufigkeit von primärer (PA) und sekundärer Amenorrhö (SA) sowie Minderwuchs bei strukturellen Aberrationen des X- und Y-Chromosoms. (Modifiziert nach Ogata u. Matsuo 1995)

Aberration	PA (%)	SA oder Zyklusanomalien (%)
46,X,del(X)(p22.3)	–	–
46,X,del(X)(p21)	13	25
46,X,del(X)(p11)	50	45
46,X,del(X)(q13–21)	69	31
46,X,del(X)(q22–25)	31	56
46,X,del(X)(q26–28)	8	67
46,X,i(Xp)	73	27
46,X,i(Xq)	91	9
46,X,Yp	100	–
46,X,t(X;A)	28–38	24–35

Translokation unterbrochen ist. Unter der Berücksichtigung, dass Mutationen von *diaphanous* bei Drosophila im männlichen Geschlecht zur Infertilität führen, kann man annehmen, dass *diaph2* für die Erhaltung der Ovarialfunktion von Bedeutung ist.

Beim Triplo-X-Syndrom werden eine primäre Amenorrhö in ca. 4% und eine sekundäre Amenorrhö oder Zyklusanomalien in ca. 37 % der Fälle beobachtet (Ogata u. Matsuo 1995). Die Ursache hierfür ist noch unbekannt. In Frage kommen Dosisunterschiede relevanter Gene, da zwar von den drei X-Chromosomen zwei inaktiviert werden, aber einige Regionen der X-Inaktivierung entgehen. Möglicherweise spielen auch Störungen der Chromosomenpaarung bei der Meiose eine Rolle.

Autosomale Aberrationen können ebenfalls mit einer Gonadendysgenesie bzw. einem Climacterium praecox einhergehen. Das Blepharophimose-Ptosis-Epicanthus-inversus-Syndrom Typ 1 (BPES1) ist mit einem Climacterium praecox assoziiert. Aufgrund unterschiedlicher Deletionen in der relevanten Region 3q23 und einer Stoppmutation bei einem familiären Fall von BPES1 konnte das hierfür verantwortliche Gen *foxl2* („forkhead box L2") identifiziert werden (Crisponi et al. 2001). Bei Mäusen ist das homologe Gen im Mesenchym der sich entwickelnden Augenlider und in Follikeln exprimiert.

3.2.3.2 XX-Gonadendysgenesien

Die XX-Gonadendysgenesie ist ein klinisch und genetisch heterogenes Krankheitsbild, wobei es trotz eines unauffälligen weiblichen Karyotyps zur Degeneration der Ovarien mit Bildung von Stranggonaden kommt, die keine oder eine deutlich verminderte Anzahl von Follikeln aufweisen. Dementsprechend unterbleibt bei der kompletten XX-Gonadendysgenesie die Pubertätsentwicklung, wobei infolge des Östrogenmangels der Uterus hypoplastisch ist und eine primäre Amenorrhö resultiert. Nach einer Studie von Meyers et al. (1996) könnten ca. 68% der Fälle reiner XX-Gonadendysgenesie auf autosomal-rezessive Mutationen zurückzuführen sein, wobei das Krankheitsbild innerhalb einer Familie variieren kann. In einigen Familien wurden sowohl beidseitige Stranggonaden als auch eine Stranggonade auf der einen Seite und ein hypoplastisches Ovar auf der anderen Seite festgestellt (z. B. Boczkowski 1970). Differenzialdiagnostisch ist bei der XX-Gonadendysgenesie die Möglichkeit eines extremen Turner-Mosaiks zu berücksichtigen, bei dem die 45,X-Zelllinie auf wenige Gewebe unter Beteiligung des Ovars beschränkt sein kann (Wieacker 2001). Eine XX-Gonadendysgenesie kommt unter Umständen auch im Rahmen übergeordneter Syndrome (Übersicht bei Simpson u. Rajkovic 1999) vor. Teilweise kann dabei auch eine Keimzellaplasie im Sinne eines Sertoli-cell-only-Syndroms im männlichen Geschlecht auftreten.

3.2.3.3 FSH- und LH-Rezeptor-Defekte

Inzwischen konnte molekulargenetisch eine Form der XX-Gonadendysgenesie abgegrenzt werden, die durch autosomal-rezessive Mutationen des FSH-Rezeptorgens *(fshr)* auf Position 2p21 bedingt ist. Der FSH-Rezeptor gehört wie der LH/hCG- und TSH-Rezeptor zur Familie der G-Protein-gekoppelten Rezeptoren. Das *fshr*-Gen besteht aus 10 Exons, wobei das 10. Exon 7 transmembrane Bereiche und die intrazelluläre Region kodiert (Gromoll et al. 1996). Aittomaki et al. (1996) konnten in finnischen Patientinnen mit XX-Gonadendysgenesie die Mutation Ala189Val im Exon 7 in der extrazellulären Domäne nachweisen. Bei dieser Störung sind Follikelstrukturen noch teilweise erkennbar, wobei es allerdings früh zum Climacterium praecox kommt. Offensichtlich kann bei homozygoten Männern die Fertilität erhalten sein (Tapainanen et al. 1997). Diese in Finnland auf einem Gründereffekt beruhende Mutation scheint allerdings in anderen Populationen äußerst selten zu sein (Jiang et al. 1998). Bei einer 30-jährigen Patientin mit unauffälliger Entwicklung der sekundären Geschlechtsmerkmale und einer sekundären Amenorrhö, die im Alter von 16 Jahren auftrat, konnten Beau et al. (1998) eine Compound-Heterozygotie für die Mutationen Ile160Thr und Arg573Cys nachweisen. Die histologische Untersuchung von Ovargewebe zeigte eine Arretierung der Follikel im frühen sekundären Follikelstadium, was mit dem typischen Bild des „resistant ovary syndrome" vereinbar ist.

Inaktivierende, autosomal-rezessiv wirkende Mutationen des LH-Rezeptor-Gens *(lhrh)* auf 2p21 bewirken im männlichen Geschlecht eine Geschlechtsumkehr („sex reversal") oder eine abgeschwächte Virilisierung im Sinne eines Pseudohermaphroditismus masculinus aufgrund einer Leydig-Zell-Aplasie bzw. -Hypoplasie mit nachfolgendem Testosteronmangel. Bei weiblichem Karyotyp bewirken inaktivierende Mutationen des *lhrh*-Gens eine Ovarialinsuffizienz mit sekundärer Amenorrhö (Latronico et al. 1996, Toledo et al. 1996).

Aktivierende Mutationen des *lhrh*-Gens, die autosomal-dominant vererbt werden, scheinen dagegen nur im männlichen Geschlecht wirksam zu sein und rufen dabei eine Pubertas praecox hervor (Kremer et al. 1993).

3.2.3.4 Climacterium praecox im Rahmen übergeordneter Erkrankungen

Ein Climacterium praecox kann als Symptom einer übergeordneten, erblich bedingten Erkrankung auftreten. Die Berücksichtigung dieser Problematik ist bei der Beratung der Patientinnen hinsichtlich ihrer Familienplanung bedeutsam. Ferner ist zu erwarten, dass die Aufklärung der hierfür verantwortlichen Mechanismen Hinweise auf die Pathogenese des Climacterium praecox liefern wird.

3.2.3.4.1 Trinukleotidrepeat-Erkrankungen

Trinukleotidrepeat-Erkrankungen liegen dynamische Mutationen zugrunde, wobei es zu einer Expansion instabiler Trinukleotide kommt. Bei einigen dieser Erkrankungen bzw. deren Überträgerstatus kann es zu einem Climacterium praecox kommen.

Trägerinnen von Prämutationen für das Fragile-X-Syndrom A haben ein höheres Risiko für ein Climacterium praecox. Das Fragile-X-Syndrom A (FRAXA), eine häufige Ursache der X-chromosomal erblichen geistigen Retardierung, ist durch eine Expansion des CGG-Repeats im 5′ untranslatierten Bereich des *fmr1*-Gens am Locus Xq27.3 im Sinne einer Vollmutation mit ≥200 Repeats bedingt. Bei Trägerinnen einer Prämutation (60–199 Repeats) beträgt die Wahrscheinlichkeit eines Climacterium praecox 21% (Übersicht bei Sherman 2000). Umgekehrt findet man bei sporadischen bzw. familiären Fällen von Climacterium praecox eine Prämutation des *fmr1*-Gens in 2 bzw. 14% der Fälle. In einer Kasuistik wurde die Prävalenz der *fmr1*-Gen-Prämutation in einer Gruppe von nicht miteinander verwandten Frauen mit prämaturer Menopause mit 12% angegeben (Mallolas et al. 2001). Es gibt widersprüchliche Ergebnisse, inwieweit die väterliche und mütterliche Herkunft des X-Chromosoms mit der Prämutation die Penetranz dieses Merkmals beeinflusst. Während das vollmutierte *fmr1*-Gen aufgrund einer Hypermethylierung der Promotorregion des *fmr1*-Gens nicht exprimiert wird, findet eine Transkription des prämutierten Gens statt. Dies könnte auf einen direkten oder indirekten Einfluss des prämutierten Transkripts auf die Follikelentwicklung hinweisen.

Das Fragile-X-Syndrom E (FRAXE) ist ebenfalls eine Trinukleotidrepeat-Erkrankung, die mit einer geistigen Behinderung einhergehen kann. Das verantwortliche Gen, *fmr2*, ist in Xq28 lokalisiert. Überraschenderweise fanden Murray et al. (1999) in 2% eines Kollektivs mit Climacterium praecox *fmr2*-Allele mit einer Repeatanzahl von weniger als 11, während solche Allele bei einem Vergleichskollektiv in einer Häufigkeit von 0,7% ermittelt wurden. Weiterführende Untersuchungen sind sicherlich erforderlich, um die Wertigkeit dieses Befundes hinsichtlich eines möglichen Effekts bei der Ätiologie des Climacterium praecox zu beurteilen.

Bei der myotonen Dystrophie (MD) kann im Rahmen der endokrinen Veränderungen bei Männern ein Hypogonadismus entstehen. Während Mastrogiacomo et al. (1994) eine positive Korrelation zwischen der Länge der CTG-Expansion und den LH- bzw. FSH-Werten fanden, konnten Marchini et al. (2000) keine Assoziation zwischen CTG-Repeat-Länge und klinisch manifestem Hypogonadismus nachweisen. Ebenfalls kann eine Ovarialinsuffizienz bei betroffenen Frauen auftreten, wobei die Ursache hierfür noch unbekannt ist.

3.2.3.4.2 Störungen des DNA-Reparatursystems

Chromosomeninstabilitätssyndrome stellen eine heterogene Gruppe von Erkrankungen dar, bei denen eine erhöhte spontane bzw. durch Strahlen oder bestimmte chemische Stoffe induzierte Chromosomenbrüchigkeit sowie ein erhöhtes Krebsrisiko bestehen. Diese Erkrankungen gehen typischerweise mit einer Störung der Ovarialfunktion einher, die sich zeitlich unterschiedlich manifestieren kann. Bei der Ataxia teleangiectatica (AT) und dem „Nijmegen breakage syndrome" (NBS) besteht ein Hypogonadismus aufgrund einer Ovardysgenesie. Beim Bloom-Syndrom (BS) und Werner-Syndrom (WS) entwickelt sich im weiblichen Geschlecht ein Climacterium praecox. Bei Frauen mit Fanconi-Anämie tritt die Menopause gewöhnlich in der vierten Lebensdekade auf. Duba et al. (1997) konnten bei einer infertilen Frau ebenfalls eine erhöhte Chromosomeninstabilität nachweisen.

Die Gene *nbs1* und *atm*, deren Mutationen zu NBS bzw. AT führen, werden für die Reparatur von DNA-Doppelstrangbrüchen aktiviert. Die Ursache der Ovardysgenesie bei diesen Erkrankungen könnte darin liegen, dass die Eizellen vorzeitig zugrunde gehen, da die beim Crossing-over entstehenden DNA-Brüche nicht repariert werden können. Dem Bloom- und Werner-Syndrom liegen Mutationen in Genen zugrunde, deren Proteine Helikaseaktivität haben und ebenfalls für die Erhaltung der Genomstabilität erforderlich sind.

Chromosomenaberrationen treten mit zunehmendem Lebensalter im genetischen Material der Oozyten auf (Übersicht bei Eichenlaub-Ritter 1998). Es ist unklar, ob dies in der bis zu Jahrzehnten dauernden Ruhephase der bereits in utero angelegten Primordialfollikel und/oder während des kurzfristig stattfindenden Wachstums in der Entwicklung zum Tertiärfollikel geschieht. Die Bildung und Akkumulation von mitochondrialen DNA-Oxidationsprodukten werden in diesem Zusammenhang diskutiert (Kitagawa et al. 1993, Keefe et al. 1995). Die alterskorrelierte Zunahme der intraovariellen Konzentration von VEGF („vascular endothelial growth factor") ist möglicherweise für eine beeinträchtigte Oxygenierung sich entwickelnder Follikel verantwortlich (Friedman et al. 1997).

3.2.3.4.3 Autoimmunerkrankungen

Zahlreiche Autoimmunerkrankungen, insbesondere Hypothyreose, sind mit vorzeitigem Ovarialversagen assoziiert (Übersicht bei Rebar 1999, Kim et al. 1997):

- Morbus Addison,
- Hashimoto-Thyreoiditis,
- Polyendokrinopathie-Syndrom,
- Hypoparathyreoidismus,
- Myasthenia gravis,
- idiopathische thrombozytopenische Purpura,
- autoimmune hämolytische Anämie,
- perniziöse Anämie,
- Vitiligo,
- Sicca-Syndrom,
- Glomerulonephritis,
- rheumatoide Arthritis.

Auch Erkrankungen bzw. Symptome wie Alopezie, Asthma, chronische Lebererkrankungen, M. Crohn, Diabetes mellitus, Malabsorptionssyndrome und systemischer Lupus erythematodes wurden im Zusammenhang mit vorzeitigem Ovarialversagen beobachtet. In einer großen Serie von 380 Patientinnen mit vorzeitiger Ovarialinsuffizienz waren etwa 18% aller Erkrankungen mit Autoimmunerkrankungen assoziiert (LaBarbera et al. 1988). Dabei können u. a. Autoantikörper gegen Steroide produzierende Zellen, Gonadotropinrezeptoren und 3β-Hydroxysteroid-Dehydrogenase gebildet werden. Der Nachweis von Antikörpern ist nicht zwingend mit einem Climacterium praecox verbunden, da

Tabelle 3.2.2. Symptome des autoimmunen Polyendokrinopathie-Syndroms. (Modifiziert nach Ahonen et al. 1990)

Hypoparathyreoidismus	79%
Nebennierenrindeninsuffizienz	72%
Primäre Ovarialinsuffizienz	60%
Insulinabhängiger Diabetes mellitus	12%
Hypothyreoidismus	4%
Candidiasis	100%
Zahnschmelzhypoplasie	77%
Nageldystrophie	35%
Keratopathie	35%
Alopezie	29%
Vitiligo	13%
Malabsorption	8%

auch bei Gesunden die Bildung von Antikörpern als Ausdruck einer Immunreaktion beschrieben wurde.

In diesem Zusammenhang soll nur auf das autoimmune Polyendokrinopathie-Syndrom (APECED) eingegangen werden, das autosomal-rezessiv vererbt wird. Leitsymptom dieser Erkrankung ist das zeitlich oft versetzte Auftreten von Insuffizienzzeichen unterschiedlicher endokriner Drüsen. Klinisch werden mehrere Typen unterschieden (Tabelle 3.2.2). Beim Typ 1 müssen mindestens zwei der drei Kriterien Morbus Addison, Hypoparathyreoidismus und mukokutane Mykosen vorliegen. Der Typ 2 ist durch M. Addison, autoimmune Schilddrüsenerkrankung und/oder insulinabhängigen Diabetes mellitus ohne Hypoparathyreoidismus oder Moniliasis charakterisiert. Beim Typ 3 sind mindestens zwei autoimmune Erkrankungen ohne M. Addison vorhanden. Eine Ovarialinsuffizienz wird in ca. 60% der Fälle von APECED beobachtet. Ursache hierfür ist die Bildung von Antikörpern gegen Steroide produzierende Zellen, die zu einer allmählichen Zerstörung des Follikelapparats führen. Die dadurch bedingte Ovarialinsuffizienz bewirkt – abhängig vom Zeitpunkt der Antikörperbildung – das Ausbleiben der Pubertät mit sexuellem Infantilismus oder ein Climacterium praecox. Das der APECED Typ 1 zugrunde liegende Gen *aire* („autoimmune regulator") ist auf 21q22.3 lokalisiert und identifiziert worden (Nagamine et al. 1997). Das entsprechende Protein mit zwei Zinkfingerstrukturen dürfte als Transkriptionsfaktor wirksam sein.

3.2.3.4.4 Stoffwechseldefekte

Bei der Galaktosämie, die durch Mutationen des Galaktose-1-Phosphat-Uridyltransferase-Gens *galt* bedingt ist, entwickelt sich in über 90% der Fälle ein hypergonadotroper Hypogonadismus (Kaufman et al. 1986), der sich als primäre Amenorrhö oder Climacterium praecox äußert. Es ist dabei noch unklar, inwieweit eine beschleunigte Atresierung des Follikelapparats, eine Dysfunktion der Follikel oder durch abnormale Glykolisierung veränderte Gonadotropine pathogenetisch relevant sind. Möglicherweise besteht bei Überträgerinnen der Galaktosämie ein höheres Risiko für eine Ovarialinsuffizienz. Bei heterozygoten Frauen für die Mutationen Q188R, N314D oder Polymorphismen, die mit einer verminderten Enzymaktivität einhergehen, wurden erhöhte FSH-Werte bestimmt (Cramer et al. 1994).

Der sehr seltene 17α-Hydroxylase-Mangel (Goldsmith et al. 1967) ist ebenfalls zu erwähnen. Hierbei findet keine weitere Synthese von Kortisol, Östradiol und Testosteron statt. Eine Follikelreifung ist bei diesen Frauen mit primärer Amenorrhö nicht möglich. Die molekulare Basis sind Punktmutationen, Deletionen und Duplikationen des *cyp17*-Gens auf Chromosom 10q24–25 (Yanase et al. 1990).

3.2.4 Klinik des perimenopausalen Übergangs

Die Diagnostik stützt sich ganz wesentlich auf eigenanamnestische Angaben. Eine weiterführende endokrinologische oder sonographische Diagnostik der Ovarien und des Endometriums ist nur zur Ausschlussdiagnostik bei Verdacht auf andere Erkrankungen geeignet. Der Eintritt der natürlichen Menopause erfordert keine regelhaft einzusetzende ärztliche Diagnostik. Eine diagnostische Intervention sollte nur erfolgen, wenn differenzialdiagnostisch Symptome des Klimakteriums auch anderen Erkrankungen zugeordnet werden können. So können z.B. Blutungsstörungen in der Perimenopause selten auch bei einem Endometriumkarzinom auftreten. Wegen der zum Teil erheblichen Schwankungen der peripheren Konzentrationen von Östradiol, FSH und Progesteron sind Bestimmungen nur im Einzelfall wie z.B. bei hysterektomierten Frauen sinnvoll. Bei bestehender hormoneller Therapie, z.B. mit Ovulationshemmern, ist eine Überprüfung der endogenen Ovarialfunktion nicht möglich.

3.2.4.1 Zyklusveränderungen

Bei jungen Frauen findet sich nach Abschluss der Adoleszenz im Durchschnitt eine Zykluslänge von 24–35 Tagen (Belsey u. Pinol 1997). Die Länge der Lutealphase bleibt bis in die Perimenopause hinein konstant. Erst 1–2 Jahre vor der Menopause nimmt die Zykluslänge z.T. erheblich zu, was durch eine starke Verlängerung der Follikelphase bedingt ist, die mehrere Monate betragen kann (Treloar et al. 1967, den Tonkelaar et al. 1998). Die Variation der Zykluslänge und Veränderungen des bisherigen Menstruationscharakters sind typisch. Die „menopausale Transition" beginnt etwa mit 46 Jahren und beschreibt eine Zeitspanne von etwa 2–8 Jahren, im Mittel 5 Jahren; damit ist die Phase spürbarer Veränderungen der Menstruationshäufigkeit oder -qualität gemeint. Zwischen dem 26. und 40. Lebensjahr sind 3–7% der Zyklen, zwischen dem 41. und 50. Lebensjahr 12–15% der Zyklen anovulatorisch. Wahrscheinlichkeitsberechnungen zeigten, dass Frauen im Alter von 45–49 Jahren bei 6-monatiger sekundärer Amenorrhö zu 46% definitiv die Menopause erlebt haben, bei 50–52-jährigen Frauen ist dieser Zustand bei zwei Dritteln erreicht und bei Frauen über 52 Jahren bei fast drei Vierteln (Treloar et al. 1967, Treloar 1981, McKinlay et al. 1992). Zyklusveränderungen sind neben der kalendarischen Aufzeichnung durch tägliche Bestimmungen der Basaltemperatur, der morgendlichen Aufwachtemperatur auch durch die Überprüfung der Spinnbarkeit des Zervikalmukus in der angenommenen Zyklusmitte indirekt zu erfassen. Diese Methoden haben heute in der Überwachung des Ovarialzyklus zur Konzeption und Kontrazeption erheblich an Bedeutung verloren.

3.2.4.2 Epidemiologie

Prospektive Kohortenstudien zeigen, dass die Hälfte aller Frauen die Menopause mit etwa 50/51 Jahren erlebt (McKinlay et al. 1992, van Noord et al. 1997). Ein säkularer Trend, wie es für die Vorverlegung des Menarchealters bekannt ist, besteht für das Menopausenalter nicht. Beide Zeitpunkte sind nicht miteinander assoziiert (van Noord et al. 1997, Torgerson et al. 1994). Die Langzeitanwendung hormonaler Kontrazeptiva hat keinen messbaren Einfluss auf das Menopausenalter. Ob Frauen, die mehrere Kinder geboren haben, eine spätere Menopause haben, ist unklar. Möglicherweise bewirkt das zur Erhaltung der Schwangerschaft sezernierte Progesteron eine Unterbrechung der Follikelrekrutierung (Stanford et al. 1987). Eine spätere Menopause wurde auch bei Frauen mit regelmäßigem Alkoholkonsum, verglichen mit abstinenten Frauen, beobachtet (Torgerson et al. 1994). Höhere endogene Östradiolkonzentrationen werden in diesem Zusammenhang diskutiert (Gavaler u. van Thiel 1992). Eine unilaterale Ovarektomie, Chemotherapie oder Radiatio, Rauchen (McKinlay et al. 1992), und Unterernährung (Torgerson et al. 1994) können zu einem frühzeitigeren Eintritt der Menopause führen. Andererseits können nach einer Chemotherapie oder Radiatio mit sehr unterschiedlicher Latenz Menstruationen wieder auftreten. Bei etwa zwei Drittel der prämenopausalen Brustkrebspatientinnen, bei denen eine Chemotherapie (Cyclophosphamid, Methotrexat, Fluorouracil) durchgeführt wurde, war ein frühzeitigerer Eintritt der Wechseljahre zu beobachten (Bines et al. 1996). Die unilaterale Ovarektomie – nicht bei sehr jungen, sondern bei älteren Frauen – ist mit einer Vorverlegung des Menopausealters assoziiert (Faddy et al. 1992, Gosden u. Faddy 1994). Auch die Durchführung einer Hysterektomie unter Erhaltung der Ovarien ist offenbar mit einer frühzeitigeren Beendigung der Ovarialfunktion verbunden (Siddle et al. 1987, Derksen et al. 1998).

3.2.4.3 Symptomatologie der veränderten Ovarialfunktion im Klimakterium

3.2.4.3.1 Hitzewallungen

Charakteristisch für die allmähliche Einstellung der Ovarialfunktion ist die vielschichtige und anhaltende Beeinflussung zahlreicher Körperfunktionen über das Ereignis Menopause hinaus. Die Erfassung der individuellen Befindlichkeit kann standardisiert mithilfe verschiedener Skalen erfolgen. Zu den häufigsten Beschwerden und damit den Leitsymptomen klimakterischer Ausfallserscheinungen zählen die Hitzewallungen. Ihre Existenz wird durch Stellvorgänge der Thermoregulation seitens des Hypothalamus erklärt. Die in hypothalamischen Zentren lokalisierte fehlende Hemmung der Neurotransmittersekretion – Noradrenalin und Dopamin – durch β-Endorphine bei Östrogenentzug ist ein Erklärungsansatz für dieses Phänomen. Nach wie vor sind die genauen Mechanismen, die bei Frauen zu Hitzewallungen führen, ungeklärt (Gambone et al. 1984, Casper u. Yen 1985, Freedman 1998).

Eine potenziell zu jeder Tageszeit mögliche Hautrötung im Bereich der oberen Körperhälfte, gefolgt von einer Transpiration in den gleichen Körperregionen, wird Hitzewallung genannt. Allerdings sollte berücksichtigt werden, dass als Hitzewallungen ebenso psychosomatische Reaktionen bezeichnet werden, die auch bei wesentlich jüngeren Frauen ohne vermeintlich beeinträchtigte Ovarialfunktion beobachtet werden. Vorübergehender Blutdruckanstieg, Schwindelgefühl, Herzklopfen und Parästhesien in der oberen Körperhälfte können mit Hitzewallungen einhergehen, werden aber als Epiphänomene zahlreicher anderer Empfindlichkeitsstörungen oder Erkrankungen gesehen. Das Empfinden einer einzelnen Hitzewallung dauert nur wenige Minuten, selten bis zu etwa einer Stunde. Diese Symptome können zu jeder Tageszeit, meistens unregelmäßig, auftreten und wenige Minuten bis zu etwa einer halben Stunde dauern. Sowohl bei einer natürlichen als auch einer durch medizinische Maßnahmen induzierten Menopause treten diese Phänomene auf. Nach der Entfernung der Ovarien sind Hitzewallungen besonders häufig.

Auslösende Ursache der Hitzewallung ist eine abrupt einsetzende Absenkung des Sollwertes der Kerntemperatur des Körpers, die im Thermoregulationszentrum des Hypothalamus bei Absenkung der Östrogenkonzentration unter eine sog. kritische Schwelle erfolgt. Da die Körpertemperatur dem neuen Sollwert angepasst werden muss, kommt es zu einer gesteigerten Wärmeabgabe durch Vasodilatation, die sich als Rötung der Haut der Arme, des Thorax, des Halses und des Gesichtes äußert. Betroffen ist das Ausbreitungsgebiet der oberen Innervationsgebiete des Sympathikus, wobei das Empfinden der Hitzewelle, das sich als eine auf- oder ansteigende Überflutung mit Wärme oder Hitze äußert, meistens vom Kopf- oder Halsbereich, seltener vom Thorax und Oberbauch ausgeht. Häufig ist die Hitzewallung von zum Teil massiven, punktuellen (Achselhöhlen) oder großflächigen Schweißausbrüchen begleitet (Molnar 1975, Kronenberg 1999).

Die Hitzewallung beginnt mit einer vermehrten Adrenalin- und Neurotensinausschüttung, Abnahme der Noradrenalinsekretion, Vasodilatation und Herzfrequenzsteigerung, gefolgt vom Anstieg der Hauttemperatur mit dem Gefühl der Hitzewallung. Der Sollwert der Kerntemperatur im Thermoregulationszentrum wird wieder angehoben, bevor an der Körperoberfläche eine deutliche Absenkung auftritt. Dies geschieht durch eine Vasokonstriktion, eine Kälteempfindung wird induziert. Dies erklärt das Frieren oder den Schüttelfrost bei perimenopausalen Patientinnen, was jedoch auch ohne die Schilderung vorangehender Hitzewallungen beobachtet wird. Die Vasodilatation führt zu einem Anstieg der Hauttemperatur an den Fingerkuppen um etwa 5–6 °C, im Bereich des Oberkörpers um 3–4 °C. Demgegenüber ändert sich die Kerntemperatur nicht wesentlich. Die vorübergehende Perfusionsveränderung anderer Organbereiche kann sich als Schwindel oder Gefühl des Blutandrangs im Kopf äußern. Bei kontinuierlicher Blutdruckmessung zeigt sich, dass transiente Tachykardien nicht selten sind. Die zunehmende LH-Sekretion, von β-Endorphin und übergeordnet Noradrenalin, Dopamin und Serotonin moduliert, ist der Vasodilatation zeitlich nachgeordnet (Casper et al. 1979, Tataryn et al. 1979, Tulandi u. Lal 1985). Ein- und Durchschlafstörungen können wegen der auch nachts auftretenden Hitzewallungen zunehmen. Differenzialdiagnostisch ist u.a. an ein Karzinoid oder eine Hyperthyreose (hohe Blutdruckamplitude und Pulsfrequenz) zu denken, während bei der Hypertonie allenfalls bei krisenhaftem Blutdruckanstieg ein typischer Flush vorkommt.

Bei einer primären Gonadendys- oder -agenesie treten Hitzewallungen erst auf, wenn eine Substitution mit Östrogenen beendet oder unterbrochen wird (Casper et al. 1979). Der Östrogenentzug, nicht als Mangel definierte niedrige periphere Konzentrationen wie bei hypothalamischen Amenorrhöen, geht mit Hitzewallungen einher. Auch ohne LH-Sekretion, wie bei hypophysektomierten Frauen, können Hitzewallungen empfunden werden.

3.2.4.3.2 Schlafstörungen

Schlafstörungen im Rahmen des klimakterischen Syndroms können unter dem Aspekt verlängerter Einschlafzeiten und Wachphasen, verkürzter REM-Phasen („rapid eye movement phases"), Abnahme der Schlaftiefe und Gesamtschlafdauer betrachtet werden. Wenn klimakterische Frauen während des Schlafes Hitzewallungen erfahren, wird eine Aufwachphase eingeleitet. Die von klimakterischen Frauen beklagte Abnahme der allgemeinen Leistungsfähigkeit und Belastbarkeit wird auch in Zusammenhang mit einer Abnahme der REM-Phasen diskutiert. Untersuchungen in Schlaflaboratorien zeigen, dass etliche Frauen, die über Schlafstörungen und Schlaflosigkeit klagen, längere als normal definierte Einschlafzeiten bei normaler Schlafdauer haben. Man nimmt an, dass nicht die Verkürzung der Gesamtschlafdauer, sondern die Unterbrechungen der Schlaf-Wach-Zyklen und die Verminderung der REM-Phasen für die Beeinträchtigung der Schlafqualität verantwortlich sind. Östrogene können die Einschlafzeit verkürzen und die REM-Phasen verlängern.

Zahlreiche andere fakultative und im Vergleich zu Hitzewallungen deutlich seltenere körperliche und psychovegetative Symptome werden von Frauen mit geringerer Häufigkeit in dieser Übergangsphase angegeben, u.a. Beschwerden im Bereich des Bewegungsapparates und diskrete Beeinträchtigungen kognitiver Partialfunktionen. Depressionen nehmen mit Eintritt der Menopause nicht zu (Oldenhave et al. 1993, Pearce et al. 1995).

3.2.4.3.3 Epidemiologie

Prospektive Kohortenstudien zeigen, dass mehr als die Hälfte aller amerikanischen und europäischen Frauen Hitzewallungen verspüren. Diese treten täglich bei etwa 15–20% aller Frauen auf, halten im Mittel 1–2 Jahre an, bei etwa 25% über 5 Jahre. Andererseits fehlen sie bei etwa 25% aller Frauen. Auch in der Prämenopause können bei 10–25% Hitzewallungen auftreten (Kronenberg 1990). Frauen mit erhöhtem Body Mass Index und konsekutiv erhöhten endogenen Östradiolkonzentrationen durch eine vermehrte extraovarielle Östrogenproduktion geben weniger häufig Hitzewallungen an. Auch prämenstruell bei jüngeren Frauen sowie bei Männern mit abrupter Beeinträchtigung der Testosteronproduktion können Hitzewallungen auftreten. Kaffee- und Alkoholgenuss können Hitzewallungen offenbar auslösen. Auch bei Malignomen, Phäochromozytom, Schilddrüsenerkrankungen und erheblichem Stress wurden Hitzewallungen beschrieben.

Populationsbezogene prospektive Studien von Frauen in der Lebensmitte haben die komplexen Beziehungen zwischen der Veränderung der Ovarialfunktion mit zunehmendem Lebensalter, begleitenden fakultativen körperlichen und psychischen Symptomen, variable Formen von Veränderungen des Menstruationszyklus sowie Veränderungen von Serumkonzentrationen von Gonadotropinen und Sexualhormonen in der Perimenopause beschrieben (Prior 1998). Diese etliche Jahre Beobachtung erfordernden Untersuchungen mit einer Analyse von Menstruationszyklen zeigten, dass die peripheren Östradiolkonzentrationen in der Follikelphase sowie prämenstruell bei Frauen (Mindestalter der einzelnen Untersuchten 39 Jahre) über Jahre intermittierend größer sein können als die bei jüngeren Frauen und dass die Prävalenz anovulatorischer Zyklen verglichen mit der Adoleszenz zunahm (Rannevik et al. 1995, Longcope et al. 1986). Im Kern wurden damit heute als historisch zu bezeichnende, z.T. Jahrzehnte umfassende deskriptive Untersuchungen an einigen wenigen Frauen bestätigt (Collett et al. 1954, Vollman 1977, Treloar 1981).

Es ist derzeit nicht hinreichend untersucht, ob die Transitionsphase der Ovarialfunktion europäischer Frauen mit der nichteuropäischer vergleichbar ist. Die subjektive Symptomatologie und die Eigenbewertung dieser Veränderungen ist offenbar in erheblichem Maß von soziokulturellen Rahmenbedingungen abhängig (Lock 1993, Richters 1997). Vasomotorische Beschwerden wie Hitzewallungen scheinen die einzigen Symptome zu sein, die Frauen aller Rassen während der Perimenopause erleben (Makhlouf Obermeyer 2000). Asiatinnen geben wesentlich weniger häufig Hitzewallungen an. Dabei ist derzeit unklar, ob diese tatsächlich weniger häufig sind oder ob die Perzeption und Bedeutungszuweisung dieses Phänomens eine andere ist.

3.2.4.4 Hormonelle Veränderungen

3.2.4.4.1 Östrogene und Progesteron

Bis zu 40% aller Frauen haben noch frühfollikuläre Östradiolkonzentrationen - 80 pmol/l - bis zu einem Jahr nach der letzten Menstruation. Häufig finden sich in der Prämenopause schwankende Östradiolspiegel, die auch hohe Werte erreichen können. Beides resultiert in Abweichungen des bisher weitgehend kalkulierbaren Menstruationszyklus. Die vorübergehende relative Östrogendominanz in der Prämenopause beruht auf der nachlassenden Progesteronbildung des Corpus luteum auf dem Boden einer zunehmend insuffizienten Follikelmaturation; darüber hinaus kann auch eine vermehrte Aromatisierung mit gesteigerter Östronbildung wie bei adipösen Frauen dazu beitragen. Steigende FSH-Konzentrationen bei irregulärer Follikelmaturation deuten auf zunehmende Interaktionsstörungen der Achse Ovar-Hypothalamus-Hypophyse hin. Die Konzentration von Inhibin sinkt mit zunehmendem Anstieg der FSH-Konzentration in der Zeit vor der Menopause (Buckler et al. 1991, Burger et al. 1995, Klein et al. 1996). Eine Arbeitshypothese besagt, dass durch die Verminderung der Inhibinwirkung steigende FSH-Konzentrationen eine größere Kohorte von Sekundärfollikeln stimulieren, die ihrerseits in ihrer Gesamtheit eine erhöhte Östradiolsynthese bewirken.

Dysfunktionelle Blutungen und das Wiedereintreten uteriner Blutungen nach sekundärer Amenorrhö sind möglicherweise die klinischen Zeichen einer relativen Östrogendominanz; sonographisch findet sich ein verdicktes Endometrium. Gleichzeitig können Zeichen des Östrogenentzugs wie Hitzewallungen bestehen. Im Gegensatz zur reproduktiven Phase ist in der Postmenopause Östron, nicht Östradiol, das quantitativ bedeutsamste Östrogen. Die Serumkonzentration beträgt 110–260 pmol/l (30–70 pg/ml) für Östron und 40–70 pmol/l (10–20 pg/ml) für Östradiol. Die extraovarielle Bildung von Östron aus dem überwiegend in der Nebennierenrinde synthetisierten Androstendion, dessen Synthese nur noch die Hälfte prämenopausaler Werte erreicht, ist der entscheidende, quantitativ bedeutsamste Stoffwechselschritt für die endogene postmenopausale Östrogenversorgung. Diese wird durch die Aromatase der Stromazellen des Fettgewebes geleistet. Dabei besteht eine inverse Beziehung zwischen der 50%-igen Verminderung der Synthese des Androstendions in der Postmenopause, verglichen mit der Prämenopause, und der Konversionsquote von Androstendion zu Östron. Östron wird sekundär je nach Bedarf zu Östradiol metabolisiert. Androstendion wird überwiegend in der Nebenniere gebildet, die ovarielle Produktion von Androstendion vermindert sich postmenopausal um etwa 40%. Die Konversionsquote ist als eine Funktion des Körperfetts anzusehen. Das bedeutet, dass eine Gewichtszunahme mit einer Zunahme der Aromataseaktivität verbunden ist. Bei Diäten bleibt die Aktivität der Aromatase der Stromazellen erhalten, da zwar die Adipozytenzahl abnimmt, nicht aber die Zahl der Stromazellen, ein Teilaspekt, der zum Verständnis der Gewichtsproblematik älter werdender Frauen nicht unwichtig erscheint. Das Verhältnis von Androgenen zu Östrogenen ist nach der Menopause zugunsten der Androgene verschoben, dadurch wird das erstmalige Auftreten hirsuter Veränderungen (Oberlippen- und seitliche Gesichtsbehaarung) erklärbar. Bei adipösen Frauen finden sich oft deutlich erhöhte Östronspiegel, auch die adrenale Androstendionbildung ist verstärkt. Erreichen die Östronspiegel 40 pg/ml und mehr, können postmenopausale uterine Blutungen ausgelöst werden. Die unterschiedlich ausgeprägte Östrogenbildung in der Postmenopause ist auch dafür verantwortlich, dass klimakterische Ausfallserscheinungen bei manchen adipösen Frauen diskret auftreten. Aber nicht immer lassen sich bei schlanken Frauen mit starken klimakterischen Ausfallserscheinungen auch niedrige Östronspiegel finden (Burger 1996, Longcope 1999, Rannevik et al. 1995, Santoro et al. 1996).

3.2.4.4.2 Gonadotropine

Zu Beginn des 4. Lebensjahrzehnts steigen die FSH-Spiegel bei einer Abnahme der Konzentration des ovariellen Peptidhormons Inhibin und bei konstanter LH-Sekretion an. Etwa 1–3 Jahre nach der Menopause sind die FSH-Spiegel etwa 10- bis 20-mal höher im Vergleich zur Follikelphase junger Frauen und die Erhöhung der LH-Spiegel ist weniger ausgeprägt. Mit zunehmendem Lebensalter sind beide Gonadotropinkonzentrationen wieder rückläufig; die Pulsamplitude des FSH und sowohl die Amplitude als auch die Frequenz des LH nehmen ab (van Zonneveld et al. 2001).

3.2.4.4.3 Androgene

Das Testosteron in der Postmenopause wird zu etwa einem Drittel von den Hiluszellen der Ovarien gebildet. Diese Syntheseleistung bleibt für einen Zeitraum von 10–15 Jahren nach der Menopause erhalten (Jiroutek et al. 1998, Overlie et al. 1999). In der Körperperipherie wird der größere Teil des Testosterons aus Androstendion und Dehydroepiandrosteron (DHEA) adrenalen Ursprungs gebildet. Die Testosteronspiegel in der Postmenopause vermindern sich weniger ausgeprägt im Vergleich zur Östradiolkonzentration. Bei einer bilateralen Ovarektomie findet eine drastische Reduktion der Androgensynthese statt. Die Serumspiegel bewegen sich in der Größenordnung von etwa 0,6 nmol/l, nach Entfernung der Ovarien etwa 0,3 nmol/l. DHEA und sein Sulfat fallen linear mit dem Alter, nicht dem Ereignis Menopause, ab (Meldrum et al. 1981).

3.2.5 Therapie bei Sistieren der Ovarialfunktion

Die Situation der normalen, zeitgerecht eintretenden Menopause ist ein natürliches Lebensereignis der Frau und erfordert primär keine therapeutischen Maßnahmen. Eine therapeutische Intervention im Sinne einer Östrogenersatztherapie kann erfolgen, sofern eine Behandlung von Symptomen wie Hitzewallungen oder urogenitaler Atrophisierung seitens der Betroffenen gewünscht wird (Dören 1998).

Weitere Indikationen einer langfristigen Östrogenersatztherapie, wie eine Osteoporoseprophylaxe, primäre Prävention kardiovaskulärer Erkrankungen und Verbesserung kognitiver Partialfunktionen, werden derzeit kontrovers diskutiert (s. Stellungnahme der Deutschen Menopause Gesellschaft 2000). Ergebnisse prospektiver kontrollierter klinischer Studien zur Beurteilung der Effizienz der Hormonersatztherapie – Ermittlung von Inzidenzen von sog. klinischen Endpunkten wie Frakturen und definierten kardiovaskulären Erkrankungen – werden zumindest in den nächsten Jahren nicht erwartet.

3.2.6 Ausblick

Ob die Transplantation autologen Ovargewebes nach Kryokonservierung, die zumindest bei jungen Frauen zur Wiederaufnahme der Follikelfunktion führen kann, eine sinnvolle Technik zur Extension des reproduktiven Potenzials von Frauen ist, die ihren Kinderwunsch hinausschieben wollen, ist derzeit nicht absehbar (Oktay u. Karlikaya 1999). Da sich aus vielschichtigen (gesellschaftlichen) Gründen immer mehr Frauen entschließen, erst oberhalb des 30. Lebensjahres ihren Kinderwunsch zu verwirklichen (te Velde 1998), kommt dieser Technik potenziell eine große Bedeutung zu. Sie wäre auch bei der langsam, aber stetig steigenden Anzahl von Frauen, die nach erfolgreicher Behandlung maligner Tumoren eine Reimplantation von zuvor konserviertem Ovargewebe anstreben, zu überlegen.

Die kurzfristige Anwendung einer Östrogenersatztherapie kann hier die Implantationswahrscheinlichkeit erhöhen.

3.2.7 Literatur

Ahonen P, Myllärniemi S, Sipilä I, Perkeentupa J (1990) Clinical variation of autoimmune polyendocrinopathy-candidiasis-ectodermal dystrophy (APECED) in a series of 68 patients. N Engl J Med 322:1829–1836

Aittomaki K, Herva R, Stenman UH, Juntunen K, Ylostalo P, Hovatta O, Chapelle de la A (1996) Clinical features of primary ovarian failure caused by a point mutation in the follicle-stimulating hormone receptor gene. J Clin Endocr Metab 81:3722–3726

Alper MM, Garner PR (1985) Premature ovarian failure: its relationship to autoimmune disease. Obstet Gynecol 66:27–30

Anasti JN (1998) Premature ovarian failure: an update. Fertil Steril 70:1–15

Beau I, Touraine P, Meduri G, Gougeon A, Desroches A, Matuchansky C, Milgrom E, et al (1998) A novel phenotype related to partial loss of function mutations of the follicle stimulating hormone receptor. J Clin Invest 102:1352–1359

Belsey EM, Pinol APY (1997) Task force on long-acting systemic agents for fertility regulation. Menstrual bleeding patterns in untreated women. Contraception 55:57–62

Bines J, Oleske DM, Cobleigh MA (1996) Ovarian function in premenopausal women treated with adjuvant chemotherapy for breast cancer. J Clin Oncol 14:1718–1729

Bione S, Sala C, Manzini C, Arrigo G, Zuffardi O, Banfi S, Borsani G, et al (1998) A human homologue of the Drosophila melanogaster diaphanous gene is disrupted in a patient with premature ovarian failure: evidence for conserved function in oogenesis and implications for sterility. Am J Hum Genet 62:533–541

Boczkowski K (1970) Pure gonadal dysgenesis and ovarian dysplasia in sisters. Am J Obstet Gynecol 106:626–628

Broekmans FJ, Scheffer GJ, Bancsi LF, Dorland M, Blankenstein MAS, Velde te ER (1998) Ovarian reserve tests in infertility practice and normal fertile women. Maturitas 30:205–214

Buckler HM, Evans CA, Mamtora H, Burger HG, Andersen DC (1991) Gonadotropin, steroid, and inhibin levels in women with incipient ovarian failure during anovulatory and ovulatory rebound cycles. J Clin Endocrinol Metab 72:116–124

Burger HG (1996) The endocrinology of the menopause. Maturitas 23:129–136

Burger HG, Dudley EC, Hopper JL, Shelley JM, Green A, Smith A, Dennerstein L, et al (1995) The endocrinology of the menopausal transition; a cross-sectional study of a population-based sample. J Clin Endocrinol Metab 80:3537–3545

Casper RJ, Yen SSC, Wilkes MM (1979) Menopausal flushes: a neuroendocrine link with pulsatile luteinizing hormone secretion. Science 205:823–825

Casper RJ, Yen SSC (1985) Neuroendocrinology of menopausal flushes: an hypothesis of fluid mechanism. Clin Endocrinol 22:293–312

Collett ME, Wertenberger GE, Fiske VM (1954) The effect of age upon the pattern of the menstrual cycle. Fertil Steril 5:437–448

Coulam CB, Adamson SC, Annegers JF (1986) Incidence of premature ovarian failure. Obstet Gynecol 67:604–606

Cramer DW, Barbieri RL, Xu H, Reichardt JK (1994) Determinants of basal follicle-stimulating hormone levels in premenopausal women. J Clin Endocrinol Metab 79: 1105–1109

Crisponi L, Deiana M, Loi A, Chiappe F, Uda M, Amati P, Bisceglia L, et al (2001) The putative forkhead transcription factor FOXL2 is mutated in blepharophimosis/ptosis/epicanthus inversus syndrome. Nature Genet 27:159–166

Danforth DR, Arbogast LK, Mroueh J, Kim MH, Kennard EA, Seifer DB, Friedman CI (1998) Dimeric inhibin: a direct marker of ovarian aging. Fertil Steril 70:119–123

Derksen JG, Brölmann HA, Wiegerinck MA, Vader HL, Heintz AP (1998) The effect of hysterectomy and endometrial ablation on follicle stimulating hormone (FSH) levels up to 1 year after surgery. Maturitas 29:133–138

Deutsche Menopause Gesellschaft (2000) Hormonsubstitution in Klimakterium und Postmenopause. Stellungnahme der Deutschen Menopause Gesellschaft. www.menopause-gesellschaft.de

Dören M (1998) Hormonsubstitution in Klimakterium und Postmenopause – Vorschläge zur individualisierten Therapie, 2. Aufl. Thieme, Stuttgart

Duba HC, Weirich HG, Weirich-Schwaiger H, Utermann B, Nachbaur D, Sölder E, Utermann G (1997) Chromosomal instability in a woman with infertility and two affected brothers: a new familial chromosomal breakage syndrome? Hum Genet 100:431–440

Eichenlaub-Ritter U (1998) Genetics of oocyte ageing. Maturitas 30:143–169

Faddy MJ, Gosden RG, Gougeon A, Richardson SJ, Nelson JF (1992) Accelerated disappearance of ovarian follicles in mid-life: implications for forecasting menopause. Hum Reprod 7:1342–1346

Freedman RR (1998) Biochemical, metabolic, and vascular mechanisms in menopausal hot flashes. Fertil Steril 70:332–337

Friedman CI, Danforth DR, Herbosa-Encarnacion FC, Arbogast L, Alak BM, Seifer DB (1997) Follicular fluid vascular endothelial growth factor concentrations are elevated in women of advanced reproductive age undergoing ovulation induction. Fertil Steril 68:607–612

Gambone J, Meldrum DR, Laufer L, Chang RJ, Lu JKH, Judd HL (1984) Further delineation of hypothalamic dysfunction responsible for menopausal hot flashes. J Clin Endocrinol 59:1097–1102

Gavaler JS, Thiel van DH (1992) The association between moderate alcoholic beverage consumption and serum estradiol and testosterone in normal postmenopausal women: relationship to the literature. Alcohol Clin Exp Res 16:87–92

Golbus MS, Loughman WD, Epstein CJ, Halbasch G, Stephens JD, Hall BD (1979) Prenatal genetic diagnosis in 3000 amniocentesis. N Engl J Med 300:157–163

Goldsmith O, Solomon DH, Horton R (1967) Hypogonadism and mineralocorticoid excess: the 17α-hydroxylase deficiency syndrome. New Engl J Med 277:673–677

Gosden RG, Faddy MJ (1994) Ovarian ageing, follicular depletion, and steroidogenesis. Exp Gerontol 29:265–274

Gougeon A, Echochard R, Thalabard JC (1994) Age-related changes of the population of human ovarian follicles: increase in the disappearance rat of non-growing and early-growing follicles in aging women. Biol Reprod 50:653–663

Gromoll J, Pekel E, Nieschlag E (1996) The structure and organization of the follicle-stimulating hormone receptor (FSHR) gene. Genomics 35:308–311

Hall JE, Lavoie HB, Marsh EE, Martin KA (2000) Decrease in gonadotropin-releasing hormone (GnRH) pulse frequency with aging in postmenopausal women. J Clin Endocrinol Metab 85:1794–1800

Hutchinson EW, Rose MR (1991) Quantitative genetics of postponed aging in Drosophila melanogaster. Analysis of outbred populations. Genetics 127:719–727

Jiang M, Aittomaki K, Nilsson C, Pakarinen P, Iitia A, Torresani T, Simonsen H, et al (1998) The frequency of an inactivating point mutation (566C-T) of the human follicle-stimulating hormone receptor gene in four populations using allele-specific hybridization and time-resolved fluorometry. J Clin Endocrinol Metabol 83:4338–4343

Jiroutek MR, Chen M-H, Johnston CC, Longcope C (1998) Changes in reproductive hormones and sex hormone-binding globulin in a group of postmenopausal women measured over 10 years. Menopause 5:90–94

Jones MH, Furlong RA, Burkin H, Chalmers IJ, Brown GM, Khwaja O, Affara NA (1996) The Drosophila developmental gene fat facets has a human homologue in Xp11.4 which escapes X-inactivation and has related sequences on Yp11.2. Hum Mol Genet 5:1695–1701

Joseph A, Thomas IM (1982) Cytogenetic investigations in 150 cases with complaints of sterility or primary amenorrhea. Hum Genet 61:105–109

Kaufman FR, Donnell GN, Roe TF, Kogut MD (1986) Gonadal function in patients with galactosaemia. J Inherit Metab Dis 9:140–146
Keefe DL, Niven-Fairchild T, Powell S, Buradagunta S (1995) Mitochondrial deoxyribonucleic acid deletions in oocytes and reproductive aging women. Fertil Steril 64:577–583
Kim TJ, Anastasi JN, Flack MR, Kimzey LM, Defensor RA, Nelson LM (1997) Routine endocrine screening for patients with karyotypically normal spontaneous premature ovarian failure. Obstet Gynecol 89:777–779
Kitagawa T, Suganuma N, Nawa A, Kikkawa F, Tanaka M, Ozawa T, Tomoda Y (1993) Rapid accumulation of deleted mitochondrial deoxyribonucleic acid in postmenopausal ovaries. Biol Reprod 49:730–736
Klein NA, Illingworth PJ, Groome NP, McNeilly AS, Battaglia AS, Soules MR (1996) Decreased inhibin B secretion is associated with the monotropic FSH rise in older, ovulatory women: study of serum and follicular fluid levels of dimeric inhibin A and B in spontaneous menstrual cycles. J Clin Endocrinol Metab 81:2742–2745
Kremer H, Marinam E, Otten BJ, Moll GW, Stoelinga GBA, Wit JM, Jansen M, et al (1993) Cosegregation of missense mutations of the luteinizing hormone receptor gene with familial male-limited precocious puberty. Hum Mol Genet 2:1779–1783
Kronenberg F (1990) Hot flashes: epidemiology and physiology. Ann NY Acad Sci 592:52–86
Kronenberg F (1999) Hot flashes. In: Lobo RA (ed) Treatment of the postmenopausal woman: basic and clinical aspects. Lippincott Williams & Wilkins, Philadelphia, pp 157–177
LaBarbera AR, Miller MM, Ober C, Rebar RW (1988) Autoimmune etiology in premature ovarian failure. Am J Reprod Immunol Microbiol 16:115–122
Latronico AC, Anasti J, Arnhold IJP, Rapaport R, Mendonca BB, Bloise W, Castro M, et al (1996) Testicular and ovarian resistance to luteinizing hormone caused by inactivating mutations of the luteinizing hormone receptor gene. N Engl J Med 344:507–512
Lenton EA, Landgren B, Sexton L, Harper R (1984) Normal variation in the length of the follicular phase of the menstrual cycle: effect of chronological age. Br J Obstet Gynecol 91:681–684
Licciardi FL, Liu HC, Rosenwaks Z (1995) Day 3 estradiol serum concentrations as prognosticators of ovarian stimulation response and pregnancy outcome in patients undergoing in vitro fertilization. Fertil Steril 64:991–994
Lock M (1993) Encounters with aging: mythologies of menopause in Japan and North America. University of California Press, Berkeley
Longcope C (1999) The endocrinology of the menopause. In: Lobo RA (ed) Treatment of the postmenopausal women. Basic and clinical aspects. Lippincott Williams & Wilkins, Philadelphia, pp 35–40
Longcope C, Franz C, Morello C, Baker RS, Johnston CC (1986) Steroid and gonadotropin levels in women during the perimenopausal years. Maturitas 8:189–196
Luoh SW, Bain PA, Polakiewicz RD, Goodheart ML, Gardner H, Jaenisch R, Page DC (1997) Zfx mutation results in small animal size and reduced germ cell number in male and female mice. Development 124:2275–2284
Makhlouf Obermeyer C (2000) Menopause across cultures. A review of the evidence. Menopause 7:184–192
Mallolas J, Duran M, Sánchez A, Jiménez D, Castellví-Bel S, Rifé M, Milé M (2001) Implications of the FMR1 gene in menopause: study of 147 Spanish women. Menopause 8:106–110
Marchini C, Lonigro R, Verriello L, Pellizari L, Bergonzi P, Damante G (2000) Correlations between individual clinical manifestations and CTG repeat amplification in myotonic dystrophy. Clin Genet 57:74–82
Marozzi A, Manfredini E, Tibiletti MG, Furlan D, Villa N, Vegetti W, Crosignani PG, et al (2000) Molecular definition of Xq common-deleted region in patients affected by premature ovarian failure. Hum Genet 107:304–311
Mastrogiacomo I, Pagani E, Novelli G, Angelini C, Gennari M, Menegazzo E, Bonanni G, et al (1994) Male hypogonadism in myotonic dystrophy is related to (CTG)n triplet mutation. J Endocrinol Invest 17:381–383
McGee EA, Hsueh AJ (2000) Initial and cyclic recruitment of ovarian follicles. Endocr Rev 21:200–214
McKinlay SM, Brambilla DJ, Posner JG (1992) The normal menopause transition. Maturitas 14:103–115
Meldrum DR, Davidson BJ, Tataryn IV, Judd HL (1981) Changes in circulating steroids with aging in postmenopausal women. Maturitas 3:167–172
Meyers CM, Boughman JA, Rivas M, Wilroy RS, Simpson JL (1996) Gonadal (ovarian) dysgenesis in 46,XX individuals: frequency of the autosomal recessive form. Am J Med Genet 63:518–524
Midro AT, Panasiuk B, Radwan J, Sipowicz I, Jaworowska B, Korsak E (1990) Sex chromosome aberrations in patients with menstruation disorders. J Gynecol Obstet Biol Reprod 19:811–816
Molnar GW (1975) Body temperature during menopausal hot flashes. J Appl Physiol 38:499–503
Murray A, Webb J, Grimley S, Conway G, Jacobs P (1999) Studies of FRAXA and FRAXE in women with premature ovarian failure. J Med Genet 35:637–640
Nagamine K, Peterson P, Scott HS, Kudoh J, Minoshima S, Heino M, Krohn KJ, et al (1997) Positional cloning of the APECED gene. Nature Genet 17:393–398
Noord van PA, Dubas JS, Dorland M, Boersma H, Velde te E (1997) Age at natural menopause in a population-based screening cohort: the role of menarche, fecundity, and lifestyle factors. Fertil Steril 68:95–102
O'Connor KA, Holman DJ, Wood JW (1998) Declining fecundity and ovarian ageing in natural fertility populations. Maturitas 30:127–136
Ogata T, Matsuo N (1995) Turner syndrome and female sex chromosome aberrations: deduction of the principal factors involved in the development of clinical features. Hum Genet 95:607–629
Oktay K, Karlikaya G (1999) Ovarian function after transplantation of frozen, banked autologous ovarian tissue. N Engl J Med 343:1919
Oldenhave A, Jaszmann LJB, Haspels AA, Everaerd WT (1993) Impact of climacteric on well-being. Am J Obstet Gynecol 168:772–780
Overlie I, Moen MH, Morkrid L, et al (1999) The endocrine transition around menopause – a five year prospective study with profiles of gonadotropins, estrogens, androgens and SHBG among healthy women. Acta Obstet Gynecol Scand 78:642–647
Pearce J, Hawton K, Blake F (1995) Psychological and sexual symptoms associated with the menopause and the effects of hormone replacement therapy. Br J Psychol 167:163–173
Perez GI, Robles R, Knudson CM, Flaws JA, Korsmeyer SJ, Tilly JL (1999) Prolongation of ovarian lifespan into ad-

vanced chronological age by Bax-deficiency. Nat Genet 21:200–203
Perls TT, Terry DF, Silver M, et al (2000) Centenarians and the genetics of longevity. In: Hekimi S (ed) The molecular genetics of aging. Springer, Berlin Heidelberg New York
Powell CM, Taggart RT, Drumheller TC, Wangsa D, Qian C, Nelson LM, White BJ (1994) Molecular and cytogenetic studies of an X-autosome translocation in a patient with premature ovarian failure and review of the literature. Am J Med Genet 52:19–26
Prior JC (1998) Perimenopause: the complex endocrinology of the menopausal transition. Endocr Rev 19:397–428
Prueitt RL, Ross JL, Zinn AR (2000) Physical mapping of nine Xq translocation breakpoints and identification of XPNPEP2 as a premature ovarian failure candidate gene. Cytogenet Cell Genet 89:44–50
Rannevik G, Jeppson S, Johnell O, Bjerre B, Laurell-Borulf Y, Svanberg L (1995) A longitudinal study of the perimenopause transition: altered profiles of steroid and pituitary hormones, SHBG and bone mineral density. Maturitas 21:103–113
Rebar RW (1999) Premature ovarian failure. In: Lobo RA (ed) Treatment of the postmenopausal woman: basic and clinical aspects. Lippincott Williams & Wilkins, Philadelphia, pp 13–22
Rebar RW, Connelly HV (1990) Clinical feature of young women with hypergonadotropic amenorrhea. Fertil Steril 53:804–810
Richardson SJ, Senikas V, Nelson JF (1987) Follicular depletion during the menopausal transition – evidence for accelerated loss and ultimate exhaustion. J Clin Endocrinol Metab 65:1231–1237
Richters JMA (1997) Menopause in different cultures. J Psychosom Obstet Gynaecol 18:73–80
Santoro N, Brown JR, Adel T, Skurnick JH (1996) Characterization of reproductive hormonal dynamics in the perimenopause. J Clin Endocrinol Metab 81:1495–1501
Scott RT, Toner JP, Muasher SJ, Oehninger S, Robinson S, Rosenwaks Z (1989) Follicle-stimulating hormone levels on cycle day 3 are predictive of in vitro fertilization outcome. Fertil Steril 51:651–654
Sherman SL (2000) Premature ovarian failure in the fragile X syndrome. Am J Med Genet 97:189–194
Sherman BM, West JH, Korenman SG (1976) The menopausal transition: analysis of LH, FSH, estradiol and progesterone concentrations during menstrual cycles of older women. J Clin Endocrinol Metab 42:629–636
Siddle N, Sarrel P, Whitehead M (1987) The effect of hysterectomy on the age at ovarian failure: identification of a subgroup of women with premature loss of ovarian function and literature review. Fertil Steril 47:94–100
Simpson JL, Rajkovic A (1999) Ovarian differentiation and gonadal failure. Am J Med Genet 89:186–200
Skibstedt L, Westh H, Niebuhr E (1984) X long arm deletions: a review of non-mosaic cases studied with banding techniques. Hum Genet 67:1–5
Smotrich DB, Widra EA, Gindoff PR, Levy MJ, Hall JL, Stillman RJ (1995) Prognostic value of day 3 estradiol on in vitro fertilization outcome. Fertil Steril 64:136–140
Soules MR, Battaglia DE, Klein NA (1998) Inhibin and reproductive aging in women. Maturitas 30:193–204
Stanford JL, Hartge P, Brinton LA, Hoover RN, Brookmeyer R (1987) Factors influencing the age at natural menopause. J Chronic Dis 40:995–1002
Tapainanen JS, Aittomaki K, Min J, Vaskivuo T, Huhtaniemi IT (1997) Men heterozygous for an inactivating mutation of the follicle-stimulating hormone (FSH) receptor gene present variable suppression of spermatogenesis and fertility. Nature Genet 15:205–206
Tataryn IV, Meldrum DR, Lu KH, Frumar, Judd HL (1979) LH, FSH, and skin temperature during menopausal hot flush. J Clin Endocrinol Metab 49:152–154
Toledo SP, Brunner HG, Kraaij R, Post M, Dahia PL, Hayashida CY, Kremer H, et al (1996) An inactivating mutation of the luteinizing hormone receptor in a 46,XX female. J Clin Endocrinol Metabol 81:3850–3854
Tonkelaar den I, Velde te ER, Looman CWN (1998) Menstrual cycle length preceding menopause in relation to age at menopause. Maturitas 29:115–123
Torgerson DJ, Avenell A, Russell IT, Reid DM (1994) Factors associated with onset of menopause in women aged 45–49. Maturitas 19:83
Torgerson DJ, Thomas RE, Reid DM (1997) Mothers and daughters menopausal age: is there a link? Eur J Obstet Gyn 74:63–66
Treloar AE (1981) Menstrual cyclicity and the premenopause. Maturitas 3:249–264
Treloar AE, Boynton RE, Behn BF, Brown BW (1967) Variation of the human menstrual cycle through reproductive life. Int J Fertil 12:77–126
Tulandi T, Lal S (1985) Menopausal hot flush. Obstet Gynecol Surv 40:553–563
Velde te ER (1998) Ovarian ageing and postponement of childbearing. Maturitas 30:103–104
Velde te ER, Scheffer GJ, Dorland M, Broekmans FJ, Fauser BC (1998) Development and endocrine aspects of normal ovarian aging. Mol Cell Endocrinol 145:67–73
Vollman RF (1977) The menstrual cycle. In: Friedman ES (ed) Major problems in obstetrics and gynecology, vol 7. Saunders, Toronto
Welt CK, McNicholl DJ, Taylor AE, Hall JE (1999) Female reproductive aging is marked by decreased secretion of dimeric inhibin. J Clin Endocrinol Metab 84:105–111
Wieacker P (2001) Genetische Aspekte der Ovarialinsuffizienz. Med Genetik 13:3–9
World Health Organization (1996) Research on the menopause in the 1990's. A report of the WHO scientific group, vol 886. World Health Organization, Geneva
Yanase T, Sanders D, Shibata A, Matsui N, Simpson ER, Waterman MR (1990) Combined 17α-hydroxylase/17,20-lyase deficiency due to a 7-basepair duplication in the N-terminal region of the cytochrome P450c17 (CYP17) gene. J Clin Endocrinol Metab 70:1325–1329
Zonneveld van P, Scheffer GJ, Broekmans FJM, Velde te ER (2001) Hormones and reproductive aging. Maturitas 38:83–94

3.3 Molekulare Mechanismen von Veränderungen und Erkrankungen der Prostata

STEPHAN WOLTER, FRANK SOMMER und THEODOR KLOTZ

Inhaltsverzeichnis

3.3.1 Einführung

Die Prostata ist das einzige Organ des Menschen, das physiologischerweise mit zunehmendem Lebensalter an Größe zunimmt. In kaum einem anderen Organ entstehen so viele Karzinome wie in der Prostata. Bedingt durch die demographische Bevölkerungsentwicklung kommen der benignen Prostatahyperplasie (BPH) und dem Prostatakarzinom (PCA) eine immer größer werdende klinische und auch gesundheitspolitische Bedeutung zu. Trotzdem sind die Pathogenese und die molekularen Veränderungen dieser beiden Erkrankungen bis heute unzureichend geklärt. Dies beruht nicht zuletzt auf der komplexen Zusammensetzung der Prostata aus mehreren anatomischen Zonen und funktionell unterschiedlichen Kompartimenten, in denen durch hormonelle Einflüsse ganz unterschiedliche Formen des gestörten Wachstums in Gang gesetzt werden. Die Molekularbiologie ist ein Feld der Wissenschaft, das sich in den letzten Jahren enorm schnell entwickelt hat. Das Wissen über die Funktion von Tumorgenen und Tumorproteinen hat wesentlich zum Verständnis des malignen Wachstums beigetragen. Auf dieser Grundlage haben sich neue Prinzipien in der Diagnostik und Therapie auch auf dem Gebiet der Prostataerkrankungen herausgestellt. Der folgende Beitrag gibt nach einer kurzen Darstellung einiger Grundlagen einen Überblick über die beiden wichtigsten Erkrankungen der Prostata – BPH und PCA – unter besonderer Berücksichtigung der molekularbiologischen Veränderungen.

Ganten/Ruckpaul (Hrsg.)
gemeinsam mit A. Ruiz-Torres
Molekularmedizinische Grundlagen
von altersspezifischen Erkrankungen

3.3.1.1 Anatomie der Prostata

Form und Maße der Prostata sind sehr stark altersabhängig und unterliegen großen individuellen Schwankungen. Die Form der Prostata wird mit einer Rosskastanie verglichen; sie ist zumeist dorsoventral leicht abgeplattet. Der kaudale Abschnitt bildet den zugespitzten Apex. Das Gewicht liegt beim gesunden jugendlichen Mann zwischen 17–28 g (Mittelwert 17,9 g). Die innere Gliederung der Drüse wird nach wie vor kontrovers diskutiert (Abb. 3.3.1). Die gründlichste Untersuchung zur inneren Einteilung der menschlichen Prostata mit einer sehr kritischen Auseinandersetzung früherer Konzepte stammt von dem amerikanischen Pathologen John McNeal (McNeal 1972). Danach lässt sich die Drüse in 4 Gruppen einteilen: die periurethrale Gruppe, die zentrale Zone, die periphere Zone und die Übergangszone. Als periurethrale Gruppe bezeichnet McNeal die abortiven kleinen unverzweigten Drüsen ohne muskuläres Stroma, die eine enge räumliche Beziehung zum sog. präprostatischen Sphinkter aufweisen. Die Zentralzone, die etwa 25% der Drüse ausmacht, bildet einen Kegel, dessen Spitze an der Mündungsstelle der Ductus ejaculatorii und dessen Basis an der Kontaktstelle der Prostata mit den Bläschendrüsen liegen. Die periphere Zone entspringt vom Apex prostatae und umgreift kelchartig die zentrale Zone. Sie macht 75% des Organs aus, besteht aus gleichförmig gebauten, gering verzweigten Drüsen mit rundlichen, wenig papillär unterteilten Acini und besitzt ein zartes, regelmäßig gebautes Stroma. Die Epithelzellen sind hoch, hell und regelmäßig gebaut. An der Kontaktstelle zwischen zentraler und peripherer Zone im Winkel zwischen der anterolateralen Urethra und dem präprostatischen Sphinkter liegt nach McNeal die Übergangszone, ein Miniaturmodell der peripheren Zone. Die Acini dieser „transition zone" stellen McNeal zufolge das Muttergewebe für die benigne Prostatahyperplasie dar.

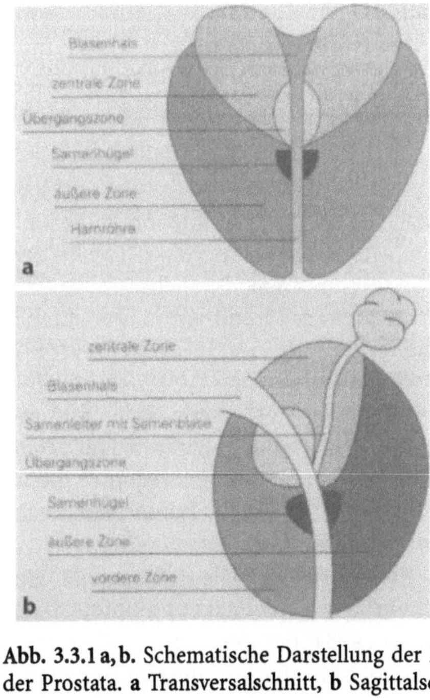

Abb. 3.3.1 a, b. Schematische Darstellung der Zoneneinteilung der Prostata. **a** Transversalschnitt, **b** Sagittalschnitt

Die Kapsel der Prostata besteht aus einer außen gelegenen fibrovaskulären Zone und einer innen anschließenden fibromuskulären Zone. Im fibromuskulären Bereich befinden sich zahlreiche kräftige markarme Nervenbündel, die mit den im dorsolateralen Bereich der Kapsel gelegenen intramuralen Ganglien in Verbindung stehen. Die kapsulären und septalen Nervenstämmchen sind bei anaplastischen Prostatakarzinomen regelmäßig infiltriert.

3.3.1.2 Sekretionsprodukte

Von den zahlreichen niedermolekularen bzw. ionalen Produkten der Prostata ist die Funktion kaum bekannt. Das gleiche trifft auch für die meisten sekretorischen Proteine, insbesondere die saure Prostataphosphatase zu (Aumüller u. Seitz 1988). Bei der „prostataspezifischen" sauren Phosphatase handelt es sich um Tyrosinphosphate spaltende Isoenzyme mit ausgesprochener Mikroheterogenität, die in einer lysosomalen und einer sekretorischen Variante auftreten. Die sekretorischen Isoenzyme fungieren vermutlich antagonistisch zu bestimmten Proteinkinasen. Ihr natürliches Substrat, vielleicht ein tyrosinphosphoryliertes Protein der Spermienmembran, ist bisher unbekannt. Die saure Phosphatase hatte eine große Bedeutung als Tumormarker beim Prostatakarzinom. Die enge immunologische Verwandtschaft der sekretorischen mit den lysosomalen Isoenzymen war der Grund für eine vergleichsweise hohe falsch-positive Fehlerquote, die Anlass zur Suche nach verlässlicheren Markern war. Zu diesen gehört das sog. prostataspezifische Antigen (PSA), eine kallikreinähnliche Protease (E.C.3.4.21), die von Wang et al. in die Tumordiagnostik des Prostatakarzinoms eingeführt wurde (Wang et al. 1979). PSA spaltet das von der Bläschendrüse produzierte Koagulationsprotein Semenogelin in Fragmente, welche die Spermienmotilität aktivieren, und verflüssigt gleichzeitig das seminale Koagulum (Lilja et al. 1987). Immunhistochemische und In-situ-Hybridisierungs-Studien haben die Prostata als die wesentliche Produktionsquelle für PSA identifiziert. Neuere immunologische Studien haben gezeigt, dass PSA nicht prostataspezifisch ist und z.B. auch in der Mamma vorkommt (Yu u. Diamandis 1995). Neben den aufgezählten Proteinen produziert die Prostata noch zahlreiche weitere, etwa das β-Mikroseminoprotein (Lilja u. Abrahamsson 1988), eine 5′-Nukleotidase, eine ATPase, eine Peptidase und andere Proteine, die teilweise in den sog. Prostasomen, also partikulären Sekretionsprodukten der Prostata, nachgewiesen wurden, deren exakte Natur und Funktion bisher ebenfalls ungeklärt sind.

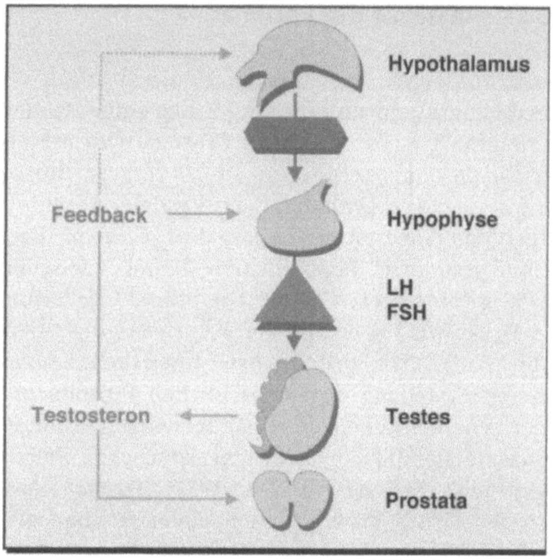

Abb. 3.3.2. Schematische Darstellung der Hypothalamus-Hypophysen-Gonaden-Achse

3.3.1.3 Steuerung der Sekretion

Die Prostata weist eine ungewöhnlich dichte und komplexe Innervation auf (Aumüller et al. 1989, Valaasti 1980). In den intramuralen Ganglien kommen große cholinerge sowie kleine katecholaminerge und enkephalinerge Ganglienzellen vor. Die adrenergen Nervenfasern scheinen die glatte Muskulatur des Stromas, vielleicht auch der Gefäße, zu innervieren. Daneben gibt es CGRP-, Substanz-P- und VIP-immunreaktive, vielleicht primär afferente nozizeptive Nerven in der Prostata. Für die Sekretabgabe werden cholinerge postganglionäre sympathische und auxiliäre β-adrenerge sowie postganglionäre parasympathische Reflexe diskutiert; außerdem scheinen neurovaskuläre Reflexe mit einer raschen Änderung der Permeabilität der terminalen Strombahn für Transduktionseffekte bzw. unter pathologischen Bedingungen einer interstitiellen Ödembildung eine Rolle zu spielen. Insgesamt gesehen ist die Neurophysiologie der Prostatafunktionen noch wenig erforscht und ihr Beitrag zur Pathophysiologie der BPH so gut wie unbekannt.

3.3.1.4 Endokrine Steuerung

Von zentraler Bedeutung für die Aufrechterhaltung der Prostatafunktion ist die ausreichende Versorgung von Stroma und Drüsengewebe mit Testosteron (bzw. dessen Metabolit Dihydrotestosteron), das an den nukleären Androgenrezeptor bindet und dadurch die Transkriptionsrate erhöht. Die Testosteronkonzentration unterliegt einer übergeordneten Steuerung (Abb. 3.3.2). Die Steroidhormonrezeptoren werden zu den Transkriptionsfaktoren gezählt. Der Androgenrezeptor ist ein Phosphoprotein mit 2 sog. Zinkfingern, die für die Promotorerkennung bzw. Stabilität der DNA-Bindung wesentlich sind. Punktmutationen im Androgenrezeptor, die nach molekulargenetischen Untersuchungen wesentlich häufiger sind als bisher angenommen (Evans et al. 1996), führen zu anomalen Reaktionen. In der normalen Prostata sind der Androgenrezeptor und der üblicherweise immunhistochemisch kaum fassbare Östrogenrezeptor differenziell verteilt. Andere Steroidhormonrezeptoren (Progesteron- bzw. Glukokortikoidrezeptor) haben sich unter Normalbedingungen bisher nicht sicher nachweisen lassen. Der Androgenrezeptor findet sich in den Zellkernen der Drüsen- und Basalzellen des Epithels, fehlt aber in den neuroendokrinen Zellen. Im Stroma tritt er in den Kernen der glatten Muskelzellen, der Fibrozyten, des Endothels und der Muskulatur der Venen (nicht der Arterien) und in den Kernen der Schwann-Zellen von Nervenstämmchen, während der Entwicklung auch in Ganglienzellen auf. Der Östrogenrezeptor ist in der glatten Muskulatur des Stromas, stellenweise und inhomogen in den Basalzellen und selten auch in den Drüsenzellen nachweisbar. Nach Androgenentzug soll der Androgenrezeptor hochgeregelt werden; Sar et al. (1990) fanden aber nach Kastration eine Abnahme der Immunreaktivität in der ventralen Rattenprostata. Dies stimmt mit den Befunden einer anderen Arbeitsgruppe nicht überein (Bacher et al. 1993), bei denen nach Kastration zunächst eine Zunahme der Immunreaktivität und ein Anstieg des Hybridisierungssignals für den Androgenrezeptor gefunden wurde. In der gleichen Untersuchung wurde kein Effekt auf den Östrogenrezeptor nach Kastration festgestellt. Nach Östrogenbehandlung stieg das Signal für den Östrogenrezeptor im Stroma hingegen deutlich an. Dies würde für eine positive Regulation des Östrogenrezeptors im Prostatastroma sprechen.

3.3.2 Benigne Prostatahyperplasie

3.3.2.1 Altersabhängigkeit

Die benigne Prostatahyperplasie (BPH) ist ein seit Jahrhunderten bekanntes Leiden des älteren Mannes, wurde aber bis Ende der 80er-Jahre nur mit begrenztem Interesse gewürdigt. Die BPH kann sowohl hinsichtlich der Zahl der Betroffenen als auch der Behandlungskosten als Volkskrankheit bezeichnet werden. Leider sind in Deutschland nur wenige epidemiologische Daten für eine präzise Schätzung der betroffenen Männer vorhanden, sodass auf internationale Studien zurückgegriffen werden muss. Die BPH ist eine der häufigsten Erkrankungen beim Mann im höheren Lebensalter. 80% aller Männer über 40 Jahre leiden an urodynamischen Störungen, wie sie typisch für eine BPH sind. Die Mortalitätsrate in der Bundesrepublik Deutschland ist mit 23:100000 relativ hoch (Dhom 1991).

Allgemein werden zwei Phasen des natürlichen Verlaufs einer BPH beschrieben, eine pathologische und eine klinische. Die pathologische Phase umfasst zwei Stadien: das mikroskopische mit histologisch identifizierbarer BPH und ein makroskopisches mit palpabler Prostatavergrößerung. Beide Stadien können symptomlos verlaufen, allerdings weisen alle Männer mit klinischen Symptomen die Kennzeichen beider Stadien auf. Autopsiestudien haben gezeigt, dass die Häufigkeit einer mikroskopischen BPH in der Altersgruppe der 60-Jährigen bei etwa 50% und bei den 80–85-Jährigen bei fast 100% liegt (Berry et al. 1984). Aber nur etwa 50% der Männer mit einer mikroskopischen BPH entwickeln auch eine makroskopische und nur ein geringer Prozentsatz der Erkrankten entwickelt wiederum so starke Symptome, dass sie z.B. einer operativen Intervention bedürfen (Arrighi et al. 1991).

Eine Vielzahl von Studien hat gezeigt, dass das normale Wachstum der Prostata im Lebensalter von 40 bis 50 beendet ist. Danach zeigt das Prostatavolumen keine Veränderung bis leichte Abnahme, es sei denn, dass sich eine histologische BPH entwickelt. Hierbei könnten mindestens zwei Prozesse beteiligt sein: der Übergang von normalem zu diffus vergrößertem hyperplastischen Gewebe im Lebensalter von ungefähr 50 Jahren und in Folge noduläres Wachstum der Hyperplasie. Das mittlere Volumen der Prostata eines Erwachsenen variiert bei den verschiedenen ethnischen Gruppen zwischen 17 und 27 ml. Rhodes berichtete über die Ergebnisse einer longitudinalen Studie mit randomisiert ausgewählten gesunden Männern in den USA (Rhodes et al. 1999). Es wurde das Prostatavolumen von 631 Männern zwischen 40 und 79 Jahren bis zu viermal mit einem Follow-up von fast 7 Jahren gemessen. Die jährliche prozentuale Zunahme des Prostatavolumens lag bei ca. 1,6%. Ein wichtiges Ergebnis dieser Untersuchung war, dass die Wachstumsrate vom basalen Prostatavolumen abhängig war. Bei einem basalen Volumen von mehr als 40 ml ist die jährliche Wachstumsrate größer als bei einem Volumen von kleiner als 30 ml (2,3% versus 1,4%).

Molekularepidemiologische Untersuchungen konnten eine signifikante Assoziation von Prostatavolumen und genetischem Polymorphismus von bestimmten, für die Entwicklung der Prostata wichtigen Genen demonstrieren. Ein Polymorphismus mit CAG-Wiederholungen im Androgenrezeptorgen soll einen signifikanten Einfluss auf die Entwicklung einer BPH haben (Giovanucci et al. 1999, Mitsumori et al. 1999). Diese Studien zeigten, dass BPH-Patienten mit einer kurzen CAG-Wiederholung des Androgenrezeptorgens eine größere Prostata hatten. Da die Verteilung von polymorphen Allelen von humanen Genen in der Regel sehr unterschiedlich bei den verschiedenen ethnischen Gruppen ist, kann der durch Polymorphismen definierte genetische Hintergrund zu den Unterschieden in der Wachstumsrate der BPH beitragen.

Die Daten zur Häufigkeit von BPH-Symptomen zeigen, dass diese mit dem Alter zunehmen, aber nicht alle Symptome werden von den Patienten auch als störend empfunden. Die Altersabhängigkeit der Symptomatik geht mit einer deutlichen Abnahme der maximalen Harnflussrate einher (Girman et al. 1993). So sinkt die mediane Harnflussrate von 20,3 ml/s in der Altersgruppe der 40- bis 44-Jährigen auf 11,5 ml/s bei den Männern der Altersgruppe 75–79 Jahre. Grob geschätzt kann davon ausgegangen werden, dass die maximale Harnflussrate pro Jahrzehnt um 2 ml/s abnimmt.

3.3.2.2 Natürlicher Verlauf

Epidemiologische Studien haben versucht, den natürlichen Verlauf der BPH, also ohne jegliche medizinische Intervention, zu untersuchen. Isaacs (1990) hat die 4 wesentlichen, der Frage nach der Operationsbedürftigkeit der BPH nachgehenden Studien (Clarke 1937, Craigen et al. 1969, Birkhoff et al. 1976, Ball et al. 1981) zusammengefasst und festgestellt, dass über einen Zeitraum von 2,6–5 Jahren bei etwa 30% der Männer eine subjektive und bei 20% auch eine objektive Verbesserung der Symptomatik zu beobachten war. Nur die Hälfte der Männer mit BPH-Symptomatik mussten sich innerhalb von 5 Jahren einem operativen Eingriff unterziehen. Der Verlauf der BPH kann also klinisch sehr unterschiedlich sein. Diese älteren Daten werden auch durch neuere Studien bestätigt. So zeigen die Nacherhebungen der Olmstedt-Studie nach 3,5 Jahren, dass von den Männern mit geringerer Symptomatik in der Ausgangsuntersuchung nach 18 Monaten 86% und nach 42 Monaten 73% ebenfalls eine geringere Symptomatik aufwiesen (Jacobsen et al. 1996). Die Dynamik, mit der die Symptomatik sich in den verschiedenen Altersgruppen entwickelt, ist ebenfalls unterschiedlich. Bis zum 70. Lebensjahr nimmt die Symptomatik von Jahr zu Jahr schneller zu, um dann langsamer anzusteigen. Ein Vergleich der Ergebnisse von Querschnitts- und Längsschnittstudien zeigt, dass z.B. der Anstieg der Symptomatik nach dem AUA-Index um 50% unterschätzt wurde, wenn die Patienten nicht langfristig nachuntersucht würden (Lee et al. 1996). Wie auch bei der Ausgangsuntersuchung wiesen nicht alle Symptome dieselbe Dynamik auf, vor allem die Nykturie und der abgeschwächte Harnstrahl nehmen mit dem Alter deutlich zu. Diese Daten zeigen auf einer repräsentativen Ebene, dass die Symptomatik der BPH fluktuierend und eine einzige Untersuchung bezüglich der Symptomatik nur schwerlich in der Lage ist, einen Patienten ausreichend prognostisch zu klassifizieren. Wesentlicher als der absolute Wert eines Symptomenscores ist vielmehr die Dynamik der Symptomveränderung, die in den einzelnen Altersgruppen unterschiedlich stark ausgeprägt ist. Andererseits konnte in Abhängigkeit vom steigenden Alter eines Patienten oder von einem Punktwert eines Symptomenscores (AUA-Score, Peak-Flow) das individuelle, relative Risiko für eine akute Harnverhaltung vorhergesagt werden. Das relative Risiko lag bei Männern im Alter von 70 bis 79 Jahren im Vergleich zu den 50–59-Jährigen bei 5,5 bzw. 4,7 in Abhängigkeit von der Symptomausprägung. Die Wahrscheinlichkeit für einen 60-Jährigen, einen akuten Harnverhalt zu erleiden, liegt in den folgenden 20 Jahren bei ungefähr 23% (Jacobson et al. 1996). Das Alter des Patienten scheint ein prädiktiver Faktor für den weiteren Verlauf der Erkrankung zu sein.

3.3.2.3 Ätiologie

Entwicklung, Wachstum und funktionelle Differenzierung der Prostata sind von der Konzentration zirkulierender männlicher Geschlechtshormone abhängig. Die Entwicklung der benignen Prostatahyperplasie ist an zwei Voraussetzungen gebunden, nämlich ein höheres Lebensalter und eine intakte Hodenfunktion (Berry et al. 1984, Berry et al. 1986, Moore et al. 1979, Wilson 1980). Der Altersfaktor scheint ätiologisch von großer Bedeutung zu sein. Das altersbezogene Risiko einer BPH wird auf eine Veränderung des endokrinen Milieus und eine zunehmende Imbalance zwischen stimulierenden und inhibitorischen Wachstumsfaktoren zurückgeführt. Es lassen sich intrinsische und extinsische Einflussfaktoren auf das prostatische Wachstum unterscheiden (Abb. 3.3.3).

Die Pathogenese der BPH ist wesentlich von der Testosteronkonzentration abhängig, obwohl die testikuläre Funktion und damit die zirkulierende Testosteronkonzentration beim alternden Mann abnimmt (Vermeulen 1976). Eine frühzeitige Kastration allerdings kann die Entwicklung einer BPH oder eines Prostatakarzinoms verhindern. Genauso bewirken eine Orchidektomie oder die Gabe von LHRH-Analoga eine Größenreduktion der Prostata (Schroeder et al. 1986). Andererseits findet man eine altersabhängige Akkumulation von Dihydrotestosteron (DHT) in der Prostata, u.a. möglicherweise aufgrund der Beobachtung, dass DHT inaktivierende Enzyme im Alter eine reduzierte Aktivität aufweisen. Neben Testosteron spielen Östrogene ätiologisch eine wichtige Rolle, obwohl diese weniger klar ist. Mit zunehmendem Lebensalter steigt beim Mann die Östrogenproduktion durch eine 2- bis 4fach wirksamere Umwandlung zirkulierender Androgene in peripheren Geweben nahezu linear an (Siiteri u. MacDonald 1973). Östradiol, das hauptsächlich durch Aromataseaktivität des Fettgewebes, aber auch in der Prostata selbst synthetisiert wird, moduliert die Androgenwirkung durch Veränderung der Sensitivität der Prostata gegenüber Androgenen. Eine geringe Zunahme der Östradiolkonzentration resultiert in einer Zunahme der Androgenrezeptoren und der Prostatagröße.

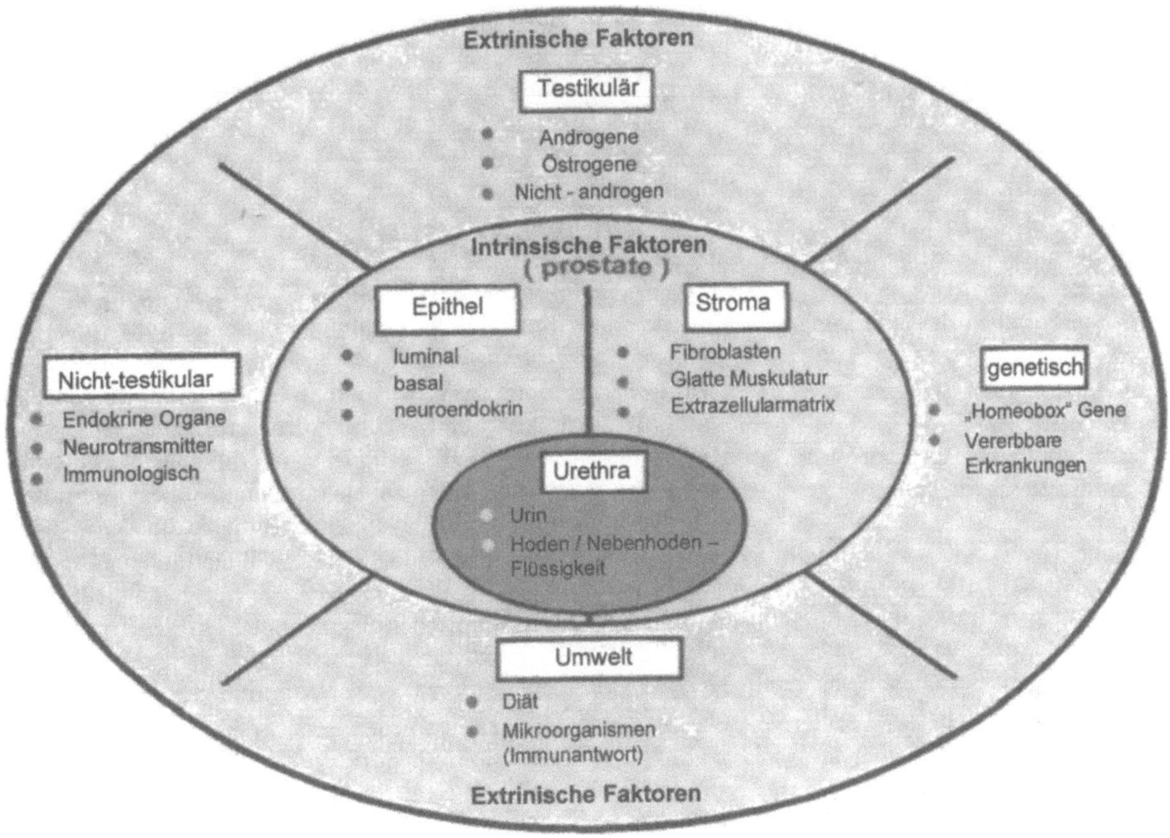

Abb. 3.3.3. Einige der intrinsischen und extrinsischen Faktoren, die das prostatische Wachstum beeinflussen können

Andererseits führt eine größere Zunahme möglicherweise zu einem gegenteiligen Effekt. Vermutlich werden einige Wirkungen auf die Androgensensitivität schon in utero durch die maternalen Östradiolkonzentrationen geprägt. Ätiologisch bedeutsam in der BPH-Entstehung und dem Fortschreiten der Erkrankung scheint ein verändertes Gleichgewicht zwischen Androgenen und Östrogenen zu sein. Es zeigte sich, dass im Stroma mit zunehmendem Lebensalter ein dramatischer Anstieg des Östrogen-Androgen-Quotienten zugunsten der Östrogene auftritt. Trotz Abnahme der absoluten Testosteronkonzentration im steigenden Alter führt offensichtlich ein Übergewicht der Östrogene neben östrogeneigenen Wirkungen (Wachstumsstimulation in der Prostata) auch zu einer erhöhten Wirksamkeit des Testosterons in der Prostata und damit schließlich zur Entwicklung einer BPH. Man hat daher die Blutspiegel von Steroiden testikulärer, adrenaler und extragonadaler Herkunft, des Sexualhormon bindenden Globulins (SHBG) sowie gonadotroper und laktotroper Hypophysenhormone von BPH-Patienten und Männern ohne BPH untersucht. Signifikante Unterschiede der Blutspiegel von Testosteron, Androstendion, 5α-Dihydrotestosteron (DHT), 5α-Androstan-3α,17β-diol, Östradiol, Östron, SHBG, luteinisierendem Hormon (LH), Follikel stimulierendem Hormon (FSH) und Prolaktin lassen sich hierbei nicht feststellen (Bartsch et al. 1979). Dies könnte darauf beruhen, dass infolge der hohen Inzidenz der BPH wahrscheinlich adäquate Kontrollen fehlen, einmal abgenommene Blutproben auch unter standardisierten Bedingungen nur bedingt die Situation während eines längeren Zeitraums widerspiegeln und neben dem Alter eine Reihe weiterer Faktoren die exokrine Hodenfunktion beeinflussen. Insbesondere korrelieren die Blutspiegel nicht mit den entsprechenden intraprostatischen Hormonkonzentrationen.

Voraussetzung für die Entwicklung einer benignen Prostatahyperplasie sind eine kontinuierliche systemische Androgenversorgung bzw. -stimulation seit der Pubertät und ein mehrere Jahre umfassender Zeitraum, in dem sich minimale lokale Fehlregulationen zur makroskopischen Adenombildung summiert haben. Dazu bedarf es einer Reihe von Realisationsfaktoren:

- (bisher nicht genau fassbare) diätetische Fehlversorgung (Fettreichtum?!),
- Umbauvorgänge am Gefäßsystem (Reduktion der terminalen Strombahn),
- Änderungen im Innervationsmuster (myovaskulärer Tonus),
- Entleerungsstörungen der Acini mit Umbauvorgängen am Epithel,
- Änderungen in der Qualität der Extrazellulärmatrix,
- Änderungen in der Verteilung bzw. Kinetik einzelner Enzyme,
- Reduktion der Biosynthese von sekretorischen Proteinen und
- Zunahme bzw. Imbalance von Apoptose- und Proliferationsschritten.

Hypothetisch könnte etwa folgende Sequenz zur BPH-Entstehung führen: Eine lokale Minderperfusion einer Acinusgruppe durch Fehlinnervation (Abbau von Gefäßnerven) oder arteriosklerotische Veränderungen vorgeschalteter Gefäßstrecken bedingt eine vermehrte Freisetzung von Wachstumsfaktoren aus dem Endothel („vascular endothelial growth factor", Endotheline). Eine Androgenmangelversorgung des Stromas und ein Anstieg von TGF-β führen zu einer lokalen Stromaaktivierung mit verstärkter Apoptose im benachbarten Epithel. Hierdurch ändert sich die lokale epithelial-stromale Interaktion. Eine Anhäufung von Entzündungszellen und eine Änderung in der lokalen Östrogen- bzw. Androgenkonzentration ziehen eine Aktivierung bzw. Proliferation der glatten Muskulatur nach sich. Je nach Intensität einer der aufgezeigten Reaktionsfolgen würde eine mehr fibromatöse, glanduläre oder myomatöse Form der BPH entstehen. Der Beginn der Reaktionskaskade ist nicht notwendigerweise im neurovaskulären Bereich zu suchen, sondern er könnte ebenso auf der sekretorisch-mechanischen Ebene liegen.

Verschiedene Risikofaktoren für die Entwicklung einer BPH wurden untersucht: familiäres/genetisches Risiko, Leberzirrhose, Hypertonie, Diabetes mellitus, Vasektomie und sexuelle Aktivität, ethnische Herkunft, soziale und geographische Faktoren sowie bekannte Risiken wie Rauchen und Übergewicht. Eine Reihe von Arbeiten (Araki et al. 1983, Glynn et al. 1985, Lytton et al. 1968, Morrison 1978, 1992) haben gleichzeitig unterschiedliche Risikofaktoren wie Rauchen, Kaffee- und Alkoholkonsum etc. hinsichtlich ihrer prognostischen Bedeutung für die Entwicklung einer BPH untersucht. Die dabei festgestellten Zusammenhänge waren entweder nicht signifikant oder so gering, dass sie zum jetzigen Zeitpunkt keine praktische Relevanz haben. Unter den untersuchten Risikofaktoren scheinen Diabetes mellitus und Adipositas noch die größte Bedeutung zu haben (Hammarsten u. Hogstedt 2001).

3.3.2.4 Pathologie

Bei der BPH kommt es zu einer Organvergrößerung durch Proliferation des Stroma und des Drüsengewebes. Die hyperplastische Prostata ist knotig aufgebaut und weist ein teils solides, teils mikro- und makrozystisches Muster auf (Abb. 3.3.4). Dabei kann eine ausschließliche Hyperplasie der Seitenlappen oder eine isolierte Vergrößerung des Mittellappens resultieren. In den meisten Fällen liegt jedoch eine Kombination vor. Topographisch ist diese Hyperplasie fast ausschließlich im präprostatischen Segment, d.h. in der Transitionszone und den periurethralen Drüsen lokalisiert (McNeal 1983). Das Wachstum dieser sog. Innendrüse kann so stark sein, dass die periphere Zone, d.h. die Außendrüse, kapselförmig komprimiert wird und als sog. chirurgische Kapsel der Prostata imponiert. Die nodulären stromalen Wachstumsformen werden unterteilt in unreife mesenchymale, fibroblastische, fibromuskuläre sowie glatt muskuläre Knoten, die gemischt mit glandulären Knoten oder getrennt von diesen auftreten (Benz et al. 1993, Tannenbaum u. Olsson 1983, Vogel et al. 1992). Der größte Teil des Organvolumens bei der BPH entfällt auf das Stroma.

Die Prostata wächst unter der direkten Kontrolle von spezifischen Wachstumsfaktoren wie des epidermalen (EGF), des Keratinozyten- (KGF) und des Fibroblastenwachstumsfaktors (FGF) sowie den transformierenden Wachstumsfaktoren TGF-α und TGF-β. Außerdem scheinen die Wachstumsfaktoren auch bei der Entwicklung einer Blasenmuskelhypertrophie als Folge einer BPH-bedingten prostatischen Obstruktion beteiligt zu sein. Jede Störung des empfindlichen Gleichgewichtes der Wachstumsfaktoren könnte so zum Auftreten einer BPH und zu Symptomen des unteren Harntraktes („lower urinary tract symptoms", LUTS) führen.

Innerhalb der Prostata besteht eine klare regionale Variabilität im Verhältnis von epithelialem Gewebe zum umgebenden stromalen Gewebe. Morphometrische Untersuchungen zeigen, dass das Verhältnis von Stroma zu Epithel in der normalen Prostata 2:1, in der BPH aber 5:1 ist (Marks et al. 1994). Die Entwicklung der BPH scheint primär ein stromaler Prozess zu sein. Auf-

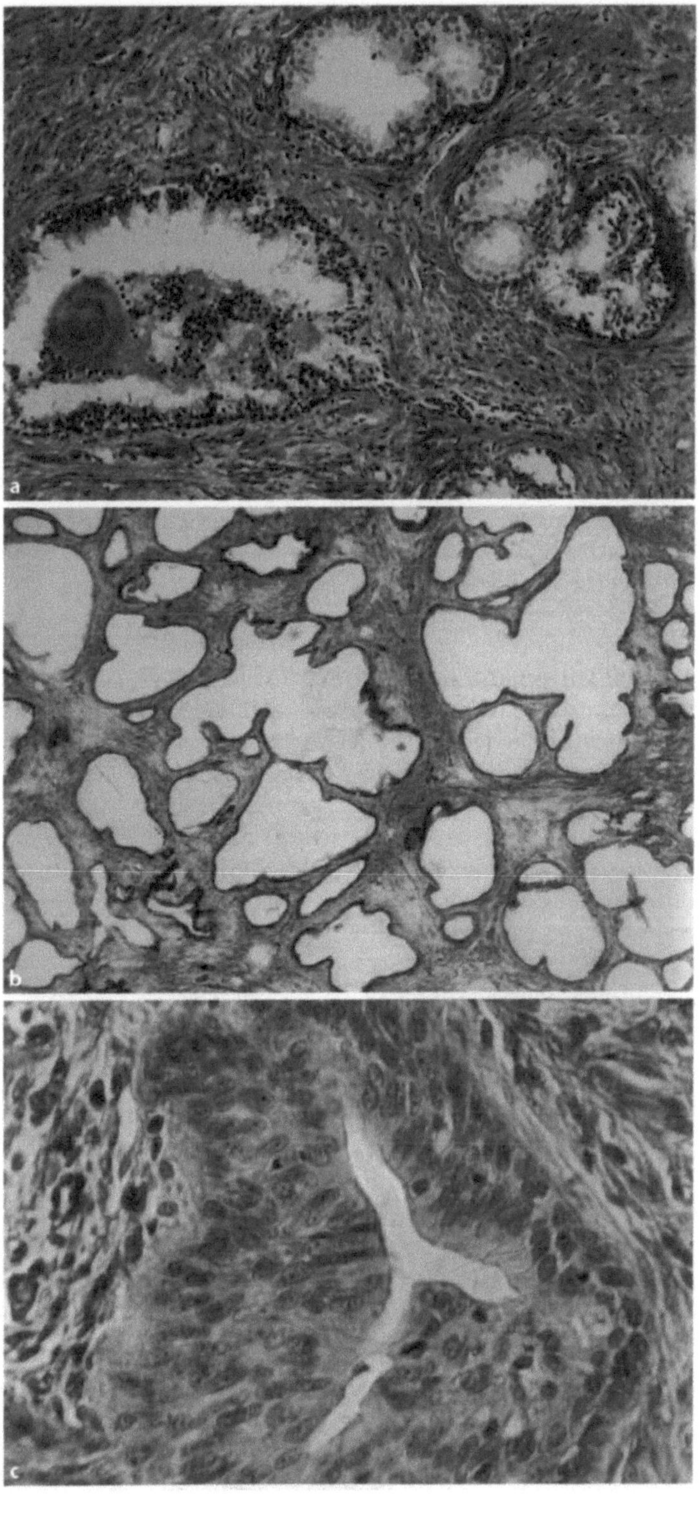

Abb. 3.3.4 a–c. Verschiedene Formen der benignen prostatischen Hyperplasie. **a** Beim fibromuskulären Typ finden sich in den Noduli wenig oder keine Epithelien. Im Anschnitt kommen reichlich Kapillaren als Ausdruck der guten Vaskularisation zur Darstellung. Das Stroma ist mit zahlreichen glatten Muskelzellen durchsetzt. Goldner-Färbung, Vergr. 40:1. **b** Beim zystisch hyperplastischen Typ ist das Epithel papillär oder pseudopapillär, mehrreihig oder kribös. Die Alveolen können stark zystisch erweitert sein und ein Überwiegen der glandulären Komponente vortäuschen. Die Epithelzellen sind dann flach und atrophisch. HE-Färbung, Vergr. 25:1. **c** Bei der englumigen Form der Hyperplasie finden sich kleine Drüsentubuli und Epithelien mit großen basophilen Nuklei, die mehrschichtig wachsen. Die besonders starke epitheliale Proliferation wird bei diesem Typ durch die Basalzellen unterhalten und nicht wie sonst durch das ausgereifte, sekretorische Epithel. Die Lumina der Drüsenalveolen können dann vollständig obliterieren. HE-Färbung, Vergr. 400:1. (Fotos mit freundlicher Genehmigung von Herrn Dr. R. Berges, PAN Klinik, Köln)

grund der ausgesprochenen Nähe der verschiedenen prostatischen Komponenten zueinander besteht ein ausgeprägter, konstanter Dialog von Signalen, die letztlich das prostatische Wachstum regulieren (Abb. 3.3.5). Das Stroma, das die Prostatagänge umgibt, besteht hauptsächlich aus Fibroblasten und glatten Muskelzellen. Es zeigt eine Heterogenität, was die Verteilung der glatten Muskelzellen betrifft. Es ist mittlerweile unumstritten, dass eine Interaktion zwischen stromalem und epithelialem Gewebe eine wesentliche Rolle in der Entwicklung der Prostata spielt. Androgene wirken primär vor allem auf das Stroma und produzieren so induktive Signale, die das epitheliale Wachstum und die epitheliale Differenzierung beeinflussen. Das Stroma reguliert das Wachstum in der Prostata durch lösliche Wachstumsfaktoren und Zytokine durch permanente parakrine und autokrine Mechanismen (Lee 1997). Neben Fibroblasten und glatten Muskelzellen enthält das prostatische Stroma weitere Zellen, die zum Prostatawachstum beitragen. Hierzu gehören Blut-, Endothel- und Nervenzellen.

Das prostatische Stroma besteht überwiegend aus glatten Muskelzellen. Die glatten Muskelzellen spielen eine zentrale Rolle in der normalen Prostatafunktion, indem sie zur Prostatakontraktion beitragen. Verschiedene Studien berichten, dass unter pathologischen Bedingungen wie der BPH glatte Muskelzellen eine glanduläre Epithelzellproliferation induzieren können und dass das Stroma von periurethralen BPH-Knoten embryonalem Gewebe ähnelt (Cunha 1994, Isaacs u. Coffey 1989). Tierversuche geben deutliche Hinweise darauf, dass ein induktives Potenzial von embryonalem Stroma auf normales Prostataepithel eines Erwachsenen vorhanden ist (Cunha et al. 1983). Noch wichtiger ist die Tatsache, dass glatte Muskelzellen zu der statischen Komponente einer BPH-induzierten Blasenauslassstörung beitragen. Myosin, ein essenzielles kontraktiles Protein, das in fast allen muskulären und nichtmuskulären Zellen von Eukaryonten vorkommt, besteht aus einem Paar von schweren Ketten („myosin heavy chains", MHC) und 2 Paaren von leichten Ketten. Myosin spielt eine wichtige Rolle in der zellulären Motilität und Muskelkontraktion. Die MHC-Expression in glatter Muskulatur wird während der Entwicklung reguliert (Chiavegato et al. 1993), während der Proliferation in Kultur moduliert (Birukov et al. 1993) und bei stressinduzierter Hypertrophie der glatten Muskulatur mit infravesikaler Obstruktion verändert (Chiavegato et al. 1993, Cher et al. 1996). Der kontraktile Phänotyp der Zellen verändert sich als Reaktion auf physiologische und pathologische Zustände. Dieser Prozess, ein Wechsel von einem kontraktilen und differenzierten zu einem synthetischen und entdifferenzierten Phänotyp (Campbell et al. 1988), wird generell durch eine abneh-

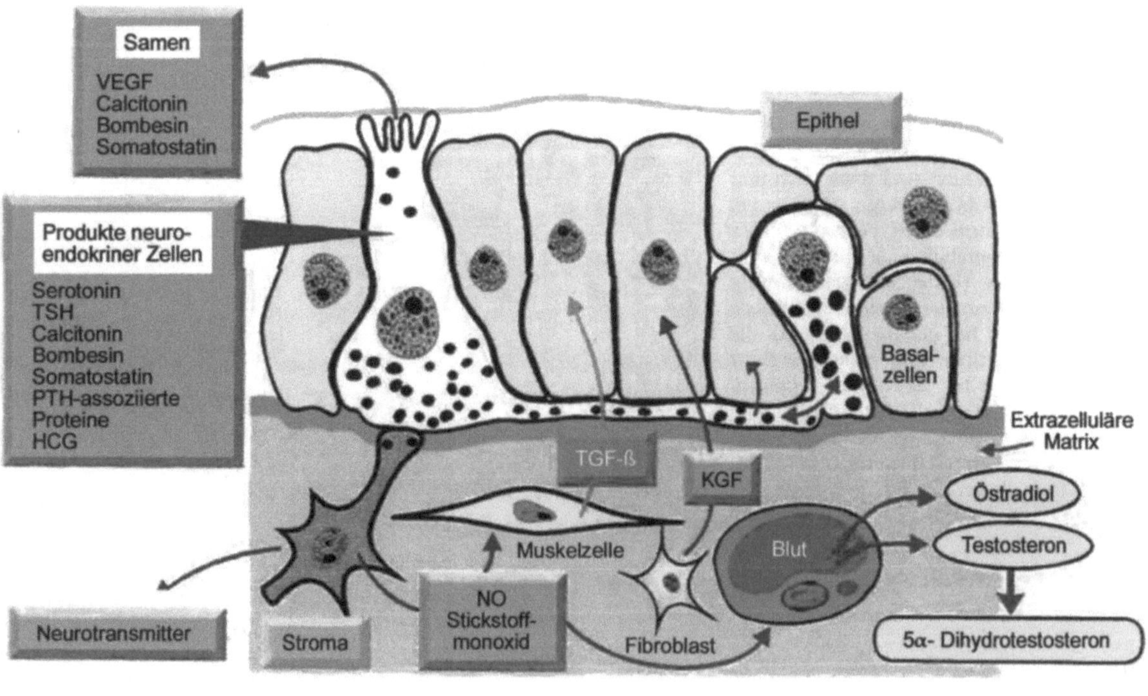

Abb. 3.3.5. Einige komplexere Zusammenhänge zwischen epithelialem und stromalem Kompartiment

mende Expression von für glatte Muskulatur spezifischen kontraktilen Proteinen (z. B. „smooth muscle myosin heavy chain“ (SMMHC) und eine zunehmende Expression von nichtmuskulären Isoformen kontraktiler Proteine (z. B. „non muscle myosin heavy chain“ (NMMHC), charakterisiert (Sartore et al. 1994). Aufgrund ihres einzigartigen Expressionsmusters wurden MHC-Isoformen als molekulare Marker für eine Differenzierung von glatter Muskulatur und phänotypischer Modulation in verschiedenen Studien genutzt. Diese phänotypische Modulation könnte auch in prostatischen glatten Muskelzellen während der BPH-Pathogenese auftreten. Lin et al. fanden mittels Hybridisierungsmethoden und Reverse-Transkriptase-(RT-)PCR einen einzigartigen Typ von Proliferation glatter Muskulatur in der BPH (Lin et al. 2000). Diese Proliferation zeichnete sich durch eine abnehmende Regulation von SMMHC-mRNA-Expression, aber ohne gleichzeitig zunehmende Regulation von NMMHC-mRNA-Expression aus. Diese Untersuchungen unterstützen ein Modell der BPH-Entwicklung, bei dem frühzeitig eine aktive Proliferation von glatter Muskulatur und nur ein geringes Wachstum beim älteren Mann stattfindet. Zur abschließenden Beurteilung der Rolle der glatten Muskulatur in der Pathogenese der BPH sind weitere Studien notwendig.

Die Blutzellen bei der BPH sind vornehmlich infiltrierende T-Lymphozyten (Theyer et al. 1992). Sie kommen hauptsächlich im Interstitium und nur extrem selten im prostatischen Lumen vor. Diese Lymphozyten sind $CD4^+$-T-Helferzellen. Im Gegensatz dazu finden sich in der normalen Prostata vor allem $CD8^+$-zytotoxische Lymphozyten. BPH infiltrierende T-Lymphozyten zeigen Eigenschaften von aktivierten T-Lymphozyten, in dem sie direkt auf Anti-CD3 oder die Interleukine IL-2, IL-4 oder IL-7 antworten und sehr potente Lymphokinproduzenten des Immunsystems sind. Eine solche Verschiebung der T-Zell-Population von der normalen Prostata zur BPH könnte durch die Entwicklung einer systemischen Immunantwort im Kontext eines organbegrenzten Autoimmunprozesses erklärt werden (Perez-Blas et al. 1995): Die Möglichkeit, dass die BPH eine Autoimmunerkrankung sein könnte, sollte nicht außer Acht gelassen werden.

Prostatische Endothelzellen sind insofern einzigartig, da sie Androgenrezeptoren enthalten und sehr sensitiv auf Androgenentzug beispielsweise durch beidseitige Orchidektomie reagieren. Mikrovaskularität ist bei der BPH von Bedeutung (Deering et al. 1995). Prostatazellen produzieren den „vascular endothelial growth factor“ (VEGF) wie auch den „basic fibroblast growth factor“ (bFGF), die beide potente Angiogeneseinduktoren sind (Campbell et al. 1999). Der Untergang der Endothelzellen war der erste beobachtete Vorgang bei einer Regression in der Rattenprostata, die durch eine Kastration induziert wurde. Nach Androgensubstitution kam es zu einer Angiogenese und einem Gefäßwachstum in der Prostata von kastrierten Ratten (Franck-Lissbrant et al. 1998).

Auch prostatische Nervenzellen spielen eine wichtige Rolle in der Regulation des prostatischen Wachstums. Die Prostata ist reichlich mit autonomen Nerven innerviert. Adrenerge und cholinerge Rezeptoren kommen sowohl in den prostatischen Muskelzellen, der „chirurgischen“ Prostatakapsel als auch im Blasenhals vor. Die Nerven regulieren die prostatische Sekretion und den Tonus der glatten Muskulatur. Eine Denervierung der Prostata resultiert in einem Verlust der funktionellen und strukturellen Integrität der Drüse. Die Prostata exprimiert 4 native Alpha-1-Adrenozeptoren, von denen der α-1a-Subtyp für die Kontraktionen der glatten Muskulatur verantwortlich ist (Lepor u. Shapiro 1994). Randomisierte Untersuchungen konnten den positiven Effekt von α1-Adrenozeptorblockern auf die Symptomatik der BPH nachweisen und so die Wichtigkeit der dynamischen Komponente der BPH demonstrieren. Allerdings gibt es Berichte darüber, dass Adrenozeptoren zusätzlich biologische Funktionen, wie beispielsweise Mitogenese und Apoptose, vermitteln können (Yang et al. 1997). Ergebnisse von neueren Studien konnten nachweisen, dass die Blockade von Adrenozeptoren zu einer Apoptose sowohl in stromalen als auch in epithelialen Zellen führte (Chon et al. 1999).

Neben der verstärkten Zellproliferation könnte die gutartige Vergrößerung der Prostata beim alternden Mann auch auf die Tatsache zurückzuführen sein, dass die Zellen ihre Fähigkeit der Apoptose verlieren. Dieser programmierte Zelltod erfolgt durch DNA-Fragmentierung, die durch eine Aktivierung einer Ca^{2+}/Mg^{2+}-abhängigen Endonuklease erfolgt. Androgenabhängige Zellen könnten bei Anwesenheit von (Dihydro-)Testosteron vor Apoptose geschützt sein. Eine Manipulation der chemischen Reaktionen, die zu einem programmierten Zelltod führen, beeinflusst wahrscheinlich die Entstehung der BPH.

3.3.2.5 Molekularbiologische Grundlagen

3.3.2.5.1 Testosteron und Dihydrotestosteron

Bereits in den 70er-Jahren hat die Arbeitsgruppe um J. D. Wilson gezeigt, dass in der Prostata nicht das Testosteron, sondern das durch eine 5α-Reduktase irreversibel reduzierte Dihydrotestosteron (DHT) das essenzielle regulatorische Steroid ist (Abb. 3.3.6) (Siiteri u. Wilson 1970). DHT bindet entweder an den Androgenrezeptor und vermittelt auf diese Weise die androgene Botschaft oder es wird über verschiedene Stoffwechselwege (Bildung von Diolen und Triolen, Konjugation zu Sulfaten und Glucuroniden) inaktiviert und eliminiert. DHT wird sowohl im Epithel als auch im Stroma der normalen und hyperplastischen Prostata gebildet. Es ist ein biologisch wirksameres Androgen als Testosteron. Dies beruht darauf, dass DHT im Gegensatz zu Testosteron nicht zu Östradiol aromatisiert werden kann und eine 3- bis 10fach höhere Affinität als Testosteron für den Androgenrezeptor aufweist (Breiner et al. 1986, Wilbert et al. 1983).

Aufgrund molekularbiologischer Untersuchungen haben Andersson u. Russel (1990) die für die menschliche 5α-Reduktase kodierende cDNA kloniert und sequenziert und im Verlaufe weiterer Untersuchungen gezeigt, dass 2 Isoenzyme existieren, deren Gene auf verschiedenen Chromosomen liegen (Jenkins et al. 1992, Normington u. Russel 1992, Wilson et al. 1993). Das Isoenzym 1 ist ein nahezu ubiquitäres Kernprotein, das auch während der Prostataentwicklung bereits nachweisbar ist, während das Isoenzym 2 erst nach der Pubertät auftritt. Die 5α-Reduktase 2 befindet sich in erster Linie in den Zielorganen der Androgene. Kinetische Untersuchungen deuten auf einen unterschiedlichen Altersgang der Enzymaktivität der 5α-Reduktase in Stroma und Epithel der Prostata hin. Endgültige Aussagen über die Bedeutung und Rolle der Reduktasen und der Steroidhormonrezeptoren bei der Pathogenese der BPH sind derzeit noch nicht möglich, weil die Regulationseffekte der Steroidhormone durch lokale parakrine Modulationen, epithelial-stromale Interaktionen und Effekte von Peptidhormonen, vielleicht auch Neurotransmittern (Kinghorn et al. 1987), überlagert werden.

Eine Reihe vergleichender Untersuchungen zur Aktivität der 5α-Reduktase im Epithel und Stroma der normalen und hyperplastisch transformierten Prostata sind veröffentlicht (Cowan et al. 1977, Romijn et al. 1980, Krieg et al. 1981, Schweikert et al. 1985, Bruchovsky et al. 1988). Die Ergebnisse sind ebenso uneinheitlich wie die Befunde zur Frage, ob die DHT-Bildung im hyperplastischen Prostatagewebe im Vergleich zur normalen Prostata erhöht oder etwa gleich hoch ist. Trotz der Probleme, welche die unterschiedlichen Versuchsansätze für die Interpretation und Vergleichbarkeit der Ergebnisse aufwerfen, belegen die Untersuchungen jedoch, dass die Enzymaktivität der 5α-Reduktase in der Prostata sowohl im Epithel als auch im Stroma im Vergleich zu anderen Geweben hoch ist. Darüber hinaus ist die Aktivität der 5α-Reduktase in der hyperplastischen Prostata des Hundes (Isaacs et al. 1983) und des Menschen (Siiteri u. McDonald 1973, Geller et al. 1976, Isaacs u. Coffey 1981, Schweikert et al. 1985, Bruchovsky et al. 1988) etwas höher als in der normalen Prostata. Von besonderer Bedeutung ist schließlich der Nachweis, dass in der normalen, hyperplastischen und karzinomatös entarteten Prostata zwei Isoenzyme der 5α-Reduktase vorkommen (Bruchovsky et al. 1988, 1996).

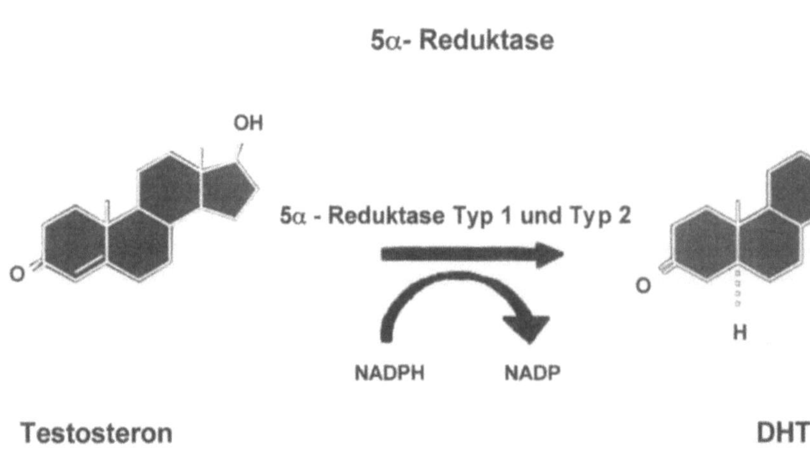

Abb. 3.3.6. Konversion von Testosteron zu 5α-Dihydrotestosteron durch die 5α-Reduktase

Von Walsh et al. (1983) wurde an operativ entnommenem Prostatagewebe erstmals gezeigt, dass sich die DHT-Konzentrationen in der normalen und hyperplastischen Prostata nicht wesentlich voneinander unterscheiden. Diese Ergebnisse konnten in der Folge auch von anderen bestätigt werden (Bartsch et al. 1987, Bruchovsky et al. 1988) und stehen im Widerspruch zu älteren Studien, bei denen für die Bestimmung des DHT-Gehaltes in normalem Prostatagewebe Autopsiematerial genommen wurde. DHT wird post mortem weiter verstoffwechselt, sodass die gemessenen Werte nicht repräsentativ waren (Bolton et al. 1986). Auch zum DHT-Gehalt im Epithel und Stroma finden sich in der Literatur diskrepante Ergebnisse, was z.T. darauf beruhen könnte, dass das Lebensalter der Gewebespender nicht berücksichtigt wurde (Sirett et al. 1980, Bolton et al. 1981, Bartsch et al. 1982). Von besonderem Interesse sind hier die Befunde von Krieg et al. (Krieg et al. 1993), die den DHT-, Testosteron- und Östrogengehalt im Epithel und Stroma der normalen und hyperplastischen Prostata ermittelten und die Werte zudem mit dem Lebensalter der Gewebespender in Beziehung setzten. Insgesamt zeigte sich, dass eine Korrelation zwischen Lebensalter und dem intraprostatischen Testosterongehalt nicht besteht und die Testosteronkonzentrationen im Vergleich zu denen des DHT durchweg erheblich niedriger sind. Mit zunehmendem Alter fand sich insbesondere im Stroma ein dramatischer Anstieg des Östrogen-Androgen-Quotienten zugunsten der Östrogene.

Dem DHT wird eine wichtige Bedeutung bei der Entstehung der BPH beigemessen (Abb. 3.3.7, 3.3.8). Tatsächlich lässt sich beim kastrierten Hund mit DHT oder 5α-Androstan-$3\alpha,17\beta$-diol, das in der Prostata zu DHT verstoffwechselt werden kann, eine BPH induzieren. Deren Entstehung lässt sich jedoch verhindern, wenn gleichzeitig mit dem Androgen das Antiandrogen Cyproteronacetat, ein kompetitiver Hemmer des DHT am Androgenrezeptor, verabreicht wird (Tunn et al. 1980). Histologisch zeigt sich bei diesem Versuchsansatz, dass das Antiandrogen zwar die Entstehung der glandulären Hyperplasie unterdrückt, jedoch das Wachstum des stromalen Prostatakompartimentes, das bei der menschlichen BPH häufig eine dominierende Rolle spielt (Bartsch et al. 1994), kaum beeinflusst.

Dass dem DHT bei der Entstehung der BPH eine herausragende Rolle zukommt, wird beim Menschen durch zwei Beobachtungen belegt: Zum einen bleibt die Prostata bei Patienten mit einer verminderten DHT-Bildung infolge eines 5α-Reduktase-Defektes zeitlebens hypoplastisch (Imperator-McGinley et al. 1992). Zum anderen lässt sich mit Finasterid, einem selektiven Hemmer der 5α-Reduktase, bei BPH-Patienten eine Regression der Erkrankung, verbunden mit einer Größenabnahme der hypoplastischen Prostata, erzielen (Stoner et al. 1992, Geller 1995). Die Volumenreduktion wird dabei vornehmlich durch eine Regression des Epithels bewirkt (Rittmaster et al. 1996).

3.3.2.5.2 Androgenrezeptor

Der Androgenrezeptor zählt zu der großen Familie nukleärer Rezeptoren, an die alle Steroidhormone, das 1,25-Vitamin-D_3-Hormon, die Schilddrüsenhormone und Retinoide binden (Truss u. Beato 1993, Spindler et al. 1998). Charakteristisch ist der modulare Aufbau aus mindestens drei funktionellen Bereichen (Abb. 3.3.9). Am carboxyterminalen Ende des Rezeptorproteins befindet sich die Steroid- oder Liganden bindende Domäne. Hier erfolgt die spezifische Bindung der Androgene, in erster Linie DHT, für das der Rezeptor die höchste Affinität aufweist. Die DNA bindende Domäne enthält spezielle Strukturelemente, die sog. Zinkfinger, die für die Erkennung und Bindung besonderer DNA-Strukturen, der hormonsensitiven Elemente, verantwortlich sind. Durch Bindung des Hormons an den Rezeptor wird eine Konformationsänderung des Rezeptorproteins bewirkt, wodurch die zentrale DNA-Bindungsdomäne eine optimale Konfiguration für die Bindung an androgensensitive Elemente der DNA annimmt. Am aminoterminalen Ende des Rezeptors befindet sich die transaktivierende Domäne. Sie enthält Elemente, die für die Regulation der Transkription und damit für das Ausmaß der biologischen Antwort auf das Hormonsignal notwendig sind. Das Androgenrezeptorgen liegt auf dem langen Arm des X-Chromosoms und besteht aus 8 Exons. Die physikochemischen Eigenschaften des Androgenrezeptors sind in der normalen und hyperplastischen Prostata identisch. Der Androgenrezeptor kann eine Reihe von Steroiden binden, wobei jedoch DHT und Testosteron die weitaus höchsten Affinitäten für diesen Rezeptor aufweisen.

Sowohl im normalen als auch im hyperplastischen Prostatagewebe sind Androgenrezeptoren vorhanden. Der Rezeptorgehalt scheint in beiden Geweben nicht unterschiedlich zu sein. Diskrepante Ergebnisse liegen allerdings über den Rezeptorgehalt im epithelialen und stromalen Gewebekompartiment vor. Es wurden sowohl vergleichbare als auch höhere Rezeptorkonzentrationen im Stroma

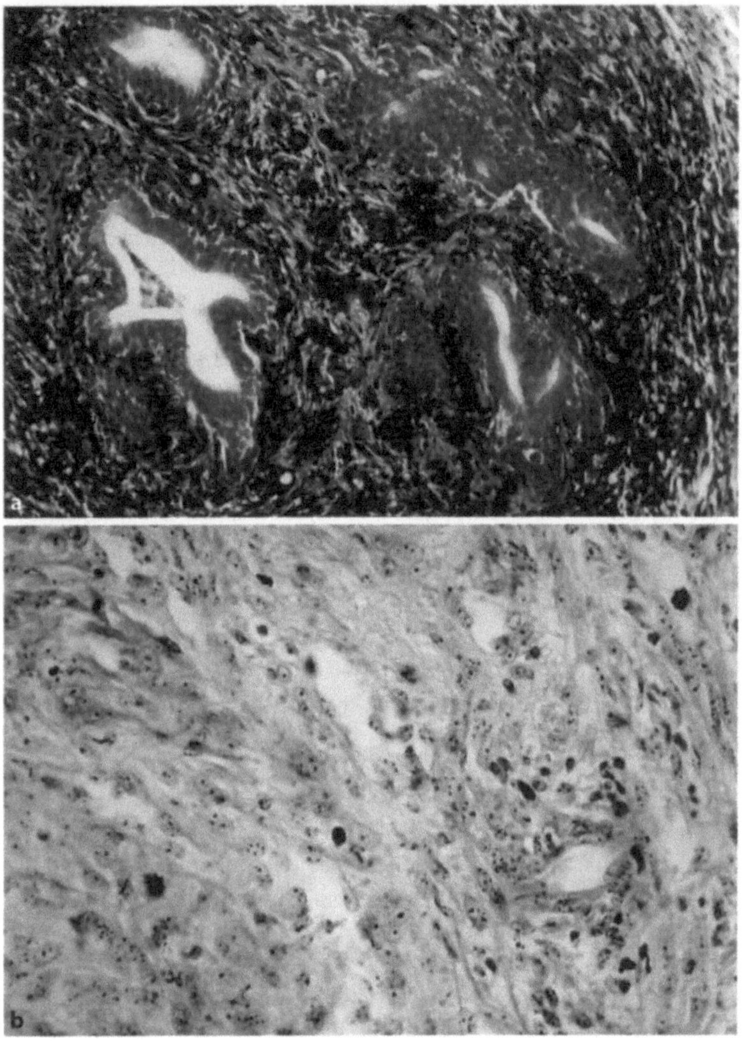

Abb. 3.3.7 a, b. Testosteronstimuliertes BPH-Gewebe. **a** Polymorphes, pseudopapillär-hyperplastisches Drüsenepithel. Hohe supranukleäre Zonen verweisen auf maximale sekretorische Aktivität der Epithelzellen. Stark vaskularisiertes Bindegewebe. Goldner-Färbung, Vergr. 150:1. **b** Zahlreiche Mitosefiguren finden sich sowohl im Drüsenepithel als auch im fibromuskulären Stroma. Eisenhämatoxylin-Färbung, Vergr. 400:1. (Fotos mit freundlicher Genehmigung von Herrn Dr. R. Berges, PAN Klinik, Köln)

gemessen (Lieskovsky u. Bruchowsky 1979, Krieg et al. 1979, Lahtonen et al. 1983, Sirett et al. 1980). Sánchez-Visconti et al. fanden eine besonders hohe Konzentration von Androgenrezeptoren in Zellen der äußeren Zone, sodass hier von den Autoren eine größere Androgenabhängigkeit postuliert wurde (Sánchez-Visconti et al. 1995). Die gleiche Arbeitsgruppe konnte auch innerhalb einzelner Zellen in verschiedenen Kompartimenten einen unterschiedlichen Androgenrezeptorgehalt nachweisen. In BPH-Zellen zeigte sich mit zunehmendem Alter ein erhöhter Gehalt von Androgenrezeptoren im Zytosol. Der Gehalt von nukleären, den eigentlich effektiven Androgenrezeptoren blieb bei den Untersuchungen jedoch unverändert, sodass dem erhöhten Gehalt des zytosolischen Androgenrezeptors keine Bedeutung bei der Entwicklung der BPH beigemessen wurde. Es bleibt unklar, inwieweit der Androgenrezeptorbesatz der Prostata für die Entstehung der BPH eine pathogenetische Rolle spielt.

Die Entwicklung und Funktion der Prostata sind ebenso wie die Entstehung einer BPH an das Vorhandensein eines normalen funktionsfähigen Androgenrezeptors gebunden. Dies belegen Patienten mit einem Androgenresistenzsyndrom (Quigley et al. 1995, Weidemann et al. 1996, Schweikert et al. 1997, Gottlieb et al. 1998). Die Betroffenen haben einen normalen männlichen Karyotyp 46,XY und Hoden. Die Testosteronspiegel finden sich

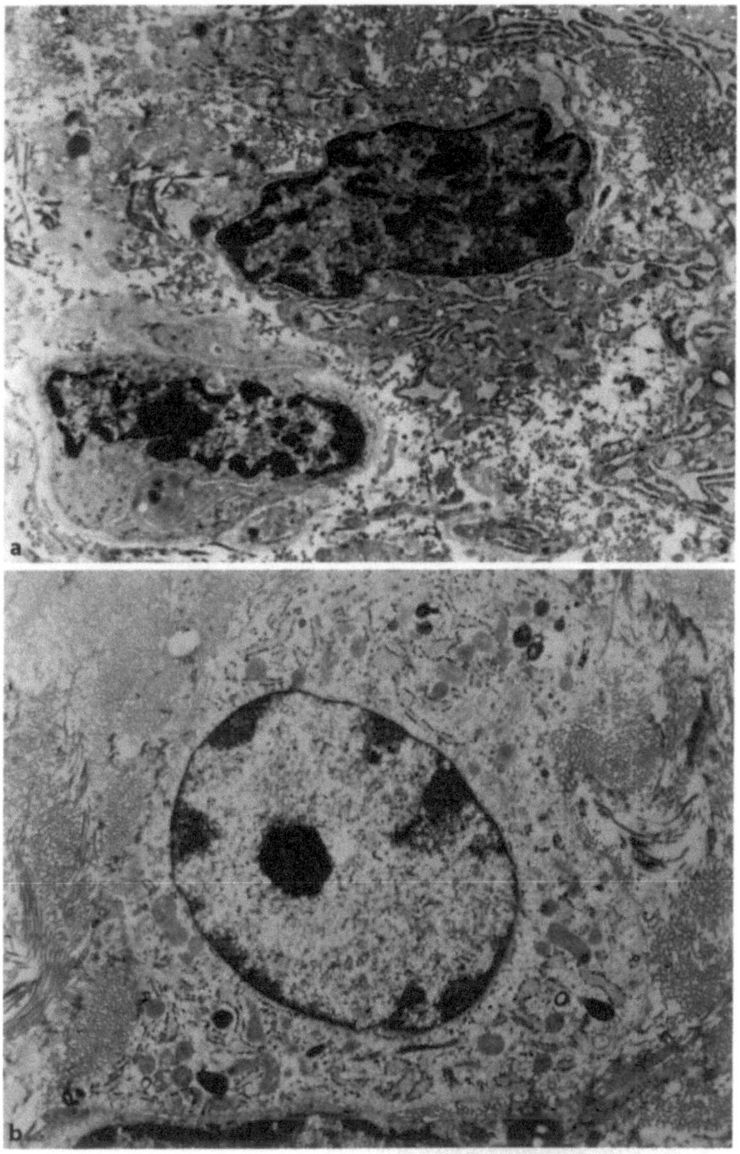

Abb. 3.3.8. a BPH-Gewebe. Zwei Fibroblasten liegen in einer lockeren Matrix aus kollagenen Fasern. Das ausgedehnte Zytoplasma der oberen Zelle ist relativ reich an rauem endoplasmatischem Retikulum. Beide Nuklei sind auffällig elektronendicht und heterochromatinreich. Vergr. 3300:1. **b** Testosteronstimuliertes BPH-Gewebe. Zellkern eines Fibroblasten: Deutlich überwiegt das Euchromatin, in Kernmitte großer Nukleus, Heterochromatin auf membranständige Bereiche beschränkt. Im Zytoplasma Mitochondrien und Anschnitte von rauem endoplasmatischem Retikulum. Extrazellulär reichlich kollagene Fasern. Vergr. 6800:1. (Fotos mit freundlicher Genehmigung von Herrn Dr. R. Berges, PAN Klinik, Köln)

beim Erwachsenen im oberen Normalbereich oder sind deutlich erhöht. Trotzdem bleibt die Virilisierung ganz oder partiell aus. Das klinische Erscheinungsbild kann dabei das ganze Spektrum vom typischen weiblichen Phänotyp (komplette Androgenresistenz, sog. testikuläre Feminisierung) über unterschiedlich ausgeprägte intersexuelle Formen bis zu einer geringgradigen Verminderung der Virilisierung oder einem normalen männlichen Phänotyp mit Infertilität (partielle Androgenresistenz) umfassen. Die molekularbiologische Analyse des Androgenrezeptorgens ergibt in den meisten Fällen Punktmutationen dieses Gens. Bei der kompletten Androgenresistenz entwickelt sich keine Prostata, bei der partiellen Androgenresistenz bleibt die Prostata, je nach Ausprägung der Hormonresistenz, rudimentär oder klein. Eine BPH tritt nicht auf.

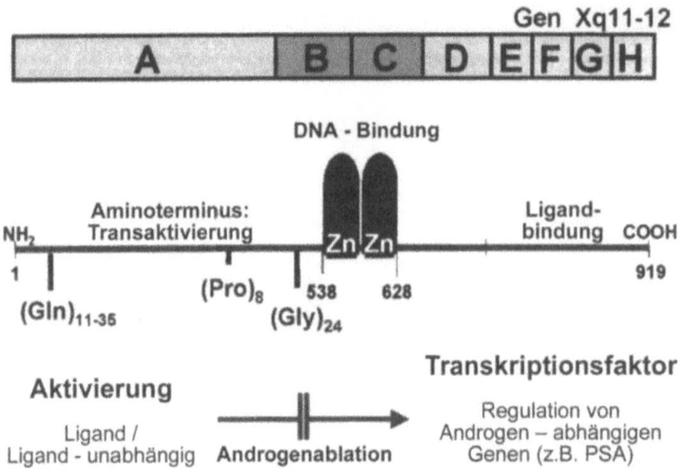

Abb. 3.3.9. Der Androgenrezeptor. Das Androgenrezeptorgen ist auf dem langen Arm des X-Chromosoms lokalisiert und kodiert für ein Protein aus der Familie der nukleären Rezeptoren. Seine drei wichtigsten funktionellen Domänen sind die N-terminale Transaktivierungsdomäne, die zentrale DNA-Bindungsdomäne und die Ligandbindungsdomäne am C-Terminus. Nach Synthese ist er inaktiv und mit Hitzeschockproteinen assoziiert. Die Aktivierung wird durch Androgene oder ligandunabhängige Aktivierungswege getriggert und transformiert den Androgenrezeptor in einen Transkriptionsfaktor, der die Expression von androgenabhängigen Genen wie z. B. das PAS-Gen reguliert. Ziel einer Androgenentzugstherapie ist die Verhinderung dieser Transformation, um den Androgenstimulus in den Tumorzellen zu vermeiden

3.3.2.5.3 Östrogenwirkung

Das klassische Konzept der Steuerung der Prostatafunktion ging von einer ausschließlichen und direkten Wirkung von Androgenen auf das Wachstum und die Sekretion der Prostata aus. Später wurde unter dem Eindruck der Östrogenwirkung auf die Prostata (Huggins u. Webster 1948) ein komplexeres Bild entworfen, wobei das Stroma als die östrogenanhängige Komponente und das Epithel als die androgenanhängige Komponente aufgefasst wurden. Durch moderne zellbiologische Studien sind aber eine Reihe weiterer Faktoren wie die epithelial-stromale Interaktion, die Bedeutung der Extrazellulärmatrix, die Regulation durch Wachstumsfaktoren und die neuroendokrine Interaktion hinzugekommen, die eine verwirrende Fülle von lokalen Regulationsmechanismen ermöglichen, die in reduktionistischen Forschungsansätzen wie der Zellkultur oder Molekularbiologie nicht adäquat erfasst werden können. Man muss demnach für die Klärung der funktionellen Steuerung des Prostatawachstums und der Pathogenese der BPH versuchen, eine komplexere Modellsituation zu schaffen, die lokale Turbulenzen zulässt und diese durch eine Netzwerkanalyse erklärbar macht. Von einer solchen Situation ist der gegenwärtige Forschungsstand noch weit entfernt.

Folgende Östrogenwirkungen sind experimentell belegt: Östrogene stimulieren das Wachstum des fibromuskulären Gewebes der Prostata von Ratten und Affen. Beim Hund wirken sie mit Androgenen synergistisch wachstumsfördernd, d. h. durch gleichzeitige Gabe von Androgenen und Östradiol wird eine BPH induziert, wobei die Volumenzunahme größer ist als mit einer alleinigen Androgensubstitution. Östrogene stimulieren zudem die Bindung von DHT an den Rezeptor und durch Verabreichung des Aromatasehemmers 4-Hydroxyandrostendion lässt sich beim kastrierten Hund eine durch Androstendion induzierte Proliferation des Stromas verhindern.

Mit zunehmendem Lebensalter steigt beim Mann die Östrogenproduktion nahezu linear an. Dies ist durch eine 2- bis 4fach wirksamere Umwandlung zirkulierender Androgene in peripheren Geweben im höheren Lebensalter bedingt (Siiteri u. MacDonald 1973). Die Bedeutung der Östrogene für die Entstehung einer BPH wird durch den Nachweis von Östrogenrezeptoren im hyperplastischen Prostatagewebe (Bashirelahi et al. 1976, 1980, Krieg et al. 1981, Ekman et al. 1983) und die Anreicherung von Östradiol in den Stromakernen (Kozak et al. 1982) wahrscheinlich. Von besonderem Interesse sind Untersuchungsergebnisse von Krieg et al. (1993) zum Östrogenhaushalt der Prostata. In der normalen Prostata wurden im Epithel signifikant höhere Östradiol- und Östronkonzentrationen als im Stroma gefunden; eine Korrelation dieser Parameter mit dem Lebensalter bestand nicht. Im Gegensatz hierzu nahm mit zunehmendem Lebensalter die Konzentration beider Östrogene im Stroma signifikant zu. Insgesamt zeigte sich somit, dass im Stroma mit zunehmendem Lebensalter ein dramatischer Anstieg des Östrogen-Androgen-Quotienten zugunsten der Östrogene auftritt. Weiter ist bekannt, dass Fibroblasten, die aus normalen Prostata- und BPH-Geweben kultiviert werden, Androstendion zu Östrogenen metabolisieren können. Dies bedeutet, dass diese Zellen über das zur Östrogenbildung notwendige Enzymsystem Aromatase verfügen (Schweikert 1979). Auch in frisch entnommenem Prostatagewebe konnte immunhistochemisch das Vorhandensein von Aromatase nachgewiesen werden (Matzkin u. Soloway 1992). Zur Aromataseaktivität in der operativ entnommenen Prostata liegen unterschiedliche Ergebnisse vor (Kaburagi et al. 1987, Hiramatsu et al. 1997, Brodie et al. 1989), sodass hier weiterhin Unklarheit besteht. Weiter konnte gezeigt werden, dass Tamoxifen, ein kompetitiver Hemmer der Östradiolbindung an den Rezeptor, zu einem signifikanten Abfall der Androgenrezeptoren im menschlichen BPH-Gewebe führt. In einer offenen Studie konnte mit Testolacton, einem Steroid, das die Umwandlung zirkulierender Androgene (Androstendion, Testosteron) in Östrogene hemmt, eine signifikante Volumenreduktion bei BPH-Patienten erzielt werden (Schweikert u. Tunn 1987). Eine multizentrisch angelegte, doppelblind durchgeführte Studie zur Behandlung der BPH mit dem Aromatasehemmer 1-Methylandrostendion zeigte in Bezug auf Symptomatik und Volumenreduktion keine Unterschiede (Radlmaier et al. 1996).

Mehrere Studien konnten zeigen, dass insbesondere die sich entwickelnde Prostata sehr sensitiv auf Östrogene reagiert. Ein abnormales Wachstum der Prostata wurde auf eine frühe Östrogenexposition zurückgeführt. Es wurde angenommen, dass eine exzessive Östrogenzufuhr während der Prostataentwicklung zu einer hohen Inzidenz der BPH und des Prostatakarzinoms führt (Santti et al. 1994). Im Tierexperiment hatte eine neonatale Östrogenexposition einen profunden Effekt auf das prostatische Wachstum im Erwachsenenalter. Eine kurze Exposition mit hohen Dosen von Östrogen während der neonatalen Periode (1–5 Lebenstage) verursacht eine permanente Inhibition von Prostatawachstum und -funktion im Erwachsenenalter (Prins 1997). Auf der anderen Seite führte eine niedrige Dosis von Östrogenen zu einem gesteigerten Wachstum (vom Saal et al. 1997).

Bis vor kurzem wurde angenommen, dass die Wirkung der Östrogene von einem vorwiegend im Zellkern lokalisierten Östrogenrezeptor vermittelt wird, dessen Funktion in den klassischen Zielorganen der Östrogene gut charakterisiert ist. Von Kuiper et al. wurde 1996 ein zweiter Östrogenrezeptor kloniert, der östrogenabhängige Zellfunktionen stimuliert bzw. moduliert. Welche Bedeutung dieser zweite Rezeptortyp für die Entwicklung der normalen und erkrankten Prostata spielt, ist derzeit noch ebenso unerforscht wie seine Lokalisation in den verschiedenen Zellelementen der Prostata. Auch ist unbekannt, ob die beiden Östrogenrezeptortypen synergistische und/oder antagonistische Interaktionen in den Prostatakompartimenten ausüben.

3.3.2.5.4 Zielzellen der Hormonwirkung

Um die Pathogenese der BPH zu verstehen, sind die verschiedenartigen Zielstrukturen der Androgene und Östrogene bzw. ihrer Abkömmlinge zu untersuchen. Geht man davon aus, dass der BPH auch eine Zunahme des Epithels zugrunde liegt, ist die Frage wichtig, welche glandulären Anteile für die Proliferation verantwortlich sind. Das Drüsenepithel setzt sich aus drei Zelltypen zusammen:

- *Basalzellen* – Östrogen- und Progesteronrezeptoren vorhanden, z.T. auch der Androgenrezeptor, Proliferationsstimulation durch Östrogene (Basalzellenhyperplasie), positive Proliferationsmarker Ki67/MIB$_1$;
- *sekretorische luminale Zellen* – androgenrezeptorpositiv, Exprimierung von prostataspezifischem Antigen und vereinzelt Ki67, östrogenrezeptornegativ und
- *neuroendokrine parakrine Zellen* – androgenrezeptornegativ, keine Expression für Proliferationsantigene Ki67/MIB$_1$, G-0-Zellfraktion.

Die Regenerationsrate des sekretorischen Epithels ist von der Anzahl androgenrezeptorpositiver Basalzellen abhängig. Solche Basalzellen liegen bei der BPH vermehrt vor; diese differenzieren zu sekretorischen Zellen. Dadurch entsteht die glanduläre Hyperplasie. Wenn der Östrogen-Androgen-Quotient zunimmt und ein relativer Mangel an Androgenen herrscht, kommt es zu einer überreaktiven Antwort der Basalzellenschicht, indem mehr Zellen den Androgenrezeptor exprimieren und somit auch mehr Zellen zu sekretorischem Epithel differenzieren können. Dass die Proliferation von den Basalzellen ausgeht, wird durch die Tatsache gestützt, dass in der Basalzellenschicht fast 70%

der Zellen durch den Proliferationsmarker $Ki67/MIB_1$ positiv anfärbbar sind, obwohl der numerische Anteil von Basalzellen zu sekretorischen Zellen nur 1:3 in der normalen Prostata und 1:6 in der BPH beträgt. Bei der nicht stimulierten Prostata und in der BPH ist die Zellproliferation in den Drüsen von basal nach luminal ausgerichtet (Bonkhoff u. Remberger 1993, Bonkhoff et al. 1994).

Die neuroendokrinen Zellen, die zwischen den sekretorischen Drüsenepithelien liegen, stimulieren möglicherweise durch freigesetztes Peptidhormon diese proliferative Aktivität. Neben dem Drüsenepithel spielt das Stroma in der Pathogenese der BPH eine wichtige Rolle. Schon früher wurde vermutet, dass die epitheliale Antwort auf Androgene durch induktive Einflüsse von Stromazellen vermittelt wird, wobei die Stromazellen selbst Zielobjekt der Androgene sind (Cunha et al. 1996). Eine wesentliche Einflussnahme auf das Stromawachstum geht vom Östrogenstoffwechsel aus. Den Östrogenen kommt während der perinatalen und involutiven Phase eine deutliche Wachstumsstimulation zu (Aumüller 1994). In Stromazellen wird der Östrogenrezeptor exprimiert. Bei der BPH kommt es zu einer Zunahme dieser Rezeptoren (Brolin et al. 1992, Konishi et al. 1993). In tierexperimentellen Versuchen wird nach Kastration und/oder Östrogengabe eine Verschmälerung der Drüsenlumina beobachtet. Dies ist nur z.T. auf einen Rückgang des sekretorischen Epithels zurückzuführen. Das umgebende Stromagewebe erfährt dabei eine beachtliche Zunahme (Aumüller 1992, Holterhus et al. 1993, Zhao et al. 1992). Die Beteiligung des Stromas durch aktivierte glatte Muskulatur ist dadurch erklärt, dass die Muskelzellen vom kontraktilen in den metabolischen Status übergehen. Das raue endoplasmatische Retikulum erfährt eine Proliferation und es folgt eine vermehrte Synthese von Proteinen der extrazellulären Matrix. Es kommt zu einer Zunahme der glatten Muskulatur – ebenso der Fibrozyten und Bindegewebsfasern – nach Östrogengabe (Holterhus et al. 1993).

3.3.2.5.5 Wachstumsfaktoren

Die Ätiopathogenese der BPH ist am ehesten multifaktoriell bedingt. Dabei spielen neben den Hormonen die Wachstumsfaktoren eine entscheidende Rolle. Die wichtigsten Wachstumsfaktoren in der Prostata sind EGF, FGF sowie TGF-α und TGF-β. EGF und TGF-α haben den gleichen Rezeptor (Aumüller 1992). EGF wirkt stimulierend auf die Epithelproliferation, kann aber auch in vitro das Fibroblastenwachstum fördern. TGF-α wirkt als autoparakriner wachstumsstimulierender Faktor. Er ist zwar auch in der BPH vorhanden, wurde aber zuerst im Prostatakarzinom nachgewiesen. Er nimmt mit zunehmender Entdifferenzierung des Karzinoms zu (Harper et al. 1993, Yang et al. 1993). Der EGF-Rezeptor, der in der Basalzellenschicht exprimiert wird, unterliegt der androgenen Kontrolle. Androgene regeln den EGF-Rezeptor herunter (Aumüller 1992, Mellon et al. 1992).

Aus der Gruppe der transformierenden Wachstumsfaktoren besitzt TGF-β, von dem es 5 Isoformen gibt, eine wachstumshemmende Funktion auf Epithel und Fibroblasten. Er wirkt konträr zu TGF-α mit seiner Wachstumsstimulation (Steiner 1993). Der TGF-β-Rezeptor steht offenbar unter negativer androgener Kontrolle (Eklöv et al. 1993). TGF-β scheint der Gegenspieler zu EGF und FGF zu sein, wobei als Voraussetzung für ein normales Wachstum vermutlich eine Balance zwischen TGF-β und EGF bzw. zwischen TGF-β und FGF notwendig ist (Story et al. 1993). Basic FGF wirkt mitogen auf Prostatafibroblasten. Diese können ihrerseits wiederum bFGF synthetisieren. TGF-β hemmt die Mitosefähigkeit der Prostatafibroblasten. Die Synthesefähigkeit der Fibroblasten wird dadurch nicht eingeschränkt. Es kommt im Gegenteil zu einer erhöhten bFGF-Synthese (Story et al. 1993). Unter der Anwesenheit von bFGF und einer Isoform des TGF-β wird offenbar die Bildung von stromalen Knoten in der BPH gefördert (Steiner et al. 1994). Somit kommt den Wachstumsfaktoren FGF und TGF-β eine wesentliche Bedeutung bei der BPH-Entstehung zu.

Physiologisch und wahrscheinlich auch pathophysiologisch bedeutsam ist die Tatsache, dass sowohl Androgene als auch Östrogene die Bildung von Wachstumsfaktoren in den verschiedenen Zellkompartimenten der Prostata stimulieren können. Es liegt daher die Vermutung nahe, dass die BPH als Folge eines Ungleichgewichtes dieser Faktoren entsteht. Beispielsweise vermag DHT in Fibroblasten des Stromas die Sekretion von KGF, einem Mitglied der FGF-Familie, zu stimulieren; KGF induziert dann seinerseits parakrin die Proliferation von Epithelzellen. Östrogene wirken möglicherweise synergistisch mit DHT über eine Anregung der Bildung von FGF, wodurch das Wachstum des stromalen Zellkompartimentes gefördert wird.

Es sind weitere Wachstumsfaktoren bekannt, deren Einflussnahme auf die BPH und deren Entstehung jedoch noch nicht gänzlich geklärt sind. Dazu gehört der Nervenwachstumsfaktor (NGF). Dessen Rezeptor ist in der Prostata nachgewiesen worden (MacGrogan et al. 1992). Außerdem wurde ein NGF-ähnliches Protein in Prostatastromazellen festgestellt, das am parakrin vermittelten Wachstum von Epithelzellen beteiligt ist (Pflug et al. 1992). Der „platelet-derived growth factor" (PDGF) ist offenbar ein potentes Mitogen. PDGF und der PDGF-Rezeptor werden von Entzündungszellen, vor allem von Makrophagen, exprimiert. Nach Gabe von PDGF kommt es zu einer Verkürzung der Basalzellenverdopplungszeit (Gleason et al. 1993).

3.3.2.5.6 Stickstoffoxid (NO) und Stickstoffoxidsynthasen

Eigene Ergebnisse zur Verteilung der NO-Synthasen (nNOS und eNOS) deuten auf eine wichtige Rolle von Stickstoffoxid in der neurovegetativen Regulation der Prostata hin. Für die neuronale NOS zeigen die histochemischen, immunhistochemischen und elektronenmikroskopischen Befunde das Ausmaß der nitrinergen Innervation im fibromuskulären Stroma der Prostata. Darüber hinaus legt die nitrinerge Gefäßinnervation eine NO-mediierte neurovegetative Regulation der Durchblutung nahe, wie sie bereits außerhalb der Prostata nachgewiesen wurde. Es finden sich nNOS-positive Fasern in hoher Dichte um die arteriellen Gefäße, wohingegen die venösen Gefäße eine weit geringere nitrinerge Innervation aufweisen (Bloch et al. 1997).

Die Verteilung des nitrinergen Nervensystems lässt die Beteiligung des Mediators Stickstoffoxid (NO) an einer Vielzahl von Regulationsmechanismen vermuten. Dabei stellt NO keineswegs den einzigen Mediator dar. So zeigte sich ein ebenfalls dichtes Netzwerk von VIP-positiven und anderen peptinergen bzw. nicht peptinergen Fasern in der Prostata. Die vermuteten regulativen Funktionen von Stickstoffoxid müssen demnach in Zusammenhang mit den regulativen Funktionen anderer Mediatoren (z.B. vasoaktives intestinales Polypeptid, VIP) gesehen werden.

Da Stickstoffoxid offenbar eine zentrale Rolle in der Regulation der lokalen Durchblutung und fibromuskulären Innervation der Prostata spielt, sollten Veränderungen bei der benignen Prostatahyperplasie morphologisch in unterschiedlicher Verteilung der NO-Synthasen nachweisbar sein. Wir fanden erstmals eine Reduktion der nitrinergen Innervation bei der BPH, die sich vor allem in einer deutlich geringeren Dichte der nitrinergen Fasern im fibromuskulären Stroma und in der Nähe des glandulären Epithels zeigte (Bloch et al. 1997). Mittlerweile existieren in diesem Zusammenhang Hinweise, dass Wachstumsprozesse der Prostata nicht nur den bekannten endokrinologischen Faktoren, sondern auch vegetativen nervösen Steuerungen unterliegen. Die aktuellen Befunde zur nitrinergen Innervation lassen außerdem vermuten, dass der verstärkte glattmuskuläre Tonus bei der BPH nicht nur auf eine α-adrenerge Stimulation, sondern auch auf eine Reduktion der nitrinergen Innervation zurückzuführen ist (Bloch et al. 1997). Unsere ultrastrukturellen Befunde, die nitrinerge und nicht nitrinerge Anteile in einer Nervenfaser zeigen, unterstützen die Vermutung einer direkten interaxonalen Regulation. Aus diesem Grund führten wir als Pilotuntersuchung eine prospektive Untersuchung bei Patienten durch, die aufgrund kardiologischer Begleiterkrankungen eine Medikation mit organischen Nitraten erhielten. Tatsächlich konnten wir bei Patienten mit einer bestehenden obstruktiven Miktion aufgrund einer Prostatahyperplasie erstmals eine signifikante Verbesserung der Miktion nach Nitratmedikation finden (Klotz et al. 1999).

3.3.2.6 Molekularmedizinische Auswirkungen auf Diagnostik und Therapie

3.3.2.6.1 Klassische Diagnostik der BPH

Zur klassischen Diagnostik der BPH gehört zunächst die Erfassung der Miktionsanamnese. Die PSA-Messung und die digital-rektale Palpation der Prostata dienen in erster Linie zu einer differenzialdiagnostischen Abgrenzung gegenüber einem Prostatakarzinom. Bei den bildgebenden Methoden steht die Ultraschalldiagnostik der Nieren, Ureteren, Blase und Prostata (transrektaler Ultraschall der Prostata, TRUS) im Vordergrund. Harnflussmessungen (Uroflowmetrie) zur Objektivierung einer Abflussstörung und die Urethrozystoskopie komplettieren die Diagnostik. Infusionsurogramm, Zystogramm und Urethrogramm gehören nicht mehr zur Routinediagnostik der BPH.

3.3.2.6.2 Klassische Therapie der BPH

Ziel der Therapie muss eine adäquate Verringerung bzw. Beseitigung der Symptome und der Obstruktion sein. Die Vielzahl der gegebenen therapeutischen Optionen, die vom kontrollierten Zuwarten über die medikamentöse und die „minimal-invasive" bis zur operativen Intervention reichen, ermöglicht eine stadiengerechte Vorgehensweise, die darüber hinaus das individuelle Risikoprofil des Patienten berücksichtigen sollte. Entsprechend einer Stufentherapie stehen auf erster Stufe Phytotherapeutika, deren Wirkkomponenten und Wirkmechanismen noch nicht abschließend geklärt sind. Auf der Stufe II der BPH-Therapie folgen α_1-Blocker, die selektiv die α-Rezeptoren am Blasenhals und an der prostatischen Harnröhre beeinflussen und so zu einer Miktionsverbesserung führen. Alternativ, insbesondere bei großen Prostatae, kann Finasterid, ein 5α-Reduktasehemmer, eingesetzt werden. Dieser blockiert die Transformation von Testosteron in Dihydrotestosteron und bedingt eine Reduktion des Prostatavolumens. Bei Restharnbildung bzw. Vorliegen eines Harnverhaltes kommt in aller Regel eine operative Behandlung infrage. In Abhängigkeit von der Größe der Drüse kann eine transurethrale Resektion der Prostata (TUR-P) oder bei großen Drüsen eine offene chirurgische Enukleation (transvesikale, retropubische oder perineale Adenomektomie) erfolgen. Neuere, wenig invasive Therapieverfahren zur Behandlung der Prostatahyperplasie werden z.Z. klinisch erprobt bzw. haben bei Hochrisikopatienten bereits die TUR verdrängt.

3.3.2.6.3 Molekulare Diagnostik der BPH

Diagnostische Marker. Trotz der offensichtlichen Wichtigkeit der BPH weiß man nur wenig über die molekularbiologischen Vorgänge bei der BPH. Die Diagnose basiert auf der histopathologischen Untersuchung, diagnostische Marker sind rar.

Etabliert ist die Bestimmung des prostataspezifischen Antigens (PSA) in der Diagnostik von Prostataerkrankungen: Prostatakarzinom, BPH, Prostatitis, prostatische intraepitheliale Neoplasie (PIN) und Prostatolithiasis. Dabei ist die Erhöhung des PSA-Wertes in erster Linie verdächtig für das Vorliegen eines Prostatakarzinoms, weniger einer BPH. Die Wertigkeit des PSA ist aufgrund der schwierigen Diskriminierung zwischen PCA und BPH infrage gestellt worden. Zur Verbesserung der Spezifität von PSA wurden verschiedene Parameter untersucht: die PSA-Dichte (PSA-Konzentration bezogen auf das Prostatavolumen), die PSA-Anstiegsgeschwindigkeit, altersspezifische „PSA-Cut-off-Werte" und die Messung verschiedener molekularer Formen des PSA. Für die klinische Diagnostik hat sich insbesondere die Messung von freiem (fPSA) und komplexiertem PSA (cPSA) sowie die Bestimmung deren relativer Anteil am Gesamt-PSA als sinnvoll erwiesen. PSA ist im Blut überwiegend an Proteaseinhibitoren gebunden, insbesondere an α-1-Antichymotrypsin, aber auch an α-2-Makroglobulin, Protein-C-Inhibitor und α-1-Antitrypsin. Es ist bekannt, dass freies PSA mit einem größeren relativen Anteil bei Männern ohne PCA, andererseits α-1-Antichymotrypsin-komplexiertes PSA bei Männern mit PCA mit höherem relativen Anteil vorkommt (Christensson et al. 1993). Die Ursache für diesen Unterschied ist noch ungeklärt; genauso wenig weiß man über den Ort der Komplexbildung. Es wurde postuliert, dass α-1-Antichymotrypsin in einer höheren Konzentration in normalem und transformiertem Prostataepithel als in benignem Gewebe vorkommt und die Komplexierung direkt in der Prostata stattfindet.

In jüngerer Zeit wurde versucht, genetische Marker bei der BPH zu finden. Die Identifikation von Genen, die mit einer stromalen Hypertrophie oder glandulären Atrophie der Prostata assoziiert sind, scheint möglich zu sein (Walden et al. 1998). Messenger-RNA für Chondroitin/Dermatan-Sulfat-Proteoglykane (CDSP) in der extrazellulären Matrix wurde wesentlich häufiger in Gewebe mit einer hohen stromalen Dichte exprimiert. Dies stimmt mit der Vorstellung überein, dass Dermatan- und Chondroitin-6-Sulfat-Glykosaminoglykane in der BPH erhöht sind. Messenger-RNA, die den negativen Regulator der Zellzyklusprogression BTG2 kodiert, wurde vermehrt in Gewebe mit einer hohen epithelialen Dichte exprimiert. Mehrere Studien konnten zeigen, dass DNA-Abnormalitäten zur BPH-Pathogenese beitragen. Veränderungen der DNA, die für die Tumorsuppressorgene *p53* (Schlechte et al. 1998) oder $p27^{KIP1}$ (Cordon-Cardo et al. 1998) kodiert, konnten in BPH-Gewebe nachgewiesen werden. Bei der DNA von BPH-Gewebe wurde ein abnormales Methylierungsmuster verglichen mit der von normalem Prostatagewebe gefunden (Morton et al. 1996). Später wurde postuliert, dass eine Variabilität der CAG-Wiederholungen in einem Androgenrezeptorgen die Entwicklung einer symptomatischen BPH, insbesondere obstruktiver Symptome, beeinflusst. Ein Polymorphismus mit CAG-Wiederholungen im Androgenrezeptorgen soll einen signifikanten Einfluss auf die Entwicklung einer BPH haben (Giovanucci et al. 1999, Mitsumori et al. 1999). Diese Studien zeigten, dass BPH-Patienten mit einer kurzen CAG-Wiederholung des Androgenrezeptorgens eine größere Prostata hatten.

In letzter Zeit wurde BPH-Gewebe auf differenzielle Genexpression untersucht. Die Charakterisierung von Veränderungen der Genexpression bei der BPH ist nicht nur für das Verständnis der molekularen Prozesse der BPH-Pathogenese von Bedeutung, sondern kann die Identifikation von dringend notwendigen molekularen, BPH-spezifischen Markern erleichtern. Mittels eines cDNA-Subtraktionsverfahrens konnten DiLella et al. multiple differenziell exprimierte Gene zwischen BPH- und normalem Prostatagewebe finden (DiLella et al. 2001). Unter diesen Genen wird *nell2* (NEL-like 2), das für ein neuronales Protein mit EGF-ähnlichen Domänen kodiert, in der epithelialen Basalschicht überexprimiert. Obwohl nur eine sehr begrenzte Anzahl von Proben untersucht wurde, konnten wichtige, mit BPH assoziierte Moleküle identifiziert werden. Luo et al. identifizierten 76 Gene mit einer Vielzahl von zellulären Funktionen mittels cDNA-Mikroarray-Technologie, die in BPH-Gewebe differenziell exprimiert wurden (Luo et al. 2002). Gene, die konsistent in der BPH hochreguliert waren, sind u.a. einige Wachstumsfaktoren und deren Bindungsproteine wie IGF-I und -II, TGF-β2, BMP5, TGF-β-Bindungsprotein 1 und 2, Hydrolasen, Proteasen und Proteaseinhibitoren (z.B. MMP2, α-2-Makroglobulin), Stressenzyme (z.B. COX2, GSTM5) und extrazelluläre Matrixmoleküle (z.B. Laminin-α4 und -β1, Chondroitinsulfatproteoglykan 2, Lumican). Gene, die regelmäßig weniger mRNA in BPH-Gewebe exprimierten, wurden seltener beobachtet und beinhalteten den Transkriptionsfaktor KLF4, Thrombospondin 4, Nitritoxidsynthase 2A, Transglutaminase 3 und „Gastrin-releasing peptide". Weitere Untersuchungen sind notwendig, um diese Daten zu validieren, und diese Gene auf DNA, mRNA und Proteinlevel zu charakterisieren sowie ihre klinische Relevanz als diagnostische Marker oder Therapieziele zu bestimmen.

Hereditäre Form der BPH. Die Frage, ob es eine hereditäre Form der BPH gibt, konnte noch nicht beantwortet werden, aber eine Reihe von Untersuchungen auf diesem Gebiet unterstützen diese Annahme. Eine Fall-Kontroll-Studie wurde durchgeführt, um festzustellen, ob die BPH häufiger bei erstgradig Verwandten von jungen Männern mit signifikanter Erkrankung vorkommt (Sanda et al. 1994). Die Ergebnisse zeigten, dass das kumulative lebenslange Risiko, eine BPH zu entwickeln, die einer Operation oder einer Hospitalisierung bedarf, bei 66% bei erstgradig männlichen Verwandten verglichen mit 17% in der Kontrollpopulation lag.

Partin et al. nutzten eine andere Vorgehensweise und verglichen die Konkordanz für eine BPH in monozygoten und dizygoten Zwillingen, die während des Zweiten Weltkrieges Soldaten waren (Partin et al. 1994). Von 256 Zwillingspaaren waren in 25 Fällen beide Zwillinge konkordant und bei 231 hatte nur einer eine BPH. Die paarweise Konkordanz war für monozygote Zwillinge 14,7% und für dizygote 4,5%. Das relative Risiko für monozygote Zwillinge lag bei 3,3 ($p = 0{,}008$).

In einer anderen, randomisierten doppelblinden Studie, welche die Effektivität von Finasterid in der BPH-Therapie untersuchte, wurde eine Kohorte von 720 Männern untersucht (Sanda et al. 1997). Eine hochsignifikante Korrelation konnte zwischen Prostatavolumen und Familienanamnese mit BPH festgestellt werden. Männer mit einem Prostatavolumen von über 106 Gramm hatten eine dreifach größere Wahrscheinlichkeit für eine familiäre BPH als Männer mit kleineren Prostatae. Von den 69 Männern mit familiärer BPH waren nur 3 älter als 65 Jahre. Diese Daten zeigen, dass in einigen Familien ein Clustering für eine signifikante BPH beobachtet werden kann. Ein junges Alter zu Beginn der Erkrankung und ein großes Prostatavolumen charakterisieren diese Familien.

Diese Studien lassen eine genetische Komponente bei der BPH-Entwicklung vermuten. Ein „BPH-Gen" konnte bisher noch nicht identifiziert werden. Hierzu sind weitere Untersuchungen notwendig.

3.3.2.6.4 Molekulare Therapie der BPH

Bereits seit längerem ist der positive therapeutische Effekt von α-Adrenozeptor-Antagonisten bei der BPH bekannt. Dies wurde auf Beeinflussung des glattmuskulären Tonus und damit der dynamischen Komponente der BPH zurückgeführt. Neuerdings konnte gezeigt werden, dass die pharmakologische Blockade von α-Adrenozeptoren in Prostatazellen eine Apoptose sowohl in murinem als auch in humanem Prostatagewebe induzieren kann. In dem ersten Bericht über diese Eigenschaften konnte im Mausmodell der BPH durch die Gabe eines α-Adrenozeptor-Antagonisten eine spezifische Apoptoseinduktion in epithelialen Zellen und eine signifikante Reduktion des gesamten Gewebewachstums gezeigt werden (Yang et al. 1997). Allerdings scheinen nicht alle α-Adrenozeptor-Antagonisten eine proapoptotische Aktivität zu besitzen, die zu ihrer therapeutischen Effektivität beiträgt.

Die Idee, 5α-Reduktase-Inhibitoren, welche die Umwandlung von Testosteron in DHT hemmen, in der Therapie von androgenabhängigen Erkrankungen einzusetzen, stammt aus den 70er-Jahren. Finasterid ist heute der bekannteste 5α-Reduktase-Inhibitor (Typ 2) in der Therapie der BPH und supprimiert die Plasmakonzentration von DHT um ca. 70%, ohne die Testosteronkonzentration zu beeinflussen, die für eine normale Sexualfunktion wichtig ist. In der Prostata, wo der Typ 2 der 5α-Reduktase dominiert, wird eine Suppression um 80–90% gemessen. Das Therapieprinzip der 5α-Reduktase-Hemmung kann als kausal in der BPH-Pathogenese verstanden werden. In neuerer Zeit wurde versucht, duale α-Reduktase-Inhibitoren, wie z.B. GI198745 mit höherer Effektivität zu entwickeln, die sowohl Typ 1 und 2 der 5α-Reduktase hemmen (Clark et al. 1999). Ein klinischer Einsatz steht bevor.

Die Finasterid-Therapie führt zu einer deutlichen Abnahme der prostatischen Epithelzellen und deren Funktion innerhalb der ersten Behandlungsmonate. Der Nachweis von DNA-Fragmenten und Gewebetransglutaminase deuten auf eine gesteigerte Apoptoserate hin. Finasterid verursacht eine Involution der Prostata durch eine Kombination von Atrophie und Zelltod (Kirby et al. 1992). Aus Tierexperimenten ist bekannt, dass Finasterid keinen antigonadotropen oder antiandrogenen Effekt hat oder an den Androgenrezeptor bindet.

Die molekulare Therapie der BPH ist bis heute noch in den allerersten Anfängen. In jüngster Zeit wurden Versuche unternommen, in die Regulation der Apoptose gezielt einzugreifen. Die zunehmende Charakterisierung von Genen mit antiapoptotischem Effekt führt zur Identifizierung neuer therapeutischer Ziele. Der Erfolg dieser Strategien bleibt abzuwarten.

3.3.3 Prostatakarzinom

3.3.3.1 Altersabhängigkeit

Mit fast 30000 Neuerkrankungen pro Jahr ist das Prostatakarzinom in Deutschland heute der häufigste bösartige Tumor des Mannes. Die zunehmende Inanspruchnahme der Krebsvorsorge und die mit der Einführung der Konzentrationsmessung des prostataspezifischen Antigens (PSA) in Kombination mit der digital-rektalen Untersuchung (DRU) und dem transrektalen Ultraschall der Prostata (TRUS) erhöhte Sensitivität des Prostatakarzinomscreenings hat dazu geführt, dass der Anteil der sich in einem frühen, lokal begrenzten Stadium befindenden Prostatakarzinome erheblich zugenommen hat.

Noch vor 25 Jahren galt das fast ausschließlich durch die digital-rektale Untersuchung neu entdeckte Prostatakarzinom nur selten als heilbar und in seinem klinischen Verlauf als unberechenbar. Das mittlere Alter der betroffenen Männer war mit 70 Jahren sehr hoch. Nur fünf bis neun Prozent wurden einer lokalen Therapie in Form von Bestrahlung oder Operation zugeführt, wobei sich weniger als ein Drittel der Patienten in einem kurablen Stadium befand. Heute liegt der Anteil derer, die wegen eines organbegrenzten Tumor behandelt werden und durch diese Behandlung eine über 90%-ige Heilungschance haben, in vielen Kliniken bei ca. 60 Prozent.

Das Prostatakarzinom ist eine typische Krebserkrankung des alternden Mannes, es tritt selten vor dem 50. Lebensjahr auf. Seine Inzidenz steigt stetig mit dem Alter. Latentes, mikrofokales, okkultes oder inzidentes PCA sind Begriffe, kleine und asymptomatische Tumoren zu beschreiben, die u.a. in Autopsiestudien gefunden werden. Hierbei zeigt sich eine hohe positive Korrelation zwischen Alter und mikroskopisch nachweisbarem PCA. Die Prävalenz eines solchen inzidenten Karzinoms steigt exponentiell von ca. 10% im Alter von 40–50 Jahren auf 20% bei 60-Jährigen und auf 40% bei 75-Jährigen (Muir et al. 1991). Überraschenderweise wurde bei 27% verunglückter Männer im Alter von 30–39 Jahren ohne Prostataerkrankung ein mikrofokales PCA und bei 20% eine prostatische intraepitheliale Neoplasie gefunden. Anscheinend entsteht das Prostatakarzinom schon Jahrzehnte vor seiner klinischen Manifestierung (Sakr et al. 1993). Allerdings scheinen 50–75% der Männer mit einem latenten PCA kein klinisch manifestes PCA zu entwickeln (Etzioni et al. 1998). Deshalb könnte die zentrale Frage hinsichtlich der Kontrolle des klinischen PCA nicht die Frage nach der Ursache des PCA, sondern eher die Frage nach den Umständen einer Progression eines latenten PCA zu einem klinisch manifesten PCA sein.

Nicht zuletzt bedingt durch die demographische Entwicklung der Bevölkerung wird der Prostatakrebs und seine Behandlung auch in Zukunft eine große Herausforderung darstellen. In Europa nimmt die Inzidenz um 10–20% alle 5 Jahre bei Männern im Alter von 30–74 Jahren zu. In Südeuropa wird von einer zunehmenden Inzidenz von mehr als 25% alle 5 Jahre ausgegangen (Coleman et al. 1993).

3.3.3.2 Ätiologie

Neben genetischen Faktoren (s. Abschnitt 3.3.3.4) ist es evident, dass die unterschiedlichen Inzidenzraten des Prostatakarzinoms weltweit durch epigenetische Faktoren beeinflusst werden. Die Inzidenz ist am höchsten bei Afroamerikanern und am geringsten in Ostasien. Die erhöhte Inzidenz eines klinisch manifesten PCA bei japanischen Immigranten in den USA innerhalb zweier Generationen ist ein Beispiel für Umwelteinflüsse auf die Prostatakarzinogenese (Haenszel u. Kurihara 1996). Man darf heute davon ausgehen, dass die Ernährung eine relevante Rolle in der Ätiologie des PCA spielt. Die überwiegend vegetarische Kost in Asien hat offensichtlich einen protektiven Einfluss. Die absolute Fettkonsumierung konnte direkt mit einem Risiko für ein fortgeschrittenes PCA in Beziehung gesetzt werden, hierbei insbesondere die Aufnahme von gesättigten Fettsäuren als auch von „rotem" Fleisch und vieler Kalorien (Giovannucci et al. 1993). Vitamin A, D und E könnten einen protektiven Effekt haben (The Alpha-Tocopherol, Beta-Carotene Cancer Prevention Study Group 1994, Corder et al. 1993). Auch eine hohe sexuelle Aktivität mit einhergehender Veränderung der Hormonkonzentrationen wird als ätiologischer Faktor für das PCA diskutiert. Einige Untersuchungen legen die positive Assoziation von einer Beschäftigung in der Landwirtschaft mit einem PCA nahe (Morrison et al. 1993, Dosemeci et al. 1994). Sogar die pränatale Exposition gegenüber Schwangerschaftshormonen und Wachstumsfaktoren könnte möglicherweise einen Einfluss auf die Karzinogenese der Prostata nehmen (Ekbom et al. 1996).

Die Bedeutung der Androgene für das PCA wird durch verschiedene Beobachtungen belegt: die Effektivität einer Androgenblockade in der Behandlung des fortgeschrittenen PCA und das fehlende PCA bei Männern, die vor der Pubertät kastriert wurden oder einen angeborenen Mangel des Enzyms 5α-Reduktase haben, das die Umwandlung des Testosterons in seinen aktiven Metaboliten DHT in der Prostata katalysiert. Androgene sind für die normale und karzinomatöse Entwicklung von prostatischem Gewebe erforderlich (Cunha et al. 1987). DHT beeinflusst durch Bindung an den Androgenrezeptor das Wachstum der Prostatazellen. Der DHT-Androgenrezeptor-Komplex stimuliert die Transkription einer Kaskade von androgenabhängigen Genen. Obwohl auch Testosteron an den Androgenrezeptor binden und prostatische Zellen stimulieren kann, ist seine Affinität 4–5-mal geringer als die von DHT.

Die höhere Inzidenz von PCA in Afroamerikanern wurde auf höhere Testosteronkonzentrationen, eine höhere 5α-Reduktase-Aktivität und/oder kürzere polymorphe (CAG-)Wiederholungen im Androgenrezeptorgen zurückgeführt (Lopez-Otin u. Diamandis 1998). In einer kleinen Studie mit 40 Schwangeren im ersten Trimenon fanden Henderson et al., dass die Testosteronkonzentrationen um 47% höher in afroamerikanischen Frauen als in weißen Frauen waren (Henderson et al. 1988). Ross et al. (1986) bestimmten die Testosteronkonzentration bei 50 afroamerikanischen und 50 weißen Medizinstudenten. Hierbei fand sich eine 15% höhere Gesamttestosteron- und eine 13% höhere freie Testosteronkonzentration bei den afroamerikanischen Studenten. Es liegt nahe anzunehmen, dass die andere hormonelle Situation bei Afroamerikanern im frühen Lebensalter zur Entwicklung eines PCA prädisponiert. Bei Japanern im Vergleich zu Weißen und Afroamerikanern andererseits fanden sich niedrigere Konzentrationen zweier konjugierter Testosteronmetaboliten, Androsteronglukuronid und 3α-Androstendiolglukuronid (3α-diol G), die das Level des Testosteronmetabolismus und der 5α-Reduktase-Aktivität in der Prostata reflektieren, und von Sexualhormon bindendem Globulin (SHBG) (Ross et al. 1992). Die geringere Exposition gegenüber Androgenen könnte demnach für die geringere Inzidenz des PCA in Japan verantwortlich sein. Allerdings gibt es auch Berichte über konträre Ergebnisse bei Hormonmessungen bei verschiedenen ethnischen Gruppen, sodass hier weiterhin Klärungsbedarf besteht (Guess et al. 1997, Wu et al. 1995).

Mehrere Studien haben die zirkulierenden Steroidhormonlevel bei Patienten gemessen, bevor diese ein PCA entwickelt haben. Der überwiegende Teil dieser Studien zeigte ein erhöhtes Karzinomrisiko bei höheren Hormonkonzentrationen, insbesondere des Gesamttestosterons. Es konnte keine Assoziation mit Konzentrationen von DHT oder 3α-Androstendiolglukuronid gefunden werden.

Vor der Entwicklung von Antiandrogenen wurden synthetische Östrogene in der Behandlung des metastasierten PCA eingesetzt und führten zu Ansprechraten von 70–80%. Östrogenrezeptoren konnten in normalem und karzinomatösem Prostatagewebe identifiziert werden und sind vor allem in Stromazellen lokalisiert. Allerdings haben auch prostatische Epithelzellen Östrogenrezeptoren und wachsen in Abhängigkeit von Östradiol (Carruba et al. 1996). In mehreren epidemiologischen Studien wurden Östrogenspiegel in Relation zum PCA untersucht. In einigen Studien fand sich keine Korrelation; bei einer neueren und größeren Untersuchung (222 Fallkontrollpaare) konnte ein signifikant niedrigeres relatives Risiko für PCA bei Männern mit höheren zirkulierenden Östradiolspiegeln nachgewiesen werden (Gann et al. 1996).

3.3.3.3 Pathologie

Das Prostatakarzinom ist in der Regel mit einem Prostataadenom vergesellschaftet, geht aber nicht aus diesem hervor. Im Gegensatz zur Hyperplasie entwickelt sich das Prostatakarzinom häufig in den dorsalen, subkapsulären Prostataanteilen (periphere Zone). Als eine Vorstufe des PCA in der peripheren Zone gilt die PIN. In der Übergangszone, in der sich seltener Karzinome entwickeln, scheint die sog. atypische glanduläre Hyperplasie der Vorläufer des Karzinoms zu sein. Die meisten Prostatakarzinome sind multizentrisch. Das befallene Gebiet ist derb, meist gelb verfärbt und häufig unscharf von der Umgebung abgegrenzt. Der Tumor greift zunächst auf die vorderen Prostatateile, auf das Beckenbindegewebe, die Samenblasen und schließlich auch auf die Blase über. Histologisch werden die Prostatakarzinome gemäß Klassifizierung der Weltgesundheitsorganisation (WHO) in verschiedene Subtypen unterteilt:

- Adenokarzinom,
- Übergangsepithelkarzinom,
- Pflasterzellkarzinom und
- undifferenziertes Karzinom.

Hierbei dominieren mit Abstand die Adenokarzinome (95% der Fälle). Nach zytologischen Kriterien werden zusätzlich noch drei Differenzierungsgrade (GI–III) abgegrenzt. Entsprechend dem Ausmaß der glandulären Differenzierung wird derzeit von den meisten Pathologen die Gleason-Klassifikation verwendet. Hiernach werden jedem Gebiet des Prostatakarzinoms zwei Grade der glandulären Differenzierung zugeordnet. Ein Gleason-Score von 2–4 entspricht einem gut differenzierten, einer von 5–7 einem mäßig differenzierten und ein Score von 8–10 einem schlecht differenzierten Karzinom. In über 50% der Fälle liegt eine Kombination der histologischen Typen vor. Tumoren mit kribrösem Tumoranteil haben ebenso wie wenig differenzierte Adenokarzinome und undifferenzierte, vorwiegend solide Karzinome eine schlechtere Prognose. Hochdifferenzierte Karzinome können diagnostisch große Schwierigkeiten bereiten. Recht typisch ist der starke Fettgehalt der Tumorzellen, der diesen Karzinomen ihre gelbe Farbe verleiht, ferner das Einwachsen der Tumorstränge in die perineuralen Scheiden der Kapselgegend.

Das Prostatakarzinom ist wie andere maligne Tumoren genetisch instabil. Multiple Mutationen und Chromosomenveränderungen sind wahrscheinlich in die Entwicklung und Progression des PCA involviert (Abb. 3.3.10). Genetische Veränderungen bei Krebserkrankungen können in verschiedene Gruppen eingeteilt werden:

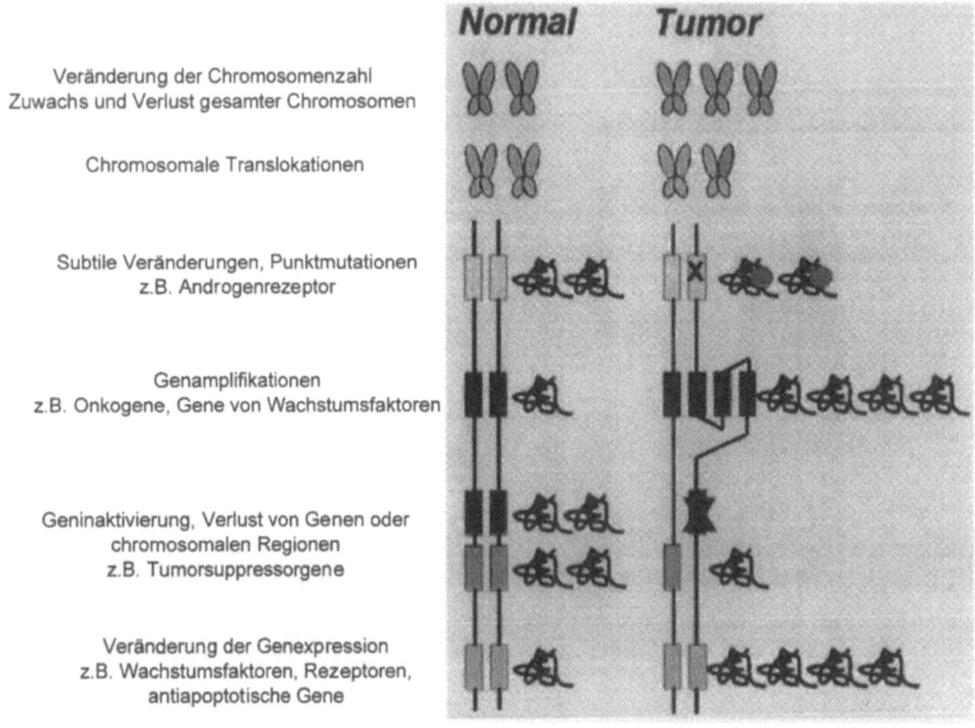

Abb. 3.3.10. Verschiedene Genomveränderungen in Tumorzellen

- subtile Sequenzveränderungen, z. B. Punktmutationen;
- Veränderungen der Chromosomenanzahl;
- Translokationen von Chromosomen;
- Genamplifikationen, z. B. Onkogene, Wachstumsfaktorgene;
- Alleldeletionen, Geninaktivierungen, z. B. Tumorsuppressorgene;
- Veränderungen der Genexpression, z. B. Wachstumsfaktoren, Rezeptoren, antiapoptotische Gene.

Mit der FISH-Methode (Fluoreszenz-in-situ-Hybridisierung) konnten vorherrschende Veränderungen beim PCA charakterisiert werden: Zunahme der Chromosomen 1, 7, 8, 8q, 17, X und Y und Verlust der Chromosome 1, 7, 8, 8p, 10, 10q, 16q, 17q, 17 und Y (Brothman 1997). Durch die komparative Genomhybridisierung (CGH) konnten ebenfalls Veränderungen definiert werden: Verlust von genetischem Material auf 2q, 5q, 6q, 9q, 13q, 15q, 17p und 18q und eine Zunahme auf 1q, 2p, 3q, 7q, 9q, 11p, 16p, 20, 22 und X (Brothman 1997).

Das männliche Geschlechtshormon ist der „Dirigent" der Wachstumsregulation und Differenzierung aller männlichen Geschlechtsorgane inklusive der Prostata. Die Androgenstimulation führt zu einer Produktion von Wachstumsfaktoren in den Stromazellen. Die Epithelzellen der normalen Prostata besitzen Rezeptoren für diese Wachstumsfaktoren. Die Wachstumsfaktoren wirken also demnach parakrin, um Wachstum und Homöostase der Prostata aufrechtzuerhalten. Eine Verminderung der zirkulierenden Androgene resultiert in drastischen chemischen und zellulären Veränderungen in der Prostata und führt zu einer schnellen und ausgiebigen Geweberegression (Lee 1981). Werden Androgene wieder zugeführt, wird das prostatische Wachstum reaktiviert. Es steht außer Frage, dass Androgene die potentesten Mitogene für die Prostata darstellen. Der mitogene Effekt der Androgene auf das epitheliale Kompartiment wird durch eine Vielzahl von Wachstumsfaktoren als Konsequenz einer Zellinteraktion vermittelt. Die Suppression der Androgene verursacht durch den Prozess des „programmierten Zelltod" (Apoptose) den Untergang der Prostatakarzinomzellen (Lee 1996). Das ist die biologische Basis für eine endokrine Behandlung. Das Ziel der endokrinen Therapie ist die Reduktion der zirkulierenden Androgene. Trotz einer hohen initialen Ansprechrate ist der Benefit einer endokrinen Therapie gewöhnlich nur temporär, da überlebende Tumorzellen in der Regel in einen androgenunabhängigen Status übergehen (Westin u. Bergh 1998).

Freies Testosteron diffundiert in die Prostatazellen und wird dort durch das Enzym 5α-Reduktase in Dihydrotestosteron konvertiert. DHT ist der hauptsächliche androgene Stimulator in der Prostata und bindet an den Androgenrezeptor als intrazellulären Mediator der Androgenwirkung. Der Androgenrezeptor gehört zu der großen Familie der nukleären Rezeptoren, das Androgenrezeptorgen befindet sich auf dem langen Arm der X-Chromosoms (Xq11–12). Am Ende eines umfangreichen Aktivierungsprozesses wird der Androgenrezeptor in einen aktiven Transkriptionsfaktor transformiert, der mit den „androgen responsive elements" (AREs) im Chromatin interagiert und die Transkription von Genen reguliert, die diese regulatorischen Elemente in ihrer Promoterregion besitzen (Beato et al. 1996). Abhängig vom Promoterkontext und der Interaktion mit anderen Transkriptionsfaktoren kann die Genregulierung positiv und negativ sein.

Lange wurde angenommen, dass die PCA-Progression und Androgenunabhängigkeit mit einer Downregulation des Androgenrezeptorproteins, dem Ziel der endokrinen Therapie, einherginge. Nach Klonierung der Androgenrezeptor-cDNA standen monoklonale und polyklonale Antikörper zur Beurteilung der Androgenrezeptorexpression zur Verfügung (Chang et al. 1988, Lubahn et al. 1988). Immunhistochemische Studien ließen erkennen, dass der Androgenrezeptor in allen Stadien des PCA exprimiert wird. In zwei unabhängigen Studien konnte eine Androgenrezeptorexpression in Tumoren von Patienten nachgewiesen werden, bei denen eine hormonelle Therapie erfolglos war (Sadi et al. 1991, Van der Kwast et al. 1991). Eine erhöhte Expression der Androgenrezeptor-mRNA und eine Amplifikation des Androgenrezeptorgens konnte bei hormonrefraktären und progressiven Karzinomen und in Metastasen gemessen werden. Durch computerassistierte Videoanalyse wurde eine größere Varianz der Farbintensität bei Patienten festgestellt, die eine schlechte Antwort auf Androgenablation zeigten. Auf der Basis von univariaten Verteilungen des nukleären Rezeptorgehaltes wurden Rezeptogramme erstellt (Prins et al. 1998). Bei Patienten mit gutem Ansprechen auf die endokrine Therapie fanden sich Rezeptogramme mit unimodalen oder multimodalen Peaks innerhalb eines engen Konzentrationsbereichs. Patienten mit hormonrefraktärem PCA hatten Rezeptogramme mit verzerrter oder bimodaler Androgenrezeptorverteilung. Zusammenfassend kann festgehalten werden, dass der Androgenrezeptor in allen Stadien des PCA vorhanden ist und eine aktive Rolle auch im fortgeschrittenen PCA übernimmt.

Die Androgenrezeptorsequenz im Prostatakarzinom wurde mittels sensitiver RT-PCR untersucht. Mehrere mutierte Androgenrezeptoren wurden in primären Tumoren, in der LNCaP-Prostatakarzinom-Tumorzelllinie und in Proben aus Tumormetastasen entdeckt. Androgenrezeptormutationen können im Internet unter www.mcgill.ca/androgendb/ abgefragt werden. Die meisten Veränderungen stellen Punktmutationen dar, die den Austausch einer Aminosäure des Androgenrezeptorproteins bewirken. Die meisten Mutationen sind somatischer Art, die nur in Tumorzellen vorkommen. Die Inzidenz von Androgenrezeptormutationen in Primärtumoren scheint relativ gering zu sein. In Tumormetastasen hingegen treten diese wesentlich häufiger auf, sodass strukturelle Veränderungen des Androgenrezeptors in Zusammenhang mit der PCA-Progression stehen könnten (Taplin et al. 1995).

Soweit die mutierten Rezeptoren im Prostatakarzinom funktionell charakterisiert werden konnten, zeigen sie ein erweitertes Aktivierungsspektrum – sie sind „promiskuitive" Rezeptoren (Taplin et al. 1995, Culig et al. 1996). Diese Mutationen führen zu einem Funktionszuwachs. Man muss annehmen, dass diese Eigenschaften die Tumorzellen, die einen solchen Rezeptor besitzen, befähigen, ihre Androgensignalkaskade trotz Androgenablation zu aktivieren und so die Standardtherapie des PCA zu überdauern. Zu den ligandenunabhängigen, nichtsteroidalen Möglichkeiten, den Androgenrezeptor zu aktivieren, gehören u. a. die Wachstumsfaktoren IGF-1, KGF und EGF. Der Androgenrezeptor ist mit einem Netzwerk von intrazellulären Signal- und Regulationswegen verbunden.

PSA ist ein 34-kD-Einfachkettenglykoprotein aus 237 Aminosäuren, das fast ausschließlich in der Prostata produziert wird. Als Serinprotease gehört es zu der Kallikreingenfamilie und besitzt eine hohe Sequenzhomologie mit dem humanen glandulären Kallikrein 2. Im Serum kommt PSA hauptsächlich als Komplex mit α-1-Antichymotrypsin vor. Es wird in die Seminalflüssigkeit sezerniert und ist für die Gelauflösung des frisch ejakulierten Samens durch Proteolyse der wichtigsten Gel formenden Proteine, Semenogelin I und II, und Fibronektin verantwortlich. Ein kleiner Teil des PSA im Samen ist komplexiert. Der freie, nicht komplexierte PSA-Anteil stellt einen kleineren Teil des Serum-PSA dar. Die PSA-Produktion unterliegt der Kontrolle der zirkulierenden Androgene, die an die Androgenrezeptoren binden. Das Serum-PSA kann außer beim Prostatakarzinom auch unter anderen Bedingungen erhöht sein: Prostatitis, PIN, akuter Harnverhalt, Niereninsuffizienz und Prostatalithiasis. Die Wertigkeit des PSA als ein Screeninginstrument ist aufgrund der schwierigen Unterscheidung zwischen benigner Prostatahyperplasie und Prostatakarzinom infrage gestellt worden (s. auch 3.3.2.6.3). PSA als Tumormarker ist besonders verlässlich und genau im Nachweis von Residualkarzinomen, Rezidiven und Progressionen nach jeglicher Therapie. Der Erkrankungsstatus kann hervorragend vorhergesagt werden und Rezidive werden Monate früher erkannt als durch irgendeine andere Methode. PSA ist zudem ein sensitiver und spezifischer immunhistochemischer Marker für Tumoren prostatischen Ursprungs (El Shirbiny 1994, Malm u. Lilja 1995).

Die humane Kallikreinfamilie besteht aus 3 Mitgliedern: hK1, hK2 und hK3 (PSA). Die mRNA von hK2 und PSA befinden sich hauptsächlich im prostatischen Epithel und werden durch Androgene reguliert (Kumar et al. 1996). Außerdem besitzt hK2 eine 78%ige Aminosäurehomologie mit PSA und wird vornehmlich in der Prostata exprimiert, sodass es ein klinisch nützlicher Marker für die Diagnosestellung oder Verlaufskontrolle eines PCA sein könnte (Darson et al. 1997). hK2 scheint an der Aktivierung des PSA aus inaktiven Vorstufen beteiligt zu sein. Die Intensität der hK2-Expression ist im PCA größer als in der PIN, und diese wiederum größer als in der BPH. Karzinome mit dem Gleason-Primärgrad 4 oder 5 zeigen eine hK2-Anfärbung in nahezu jeder Zelle. Im Gegensatz dazu ist die PSA-Immunreaktivität in benignem Gewebe am intensivsten. Die Gewebeexpression von hK2 scheint unabhängig von der von PSA zu sein. Derzeit wird die klinische Wertigkeit dieses Markers überprüft.

3.3.3.4 Molekularbiologische Grundlagen

3.3.3.4.1 Onkogene

Die Suche nach Onkogenen beim Prostatakarzinom begann in den 80er-Jahren, nachdem man erkannt hatte, dass bestimmte Onkogene wie *ras* häufig in anderen Malignomen aktiviert waren. Die Punktmutation eines zellulären Gens (Protoonkogen) wie von *c-ras* zu dem korrespondierenden Onkogen ist ein häufiger und wichtiger Mechanismus der neoplastischen Transformation. Beim menschlichen Prostatakarzinom waren Untersuchungen der Onkogenaktivierung und Produktexpression zunächst enttäuschend. Viola et al. untersuchten die Expression des *ras*-Onkogen-*p21*-Proteinproduktes, in dem sie das Maus-MAb-RAP-5 nutzten, welches die Aminosäuresequenz 10–17 von *Ha-ras*, *Ki-ras* und *N-ras p21* identifizierte (Viola et al. 1986). Obwohl sich eine gute Korrelation zwischen dem Gleason-Score und/oder dem Ausmaß der nukleären Anaplasie mit der Expression der Peptidsequenz dieses onkogenen Produktes für das Prostatakarzinom als eine Gruppe zeigte, konnte keine Korrelation mit dem individuellen Tumorverhalten gefunden werden. Im Gegensatz dazu berichteten Peehl et al., dass nur eines von acht Prostatakarzinomen mit *Ki-ras* homologe transformierende Sequenzen enthielt, und postulierten, dass eine Onkogenaktivierung, die mit dem 3T3-Assay entdeckt werden kann, nicht häufig beim Prostatakarzinom ist (Peehl et al. 1987). Carter et al. untersuchten 24 primäre menschliche Prostatakarzinome und 5 prostatische Zelllinien auf Mutationen der Kodons 12, 13 und 61 von *Ha-ras-*, *Ki-ras-* und *N-ras*-Genen (Carter et al. 1990). Im untersuchten Material konnten nur 2 Mutationen gefunden werden. Eine andere Studie zeigte eine heterogene Expression des *ras*-Onkogen-*p21*-Proteins in 25% der Prostatakarzinomzellen innerhalb eines einzigen primären Tumors, der dieses Protein exprimierte (Fan 1988). In allen anderen Prostatakarzinomen, von denen bisher berichtet wurde, fand sich keine Amplifikation genomischer Sequenzen von *Ha-ras*, *Ki-ras*, *c-myc*, *N-myc*, *c-sis* oder *c-fos*. Vor dem Hintergrund einer konsistent erhöhten Wachstumsfraktion in allen untersuchten Prostatakarzinomen ist die Abwesenheit von aktiviertem *c-myc* überraschend. Zur Zeit gibt es kein bekanntes menschliches Onkogen, das spezifisch und/oder konsistent beim menschlichen Prostatakarzinom aktiviert ist. Folglich gibt es keinen etablierten onkogenen Marker, mit dem man die Diagnostik eines Prostatakarzinoms verbessern oder einen speziellen Entwicklungsweg eines Prostatakarzinoms identifizieren oder vorhersagen könnte.

3.3.3.4.2 Tumorsuppressorgene

Tumorsuppressorgene sind eine im normalen Genom verstreute heterogene Gruppe von Genen und können durch eine Vielzahl von Mechanismen inaktiviert werden. In Tabelle 3.3.1 sind bekannte

Tabelle 3.3.1. Prostata-Tumorsuppressorgensequenzen

Chromosomen-lokalisation	Gen	% mit PCA	Identifikationsmethode	Literatur
8p22		<20		Vocke et al. 1996
8p12.21		80		
10pter–q11	*pac1*			Sanchez et al. 1996
13q		≈33		Cooney et al. 1996
8p22				MacGrogan et al. 1996
				Bova et al. 1996
17p				Kunimi et al. 1996
6q14–21				Cooney et al. 1996
10p			Chromosom	Murakamie et al. 1996
10p u. 10q		29	LOH	Ittman 1996
17p		8		
17q		4		
17q12–21	*brca1*	70	FISH	Williams et al. 1996
17q21	*brca1*	50	LOH	Gao et al. 1995
8p21		43	LOH	Kagan et al. 1995
8p22		46	PCR	Macoska et al. 1995
10q23–25	*mxi1*	62	SSCP	Gray et al. 1995
9p21	*cdkn2*	2	SSCP	Komiya et al. 1995
9p21	*cdkn2*	60	Methylationsanalyse	Herman et al. 1995
9p21	*cdkn2*		Mikrosatellitenanalyse	Chairns et al. 1995
8p22–p21.3		57	Deletionsmapping	Suzuki et al. 1995
17q12–22			Chromosomentransfer	Murakami et al. 1995
8p12–21		>90	LOH	Emmert-Buck et al. 1995
10q24–25	*mxi1*		FISH	Eagle et al. 1995
11p11.2	*kal1*		Gentransfer	Dong et al. 1995
17q21	*brca1*	52	LOH	Gao et al. 1995
8p		46	Mikrosatellitenanalyse	MacGrogan et al. 1994
8p		36–69	Mikrosatellitenanalyse	Trapman et al. 1994
8q	*krev-1*	11–25	Gentransfer	Burney et al. 1994
12pter–12q13			Gentransfer	Berube et al. 1994

LOH Verlust der Heterozygotie, *FISH* Fluoreszenz-in-situ-Hybridisierung, *PCR* Polymerasekettenreaktion, *SSCP* „single-stranded conformation polymorphism".

Gene und ihre vermutlichen chromosomalen Lokalisationen zusammengefasst, die für eine Suppression des neoplastischen oder metastatischen Phänotyps innerhalb des prostatischen Epithels verantwortlich gehalten werden. Obwohl die normale Funktion dieser Gensequenzen nicht gut definiert ist, erscheint es wahrscheinlich, dass sie in der Förderung der Zelldifferenzierung als auch in der Vermittlung des Stillstandes des zellulären Wachstums durch wachstumsinhibierende Zytokine involviert sind (Stanbridge 1990). Zu den Tumorsuppressorgenen auf dem menschlichen Chromosom 13q gehören das Retinoblastomgen *(rb)* und ein Gen, das mit vererbtem Brustkrebs assoziiert ist *(brca2)*. Das *rb*-Gen wurde zuerst auf Chromosom 13q14.1 durch zytogenetische Untersuchungen lokalisiert (Yunis u. Ramsay 1978). Von Friend et al. wurde es kloniert (Friend et al. 1986) und war das ursprüngliche identifizierte Tumorsuppressorgen (Benedict et al. 1990). In definierten Untergruppen von allen menschlichen epithelialen Neoplasmen, außerdem in allen Retinoblastomen, kann eine mutationsbedingte Inaktivierung von *rb* gefunden werden. Exogene Kopien von *rb*-Wildtyp supprimieren Tumorgenität in mehreren verschiedenen Tumorzellen mit endogenen *rb*-Mutationen. Eine Studie konnte die Präsenz von *rb*-Mutationen in einer Subpopulation von Prostatakarzinomen zeigen und unterstützt damit die Wahrscheinlichkeit, dass Mutationen von Tumorsuppressorgenen in der Genese von zumindest einigen Prostatakarzinomen verantwortlich sein können (Bookstein et al. 1990).

Ein Verlust der Heterozygotie (LOH) des *rb* konnte bei 60% von Patienten mit Prostatakarzinom gezeigt werden. Ein Verlust des *rb* trat in gleicher Häufigkeit bei „early-stage“ und „low-grade“ als auch bei fortgeschritteneren Karzinomen auf. Der Verlust des *rb* wurde auch bei einem Patienten mit BPH beobachtet, sodass der Verlust des *rb* ein frühes Ereignis bei zumindest einigen Arten der Prostatakarzinomgenese sein könnte. Mittels LOH-Analyse konnte gezeigt werden, dass 48% der Prostatakarzinome nachweisbare Allelverluste des *rb* mit wenigstens einem Marker haben. In einem Drittel der Fälle scheint der Allelverlust die Region 13q14 mit dem *rb* zu betreffen. Um zu überprüfen, dass *rb* wirklich das Tumorsuppressorgen in dieser Region ist, wurden die Fälle auch dahingehend untersucht, ob das Proteinprodukt des *rb* (RB) exprimiert wurde. Dieses fehlte in 22% der Prostatakarzinome. Allerdings korrelierte der Allelverlust des *rb* nicht mit der fehlenden RB-Expression. Zusammenfassend unterstützen diese Daten die Vermutung, dass der Allelverlust einer bestimmten Region des Chromosom 13q14 in ungefähr einem Drittel der Prostatakarzinome auftritt. Die fehlende Korrelation eines LOH des *rb* mit der fehlenden RB-Expression legt das Vorhandensein eines weiteren Tumorsuppressorgens in dieser Region nahe.

Wildtyp P53 ist ein nukleäres Protein, das den Eintritt in und den Fortgang durch den Zellzyklus reguliert (Mercer et al. 1984). Dieses Protein hat mehrere Eigenschaften, die mit einem Produkt eines Tumorsuppressorgens übereinstimmen (Levine u. Momand 1990). Obwohl es in vielen murinen Geweben von Erwachsenen in geringen Mengen vorkommt, waren es die Untersuchungen von Finlay et al., die als erste erhöhte Konzentrationen von P53 entweder mit einem abnormal mutierten Protein oder mit einer Stabilisierung des Proteins in einem Komplex mit anderen Proteinen in Verbindung brachten (Finlay et al. 1988). In normalen und transformierten Zellen könnte P53 in verschiedenen zellulären Kompartimenten vorkommen (Rotter et al. 1983). In untransformierten Zellen kommt es im Zytoplasma in Verbindung mit dem Zytoskelett in transformierten Zellen im Nukleus vor. Punktmutationen in hoch konservierten Genabschnitten können P53 im „primary rat embryo fibroblast transfection assay for dominant oncogenes“ aktivieren (Hinds et al. 1989), während das „Wildtyp“-Protein eine Tumorsuppressoraktivität besitzt (Finlay et al. 1989). Fehlende Wildtyp-P53-Expression, ein häufiges Ereignis in vielen Malignomen, könnte diese Aktivitäten eliminieren. Die Identifikation erhöhter Konzentrationen von nachweisbarem Protein in Geweben stellt einen Marker für mutiertes *p53* dar.

Foster et al. untersuchten die Expression von P53 in zahlreichen benignen und malignen Geweben immunhistochemisch (Foster et al. 1992). Für das einzelne Prostatakarzinom war die Expression heterogen. 47% der inzidenten Prostatakarzinome im United Kingdom zeigten eine P53-Expression in mindestens 5% der Tumorzellen. Im Gegensatz dazu hatten nur 16% der Karzinome, die in den USA diagnostiziert wurden, eine P53-Expression; in keiner Gruppe fand sich eine Korrelation zum Tumorstadium. Die Unterschiede könnten sowohl durch eine unterschiedliche Ätiopathogenese der Erkrankung in den beiden Ländern als auch durch unterschiedliche Stadien zum Zeitpunkt der Diagnose erklärt werden. Dann könnte das auch die hohe Inzidenz von mutiertem *p53* in BPH-Gewebe in Großbritannien erklären. Die Inaktivierung dieses Tumorsuppressorgens scheint eher kein konsistentes oder sogar wichtiges Ereignis in der Tumorgenese der meisten menschlichen Prostatakarzinome zu sein (Mottaz et al. 1997).

Ein drittes Tumorsuppressorgen, *kal1*, ist auf Chromosom 11p11.2 lokalisiert und scheint in einigen Prostatakarzinomen aktiv zu sein. Evolutionär erhalten und in normalem Gewebe weit verbreitet kodiert *kal1* für ein Mitglied einer strukturell eigenen Familie von Leukozytenoberflächenglykoproteinen. Obwohl die genaue Funktion dieser Proteine noch nicht ganz geklärt ist, könnte ihre Membranlokalisation und extensive Glykolisierung auf eine Funktion in der Interaktion zwischen den Zellen und von Zellen zur extrazellulären Matrix (Sharon u. Lis 1989) sowie auf eine Rolle bei der Invasion und Metastasierung hindeuten. Die N-Glykolisierung dieser Moleküle passt zu ihrer vermeintlichen Rolle bei der Suppression einer Metastasierung. Die Assoziation zwischen einer Prozessierung von N-gebundenen Oligosacchariden und dem metastatischen Phänotyp ist gut dokumentiert (Foster 1990). Zusätzlich zu *kal1* konnte eine Korrelation der Expression der Gene *mrp1* und *me491*, zweier anderer Mitglieder dieser Familie, mit einer Metastasierung gezeigt werden.

3.3.3.4.3 Tumorcharakterisierung durch Proliferations- und Apoptosemarker

Es ist unwahrscheinlich, dass ein einzelner Faktor das Progressionspotenzial eines Tumors bestimmen kann. Vielmehr könnte eine Zusammenstellung von Markern, die essenzielle Aspekte der Tumorgenese charakterisieren, hilfreiche Informationen liefern (Stattin et al. 1997, Partin et al. 1997, Roach et al. 2000). Neben den bekannten prognostischen und prädiktiven Faktoren (TNM-Staging, histologisches Grading (Gleason-Score), PSA-Wert, WHO-Grading, Tumorlokalisation innerhalb der Prostata) etablieren sich in zunehmendem Maße neue, noch nicht zum Untersuchungsstandard gehörende Marker wie Apoptose- und Proliferationsmarker. Bisher sind jedoch noch nicht ausreichend Daten publiziert worden, um ihren prognostischen Wert eindeutig zu demonstrieren (Bostwick u. Foster 1999, Bostwick et al. 2000).

Proliferationsmarker. Der Anteil der proliferierenden Zellen innerhalb eines Tumors könnte die Wahrscheinlichkeit seiner Progression voraussagen. Studien mit der Durchflusszytometrie, dem mitotischen Index, proliferierenden Zellkern-Antigen („proliferating cell nuclear antigen", PCNA) und Ki67-Immunhistochemie konnten eine prognostische Signifikanz von Tumorzellproliferationsindices beim Prostatakarzinom zeigen. Die Durchflusszytometrie ermöglicht die Messung der Zellpopulationen in verschiedenen Phasen des Zellzyklus. Eine hohe S-Phase-Fraktion und ein großes Verhältnis von Zellen in der S- und G_2-Phase verglichen mit der M-Phase korrelierte mit einem kurzen karzinomspezifischen und progressionsfreien Überleben. Diese Tumoren zeigten außerdem ein schlechtes Ansprechen auf eine endokrine Therapie (Visakorpi et al. 1991, 1992). Vesalainen et al. untersuchten den Zusammenhang von mitotischem Index und einer Reihe von klinischen und histologischen Kriterien bei 303 Prostataadenokarzinomen und fanden, dass der Gleason-Score, die Tumorinvasivität und Metastasierung bei Diagnose mit dem mitotischen Index und damit auch mit der Progression und dem progressionsfreien Überleben zusammenhingen (Vesalainen et al. 1994). PCNA ist ein Hilfsprotein für das Enzym DNA-Polymerase delta. Mehrere Studien konnten eine Akkumulation von PCNA im Zellkern während der S-Phase des Zellzyklus nachweisen und somit seine Bedeutung als Proliferationsmarker herausstellen (Dawson et al. 1990, Landberg et al. 1991). Die Messung der PCNA-Expression in Prostatakarzinomgeweben allerdings erbrachte widersprüchliche Ergebnisse (Visakorpi 1992, Vesalainen et al. 1994).

Der Ki67-Antikörper reagiert nur mit proliferierenden Zellen (Abb. 3.3.11), das Antigen hat eine intranukleäre Verteilung, die während des Zellzyklus variiert (Verheijen et al. 1989, van Dierendonck et al. 1989). Die Expression des Ki67-Proteins ist während des Zellzyklus erforderlich, da dessen Inhibition eine Zellproliferation verhindert (Schluter et al. 1993). Eine hochsignifikante Korrelation zwischen der Ki67-Expression und dem Grad der Malignität konnte für alle Tumoren gezeigt werden (Ross u. Hall 1995). Eine beachtliche Variation der Ki67-Expression bei verschiedenen Tumorgraden deutet darauf hin, dass sie sowohl bei der Diagnose als auch bei der Prognoseabschätzung des individuellen Karzinoms von Wert sein könnte (Hall u. Levison 1990, Bubendorf et al. 1996).

Multivariate Analysen ergaben, dass der Ki67-Labeling-Index ein unabhängiger und signifikanter Prognosefaktor für krankheitsspezifisches Überleben ist, wenn alle Staging- und Grading-Kategorien eingeschlossen werden (Aaltomaa et al. 1997, Borre et al. 1998). Bubendorf et al. zeigten den Ki67-Labeling-Index als unabhängigen prädiktiven Faktor für tumorspezifisches Überleben bei einer Untersuchung der Ki67-Expression in Prostatakarzinomen in Prostatastanzbiopsien (Bubendorf et al. 1998). Ferner scheint sich Ki67 auch als Marker nach der Therapie herauszustellen. Die Ki67-Expression ist für radikal prostatektomierte Patienten ein unabhängiger prädiktiver Parameter für Rezidive und die Progression der Krankheit (Bettencourt et al. 1996, Bubendorf et al. 1996). Ähnliche Resultate wurden bei Patienten gewonnen, bei denen eine transurethrale Resektion durchgeführt wurde (Stattin et al. 1997). Auch bei Patienten mit Adenokarzinom ist der Ki67-Labeling-Index ein signifikanter prädiktiver Marker für das Rezidiv nach einer Radiatio (Scalzo et al. 1998). Doch obwohl die angeführten Studien vielversprechend sind, ist zur abschließenden Bewertung von Ki67 eine weitere Evaluation nötig.

Apoptosemarker. Apoptoseraten ändern sich während der Initiierung, Progression und Metastasierung des Prostatakarzinoms (Tang u. Porter 1997). Untersuchungen an Ratten konnten zeigen, dass ein Androgenentzug der normalen Prostata durch eine schnelle Erhöhung der Transkription multipler Gene wie *c-fos*, *c-myc4* und TGF-β (Kyprianou u. Isaacs 1989), die normalerweise durch Testosteron supprimiert sind, in einem massiven Epithelzelluntergang resultiert (Isaacs et al. 1992). Allerdings besteht das individuelle Prostatakarzinom aus heterogenen Zellen, die nicht alle Androgene zum Überleben benötigen.

Das onkogene Protein BCL-2 und seine Familie von verwandten Genprodukten besitzen eine zentrale Rolle in der Regulation der Apoptose (Lu et al. 1996). BCL-2, BCL-XL, BCL-W und MCL-1 scheinen Apoptoseantagonisten zu sein, während BAX, BAK, BCL-XS, BAD und BIK Apoptoseagonisten sind (Thompson 1995, Reed 1994, Yang u. Korsmeyer 1996). Diese Proteine interagieren miteinander in einem Netzwerk von Homo- und Heterodimeren, sodass der relative Anteil des einzelnen

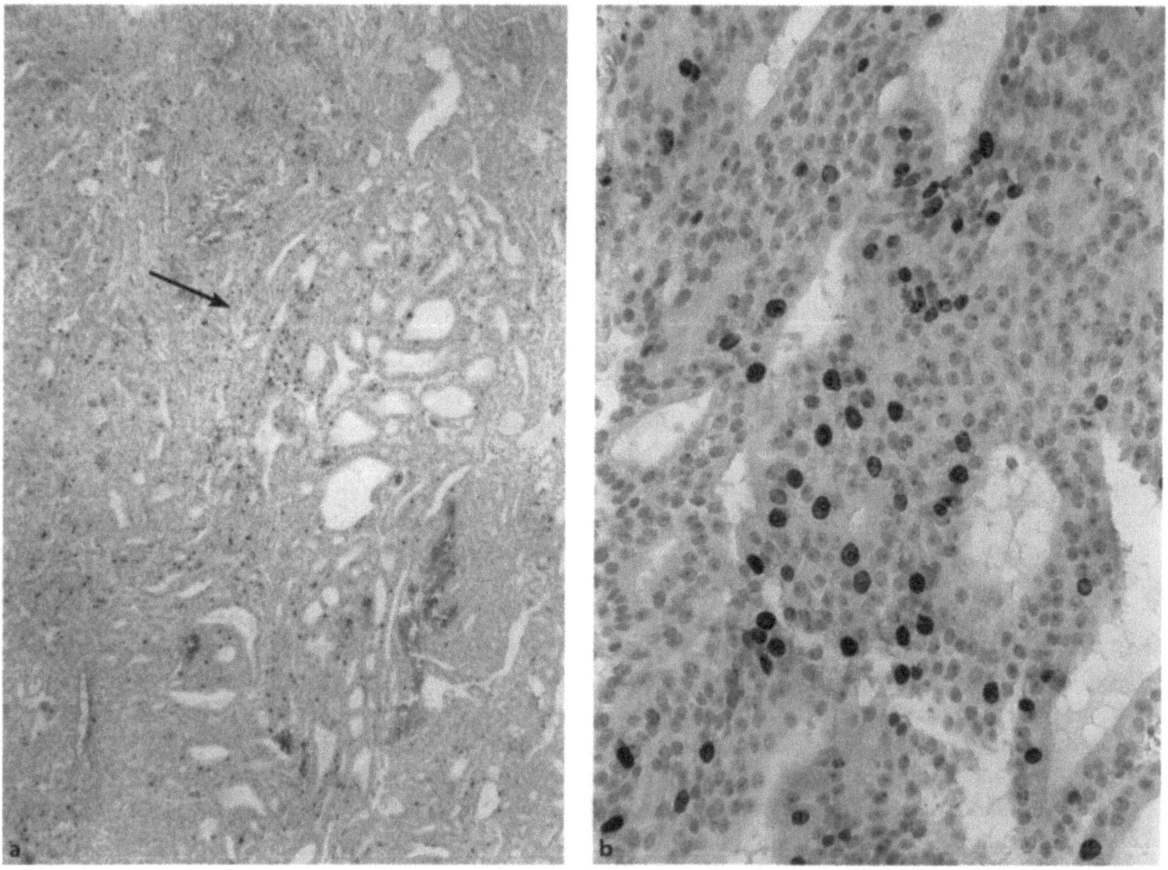

Abb. 3.3.11 a, b. Ki67-Nachweis in proliferierenden Prostatakarzinomzellen nach 3 Monaten neoadjuvanter LHRH-Analogon-Therapie (Mib-1-Antikörper). Bereits zu Beginn einer androgenablativen Behandlung finden sich androgenunabhängig proliferierende Karzinomzellen (Präparat bei radikaler Prostatektomie, formalinfixierter Paraffinschnitt). **a** Vergr. 200:1, **b** Ausschnitt aus **a** (*Pfeil*), Vergr. 400:1. (Fotos mit freundlicher Genehmigung von Herrn Dr. R. Berges, PAN Klinik, Köln)

Proteins schließlich die Antwort einer Zelle auf einen apoptotischen Stimulus wie Androgenentzug, Verlust der Zellverbindung zu extrazellulären Matrixproteinen und Zytostatika beeinflusst (Reed 1994, 1995, Oltvai u. Korsmeyer 1994). Der exakte Mechanismus der Apoptoseregulation ist noch nicht geklärt, aber es wurde postuliert, dass diese Proteine eine „Poren formende" Aktivität besitzen (Minn et al. 1997) und damit die mitochondriale Permeabilität beeinflussen (Kroemer 1997). BCL-2-Expression konnte als unabhängiger prognostischer Marker beim frühen Prostatakarzinom identifiziert werden (Moul et al. 1996). Erhöhte Level werden beim hormonrefraktären Prostatakarzinom gefunden (Colombel et al. 1993). Die BCL-2-Transfektion in LNCaP-Zellen verhindert die Induktion einer Apoptose durch eine Vielzahl von Stimuli (Raffo et al. 1995) mit der Konsequenz, dass die Zellen auch nach Kastration Tumoren gebildet haben. Diese Beobachtungen sind die Basis für BCL-2 und verwandte Genprodukte als mögliche therapeutische Ziele (Haldar et al. 1996).

Ferner scheinen molekulare Marker der Apoptoseregulation auch einen prädiktiven Wert bei verschiedenen Therapiemodellen, wie z. B. der Strahlentherapie, zu haben. In einigen Tumormodellen, einschließlich einer Auswahl von soliden Tumortypen, wurde eine Korrelation zwischen dem Apoptoselevel nach der Bestrahlung und der auf die Bestrahlung hin folgenden Tumorantwort festgestellt (Stephens et al. 1991, Meyn et al. 1993). Vesalainen et al. zeigten, dass ein hoher Apoptoseindex mit einer schlechten Prognose korrelierte (Vesalainen et al. 1994). In weiteren Studien wurde eine signifikante Erhöhung der Apoptosegesamtzahl in hochgradigen Prostatakarzinomen und jenen mit aggressivem Proliferationsprofil festgestellt (Berges et al. 1995, Wheeler et al. 1994, Aihara et al. 1995, Colecchia et al. 1997, Drachenberg et al. 1997). Die Arbeiten zeigen somit den hohen Stellenwert, den die Apoptose in der Bewertung des Prostatakarzinoms hat. Eine genaue Charakterisierung des Apoptosesystems beim einzelnen Patienten könnte ein elementares Kriterium auch für die Wahl der adäquaten Therapie sein. Dafür ist aber weitere intensive Forschung auf diesem Gebiet notwendig. Speziell in der Evaluierung der prädiktiven Wertigkeit der einzelnen Bestandteile des Apoptosesystems bei den zur Auswahl stehenden Therapieformen liegt eine Hauptaufgabe weiterer wissenschaftlicher Studien.

Die Poly(ADP-Ribose)-Polymerase (PARP) ist in dieser Hinsicht ein wichtiger Apoptosemarker. Die proteolytische Spaltung von PARP in charakteristische Fragmente von 89 kD und 24 kD als ein Kennzeichen der Apoptose wurde als erstes von Kaufmann et al. 1989 beschrieben (Kaufmann 1989), wobei die exakten Fragmentlängen erst später bestimmt wurden (Shah et al. 1995). Diese Spaltung wurde seitdem in vielen Studien wie z. B. bei der durch Gammastrahlung induzierten Apoptose in Mauslungenzellen beobachtet (Paris et al. 1997). Verschiedene Arbeiten zeigen, dass die PARP-Aktivität zu Beginn der Apoptose zunimmt und es in dieser Frühphase zu einer Poly(ADP-Ribosyl)ierung von Kernproteinen kommt (Rosenthal et al. 1997, Simbulan-Rosenthal et al. 1999). Gleichzeitig zählt die PARP-Spaltung auch zu den ersten Proteindegradationen während der Apoptose (Casiano et al. 1996, Greidinger et al. 1996). Die Caspase 3 scheint wesentlich für die charakteristische Spaltung verantwortlich zu sein (Nicholson et al. 1995, Tewari et al. 1995).

3.3.3.4.4 Stickstoffoxid (NO) und Stickstoffoxidsynthasen

Das Wachstum solider Tumoren unterliegt einer Vielzahl von zellulären Regulationsmechanismen. Als Träger dieser Mechanismen sind u. a. Endothelzellen, immunkompetente Makrophagen und die Tumorzellen selbst zu nennen. Eine Stickstoffoxidproduktion durch diese Zellen konnte für einige Tumoren bereits im Tierversuch und humanen Tumorgewebe nachgewiesen werden. Andere Untersuchungen vermuten einen Zusammenhang zwischen NO-Generation und Metastasierungspotenzial (Radomski et al. 1991) sowie Tumorzellzytostase oder -zytotoxizität (Green u. Nacy 1993) und Gefäßregulation (Andrade et al. 1992). Auch in der Prostata konnte die Existenz der NO-Synthase nachgewiesen werden; ihre pathophysiologische Funktion bei der benignen Prostatahyperplasie und beim Prostatakarzinom wurde diskutiert (Burnett et al. 1995, Klotz et al. 1997, 1998, Aaltomaa et al. 2000, Gradini et al. 1999). Eigene Untersuchungen (Klotz et al. 1998) konnten eine hohe Aktivität der induzierbaren NO-Synthase (iNOS) beim menschlichen Prostatakarzinom jedoch ohne eindeutige Abhängigkeit vom Tumorgrading nachweisen. Die Markierungsintensität für iNOS im Endothel ist im Karzinomgewebe deutlich stärker als in benignem Gewebe. Dabei war in den eng an die Tumorareale angrenzenden Gewebezonen noch eine hohe Endothelmarkierung für iNOS zu beobachten. Auch die iNOS-Expression in den mononukleären Rundzellen war in den Gewebeproben mit Prostatakarzinom stärker als im BPH-Gewebe (Abb. 3.3.12). In einer

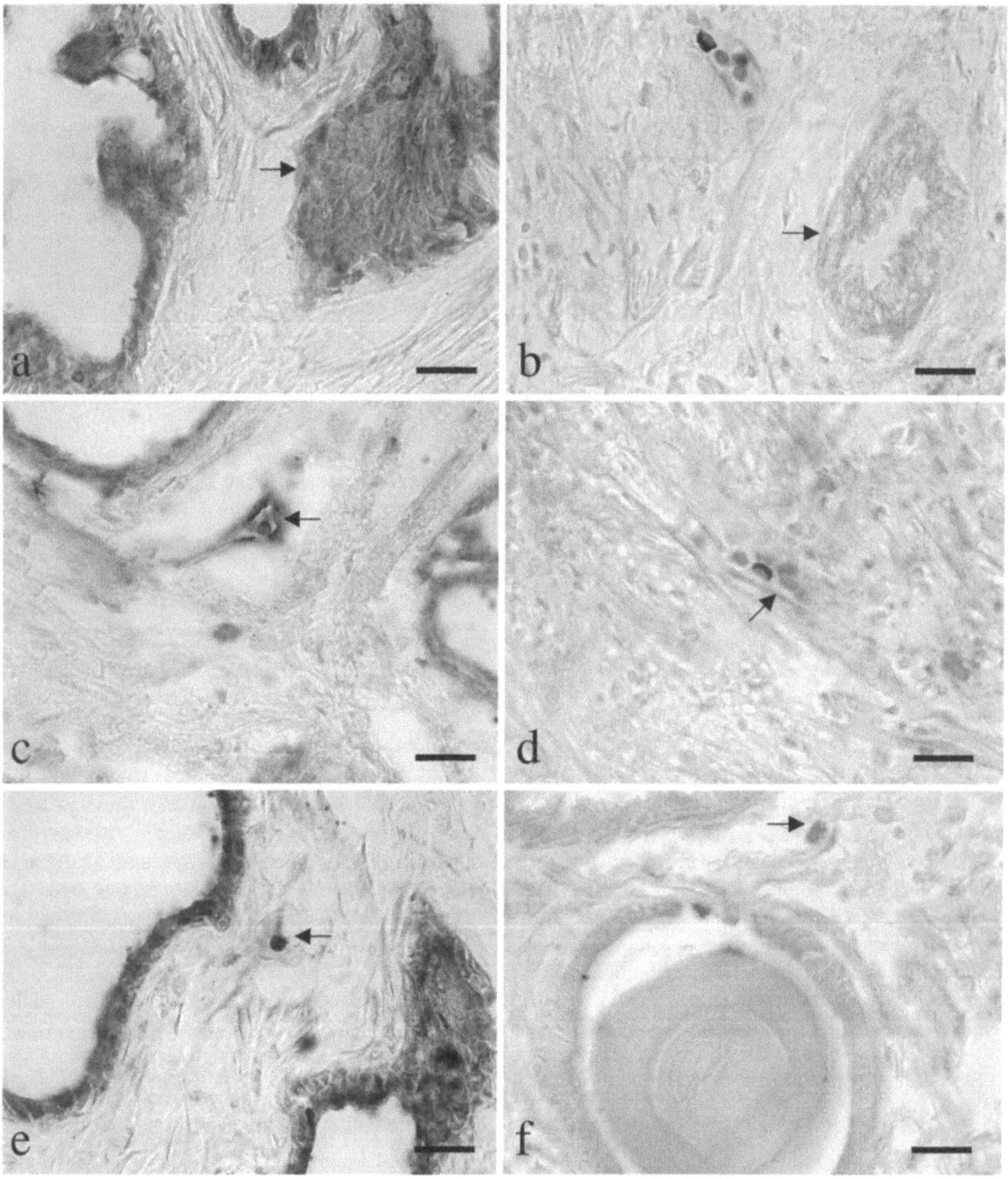

Abb. 3.3.12 a–f. Immunhistochemische Lokalisation von iNOS in den einzelnen Gewebekompartimenten. Die iNOS-Expression im Epithel (*Pfeile* in **a** und **b**) im maligne entarteten Gewebe (**a**) unterscheidet sich im Vergleich zu der cGMP-Markierungsintensität des Epithels in den Präparaten mit benignem Gewebe (**b**) deutlich. Die Endothelmarkierung (*Pfeile* in **c** und **d**) ist in den Präparaten mit benigner Prostatahyperplasie (**d**) gegenüber der Markierung in den Endothelien des Karzinomgewebes (**c**) schwächer. Die mononukleären Rundzellen (*Pfeile* in **e** und **f**) im Karzinomgewebe (**e**) sind stärker markiert als in den BPH-Präparaten (**f**). Der *Balken* entspricht 17 μm, Vergr. 63:1

Studie von Aaltomaa et al. korrelierte eine hohe iNOS-Expression mit einer hohen pT-Klassifikation und dem präoperativen PSA-Level, sie war aber kein prädiktiver Parameter für ein PSA-Versagen (Aaltomaa et al. 2000). Die Bedeutung einer vom Tumor induzierten Stickstoffoxidbildung in der Prostata ist unklar. Die Bildung von Stickstoffoxid durch Tumorzellen könnte sowohl für die vom Tumor induzierte Angiogenese als auch für die makrophagengestützte Immunabwehr wesentlich sein. Ebenso scheint NO eine wichtige Funktion bei der Regulation der glatten Muskulatur, der regionalen Durchblutung und der Sekretion zu spielen (Burnett et al. 1995, Klotz et al. 1997, Guh et al. 1998). Für das Prostatakarzinom zeigte sich in unseren Untersuchungen eine ausgeprägte iNOS-Aktivität auch in hoch differenzierten Prostatakarzinomen. In den Präparaten ließen sich teilweise karzinomatös infiltrierte Bereiche von noch nicht infiltrierten Bereichen unterscheiden. Weiterhin konnte weder in den benignen Kontrollpräparaten noch bei der Prostatahyperplasie eine wesentliche Aktivität der iNOS nachgewiesen werden. Relevante Unterschiede zwischen Prostatakarzinomen und benignen Präparaten in der Verteilung der konstitutiven NO-Synthasen fanden sich nicht (Klotz et al. 1998). Somit darf unserer Meinung nach von einer selektiven Expression der induzierbaren NO-Synthase beim Prostatakarzinom ausgegangen werden. Aktuell gibt es Anhaltspunkte, dass die Gefäßdichte beim Prostatakarzinom einen prognostischen Parameter darstellt. Somit sind weitere Untersuchungen zur pathophysiologischen Rolle von Stickstoffoxid in Bezug auf die Angiogenese notwendig.

Ein weiterer wichtiger Bestandteil NO-regulierter Vorgänge ist die lösliche Guanylatzyklase (sGC). Bei der Suche nach neuen Tumormarkern sollte auch dieses Enzym besondere Berücksichtigung finden. sGC wird unter anderem durch NO aktiviert (Katsuki et al. 1978) und ist an der Reduktion der Plättchenreaktivität (Moro et al. 1996), der Relaxation von glatter Muskulatur im Respirationstrakt (Ellis 1997) und Urogenitaltrakt (Cellek et al. 1996) sowie in Gefäßen (Brunner et al. 1996) beteiligt. Einige Isoformen der sGC sind charakterisiert worden. Im menschlichen Gewebe wurden α_1-, α_2- und β_1-Untereinheiten entdeckt – in der Prostata α_1 und β_1, wobei die α_1-Expression ausgeprägter war (Budworth et al. 1999). In einer Studie über Blasenkarzinome zeigte sich in den Blasenkarzinomzellen eine heterogene und in den Endothelzellen eine im Vergleich zum normalen Gewebe erhöhte sGC-Expression (eigene, bisher nicht veröffentlichte Ergebnisse). Eine Studie an Rattenprostatageweben stellte fest, dass die Guanylatzyklaseaktivität in der normalen Prostata am geringsten, im schlecht differenzierten Prostatakarzinom hingegen am höchsten war (Claflin et al. 1978). Eigene Ergebnisse bestätigen dies beim Menschen nicht. Die Expression der sGC ist im Epithel des PCA im Gegensatz zu der hohen Expressionsintensität im Epithel der BPH stark verringert. Im Endothel ist die Expression des Enzyms beim PCA geringer (Abb. 3.3.13). Die Unterschiede der Markierungsintensität sind jedoch nicht so drastisch wie im Epithel. In den mononukleären Rundzellen hingegen war die Markierungsintensität im malignen Gewebe stärker (Abb. 3.3.14). Die verminderte sGC-Expression ist somit neben einer hohen iNOS-Expression ein mögliches Zeichen tumorpathologischer Prozesse, wobei die Ursache dafür noch ungeklärt ist. Zur Charakterisierung dieser Enzyme bedarf es weiterer Forschung.

Dies gilt auch für einen weiteren wichtigen Bestandteil des mit NO verbundenen Systems, das zyklische 3′,5′-Guanosinmonophosphat (cGMP). Die Endothelmarkierung ist in den Karzinompräparaten deutlich geringer als in den BPH-Gewebeproben. Dahingegen ist die cGMP-Expression der mononukleären Rundzellen im Karzinomgewebe signifikant stärker (Abb. 3.3.15). Die Expression dieses „second messenger“ ist in den Epithelien beider Gruppen schwach, wobei graphisch eine stärkere Markierung des Epithels der BPH-Präparate auszumachen ist.

Doch obwohl der Weg über die sGC/cGMP-Kaskade ein sehr oft benutzter ist, hat NO auch von diesem System unabhängige Effekte über andere Reaktionswege. Die Präsenz von 3-Nitrotyrosin wurde als ein Marker für die Formation und Aktion von $ONOO^-$ (entstanden durch Interaktion von NO mit Superoxiden) vorgeschlagen (Beckman et al. 1994): Nitrosylation, Nitration und Oxidation von Biomolekülen, Zytotoxizität, Zelltod und Gewebsverletzung (Murphy et al. 1998, Crow u. Beckman 1996, Pryor u. Squadrito 1995). In einer Studie über die Lokalisation von Nitrotyrosin in der Prostata zeigte sich ein erhöhtes Level im primären Prostatakarzinom gegenüber normalem Prostatagewebe. Darüber hinaus zeigte Nitrotyrosin im metastatischen ein stärkeres Kernlabeling als im primären Prostatakarzinom (Oberley et al. 2000). Die Untersuchung des NO-oxidativen Weges mittels Nitrotyrosinmarkierung bietet einen weiteren guten Ansatzpunkt, die Veränderungen im menschlichen Tumorgewebe und vielleicht sogar individuell die Eignung des Prostatakarzinompatienten für eine bestimmte Therapieform zu charakterisieren.

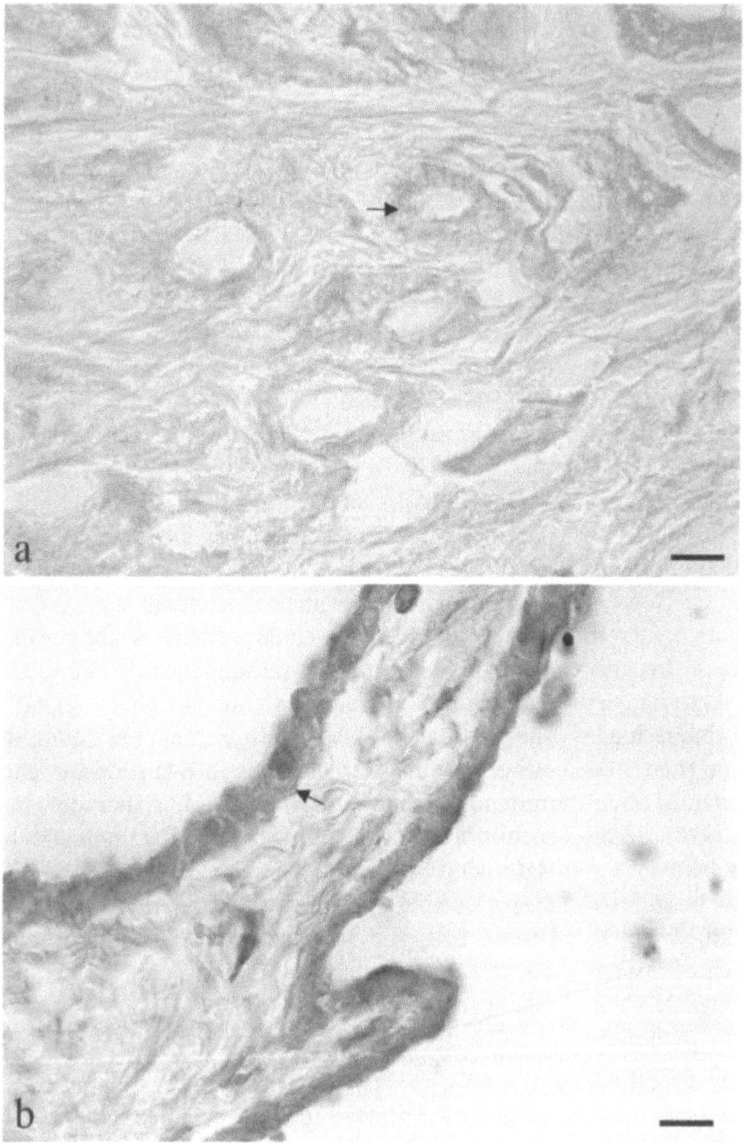

Abb. 3.3.13 a, b. Immunhistochemische Lokalisation von sGC im Epithel (*Pfeile* in **a** und **b**). Die sGC-Expression im Epithel im maligne entarteten Gewebe (**a**) ist im Vergleich zu der sGC-Markierungsintensität des Epithels in den Präparaten mit benignem Gewebe (**b**) deutlich geringer. Der *Balken* entspricht 10 μm, Vergr. 63:1

3.3.3.4.5 Angiogenese

In den letzten Jahren rückte zunehmend das Gefäßsystem des Tumors in den Mittelpunkt des Interesses (Abb. 3.3.16). Insbesondere als neuer Ansatz in der Tumortherapie wird die Hemmung der Gefäßversorgung des Tumors diskutiert (Carmeliet u. Jain 2000, Folkman 1995, Hanahan u. Folkman 1996). Die Hemmung der Gefäßentwicklung im Tumor erscheint dabei besonders sinnvoll. Es gibt Unterschiede zwischen ruhenden Endothelzellen, Endothelzellen bei physiologischen Gefäßentwicklungsprozessen, aber auch zwischen Endothelzellen unterschiedlicher Tumoren. Dies ist nicht nur für mögliche therapeutische Ansätze von Interesse, vielmehr können Veränderungen im Gewebe auch Hinweise auf das Wachstumsverhalten von Tumoren geben. So ergeben sich z.B. Hinweise auf eine Korrelation zwischen der Metastasierungspotenz von Mammakarzinomen und der Expression des VEGF-Rezeptors 2 (Edel et al. 1999). Weitere Marker, die im Zusammenhang mit einer tumorvermittelten Angiogenese in Endothelzellen gefunden wurden und teilweise in Beziehung zur Tumorprognose gestellt werden konnten, sind das Intermediärfilament Nestin und das Oberflächenantigen

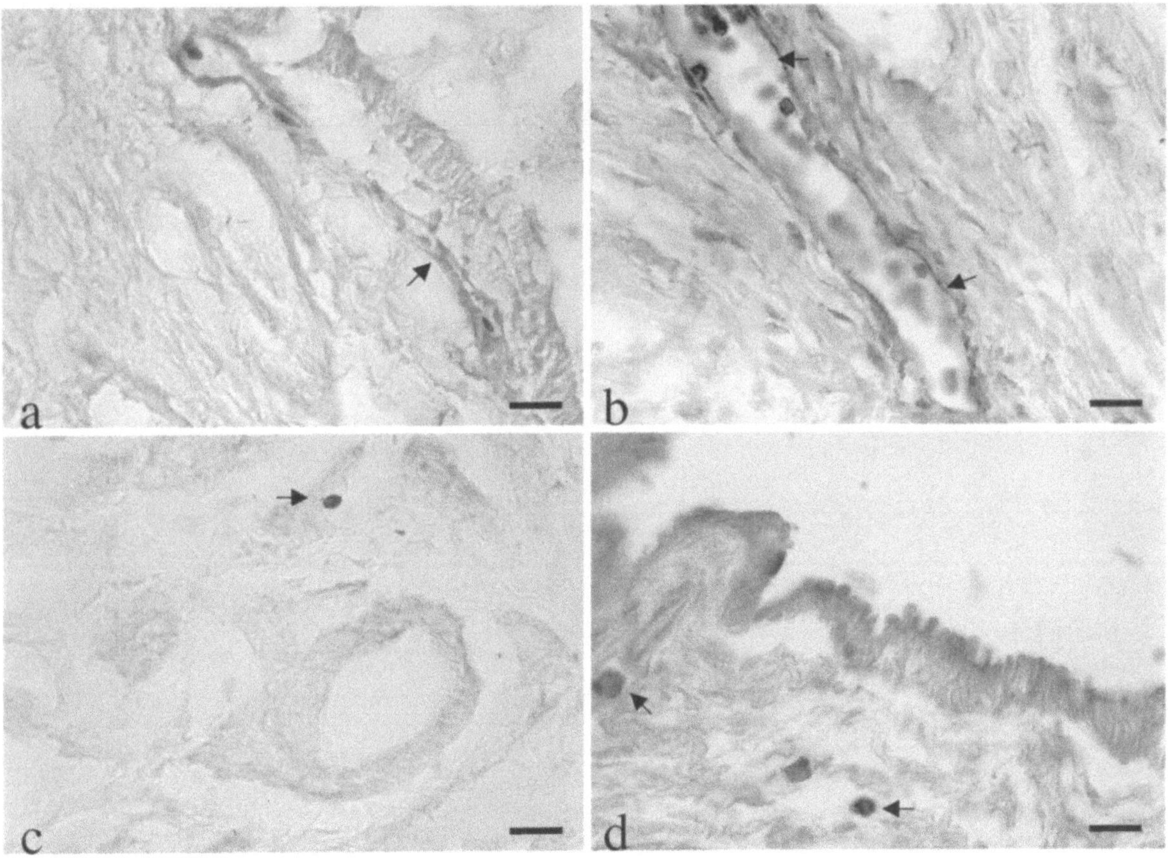

Abb. 3.3.14a–d. Immunhistochemische Lokalisation von sGC in Endothel (*Pfeile* in **a** und **b**) und mononukleären Rundzellen (*Pfeile* in **c** und **d**). Die Endothelmarkierung ist in den Präparaten mit benigner Prostatahyperplasie (**b**) gegenüber der Markierung in den Endothelien des Karzinomgewebes (**a**) stärker. Die mononukleären Rundzellen im Karzinomgewebe (**c**) sind nicht signifikant stärker markiert als in den BPH-Präparaten (**d**). Der *Balken* entspricht 13 μm, Vergr. 63:1

CD105 (Kumar et al. 1999, Tohyama et al. 1992). Dies wird unterstützt durch neue Untersuchungen, die funktionell als auch molekulargenetisch deutliche Unterschiede der Endothelzellen in Abhängigkeit von der Herkunft der Gefäße und Endothelzellen zeigen (Eberhardt et al. 2000, St. Croix et al. 2000).

3.3.3.5 Molekularmedizinische Auswirkungen auf die Diagnostik und Therapie des Prostatakarzinoms

3.3.3.5.1 Klassische Diagnostik

Die klassische Diagnostik zur Früherkennung eines Prostatakarzinoms besteht heute in der digitalrektalen Untersuchung ergänzt durch die transrektalen Ultraschalluntersuchung der Prostata (TRUS) sowie die Bestimmung des Prostata-spezifischen Antigens (PSA). Ergibt sich hieraus der Verdacht auf ein Karzinom, sollte eine Prostatastanzbiopsie erfolgen. Nach Sicherung der Diagnose wird durch eine Skelettszintigraphie eine Knochenmetastasierung und durch eine Computertomographie des Abdomens bzw. durch eine diagnostische pelvine Lymphadenektomie eine Lymphknotenmetastasierung überprüft.

3.3.3.5.2 Klassische Therapie

Lokal begrenztes Prostatakarzinom. Beim lokal begrenzten Prostatakarzinom kommen verschiedene therapeutische Optionen infrage. Das Behandlungskonzept wird im Wesentlichen von der Histopathologie und dem klinischen Stadium des Prostatakarzinoms, vom Alter, den Begleiterkrankungen und maßgeblich auch vom Wunsch des Patienten bestimmt. Neben dem kontrollierten Zuwarten, in der Regel bei Patienten mit begrenzter

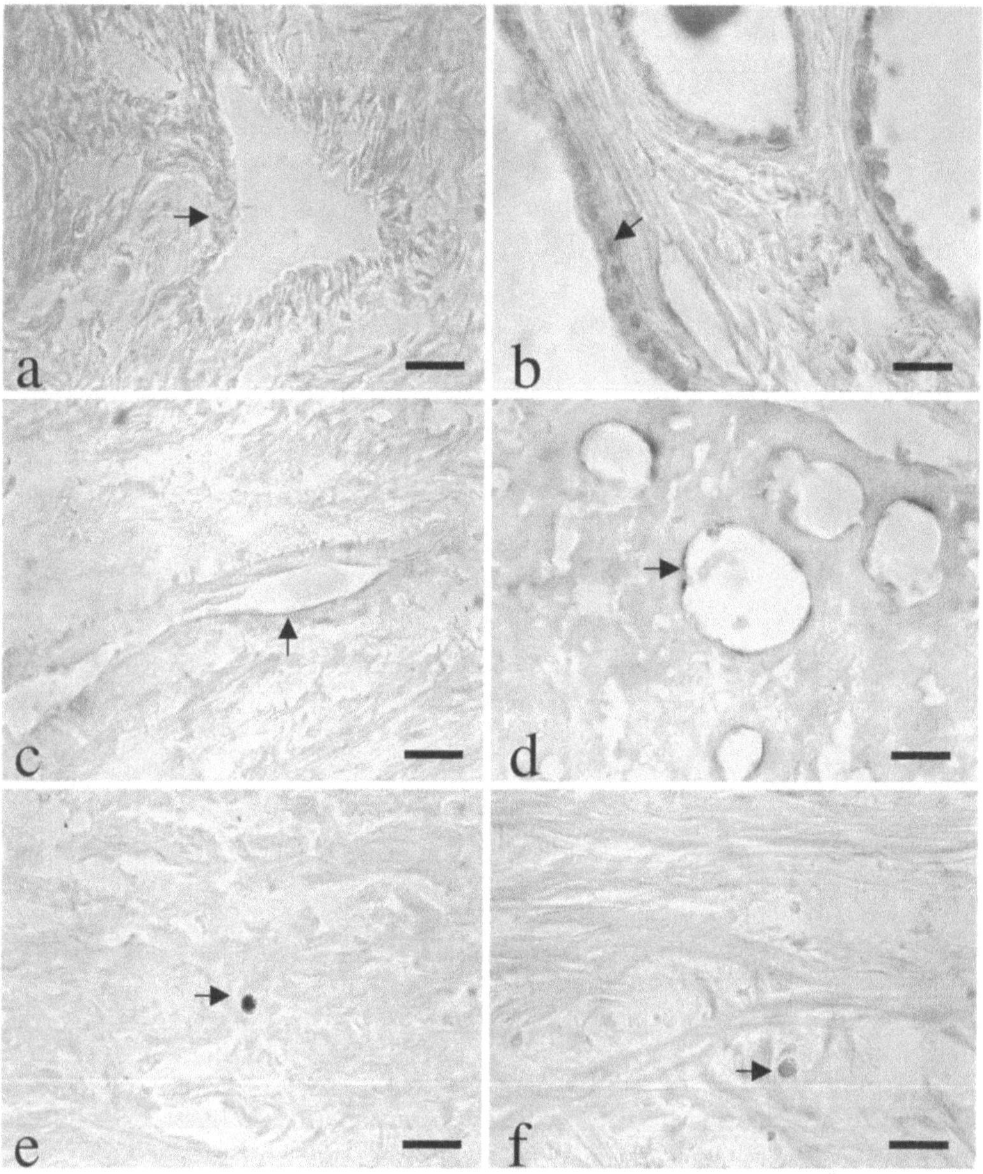

Abb. 3.3.15 a–f. Immunhistochemische Lokalisation von cGMP in den einzelnen Gewebekompartimenten. Die cGMP-Expression im Epithel (*Pfeile* in **a** und **b**) im maligne entarteten Gewebe (**a**) unterscheidet sich im Vergleich zu der cGMP-Markierungsintensität des Epithels in den Präparaten mit benignem Gewebe (**b**) nicht signifikant. Die Endothelmarkierung (*Pfeile* in **c** und **d**) ist in den Präparaten mit benigner Prostatahyperplasie (**d**) gegenüber der Markierung in den Endothelien des Karzinomgewebes (**c**) stärker. Die mononukleären Rundzellen (*Pfeile* in **e** und **f**) im Karzinomgewebe (**e**) sind stärker markiert als in den BPH-Präparaten (**f**). Der Balken entspricht 17 μm, Vergr. 63:1

Lebenserwartung, konkurriert die radikale Prostatektomie als retropubischer oder perinealer, laparoskopischer oder offener Eingriff mit strahlentherapeutischen Verfahren. Zu diesen zählen die alleinige perkutane Strahlentherapie, die Kombination der perkutanen Strahlentherapie mit einer Iridium-192-Brachy-Therapie als „high dose rate afterloading brachy therapy" und die permanente Implantation von Jod-125- oder Palladium-103-Seeds.

Fortgeschrittenes Prostatakarzinom. Die klassische Therapie des fortgeschrittenen PCA besteht in einer systemischen Hormontherapie, die rein palliativen Charakter hat. Seit mehr als 50 Jahren ist die Suppression der testikulären Androgene durch medikamentöse oder chirurgische Kastration der Goldstandard in der Behandlung des fortgeschrittenen oder metastasierten Prostatakarzinoms (Huggins u. Hodges 1941). Die Beeinflussung bzw. Ausschaltung der körpereigenen Hormonprodukti-

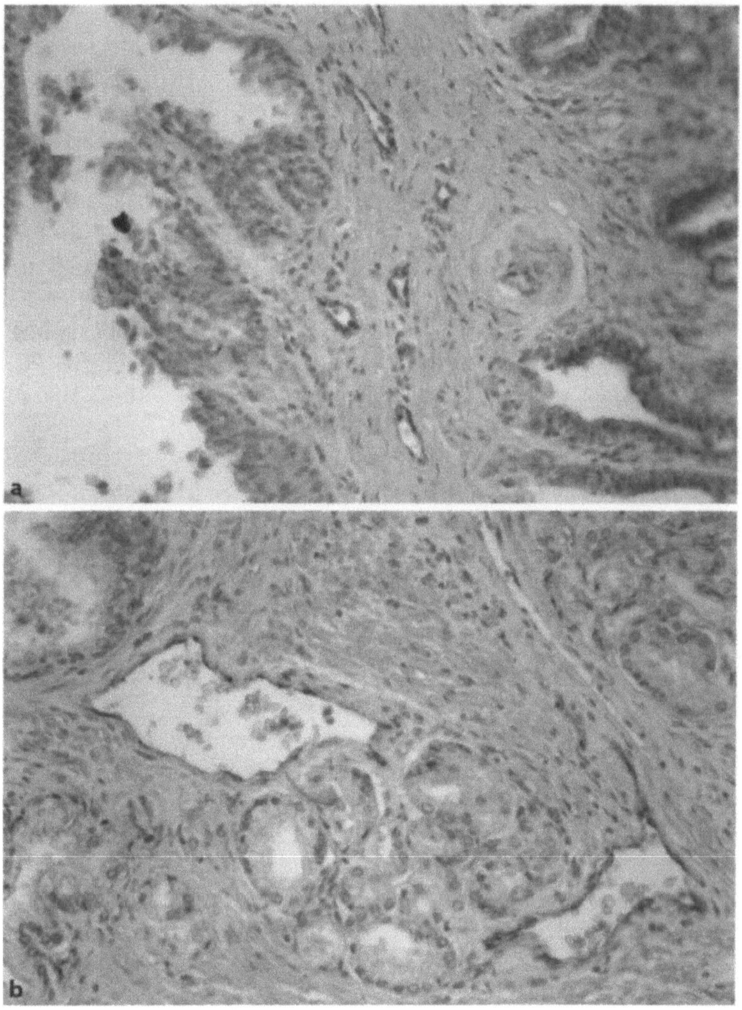

Abb. 3.3.16a, b. Angioneogenese beim Prostatakarzinom (Faktor-VIII-Antikörper). (Fotos mit freundlicher Genehmigung von Frau Dr. K. Hüske, Urologische Klinik der Ruhr-Universität, Herne)

on kann auf verschiedenen Wegen erreicht werden: operative Entfernung der Hormon bildenden Organe (z. B. Orchidektomie), Störung der Androgenwirkung durch Gabe von Östrogenen, Blockierung von Hormonrezeptoren durch Antagonisten (Antiandrogene), Beeinflussung der Produktion von Geschlechtshormonen durch Analoga des LHRH (luteinisierendes Hormon-Releasing-Hormon). Trotz der Hormonempfindlichkeit des PCA entwickelt sich bei den meisten Patienten innerhalb von 18–36 Monaten nach Beginn der antiandrogenen Therapie eine Progression mit begrenzten therapeutischen Möglichkeiten. Neben dem Versuch einer sekundären hormonellen Manipulation wurden zahlreiche Studien mit diversen Chemotherapeutika durchgeführt, haben aber bisher nur bei einem geringen Teil der Patienten zu einem objektiven Ansprechen geführt und keinen Überlebensvorteil gezeigt.

3.3.3.5.3 Molekulare Diagnostik

Diagnostische Marker. Die Entwicklung neuer molekularbiologischer Untersuchungsmethoden hat die Einführung neuer molekularer Marker in der Diagnostik möglich gemacht. Differenzielle Genexpression könnte sensitivere Marker als das PSA (siehe Abschnitt 3.3.3.3) hervorbringen, die als Verlaufskontrolle der Tumorprogression eingesetzt werden. Mit dieser Zielsetzung sind in den letzten Jahren eine Vielzahl von Studien durchgeführt worden, die Unterschiede in der Genexpression von Prostatakarzinomzellen und normalen epithelialen Prostatazellen identifizieren sollten. Zu den vielen untersuchten Genen gehört das *pca3 (dd3)* (Bussemakers et al. 1997). Mit der differenziellen Genexpression konnte mRNA in malignem, nicht aber in benignem prostatischem Gewebe gefunden werden. Zwei wesentliche Transkripte konnten mittels Northern Blot in 45 von 48 Prostatakarzinomen entdeckt werden, keines wurde in normalen oder BPH-Geweben exprimiert. Ein Vergleich der Gendatenbanken erbrachte keine Homologie zwischen der *dd3*-cDNA und anderen Genen. Die *dd3*-Expression zeigte sich als prostataspezifisch und deutlich überexprimiert im Prostatakarzinom. Es ist nun Gegenstand explorativer klinischer Studien, die diagnostische, prognostische und therapeutische Wertigkeit dieses und anderer Marker zu überprüfen.

Hereditäres Prostatakarzinom. Epidemiologische Studien haben gezeigt, dass schätzungsweise 10% aller Prostatakarzinome hereditär sind. Die Identifikation zahlreicher Suszeptibilitätsloci, die prädisponierende Gene enthalten, weist auf die genetische Heterogenität des Prostatakarzinoms hin. Drei unabhängige Segregationsanalysen zeigten, dass in annähernd 10% der Fälle das PCA durch die autosomal-dominante Vererbung eines Gens mit einer geschätzten Frequenz von q=0,003–0,016 und einer geschätzten Penetranz von 63–88% bedingt ist (Paiss et al. 2002). Der Anteil der hereditären Form ist bei niedrigem Erkrankungsalter der Betroffenen am höchsten und liegt bei einem Diagnosealter von 55 Jahren bei über 40% (Carter et al. 1992). Einige Studien ergaben, dass das relative Risiko für Väter und Brüder eines Probanden gleich hoch ist, was für ein autosomal-dominant vererbtes Suszeptibilitätsgen spricht. Andere zeigten, dass das Risiko zum Teil deutlich höher war, wenn verglichen zu einem betroffenen Vater der Bruder ein PCA hatte. Diese Fälle deuten eher auf einen autosomal-rezessiven oder X-chromosomalen Erbgang hin.

Im Gegensatz zum Mamma- oder Kolonkarzinom ist das hereditäre PCA nicht durch Mutationen in einem oder wenigen Genen bedingt. Vielmehr können offensichtlich Mutationen in vielen verschiedenen Genen zu einem familiären Auftreten führen. 1996 wurde der erste Suszeptibilitätslocus für das PCA von Smith et al. (1996) beschrieben und *hpc1* genannt (Region 1q24–25). Allerdings konnte in neueren Untersuchungen nur ein Anteil von 6% an den hereditären Formen gezeigt werden (Ghadirian et al. 1997). In der Folge wurden weitere PCA-Gene isoliert: *pcap*, *capb*, *hpcx*. Allerdings fanden sich auch hier in verschiedenen Untersuchungen an unterschiedlichen Populationen Ergebnisse mit zum Teil erheblichen Unterschieden. Kürzlich wurde ein mutiertes Gen, von den Autoren *hpc2* genannt, auf Chromosom 17p identifiziert, das bei zwei großen Mormonenfamilien aus Utah eine Kosegregation mit einem PCA zeigte. *hpc2* ist somit das erste identifizierte und sequenzierte Gen, das zum PCA prädisponiert (Tavtigian et al. 2001).

Paiss et al. berichteten über das familiäre Prostatakarzinom in Deutschland und sahen deutliche epidemiologische Unterschiede zwischen der deutschen und nordamerikanischen Population. Während in Prostatektomieserien des John-Hopskins-Hospitals und der Mayoklinik 22% bzw. 28% der befragten Patienten eine positive Familienanamnese bezüglich PCA angaben, liegt der Anteil des familiären PCA in Deutschland schätzungsweise bei 16%. Die Autoren fassen die Daten dahingehend zusammen, dass in Deutschland rezessive oder X-chromosomal vererbte Gene eine größere Rolle spielen und autosomal-dominante Gene eine geringe Penetranz und höhere Genfrequenz aufweisen als in der nordamerikanischen Population. Zur Identifikation des jeweiligen „Hauptgens" als prädisponierendes Gen und zur Definition des Risikos der familiären Disposition in einer Population sind weitere Untersuchungen nötig.

3.3.3.5.4 Molekulare Therapie

Aktivierung der Apoptose. Molekularbiologische Techniken können neben der Diagnostik auch in der Therapie des Prostatakarzinoms eingesetzt werden. Hierbei ist insbesondere die Therapie des hormonrefraktären Prostatakarzinoms von Interesse. In der Gewebehomöostase findet sich ein Gleichgewicht zwischen Proliferation und Apoptose. Im Rahmen des Tumorwachstums kommt es zu einer Imbalance, die durch eine reduzierte Proliferation oder durch einen gesteigerten Zelltod wieder ausgeglichen werden könnte. Anders als bei der Aktivierung des programmierten Zelltodes zeigte sich bisher eine Inhibition der Zellproliferation in der Therapie als nicht erfolgreich. Die Androgenablation führt bei Prostatazellen zu einer Aktivierung des programmierten Zelltodes, in androgenrefraktären Karzinomen ändert sich die Situation. Hier kann die Apoptose pharmakologisch induziert werden, z. B. durch eine Erhöhung der intrazellulären Kalziumkonzentration, durch Entzug von Polyaminen oder Inhibition der DNA-Topoisomerase I. Die systemische Toxizität, die mit diesen Therapieansätzen einhergeht, kann durch Entwicklung eines „Pro-Drugs" reduziert werden. Ein Beispiel hierfür ist Thapsigargin, das in seiner aktiven Form die Apoptose durch Erhöhung der intrazellulären Kalziumkonzentration aktiviert (Lin et al. 1997). Das Thapsigargin-Pro-Drug wird durch PSA aktiviert und kann aufgrund der hohen PSA-Konzentration in Karzinomnähe insbesondere am Zielort wirken (Denmeade u. Isaacs 1996). Klinische Studienergebnisse werden erwartet.

Hemmung der Signaltransduktion. Die Prostata ist eine hoch strukturierte Drüse mit hormonmodulierten Signalwegen zwischen den einzelnen Kompartimenten. Der Neurotrophin-Pathway ist ein wichtiger Signaltransduktionsweg in der Kontrolle der Prostatahomöostase. Über diesen Weg werden Rezeptoren der epithelialen Prostatazellen intermittierend durch Wachstumsfaktoren aus dem Prostatastroma aktiviert (parakrine Wachstumskontrolle). Prostatakarzinomzellen werden vom Stroma unabhängig, indem sie selbst sowohl Wachstumsfaktoren als auch Rezeptoren produzieren. Dieser autokrine Kreislauf kann durch eine Inhibition der Signaltransduktion, die in einer Initiierung der Phosphorylierung des Wachstumsfaktorrezeptors besteht, unterbrochen werden. Ein Beispiel eines Inhibitors der Wachstumsfaktorrezeptor-Phosphorylierung ist CEP-751, ein spezifischer Inhibitor der Rezeptortyrosinkinasen (Camoratto et al. 1997). Im Dunning-Modell der Ratte für Prostatakarzinom hatte CEP-751 einen Effekt auf androgenabhängige und -unabhängige Tumoren (Dionne et al. 1998). CEP-751 hatte außerdem einen wachstumsinhibitorischen Effekt auf menschliche Prostatakarzinom-Xenografts, die ein besseres Modell für das Prostatakarzinom darstellen. Derzeit laufen klinische Phase-II-Studien.

Inaktivierung der Telomerase-Aktivität. Prostatastammzellen werden zu höher differenzierten Zelltypen im epithelialen Kompartiment. Normale Stammzellen haben eine begrenzte Lebensspanne und können nicht endlos proliferieren. Der zugrunde liegende molekulare Mechanismus liegt in der Abhängigkeit von der Kürzung der Telomere. Am Ende eines Chromosoms finden sich DNA-Wiederholungen, die sich mit jeder Zellteilung progredient verkürzen. Sobald eine kritische Länge erreicht ist, werden Alterungsprozess und Apoptose getriggert. Karzinomzellen werden immortal, indem sie die Telomerase aktivieren, welche die Länge der Telomere erhalten kann. Der Einfluss einer Inaktivierung der Telomerase auf das Wachstum der Prostatakarzinomzellen, beispielsweise durch Deoxynukleotide (Pai et al. 1998), Phosphothionat-Oligonukleotide (Mata et al. 1997) oder sog. Hammerhead-Ribozyme (Kanazawa et al. 1996) sollte in Studien untersucht werden.

Differenzierungstherapie. Die Krebsprogression ist mit einem Verlust der Zelldifferenzierung assoziiert, die durch Substanzen wie Retinsäure, 13-cis-Retinsäure, All-trans-Retinsäure und Vitamin D3 induziert werden kann. Die Konzentration dieser Substanzen ist in Karzinomzellen signifikant niedriger als in normalen Prostatazellen (Pasquali et al. 1996). Sie können exogen zugeführt werden, aber die Zelle vermag sich durch gesteigerten Stoffwechsel zu adaptieren (Trump et al. 1997). Außerdem ist ihre Effizienz von nukleären Rezeptoren abhängig und es könnten, wie im Falle hoher Dosen von Retinsäure, Nebenwirkungen auftreten.

In einem anderen Ansatz wurde versucht, die Konzentration der natürlich vorkommenden Differenzierungssubstanzen durch Verhinderung ihrer Degradation aufrechtzuerhalten. Liarozol, ein Agens, das den Metabolismus der Retinsäure blockiert, wurde in klinischen Phase-I- und -II-Studien getestet, aber das Programm wurde eingestellt. Liarozol wurde als Inhibitor der Zytochrom-P450-abhängigen (adrenalen) Androgensynthese entwickelt, stellte sich aber als ein effektiver Inhibitor der 4-Hydroxylase heraus. Allerdings wurde die Differenzierung durch Up-Regulation der E-Cadherin-Produktion verstärkt, die wiederum Veränderungen in der Keratinexpression induzierte. Es gab eine Evidenz für einen Konzentrationsanstieg der Retinsäure (De Coster et al. 1992). Ein objektives Ansprechen konnte bei Patienten beobachtet werden, aber die Veränderungen in der Differenzierung waren wahrscheinlich nicht für alle beobachteten klinischen Effekte verantwortlich. Andere Agenzien werden noch getestet.

3.3.3.6 Ausblick

In den letzten 10 Jahren konnten neue Ziele in der Therapie des Prostatakarzinoms definiert werden. Mehr als 100 Medikamente und Gentherapien werden in präklinischen und in klinischen Phase-I- und -II-Studien getestet. Durch das zunehmende Verständnis der molekularen Vorgänge beim Prostatakarzinom können weiterentwickelte molekulare diagnostische Methoden die Therapie spezifizieren und neue therapeutische Ansätze hervorbringen. Die molekulare Diagnostik und Therapie werden zunehmend wichtiger. Aus einer effektiven Zusammenarbeit zwischen Zellbiologen und klinischen Wissenschaftlern sollten neue therapeutische Strategien resultieren.

3.3.4 Literatur

Aaltomaa SH, Lipponen P, Vesalainen S, Ala-Opas M, Eskelinen M, Syrjänen K (1997) Value of Ki-67 immunolabelling as a prognostic factor in prostate cancer. Eur Urol 32:410–415
Aaltomaa SH, Lipponen PK, Viltanen J, Kankkunen JP, Ala-Opas MY, Kosma VM (2000) The prognostic value of inducible nitric oxide synthase in local prostate cancer. BJU Int 86:234–239
Aihara M, Scardino PT, Truong LD, Wheeler TM, Goad JR, Yang G, Thompson TC (1995) The frequency of apoptosis correlates with the prognosis of Gleason grade 3 adenocarcinoma of the prostate. Cancer 75:522–529
Andersson S, Russel DW (1990) Structural and biochemical properties of cloned and expressed human and rat steroid 5α-reductases. Proc Natl Acad Sci USA 87:3640–3644
Andrade SP, Hart IR, Piper PJ (1992) Inhibitors of nitric oxide synthase selectively reduce flow in tumor-associated neovasculature. Br J Pharmacol 107:1092–1095
Araki H, Watanabe H, Mishina T, Nakao M (1983) High risk groups for benign prostatic hypertrophy. Prostate 4:253–264
Arrighi HM, Metter EJ, Guess HA, Fozzard JL (1991) Natural history of benign prostatic hyperplasia and risk of prostatectomy: the Baltimore Longitudinal Study of Aging. Urology 38 (Suppl 1):4–8
Aumüller G (1992a) Funktionelle Anatomie der Prostata. In: Vahlensieck W, Rutishauser G (Hrsg) Benigne Prostatopathien. Thieme, Stuttgart, S 4–17
Aumüller G (1992b) BPH und Wachstumsfaktoren: Mechanismen und Hypothesen. Urologe A 31:159–165
Aumüller G (1994) Molekulare Mechanismen bei der Regulation des Prostatawachstums und der Entstehung der benignen Prostatahyperplasie. NBP 3:53–59
Aumüller G, Seitz J (1988) Protein secretion and secretory processes in male accessory sex glands. Int Rev Cytol 121:127–231
Aumüller G, Jungblut T, Malek B, Konrad S, Weihe E (1989) Regional distribution of opioidergic nerves in human and canine prostates. Prostate 14:279–288
Bacher M, Rausch U, Goebel H-W, Polzar B, Mannherz HG, Aumüller G (1993) Stromal and epithelial cells from rat ventral prostate during androgen deprivation and estrogen treatment – regulation of transcription. Exp Clin Endocrinol 101:78–86
Ball AJ, Feneley RCL, Abrams PH (1981) The natural history of untreated „prostatism". Br J Urol 53:613–616
Bartsch G, Keen F, Daxenbichler G, et al (1987) Correlation of biochemical (receptors, endogenous tissue hormones) and quantitative morphologic (stereologic) findings in normal and hyperplastic prostates. J Urol 137:559–564
Bartsch G, Brüngger A, Schweikert HU, Hintner H, Höpfl R, Rohr HP (1994) Benign prostatic hyperplasia: morphometric studies in relation to the hormone sensitivity of stromal tissue. In: Kurth K, Newling DW (eds) Benign prostatic hyperplasia. Recent progress in clinical research and practice. Wiley-Liss, New York, pp 51–65
Bartsch W, Becker H, Pinkenburg FA, Krieg M (1979) Hormone blood levels and their interrelationship in normal men and men with benign prostatic hyperplasia (BPH). Acta Endocrinol (Copenh) 90:727–736
Bartsch W, Krieg M, Becker H, Mohrmann H, Voigt KD (1982) Endogenous androgen levels in epithelium and stroma of human benign prostatic hyperplasia and normal prostate. Acta Endocrinol (Copenh) 100:634–640
Bashirelahi N, O'Toole HH, Young JD (1976) A specific 17β-estradiol receptor in human benign prostatic hypertrophy. Biochem Med 15:254–261
Bashirelahi N, Young JD, Sidh SM, Sanefuji H (1980) Androgen, estrogen and progesterone and their distribution in epithelial and stromal cells of human prostate. In: Schröder FH, de Voogt HJ (eds) Steroid receptors, metabolism and prostatic cancer. Excerpta Medica, Amsterdam, pp 240–255
Beato M, Truss M, Chavez S (1996) Control of transcription by steroid hormones. Ann NY Acad Sci 784:93–123
Beckman JS, Ye YZ, Anderson PG, Chen J, Accavitti MA, Tarpey MM, White CR (1994) Extensive nitration of protein tyrosines in human atherosclerosis detected by immunohistochemistry. Biol Chem Hoppe Seyler 375:81–88
Benedict WF, Xu HJ, Hu SX, Takabashi R (1990) Role of the retinoblastoma gene in the initiation and progression of human cancer. J Clin Invest 85:988–993
Benz M, Giefer T, Bierhoff E, et al (1993) Morphologische Klassifikation und Vergleich der unterschiedlichen Stromaknotentypen in der hyperplastischen Prostata. Verh Dtsch Ges Pathol 77:111–116
Berges RR, Vukanovic J, Epstein JI, CarMichel M, Cisek L, Johnson DE, Veltri RW, et al (1995) Implication of cell kinetic changes during the progression of human prostatic cancer. Clin Cancer Res 1:473–480
Berry SJ, Coffey DS, Walsh PC, Ewing LL (1984) The development of human benign prostatic hyperplasia with age. J Urol 132:474–479
Berry SJ, Coffey DS, Strandberg JD, Ewing LL (1986) Effects of age, castration and testosterone replacement on the development and restoration of canine prostatic hyperplasia. Prostate 9:295–302
Berube NG, Speevak MD, Chevrette M (1994) Suppression of tumorigenicity of human prostate cancer cells by introduction of human chromosome del (12) (q13). Cancer Res 54:3077–3081
Bettencourt MC, Bauer JJ, Sesterhenn IA, Mostofi FK, McLeod DG, Moul JW (1996) Ki-67 expression is a prognostic marker of prostate cancer recurrence after radical prostatectomy. J Urol 156:1064–1068
Birkhoff JD, Wiederhorn AR, Hamilton ML, Zinsser HH (1976) Natural history of benign prostatic hypertrophy and acute urinary retention. Urology 7:48–52
Birukov KG, Frid MG, Rogers JD, Shirinsky VP, Koteliansky VE, Campbell JH, Campbell GR (1993) Synthesis and expression of smooth muscle phenotype markers in primary culture of rabbit aorta smooth muscle cells: influence of seeding density and media and relation to cell contractility. Exp Cell Res 204:46–53
Bloch W, Klotz T, Loch C, Schmidt G, Engelmann U, Addicks K (1997) Distribution of nitric oxide synthase implicates a regulation of circulation, smooth muscle tone and secretory function in the human prostate by nitric oxide. Prostate 33:1–8
Bolton NJ, Lahtonen R, Hammond GL, Vihko R (1981) Distribution and concentrations of androgens in epithelial and stromal compartments of the human benign hypertrophic prostate. J Endocrinol 90:125–131
Bolton NJ, Lukkarinen O, Vihko R (1986) Concentration of androgens in human benign prostatic hypertrophic tissues incubated for up to three days. Prostate 9:159–167

Bonkhoff H, Remberger K (1993) Widespread distribution of nuclear androgen receptors in the basal cell layer of the normal and hyperplastic human prostate. Virchows Arch A Pathol Anat 422:35-38

Bonkhoff H, Stein U, Remberger K (1994) Multidirectional differentiation in the normal, hyperplastic, and neoplastic human prostate: simultaneous demonstration of cell-specific epithelial markers. Hum Pathol 25:42-46

Bookstein R, Rio P, Madreperla SA, et al (1990) Promoter deletion and loss of retinoblastoma gene expression in human prostate carcinoma. Proc Natl Acad Sci USA 87:7762-7766

Borre M, Bentzen SM, Nerstrøm B, Overgaard J (1998) Tumor cell proliferation and survival in patients with prostate cancer followed expectantly. J Urol 159(5):1609-1614

Bostwick DG, Foster CS (1999) Predictive factors in prostate cancer: current concepts from the 1999 College of American Pathologists Conference on Solid Tumor Prognostic Factors and the 1999 World Health Organization Second International Consultation on Prostate Cancer. Semin Urol Oncol 17:222-272

Bostwick DG, Grignon DJ, Hammond ME, Amin MB, Cohen M, Crawford D, Gospadarowicz M, et al (2000) Prognostic factors in prostate cancer: College of American Pathologists Consensus Statement 1999. Arch Pathol Lab Med 124:995-1000

Bova GS, MacGrogan D, Levy A, Pin SS, Bookstein R, Isaacs WB (1996) Physical mapping of chromosome 8p22 markers and their homozygous deletion in a metastatic prostate cancer. Genomics 35:46-54

Breiner M, Romalo G, Schweikert HU (1986) Inhibition of androgen receptor binding by natural and synthetic steroids in cultured human genital skin fibroblasts. Klin Wochenschr 64:732-737

Brodie AM, Son C, King DA, Meyer KM, Inkster SE (1989) Lack of evidence for aromatase in human prostatic tissues: effects of 4-hydroxyandrostenedione and other inhibitors on androgen metabolism. Cancer Res 49:6551-6555

Brolin J, Skoog L, Ekman P (1992) Immunohistochemistry and biochemistry in detection of androgen, progesterone and estrogen receptors in benign and malignant human prostatic tissue. Prostate 20:281-295

Brothman AR (1997) Cytogenetic studies in prostate cancer: are we making progress? Cancer Genet Cytogenet 95: 116-121

Bruchovsky N, Rennie PS, Frederick HB, Goldenberg SL, Fletcher T, McLoughlin MG (1988) Kinetic parameters of 5α-reductase activity in stroma and epithelium of normal, hyperplastic, and carcinomatous human prostates. J Clin Endocrinol Metab 67:806-816

Bruchovsky N, Sadar MD, Akakura K, Goldenberg SL, Matsuoka K, Rennie PS (1996) Characterization of 5α-reductase gene expression in stroma and epithelium of human prostate. J Steroid Biochem Mol Biol 59:397-404

Brunner F, Schmidt K, Nielsen EB, Mayer B (1996) Novel guanylyl cyclase inhibitor potently inhibits cyclic GMP accumulation in endothelial cells and relaxation of bovine pulmonary artery. J Pharmacol Exp Ther 277:48-53

Bubendorf L, Sauter G, Moch H, Schmid HP, Gasser TC, Jordan P, Mihatsch MJ (1996) Ki67 labeling index: an independent predictor of progression in prostate cancer treated by radical prostatectomy. J Pathol 178:437-441

Bubendorf L, Tapia C, Gasser TC, Casella R, Grunder B, Moch H, Mihatsch MJ, et al (1998) Ki67 labeling index in core needle biopsies independently predicts tumor-specific survival in prostate cancer. Hum Pathol 29:949-954

Budworth J, Meillerais S, Charles I, Powell K (1999) Tissue distribution of the human soluble guanylate cyclases. Biochem Biophys Res Commun 263:696-701

Burnett AL, Maguire MP, Chamness SL, Ricker DD, Takeda M, Lepor H, Chang TSK (1995) Characterization and localization of nitric oxide synthase in the human prostate. Urology 45:435-439

Burney TL, Rockove S, Eiseman JL, Jacobs SC, Kyprianou N (1994) Partial growth suppression of human prostate cancer cells by the Krev-1 suppressor gene. Prostate 25:177-188

Bussemakers MJ, Bokhoven van A, Debruyne FM (1997) A new prostate-specific marker, strongly overexpressed in prostatic tumors. J Urol 157:21

Camoratto AM, Jani JP, Angeles TS, Maroney AC, Sanders CY, Murakata C, Neff NT, et al (1997) CEP-751 inhibits TRK receptor tyrosine kinase activity in vitro OFF exhibits anti-tumor activity. Int J Cancer 72:673-679

Campbell CL, Savarese DM, Quesenberry PJ, Savarese TM (1999) Expression of multiple angiogenic cytokines in cultured normal human prostate epithelial cells: predominance of vascular endothelial growth factor. Int J Cancer 80:868-874

Campbell GR, Campbell JH, Manderson JA, Horrigan A, Rennick RE (1988) Arterial smooth muscle: a multifunctional mesenchymal cells. Arch Pathol Lab Med 112:977-986

Carmeliet P, Jain RK (2000) Angiogenesis in cancer and other diseases. Nature 407:249-257

Carruba G, Miceli MD, Comito L, Farruggio R, Sorci CM, Oliveri G, Amodio R, et al (1996) Multiple estrogen function in human prostate cancer cells. Ann NY Acad Sci 784:70-84

Carter BS, Epstein JI, Isaacs WB (1990) Gene mutations in human prostate cancer. Cancer Res 50:6830-6832

Carter BS, Beaty TH, Steinberg GD, Childs B, Walsh PC (1992) Mendelian inheritance of familial prostate cancer. Proc Natl Acad Sci USA 89:3367-3371

Casiano CA, Martin SJ, Green DR, Tan EM (1996) Selective cleavage of nuclear autoantigens during CD95 (Fas/APO-1-)mediated T cell apoptosis. J Exp Med 184:765-770

Cellek S, Kasakov L, Moncada S (1996) Inhibition of nitrergic relaxations by a selective inhibitor of the soluble guanylate cyclase. Br J Pharmacol 118:137-140

Chairns P, Polascik TJ, Eby Y, et al (1995) Frequency of homozygous deletion at p16/CDKN2 in primary human tumours. Nat Genet 11:210-212

Chang CS, Kokontis J, Liao St (1988) Molecular cloning of human and rat complementary DANN encoding androgen receptors. Science 240:324-326

Cher ML, Abernathy BB, McConnell JD, Zimmern PE, Lin VK (1996) Smooth muscle myosin heavy chain isoform expression in bladder outlet obstruction. World J Urol 14:295-300

Chiavegato A, Scatena M, Roelofs M, Ferrarese P, Pauletto P, Passerini-Glazel G, Pagano F, et al (1993) Cytoskeletal and cytocontractile protein composition of smooth muscle cells in developing and obstructed rabbit bladder. Exp Cell Res 207:310-320

Chon JK, Borkowski A, Partin AW, Isaacs JT, Jacobs SC, Kyprianou N (1999) Alpha1-adrenoceptor antagonists terazosin and doxazosin induce prostate apoptosis without affecting cell proliferation in patients with benign prostatic hyperplasia. J Urol 161:2002-2008

Christensson A, Bjork T, Nilsson O, et al (1993) Serum prostate-specific antigen complexed to alpha 1-antichymotrypsin as an indicator of prostate cancer. J Urol 150:100–105

Claflin AJ, Vesely DL, Hudson JL, Bagwell CB, Lehotay DC, Lo TM, Fletcher MA, et al (1978) Inhibition of growth and guanylate cyclase activity of an undifferentiated prostate adenocarcinoma by an extract of the balsam pear (Momordica charantia abbreviatia). Proc Natl Acad Sci USA 75:989–993

Clark R, Hermann D, Gabriel H, Wilson T, Morrill B, Hobbs S (1999) Effective suppression of dihydrotestosterone (DHT) by GI1 98745, a novel, dual 5 alpha reductase inhibitor. J Urol 161:1037

Clarke R (1937) The prostate and the endocrines. Br J Urol 9:254–271

Colecchia M, Frigo B, Del Boca C, Guardamagna A, Zucchi A, Colloi D, Leopardi O (1997) Detection of apoptosis by the TUNEL technique in clinically localized prostate cancer before and after combined endocrine therapy. J Clin Pathol 50:384–388

Coleman MP, Estève J, Damiecki P, Arslan A, Renard H (1993) Trends in cancer incidence and mortality. IARC Sci Pub 121:1–806

Colombel M, Symmans F, Gil S, et al (1993) Detection of the apoptosis-suppressing oncoprotein bcl-2 in hormone-refractory human prostate cancers. Am J Pathol 143:390–400

Cooney KA, Wetzel JC, Consolino CM, Wojno KJ (1996a) Identification and characterization of proximal 6q deletions in prostate cancer. Cancer Res 56:4150–4153

Cooney KA, Wetzel JC, Merajver SD, Macoska JA, Singleton TP, Wojno KJ (1996b) Distinct regions of allelic loss on 13q in prostate cancer. Cancer Res 56:1142–1145

Corder EH, Guess HA, Hulka BS, Friedman GD, Sadler M, Vollmer RT, Lobaugh B, et al (1993) Vitamin D and prostate cancer: a prediagnostic study with stored sera. Cancer Epidemiol Biomarkers Prev 2:467–472

Cordon-Cardo C, Koff A, et al (1998) Distinct altered patterns of p27KIP1 gene expression in benign prostatic hyperplasia and prostatic carcinoma. J Natl Cancer Inst 90:1284–1291

Cowan RA, Cowan SK, Grant JK, Elder HY (1977) Biochemical investigations of separated epithelium and stroma from benign hyperplastic prostatic tissue. J Endocrinol 74:111–120

Craigen AA, Hickling JB, Saunders CRG, Carpenter RG (1969) Natural history of prostatic obstruction. J R Coll Gen Pract 18:226–232

Crow JP, Beckman JS (1996) The importance of superoxide in nitric oxide-dependent toxicity: evidence for peroxynitrite-mediated injury. Adv Exp Med Biol 387:147–161

Culig Z, Stober J, Gast A, Peterziel H, Hobisch A, Radmayr C, Hittmayr A, et al (1996) Activation of two mutant androgen receptors from human prostatic carcinoma by adrenal androgens and metabolic derivatives of testosterone. Cancer Detect Prev 20:68–75

Cunha GR (1994) Role of mesenchymal-epithelial interactions in normal and abnormal development of the mammary gland and prostate. Cancer (Suppl) 74:1030–1044

Cunha GR, Chung LWK, Shannon JM, Toguchi FH (1983) Hormonal induced morphogenesis and growth; role of the mesenchymal-epithelial interactions. Recent Prog Horm Res 39:559–598

Cunha GR, Donjacour AA, Cooke PS, Mee S, Bigsby RM, Higgins SJ, Sugimura Y (1987) The endocrinology and developmental biology of the prostate. Endocrine Soc 8:338–362

Cunha GR, Donjacour AA, Sugimura Y (1996) Stromal-epithelial interactions and heterogeneity of proliferative activity within the prostate. Biochem Cell Biol 64:608–614

Darson MF, Pacelli A, Roche P, Rittenhouse HG, Wolfert RL, Young CYF, Klee GG, et al (1997) Human glandular kallikrein 2 (hK2) expression in prostatic intraepithelial neoplasia and adenocarcinoma: a novel prostate cancer marker. Urology 49:857–862

Dawson AE, Norton JA, Weinberg DS (1990) Comparative assessment of proliferation and DNA content in breast carcinoma by image-analysis and flow cytometry. Am J Pathol 136:1115–1124

De Coster R, Wouters W, Ginckel van R, End D, Kreckels M, Coene MC, Bowden C (1992) Experimental studies with liarozole (R 75,251): an antitumoral agent which inhibits retinoic acid breakdown. J Steroid Biochem Mol Biol 43:197–201

Deering RE, Bigler SA, Brown M, Brawer MK (1995) Microvascularity in benign prostatic hyperplasia. Prostate 26:111–115

Denmeade SR, Isaacs JT (1996) Activation of programmed (apoptotic) cell death for the treatment of prostate cancer. Adv Pharmacol 35:281–306

Dhom G (1991) Prostata. In: Doerr W, Seifert G (Hrsg) Pathologie des männlichen Genitale, Bd 21. Spezielle pathologische Anatomie. Springer, Berlin Heidelberg New York, S 455–462

Dierendonck van JH, Keijzer R, Velde van de CJH, Cornelisse CJ (1989) Nuclear distribution of the Ki67 antigen during the cell cycle: comparison with growth fraction in human breast cancer cells. Cancer Res 49:2999–3006

DiLella AG, Toner TJ, Austin CP, Connolly BM (2001) Identification of genes differentially expressed in benign prostatic hyperplasia. J Histochem Cytochem 49:669–670

Dionne CA, Camoratto AM, Jani JP, Emerson E, Neff N, Vaught JL, Murakata C, et al (1998) Cell cycle independent death of prostate adenocarcinoma is induced by the trk tyrosine kinase inhibitor CEP-751 (KT6587). Clin Cancer Res 4:1887–1898

Dong JT, Lamb PW, Rinker-Schaeffer CW, et al (1995) KAI 1, a metastasis suppressor gene for prostate cancer on human chromosome 11p11.2. Science 268:884–886

Dosemeci M, Hoover RN, Blair A, Figgs LW, Devesa S, Grauman D, Fraumeni JF Jr (1994) Farming and prostate cancer among African-Americans in the southeastern United States. J Natl Cancer Inst 86:1718–1719

Drachenberg CB, Ioffe OB, Papadimitriou JC (1997) Progressive increase in prostatic intraepithelial neoplasia and carcinoma: comparison between in situ end-labeling of fragmented DANN and detection by routine hematoxylin-eosin staining. Arch Pathol Lab Med 121:54–58

Eagle LR, Yin XY, Brothman AR, Williams BL, Atkin NB, Prochownik EV (1995) Mutation of the MXI1 gene in prostate cancer. Nat Genet 9:249–255

Eberhardt A, Kahlert S, Goede V, Hemmerlein B, Plate KH, Augustin HG (2000) Heterogeneity of angiogenesis and blood vessel maturation in human tumors: implications for antiangiogenic tumor therapies. Cancer Res 60:1388–1393

Edel MJ, Harvey JM, Hicklin DJ, Witte L, Papadimitriou JM (1999) High density of small vessels expressing the tyrosine receptor KDR in primary invasive breast carcinoma

correlates with axillary lymph node metastases. Angiogenesis 3:61–67
Ekbom A, Hsieh CC, Lipworth L, Wolk A, Ponten J, Adam HO, Trichopoulos D (1996) Perinatal characteristics in the relation to incidence of and mortality from prostate cancer. Br Med J 313:337–341
Eklöv S, Funa K, Nodgren H, Olofsson A, Kanzaki T, Miyazono K, Nilsson S (1993) Lack of the latent transforming growth factor beta binding protein in malignant but not benign prostatic tissue. Cancer Res 53:3193–3197
Ekman P, Barrack ER, Greene GL, Jensen EV, Walsh PC (1983) Estrogen receptors in human prostate: evidence for multiple binding sites. J Clin Endocrinol Metab 57: 166–176
El Shirbiny AM (1994) Prostatic specific antigen. Adv Clin Chem 31:99–133
Ellis JL (1997) Role of soluble guanylyl cyclase in the relaxations to a nitric oxide donor and to nonadrenergic nerve stimulation in guinea pig trachea and human bronchus. J Pharmacol Exp Ther 280:1215–1218
Emmert-Buck MR, Vocke CD, Pozzatti RO, et al (1995) Allelic loss on chromosome 8p12–21 in microdissected prostatic intraepithelial neoplasia. Cancer Res 55:2959–2962
Etzioni R, Cha R, Feuer EJ, Davidov O (1998) Asymptomatic incidence and duration of prostate cancer. Am J Epidemiol 148:775–785
Evans BAJ, Harper ME, Daniells CE, Watts CE, Matenhelia S, Green J, Griffiths K (1996) Low incidence of androgen receptor gene mutations in human prostatic tumors using single strand conformation polymorphism analysis. Prostate 28:162–171
Fan K (1988) Heterogeneous subpopulations of human prostatic adenocarcinoma cells. Potential usefulness of P21 protein as a predictor of bone metastasis. J Urol 139:318–322
Finlay CA, Hinds PW, Tan TH, Eliyahu D, Oren M, Levine AJ (1988) Activating mutations for transformation by p53 produce a gene product that forms an hsc70-p53 complex with an altered half life. Mol Cell Biol 8:531–539
Finlay CA, Hinds PW, Levine AJ (1989) The p53 protooncogene can act as a suppressor of transformation. Cell 57: 1083–1093
Folkman J (1995) Angiogenesis in cancer, vascular, rheumatoid, and other diseases. Nat Med 1:27–31
Foster CS (1990) Functional aspects of glycoprotein N-linked oligosaccharide processing by human tumors. Br J Cancer 62:57–63
Foster CS, McLoughlin J, Bashir I, Abel PD (1992) Markers of the metastatic phenotype in prostate cancer. Hum Pathol 23:381–394
Franck-Lissbrant I, Haggstrom S, Damber JE, Bergh A (1998) Testosterone stimulates angiogenesis and vascular regrowth in the ventral prostate of castrated adult rats. Endocrinology 139:451–456
Friend SH, Bernards R, Rogelj S, et al (1986) A human DNA segment with properties of the gene that predisposes to retinoblastoma and osteosarcoma. Nature 323:643–646
Gann PH, Hennekens CH, Ma J, Longcope C, Stampfer MJ (1996) Prospective study of sex hormone levels and risk of prostate cancer. J Natl Cancer Inst 88:1118–1126
Gao X, Zacharek A, Grignon DJ, et al (1995a) Localization of potential tumor suppressor loci to a <2 Mb region on chromosome 17q in human prostate cancer. Oncogene 11:1241–1247
Gao X, Zacharek A, Salkowski A, et al (1995b) Loss of heterozygosity of the BRCA1 and other loci on chromosome 17q in human prostate cancer. Cancer Res 55:1002–1005
Geller J (1995) Five year follow-up of patients with benign prostatic hyperplasia treated with finasteride. Eur Urol 21:267–273
Geller J, Albert J, Lopez D, Geller S, Niwayama G (1976) Comparison of androgen metabolites in benign prostatic hypertrophy (BPH) and normal prostate. J Clin Endocrinol Metab 43:686–688
Ghadirian P, Howe GR, Hislop TG, Maisonneuve P (1997) Family history of prostate cancer: a multi-center case-controls study in Canada. Int J Cancer 17:679–681
Giovannucci E, Rimm EB, Colditz GA, Stampfer MJ, Ascherio A, Chute CC, Willett WCA (1993) A prospective study of dietary fat and risk of prostate cancer. J Natl Cancer Inst 85:1571–1579
Giovannucci E, Platz EA, Stampfer MJ, Chan A, Krithivas K, Kawachi I, Willeit WC, et al (1999) The CAG repeat within the androgen receptor gene and benign prostatic hyperplasia. Urology 53:121–125
Girman CJ, Panser LA, Chute CG, et al (1993) Natural history of prostatism: urinary flow rates in a community-based study. J Urol 150:887–892
Gleason PE, Jones JA, Regan JS, et al (1993) Platelet derived growth factor (PDGF), androgens and inflammation: possible etiologic factors in the development of prostatic hyperplasia. J Urol 149:1586–1592
Glynn RJ, Campion EW, Bouchard GR, Silbert JE (1985) The development of benign prostatic hyperplasia among volunteers in the normative aging study. Am J Epidemiol 121:78–90
Gottlieb B, Lehvaslaiho H, Beitel LK, Lumbroso R, Pinsky L, Trifiro M (1998) The androgen receptor gene mutation database. Nucleic Acids Res 26:234–238
Gradini R, Realacci M, Ginepri A, Naso G, Santangelo C, Cela O, Sale P, et al (1999) Nitric oxide synthases in normal and benign hyperplastic human prostate: immunohistochemistry and molecular biology. J Pathol 189:224–229
Gray IC, Phillips SMA, Lee SJ, Neoptolemos JP, Weissenbach J, Spurr NK (1995) Loss of the chromosomal region 10q23–25 in prostate cancer. Cancer Res 55:4800–4803
Green SJ, Nacy CA (1993) Antimicrobial and immunopathologic effects of cytokine-induced nitric oxide synthesis. Curr Opin Infect Dis 6:384–396
Greidinger EL, Miller DK, Yamin TT, Casciola-Rosen L, Rosen A (1996) Sequential activation of three distinct ICE-like activities in Fas-ligated Jurkat cells. FEBS Lett 390:299–303
Guess HA, Friedman GD, Sadler MC, Stanczyk FZ, Vogelman JH, Imperato-Mcginley J, Lobo RA, et al (1997) 5α-reductase activity and prostate cancer: a case-control study using stored sera. Cancer Epidemiol Biomarkers Prev 6:21–24
Guh JH, Hwang TL, Ko FN, Chueh SC, Lai MK, Teng CM (1998) Antiproliferative effect in human prostatic smooth muscle cells by nitric oxide donor. Mol Pharmacol 53:467–474
Haenszel W, Kurihara M (1996) Studies of Japanese migrants. Mortality from cancer and other disease among Japanese in the United States. Natl Cancer Inst Monogr 40:43–68
Haldar S, Chintapalli J, Croce CM (1996) Taxol induces bcl-2 phosphorylation and death of prostate cancer cells. Cancer Res 56:1253–1255

Hall PA, Levison DA (1990) Assessment of cell-proliferation in histological material. J Clin Pathol 43:184–192

Hammarsten J, Hogstedt B (2001) Hyperinsulinaemia as a risk factor for developing benign prostatic hyperplasia. Eur Urol 39:151–158

Hanahan D, Folkman J (1996) Patterns and emerging mechanisms of the angiogenic switch during tumorigenesis. Cell 86:353–364

Harper ME, Goddard L, Glynne-Jones E, Wilson DW, Price-Thomas M, Peeling WB, Griffiths K (1993) An immunohistochemical analysis of TGF-alpha-expression in benign and malignant prostatic tumors. Prostate 23:9–23

Henderson BE, Bernstein L, Ross RK, Depue RH, Judd HL (1988) The early in utero estrogen and testosterone environment of blacks and whites: potential effects on male offspring. Br J Cancer 57:365–396

Herman JG, Merlo A, Mao L, et al (1995) Inactivation of the CDKN2/p 16/MTS1 gene is frequently associated with aberrant DNA methylation in all common human cancers. Cancer Res 55:4525–4530

Hinds P, Finlay C, Levine AJ (1989) Mutation is required to activate the p53 gene for cooperation with the ras oncogene and transformation. J Virol 63:739–746

Hiramatsu M, Maehara I, Ozaki M, Harada N, Orikasa S, Sasano H (1997) Aromatase in hyperplasia and carcinoma of the human prostate. Prostate 31:118–124

Holterhus PM, Zhao GQ, Aumüller G (1993) Effects of androgen deprivation and estrogen treatment on the structure and protein expression of the rat coagulating gland. Anat Rec 235:223–232

Huggins C, Hodges CV (1941) Studies on prostatic cancer: the effect of castration, of estrogen and of androgen injection on serum phosphatases in metastatic carcinoma of the prostate. Cancer Res 1:293–297

Huggins JT, Webster WO (1948) Duality of human prostate in response to estrogen. J Urol 59:258–266

Imperator-McGinley J, Gautier T, Zirinsky K, et al (1992) Prostate visualization studies in males homozygous and heterozygous for 5α-reductase deficiency. J Clin Endocrinol Metab 75:1022–1026

Isaacs JT (1990) Importance of the natural history of benign prostatic hyperplasia in the evaluation of pharmacologic intervention. Prostate (Suppl 3):1–7

Isaacs JT, Coffey DS (1981) Changes in dihydrotestosterone metabolism associated with the development of canine benign prostatic hyperplasia. Endocrinology 108:445–453

Isaacs JT, Coffey DS (1989) Etiology and disease process of benign prostatic hyperplasia. Prostate (Suppl) 2:33–50

Isaacs JT, Brendler CB, Walsh PC (1983) Changes in the metabolism of dihydrotestosterone in the hyperplastic human prostate. J Clin Endocrinol Metab 56:139–146

Isaacs JT, Lundmo PI, Berges R, et al (1992) Androgen regulation of programmed death of normal and malignant prostatic cells. J Androl 13:457–464

Ittmann MM (1996) Loss of heterozygosity on chromosome 10 and 17 in clinically localized prostate carcinoma. Prostate 28:275–281

Jacobson SJ, Girman CJ, Guess HA, Rhodes T, Oesterlig JE, Lieber MM (1996) Natural history of prostatism: longitudinal changes in voiding symptoms in community-dwelling men. J Urol 155:595–600

Jenkins EP, Andersson S, Imperato-McGinley J, Wilson JD, Russel DW (1992) Genetic and pharmacological use for more than one human steroid 5α-reductase. J Clin Invest 89:293–300

Kaburagi Y, Marino MB, Kirdani RY, Greco JP, Karr JP, Sandberg AA (1987) The possibility of aromatization of androgen in human prostate. J Steroid Biochem 26:739–742

Kagan J, Stein J, Babaian RJ, et al (1995) Homozygous deletions at 8q22 and 8p21 in prostate cancer implicate these regions as the sites for candidate tumor suppressor genes. Oncogene 16:2121–2126

Kanazawa Y, Ohkawa K, Ueda K, Mita E, Takehara T, Sasaki Y, Kasahara A, et al (1996) Hammerhead ribozyme-mediated inhibition of telomerase activity in extracts of human hepatocellular carcinoma cells. Biochem Biophys Res Commun 225:570–576

Katsuki S, Arnold W, Mittal C, Murad F (1978) Stimulation of guanylate cyclase by sodium nitroprusside, nitroglycerin and nitric oxide in various tissue preparations and comparison to the effects of sodium azide and hydroxylamine. J Cyclic Nucleotide Res 3:23–35

Kaufmann SH (1989) Induction of endonucleolytic DNA cleavage in human acute myelogenous leukemia cells by etoposide, camptothecin, and other cytotoxic anticancer drugs: a cautionary note. Cancer Res 49:5870–5878

Kinghorn EM, Bate AS, Higgins SJ (1987) Growth of rat seminal vesicle epithelial cells in culture: neurotransmitters are required for androgen-regulated synthesis of tissue-specific secretory proteins. Endocrinol 121:1678–1688

Kirby RS, Bryan J, Eardley I, Christmas TJ, Liu S, Holmes SA, Vale JA, et al (1992) Finasteride in the treatment of benign prostatic hyperplasia. An urodynamic evaluation. Br J Urol 70:65–72

Klotz T, Bloch W, Loch C, Engelmann U, Addicks K (1997) Verteilungsmuster der konstitutiven Isoformen der NO-Synthase in der normalen und der obstruktiven Prostatahyperplasie. Urologe(A) 36:318–322

Klotz T, Bloch W, Volberg C, Engelmann U, Addicks K (1998) Selective expression of inducible nitric oxide synthase in human prostate carcinoma. Cancer 82:1897–1903

Klotz T, Bloch W, Mathers M, Sommer F, Engelmann U (1999) Nitric oxide based influence of nitrates on micturition in patients with benign prostatic hyperplasia. Int Urol Nephrol 31:335–341

Komiya A, Suzuki H, Aida S, Yatani R, Shimazaki J (1995) Mutational analysis of CDKN2 (CDK4I/MTS1) gene in tissues and cell lines of human prostate cancer. Jpn J Cancer Res 86:622–625

Konishi N, Nakaoka S, Hissa Y, Kitahori Y, Oshima M, Samma S, Okajima E (1993) Immunohistochemical evaluation of estrogen receptor status in benign prostatic hypertrophy and in prostate carcinoma and the relationship to efficacy of endocrine therapy. Oncology 50:259–263

Kozak J, Bartsch W, Krieg M, Voigt KD (1982) Nuclei of stroma: site of highest estrogen concentration in human prostatic hyperplasia. Prostate 3:433–438

Krieg M, Bartsch W, Janssen W, Voigt KD (1979) A comparative study of binding, metabolism and endogenous levels of androgens in normal, hyperplastic and carcinomatous human prostate. J Steroid Biochem 11:615–624

Krieg M, Klötzel G, Kaufmann J, Voigt KD (1981) Stroma of human benign prostatic hyperplasia: preferential tissue for androgen metabolism and oestrogen binding. Acta Endocrinol 96:422–432

Krieg M, Nass R, Tunn S (1993) Effects of aging on endogenous levels of 5-dihydrotestosterone, testosterone, estradiol and estrone in epithelium and stroma of normal and hyperplastic human prostate (BPH). J Clin Endocrinol Metab 77:375–385

Kroemer G (1997) The proto-oncogene Bcl-2 and its role in regulating apoptosis. Nat Med 3:614–620

Kuiper GGJM, Enmark E, Pelto-Huikko M, Nilsson S, Gustafsson JA (1996) Cloning of a novel estrogen receptor expressed in rat prostate and ovary. Proc Natl Acad Sci USA 93:5925–5930

Kumar A, Goel AS, Hill TM, Mikolajczyk SD, Millar LS, Kuus-Reichel K, Saedi MS (1996) Expression of human glandular kallikrein, hK2, in mammalian cells. Cancer Res 56:5397–5402

Kumar S, Ghellal A, Byrne G, Haboubi N, Wang JM, Bundred N (1999) Breast carcinoma: vascular density determined using CD105 antibody correlates with tumor prognosis. Cancer Res 59:856–861

Kunimi K, Amanon T, Uchibayashi T (1996) Point mutation of the p53 gene is an infrequent event in untreated prostate cancer. Cancer Detect Prev 20:218–222

Kwast van der TH, Schalken J, Dewinter JAR, Vanvroonhoven CCJ, Mulder E, Boersma W, Trapman J (1991) Androgen receptors in endocrine-therapy-resistant human prostate cancer. Int J Cancer 48:189–193

Kyprianou N, Isaacs J (1989) Expression of transforming growth factor-beta in the rat ventral prostate during castration-induced programmed cell death. Mol Endocrinol 3:1515–1522

Lahtonen R, Bolton NJ, Konturri M, Vihko R (1983) Nuclear androgen receptors in the epithelium and stroma of human benign prostatic hypertrophic glands. Prostate 4:129–139

Landberg G, Ross G (1991) Antibodies to proliferating cell nuclear antigen as S-phase probes in flow cytometric cell cycle analysis. Cancer Res 51:4570–4574

Lee AJ, Russel EB, Garraway WM, Prescott RJ (1996) Three-year follow-up of a community-based cohort of men with untreated benign prostatic hyperplasia. Eur Urol 30:11–17

Lee C (1981) Physiology of castration-induced regression in rat prostate. Prog Clin Biol Res: 145–159

Lee C (1996) Cellular interactions in prostate cancer. Br J Urol 79 (Suppl 1):21–27

Lee C (1997) Cellular interactions in prostate cancer. BJU 79 (Suppl): 21–27

Lepor H, Shapiro E (1994) Prostatic alpha adrenoceptors. Prog Clin Biol Res 386:271 277

Levine AJ, Momand J (1990) Tumor suppressor genes: the p53 and retinoblastoma sensitivity genes and gene products. Biochim Biophys Acta 1032:119–136

Lieskovsky G, Bruchowsky N (1979) Assay of nuclear androgen receptor in human prostate. J Urol 121:54–58

Lilja H, Abrahamsson P-A (1988) Three predominant proteins secreted by the human prostate gland. Prostate 12:29–38

Lilja H, Oldbring J, Rannevik G, Laurell C-B (1987) Seminal-vesicle secreted proteins and their reactions during gelation and liquefaction of human semen. J Clin Invest 80:281–285

Lin VK, Wang D, Lee IL, Vasquez D, Fagelson JE, McConnell JD (2000) Myosin heavy chain gene expression in normal and hyperplastic human prostate tissue. Prostate 44:193–203

Lin XS, Denmeade SR, Cisek L, Isaacs JT (1997) Mechanism and role of growth arrest in programmed (apoptotic) death of prostatic cancer cells induced by thapsigargin. Prostate 33:201–207

Lopez-Otin C, Diamandis EP (1998) Breast and prostate cancer: an analysis of common epidemiological, genetic, and biochemical features. Endocrine Soc 19:365–396

Lu QL, Abel P, Foster CS, Lalani EM (1996) Bcl-2: role in epithelial differentiation and oncogenesis. Human Pathology 27:102–110

Lubahn DB, Joseph DR, Sullivan PM, Willard HF, French FS, Wilson EM (1988) Cloning of human androgen receptor complementary DANN and localization to the X chromosome. Science 240:327–330

Luo J, Dunn T, Ewing C, Sauvageot J, Chen Y, Trent J, Isaacs W (2002) Gene expression signature of benign prostatic hyperplasia revealed by cDNA microarray analysis. Prostate 51:189–200

Lytton B, Emery JM, Harvard BM (1968) The incidence of benign prostatic obstruction. J Urol 99:639–645

MacGrogan D, Saint-Andre JP, Dicou E (1992) Expression of nerve growth factor and nerve growth factor receptor genes in human tissues and in prostatic cell lines. J Neurochem 59:1381–1391

MacGrogan D, Levy A, Bostwick D, Wagner M, Wells D, Bookstein R (1994) Loss of chromosome arm 8p loci in prostate cancer: mapping by quantitative allelic imbalance. Gene Chrom Cancer 10:151–159

MacGrogan D, Levy A, Bova GS, Isaacs WB, Bookstein R (1996) Structure and methylation-associated silencing of a gene within a homozygously deleted region of human chromosome band 8p22. Genomics 35:55–65

Macoska JA, Trybus TM, Benson PD, et al (1995) Evidence for three tumor suppressor gene loci on chromosome 8p in human prostate cancer. Cancer Res 55:5390–5395

Malm J, Lilja H (1995) Biochemistry of prostate specific antigen, PSA. Scand J Clin Lab Invest 221:15–22

Marks LS, Treiger B, Dorey FJ, Fu YS, deKernion JB (1994) Morphometry of the prostate: I. Distribution of tissue components in hyperplastic glands. Urology 44:486–492

Mata JE, Joshi SS, Palen B, Pirruccello SJ, Jackson JD, Ellas N, Page TJ, et al (1997) A hexameric phosphorothioate oligonucleotide telomerase inhibitor arrests growth of Burkitt's lymphoma cells in vitro and in vivo. Toxicol Appl Pharmacol 144:189–197

Matzkin H, Soloway MS (1992) Immunohistochemical evidence of the existence and localization of aromatase in human prostatic tissues. Prostate 21:309–314

McNeal JE (1972) The prostate and prostatic urethra: a morphologic synthesis. J Urol 107:1008–1016

McNeal JE (1983) The prostate gland. Morphology and pathobiology. Monogr Urol 4:3–33

Mellon K, Thompson S, Charlton RG, et al (1992) P53, c-erbB-2 and the epidermal growth factor receptor in the benign and malignant prostate. J Urol 147:496–499

Mercer WE, Avignolo C, Baserga R (1984) Role of the p53 protein in cell proliferation as studied by microinjection of monoclonal antibodies. Mol Cell Biol 4:276–281

Meyn RE, Stephens LC, Ang KK, Hunter NR, Brock WA, Milas L, Peters LJ (1993) Heterogeneity in the development of apoptosis in irradiated murine tumours of different histologies. Int J Radiat Biol 64:583–591

Minn AJ, Velez P, Schendel SL, et al (1997) Bcl-x (L) forms an ion channel in synthetic lipid membranes. Nature 385:353–357

Mitsumori K, Terai A, Oka H, et al (1999) Androgen receptor CAG repeat length polymorphism in benign prostatic hyperplasia (BPH): correlation with adenoma growth. Prostate 41:253–257

Moore RJ, Gazak JM, Wilson JD (1979) Regulation of cytoplasmic dihydrotestosterone binding in dog prostate by 17β-estradiol. J Clin Invest 63:351–357
Moro MA, Russel RJ, Cellek S, Lizasoain I, Su Y, Darley-Usmar VM, Radomski MW, et al (1996) cGMP mediates the vascular and platelet actions of nitric oxide: confirmation using an inhibitor of the soluble guanylyl cyclase. Proc Natl Acad Sci USA 93:1480–1485
Morrison AS (1978) Prostatic hypertrophy in greater Boston. J Chronic Dis 31:357–362
Morrison AS (1992) Risk factors for surgery for prostatic hypertrophy. Am J Epidemiol 135:974–980
Morrison H, Savitz D, Semenciw R, Hulka B, Mao Y, Morrison D, Wigle D (1993) Fariming and prostate cancer mortality. Am J Epidemiol 137:270–280
Morton RA Jr, Watkins JJ, et al (1996) Hypermethylation of chromosome 19p locus D17S5 in human prostate tissue. J Urol 156:512–516
Mottaz AE, Markwalder R, Fey MF, et al (1997) Abnormal p53 expression is rare in clinically localized human prostate cancer: comparison between immunohistochemical and molecular detection of p53 mutations. Prostate 31:209–215
Moul JW, Bettencourt MC, Sesterhenn IA, et al (1996) Protein expression of p53, bcl-2 and Ki-67 (MIB-1) as prognostic biomarkers in patients with surgically treated, clinically localized prostate cancer. Surgery 120:159–167
Muir CS, Nectoux J, Staszewski J (1991) The epidemiology of prostate cancer. Geographical distribution and time-trends. Acta Oncol 30:130–140
Murakami YS, Brothman AR, Leach RJ, White RL (1995) Suppression of malignant phenotype in a human prostate cancer cell-line by fragments of normal chromosomal region 17q. Cancer Res 55:3389–3394
Murakami YS, Albertsen H, Brothman AR, Leach RJ, White RL (1996) Suppression of the malignant phenotype of human prostate cancer cell line PPC-1 by introduction of normal fragments of human chromosome 10. Cancer Res 56:2157–2160
Murphy MP, Packer MA, Scarlett JL, Martin SW (1998) Peroxynitrite: a biologically significant oxidant. Gen Pharmacol 31:179–186
Nicholson DW, Ali A, Thornberry NA, Vaillancourt JP, Ding CK, Gallant M, Gareau Y, et al (1995) Identification and inhibition of the ICE/CED-3 protease necessary for mammalian apoptosis. Nature 376:37–43
Normington K, Russel DW (1992) Tissue distribution and kinetic characteristics of rat steroid 5α-reductase isoenzymes – evidence for distinct physiological functions. J Biol Chem 267:16548–16554
Oberley TD, Zhong W, Szweda LI, Oberley LW (2000) Localization of antioxidant enzymes and oxidative damage products in normal and malignant prostate epithelium. Prostate 44:144–155
Oltvai ZN, Korsmeyer SJ (1994) Checkpoints of dueling dimers foil death wishes. Cell 79:189–192
Pai RB, Pai SB, Kukhanova M, Dutschmann GE, Guo K, Cheng YC (1998) Telomerase from human leukemia cells: properties and its interaction with deoxynucleoside analogues. Cancer 58:1909–1913
Paiss T, Herkommer K, Chab A, Häussler J, Vogel W, Gschwend JE, Hautmann RE (2002) Familial prostate cancer in Germany. Urologe A 41:38–43
Paris FE, Le Rhun Y, Duriez P, May E, Shah G, Martin M (1997) Response of BP cell lines to gamma irradiation: evaluation of DNA repair and apoptosis. Radioprotection 32:195–196
Partin AW, Page WF, Lee BR, Sanda MG, Miller RN, Walsh PC (1994) Concordance rates for benign prostatic disease among twins suggest hereditary influence. Urology 44: 646–650
Partin AW, Kattan MW, Subong EN, Walsh PC, Wojno KJ, Oesterling JE, Scardino PT, et al (1997) Combination of prostate-specific antigen, clinical stage, and Gleason score to predict pathological stage of localized prostate cancer. A multi-institutional update. JAMA 277:1445–1451
Pasquali D, Thaller C, Eichele G (1996) Abnormal level of retinoic acid in prostate cancer tissues. J Clin Endocrinol Metab 81:2186–2191
Peehl DM, Wehner N, Stamey TA (1987) Activated Ki-ras oncogene in human prostatic adenocarcinoma. Prostate 10:281–289
Perez-Blas M, Martinez-Martin B, Carballido J, Hontoria J, Salazar LI, Olivier C, Alvarez-Mon M (1995) Defective functional response to membrane stimuli in lymphocytes from patients with benign prostatic hyperplasia. Clin Exp Immunol 101:521–526
Pflug BR, Onoda M, Lynch JH, Djakiew D (1992) Reduced expression of the low affinity nerve growth factor receptor in benign and malignant human prostate tissue and loss of expression in four human metastatic tumor cell lines. Cancer Res 52:5403–5406
Prins GS (1997) Developmental estrogenization of the prostate gland. In: Naz RK (ed) Prostate basic and clinical aspects. CRC, Boca Raton, pp 247–263
Prins GS, Sklarew RJ, Pertschuk LP (1998) Image analysis of androgen receptor immunostaining in prostate cancer accurately predicts response to hormonal therapy. J Urol 159:641–649
Pryor WA, Squadrito GL (1995) The chemistry of peroxynitrite: a product from the reaction of nitric oxide with superoxide. Am J Physiol 268:699–722
Quigley CA, De Bellis A, Marschke KB, El-Awady MK, Wilson EM, French FS (1995) Androgen receptor defects: historical, clinical, and molecular perspectives. Endocr Rev 16:271–321
Radlmaier A, Eickenberg HU, Fletscher MS, Fourcade RO, Reis Santos JM, von Aubel OG, Bono AV (1996) Estrogen reduction by aromatase inhibition for benign prostatic hyperplasia: results of a double-blind, placebo-controlled, randomized trial using two doses of the aromatase-inhibitor atamestane. Prostate 29:199–208
Radomski MW, Jenkins DC, Holmes L, Moncada S (1991) Human colorectal adenocarcinoma cells: differential nitric oxide synthesis determines their ability to aggregate platelets. Cancer Res 51:6073–6078
Raffo AJ, Perlman H, Chen MW, Day ML, Streitman JS, Buttyan R (1995) Overexpression of bcl-2 protects prostate cancer cells from apoptosis in vitro and confers resistance to androgen depletion in vivo. Cancer Res 55:4438–4445
Reed JC (1994) Bcl-2 and the regulation of programmed cell death. J Cell Biol 124:1–6
Reed JC (1995) Bcl-2: prevention of apoptosis as mechanism of drug resistance. Hematol Oncol Clin North Am 9:451–473
Rhodes T, Girman CJ, Jacobsen ST, Roberts RO, Guess HA, Lieber MM (1999) Longitudinal prostate growth rates

during 5 years in randomly selected community men 40–79 years old. J Urol 161:1174–1179

Rittmaster RS, Norman RW, Thomas LN, Rowden G (1996) Evidence for atrophy and apoptosis in the prostates of men given finasteride. J Clin Endocrinol Metab 81:814–819

Roach M, Lu J, Pilepich MV, Asbell SO, Mohuidden M, Terry R, Grignon D (2000) Four prognostic groups predict long-term survival from prostate cancer following radiotherapy alone on Radiation Therapy Oncology Group clinical trials. Int J Radiat Oncol Biol Phys 47:609–615

Romijn JC, Oishi K, Bolt-de Vries, Schweikert HU, Mulder E, Schröder FH (1980) Androgen metabolism and androgen receptors in separated epithelium and stroma of the human prostate. In: Schröder FH, de Voogt HJ (eds) Steroid receptors, metabolism and prostatic cancer. Excerpta Medica, Amsterdam, pp 134–143

Rosenthal DS, Ding R, Simbulan-Rosenthal CM, Vaillancourt JP, Nicholson DW, Smulson M (1997) Intact cell evidence for the early synthesis, and subsequent late apopain-mediated suppression, of poly(ADP-ribose) during apoptosis. Exp Cell Res 232:313–321

Ross RK, Bernstein L, Judd H, Hanisch R, Pike M, Henderson B (1986) Serum testosterone levels in healthy young black and white men. J Natl Cancer Inst 76:45–48

Ross RK, Bernstein L, Lobo RA, Shimizu H, Stanczyk FZ, Pike MC, Henderson BE (1992) 5-alpha-reductase activity and risk of prostate cancer among Japanese and US white and black males. Lancet 339:887–889

Ross W, Hall PA (1995) Ki67 from antibody to molecule to understanding? J Clin Pathol 48:113–117

Rotter V, Abutbul H, Ben-Ze'ev A (1983) p53 transformation-related protein accumulates in the nucleus of transformed fibroblasts in association with the chromatin and is found in the cytoplasm of non-transformed fibroblasts. EMBO J 2:1041–1047

Saal vom F, Timms B, Montano M, et al (1997) Prostate enlargement in mice due to fetal exposure to low dose of estradiol or diethystilbestrol and opposite effects at high doses. Proc Natl Acad Sci USA 94:2056–2061

Saar M, Lubahn DB, French FS, Wilsin EM (1990) Immunohistochemical localization of the androgen receptor in rat and human tissue. Endocrinol 127:3180–3186

Sadi MV, Walsh PC, Barrack ER (1991) Immunohistochemical study of androgen receptors in metastatic prostate cancer – comparison of receptor content and response to hormonal therapy. Cancer 67:3057–3064

Sakr WA, Haas GP, Cassin BF, Pontes JE, Crissman JD (1993) The frequency of carcinoma and intraepithelial neoplasia of the prostate in young male patients. J Urol 150:379–385

Sanchez Y, Lovell M, Marin MC, et al (1996) Tumor suppression and apoptosis of human prostate carcinoma mediated by genetic locus with human chromosome 10pter-q11. Proc Natl Acad Sci USA 93:2551–2556

Sánchez-Visconti G, Herrero L, Rabadán M, Pereira I, Ruiz-Torres A (1995) Ageing and prostate: age-related changes in androgen receptors of epithelial cells from benign hypertrophic glands compared with cancer. Mech Ageing Dev 82:19–29

Sanda MG, Beaty TH, Stutzman RE, Childs B, Walsh PC (1994) Genetic susceptibility of benign prostatic hyperplasia. J Urol 152:115–119

Sanda MG, Doehring CB, Binkowitz B, Beaty TH, Partin AW, Hale E, Stoner E, et al (1997) Clinical and biological characterization of familial benign prostatic hyperplasia. J Urol 157:876–879

Santti R, Newbold RR, Makela S, Pylkkanen L, McLachlan JA (1994) Developmental estrogenization and prostatic neoplasia. Prostate 24:67–78

Sartore S, Scatena M, Chiavegato A, Faggin E, Giuriato L, Pauletto P (1994) Myosin isoform expression in smooth muscle cells during physiological and pathological vascular remodeling. J Vasc Res 31:61–81

Scalzo DA, Kallakury BV, Gaddipati RV, Sheehan CE, Keys HM, Savage D, Ross JS (1998) Cell proliferation rate by MIB-1 immunohistochemistry predicts postradiation recurrence in prostatic adenocarcinomas. Am J Clin Pathol 109:163–168

Schlechte H, Lenk SV, et al (1998) p53 tumor suppressor gene mutation in benign prostatic hyperplasia and prostate cancer. Eur Urol 34:433–440

Schluter C, Duchrow M, Wohlenberg C, et al (1993) The cell proliferation associated antigen of antibody Ki67, a very large, ubiquitous nuclear protein with numerous repeated elements, representing a new kind of cell cycle-maintaining protein. J Cell Biol 123:513–522

Schröder FH, Westerhof M, Bosch RJ, et al (1986) Benign prostatic hyperplasia treated by castration or the LH-RH analogue buserelíne: a report on six cases. Eur Urol 12:318–321

Schweikert HU (1979) Conversion of androstenedione to estrone in human fibroblasts cultured from prostate, genital skin and nongenital skin. Horm Metab Res 11:635–640

Schweikert HU, Tunn UW (1987) Effects of the aromatase inhibitor testolactone on human benign prostatic hyperplasia. Steroids 50:191–200

Schweikert HU, Totzauer P, Rohr HP, Bartsch G (1985) Correlated biochemical and stereological studies on testosterone metabolism in the stromal and epithelial compartment of human benign prostatic hyperplasia. J Urol 134:403–407

Schweikert HU, Weidemann W, Romalo G (1997) Intersexualität: Gonadendysgenesien und Androgenresistenz-Syndrome. Urologe B 37:14–23

Shah GM, Kaufmann SH, Poirier GG (1995) Detection of poly(ADP-ribose) polymerase and its apoptosis-specific fragment by a nonisotopic activity-western blot technique. Anal Biochem 232:251–254

Sharon N, Lis H (1989) Lectins as cell recognition molecules. Science 246:227–234

Siiteri PK, MacDonald PC (1973) Role of extraglandular estrogen in human endocrinology. Handbook of physiology, section 7, vol II, part I. American Physiological Society, Washington, pp 615–629

Siiteri PK, Wilson JD (1970) Dihydrotestosterone in prostatic hypertrophy. I. The formation and content for dihydrotestosterone in the hypertrophic prostate of man. J Clin Invest 49:1737–1745

Simbulan-Rosenthal CM, Rosenthal DS, Iyer S, Boulares H, Smulson ME (1999) Involvement of PARP and poly(ADP-ribosyl)ation in the early stages of apoptosis and DNA replication. Mol Cell Biochem 193:137–148

Sirett DAN, Cowan SK, Janecko AE, Grant JK, Glen ES (1980) Prostatic tissue distribution of 17β-hydroxy-5α-androstan-3-one and of androgen receptors in benign hyperplasia. J Steroid Biochem 13:723–728

Smith JR, Freije D, Carpten JD, et al (1996) Major susceptibility locus for prostate cancer on chromosome 1 suggested by a genome-wide search. Science 274:1371–1374

Spindler KD, Schweikert HU, Weidemann W (1998) The human androgen receptor: mutations and diseases. Curr Top Steroid Res 1:83–91
St. Croix B, Rago C, Velculescu V, Traverso G, Romans KE, Montgomery E, Lal A, et al (2000) Genes expressed in human tumor endothelium. Science 289:1197–1202
Stanbridge EJ (1990) Human tumor suppressor genes. Annu Rev Genet 24:615–657
Stattin P, Damber JE, Karlberg L, Bergh A (1997) Cell proliferation assessed by Ki-67 immunoreactivity on formalin fixed tissues is a predictive factor for survival in prostate cancer. J Urol 157:219–222
Steiner G, Gessl A, Kramer G, Schöllhammer A, Förster O, Marberger M (1994) Phenotype and function of peripheral and prostatic lymphocytes in patients with benign prostatic hyperplasia (BPH). J Urol 151:480–484
Steiner MS (1993) Role of peptide growth factors in the prostate: a review. Urology 42:99–110
Stephens LC, Ang KK, Schultheiss TE, Milas L, Meyn RE (1991) Apoptosis in irradiated murine tumors. Radiat Res 127:308–316
Stoner E and the Finasterid Study Group (1992) The clinical effects of a 5α-reductase inhibitor, finasteride on benign prostatic hyperplasia. J Urol 147:1298–1302
Story MT, Hopp KA, Meier DA, Begun FP, Lawson RK (1993) Influence of transforming growth factor beta-1 and other growth factors on basic fibroblast growth factor level and proliferation of cultured human prostate derived fibroblasts. Prostate 22:183–197
Suzuki H, Emi M, Komiya A, et al (1995) Localization of a tumor suppressor gene associated with progression of human prostate cancer with a 1.2 Mb region of 8p22–p21.3. Genes Chromosomes Cancer 13:168–174
Tang DG, Porter AT (1997) Target to apoptosis: a hopeful weapon for prostate cancer. Prostate 32:284–293
Tannenbaum M, Olsson CK (1983) Surgical pathology of benign prostatic hyperplasia. In: Hinman F Jr (ed) Benign prostatic hyperplasia. Springer, Berlin Heidelberg New York, pp 63–72
Taplin ME, Bubley GJ, Shuster TD, Frantz ME, Spooner AE, Ogata GK, Keer HN, et al (1995) Mutation of the androgen-receptor gene in metastatic androgen-independent prostate cancer. N Engl J Med 332:1393–1398
Tavtigian SV, Simard J, Teng DH, et al (2001) A candidate prostate cancer susceptibility gene at chromosome 17p. Nat Genet 27:172–180
Tewari M, Quan LT, O'Rourke K, Desnoyers S, Zeng Z, Beidler DR, Poirier GG, et al (1995) Yama/CPP32 beta, a mammalian homologue of CED-3, is a crmA-inhibitable protease that cleaves the death substrate poly(ADP-ribose)polymerase. Cell 81:801–809
The alpha-tocopherol, beta-carotene cancer prevention study group (1994) The effect of vitamin E and beta-carotene on the incidence of lung cancer and other cancers in male smokers. N Engl J Med 330:1029–1035
Theyer G, Kramer G, Assmann I, Sherwood E, Preinfalf W, Marberger M, Zechner O, Steiner GE (1992) Phenotypic characterization of infiltrating leukocytes in benign prostatic hyperplasia. Laboratory Investigation 66:96–107
Thompson CB (1995) Apoptosis in the pathogenesis and treatment of disease. Science 267:1456–1462
Tohyama T, Lee VM, Rorke LB, Marvin M, McKay RD, Trojanowski JQ (1992) Nestin expression in embryonic human neuroepithelium and in human neuroepithelial tumor cells. Lab Invest 66:303–313
Trapman J, Sleddens HF, van der Weiden MM, et al (1994) Loss of heterozygosity of chromosome 8 microsatellite loci implicates a candidate tumor suppressor gene between the loci D8S87 and D8S133 in human prostate cancer. Cancer Res 54:6061–6064
Trump DL, Smith DC, Stiff D, Adedoyin A, Day R, Bahnson RR, Hofacker J, et al (1997) A phase II trial of all-trans-retinoic acid in hormone refractory prostate cancer: A clinical trial with detailed pharmacokinetic analysis. Cancer Chemother Pharmacol 39:349–356
Truss M, Beato M (1993) Steroid receptors: interaction with deoxyribonucleic acid and transcription factors. Endocr Rev 14:459–479
Tunn UW, Schüring B, Senge T, Neumann F, Schweikert HU, Rohr HP (1980) Morphometric analysis of prostates in castrated dogs after treatment with androstanediol, estradiol and cyproterone acetate. Invest Urol 18:289–292
Valaasti A (1980) Autonomic innervation of the prostate. Acta Univ Tamparensis Ser A 113:1–30
Verheijen R, Kuijpers HJH, Schlingeman RO, et al (1989a) Ki67 detects a nuclear matrix associated proliferation related antigen. I. Intracellular localization during interphase. J Cell Sci 92:123–130
Verheijen R, Kuijpers HJH, Vandriel R, et al (1989b) Ki67 detects a nuclear matrix associated proliferation related antigen. II. Localisation in mitotic cells and association with chromosomes. J Cell Sci 92:531–540
Vermeulen A (1976) Testicular hormone secretion and aging in males. In: Grayhack JT, Wilson JD, Scherbenske MJ (eds) Benign prostatic hyperplasia. NIAMDD Workshop Proceedings, pp 177–182
Vesalainen SLB, Lipponen PK, Talja MT, Syrjänen K (1994a) Histological grade, perineural infiltration, tumour-infiltrating lymphocytes and apoptosis as determinants of long-term prognosis in prostatic adenocarcinoma. Eur J Cancer 30A:1797–1803
Vesalainen SLB, Lipponen PK, Talja MT, Alhava EM, Syrjänen K (1994b) Proliferating cell nuclear antigen and p53 expression as prognostic factors in T1–2M0 prostatic adenocarcinoma. Int J Cancer 58:303–308
Viola MV, Fromwitz F, Oravez S, et al (1986) Expression of ras oncogene p21 in prostate cancer. New Eng J Med 314:133–137
Visakorpi T (1992) Proliferative activity determined by DNA flow cytometry and proliferating cell nuclear antigen (PCNA) immunohistochemistry as a prognostic factor in prostatic carcinoma. J Pathol 168:7–13
Visakorpi T, Kallionemi OP, Paronen IYI, et al (1991) Flow cytometric analysis of DNA ploidy and S-phase fraction from prostatic carcinomas: implications for prognosis and response to endocrine therapy. Br J Cancer 64:578–582
Vocke CD, Pozzatti RO, Bostwick DG, et al (1996) Analysis of 99 microdissected prostate carcinomas reveals a high frequency of allelic loss on chromosome 8p12–21. Cancer Res 56:2411–2416
Vogel J, Bierhoff E, Pfeiffer U, Vahlensieck W (1992) Neuere Überlegungen und Untersuchungen zur benignen Prostatahyperplasie (BPH). In: Vahlensieck W, Rutishauser G (Hrsg) Benigne Prostatopathien. Thieme, Stuttgart, S 101–112
Walden PD, Lefkowitz GK, et al (1998) Identification of genes associated with stromal hyperplasia and glandular atrophy of the prostate by mRNA differential display. Exp Cell Res 245:19–26

Walsh PC, Hutchins GM, Ewing LL (1983) Tissue content of dihydrotestosterone in human prostatic hyperplasia is not supranormal. J Clin Invest 72:1772–1777

Wang MC, Valenzuela LA, Murphy GP, Chu TM (1979) Purification of a human prostate specific antigen. Invest Urol 17:159–163

Weidemann W, Linck B, Haupt H, et al (1996) Clinical and biochemical investigations and molecular analysis of subjects with mutations in the androgen receptor gene. Clin Endocrinol 45:733–739

Westin P, Bergh A (1998) Apoptosis and other mechanisms in androgen ablation treatment and androgen independent progression of prostate cancer: a review. Cancer Detect Prev 22:476–484

Wheeler TM, Rogers E, Aihara M, Scardino PT, Thompson TC (1994) Apoptotic index as a biomarker in prostatic intraepithelial neoplasia (PIN) and prostate cancer. J Cell Biochem (Suppl) 19:202–207

Wilbert DM, Griffin JE, Wilson JD (1983) Characterization of androgen receptor of the human prostate. J Clin Endocrinol Metab 56:113–120

Williams BJ, Jones E, Zhu XL, et al (1996) Evidence for a tumor suppressor gene distal to BRCA1 in prostate cancer. J Urol 155:720–725

Wilson JD (1980) The pathogenesis of benign prostatic hyperplasia. Am J Med 68:745–756

Wilson JD, Griffin JE, Russell DW (1993) Steroid 5α-reductase 2 deficiency. Endocr Rev 14:577–593

Wu AH, Whittemore AS, Kolonel LN, John EM, Gallagher RP, West DW, Hankin J, et al (1995) Serum androgens and sex hormone-binding globulin in relation to lifestyle factors in older African-American, Whites, and Asian men in the United States and Canada. Cancer Epidemiol Biomarkers Prev 4:735–741

Yang E, Korsmeyer SJ (1996) Molecular thanatopsis: a discourse on the Bcl-2 family and cell death. Blood 88:386–401

Yang G, Timme TL, Park SH, Wu X, Wyllie MG, Thompson TC (1997) Transforming growth factor β1 transduced mouse prostate reconstitutions: II. Induction of apoptosis by Doxazosin. Prostate 33:157–163

Yang Y, Chisholm GD, Habib FK (1993) Epidermal growth factor and transforming growth factor alpha concentrations in BPH and cancer of the prostate: their relationship with tissue androgen levels. Br J Cancer 67:152–155

Yu H, Diamandis EP (1995) Prostate-specific antigen in milk of lactating women. Clin Chem 41:54–58

Yunis JJ, Ramsay N (1978) Retinoblastoma and subband deletion of chromosome 13. Am J Dis Child 132:161–163

Zhao GQ, Holterhus PM, Dammshäuser I, Hoffbauer G, Aumüller G (1992) Estrogen induced morphological and immunohistochemical changes in stroma and epithelium of rat ventral prostate. Prostate 21:183–199

3.4 Molekulare Mechanismen altersspezifischer Veränderungen des Kalzium- und Knochenstoffwechsels

FRANZ JAKOB und NORBERT SCHÜTZE

Inhaltsverzeichnis

3.4.1 Einleitung

Die Alterung von Zellen ist ein generelles Lebensphänomen. Sie betrifft die beiden grundlegenden Fähigkeiten der Zellen, die Fähigkeit zur Vermehrung sowie die Entwicklung und Ausführung zellspezifischer Leistungen nach ihrer Differenzierung. Die Erforschung der Ursachen zellulärer Alterungsvorgänge führt in zwei unterschiedliche Richtungen. Eine Forschungsrichtung begreift Altern als ein genetisches Programm, welches unter anderem beinhaltet, dass die Proliferationskapazität der Zellen geringer wird. Dies hat zur Folge, dass die Regeneration von Geweben durch den regelmäßigen Ersatz differenzierter Zellen im Alter abnimmt, aber auch das Risiko der Entstehung von Tumoren reduziert wird. Die andere Forschungsrichtung führt altersassoziierte Phänomene veränderter zellulärer Funktion vorwiegend darauf zurück, dass oxidative Vorgänge zelluläre Proteine verändern und in ihrer Funktion beeinträchtigen.

Ganten/Ruckpaul (Hrsg.)
gemeinsam mit A. Ruiz-Torres
Molekularmedizinische Grundlagen
von altersspezifischen Erkrankungen

Solche Phänomene werden auch bei Proteinen beobachtet, die mit dem Knochenstoffwechsel, der Kalziumhomöostase und dem intrazellulären Signalling durch Kalzium verknüpft sind. Die beiden verschiedenen Mechanismen der Zellalterung, auch als replikative und postreplikative Mechanismen bezeichnet, interagieren miteinander und sind im Grunde nicht vollständig voneinander zu trennen (Übersichten bei Campisi 2001, Kuro-o 2001).

Im Experiment kann man das durchschnittliche Alter durch Herabsetzen des generellen Metabolismus (Insulin- und IGF-1-Aktivität, *C. elegans*) (Van Voorhies u. Ward 1999) und durch Überexpression antioxidativer Systeme verlängern (SOD und Katalase, *D. melanogaster*) (Orr u. Sohal 1994, Taub et al. 1999, Melov et al. 2000, Sun et al. 2002). Tiermodelle (Klotho-Maus, Telomerasemodell) und menschliche Krankheitsmodelle (Werner-Syndrom, Progerie) der vorzeitigen Alterung charakterisieren Phänomene der Beschleunigung des Alterungsprozesses sowohl auf der replikativen als auch auf der postreplikativen Seite. Eine kürzlich publizierte Studie beschreibt erstmals im Tiermodell eine kausale Verknüpfung replikativer und postreplikativer Prozesse (de Boer et al. 2002). Die Einschränkung der Fähigkeit des Organismus, oxidative Schädigung der DNS zu reparieren, führt in diesem Modell zu degenerativen Erkrankungen und enorm verkürzter Lebenszeit. Hier wird in einem Modell die Tatsache belegt, dass nicht reparierte DNS-Mutationen nicht nur Tumoren verursachen können, sondern auch die Effizienz von Genprodukten des Stoffwechsels und grundlegende zelluläre Funktionen beeinträchtigen. Wie in vielen anderen Modellen der frühzeitigen Alterung war auch in dieser Arbeit das Auftreten einer Osteoporose ein Aspekt des Phänotyps (Campisi 2001, Taub et al. 1999, Sohal u. Weindruch 1996, Squier u. Bigelow 2000, Battmann et al. 2001). Dies bedeutet, dass der Knochen und/oder die am Kalzium- und Knochenstoffwechsel beteiligten Organe sowie andere Gewebe Targets von Alterungsprozessen sind. Möglicherweise ist der Knochen sogar repräsentativ für den Gesamtorganismus, da z. B. die Knochenmasse als ein Indikator für die zelluläre Seneszenz im Kalzium- und Knochenstoffwechsel mit dem Überleben korreliert (Johansson et al. 1998).

3.4.2 Grundlagen der Physiologie des Kalzium- und Knochenstoffwechsels

Der Kalzium- und Knochenstoffwechsel involviert eine Reihe von Organen und viele unterschiedliche Gewebe. Altersspezifische Veränderungen dieser Stoffwechsel betreffen daher eine Vielfalt von Mechanismen, die auf den unterschiedlichen Ebenen der Regulation molekular und zellulär wirksam werden: im Knochen selbst, im Dünndarm (Regulation der Kalziumaufnahme), in der Niere (Regulation der Kalziumausscheidung), in den Nebenschilddrüsen (Regulation des Serumkalziumspiegels), in der Haut (Produktion von Vitamin D_3) und im Bereich derjenigen Organe, welche mit ihren Sekretionsprodukten an der Regulation beteiligt sind oder sein können (z. B. Hypothalamus, Hypophyse, Nebenniere, Adeps).

Die Zellalterung und altersabhängige Defizienzen der Zell- und Geweberegeneration beeinträchtigen die Funktion der erwähnten Organe und damit auch indirekt wichtige Mechanismen des Kalzium- und Knochenstoffwechsels. Beispiele dafür sind die im Alter abnehmende Nierenfunktion, die verringerte Resorptionskapazität des Dünndarms und die Atrophie der Haut. Die systemimmanenten Mechanismen der Alterung des Kalzium- und Knochenstoffwechsels werden durch eine Reihe altersspezifischer Veränderungen des gesamten individuellen Organismus begünstigt, wie z. B. die veränderten Möglichkeiten und Gewohnheiten der Nahrungsaufnahme und die verringerte mechanische Knochenbelastung durch Immobilisation aufgrund anderer Komorbiditäten.

Die Alterung mag somit einerseits einem genetischen Programm unterliegen. Sie wird aber auch durch postreplikative Mechanismen im Rahmen variabler Lebensumstände gesteuert. Allerdings unterliegen auch die Auswirkungen variabler Lebensumstände einer genetischen Modulation, da die Suszeptibilität des Organismus gegen Schädigungen genetisch verankert ist.

Der Kalzium- und Knochenstoffwechsel wird durch ein komplexes Zusammenspiel verschiedener Organe und Gewebe reguliert (Abb. 3.4.1). Im Zusammenhang mit der Darstellung der Alterungsvorgänge kann hier nur eine verkürzte Darstellung der Physiologie des Knochenstoffwechsels erfolgen. Für detailliertere Information sei auf den Beitrag „Osteoporose“ in dieser Buchreihe verwiesen (Schütze u. Jakob 2001).

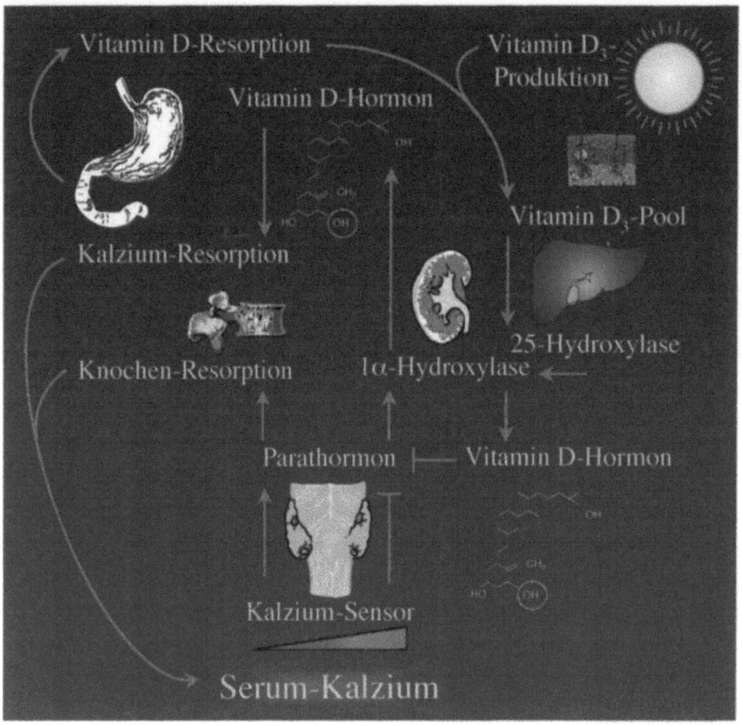

Abb. 3.4.1. Schematische Darstellung der Regulation des Kalzium- und Knochenstoffwechsels in enger Vernetzung mit dem Vitamin-D-Stoffwechsel. Altersspezifische Veränderungen treten sowohl im Knochen selbst als auch in allen beteiligten Organen auf. Hieraus resultiert ein komplexes Bild des Kalzium- und Knochenstoffwechsels im Alter, welches zudem noch durch individuell unterschiedliche Verhaltensweisen moduliert wird

3.4.2.1 Kalzium

Die nutritive Kalziumzufuhr ist abhängig von der individuell variablen Kalziumaufnahme und der Verfügbarkeit von Kalzium in einer populationsspezifischen Ernährungsweise. Die generelle Verfügbarkeit einer ausreichenden Zufuhr von Kalzium ist in unseren Breiten nicht gefährdet, die Kalziumbilanz wird jedoch von unterschiedlichen individuellen Ernährungsgewohnheiten beeinflusst. Die durchschnittliche Zufuhr liegt in Mitteleuropa bei üblicher Kost bei etwa 700 mg pro Tag. Der geschätzte Bedarf beträgt in unseren Breiten mit der vorgegebenen Ernährung etwa 1000–1500 mg pro Tag. Der minimale Bedarf wird auf 300–400 mg täglich geschätzt, was der Aufrechterhaltung einer neutralen Bilanz gerecht wird. Voraussetzung hierfür wäre die optimale Adaptationsmöglichkeit der intestinalen Aufnahmemechanismen und die Minimierung des Verlusts über die Niere. Die bei uns übliche relativ hohe tägliche Aufnahme von Kochsalz, tierischem Eiweiß und koffeinhaltigen Getränken kann zu einer negativen Kalziumbilanz beitragen, welche dann durch vermehrte Zufuhr ausgeglichen werden muss (Dawson-Hughes 1998, Nordin et al. 1998, Heaney 2001, North American Menopause Society 2001).

3.4.2.2 Vitamin D$_3$

Vitamin D$_3$ wird in der Haut aus 7-Dehydrocholesterol durch Sonneneinstrahlung gebildet, dann in der Leber und in der Niere durch zwei konsekutive Hydroxylierungsschritte zum 1,25-Dihydroxycholecalciferol, dem Vitamin-D-Hormon, metabolisiert (Abb. 3.4.2). Die ausreichende Bildung von Vitamin-D-Hormon ist abhängig von einem suffizienten Substratangebot in Form von Vitamin D$_3$ sowie von einer intakten Nierenfunktion. Die wichtigste Funktion des Vitamin-D-Hormons bezüglich des Kalzium- und Knochenstoffwechsels besteht in der Sicherstellung der ausreichenden Kalziumaufnahme aus dem Dünndarm (Jakob 1999, Eriksen u. Glerup 2002).

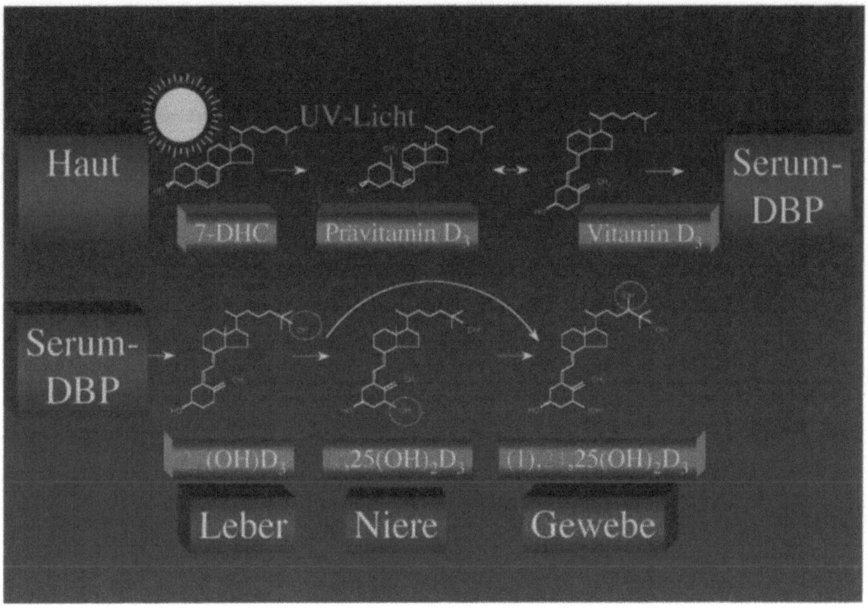

Abb. 3.4.2. Darstellung des Metabolismus von Vitamin D_3. Im Alter ist die Umwandlung durch UV-Licht in der Haut vermindert. Mit zunehmender Einschränkung der Nierenleistung wird auch die Produktion des Vitamin-D-Hormons in der Niere geringer

3.4.2.3 Parathormon

Der dominante Stellparameter für die Regulation des Kalzium- und Knochenstoffwechsels ist die aktuelle Konzentration von Kalzium im Serum. Über einen Kalziumsensor nimmt der Organismus diese Konzentration wahr. Dieser wird vor allem in den Nebenschilddrüsen exprimiert und bewirkt bei Hypokalzämie die Ausschüttung von Parathormon (PTH) aus den Nebenschilddrüsen. Das Parathormon wirkt über den Osteoblasten auf die Rekrutierung und Aktivierung von Osteoklasten ein, welche durch Knochenresorption den aktuellen Bedarf an Kalzium sicherstellen. Gleichzeitig bewirkt das Parathormon in der Niere die erhöhte Produktion von Vitamin-D-Hormon durch die 1α-Hydroxylase, was zu einer Steigerung der Kalziumresorption im Dünndarm führt. Das Vitamin-D-Hormon seinerseits bremst zusammen mit dem Serumkalzium im Sinne negativer Rückkopplung die Sekretion von Parathormon (McKane et al. 1996, Portale et al. 1997, Need et al. 2000) (s. Abb. 3.4.1).

3.4.2.4 Sexualhormone

Östrogene und Androgene haben beide anabole und antiresorptive Wirkungen auf den Knochen. Dies gilt für Männer und Frauen gleichermaßen, da z.B. für den Epiphysenschluss in beiden Geschlechtern das Östradiol unersetzlich ist. Die Menopause der Frau mit dem vergleichsweise plötzlichen Abfall der Sexualsteroide und der schleichende Abfall der Steroidspiegel beim Mann sind in vielen Fällen ein maßgeblicher Faktor für einen beschleunigten Knochenverlust. Viele Effekte der Östrogene sind mit nachgeschalteten Effektoren verknüpft, z.B. Interleukin 6 und Interleukin 1 (s. Abschnitt 3.4.4.5). Vermutlich trägt der Verlust der gonadalen Hormone insgesamt sehr wesentlich zu den Alterungsprozessen in verschiedenen Geweben bei (z.B. Gehirn, Haut, Gefäße). Im Knochen ist dies am Beispiel des perimenopausalen Knochenmasseverlusts, welcher etwa ein Drittel aller Frauen betrifft, unübersehbar (Khosla et al. 2002a,b, Manolagas et al. 2002, Pfeilschifter et al. 2002).

3.4.3 Zellbiologie des Knochens

3.4.3.1 Osteoblasten

Osteoblasten sind mesenchymaler Abstammung. Sie entwickeln sich aus Vorläuferzellen, welche im Knochen und im Stroma des Knochenmarks vorkommen. Diese entsprechen den adulten mesenchymalen Stammzellen, die sich mit einer gewissen Plastizität weiter differenzieren können und von denen die Geweberegeneration ausgeht. Bei Heilungsprozessen und beim Knochenumbau werden sie rekrutiert und es entwickeln sich über mehrere noch nicht genauer charakterisierte Zwischenstufen neue Osteoblasten. Differenzierte Osteoblasten sezernieren die extrazelluläre Matrix und bilden das Osteoid, welches sekundär mineralisiert wird. Sie reagieren während ihrer Differenzierung und auch als reife Zellen auf eine Vielzahl von Hormonen und Wachstumsfaktoren. Zu den einwirkenden systemischen und lokalen Faktoren zählen viele Steroid- und Peptidhormone (z.B. Östradiol und Parathormon) sowie Wachstumsfaktoren. Sie beeinflussen osteogene Zellen entweder direkt durch die zelluläre Ausstattung mit entsprechenden Rezeptoren oder indirekt über andere Zelltypen, z.B. hämatopoetische Zellen, Gefäßzellen etc. Viele Wachstumsfaktoren, aber zum Teil auch Hormone, wirken im lokalen Mikroenvironment des Knochens aufgrund ihres Vorhandenseins in der Matrix (z.B. IGF, insulinähnliche Wachstumsfaktoren, und TGF-β, transformierender Wachstumsfaktor) bzw. werden durch Zellen des Mikroenvironments lokal produziert (z.B. Vitamin-D-Hormon). Ein Teil der Osteoblasten wird während des Knochenaufbaus in die anorganische Matrix eingeschlossen und bildet sog. Osteozyten. Andere Osteoblasten bleiben als Deckschicht auf der Knochenoberfläche als „lining cells" zurück. Die Osteozyten bleiben mit den „lining cells" durch lange Ausläufer in Verbindung (Abb. 3.4.3). Wahrscheinlich nehmen sie mechanische Belastungen und Scherkräfte wahr, welche auf den Knochen einwirken. Sie übersetzen die Einwirkung mechanischer Belastung in biochemische Signale und können daher als Mechanorezeptoren des Knochens betrachtet werden.

3.4.3.2 Osteoklasten

Osteoklasten sind myeloischer Herkunft und können als eine terminale Differenzierungsstufe von Makrophagen betrachtet werden. Ihre Differenzierung geht sowohl von myeloischen Vorläuferzellen des Knochenmarks als auch von Monozyten des peripheren Blutes aus. Sie beinhaltet eine Fusion von Osteoklastenvorläufern zu multinukleären Zellen, welche bestimmte zellspezifische Eigenschaften akquirieren. Sie werden polarisiert, bilden basal einen Resorptionssaum und apikal eine spezifische Zone aus, welche der Exozytose und der Sekretion dient. Durch Anheftungszonen wird der Resorptionsraum („ruffled border") zu einem extrazellulären Lysosom, in das der aktive Osteoklast Protonen und Proteasen sezerniert, um die organischen und anorganischen Bestandteile aufzulösen. Durch Transzytose und Diffusion nach Ablösen der Zellen werden Bestandteile der Knochenmatrix inklusive Kalzium freigesetzt und stehen dem Organismus zur Verfügung. Dieser Vorgang dient der Aufrechterhaltung des Serumkalzi-

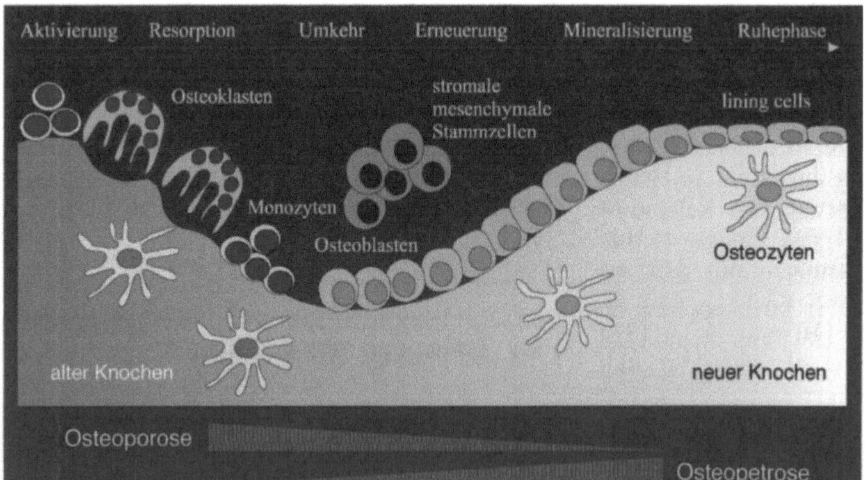

Abb. 3.4.3. Schematische Darstellung des Knochenumbaus und der beteiligten Zellen. Zelluläre Alterungsvorgänge führen dazu, dass die Rekrutierung von Vorläuferzellen vermindert ist, die Anzahl und Leistung von Osteoblasten und Osteozyten zurückgeht und die Osteoklastenaktivität überwiegt. Das Überwiegen der Knochenresorption und/oder die Verminderung der zellspezifischen Leistungen von Osteoblasten führt zur Abnahme der Knochenmasse und damit zur Voraussetzung für die Manifestation einer Osteoporose

umspiegels und ist gleichzeitig die Voraussetzung für die ständige Modellierung und Remodellierung des Knochens bei der Anpassung an wechselnde äußere Krafteinwirkung. Auch osteoklastäre Zellen werden ähnlich wie Zellen der Osteoblastenreihe durch eine Vielzahl von systemischen und lokalen Hormonen und Wachstumsfaktoren in ihrer Differenzierung und Aktivität beeinflusst. Teilweise besitzt auch der Osteoklast die jeweils notwendigen Rezeptoren des Signaltransduktionswegs (z. B. für Kalzitonin), teilweise erfolgen die Einwirkungen auch indirekt, primär durch osteogene Zellen.

3.4.4 Altersspezifische Veränderungen

3.4.4.1 Kalzium

3.4.4.1.1 Nutritive Aspekte

Es gibt Hinweise dafür, dass sich die Nahrungsgewohnheiten des älteren Menschen verändern. Das Nahrungsvolumen und die Energieaufnahme reduzieren sich, sodass auch wesentliche Bestandteile wie Spurenelemente und Mineralstoffe vermindert aufgenommen werden. Es gibt jedoch hierzu keine aussagefähigen Daten und weitere Studien sind erforderlich. Möglicherweise sind von diesen Veränderungen auch die Zufuhr und die Aufnahme von Kalzium betroffen. Damit würde den erhöhten Anforderungen im höheren Alter erst recht nicht entsprochen (Agnusdei et al. 1998, Bryant et al. 1999, Foote et al. 2000, Drewnowski et al. 2001, Martins et al. 2002). Um diese Veränderungen, die nachfolgend diskutiert werden, zu kompensieren, wird für den älteren Menschen im Durchschnitt ein höherer Bedarf an Kalzium (1200–1500 mg pro Tag) angegeben (Dawson-Hughes et al. 1998, Bryant et al. 1999, American Menopause Society 2001).

3.4.4.1.2 Resorption im Dünndarm

Die Resorption von Kalzium aus dem Dünndarm wird durch drei Hauptprozesse gekennzeichnet:

- die Aufnahme von Kalzium über einen Kalziumkanal von der apikalen Seite der Zelle,
- den Transport mithilfe von Calbindin durch die Zelle zur basolateralen Seite und
- die aktive Extrusion aus der Zelle durch eine ATP-abhängige Kalziumpumpe der basolateralen Membran.

In geringerem Ausmaß findet auch eine passive Diffusion statt. Die Resorption von Kalzium aus dem Dünndarm wird molekular durch Vitamin-D-Hormon und seinen Rezeptor (VDR) moduliert. Dünndarmenterozyten exprimieren den VDR und stimulieren die Expression verschiedener mit der Kalziumresorption verknüpfter Gene, wie z. B. Calbindin D, und der ATP-abhängigen Kalziumpumpe. Das Vitamin-D-abhängige, Kalzium bindende Protein Calbindin D ist wichtig für die Diffusion von Kalzium über das Zytosol des Enterozyten. Es moduliert zudem die Expression der ATP-abhängigen Kalziumpumpe auf der basolateralen Seite des Enterozyten. Die Kalziumresorption als Antwort auf das Vitamin-D-Hormon verläuft in zwei Phasen: einer schnellen Phase, Transkaltachie genannt, und einer verzögerten Phase, welche auf die gesteigerte Expression der Vitamin-D-responsiven Proteine der Kalziumresorption zurückzuführen ist. Die Transkaltachie wird in Sekunden- bis Minutenschnelle spezifisch durch das Vitamin-D-Hormon induziert, möglicherweise auch durch höhere Konzentrationen anderer Metabolite wie 25(OH)Vitamin D3. In diesen Prozess ist die Proteinkinase A (PKA) involviert, die Spezifität der Reaktion wird möglicherweise durch die Anlagerung eines VDR an ein Ensemble von membranassoziierten Kinasen bewerkstelligt. Dieser Rezeptor ist entweder identisch mit dem klassischen nukleären VDR (Erben et al. 2002, Gueguen u. Pointillart 2000) oder er involviert ein noch zu charakterisierendes neues Rezeptorprotein.

Die Kapazität des Dünndarms zur Kalziumresorption nimmt mit dem Alter beim Menschen und im Versuchstier ab (Alevizaki et al. 1973, Armbrecht 1990, Armbrecht u. Boltz 1991, Armbrecht et al. 1999, Agnusdei et al. 1998). Sie korreliert eng mit der Expression der wichtigen Komponenten der Kalziumresorption, des Calbindin und der ATP-abhängigen Kalziumpumpe. Es wurde gezeigt, dass im Versuchstier die basale Expression der intestinalen Kalziumpumpe und des Calbindins mit dem Alter drastisch abnehmen. Die Signaltransduktion durch das Vitamin-D-Hormon ist altersabhängig eingeschränkt (Armbrecht et al. 1999, Balogh u. de Boland 1999, Balogh et al. 2000, Pattanaungkul et al. 2000). Folglich ist die Kapazität der Kalziumresorption vermindert. Sie kann zwar durch Infusionen von Vitamin-D-Hormon stimuliert, aber nicht vollständig regeneriert werden.

Andere Experimente zeigten, dass die Transkaltachie, der schnelle Influx von Kalzium durch den Enterozyten in vitro, regeneriert werden kann, nachdem eine In-vivo-Vorbehandlung mit Vitamin-D-Hormon stattgefunden hat. Die Prozesse der schnellen Aufnahme sind durch die PKA vermittelt und durch Hemmstoffe der PKA zu unterbinden. Das würde darauf hindeuten, dass zumindest der Anteil der schnellen Vitamin-D-Hormon-Effekte für die Kalziumresorption, welcher membranvermittelt stattfindet und primär keine genomische Aktion erfordert, eher durch eine Veränderung der membranassoziierten Kinasen erklärbar ist, die den Vorgang vermitteln. Paradoxerweise waren die basalen Aktivitäten der PKA in den Enterozyten alter Tiere erhöht (Massheimer et al. 1999). Geht man nun davon aus, dass die In-vivo-Vorbehandlung der Tiere die Effektivität der PKA für den Prozess der Transkaltachie verbessert, könnte man sich vorstellen, dass die Calcitriolbehandlung zur Expression eines Ankerproteins für Proteinkinase A (AKAP) führt, welches PKA an den Kalziumkanal und/oder die Kalziumpumpe rekrutiert, sodass das System wieder effektiver arbeiten kann. Wir haben ein AKAP-Protein (AKAP2) in Knochenzellen charakterisiert, welches mit dem Zytoskelett assoziiert ist (Schütze et al. 2002, unveröffentlicht), andere Proteine aus der Familie werden an Transporter und Kanäle rekrutiert, wo sie deren Funktion modulieren (Michel u. Scott 2002). Ungelöst bleibt der mangelnde Effekt von Calcitriolinfusionen auf die Nettoresorption in vivo, welche offensichtlich nach den o.g. Daten durch die Behandlung mit Vitamin-D-Hormon nicht komplett restituiert werden kann.

Als Fazit bleibt, dass im Alter die Kalziumresorption vermindert ist. Ein Teil dieser Verminderung ist durch Veränderungen im Vitamin-D-Metabolismus (s. dort) und/oder der Vitamin-D-Hormon-Wirkung erklärlich, einzelne Komponenten der Kalziumaufnahme im Dünndarm werden im Alter vermindert exprimiert. Wenn diese verminderte Kapazität der Kalziumresorption nicht durch ein erhöhtes Angebot bzw. ursächlich durch eine verbesserte Vitamin-D-Hormon-Wirkung kompensiert werden kann, führt sie zum sekundären Hyperparathyreoidismus und zu einem verstärkten Knochenabbau (Reginster et al. 1998) (Abb. 3.4.4).

3.4.4.1.3 Ausscheidung in der Niere

Die Ausscheidung von Kalzium im Urin wird in der Niere reguliert. Es sind einige Transporterproteine beschrieben, welche z.T. im Austausch mit anderen Ionen die Kalziumausscheidung bewerkstelligen, die Regulation der Expression der jeweiligen Transporterproteine erfolgt u.a. durch Hormone des Kalzium- und Knochenstoffwechsels (Parathormon und Vitamin-D-Hormon). Der Hauptmechanismus der renalen Kalziumreabsorption im distalen Tubulus funktioniert nach derzeitiger Kenntnis analog zum Enterozyten des Dünndarms. Über einen luminalen Na^+/Ca^+-Austauscher wird Kalzium mithilfe von Calbindin D durch die Zelle geschleust und aktiv von der basolateralen Kalziumpumpe der Plasmamembran wieder dem Organismus zur Verfügung gestellt (Friedman 2000).

Die Ausscheidung von Kalzium wurde in einigen Studien assoziiert mit einer erhöhten täglichen Aufnahme von tierischem Eiweiß gefunden, insbesondere im Zusammenhang mit der vermehrten Ingestion nierenpflichtiger saurer Valenzen und der Erzeugung einer diskreten metabolischen Azidose (Bushinsky 2001). Andere Studien fanden bezüglich des Eiweißkonsums und der Knochenmasse keinen wesentlichen Zusammenhang oder aber gar einen protektiven Effekt der ausreichenden Eiweißaufnahme. Es ist unbestritten, dass die erniedrigte Eiweißaufnahme im Sinne einer Unter- oder schweren Fehlernährung ein deutlicher Risikofaktor für die Entstehung einer Osteoporose ist. Insofern sind die genannten Phänomene schwer zu untersuchen. Sicher sollte man in einer Population älterer Menschen, die häufig eher am Rande der Malnutrition stehen, erwarten, dass der übermäßige Konsum tierischen Eiweißes für die Mehrzahl der Probanden keine große Rolle (mehr) spielt, wohingegen das Ernährungsverhalten in jüngeren Jahren für die Voraussetzungen der Knochendichte im höheren Alter sehr gut eine negative Vorlast darstellen kann (Nordin et al. 1998, Promislow et al. 2002). Eine speziell bei älteren Männern durchgeführte Studie (Moriguti et al. 1999) konnte keine erhöhte Kalziumausscheidung bei hoher Proteinzufuhr erkennen, wobei hier jedoch eine 1:1-Mischung tierischer und pflanzlicher Eiweiße gegeben wurde. Weitere Daten innerhalb der Population betagter Menschen sind bislang nicht verfügbar. Die Daten zur Kalziumausscheidung in der Niere im höheren Alter sind somit kontrovers. Es kann jedoch festgehalten werden, dass es beim körperlich aktiven betagten Menschen nicht zwangsläufig zu einem erhöhten Kalziumverlust in der Niere kommt.

3.4.4.2 Vitamin D

3.4.4.2.1 Nutritive Aspekte

Vitamin D_3 wird aus 7-Dehydrocholesterol durch Einstrahlung von UV-Licht gebildet. Ein Enzym, welches diese Umsetzung in relevantem Ausmaß katalysieren könnte, wurde bislang nicht beschrieben. Dies gilt auch für die Pflanzenwelt, sodass auch alle Nahrungsquellen für Vitamin D_3 von der Sonneneinstrahlung abhängig sind. Analog zur Umlagerung von 7-Dehydrocholesterol wird der Schritt in Pflanzen und niederen Lebewesen von Ergosterol nach Ergocalciferol vollzogen (s. Abb. 3.4.2). Vitamin D_3 bzw. dessen pflanzliche Vorstufen werden in höheren Konzentrationen in Fischleber gefunden, welche früher zur Therapie der Rachitis verwendet wurde. Es entstammt nicht dem Fisch selbst, sondern wird aus Algen über das Plankton letztlich in der Leber von Fischen angereichert. Die alleinige nutritive Zufuhr von Vitamin D_3 kann in keinem Lebensalter den Bedarf ausreichend decken. Es gibt ältere Arbeiten, nach denen die Resorption bzw. die Bioverfügbarkeit von Vitamin D_3 im Alter eingeschränkt ist (Übersicht bei Russel 2000). Ob dies auf eine relative exokrine Pankreasinsuffizienz (mit der Folge der eingeschränkten Resorption lipophiler Vitamine) oder auf funktionelle Defizite der Enterozyten zurückgeführt werden kann, ist nicht geklärt. Im Vergleich mit der im Folgenden zu besprechenden eingeschränkten Produktion in der Haut kommt diesem Faktor nur geringere Bedeutung zu.

3.4.4.2.2 Vitamin D_3-Produktion in der Haut unter Sonneneinstrahlung

Die Haut des älteren Menschen verliert sukzessive an Kapazität, unter Sonneneinstrahlung Vitamin D_3 zu bilden (Abb. 3.4.2). Dies ist wahrscheinlich auf die verminderte Dicke der Haut des alternden Menschen und die verminderten Speicher an 7-Dehydrocholesterol zurückzuführen (Tan et al. 1982, MacLaughlin u. Holick 1985). Die Auswirkungen dieser Veränderungen im Zusammenwirken mit vielen anderen altersspezifischen Umständen (verminderte Mobilität und Aufenthalt im Freien, Wohnort zur Latitude) sind so relevant, dass die Inzidenz einer Hypovitaminose D epidemiologische Ausmaße annimmt, insbesondere mit der zunehmenden Überalterung der Bevölkerung (Eriksen u. Glerup 2002, Thomas et al. 1998, Lips 2001).

3.4.4.2.3 Soziologische Gegebenheiten und verminderte Sonneneinstrahlung

Mit zunehmendem Alter steigt die Häufigkeit von Komorbiditäten, welche die Mobilität des Menschen einschränken. Herz-Kreislauf-Krankheiten, Erkrankungen des Skelettsystems und zerebrovaskuläre Erkrankungen führen zur Einschränkung der körperlichen Möglichkeiten und zum Abbau des Interesses, einen Teil des Lebens im Freien zu verbringen. Naturgemäß ist somit die Exposition der Haut zum UV-Licht der Sonne eingeschränkt. Sofern keine Substitution von Vitamin D_3 erfolgt, ist damit der Grundstein für die Entwicklung einer Hypovitaminose D gelegt.

3.4.4.2.4 Häufigkeit und klinische Relevanz der Hypovitaminose D im Alter

Die Inzidenz eines Vitamin-D-Mangels bei älteren Menschen wird in den USA mit 30–40% eingeschätzt, bei bettlägerigen internistischen Patienten werden Zahlen von 50% bis zu 80% angegeben (Thomas et al. 1998, Semba et al. 2000, Erikson u. Glerup 2002). Vitamin-D-Mangel führt in reinster Ausprägung zur Osteomalazie. Die vergleichsweise milde Form der Hypovitaminose D muss als relevanter Risikofaktor („osteomalazische Komponente“) in der Pathogenese der Osteoporose angesehen werden, wenn hohes Alter per se, andere Risikofaktoren und/oder eine genetische Komponente hierfür prädestinieren.

3.4.4.2.5 „Fortified Food" für Babys und ältere Menschen

Die Rachitis des Kindesalters wurde in den Industrieländern durch routinemäßige Substitution der Babys mit Vitamin D_3, nahezu ausgerottet. Das aufkommende Problem der Hypovitaminose D im höheren Alter sollte Anlass sein, über eine generelle Substitution im Alter nachzudenken. „Fortified Food“, wie z.B. mit Vitamin D angereicherte Milch, ist in den USA weit verbreitet. In Europa ist eine solche Anreicherung von Nahrungsmitteln nicht üblich. In der Vergangenheit kam es zu epidemischen Vitamin-D-Intoxikationen, welche durch schlecht kontrollierte Chargen von Vitamin D in der herstellenden Industrie und konsekutive Überdosierungen verursacht wurden (Jacobus et al. 1992, Holick et al. 1992). Einige europäische Länder erlauben die Anreicherung von Brot und Margarine mit Vitamin D_3, letztere ist damit eine relevante

Quelle für Vitamin D_3 geworden. Niedrig dosierte Vitaminsupplemente sind verbreitet käuflich zu erwerben. Mit Vitamin D_3 angereicherte Milch stellte sich in einer Studie als eine hervorragende Quelle für die Substitution beim älteren Menschen heraus (Keane et al. 1998). Entsprechende Maßnahmen der Gesundheitspolitik wären diesbezüglich hocheffizient und sollten diskutiert werden.

3.4.4.2.6 25-Hydroxylierung in der Leber im Alter

Die 25-Hydroxylierung des Vitamins D_3 ist auch in höherem Alter nicht in klinisch relevantem Ausmaß eingeschränkt, sofern nicht schwerwiegende Lebererkrankungen vorliegen.

3.4.4.3 Vitamin-D-Hormon und 1α-Hydroxylase

3.4.4.3.1 Expression der 1α-Hydroxylase in der Niere

Das P450-Enzym 1α-Hydroxylase ist das Schlüsselenzym zur Synthese von Vitamin-D-Hormon. Es wird im distalen Tubulus der Niere exprimiert und versorgt den Organismus systemisch mit Vitamin-D-Hormon (1,25 D_3). Es wird durch Parathormon hochreguliert, durch 1,25 D_3 selbst wird die Expression inhibiert (s. Abb. 3.4.1). Zwar wird das Enzym auch in peripheren Geweben exprimiert und dies ist wichtig für das Mikroenvironment, für die systemische Versorgung ist aber die periphere Hormonaktivierung nicht relevant.

3.4.4.3.2 Verminderte Produktion von Vitamin-D-Hormon in der Niere

Mit zunehmendem Alter (beginnend bereits nach dem 40. Lebensjahr) nimmt die glomeruläre Filtrationsrate (GFR) ab, die Anzahl der funktionellen Glomeruli geht um durchschnittlich 30–50% zurück (Übersicht bei Mühlberg u. Platt 1999). Auch die Expression der 1α-Hydroxylase nimmt ab und damit die Synthesekapazität der Niere für das Vitamin-D-Hormon, möglicherweise im Gefolge einer zunehmenden tubulointerstitiellen Fibrose (Thomas et al. 1998). Sowohl im Versuchstier als auch beim Menschen sinken konsekutiv die Spiegel von Vitamin-D-Hormon im Serum (Perry et al. 1999). Es entsteht ein sekundärer Hyperparathyreoidismus (Abb. 3.4.4). Auch in der Niere wird analog zum Dünndarm die Expression von Vitamin-D-responsiven Genen wie z.B. Calbindin vermindert gefunden (Johnson et al. 1995).

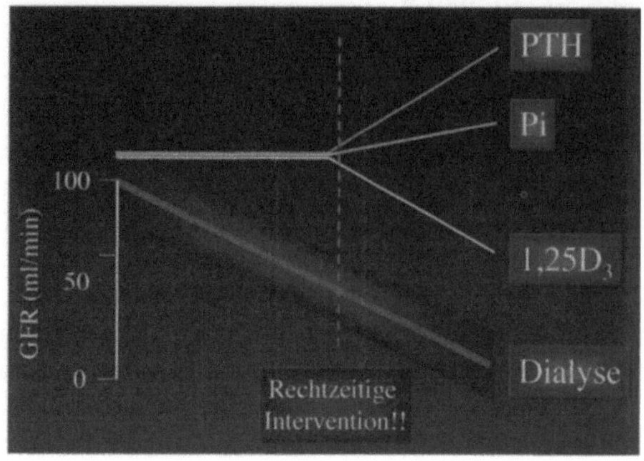

Abb. 3.4.4. Schematische Darstellung der abnehmenden Nierenleistung und der konsekutiv nachlassenden Produktion von Vitamin-D-Hormon mit reaktivem Parathormonanstieg. Zwar kommt es ohne zusätzliche Nierenerkrankung alleine durch das Alter in der Regel nicht zur Dialysepflicht, jedoch werden durchaus häufig Bereiche erreicht, welche bereits eine Intervention erforderlich machen, um der negativen Knochenbilanz vorzubeugen. Komorbiditäten, z.B. Hochdruck, beschleunigen diesen Prozess. *GFR* glomeruläre Filtrationsrate, *PTH* Parathormon, *Pi* anorganisches Phosphat, *$1{,}25D_3$* 1,25-Dihydroxycholecalciferol (Vitamin-D-Hormon)

Das verminderte Angebot an Substrat für die 1α-Hydroxylase bei Hypovitaminose D und die hier geschilderten Phänomene verstärken sich dabei gegenseitig.

3.4.4.4 Parathormon

Es konnte gezeigt werden, dass im höheren Alter verglichen mit jüngeren Menschen die integrierte Antwort der Nebenschilddrüsen auf die Infusion von Kalzium oder -zitrat unterschiedlich ist (Haden et al. 2000). Der Reiz einer Hypokalzämie erzeugte höhere PTH-Ausschläge in älteren Menschen, während die Supprimierbarkeit durch Kalzium verringert war. Bei älteren Menschen werden in epidemiologischen Untersuchungen generell höhere PTH-Spiegel gefunden. Dies mag einerseits auf das Vorliegen eines subklinischen Vitamin-D-Mangels zurückzuführen sein (Souberbielle et al. 2001), andererseits aus einer progredienten Niereninsuffizienz im höheren Alter resultieren (Mühlberg u. Platt 1999). In der zitierten Studie von Haden et al. (2000) werden Patienten mit normalen Vitamin-D-Spiegeln und normaler Nierenfunktion untersucht.

Der Effekt von PTH auf Zellen des Dünndarms wurde altersabhängig in Ratten untersucht (Massheimer et al. 2000). Die alten Tiere zeigten eine insgesamt höhere Antwort der Adenylatzyklase auf die PTH-Stimulation. Dabei war aber der Signaltransduktionsweg im Alter über die Phospholipase C blockiert und trug nichts zur PTH-Antwort bei. Wenn solche höhere zelluläre Responsivität auf Knochenzellen übertragbar wäre, würde der diskutierte Effekt der verstärkten PTH-Ausschüttung auf der Ebene der Zielzellen noch einmal forciert und die Knochenresorption vermehrt angeregt, was noch zu beweisen bliebe.

3.4.4.5 Biologie der Knochenzellen

3.4.4.5.1 Knochenumbau und Alter

Ein permanenter Umbau des Knochengewebes ist die essenzielle Voraussetzung zur Erhaltung der Kalziumhomöostase sowie der Beibehaltung der Knochenstabilität. Dabei wird der Umbau durch die Generierung von Osteoklastenvorläufern aus Stammzellen an Positionen auf der Knochenoberfläche initiiert, die durch bislang unbekannte Faktoren bestimmt werden. Das Verschwinden von „lining cells" exponiert die Knochenmatrix und Osteoklastenvorläufer fusionieren zu terminal differenzierten Osteoklasten, die dann eine Knochenlakune resorbieren. Anschließend füllen Osteoblasten, die aus Vorläuferzellen des Stromas differenzieren, diese Lakune mit Osteoid und nachfolgend wird das Osteoid mineralisiert (Abb. 3.4.3). Dieser Knochenumbau wird durch ein kompliziertes Netzwerk von Signalen (Hormone und Wachstumsfaktoren, mechanische Signale) gesteuert. Dabei beeinflussen und kontrollieren sich Osteoblasten, Osteoklasten und differenzierende Vorläuferzellen zusammen mit Osteozyten, „lining cells" und anderen des lokalen Mikroenvironments gegenseitig. Dies gewährleistet eine Balance zwischen den Prozessen der Knochenresorption und des Knochenaufbaus. Bei einem Gleichgewicht des Umbaus würde die gleiche vorher abgebaute Knochenmasse wiederum neu gebildet werden. Eine altersassoziierte Abnahme der Knochenmasse über die Lebensdauer nach Erreichen der Spitzenknochenmasse in der dritten Dekade wird als normal bezeichnet.

Altersabhängige Veränderungen bei den Differenzierungsvorgängen und den Funktionen der Osteoklasten und Osteoblasten spielen dabei eine Rolle. Insgesamt kommt es zu einer Abnahme des osteogenen Differenzierungspotenzials und einer Zunahme der adipogenen Differenzierung. Dies kann in Veränderungen der Spiegel lokaler und systemischer Faktoren aber auch in Veränderungen des Phänotyps von Vorläuferzellen und ihres Differenzierungspotenzials sowie in veränderter zellulärer Aktivität begründet sein.

3.4.4.5.2 Modelle zum Studium von Altersveränderungen

Zellkulturen in vitro sind mit drei unterschiedlichen Verfahren studiert worden. Eine Möglichkeit besteht darin, primäre Zellkulturen über längere Zeit (Passagen) zu verfolgen und dabei mögliche Veränderungen auf biochemischer und zellbiologischer Ebene zu beobachten. Dieser Ansatz birgt bei Primärkulturen naturgemäß das Risiko einer phänotypischen Veränderung der Zellen über die Zeit mit sich. Ein zweiter Ansatz besteht in der Untersuchung von In-vitro-Eigenschaften bei frühen Primärkulturen von alten und jungen Spendern. Schließlich können Zellkulturen von Probanden mit altersassoziierten Krankheiten mit Kulturen von Zellen aus altersgleichen Gesunden verglichen werden.

Eine Reihe von Tiermodellen zum Studium von Knochenveränderungen ist beschrieben worden. Neben verschiedenen Rattenmodellen - die am häufigsten untersuchte Spezies - existieren weitere wie Mäuse, Hunde, Mini-Schwein, Schaf und andere (Turner et al. 2001, Wang et al. 2001, Kalu 1991, Kalu u. Chen 1999).

3.4.4.5.3 Altersabhängige Veränderungen bei osteogenen Zellen

Shift von osteogener zu adipogener Differenzierung. Altersabhängig wird eine Abnahme der differenzierten Osteoblasten und ihrer Aktivität beobachtet (Bianco u. Robey 1999). Gleichzeitig nimmt die Zahl der Adipozyten des Knochenmarks zu (Meunier et al. 1971, Justesen et al. 2001, 2002). Wir wissen heute, dass beide Zelltypen aus einer gemeinsamen pluripotenten Stammzelle hervorgehen und dass die Zunahme der Adipogenese und die Abnahme des osteogenen Potenzials des Knochenmarks miteinander verknüpft sind (Bennett et al. 1991, Beresford et al. 1992) (Abb. 3.4.5). So lassen sich in vitro aus primären mesenchymalen Stammzellen des Knochenmarks durch Zugabe von Indometacin und Isobutylmethylxanthin Adipozyten gewinnen (Gimble et al. 1996a, b), während Faktoren wie Dexamethason, Vitamin-D-Hormon und Ascorbinsäure-2-Phosphat die osteogene Differenzierung fördern (Beresford et al. 1992). Veränderungen im lokalen Mikroenvironment des Knochenmarks können damit das Ausmaß der Differenzierung in

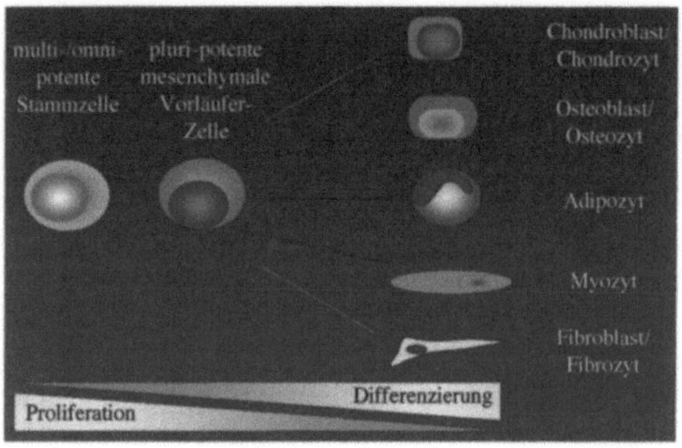

Abb. 3.4.5. Schematische Darstellung der Differenzierung mesenchymaler Stammzellen in die verschiedenen Gewebstypen. Im Alter wird der Weg zum Adipozyten offensichtlich bevorzugt beschritten zuungunsten des Weges der Osteogenese. Die molekularen Ursachen dafür sind nicht aufgeklärt

vivo beeinflussen. Die Aktivierung des „peroxisome proliferator-activated receptor" (PPAR-γ) oder des „CAAT/enhancer binding protein" (C/EBP) durch z.B. Fettsäuren oder Prostaglandine induziert die Adipogenese, während eine Reihe anderer Faktoren wie Östrogene, TGF-β, Interleukine 1, 6 und Tumor-Nekrose-Faktor α (TNF-α) positive Wirkungen auf die Osteoblastendifferenzierung aufweisen (im Abschnitt 3.4.4.5.5 wird auf altersspezifische Veränderungen dieser Faktoren eingegangen). Die altersabhängigen Veränderungen in den Spiegeln der genannten Faktoren tragen möglicherweise dazu bei, dass ein Shift von der osteoblastären zur adipogenen Differenzierung zu beobachten ist („Expansion des Fettmarks"). Die Zunahme der Adipozyten im Knochenmark im Alter könnte zusätzliche Einflüsse auf das Potenzial der verbleibenden Osteoblasten aufweisen. So gibt es erste Hinweise auf einen sezernierten Faktor von Adipozyten, der in einem Kokultursystem mit humanen Osteoblasten deren Proliferation inhibiert (Maurin et al. 2000).

Zahl der osteogenen Vorläuferzellen (mesenchymalen Stammzellen). Die Anzahl der zur Koloniebildung befähigten mesenchymalen Stammzellen des Knochenmarks nimmt altersabhängig ab (Egrise et al. 1996, Kahn et al. 1995, Quarto et al. 1995, Bergman et al. 1996). Basis für diese Befunde ist ein Assay, bei dem Zellsuspensionen in niedriger Zelldichte auf einer „Feeder-Zelle" aufgebracht werden und dann diskrete Kolonien, sog. „colony-forming units" (CFU) bilden. Jedoch gibt es kritische Anmerkungen zur Vorgehensweise. So wenden manche Autoren ein, dieser In-vitro-Assay wäre möglicherweise nicht repräsentativ für die In-vivo-Situation bzw. unterschiedliche Gewinnungsmethoden des Knochenmarks könnten die Ergebnisse verfälschen (Bianco u. Robey 2001). Darüber hinaus wurden auch Abhängigkeiten der Ergebnisse vom Ort der Gewinnung des Knochenmarks mitgeteilt (Martinez et al. 1999a, b). Trotz dieser Einschränkungen wird heute mehrheitlich davon ausgegangen, dass die Abnahme der CFU mit der Abnahme der Osteoblastogenese verknüpft ist (Nishida et al. 1999, Long et al. 1999, Martinez et al. 1999a, b, Muschler et al. 2001). Jedoch wurde kürzlich berichtet, dass die Anzahl der osteogenen Stammzellen während des Alterns und bei Patienten mit Osteoporose unverändert sei (Stenderup et al. 2001). Bei dieser Studie erfolgte zusätzlich nach Isolierung des Knochenmarks eine Zellsortierung, basierend auf der Expression des Antigens Stro-1, einem frühen Marker der osteogenen Differenzierung.

Die methodischen Schwierigkeiten und die widersprüchlichen Ergebnisse spiegeln eine ungenügende Charakterisierung der osteogenen Vorläuferzellen durch das Fehlen definierter Marker wider. Weitere Studien bzw. insbesondere neu zu identifizierende Marker müssen klären, inwieweit die Zahl der Vorläuferzellen osteogener Differenzierung altersabhängig variiert oder inwiefern ihre Proliferations- und Differenzierungskapazität altersassoziiert verändert sind. Unter dem zellbiologischen Aspekt ist nicht zu erwarten, dass mesenchymale Stammzellen bereits in einem Alter von beispielsweise 70 Jahren in ihrer proliferativen Kapazität erschöpft sind, da von ihnen über die Jahrzehnte entsprechend dem relativ geringen Umsatz des Gewebes eine verhältnismäßig geringe Proliferationsaktivität gefordert ist, wenn man die Hämatopoese oder das Darmepithel zum Vergleich heranzieht. Weitere Studien, beispielsweise mit immortalisierten mesenchymalen Stammzellen, welche Telomerase überexprimieren (Simonsen et al. 2002), könnten in Zukunft über diese Phänomene weitere Erkenntnisse erbringen.

Osteogenes Differenzierungspotenzial. Aus primären Kulturen von Osteoblasten aus Mäusen und Ratten sowie humanen Zellen konnte man folgern, dass altersabhängig eine Verringerung des Differenzierungspotenzials in Osteoblasten resultiert (Bergman et al. 1996, Kahn et al. 1995, Roholl et al. 1994, Müller u. Glowacki 2001). Wenngleich systemische und lokale Faktoren zu einer veränderten Balance zwischen adipogener und osteoblastärer Differenzierung im Alter beitragen, ist zusätzlich die Hypothese entwickelt worden, dass es innerhalb der mesenchymalen Stammzellen bereits zu phänotypischen Veränderungen kommt, die ebenfalls deren Differenzierungspotenzial beeinflussen könnten. So zeigen Studien mit humanen Primärkulturen nach Transplantation Variationen in der Fähigkeit, „Ossikel“ oder lediglich fibröses Gewebe zu bilden bzw. auch eine unterschiedliche Ausprägung des „Ossikels“. Außerdem werden bei der Differenzierung individueller Primärkulturen mesenchymaler Stammzellen in vitro Variabilitäten im Potenzial osteogener und adipogener Differenzierung beobachtet. Generell nimmt das Differenzierungspotenzial der isolierten Zellen mit der Passagenzahl (= Alterung der Zellen) ab (Banfi et al. 2000, Muraglia et al. 2000).

Zahl der Osteoblasten und Responsivität reifer Osteoblasten. Die Osteoblastenzahl wird altersabhängig moduliert. Histomorphometrische Untersuchungen an der Ratte weisen auf die Abnahme terminal differenzierter Zellen hin (Roholl et al. 1994). Da differenzierte Osteoblasten zum Teil während der Bildung neuen Knochens im Osteoid eingeschlossen werden und später zu Osteozyten differenzieren, könnte auch die Anzahl dieser Zellen altersabhängig moduliert sein. Präliminare Befunde weisen darauf hin, dass die Abnahme der Osteoblasten bei Frauen im Alter zwischen 21 und 73 Jahren positiv mit der Osteozytendichte korreliert ist und sich mit dem Alter fortsetzt (Qiu et al. 2002).

Dabei zeigen einzelne Untersuchungen an Nagerzellen, dass z.B. die Responsivität gegenüber dem Parathormon abnimmt, was wahrscheinlich mit der sich verringernden Expression eines sog. Gs-α-Proteins zusammenhängt, welches die Aktivität der Adenylatzyklase reguliert. Die mitogene Antwort der humanen Osteoblasten in vitro gegenüber PTH, Wachstumshormon (GH), Kalzitonin (CT), TGF-β, IGF-1 und „platelet-derived growth factor“ (PDGF) ist verringert (Pfeilschifter et al. 1993). Weitere Arbeiten weisen auf die geringere Osteokalzinproduktion bei Spendern im Alter von über 50 Jahren hin (Battmann et al. 1997) bzw. verweisen auf die verringerte Responsivität gegenüber PTH bei Zellen von Osteoporosekranken im Vergleich mit Kulturen von gesunden Probanden (Wong et al. 1994). Neben der Abnahme des osteogenen Differenzierungspotenzials des humanen Knochenmarks wurde auch eine altersabhängig verringerte Responsivität gegenüber Vitamin-D-Hormon berichtet (Müller u. Glowacki 2001).

Apoptose der Osteoblasten und Osteozyten. Da die Zahl der bei der Knochenregeneration anwesenden aktiven Osteoblasten die Anzahl der in der Ruhephase dort befindlichen „lining cells“ überschreitet, wurde angenommen, dass einige Osteoblasten in die Apoptose gehen. Der weiter oben besprochenen Reduktion der Anzahl an Osteoblasten im Alter mag eine vermehrte Apoptose zugrunde liegen. Parathormon verhindert die Apoptose von Osteoblasten, was als ein wichtiger Mechanismus bei der Therapie der Osteoporose mit Parathormon gelten könnte (Jilka et al. 1996, 1998, 1999). Hinweise für die Relevanz des Phänomens der Apoptose von Osteoblasten gibt auch ein Mausmodell der frühzeitigen Alterung, in dem Osteoblastenvorläufer eine erhöhte Apoptoserate aufweisen (Kajkenowa et al. 1997). Ähnliche Vermutungen gelten für die Osteozyten, deren Apoptoserate unter anderem durch Östrogene vermindert wird (Tomkinson et al. 1997) und unter dem Einfluss des Östrogenmangels zunehmen dürfte.

Aktivität der Osteoblasten. Die Aktivität osteogener Zellen wird ebenfalls altersabhängig beeinflusst. Messungen der alkalischen Phosphatase als Knochenaufbaumarker beim Menschen zeigten, dass jenseits eines Alters von 50 Jahren bei Männern und Frauen eine Zunahme beobachtet wird (Eastell et al. 1988, Garnero u. Delmas 1993). Auch die Osteokalzinwerte wiesen in der Mehrzahl der Untersuchungen auf ansteigende Spiegel mit dem Alter hin, während die Werte des carboxyterminalen Propeptids vom Kollagen Typ I (PICP) kein altersspezifisches Korrelat dokumentierten (Seibel u. Woitge 1999). Aussagen der Knochenaufbauparameter allein sind allerdings kein ausschlaggebendes Kriterium für die Bewertung. So ist z.B. die Osteokalzin-Knock-out-Maus durch eine vermehrte Mineralisation gekennzeichnet. Dies deutet darauf hin, dass man die Funktionen mancher Proteine im Knochen noch zu wenig einschätzen kann, um ihre altersassoziierten Veränderungen korrekt interpretieren zu können.

Weitere In-vitro-Untersuchungen mit Osteoblasten von Menschen und Nagern weisen ebenfalls auf die altersabhängige Abnahme der Syntheseleistung von Matrixproteinen wie Kollagen, Osteokalzin, Osteonektin und anderen hin (Tsuji et al. 1990, Fedarko et al. 1992, 1995, Chavassieux et al. 1990). Bislang sind jedoch wenige Studien zu dieser Thematik publiziert worden und da gleichzeitig die Osteoblastenzahl in vivo altersabhängig abnimmt, ist die Validierung dieser In-vitro-Befunde schwierig. Die Mineralisierung des gebildeten Osteoids könnte ebenfalls im Alter verlangsamt sein. So wurde anhand von humanen Knochen ein höherer Prozentsatz des nicht mineralisierten Osteoids gefunden (Nimni et al. 1993) und im Sinne einer veränderten Matrixzusammensetzung interpretiert. Aber auch hier gilt unter Berücksichtigung des Beitrages des Osteoblasten an der Mineralisierung, dass die Abnahme der Osteoblastenzahl diese beeinflussen könnte. Der häufig anzutreffende Vitamin-D-Mangel dürfte ein Übriges dazu beitragen.

Die Zusammensetzung der Matrix ist altersabhängigen Veränderungen unterworfen. So nimmt insgesamt der Proteingehalt des Knochens im Alter ab (Bianco u. Robey 1999). Auch das relative Verhältnis einzelner Matrixproteine zueinander verändert sich. So wurde berichtet, dass während der Pubertät mehr Biglykan als Decorin und Osteonektin vorhanden ist, während nach der 3. Dekade alle diese Proteine im gleichen Verhältnis vorliegen und verglichen mit früheren Dekaden prozentual weniger Kollagen in der Matrix zu finden ist (Fedarko et al. 1995). Trotz der bislang geringen Zahl der Studien zu Veränderungen der Matrixzusammensetzung ist anzunehmen, dass solche Veränderungen die biomechanischen Eigenschaften des Knochens beeinflussen.

3.4.4.5.4 Osteoklasten und Veränderungen der Differenzierung aus Vorläufern

Die Differenzierung der Osteoklasten wird in hohem Maße von Faktoren beeinflusst, die von osteogenen Zellen sezerniert werden. Primärkulturen muriner Zellen des Knochenmarks wiesen in der Langzeitkultur eine abnehmende Sekretion des Granulozyten-Makrophagen-Kolonie stimulierenden Faktors (GM-CSF) auf (Van den Heuvel et al. 1991). Dieser Faktor wirkt stimulierend auf die Osteoklastogenese. Der Befund könnte daher im Sinne einer altersabhängig geringeren Stimulation der Osteoklastendifferenzierung in vivo interpretiert werden. Andererseits ist die Übertragung dieses In-vitro-Befundes (z.B. kulturabhängige Veränderung der Zellen) auf die komplexe In-vivo-Situation schwierig. In Mäusen wurde eine altersabhängige Erhöhung des Osteoklastenvorläuferpools gefunden (Perkins et al. 1994). In einem Differenzierungsmodell lieferten „alte" Knochenmarksproben mehr Osteoklasten als „junge" (Glowacki 1995). Es wurde ein Modell entwickelt, wonach die osteogene Potenz des Knochenmarks altersabhängig abnimmt, während zugleich reziprok das osteoklastäre Differenzierungspotenzial zunimmt (s. auch Müller u. Glowacki 2001).

Korrespondierend zu den zellbiologischen Befunden nehmen auch die Spiegel an sog. Resorptionsmarkern (z.B. Pyridinium-Crosslinks) bei Männern und Frauen altersabhängig zu (Robins et al. 1994, Beardsworth et al. 1990, Eastell et al. 1992, Seibel et al. 1994). Andere Marker wie die carboxy- und aminoterminalen Telopeptide des Kollagen Typ I (CTx und NTx) sind bei Frauen mit der Menopause und prämenopausal höher als über 10 Jahre nach der Menopause (Garnero u. Delmas 1996, Seibel u. Woitge 1999). Insgesamt können diese Befunde als ein mit dem Alter zunehmender Knochenumsatz und eine zunehmende Knochenresorption mit resultierender negativer Knochenbilanz interpretiert werden. Die Behandlung mit Östrogenen senkt in vielen Fällen solche Spiegel der Resorptionsmarker auf prämenopausale Werte ab. Möglicherweise hängt ein wesentlicher Anteil der im Alter erhöhten Knochenresorptionsaktivität mit dem Östrogendefizit zusammen und ist damit indirekt eine Folge der Alterung der Reproduktionsorgane und/oder der Zona reticularis der Nebennieren.

OPG/OPGL/RANK. Ein essenzielles System für die Osteoklastendifferenzierung stellt das Osteoprotegerin-Osteoprotegerinligand-(OPG-OPGL-)System dar. Während OPG (produziert von Osteoblasten und stromalen Zellen) die Osteoklastogenese hemmt, kann der Gegenspieler OPGL diesen Differenzierungsweg fördern und zusammen mit dem zugehörigen „receptor activator of nuclear factor κB" (RANK) via NFκB Osteoklasten bilden. Die Potenz des OPGL wird ebenfalls aus neuen Differenzierungssystemen deutlich, wo allein OPGL und der Makrophagen-Kolonie stimulierende Faktor (M-CSF) suffizient für die Osteoklastenbildung auch aus peripherem Blut sind. Lipton et al. (2002) berichteten, dass keine altersabhängigen Veränderungen von OPG-Spiegeln vorliegen, während andere Arbeiten altersabhängig ansteigende Werte fanden (Khosla et al. 2002a, b, Szulc et al. 2001). Demzufolge scheint dieser differenzierungsrelevante Faktor nicht im Sinne einer altersabhängigen Zunahme der Osteoklastendifferenzierung reguliert zu sein, möglicherweise steht auch diese Veränderung in Zusammenhang mit dem erhöhten Knochenumsatz. Weitere Studien zu den anderen Faktoren dieses komplexen Systems (neben OPG auch OPGL, RANK und NFκB) beim Menschen sind für eine abschließende Beurteilung der ggf. altersabhängigen Veränderungen dieses potenten differenzierungsrelevanten Systems erforderlich.

3.4.4.5.5 Zytokine und Wachstumsfaktoren als Effektoren

Östrogene, Interleukine 1, 6 und Tumor-Nekrose-Faktor *α*. Der postmenopausale Knochenmasseverlust kommt in hohem Maße durch den Abfall der Östradiolproduktion zustande. Auch bei Männern beeinflusst die Veränderung des Verhältnisses von Androgenen zu Östrogenen den Knochenmetabolismus. Aus Tiermodellen wie Knock-out-Mäusen und transgenen Tiermodellen sowie einer Vielzahl von In-vivo- und In-vitro-Studien resultiert, dass u. a. Zytokine und Wachstumsfaktoren bei der Vermittlung der Östradioldefizienz auf die Abnahme der Knochenmasse eine entscheidende Rolle spielen. Hierzu gehören die Interleukine IL-1 und IL-6 sowie TNF-*α* (Manolagas et al. 2002).

Das Verhältnis von IL-1 zu seinem natürlichen Antagonisten (IL-1-RA) ist postmenopausal in der Phase des schnellen Knochenmasseverlustes verändert und nimmt später wieder prämenopausale Verhältnisse an. IL-1-RA-Knock-out-Mäuse sind gegen postmenopausalen Knochenmasseverlust geschützt (Lorenzo et al. 1998). Analog führt die Behandlung von ovarektomierten Ratten mit IL-1-RA zur Verringerung des nachfolgend auftretenden Knochenmasseverlustes (Kimble et al. 1994).

Die Behandlung ovarektomierter Mäuse mit dem TNF bindenden Protein (einem potenten Inhibitor von TNF) kann den Knochenmasseverlust hemmen, da es zu einer Verringerung der Osteoklastendifferenzierung und -aktivität kommt (Kimble et al. 1997). Die Überexpression des löslichen TNF-Rezeptors (führt zur Insensitivität gegenüber TNF) bei Mäusen verhindert ebenfalls den ovarektomieinduzierten Knochenmasseverlust (Ammann et al. 1997).

Somit kommt IL-1 und TNF-*α* eine wichtige Vermittlerrolle bei den Auswirkungen der Östradioldefizienz auf den Knochenmasseverlust zu, insbesondere da oftmals beide Faktoren in vielen biologischen Systemen synergistische Wirkungen aufweisen (Pacifici 1999). IL-1 und TNF-*α* wirken primär auf osteogene Zellen und führen letztlich zu einer Erhöhung der osteoklastären Differenzierung (Kitazawa et al. 1994).

Einflüsse der IL-6-Spiegel stehen ebenfalls im Zusammenhang mit erhöhter Osteoklastendifferenzierung. So sind auch IL-6-Knock-out-Mäuse gegen ovarektomieinduzierten Knochenmasseverlust geschützt (Poli et al. 1994). Andererseits folgt der Überexpression von IL-6 in einem transgenen Mausmodell nicht die Ausprägung einer Osteoporose (Kitamura et al. 1995). Zwar führt die Verwendung eines neutralisierenden Antikörpers gegen IL-6 zur Verringerung der Osteoklastenzahl, die durch die Östradioldefizienz hervorgerufen wurde, jedoch nicht zur Verhinderung des ovarektomieinduzierten Knochenmasseverlustes bzw. der -resorption (Kimble et al. 1994). Daher geht man im Falle des IL-6 zwar von einer Beteiligung an der Vermittlung der Östradioldefizienz auf den Knochenmasseverlust aus, schreibt diesem Faktor aber nicht ähnlich dominante Wirkungen wie dem IL-1 und TNF-*α* zu (Pacifici 1999).

Die Produktion der o.g. Faktoren durch osteogene Zellen bzw. die resultierende Bioaktivität ist unter den Bedingungen der Östradioldefizienz erhöht, wobei auch hier eindeutige Ergebnisse für IL-1 und TNF vorliegen, während die Daten zu IL-6 widersprüchlich sind (Pacifici 1999).

Wachstumshormon und insulinähnlicher Wachstumsfaktor. Das Wachstumshormon (GH) beeinflusst die Knochenmasse. Die Überproduktion (z.B. Acromegaly) führt zur Erhöhung der Knochenmasse, während eine GH-Defizienz beim Erwachsenen in verringerter Knochenmineraldichte resultiert (Ohlsson et al. 1998). Altersabhängig nehmen die GH-Spiegel nach dem Maximum während der Pubertät deutlich mit jeder Dekade des Lebens ab (Rosen 2000).

Die Faktoren des IGF-Systems (IGF-1 und -2) gehören zu den häufigsten Wachstumsfaktoren in der Knochenmatrix. Neben den systemischen Spiegeln trägt auch die lokale Produktion zu einer positiven Wirkung auf die Knochenneubildung bei (McCarthy u. Centrella 2001). Andererseits sind IGF-I-Spiegel nur schwach oder gar nicht korreliert mit der Knochenmineraldichte (Janssen et al. 1998, Seck et al. 1999).

Die Wirkungen von IGF sind das Ergebnis eines komplexen Wechselspiels mit verschiedenen IGF bindenden Proteinen (IGFBP) und den zugehörigen Proteasen. Die Spiegel einzelner Komponenten dieses Systems sind daher nicht unbedingt aussagekräftige Parameter für die Beurteilung der resultierenden IGF-Aktivität in biologischen Systemen. Kveiborg et al. (2000) zeigen in vitro in Studien an einer Zelllinie im Vergleich zwischen Kurz- und Langzeitkultur eine abnehmende Syntheseleistung für IGF-1 und IGFBP-3, -4, -5. Sie interpretieren diese Ergebnisse im Sinne einer altersabhängigen Verringerung der Komponenten des IGF-Systems. Die lokale Verringerung solcher Faktoren könnte zu einer altersabhängig abnehmenden anabolen Situation beitragen.

3.4.4.5.6 Weitere lokale und systemische Faktoren mit altersabhängigen Änderungen in Tiermodellen

Eine Vielzahl von Tiermodellen mit funktioneller Inaktivierung von Genprodukten bzw. Überexpression von Proteinen existieren, bei denen knochenrelevante Phänotypen beobachtet werden. Dabei entwickeln sich zum Teil über die Lebenszeit der Tiere Störungen des normalen Knochenmetabolismus. Diese Modelle liefern interessante Informationen zur Bedeutung einzelner Genprodukte im Mikroenvironment des Knochens, die aber nicht primär als „Altersphänomene" zu betrachten sind. Daher werden in der Folge nur diejenigen Proteine genannt, bei denen aus weiteren Studien ein Altersbezug abgeleitet werden konnte.

PHEX und Phosphatmetabolismus. Der Phosphatstoffwechsel und seine Regulation sind noch nicht vollständig aufgeklärt. Kürzlich gelang die Charakterisierung eines neuen Phosphat regulierenden Proteins mit Homologien zur Familie der Endopeptidasen (PHEX). Die Protease spaltet ein postuliertes Hormon mit dem Programmnamen „Phosphatonin". Vermutlich gibt es mehrere solcher Phosphatonine, welche die Phosphatausscheidung an der Niere hemmen. Der Fibroblastwachstumsfaktor 23 (FGF-23) wurde kürzlich beim paraneoplastischen Phosphatverlustsyndrom (onkogene Osteomalazie) als wirksames Phosphatonin identifiziert (Schiavi u. Moe 2002, Seufert et al. 2001). Mutationen des *phex*-Gens stehen in Zusammenhang mit dem Auftreten der vererbbaren Formen des renalen Phosphatverlusts (DiMeglio u. Econs 2001). Das Genprodukt ist auch im Knochen exprimiert und aus Studien an der Maus und der Ratte wird eine deutliche Verringerung der Expression mit dem Alter der Tiere beobachtet (Zoidis et al. 2000, Meyer et al. 2000). Auch in humanen Osteoblasten konnte die PHEX-Expression nachgewiesen werden, sie fällt zeitlich mit der Mineralisierung zusammen (Ecarot u. Desbarats 1999). Somit könnten weitere Studien ggf. einen Zusammenhang zwischen altersabhängig veränderter PHEX-Expression beim Menschen und der Phosphathomöostase aufdecken.

Leptin und die Regulation der Knochenmasse. Neuere Erkenntnisse sprechen dafür, dass eine zentrale Kontrolle der Knochenmasse von dem Hormon Leptin ausgeübt wird (Takeda u. Karsenty 2001). Dieser Effekt könnte über Leptinrezeptoren auf Knochenzellen oder über zentrale Effekte vermittelt werden (Baldock et al. 2002). Altersabhängig wird eine zunehmende Leptinresistenz beobachtet, sodass hier für die altersassoziierte Abnahme der Knochenmasse ein weiterer Faktor gegeben wäre (Ma et al. 2002).

3.4.4.5.7 Oxidative Schädigung und Effizienz antioxidativer Systeme in Knochenzellen

Reaktive Sauerstoffspezies und „Bone Remodelling". Reaktive Sauerstoffspezies (ROS) werden in jedem Gewebe als eine Folge des Metabolismus, der Signaltransduktion und auch spezifischer Zellfunktionen produziert. Sie haben einerseits wichtige Funktionen in der Zelle wie z. B. die Signaltransduktion in redoxsensitiven Systemen und die Abtötung bestimmter Bakterien in Makrophagen (Ebert-Dümig et al. 1999). Andererseits können ROS die DNS und Zellmembranen schädigen. Sie müssen also in der Zelle neutralisiert und kompartimentalisiert werden. Im Knochen entstehen ROS bei der Knochenresorption und sind ebenfalls wichtiger Bestandteil der Signaltransduktion. Antioxidative Enzyme fangen die hochreaktiven ROS ab und sorgen dafür, dass die akuten Schäden in der Zelle in Grenzen gehalten werden. Eventuell auftretende DNS-Schäden werden mit hoher Effizienz von Kontrollsystemen des Zellzyklus erkannt und von Reparaturenzymen behoben. Das Stickstoffmonoxid (NO) ist ein wichtiger Modulator des Knochenmetabolismus (Mancini et al. 1998, van't Hof et al. 2001). Bei seiner Verstoffwechselung entsteht auch Peroxynitrit. Dieses bewirkt in vitro ebenso wie NO eine Hemmung der Osteoresorption, muss aber wegen seiner ansonsten zellschädigenden Eigenschaften durch Selenoproteine wie das Selenoprotein P wieder neutralisiert werden. Im Alter verändern sich einige dieser Parameter. Insbesondere häufen sich wahrscheinlich Protein- und DNS-Schäden an, welche die Funktion der Zellen beeinträchtigen, indem sie z. B. zur Produktion funktionsgestörter Proteine führen oder aber Struktur- und Funktionsproteine der Zellen irreversibel schädigen. Bislang wurde die insuffiziente Mismatch-Reparatur in Zellen immer mit einer Tumorentstehung verknüpft. Kürzlich jedoch gelang es einer Gruppe von Forschern, im Tierexperiment nachzuweisen, dass eine gestörte Mismatch-Reparatur durchaus mit Progerie und dem Auftreten degenerativer Erkrankungen verknüpft ist. Die Tiere zeigten dabei eine ausgeprägte Osteoporose. Es ist somit anzunehmen, dass eine altersbedingte Kumulation von Veränderungen der DNS und wichtiger Proteine durch ROS auftritt, die einen wesentlichen Beitrag zu verschiedenen Phänomenen des Alterns leistet, insbesondere auch zum Auftreten des Knochenschwundes (de Boer et al. 2002).

Expression und Effizienz selenabhängiger antioxidativer Enzyme im Knochen. Eine Reihe von antioxidativ wirksamen Proteinen gehört zu den Selenoproteinen. Selen ist ein essenzielles Spurenelement, welches kontrolliert in die 21. Aminosäure Selenocystein eingebaut wird und als Selenocystein häufig im aktiven Zentrum selenabhängiger Enzyme zu liegen kommt. Zu ihnen gehören einige Glutathionperoxidasen, Thioredoxinreduktasen und möglicherweise Selenoprotein P. Während des Knochenabbaus im Rahmen von Umbauvorgängen und Regeneration entstehen - vorwiegend durch den Osteoklasten - große Mengen an ROS (z.B. Wasserstoffperoxid und Peroxynitrit). Diese Produkte müssen zum Schutz der Zelle und ihrer Nachbarn kompartimentalisiert und/oder neutralisiert werden. Wir haben die Expression solcher Enzyme im Knochen nachgewiesen (Dreher et al. 1998, Schütze et al. 1998, 1999, Jakob et al. 2002) und ihre Selenabhängigkeit untersucht (Abb. 3.4.6). Eine belgische Arbeitsgruppe hat gezeigt, dass Ratten unter Selenmangelbedingungen eine Osteoporose aufweisen (Moreno-Reyes et al. 2001).

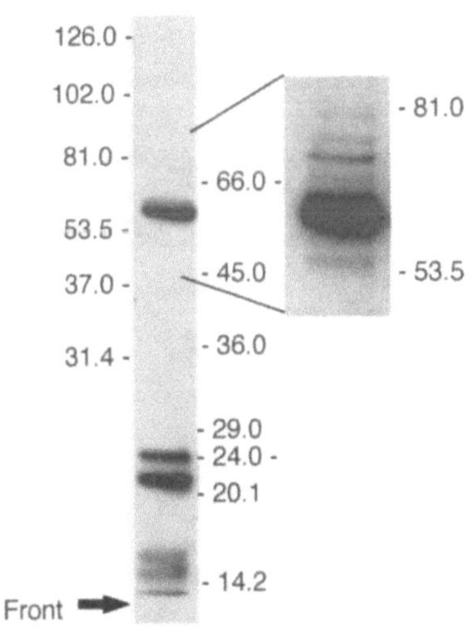

Abb. 3.4.6. Expression verschiedener Selenoproteine in humanen fetalen Osteoblasten. Es erfolgte eine metabolische Markierung durch radioaktives Selen derjenigen Proteine, welche die 23. Aminosäure Selenocystein einbauen. Die Zellen exprimieren sicher mehr als zehn Selenoproteine, die nicht alle identifiziert sind. Für die Glutathionperoxidasen, welche in der 20-kD-Region laufen und für die Thioredoxinreduktasen, die in der 50-kD-Region laufen, konnten Enzymaktivitäten in Osteoblasten nachgewiesen werden. (Entnommen aus Dreher et al. 1998)

Eine Unterversorgung mit Selen und/oder eine Einschränkung der Funktion selenabhängiger Enzyme könnte durchaus auch beim Menschen zum Entstehen von Knochenstoffwechselstörungen beitragen. Insbesondere ist mit diesen Störungen die Neutralisation von ROS beeinträchtigt, welche sowohl replikative als auch postreplikative Alterungsmechanismen forcieren können.

Selenunabhängige antioxidative Systeme (SOD, Katalase). Einige Systeme der Abwehr und Neutralisation von ROS sind nicht von Selen abhängig, wie z.B. die Superoxiddismutase (SOD) und die Katalase, welche Wasserstoffperoxid produzieren bzw. neutralisieren. Auch diese beiden Enzyme werden mit der Langlebigkeit in Verbindung gebracht. Fruchtfliegen, welche die beiden Enzyme überexprimieren, leben länger als die Kontrollfliegen (Taub et al. 1999, Melov et al. 2000, Orr et al. 1994, Sun et al. 2002). Die Rolle der SOD und Katalase im Knochen ist noch nicht so ausführlich erforscht, es steht aber zu erwarten, dass auch sie eine wesentliche Rolle spielen.

3.4.4.5.8 Mechanismen der altersassoziierten Umkehr der Kalzifizierung in Knochen und im Gefäßsystem

Die Osteoporose ist mit dem Auftreten der Arteriosklerose korreliert. Häufig kommt es also im Alter zu einer abnehmenden physiologischen Kalzifikation im Knochen bei gleichzeitiger Zunahme von Kalzifikationen in den Gefäßen. Dabei werden eine ganze Reihe von Genen, welche für die Kalzifizierung eine Rolle spielen, in beiden Organsystemen exprimiert, besonders in arteriosklerotischen Plaques. Noch ist weitgehend unklar, durch welche molekularen Mechanismen es zu einer solchen Umkehr der physiologisch erwünschten Verhältnisse kommt, wenngleich einige Erkenntnisse vorliegen, die mit Vitamin-K-abhängigen Proteinen und mit dem RANK-RANKL-OPG-System zusammenhängen (Abb. 3.4.7). Sowohl die Knock-out-Mäuse für Matrix-Gla-Protein als auch diejenigen für Osteoprotegerin entwickeln neben einem Knochenphänotyp eine schwere Arteriosklerose (Bucay et al. 1998, Dhore et al. 2001, Price et al. 2001).

Vitamin K - Nutritive Aspekte. Vitamin K ist ein fettlösliches Vitamin, das in der Nahrung in ausreichender Menge vorkommt, besonders in verschiedenen Gemüsen, z.B. Kohlarten. Rein numerisch beinhaltet die durchschnittliche Kost in den industrialisierten Ländern ausreichende Mengen an Vitamin K, die über den minimalen täglichen Bedarf hinausgehen. Neuere Forschungen haben aber ergeben, dass die Verfügbarkeit der zugeführten Menge an Vitamin K sehr variabel ist. Bezogen auf die Funktion der Blutgerinnung als Endpunktanalyse für die ausreichende Vitamin-K-Versorgung ist Vitamin-K-Mangel eine Rarität. Misst man jedoch feine Veränderungen der Carboxylgruppen der Zielproteine (z.B. Osteokalzin), so stellt man fest, dass die Vitamin-K-abhängige γ-Carboxylierung bei vielen Menschen in unseren Breiten nicht optimal verläuft, sie ist durch weitere Zufuhr von Vitamin K zu steigern. Inwiefern dies einem wirklichen Mangel entspricht, muss erst noch geklärt werden. Ältere Menschen nehmen meist mehr Vitamin K auf als jüngere, jedoch ist auch bei ihnen unklar, wie viel von der aufgenommenen Menge wirklich resorbiert wird (Jakob 2002b).

Vitamin-K-abhängige γ-Carboxylierung. Die einzige bislang bekannte Funktion des Vitamin K im Organismus ist die γ-Carboxylierung bestimmter Zielproteine, die wichtige Funktionen im Knochen und in der Blutgerinnungskaskade ausüben. In letzter Zeit sind einige weitere Vitamin-K-abhängige Proteine charakterisiert worden, die mit der Signaltransduktion in der Zelle verknüpft werden, aber noch nicht extensiv charakterisiert wurden. Das Enzym Carboxylase verändert die Carboxylgruppen, es ist selbst Vitamin-K-abhängig. Ein Enzymkomplex übernimmt die Regeneration des Vitamin K (s. Abb. 3.4.8) (Jakob 2002b, Berkner 2000). Die beiden im Knochen bisher am besten beschriebenen Vitamin-K-abhängigen Proteine sind das Osteokalzin und das Matrix-Gla-Protein. Beide Proteine gelten als Hemmer der Kalzifizierung (Shearer 2000, Zittermann 2001). Ihre molekularen Wirkungsmechanismen sind bislang nicht gut charakterisiert. Ihre Funktion wurde indirekt erschlossen, so zeigt die Knock-out-Maus für Osteokalzin eine vermehrte Mineralisierung (Ducy et al. 1996), die für Matrix-Gla-Protein eine ausgeprägte Arteriosklerose und Knorpelverkalkungen (Luo et al. 1997).

Vitamin-K-Abkömmlinge werden bereits erfolgreich zur Therapie der Osteoporose eingesetzt. Dabei sind die Wirkungen von Vitamin K und Vitamin D im Knochen in vitro und in vivo additiv (Jakob 2002a, Shearer 2000, Schurgers et al. 2001).

3.4.4.5.9 Zusammenfassung der zellbiologischen Befunde

Die altersabhängige Abnahme der Knochenmasse ist Ausdruck einer Imbalance zwischen den Prozessen der Knochenresorption und des Knochenaufbaus. Leichte Störungen eines komplexen Netzwerkes von Signalen zur Kontrolle der zugrunde liegenden Regulationen von Zelldifferenzierung und Zellaktivität führen über lange Zeiträume zu sichtbaren Veränderungen. Gesicherte altersabhängige Prozesse sind dabei die Abnahme der Osteoblastenzahl, ein Shift zur adipogenen Differenzierung und ein Trend zu erhöhter Osteoklastenaktivität. Bei erhöhtem Umsatz des Knochens durch eine Enthemmung der Resorption (z.B. bei Mangel an Sexualsteroiden) kommt es schließlich zum Knochenmasseverlust. Dies hat erhebliche Auswirkungen auf die Mikrostruktur des Knochens, seine Elastizität und Festigkeit und führt zum Bild der Osteopenie oder Osteoporose (McCalden et al.

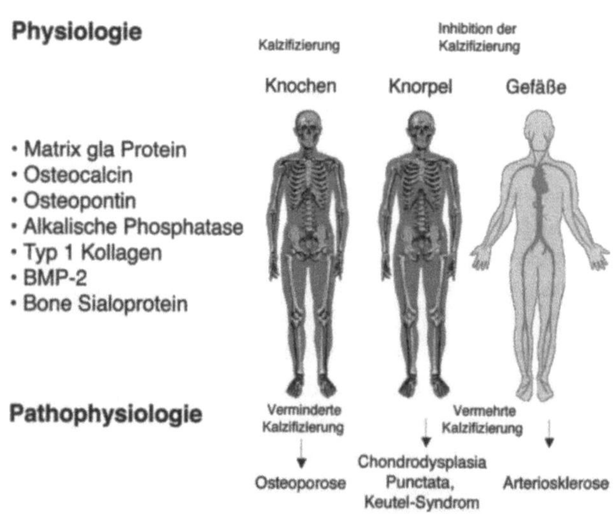

Abb. 3.4.7. Darstellung der Verschiebung der Kalzifizierung von der Physiologie (Knochen) in die Pathophysiologie (Knorpel und Gefäße) im Alter. Es finden sich einige Gene, welche an der Knochenbildung beteiligt sind, sowohl im Knochen als auch in der arteriosklerotischen und gesunden Gefäßwand. Die molekularen Mechanismen dieser Verschiebung sind nicht bekannt

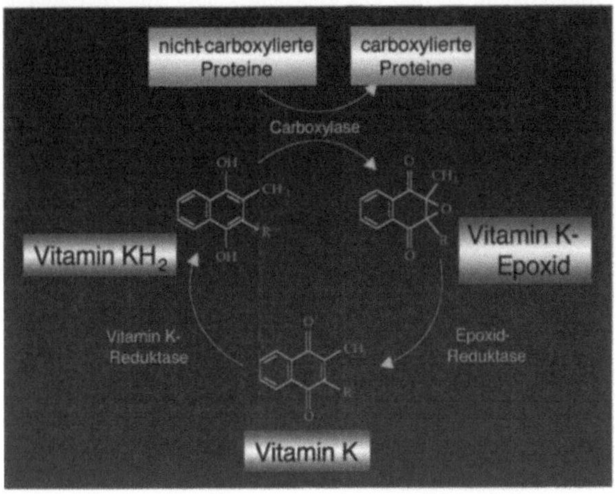

Abb. 3.4.8. Darstellung des Vitamin-K-Stoffwechsels. Osteokalzin und Matrix-Gla-Protein sind die bekanntesten Knochenproteine, welche Vitamin-K-abhängig carboxyliert werden. Sie sind beide mit der Verhinderung der Kalzifizierung in Verbindung zu bringen. Ihre exakte Rolle bei der Knochenregeneration und beim Knochenumbau ist noch nicht bekannt

1993, 1997). Deren charakteristisches klinisches Merkmal ist wiederum die Fraktur bei geringer Krafteinwirkung.

3.4.4.6 Wichtige Krankheiten im Gefolge der Alterung von Komponenten des Kalzium- und Knochenstoffwechsels

3.4.4.6.1 Vitamin-D-Mangel, Hypovitaminose D

Ein Vitamin-D-Mangel führt zur Erhöhung des Parathormons, damit die Serumkalziumspiegel möglichst in den normalen Bereich angehoben werden. Mit zunehmendem Substratmangel für die 1α-Hydroxylase tritt später auch ein Abfall der Spiegel des Vitamin-D-Hormons ein. Die Symptome der Hypovitaminose D sind eher unspezifisch. Im Vordergrund stehen Koordinationsprobleme, was dafür spricht, dass eine starke muskuläre Komponente von Bedeutung ist (Carmeli et al. 2002). Die molekulare Grundlage hierfür ist nicht bekannt. Die Tatsache jedoch, dass eine Vitamin-D-Supplementation die Anzahl der Stürze deutlich reduziert (Stein et al. 1999, Pfeifer et al. 2001) (Tabelle 3.4.1), beweist ex juvantibus diese Zusammenhänge. Die Häufigkeit der Hypovitaminose D steigt mit zunehmendem Alter und erreicht bei bettlägerigen alten Menschen Werte von 50% bis 80% (Thomas et al. 1998, Lips 2001). Angesichts dieser Tatsachen muss erneut betont werden, dass es sinnvoll wäre, über die Möglichkeit der flächendeckenden Versorgung der Bevölkerung mit „Fortified Food" nachzudenken, auch wenn dies trotz relativ breiter Sicherheitszone der Dosierung der Substitution mit Vitamin D_3 (Vieth 1999) eine strenge Kontrolle der herstellenden Industrie erfordert (Holick et al. 1992, Jacobus et al. 1992).

3.4.4.6.2 Muskelatrophie – die Einheit Muskulatur und Knochen

Im Alter entsteht eine Muskelatrophie, die im angloamerikanischen Schrifttum als „sarcopenia of old age" bezeichnet wird. Dies ist eine übergreifende Bezeichnung für den Verlust an Muskelmasse, Muskelkraft und an Qualität der verbliebenen Muskulatur. Die abnehmende körperliche Aktivität durch Begleiterkrankungen und die altersadaptierte Lebensweise unterstützen eine solche Entwicklung zusätzlich. Es kommt altersassoziiert zu einem Verlust der Regenerationsfähigkeit der Muskulatur, erniedrigter Expression von Enzymen des Energiestoffwechsels (z.B. Glykolyse, Glykogenolyse und mitochondriale Enzyme) und zu einer Verringerung der antioxidativen Kapazität (Carmeli et al. 2002).

Es würde hier den Rahmen sprengen, die molekularen Mechanismen der Alterungsprozesse in der Muskulatur im Detail zu beschreiben. Dennoch ist dieses Phänomen in Bezug auf den Knochen keinesfalls zu vernachlässigen. Zum einen wird in Zusammenhang mit der entstehenden Muskelatrophie die Krafteinwirkung auf den Knochen vermindert, sodass ein maßgeblicher Reiz für die Adaptation der Knochenmasse mit zunehmendem Alter geringer wird. Zum anderen ist die Kraft und die Koordination der Muskulatur ein wesentlicher Faktor für die Sturzneigung. Diese wiederum gewinnt mit zunehmendem Alter an Bedeutung für die Manifestation osteoporotischer Frakturen nach geringen Traumen. Muskulatur und Knochen sind eine funktionelle Einheit und beeinflussen sich gegenseitig. Sie entstammen beide dem Mesenchym und sprechen somit auch auf ähnliche biochemische und physikalische Reize an (mechanische Krafteinwirkung, Vitamin-D-Hormon). Die Besserung der muskulären Koordination nach Vitamin-D-Supplementation (Pfeifer et al. 2001) ist dafür ein eindrückliches Beispiel.

3.4.4.6.3 Osteoporose

Die Osteoporose ist eine genetisch determinierte polygene Erkrankung, deren Manifestation in ei-

Tabelle 3.4.1. Effekte der Kurzzeitsupplementation von Kalzium und Vitamin D_3 und des Knochenmetabolismus bei älteren Menschen. (Nach Pfeifer et al. 2000)

	Ausgangswert	Veränderung	p
Ionisiertes Kalzium:			
Kalzium mono	2,40±0,11	+0,08±0,13	
Kalzium/Vitamin D_3	2,43±0,11	+0,09±0,13	
$25(OH)D_3$ (nmol/l):			
Kalzium mono	24,63±12,14	+18,30±20,94	
Kalzium/Vitamin D_3	25,65±13,63	+40,46±27,01	0,0001
1,25(OH)2D3 (ng/l):			
Kalzium mono	36,78±15,69	+11,65±26,29	>0,001
Kalzium/Vitamin D_3	36,35±16,52	+14,53±24,19	>0,001
Parathormon (pmol/l):			
Kalzium mono	6,14±2,60	-0,90±2,48	
Kalzium/Vitamin D_3	6,11±2,34	-1,70±1,87	0,0432
N-Telopeptide/Kreatinin (nmol/g):			
Kalzium mono	683,9±500,9	-197,6±502,0	>0,001
Kalzium/Vitamin D_3	702,7±471,8	-281,4±426,3	>0,001

Tabelle 3.4.2. Pathomechanismen der Osteoporose zu unterschiedlichen Zeiten des Lebens. Eine Erkrankung in jungem Alter stellt ein sehr hohes Risiko für die Manifestation der Alterungsphänomene dar

Pathophysiologie und Risikokonstellation	Juvenile Osteoporose	Perimenopausale Osteoporose	Osteoporose im höheren Alter („senile Osteoporose")
Genetische Komponenten	+++	+++	+++
Bewegungsmangel	+++	+++	+++
Verminderte Vitamin-D-Produktion in der Haut	+	+	+++
Mangel an Vitamin-D-Hormon	-	-	+
Verminderte Kalziumaufnahme	+	++	++
Überhöhte Phosphatzufuhr	+	+	+
Sexualhormonmangel, Hypogonadismus	+	+++	++
Vitamin-K-Mangel	+	+	++?
Wachstumshormonmangel	-	-	+
Reaktive Sauerstoffspezies	+	+	++?
„Zellalterungsphänomene"	(+)	+	++

nem hohen Maß durch Umwelt und Lebensbedingungen beeinflusst werden kann (Ralston 2002, Seeman 2002). Alle bislang für den Knochen und seine Alterungsprozesse diskutierten Phänomene können zur Entstehung der Osteoporose beitragen. Somit darf angenommen werden, dass aus den beiden Pools der Gene für die Osteoporose und der für den generellen Alterungsprozess eine teilweise - möglicherweise erhebliche - Überlappung besteht. Mit zunehmender Überalterung unserer Gesellschaft wird daher die Osteoporose immer häufiger. Sie ist bereits jetzt als eine „Volkskrankheit" zu bezeichnen, die eine beachtliche sozioökonomische Bedeutung hat. Alterungsphänomene des Knochens bzw. der muskuloskelettalen Einheit sind daher enorme Verstärker der Manifestation der Osteoporose, die bei hoher genetischer Belastung auch bereits in der 4. und 5. Lebensdekade beginnen kann (Tabelle 3.4.2).

Auf die Pathophysiologie, die klinische Ausprägung und die Therapie kann hier nicht im Detail eingegangen werden, es sei dazu auf Übersichten aus der Literatur (Seeman 2002, Mundy 2001, 2002, Cummings u. Melton 2002, Kanis 2002, Delmas 2002, Chan u. Duque 2002, Francis 2001, Marcus et al. 2002) und auf das entsprechende Kapitel in Band 8 dieser Reihe verwiesen (Schütze u. Jakob 2001).

3.4.4.6.4 Arteriosklerose

Verkalkungen in atheromatösen Beeten und generalisiert in den Schichten der Media und Intima von Gefäßen kommen in höherem Alter häufiger vor und gefährden die Blutversorgung der nachgeschalteten Gewebeabschnitte. Folgen sind z.B. Herzinfarkt und zerebraler Infarkt mit entsprechenden häufig bleibenden Funktionsausfällen. Die pathologische Verkalkung in den Gefäßen korrespondiert häufig mit der Osteoporose, es besteht also klinisch und zellbiologisch eine Verknüpfung, die dringlich aufgeklärt werden sollte (Nimni et al. 1993, Shearer 2000, Price et al. 2001, Schurgers et al. 2001, Schoppet et al. 2002) (Abb. 3.4.9).

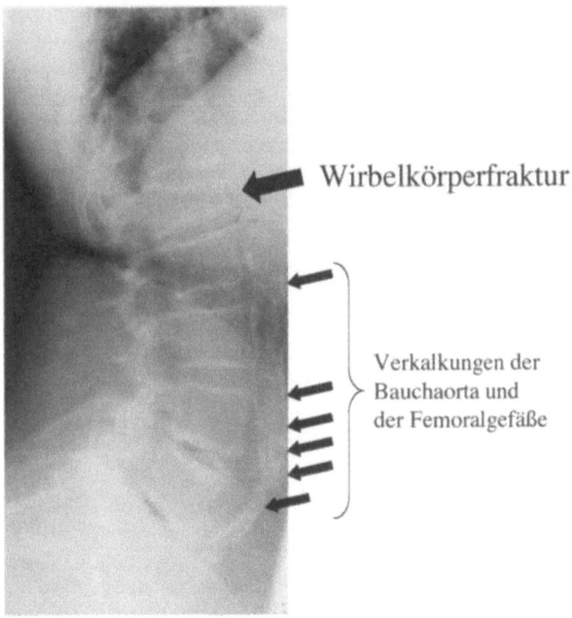

Abb. 3.4.9. Seitliches Röntgenbild der Lendenwirbelsäule einer über 70-jährigen Patientin. Dargestellt sind eine Wirbelkörperfraktur bei Mineralisierungsminderung des Knochens und gleichzeitig eine erhebliche Verkalkung der Bauchaorta in Höhe und unterhalb der Bifurkation

3.4.5 Zusammenfassung

Eine Reihe generell wichtiger Phänomene der Zellbiologie sowie auch einige spezifische Veränderungen der Organe des Kalzium- und Knochenstoffwechsels treten mit dem Alter auf. Wir akzeptieren heute, dass der Mensch etwa ab der vierten Lebensdekade jährlich 1–1,5% seiner bis dahin akquirierten Spitzenknochenmasse verliert. Dies führt in fortgeschrittenem Alter häufig zu Frakturen bei Bagatelltraumen, die in hohem Maß dazu beitragen, dass die Möglichkeiten der Selbstversorgung und Sozialisation abnehmen bis hin zur Unterstützungs- und Pflegebedürftigkeit. Volkswirtschaftlich ist dieses Phänomen ein sehr wichtiger Faktor, der im Rahmen der Überalterung der Gesellschaft immer relevanter wird. Ob wir also das Phänomen Knochenalterung mit den beschriebenen Konsequenzen so hinnehmen sollten, ist eher anzuzweifeln. Die Kapazität im Knochen vorhandener Stammzellen ist offenbar ausreichend und würde sicher bis zu einem Alter von 120 Jahren ihren Dienst tun, wenn nicht prämorbide Disposition und altersassoziierte Phänomene das Versagen der Regeneration beschleunigen würden. Grundlegende neue Erkenntnisse über die pathogenetischen Mechanismen und deren therapeutische Beeinflussbarkeit sollten uns in Zukunft eine rechtzeitige Intervention ermöglichen. Es gilt allerdings auch für den alternden Knochen, dass eine mangelnde Beanspruchung des Organs die Alterungsvorgänge beschleunigt und demgemäß eine gegenläufige Intervention im alltäglichen Leben jederzeit von Wichtigkeit ist.

Die Stützfunktion der Knochen für den Organismus erfordert einerseits die mechanische Stabilität von Knochen. Andererseits muss auch konstatiert werden, dass die „unsachgemäße Beanspruchung", d.h. das Trauma des Knochens, durch Komorbiditäten des kardiovaskulären Systems und des ZNS im Alter gefördert wird. Gang- und Koordinationsstörungen nehmen ebenso zu wie Sehstörungen und Schwindel. Die degenerativen Erkrankungen des ZNS und ihre Folgen werden in diesem Band ausführlich beschrieben. Es greifen hier Alterungserscheinungen verschiedener Organsysteme ineinander und verstärken sich gegenseitig. Die Alterungserscheinungen des Skeletts und der muskuloskelettalen Einheit stellen somit eine Facette der Alterung des gesamten Organismus dar, welche allerdings die eigenständige Fortbewegung und Selbstversorgung ohne entsprechende Intervention frühzeitig gefährden kann. Fasst man die pathogenetischen Mechanismen der Arteriosklerose jedenfalls teilweise als Störung des Kalziumstoffwechsels auf, so kommt den geschilderten Phänomenen eine eminente Bedeutung zu, deren Erforschung faszinierende und letztlich vermutlich auch sehr nützliche Ergebnisse verspricht.

3.4.6 Literatur

Agnusdei D, Civitelli R, Camporeale A, Parisi G, Gennari L, Nardi P, Gennari C (1998) Age-related decline of bone mass and intestinal calcium absorption in normal males. Calcif Tissue Int 63:197–201

Alevizaki CC, Ikkos DG, Singhelakis P (1973) Progressive decrease of true intestinal calcium absorption with age in normal man. J Nucl Med 14:760–762

Ammann P, Rizzoli R, Bonjour JP, Bourrin S, Meyer JM, Vassalli P, Garcia I (1997) Transgenic mice expressing soluble tumor necrosis factor-receptor are protected against bone loss caused by estrogen deficiency. J Clin Invest 99:1699–1703

Armbrecht HJ (1990) Effect of age on calcium and phosphate absorption. Role of 1,25-dihydroxyvitamin D. Miner Electrolyte Metab 16:159–166

Armbrecht HJ, Boltz MA (1991) Expression of 25-hydroxyvitamin D 24-hydroxylase cytochrome P450 in kidney and intestine. Effect of 1,25-dihydroxyvitamin D and age. FEBS Lett 292:17–20

Armbrecht HJ, Boltz MA, Kumar VB (1999) Intestinal plasma membrane calcium pump protein and its induction by 1,25(OH)(2)D(3) decrease with age. Am J Physiol 277:41–47

Baldock PA, Sainsbury A, Couzens M, Enriquez RF, Thomas GP, Gardiner EM, Herzog H (2002) Hypothalamic Y2 receptors regulate bone formation. J Clin Invest 109:915–921

Balogh GA, de Boland AR (1999) 1,25-Dihydroxy-vitamin D3 (calcitriol)-dependent protein phosphorylation in rat duodenum: effects of ageing. Exp Gerontol 34:983–996

Balogh G, Boland R, de Boland AR (2000) 1,25(OH)(2)-vitamin D(3) affects the subcellular distribution of protein kinase C isoenzymes in rat duodenum: influence of aging. J Cell Biochem 79:686–694

Banfi A, Muraglia A, Dozin B, Mastrogiacomo M, Cancedda R, Quarto R (2000) Proliferation kinetics and differentiation potential of ex vivo expanded human bone marrow stromal cells: implications for their use in cell therapy. Exp Hematol 28:707–715

Battmann A, Jundt G, Schulz A (1997) Endosteal human bone cells (EBC) show age-related activity in vitro. Exp Clin Endocrinol Diabetes 105:98–102

Battmann A, Schulz A, Stahl U (2001) Zelluläre Seneszenz – ein Mechanismus der Osteoporoseentstehung? Der Orthopäde 30:405–411

Beardsworth LJ, Eyre DR, Dickson IR (1990) Changes with age in the urinary excretion of lysyl- and hydroxylysylpyridinoline, two new markers of bone collagen turnover. J Bone Miner Res 5:671–676

Bennett JH, Joyner CJ, Triffitt JT, Owen ME (1991) Adipocytic cells cultured from marrow have osteogenic potential. J Cell Sci 99:131–139

Beresford JN, Bennett JH, Devlin C, Leboy PS, Owen ME (1992) Evidence for an inverse relationship between the differentiation of adipocytic and osteogenic cells in rat marrow stromal cell cultures. J Cell Sci 102:341–351

Bergman RJ, Gazit D, Kahn AJ, Gruber H, McDougall S, Hahn TJ (1996) Age-related changes in osteogenic stem cells in mice. J Bone Miner Res 11:568–577

Berkner K (2000) The vitamin K-dependent carboxylase. J Nutr 130:1877–1880

Bianco P, Robey PG (1999) Diseases of bone and the stromal cell lineage. J Bone Miner Res 14:336–341

Bianco P, Robey PG (2001) Stem cells in tissue engineering. Nature 414:118–121

Boer de J, Andressoo JO, Wit de J, Huijmans J, Beems RB, Steeg van H, Weeda G, et al (2002) Premature aging in mice deficient in DNA repair and transcription. Science 296:1276–1279

Bryant RJ, Cadogan J, Weaver CM (1999) The new dietary reference intakes for calcium: implications for osteoporosis. J Am Coll Nutr 18 (Suppl 5):406–412

Bucay N, Sarosi I, Dunstan CR, Morony S, Tarpley J, Capparelli C, Scully S, et al (1998) Osteoprotegerin-deficient mice develop early onset osteoporosis and arterial calcification. Genes Dev 12:1260–1268

Bushinsky DA (2001) Acid-base imbalance and the skeleton. Eur J Nutr 40:238–344

Campisi J (2001) From cells to organisms: can we learn about aging from cells in culture? Exp Gerontol 36:607–618

Carmeli E, Coleman R, Reznick AZ (2002) The biochemistry of aging muscle. Exp Gerontol 37:477–489

Chan GK, Duque G (2002) Age-related bone loss: old bone, new facts. Gerontology 48:62–71

Chavassieux PM, Chenu C, Valentin-Opran A, Merle B, Delmas PD, Hartmann DJ, Saez S, et al (1990) Influence of experimental conditions on osteoblast activity in human primary bone cell cultures. J Bone Miner Res 5:337–343

Cummings SR, Melton LJ (2002) Epidemiology and outcomes of osteoporotic fractures. Lancet 359:1761–1767

Dawson-Hughes B (1998) Vitamin D and calcium: recommended intake for bone health. Osteoporos Int (Suppl) 8:30–34

Delmas PD (2002) Treatment of postmenopausal osteoporosis. Lancet 359:2018–2026

DiMeglio LA, Econs MJ (2001) Hypophosphatemic rickets. Rev Endocr Metab Disord 2:165–173

Dhore CR, Cleutjens JP, Lutgens E, Cleutjens KB, Geusens PP, Kitslaar PJ, Tordoir JH, et al (2001) Differential expression of bone matrix regulatory proteins in human atherosclerotic plaques. Arterioscler Thromb Vasc Biol 21:1998–2003

Dreher I, Schutze N, Baur A, Hesse K, Schneider D, Kohrle J, Jakob F (1998) Selenoproteins are expressed in fetal human osteoblast-like cells. Biochem Biophys Res Commun 245:101–107

Drewnowski A, Shultz JM (2001) Impact of aging on eating behaviors, food choices, nutrition, and health status. J Nutr Health Aging 5:75–79

Ducy P, Desbois C, Boyce B, Pinero G, Story B, Dunstan C, Smith E, et al (1996) Increased bone formation in osteocalcin-deficient mice. Nature 382:448–452

Ebert-Dumig R, Schutze N, Jakob F (1999) The thioredoxin reductase/thioredoxin system in cells of the monocyte/macrophage pathway of differentiation. Biofactors 10:227–235

Ecarot B, Desbarats M (1999) 1,25-(OH)2D3 down-regulates expression of phex, a marker of the mature osteoblast. Endocrinology 140:1192–1199

Eastell R, Simmons PS, Colwell A, Assiri AM, Burritt MF, Russell RG, Riggs BL (1992) Nyctohemeral changes in bone turnover assessed by serum bone gla-protein concentration and urinary deoxypyridinoline excretion: effects of growth and ageing. Clin Sci 83:375–382

Eastell R, Delmas PD, Hodgson SF, Eriksen EF, Mann KG, Riggs BL (1998) Bone formation rate in older normal women: concurrent assessment with bone histomorphometry, calcium kinetics, and biochemical markers. J Clin Endocrinol Metab 67:741–748

Egrise D, Vienne A, Martin D, Schoutens A (1996) Trabecular bone cell proliferation ex vivo increases with donor age in the rat: it is correlated with the extent of bone loss and not with histomorphometric indices of bone formation. Calcif Tissue Int 59:45–50

Erben RG, Soegiarto DW, Weber K, Zeitz U, Lieberherr M, Gniadecki R, Moller G, et al (2002) Deletion of deoxyribonucleic acid binding domain of the vitamin D receptor abrogates genomic and nongenomic functions of vitamin D. Mol Endocrinol 16:1524–1537

Eriksen EF, Glerup H (2002) Vitamin D deficiency and aging: implications for general health and osteoporosis. Biogerontology 3:73–77

Fedarko NS, Vetter UK, Weinstein S, Robey PG (1992) Age-related changes in hyaluronan, proteoglycan, collagen, and osteonectin synthesis by human bone cells. J Cell Physiol 151:215–227

Fedarko NS, Vetter UK, Robey PG (1995) Age-related changes in bone matrix structure in vitro. Calcif Tissue Int 56 (Suppl 1):41–43

Francis RM (2001) Falls and fractures. Age Ageing 30 (Suppl 4):25–28
Friedman PA (2000) Mechanisms of renal calcium transport. Exp Nephrol 8:343–350
Foote JA, Giuliano AR, Harris RB (2000) Older adults need guidance to meet nutritional recommendations. J Am Coll Nutr 19:628–640
Garnero P, Delmas PD (1993) Assessment of the serum levels of bone alkaline phosphatase with a new immunoradiometric assay in patients with metabolic bone disease. J Clin Endocrinol Metab 77:1046–1053
Garnero P, Delmas PD (1996) New developments in biochemical markers for osteoporosis. Calcif Tissue Int 59 (Suppl 1):2–9
Gimble JM, Robinson CE, Wu X, Kelly KA, Rodriguez BR, Kliewer SA, Lehmann JM, et al (1996a) Peroxisome proliferator-activated receptor-gamma activation by thiazolidinediones induces adipogenesis in bone marrow stromal cells. Mol Pharmacol 50:1087–1094
Gimble JM, Robinson CE, Wu X, Kelly KA (1996b) The function of adipocytes in the bone marrow stroma: an update. Bone 19:421–428
Glowacki J (1995) Influence of age on human marrow. Calcif Tissue Int 56 (Suppl 1):50–51
Gueguen L, Pointillart A (2000) The bioavailability of dietary calcium. J Am Coll Nutr 19 (Suppl):119–136
Haden ST, Brown EM, Hurwitz S, Scott J, El-Hajj Fuleihan G (2000) The effects of age and gender on parathyroid hormone dynamics. Clin Endocrinol 52:329–338
Heaney RP (2001) Constructive interactions among nutrients and bone-active pharmacologic agents with principal emphasis on calcium, phosphorus, vitamin D and protein. J Am Coll Nutr 20 (Suppl):403–409
Hof van't RJ, Ralston SH (2001) Nitric oxide and bone. Immunology 103:255–261
Holick MF, Shao Q, Liu WW, Chen TC (1992) The vitamin D content of fortified milk and infant formula. N Engl J Med 326:1178–1181
Jacobus CH, Holick MF, Shao Q, Chen TC, Holm IA, Kolodny JM, Fuleihan GE, et al (1992) Hypervitaminosis D associated with drinking milk. N Engl J Med 326:1173–1177
Jakob F (1999) 1,25(OH)2-vitamin D3. The vitamin D hormone. Internist 40:414–430
Jakob F (2002) Vitamin D. In: Biesalski HK, Köhrle J, Schümann K (Hrsg) Vitamine, Spurenelemente und Mineralstoffe. Thieme, Stuttgart, S 21–32
Jakob F (2002) Vitamin K. In: Biesalski HK, Köhrle J, Schümann K (Hrsg) Vitamine, Spurenelemente und Mineralstoffe. Thieme, Stuttgart, S 33–40
Jakob F, Becker K, Paar E, Ebert-Duemig R, Schutze N (2002) Expression and regulation of thioredoxin reductases and other selenoproteins in bone. Methods Enzymol 347:168
Janssen JA, Burger H, Stolk RP, Grobbee DE, de Jong FH, Lamberts SW, Pols HA (1998) Gender-specific relationship between serum free and total IGF-I and bone mineral density in elderly men and women. Eur J Endocrinol 138:627–632
Jilka RL, Weinstein RS, Takahashi K, Parfitt AM, Manolagas SC (1996) Linkage of decreased bone mass with impaired osteoblastogenesis in a murine model of accelerated senescence. J Clin Invest 97:1732–1740
Jilka RL, Weinstein RS, Bellido T, Parfitt AM, Manolagas SC (1998) Osteoblast programmed cell death (apoptosis): modulation by growth factors and cytokines. J Bone Miner Res 13:793–802
Jilka RL, Weinstein RS, Bellido T, Roberson P, Parfitt AM, Manolagas SC (1999) Increased bone formation by prevention of osteoblast apoptosis with parathyroid hormone. J Clin Invest 104:439–446
Johansson C, Black D, Johnell O, Odén A, Mellström D (1998) Bone mineral density is a predictor of survival. Calcif Tissue Int 63:190–196
Johnson JA, Beckman MJ, Pansini-Porta A, Christakos S, Bruns ME, Beitz DC, Horst RL, et al (1995) Age and gender effects on 1,25-dihydroxyvitamin D3-regulated gene expression. Exp Gerontol 30:631–643
Justesen J, Stenderup K, Ebbesen EN, Mosekilde L, Steiniche T, Kassem M (2001) Adipocyte tissue volume in bone marrow is increased with aging and in patients with osteoporosis. Biogerontology 2:165–171
Justesen J, Stenderup K, Eriksen EF, Kassem M (2002) Maintenance of osteoblastic and adipocytic differentiation potential with age and osteoporosis in human marrow stromal cell cultures. Calcif Tissue Int 71:36–44
Kahn A, Gibbons R, Perkins S, Gazit D (1995) Age-related bone loss. A hypothesis and initial assessment in mice. Clin Orthop 313:69–75
Kajkenova O, Lecka-Czernik B, Gubrij I, Hauser SP, Takahashi K, Parfitt AM, Jilka RL, et al (1997) Increased adipogenesis and myelopoiesis in the bone marrow of SAMP6, a murine model of defective osteoblastogenesis and low turnover osteopenia. J Bone Miner Res 12:1772–1779
Kalu DN (1991) The ovariectomized rat model of postmenopausal bone loss. Bone Miner 15:175–191
Kalu DN, Chen C (1999) Ovariectomized murine model of postmenopausal calcium malabsorption. J Bone Miner Res 14:593–601
Kanis JA (2002) Diagnosis of osteoporosis and assessment of fracture risk. Lancet 359:1929–1936
Keane EM, Healy M, O'Moore R, Coakley D, Walsh JB (1998) Vitamin D-fortified liquid milk: benefits for the elderly community based population. Calcif Tissue Int 62:300–302
Khosla S, Melton LJ 3rd, Riggs BL (2002a) Clinical review 144: estrogen and the male skeleton. J Clin Endocrinol Metab 87:1443–1450
Khosla S, Arrighi HM, Melton LJ 3rd, Atkinson EJ, O'Fallon WM, Dunstan C, Riggs BL (2002b) Correlates of osteoprotegerin levels in women and men. Osteoporos Int 13:394–399
Kimble RB, Vannice JL, Bloedow DC, Thompson RC, Hopfer W, Kung VT, Brownfield C, et al (1994) Interleukin-1 receptor antagonist decreases bone loss and bone resorption in ovariectomized rats. J Clin Invest 93:1959–1967
Kimble RB, Bain S, Pacifici R (1997) The functional block of TNF but not of IL-6 prevents bone loss in ovariectomized mice. J Bone Miner Res 12:935–941
Kitamura H, Kawata H, Takahashi F, Higuchi Y, Furuichi T, Ohkawa H (1995) Bone marrow neutrophilia and suppressed bone turnover in human interleukin-6 transgenic mice. A cellular relationship among hematopoietic cells, osteoblasts, and osteoclasts mediated by stromal cells in bone marrow. Am J Pathol 147:1682–1692
Kitazawa R, Kimble RB, Vannice JL, Kung VT, Pacifici R (1994) Interleukin 1 receptor antagonist and tumor necrosis factor binding protein decrease osteoclast formation and bone resorption in ovariectomized mice. J Clin Invest 94:2397–2406

Kuro-o M (2001) Disease model: human ageing. Trends Mol Med 7:179–181
Kveiborg M, Flyvbjerg A, Rattan SI, Kassem M (2000) Changes in the insulin-like growth factor-system may contribute to in vitro age-related impaired osteoblast functions. Exp Gerontol 35:1061–1074
Lips P (2001) Vitamin D deficiency and secondary hyperparathyroidism in the elderly: consequences for bone loss and fractures and therapeutic implications. Endocr Rev 22:477–501
Lipton A, Ali SM, Leitzel K, Chinchilli V, Witters L, Engle L, Holloway D, et al (2002) Serum osteoprotegerin levels in healthy controls and cancer patients. Clin Cancer Res 8:2306–2310
Long MW, Ashcraft EK, Normalle D, Mann KG (1999) Age-related phenotypic alterations in populations of purified human bone precursor cells. J Gerontol A Biol Sci Med Sci 54: 54–62
Lorenzo JA, Naprta A, Rao Y, Alander C, Glaccum M, Widmer M, Gronowicz G (1998) Mice lacking the type I interleukin-1 receptor do not lose bone mass after ovariectomy. Endocrinology 139:3022–3025
Luo G, Ducy P, McKee MD, Pinero GJ, Loyer E, Behringer RR, Karsenty G (1997) Spontaneous calcification of arteries and cartilage in mice lacking matrix GLA protein. Nature 386:78–81
Ma XH, Muzumdar R, Yang XM, Gabriely I, Berger R, Barzilai N (2002) Aging is associated with resistance to effects of leptin on fat distribution and insulin action. J Gerontol A Biol Sci Med Sci 57:225–231
MacLaughlin J, Holick MF (1985) Aging decreases the capacity of human skin to produce vitamin D3. J Clin Invest 76:1536–1538
Mancini L, Moradi-Bidhendi N, Brandi ML, MacIntyre I (1998) Nitric oxide superoxide and peroxynitrite modulate osteoclast activity. Biochem Biophys Res Commun 243:785–790
Manolagas SC, Kousteni S, Jilka RL (2002) Sex steroids and bone. Recent Prog Horm Res 57:385–409
Marcus R, Wong M, Heath H 3rd, Stock JL (2002) Antiresorptive treatment of postmenopausal osteoporosis: comparison of study designs and outcomes in large clinical trials with fracture as an endpoint. Endocr Rev 23:16–37
Martinez ME, Medina S, Sanchez M, Campo del MT, Esbrit P, Rodrigo A, Martinez P, et al (1999a) Influence of skeletal site of origin and donor age on 1,25(OH)2D3-induced response of various osteoblastic markers in human osteoblastic cells. Bone 24:203–209
Martinez ME, Campo del MT, Medina S, Sanchez M, Sanchez-Cabezudo MJ, Esbrit P, Martinez P, et al (1999b) Influence of skeletal site of origin and donor age on osteoblastic cell growth and differentiation. Calcif Tissue Int 64:280–286
Martins I, Dantas A, Guiomar S, Amorim Cruz JA (2002) Vitamin and mineral intakes in elderly. J Nutr Health Aging 6:63–65
Massheimer V, Boland R, Boland de AR (1999) In vivo treatment with calcitriol (1,25(OH)2D3) reverses age-dependent alterations of intestinal calcium uptake in rat enterocytes. Calcif Tissue Int 64:173–178
Maurin AC, Chavassieux PM, Frappart L, Delmas PD, Serre CM, Meunier PJ (2000) Influence of mature adipocytes on osteoblast proliferation in human primary cocultures. Bone 26:485–489
McCalden RW, McGeough JA, Barker MB, Court-Brown CM (1993) Age-related changes in the tensile properties of cortical bone. The relative importance of changes in porosity, mineralization, and microstructure. J Bone Joint Surg Am 75:1193–1205
McCalden RW, McGeough JA, Court-Brown CM (1997) Age-related changes in the compressive strength of cancellous bone. The relative importance of changes in density and trabecular architecture. J Bone Joint Surg Am 79:421–427
McCarthy TL, Centrella M (2001) Local IGF-I expression and bone formation. Growth Horm IGF Res 11:213–219
McKane WR, Khosla S, Egan KS, Robins SP, Burritt MF, Riggs BL (1996) Role of calcium intake in modulating age-related increases in parathyroid function and bone resorption. J Clin Endocrinol Metab 81:1699–1703
Melov S, Ravenscroft J, Malik S, Gill MS, Walker DW, Clayton PE, Wallace DC, et al (2000) Extension of life-span with superoxide dismutase/catalase mimetics. Science 289:1567–1569
Meunier P, Aaron J, Edouard C, Vignon G (1971) Osteoporosis and the replacement of cell populations of the marrow by adipose tissue. A quantitative study of 84 iliac bone biopsies. Clin Orthop 80:147–154
Meyer RA Jr, Young CG, Meyer MH, Garges PL, Price DK (2000) Effect of age on the expression of Pex (Phex) in the mouse. Calcif Tissue Int 66:282–287
Michel JJ, Scott JD (2002) AKAP mediated signal transduction. Annu Rev Pharmacol Toxicol 42:235–257
Moreno-Reyes R, Egrise D, Neve J, Pasteels JL, Schoutens A (2001) Selenium deficiency-induced growth retardation is associated with an impaired bone metabolism and osteopenia. J Bone Miner Res 16:1556–1563
Moriguti JC, Ferriolli E, Marchini JS (1999) Urinary calcium loss in elderly men on a vegetable: animal (1:1) high-protein diet. Gerontology 45:274–278
Mühlberg W, Platt D (1999) Age-dependent changes of the kidneys: pharmacological implications. Gerontology 45: 243–253
Müller SM, Glowacki J (2001) Age-related decline in the osteogenic potential of human bone marrow cells cultured in three-dimensional collagen sponges. J Cell Biochem 82:583–590
Mundy GR (2001) Osteoporosis: pathophysiology and non-pharmacological management. Best Pract Res Clin Rheumatol 15:727–745
Mundy GR (2002) Directions of drug discovery in osteoporosis. Annu Rev Med 53:337–354
Muraglia A, Cancedda R, Quarto R (2000) Clonal mesenchymal progenitors from human bone marrow differentiate in vitro according to a hierarchical model. J Cell Sci 113:1161–1166
Muschler GF, Nitto H, Boehm CA, Easley KA (2001) Age- and gender-related changes in the cellularity of human bone marrow and the prevalence of osteoblastic progenitors. J Orthop Res 19:117–125
Need AG, Horowitz M, Morris HA, Nordin BC (2000) Vitamin D status: effects on parathyroid hormone and 1,25-dihydroxyvitamin D in postmenopausal women. Am J Clin Nutr 71:1577–1581
Nimni BS, Bernick S, Paule W, Nimni ME (1993) Changes in the ratio of non-calcified collagen to calcified collagen in human vertebrae with advancing age. Connect Tissue Res 29:133–140
Nishida S, Endo N, Yamagiwa H, Tanizawa T, Takahashi HE (1999) Number of osteoprogenitor cells in human bone

marrow markedly decreases after skeletal maturation. J Bone Miner Metab 17:171-177

Nordin BE, Need AG, Steurer T, Morris HA, Chatterton BE, Horowitz M (1998) Nutrition, osteoporosis, and aging. Ann NY Acad Sci 854:336-351

North American Menopause Society (2001) The role of calcium in peri- and postmenopausal women: consensus opinion of The North American Menopause Society. Menopause 8:84-95

Ohlsson C, Bengtsson BA, Isaksson OG, Andreassen TT, Slootweg MC (1998) Growth hormone and bone. Endocr Rev 19:55-79

Orr WC, Sohal RS (1994) Extension of life-span by overexpression of superoxide dismutase and catalase in Drosophila melanogaster. Science 263:1128-1130

Pacifici R (1999) Aging and cytokine production. Calcif Tissue Int 65:345-351

Pattanaungkul S, Riggs BL, Yergey AL, Vieira NE, O'Fallon WM, Khosla S (2000) Relationship of intestinal calcium absorption to 1,25-dihydroxyvitamin D [1,25(OH)2D] levels in young versus elderly women: evidence for age-related intestinal resistance to 1,25(OH)2D action. J Clin Endocrinol Metab 85:4023-4027

Perkins SL, Gibbons R, Kling S, Kahn AJ (1994) Age-related bone loss in mice is associated with an increased osteoclast progenitor pool. Bone 15:65-72

Perry HM 3rd, Horowitz M, Morley JE, Patrick P, Vellas B, Baumgartner R, Garry PJ (1999) Longitudinal changes in serum 25-hydroxyvitamin D in older people. Metabolism 48:1028-1032

Pfeifer M, Begerow B, Minne HW, Abrams C, Nachtigall D, Hansen C (2000) Effects of a short-term vitamin D and calcium supplementation on body sway and secondary hyperparathyroidism in elderly women. J Bone Miner Res 15:1113-1118

Pfeilschifter J, Diel I, Pilz U, Brunotte K, Naumann A, Ziegler R (1993) Mitogenic responsiveness of human bone cells in vitro to hormones and growth factors decreases with age. J Bone Miner Res 8:707-717

Pfeilschifter J, Koditz R, Pfohl M, Schatz H (2002) Changes in proinflammatory cytokine activity after menopause. Endocr Rev 23:90-119

Poli V, Balena R, Fattori E, Markatos A, Yamamoto M, Tanaka H, Ciliberto G, et al (1994) Interleukin-6 deficient mice are protected from bone loss caused by estrogen depletion. EMBO J 13:1189-1196

Portale AA, Lonergan ET, Tanney DM, Halloran BP (1997) Aging alters calcium regulation of serum concentration of parathyroid hormone in healthy men. Am J Physiol 272:139-146

Price PA, June HH, Buckley JR, Williamson MK (2001) Osteoprotegerin inhibits artery calcification induced by warfarin and by vitamin D. Arterioscler Thromb Vasc Biol 21:1610-1616

Promislow JH, Goodman-Gruen D, Slymen DJ, Barrett-Connor E (2002) Protein consumption and bone mineral density in the elderly: the Rancho Bernardo Study. Am J Epidemiol 155:636-644

Quarto R, Thomas D, Liang CT (1995) Bone progenitor cell deficits and the age-associated decline in bone repair capacity. Calcif Tissue Int 56:123-139

Qiu S, Rao DS, Palnitkar S, Parfitt AM (2002) Age and distance from the surface but not menopause reduce osteocyte density in human cancellous bone. Bone 31:313-318

Ralston SH (2002) Genetic control of susceptibility to osteoporosis. J Clin Endocrinol Metab 87:2460-2466

Reginster JY, Frederick I, Deroisy R, Dewe W, Taquet AN, Albert A, Collette J, et al (1998) Parathyroid hormone plasma concentrations in response to low 25-OH vitamin D circulating levels increases with age in elderly women. Osteoporos Int 8:390-392

Robins SP, Woitge H, Hesley R, Ju J, Seyedin S, Seibel MJ (1994) Direct, enzyme-linked immunoassay for urinary deoxypyridinoline as a specific marker for measuring bone resorption. J Bone Miner Res 9:1643-1649

Roholl PJ, Blauw E, Zurcher C, Dormans JA, Theuns HM (1994) Evidence for a diminished maturation of preosteoblasts into osteoblasts during aging in rats: an ultrastructural analysis. J Bone Miner Res 9:355-366

Rosen CJ (2000) Growth hormone and aging. Endocrine 12:197-201

Russell RM (2000) The aging process as a modifier of metabolism. Am J Clin Nutr 72 (Suppl):529-532

Schiavi SC, Moe OW (2002) Phosphatonins: a new class of phosphate-regulating proteins. Curr Opin Nephrol Hypertens 11:423-430

Schoppet M, Preissner KT, Hofbauer LC (2002) RANK ligand and osteoprotegerin: paracrine regulators of bone metabolism and vascular function. Arterioscler Thromb Vasc Biol 22:549-553

Schurgers LJ, Dissel PE, Spronk HM, Soute BA, Dhore CR, Cleutjens JP, Vermeer C (2001) Role of vitamin K and vitamin K-dependent proteins in vascular calcification. Z Kardiol 90 (Suppl 3):57-63

Schütze N, Jakob F (2001) Osteoporose. In: Ganten D, Ruckpaul K (Hrsg) Molekularmedizinische Grundlagen von Endokrinopathien. Springer, Berlin Heidelberg New York, S 137-188

Schütze N, Bachthaler M, Lechner A, Kohrle J, Jakob F (1998) Identification by differential display PCR of the selenoprotein thioredoxin reductase as a 1 alpha,25(OH)2- vitamin D3-responsive gene in humanosteoblasts - regulation by selenite. Biofactors 7:299-310

Schütze N, Fritsche J, Ebert-Dumig R, Schneider D, Kohrle J, Andreesen R, Kreutz M, et al (1999) The selenoprotein thioredoxin reductase is expressed in peripheral blood monocytes and THP1 human myeloid leukemia cells - regulation by 1,25-dihydroxyvitamin D3 and selenite. Biofactors 10:329-338

Seck T, Bretz A, Krempien R, Krempien B, Ziegler R, Pfeilschifter J (1999) Age-related changes in insulin-like growth factor I and II in human femoral cortical bone: lack of correlation with bone mass. Bone 24:387-393

Seeman E (2002) Pathogenesis of bone fragility in women and men. Lancet 359:1841-1850

Seibel MJ, Woitge HW (1999) Basic principles and clinical applications of biochemical markers of bone metabolism: biochemical and technical aspects. J Clin Densitom 2:299-321

Seibel MJ, Woitge H, Scheidt-Nave C, Leidig-Bruckner G, Duncan A, Nicol P, Ziegler R, et al (1994) Urinary hydroxypyridinium crosslinks of collagen in population-based screening for overt vertebral osteoporosis: results of a pilot study. J Bone Miner Res 9:1433-1440

Semba RD, Garrett E, Johnson BA, Guralnik JM, Fried LP (2000) Vitamin D deficiency among older women with and without disability. Am J Clin Nutr 72:1529-1534

Seufert J, Ebert K, Muller J, Eulert J, Hendrich C, Werner E, Schütze N, et al (2001) Octreotide therapy for tumor-induced osteomalacia. N Engl J Med 345:1883–1888

Shearer MJ (2000) Role of vitamin K and gla proteins in the pathophysiology of osteoporosis and vascular calcification. Curr Opin Clin Nutr Metab Care 3:433–438

Simonsen JL, Rosada C, Serakinci N, Justesen J, Stenderup K, Rattan SI, Jensen TG, et al (2002) Telomerase expression extends the proliferative life-span and maintains the osteogenic potential of human bone marrow stromal cells. Nat Biotechnol 20:592–596

Sohal RS, Weindruch R (1996) Oxidative stress, caloric restriction, and aging. Science 273:59–63

Souberbielle JC, Cormier C, Kindermans C, Gao P, Cantor T, Forette F, Baulieu EE (2001) Vitamin D status and redefining serum parathyroid hormone reference range in the elderly. J Clin Endocrinol Metab 86:3086–3090

Squier TC, Bigelow DJ (2000) Protein oxidation and age-dependent alterations in calcium homeostasis. Front Biosci 5:504–526

Stein MS, Wark JD, Scherer SC, Walton SL, Chick P, Di Carlantonio M, Zajac JD, et al (1999) Falls relate to vitamin D and parathyroid hormone in an Australian nursing home and hostel. J Am Geriatr Soc 47:1195–1201

Stenderup K, Justesen J, Eriksen EF, Rattan SI, Kassem M (2001) Number and proliferative capacity of osteogenic stem cells are maintained during aging and in patients with osteoporosis. J Bone Miner Res 16:1120–1129

Sun J, Folk D, Bradley TJ, Tower J (2002) Induced overexpression of mitochondrial Mn-superoxide dismutase extends the life span of adult Drosophila melanogaster. Genetics 161:661–672

Szulc P, Hofbauer LC, Heufelder AE, Roth S, Delmas PD (2001) Osteoprotegerin serum levels in men: correlation with age, estrogen, and testosterone status. J Clin Endocrinol Metab 86:3162–3165

Takeda S, Karsenty G (2001) Central control of bone formation. J Bone Miner Metab 19:195–198

Tan CY, Statham B, Marks R, Payne PA (1982) Skin thickness measurement by pulsed ultrasound: its reproducibility, validation and variability. Br J Dermatol 106:657–667

Taub J, Lau JF, Ma C, Hahn JH, Hoque R, Rothblatt J, Chalfie M (1999) A cytosolic catalase is needed to extend adult lifespan in C. elegans daf-C and clk-1 mutants. Nature 399:162–166

Thomas MK, Lloyd-Jones DM, Thadhani RI, Shaw AC, Deraska DJ, Kitch BT, Vamvakas EC, et al (1998) Hypovitaminosis D in medical inpatients. N Engl J Med 338:777–783

Thomas SE, Anderson S, Gordon KL, Oyama TT, Shankland SJ, Johnson RJ (1998) Tubulointerstitial disease in aging: evidence for underlying peritubular capillary damage, a potential role for renal ischemia. J Am Soc Nephrol 9:231–242

Tomkinson A, Reeve J, Shaw RW, Noble BS (1997) The death of osteocytes via apoptosis accompanies estrogen withdrawal in human bone. J Clin Endocrinol Metab 82: 3128–3135

Tsuji T, Hughes FJ, McCulloch CA, Melcher AH (1990) Effects of donor age on osteogenic cells of rat bone marrow in vitro. Mech Ageing Dev 51:121–132

Turner RT, Maran A, Lotinun S, Hefferan T, Evans GL, Zhang M, Sibonga JD (2001) Animal models for osteoporosis. Rev Endocr Metab Disord 2:117–127

Van den Heuvel R, Mathieu E, Schoeters G, Leppens H, Vanderborght O (1991) Stromal cells from murine developing hemopoietic organs: comparison of colony-forming unit of fibroblasts and long-term cultures. Int J Dev Biol 35:33–41

Van Voorhies WA, Ward S (1999) Long-lived Caenorhabditis elegans mutants have reduced metabolic rates. Proc Natl Acad Sci USA 96:11399–11403

Vieth R (1999) Vitamin D supplementation, 25-hydroxyvitamin D concentrations, and safety. Am J Clin Nutr 69: 842–856

Wang L, Banu J, McMahan CA, Kalu DN (2001) Male rodent model of age-related bone loss in men. Bone 29:141–148

Wong MM, Rao LG, Ly H, Hamilton L, Ish-Shalom S, Sturtridge W, Tong J, et al (1994) In vitro study of osteoblastic cells from patients with idiopathic osteoporosis and comparison with cells from non-osteoporotic controls. Osteoporos Int 4:21–31

Zittermann A (2001) Effects of vitamin K on calcium and bone metabolism. Curr Opin Clin Nutr Metab Care 4: 483–487

Zoidis E, Zapf J, Schmid C (2000) Phex cDNA cloning from rat bone and studies on phex mRNA expression: tissue-specificity, age-dependency, and regulation by insulin-like growth factor (IGF) I in vivo. Mol Cell Endocrinol 168:41–51

4 Altersspezifische Allgemeinerkrankungen sowie ethische Aspekte in der Geriatrie/Gerontopsychiatrie

4.1 Molekulare Grundlagen altersspezifischer Erkrankungen des Herz-Kreislauf-Systems und der Arteriosklerose

Volker Richter

Inhaltsverzeichnis

4.1.1 Molekulare Grundlagen der Arteriosklerose und Lebensalter

4.1.1.1 Interaktionen zwischen Altern und Arteriosklerose

Die biologischen Vorgänge des Alterns sind eng mit Veränderungen des Gefäßsystems unter Ausbildung arteriosklerotischer Manifestationen verbunden. Dieser Zusammenhang wird dadurch untermauert, dass das Lebensalter einen wesentlichen unveränderbaren Risikofaktor der Arteriosklerose darstellt. Dabei ist das Altern als ein physiologischer Prozess zu betrachten, der mit einer zeitabhängig steigenden kardiovaskulären Morbidität und Mortalität verbunden ist, und zwar auch unabhängig vom Vorliegen anderer bekannter Arteriosklerose-Risikofaktoren (Marin 1995). In diesem Sinne wurde von Max Bürger der Begriff „Physiosklerose" geprägt (Bürger 1960).

Prinzipiell lässt sich feststellen, dass einerseits altersbedingte strukturelle und funktionelle Gefäßwandveränderungen, die sich im Verlauf des Alterns entwickeln, auch wiederum eine veränderte Suszeptibilität des Gefäßsystems im Hinblick auf die Einwirkung von Faktoren bedingen, die zur Arteriosklerose-Entwicklung beitragen. Andererseits unterliegen diese Faktoren (Risiko- und Schutzfaktoren) selbst auch wiederum einer Altersabhängigkeit. Dies ist auf grundlegende altersabhängige metabolische und endokrinologische Veränderungen im Organismus zurückzuführen und verbunden mit einer zeitabhängigen Summation von Effekten endogener und exogener Faktoren, die für das Arterioskleroserisiko relevant sind.

Ganten/Ruckpaul (Hrsg.)
gemeinsam mit A. Ruiz-Torres
Molekularmedizinische Grundlagen
von altersspezifischen Erkrankungen

Diese Zusammenhänge zwischen biologischem Alter und dem Risiko für chronische arteriosklerosebedingte Herz-Kreislauf-Erkrankungen sind in Abb. 4.1.1 schematisch dargestellt.

Die Beziehung zwischen biologischem Altern des Organismus und zellulärer Seneszenz beruht darauf, dass die Körperzellen ein begrenztes Potenzial zur Zellteilung besitzen. Sie gelangen in das Stadium der zellulären Seneszenz, das mit spezifischen Veränderungen hinsichtlich Genexpression, Funktionen und Morphologie verbunden ist (Minamino u. Komuro 2002). Entsprechend der von Hayflick (1995) entwickelten Zellhypothese des Alterns ist das Potenzial zur Teilung der Körperzellen und damit die Zeitdauer bis zur Ausbildung der zellulären Seneszenz infolge der begrenzten Replikationsfähigkeit somatischer Zellen vom jeweiligen biologischen Alter des Individuums abhängig. Zellen eines älteren Organismus gelangen früher in den seneszenten Zustand. Weiterhin besteht beim Vergleich verschiedener Tierspezies und des Menschen eine positive Korrelation zwischen dem Wachstumspotenzial der jeweiligen Zellkulturen bzw. der Zahl möglicher Zellteilungen und maximaler Lebensspanne des Organismus.

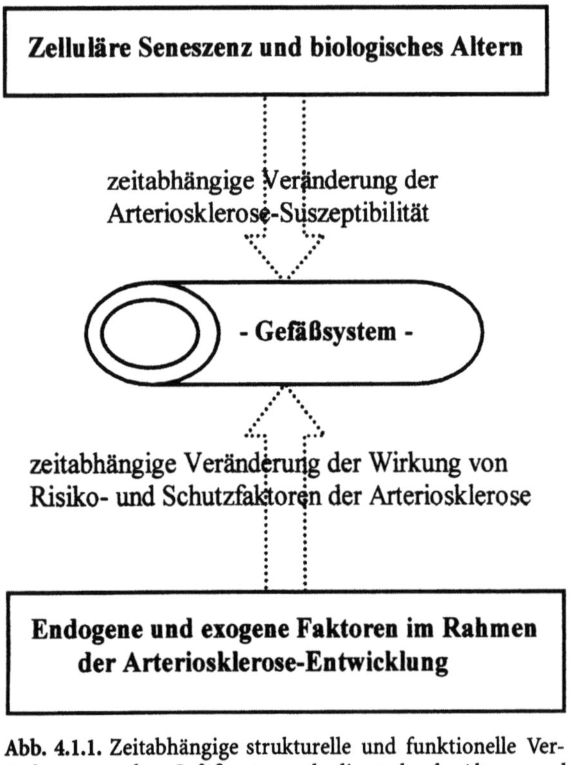

Abb. 4.1.1. Zeitabhängige strukturelle und funktionelle Veränderungen des Gefäßsystems, bedingt durch Altern und Arteriosklerose

Bezüglich der Regulation der zellulären Seneszenz wurden bislang zahlreiche Effektoren diskutiert. Dabei kommt den Telomeren bzw. der Telomerenhypothese besondere Bedeutung zu. Telomeren stellen DNA-Protein-Komplexe an den Chromosomenenden dar und als protektive Kappen sind sie in Mechanismen der Zellreplikation einbezogen. Jede Zellteilung ist mit einer Telomerverkürzung verbunden. Eine kritische Telomerlänge scheint mit dem Einsetzen der zellulären Seneszenz verbunden zu sein. Somit scheint die Telomerverkürzung eine Art mitotische Uhr darzustellen, welche die unbegrenzte Proliferation somatischer Zellen verhindert. So ist auch die Beziehung von zellulärem replikativen Potenzial und Lebensalter des Organismus erklärbar (Figueroa et al. 2000).

Durch die Wirkung der Telomerase, eines Ribonukleoproteins, wird eine Telomerverlängerung möglich und die Expression der katalytischen Komponente der Telomerase, der Telomerase Reverse Transkriptase, führt zur Stabilisierung der Telomerlänge und zu einer Verlängerung der zellulären Lebensdauer. Derartige Beziehungen zwischen zellulärer Seneszenz und Telomerverkürzung sowie Verzögerung der Zellseneszenz unter dem Einfluss von Telomerase Reverse Transkriptase konnten auch für das menschliche Gefäßsystem (Endothelzellen und glatte Muskelzellen) beobachtet werden (Minamino u. Komuro 2002). Die Telomerlänge im Endothel von Aorta und Arterien weist in Übereinstimmung mit der Telomerenhypothese des Alterns eine inverse Korrelation zum Lebensalter auf (Aviv et al. 2001).

Die Seneszenz vaskulärer Zellen in vivo ist zweifellos auch für die altersabhängige Disposition zur Entwicklung von Herz-Kreislauf-Erkrankungen relevant. Es liegt eine Interaktion mit Faktoren vor, die im Rahmen der Atherogenese wirksam sind. So stimuliert die zelluläre Seneszenz die Bindung von Monozyten an Endothelzellen der Gefäßwand – ein entscheidender Schritt in der Pathogenese der Arteriosklerose (Maier et al. 1993). Dies ist offensichtlich mit der verstärkten Synthese von proinflammatorischen Zytokinen und Adhäsionsmolekülen verbunden (Minamino u. Komuro 2002). Interessanterweise vermögen Arteriosklerose-Risikofaktoren mit der zellulären Seneszenz in Wechselbeziehung zu treten bzw. diese zu beschleunigen. So verkürzt Homozystein, bekannt als Risikofaktor für arteriosklerotisch-thrombotische Erkrankungen, die Zeit des Eintritts der endothelialen Seneszenz durch eine verstärkte Telomerverkürzung bei jeder Zellteilung. Unter dem Einfluss von Homozystein erfolgt gleichzeitig auch eine verstärkte Expression von Molekülen an der Endothelzelloberfläche, die mit Gefäßerkrankungen im Zusammenhang stehen, wie des interzellulären Adhäsionsmoleküls 1 (ICAM-1) und des Plasminogenaktivator-Inhibitors-1 (PAI-1). Die Expression dieser Moleküle korreliert mit der zellulären Seneszenz. Auch unabhängig vom Einfluss verschiedener Arteriosklerose-Risikofaktoren sind seneszente Endothelzellen der menschlichen Aorta durch eine erhöhte ICAM-1-Expression gekennzeichnet, wobei mittels Einführung von Telomerase eine Schutzwirkung gegenüber der mit der Seneszenz verbundenen endothelialen Dysfunktion erreicht werden konnte. Dies kommt auch in einer herabgesetzten ICAM-1-Expression zum Ausdruck (Minamino et al. 2002). Gleichzeitig wurde ein erhöhter Spiegel an endothelialer Stickstoffmonoxid-(NO-)Synthase sowie eine erhöhte Aktivität des Enzyms nachgewiesen. Dies legt eine verstärkte Bildung des Vasodilatators NO nahe. Es ist zu diskutieren, ob NO auf der Grundlage seines Potenzials, auf zelluläre Radikale zu reagieren und oxidativen Stress zu vermindern, einer beschleunigten Telomerverkürzung entgegenwirkt (Vasa et al. 2000). Oxidativer Stress ist grundlegend in Prozesse des Alterns und der zellulären Seneszenz eingeschlossen (Finkel u. Holbrook 2000) und es besteht offensichtlich eine Brücke zwischen oxidativem Stress und Telomerverkürzung in Gefäßwandzellen (Minamino u. Komuro 2002). Unter diesem Aspekt ergeben sich Ansatzpunkte für mögliche „Anti-Aging-Strategien" im Rahmen der Arterioskleroseprävention.

4.1.1.2 Pathomechanismen der Arteriosklerose

4.1.1.2.1 Stadien der Arterioskleroseentwicklung

Die Arteriosklerose stellt einen chronisch-entzündlichen Prozess dar, der sich über Zeiträume von Jahren und Jahrzehnten hinweg entwickelt. Dabei sind Risiko- und Schutzfaktoren wirksam, die in Abhängigkeit von der Arteriosklerosesuszeptibilität des Gefäßsystems die Geschwindigkeit der Ausprägung arteriosklerotischer Manifestation bestimmen. Genetische Disposition, exogene und endogene Faktoren treten dabei in Wechselbeziehung.

Im Initialstadium der Atherogenese nimmt eine Schädigung der Endothelzellen der Arterienwände durch verschiedene Risikofaktoren eine Schlüsselstellung ein. Eine Reihe chemischer und mechanischer Noxen wirken als Risikofaktoren auf die Endothelzellschicht ein, schädigen diese und im weiteren Verlauf der Ausbildung einer arteriosklerotischen Läsion wird eine Proliferation glatter Muskelzellen der Media in die Intima hinein beobachtet. Bereits in dieses erste Stadium der Intimaläsion bzw. der proliferativen Frühphase der Arteriosklerose sind Lipoproteine einbezogen. Tierexperimentelle Befunde haben ergeben, dass fett- und cholesterolreiche Nahrung zur beschleunigten Adhäsion von Monozyten an das intakte Endothel führt. Diese durchdringen die Endothelzellbarriere. Während der Migration unterliegen sie einem Differenzierungsprozess, wobei sie sich zu Makrophagen wandeln. Die Adhäsion von Monozyten an die Endotheloberfläche wird durch Endotheladhäsionsproteine bewirkt. Die Expression dieser Zelladhäsionsmoleküle wird durch Lipoproteinmoleküle unterschiedlich modifiziert. So sind Veränderungen der Plasmalipoproteinkonstellation bereits in das erste Stadium der Arterioskleroseentstehung eingebunden.

Dies gilt in besonderem Maße auch für das zweite Stadium, für die Atherombildung. Diese ist u. a. durch eine Lipidakkumulation in Gefäßwandmakrophagen und eine Umwandlung von Makrophagen in Schaumzellen gekennzeichnet. Die Cholesteroleinlagerung in das Atherom und die damit verbundene Einengung des Gefäßlumens wird wesentlich von der Konzentration atherogener und antiatherogener Lipoproteinfraktionen des Blutplasmas bestimmt. Die Cholesterolakkumulation ist mit Entzündungsprozessen im Rahmen der Arteriosklerose verbunden.

Im dritten Arteriosklerosestadium bilden sich vulnerable arteriosklerotische Plaques, die zur Ruptur neigen. Bei gleichzeitig verstärkter Proliferation von glatten Muskelzellen und gesteigerter Gerinnungsneigung des Blutes besteht die Gefahr der thrombotischen Verschlussbildung.

4.1.1.2.2 Einflussfaktoren der Arterioskleroseentwicklung

Lebensalter, genetische Disposition und Geschlecht stellen unveränderbare Einflussfaktoren der Arterioskleroseentwicklung dar. In Interaktion hiermit sind zahlreiche Risikofaktoren wirksam. Im Rahmen von zahlreichen klinischen und epidemiologischen Studien wurde deren Stellenwert evaluiert. Dabei ergab sich je nach Manifestationsort der Arteriosklerose eine unterschiedliche Bedeutung der einzelnen Faktoren für die Prädiktion des Krankheitsrisikos. Aus langfristig, oftmals über einen Zeitraum von mehr als einem Jahrzehnt hinweg

Tabelle 4.1.1. Rangordnung wesentlicher Risikofaktoren bei unterschiedlicher Arteriosklerose-Manifestation

Arteriosklerose-Manifestation	Risikofaktoren
Koronare Herzkrankheit	Lipoprotein-stoffwechselstörungen Hypertonie Rauchen Diabetes mellitus
Zerebrale Durchblutungsstörungen	Hypertonie Rauchen Lipoproteinstoffwechsel-störungen Diabetes mellitus
Periphere arterielle Verschlusskrankheit	Rauchen Diabetes mellitus Lipoproteinstoffwechsel-störungen Hypertonie

angelegten, prospektiven epidemiologischen Studien konnte der Schluss gezogen werden, dass Störungen des Lipoproteinstoffwechsels für die koronare Herzkrankheit in der Rangordnung von Risikofaktoren den vorderen Platz belegen. Auch für andere arteriosklerotische Erkrankungen, wie zerebrale Durchblutungsstörungen und periphere arterielle Verschlusskrankheit, besitzen Störungen im Lipoproteinstoffwechsel einen hohen Stellenwert (Tabelle 4.1.1). Von besonderer Bedeutung ist, dass sich die einzelnen Risikofaktoren in ihrer atherogenen Wirkung verstärken. So ist beispielsweise die Konstellation Hyperlipidämie, vergesellschaftet mit Hypertonie und Übergewicht bei gleichzeitigem Zigarettenrauchen, eine besonders gefährliche Risikosituation (Richter V, 2002). Übergewicht, oft verbunden mit physischer Inaktivität und sich einstellender Insulinresistenz, sind wesentliche Risikofaktoren der koronaren Herzkrankheit. Zunehmend wurde auch die Bedeutung hoher Homozysteinkonzentrationen erkannt, deren Prävalenz im Alter relativ hoch ist (Herrmann W et al. 1999).

4.1.1.2.3 Lipoproteinstoffwechselstörungen und Arterioskleroserisiko

Die wesentliche atherogene Lipoproteinfraktion des Humanplasmas stellen die Apolipoprotein B tragenden *Low-Density-Lipoproteine* (LDL) dar. Atherogen wirksam sind teilweise auch die *Very-low-Density-Lipoproteine* (VLDL). Nach ihrer Synthese in der Leber und Abgabe in den Blutkreislauf erfolgt deren Umwandlung in LDL-Partikel über die Zwischenstufe der ebenfalls atherogenen *Intermediate-Density-Lipoproteine* (IDL). Verschiedene Subfraktionen der *High-Density-Lipoproteine* (HDL) mit Apo-A-I als Apolipoprotein der HDL besitzen demgegenüber antiatherogene Eigenschaften.

Die vasoprotektive Rolle mit Apo-A-I als wesentlichem Apoprotein ergibt sich u.a. aus ihrer Funktion im reversen Cholesteroltransport, d.h. der Mobilisierung von Cholesterol aus „peripheren" Zellen mit Rückführung zur Leber, wo nach Umwandlung in Gallensäuren eine Ausschleusung aus dem Organismus erfolgt. Die als „reverser Cholesteroltransport" bezeichneten Prozesse der Überführung von Cholesterol peripherer Organe zur Leber in Richtung einer Ausscheidung sind integraler Bestandteil der Cholesterolhomöostase des Organismus. In die entsprechenden Regulationsmechanismen mit vasoprotektiver Wirkung sind zahlreiche Apolipoproteine, Enzyme des Lipoproteinstoffwechsels und zelluläre Rezeptoren eingeschlossen (Stein u. Stein 1999, Barter 1993, Thuren 2000). Diese werden künftig einen Ansatzpunkt neuer therapeutischer Strategien darstellen, die auch für Herz-Kreislauf-Erkrankungen im höheren Lebensalter von Bedeutung sein können (Shah et al. 2001). Der Scavenger-Rezeptor Klasse B, Typ 1 (SR-B1) wurde als HDL-Rezeptor erkannt, der insbesondere in der Leber und in Geweben mit ausgeprägter Steroidogenese, vor allem in der Nebennierenrinde, lokalisiert ist. Er vermittelt die selektive Aufnahme von HDL-Cholesterolestern und ist in der Leber für die Transzytose von Cholesterol in die Gallenflüssigkeit funktionell bedeutsam (Silver u. Tall 2001). In die Kanalisierung von Cholesterol verschiedener Gewebe zum hepatischen SR-B1-Weg der Cholesterolelimination aus dem Organismus ist der ATP bindende Kassettentransporter 1 (ABCA1) involviert. Dieses in Zellmembranen lokalisierte Protein ist offensichtlich geschwindigkeitsbestimmend im Flux von überschüssigem zellulären Cholesterol verschiedener Organe und Gewebe in Lipoproteinstoffwechselwege (Oram u. Vaughan 2000, Schmitz et al. 2000, Oram 2002). In Abb. 4.1.2 ist schematisch die Struktur des ATP bindenden Kassettentransporters dargestellt. Entsprechende Genmutationen sind mit einem erhöhten Arterioskleroserisiko assoziiert, u.a. infolge eines herabgesetzten Transfers von intrazellulärem Cholesterol auf HDL-Partikel.

Dem reversen Cholesteroltransport kommt hinsichtlich der vasoprotektiven Rolle der HDL-Partikel eine zentrale Bedeutung zu. Es werden jedoch vielfältige weitere Mechanismen diskutiert. Diese pleiotropen Funktionen von HDL sind offensichtlich nicht primär durch HDL-Apolipoproteine bedingt, sondern sie sind weitgehend auf die Lipidzusammensetzung der HDL zurückzuführen oder

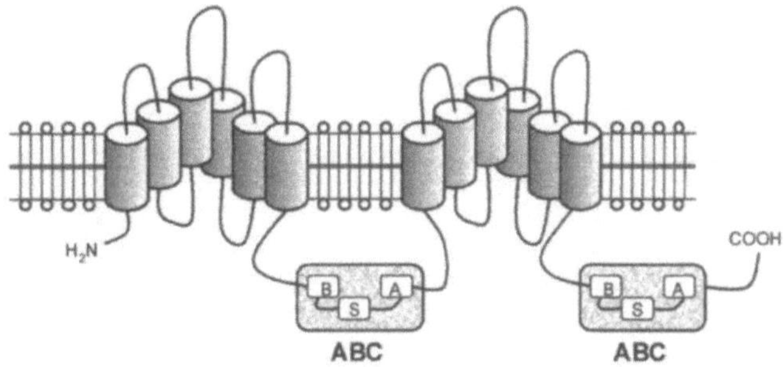

Abb. 4.1.2. Struktur von ABCA (ATP bindender Kassettentransporter). ABCA gehört zur Familie der Proteine, die an der Translokalisation zahlreicher Substrate, vor allem auch von Lipiden, durch zelluläre Membranen beteiligt sind. Die Hydrolyse von ATP liefert die für die Transportfunktion nötige Energie. Die Lokalisation des humanen *abca1*-Gens mit 50 Exons entspricht Chromosom 9q31. Mutationen im Gen von ABC-Transportern können auch Ursache von Störungen im Stoffwechsel der Lipoproteine sein und damit in der Pathogenese der Arteriosklerose eine Rolle spielen. Bei der Tangier-Krankheit, gekennzeichnet durch extrem niedrige HDL-Spiegel, liegt ein Defekt des Lipideffluxmediators *abca1* bei gleichzeitig verstärkter Expression eines anderen Mitglieds der ABC-Transporter-Familie in Makrophagen vor (*abcg1*). Die Regulation erfolgt u.a. über den Transkriptionsfaktor LXR („liver X receptor") durch Oxysterole. *ABC* ATP-Bindungskassette, bestehend aus den Motiven *B* (Walker B), *A* (Walker A) und *S* (ABC-Signatur). (Aus Schmitz u. Langmann 2001)

sie beruhen auf Effekten von Enzymen bzw. Proteinen, die mit den HDL-Partikeln assoziiert sind. Es ergeben sich sehr unterschiedliche Wirkmechanismen im Rahmen der Interaktion von HDL mit der Gefäßwand. Diese sind abhängig von der Zusammensetzung und Funktion von HDL-Subpopulationen, die im Metabolismus stetigen Veränderungen unterliegen. Die HDL-Effekte lassen sich folgendermaßen zusammenfassen (Navab et al. 1998, Nofer et al. 2001, Spieker et al. 2002):

- Funktion im Rahmen des reversen Cholesteroltransports;
- antioxidative Wirkung, u.a. auch hinsichtlich der Bildung oxidierter LDL;
- Endothelschutzfunktion durch Abschwächung einer mit der Komplementaktivierung verbundenen endothelialen Dysfunktion;
- Hemmung der Expression von Zelladhäsionsmolekülen und der transendothelialen Wanderung von Leukozyten;
- Beeinflussung sekretorischer Funktionen des Gefäßendothels, u.a. Förderung der Synthese des Vasodilatators Prostaglandin I_2 (PGI_2), Steigerung der Bioverfügbarkeit des Vasodilatators NO, Hemmung der Bildung des Vasokonstriktors Endothelin-1 (ET-1);
- Hemmung der Thrombozytenaggregation;
- Regulation von Blutkoagulation und Fibrinolyse;
- Regulation der Zellproliferation.

Von wesentlicher Bedeutung für den antioxidativen Effekt von HDL ist das mit den Partikeln assoziierte Enzym Paraoxanase. Durch die Hydrolyse oxidierter Phospholipide wirkt es auch der LDL-Oxidation entgegen (Navab et al. 2002). Gleichzeitig bleibt die Cholesterolakzeptorfunktion der HDL-Partikel erhalten. In diesem Zusammenhang sind tierexperimentelle Untersuchungen - Einsatz Apo-E-defizienter Mäuse - von Interesse, die eine Assoziation der Entwicklung arteriosklerotischer Läsionen mit einer altersabhängig abnehmenden Paraoxanaseaktivität zeigen (Aviram et al. 1998).

LDL stellen die wesentliche atherogen wirksame Lipoproteinfraktion des Humanplasmas dar (Blake et al. 2002). Kleine, dichte LDL-Partikel („small dense LDL") besitzen dabei ein besonders hohes atherogenes Potenzial (Superko 2000). Grundlegende Einsichten in die Regulation des LDL-Spiegels unter Einbeziehung des LDL-Rezeptor-Proteins und damit zur Pathogenese der auf dieser Grundlage bedingten familiären Hypercholesterolämie wurden von Goldstein und Brown (1984) gewonnen. Der Apo-B/E-Rezeptor (LDL-Rezeptor) spielt eine wesentliche Rolle für den LDL-Katabolismus und damit für die Cholesterolhomöostase. An ihn binden die Apoproteine B und E auf der Oberfläche von LDL bzw. IDL. Nach Internalisierung der Lipoproteinpartikel erfolgt die intrazelluläre Hydrolyse in den Lysosomen. Das dort gebildete freie Cholesterol bewirkt:

- die Supprimierung der zelleigenen Cholesterolsynthese durch Aktivitätsverminderung und Synthesehemmung der am endoplasmatischen Retikulum lokalisierten HMG-CoA-Reduktase (3-Hydroxy-3-Methylglutaryl-Coenzym-A-Reduktase) als geschwindigkeitsbestimmendes Enzym der Cholesterolsynthese;
- die Verminderung der LDL-Rezeptor-Synthese und

- die gesteigerte Wiederveresterung des gebildeten freien Cholesterols mit Fettsäuren, katalysiert durch das Enzym Acyl-CoA-Cholesterol-Acyltransferase (ACAT).

Auf diese Weise erfolgt die Kontrolle der intrazellulären Konzentration an freiem Cholesterol (Schuster 1998). *Die atherogenen bzw. vasoprotektiven Eigenschaften von Lipoproteinen werden durch verschiedene Modifikationen beeinflusst, wie z.B. durch die Bildung von Komplexen mit Proteoglykanen der Arterienwand, durch nichtenzymatische Glykosylierung bei Diabetes mellitus und durch Oxidation.*

Oxidativ modifizierte LDL besitzen ein erhöhtes atherogenes Potenzial (Thiery u. Teupser 2000). Gleichzeitig setzt die Oxidation von HDL-Partikeln deren vasoprotektive Wirkung herab. Oxidierte Lipoproteine stellen somit Mediatoren von arteriosklerotisch bedingten Herz-Kreislauf-Erkrankungen dar (Navab et al. 2002).

In der Tabelle 4.1.2 sind die wichtigsten Lipoproteinklassen dargestellt. Eine Übersicht über wesentliche Enzyme des intrazellulären und intravasalen Lipoproteinmetabolismus, Lipidtransferproteine und Lipoproteinrezeptoren, die in die Regulation des Lipoproteinstoffwechsels einbezogen sind, gibt Tabelle 4.1.3.

Tabelle 4.1.2. Lipoprotein-Hauptklassen: Kenngrößen, Zusammensetzung, Bildungsort und Wirkung auf das Gefäßsystem

	Chylomikronen	VLDL	IDL	LDL	HDL
Dichtebereich (g/ml)	<0,95	0,95–1,006	1,006–1,019	1,019–1,063	1,063–1,210
Elektrophoretische Mobilität	Keine Mobilität	Präbeta	Zwischen präbeta und beta	Beta	Alpha
Größe (nm)	100–1000	30–80	28–35	22–27	7–12
Hauptlipide	Exogene Triglyzeride (Cholesterol, Phospholipide)	Endogene Triglyzeride (Cholesterol, Phospholipide)	Endogene Triglyzeride (Cholesterol, Phospholipide)	Cholesterol (Triglyzeride, Phospholipide)	Phospholipide, Cholesterol
Hauptapoproteine	B, C-I, C-II, C-III, E	B, C-I, C-II, C-III, E	B, C-I, C-II, C-III, E	B	A-I, A-II, A-IV, C-I, C-II, C-III, D, E
Bildungsort	Dünndarm	Leber	Intravasal aus VLDL	Intravasal aus IDL	Leber, Dünndarm, intravasal
Wirkung auf Gefäßsystem	Keine	Teilweise atherogen	Atherogen	Atherogen	Antiatherogen

Tabelle 4.1.3. Schlüsselenzyme des Lipid- und Lipoproteinmetabolismus, Lipoproteinrezeptoren und Lipidtransferproteine

	Funktion	Bildungsort	Wirkort
HMG-CoA-Reduktase	Cholesterolsynthese	Ubiquitär, insbesondere Leber	Intrazellulär
Triglyzeridlipase	Triglyzeridhydrolyse, Fettsäurefreisetzung	Fettgewebe, verschiedene Organe	Intrazellulär
Lipoproteinlipase	Triglyzeridhydrolyse in Chylomikronen und VLDL	Fettgewebe, Muskulatur, verschiedene Organe	Intravasal
Hepatische endotheliale Lipase	Phospholipid- und Triglyzeridhydrolyse in HDL und IDL	Leber	Intravasal
Lecithin-Cholesterol-Acyltransferase (LCAT)	Veresterung von Cholesterol in HDL	Leber	Intravasal
Lipidtransferproteine (Cholesterolester-Transferprotein)	Austausch von Cholesterolestern und Triglyzeriden zwischen HDL und atherogenen Lipoproteinen	Leber	Intravasal
HDL-Rezeptor (Scavenger-Rezeptor SR-B1)	Aufnahme von HDL-Lipiden in verschiedene Zellen	Verschiedene Organe (Leber, Nebennierenrinde)	Zelloberfläche
ATP bindender Kassettentransporter (ABCA1)	Flux von Cholesterol aus Geweben in Lipoproteinstoffwechselwege	Verschiedene Organe	Zelloberfläche
Apo-B/E-Rezeptor (LDL-Rezeptor)	Internalisierung von LDL, LDL-Abbau	Leber, verschiedene Organe	Zelloberfläche
Apo-E-Rezeptor (Remnant-Rezeptor)	Internalisierung von Chylomikronen-Remnants, IDL, Lp(a) u. anderen Proteinen	Leber	Zelloberfläche

4.1.1.2.4 Arteriosklerose als chronisch-inflammatorische Erkrankung

In die molekularen Mechanismen der Arterioskleroseentwicklung ist die komplexe Interaktion verschiedener Risiko- und Schutzfaktoren untereinander und mit unterschiedlichen Zelltypen involviert. Zunehmend wurde erkannt, dass die Arteriosklerose als eine chronisch-inflammatorische Erkrankung zu betrachten ist (Ross 1999, Libby 2000). Oxidative Modifikationen von LDL und anderen Lipoproteinen stellen dabei Signale dar, die in Verbindung mit der Aktivierung von redoxsensitiven Kernrezeptoren (NF-κB, Aktivatorprotein-1) zu einer gesteigerten Expression von proinflammatorischen Zytokinen, Chemokinen und Leukozytenadhäsionsmolekülen führen. Hierdurch wird eine verstärkte Bindung von Blutmonozyten an das Endothel vermittelt und deren transendotheliale Wanderung schafft die Voraussetzung zur Transformation in Gefäßwandmakrophagen und nachfolgenden Schaumzellbildung (Koenig 2002). So sind Zytokine in vielfältiger Weise an der Pathogenese der Arteriosklerose beteiligt (Kaehler et al. 2002). Die Aktivierung des Transkriptionsfaktors NF-κB unter erhöhtem oxidativen Stress führt zu einer verstärkten Genexpression der Zytokine Tumornekrosefaktor α (TNF-α) und Interleukin 1β (IL-1β), die wiederum die Transkription von Interleukin 6 (IL-6) fördern. IL-6 reguliert die Synthese von C-reaktivem Protein (CRP) - ein Akute-Phase-Protein, das direkt an der Pathogenese der Arteriosklerose beteiligt ist (Rosenson u. Koenig 2002). CRP zeigt eine unmittelbare proinflammatorische Wirkung auf die Endothelzellen der Gefäßwand - es stellt nicht nur lediglich einen Entzündungsmarker dar. So führt CRP zu einer ausgeprägten Steigerung der Expression vaskulärer Zelladhäsionsmoleküle (ICAM-1 und VCAM-1) in Konzentrationen, die für Arteriosklerose-Risikopatienten charakteristisch sind (Pasceri et al. 2000). Nicht nur CRP und endotheliale Zelladhäsionsmoleküle, sondern auch verschiedene andere entzündungssensitive Proteine (u.a. Fibrinogen, Haptoglobin, Coeruloplasmin) verstärken die Assoziation von Hypercholesterolämie mit der Inzidenz kardiovaskulärer Erkrankungen (Engström et al. 2002). Gegenwärtig wird geprüft, welchen prädiktiven Wert verschiedene Inflammationsmarker bezüglich der Manifestation von chronischen Herz-Kreislauf-Erkrankungen besitzen (Teupser u. Thiery 2002). Dabei erscheint die Erfassung von CRP mit ultrasensitiver Methodik von besonderem Wert hinsichtlich der globalen Risikobeurteilung kardiovaskulärer Erkrankungen (Ridker 2001). Entzündungsprozesse, messbar anhand von CRP-Konzentrationen, sind insbesondere auch für die Manifestation von Diabetes mellitus im höheren Lebensalter bedeutsam. Innerhalb der Cardiovascular Health Study, einer prospektiven Studie bezüglich kardiovaskulärer Risikofaktoren bei Personen im Alter von über 65 Jahren, wurde nach multivariater Auswertung ein hoher Stellenwert von CRP als unabhängigem Faktor in der Diabetesentwicklung evaluiert (Barzilay et al. 2001).

4.1.1.2.5 Arteriosklerose und genetische Disposition

Personen mit einer hohen Lebensdauer erweisen sich allgemein als relativ resistent gegenüber arteriosklerotisch bedingten Herz-Kreislauf-Erkrankungen. In Verbindung mit Lebensstilfaktoren ist die genetische Disposition hierfür von entscheidender Bedeutung (Thurmon 1998). Arteriosklerose-Risikofaktoren können einerseits bestimmten Umweltfaktoren mit einem erhöhten Risiko für kardiovaskuläre Erkrankungen und andererseits Faktoren mit einer ausgeprägten genetischen Komponente zugeordnet werden (Teupser u. Thiery 2002). Die (veränderbaren) Umweltfaktoren schließen Ernährungsverhalten, Rauchen, physische Inaktivität und Stress ein. Sie wirken in Interaktion mit der genetischen Konstellation. Es werden gegenwärtig zahlreiche Studien zur Assoziation genetischer Polymorphismen mit dem Risiko für Herz-Kreislauf-Erkrankungen unter Beachtung exogener und endogener Faktoren inklusive des Lebensalters durchgeführt. Das Wissen um mögliche Fehlinterpretationen bei der Beurteilung von derartigen Assoziationsstudien ist dabei jedoch sehr wesentlich, um allgemein gültige Aussagen zu erhalten. Auf der Grundlage eines ausgewogenen Studiendesigns unter Einbeziehung einer ausreichenden Probandenzahl und der Beachtung potenzieller Confounder sind reproduzierbare Ergebnisse zu fordern. Für die Assoziationsstudien unter Einschluss genetischer Marker und ihre Interpretation ist die Frage von besonderer Relevanz, ob die analysierten genetischen Varianten das Resultat nicht kodierender Sequenzveränderungen sind oder ob sie funktionelle Varianten darstellen. Letztere würden sich beispielsweise auf einen Aminosäureaustausch im Protein mit funktionellen Konsequenzen oder auf Promotervarianten mit unterschiedlicher Beeinflussung der Expression beziehen (Talmud u. Humphries 2001). Die Identifizierung von Kandidatengenen der Arteriosklerose stellt einen Forschungsaspekt von hoher Relevanz dar, vor allem auch hinsichtlich der Entwicklung neuer therapeutischer Strategien (Herrmann u. Paul 2002).

Zu den Risikofaktoren von Herz-Kreislauf-Erkrankungen mit ausgeprägter genetischer Komponente gehören Lipoproteinstoffwechselstörungen (Richter 2002). Sie lassen sich in genetisch bedingte Hypercholesterolämien, genetisch bedingte Hypertriglyzeridämien sowie kombinierte Hypercholesterolämien/Hypertriglyzeridämien und genetisch bedingte Hypolipoproteinämien einteilen.

4.1.1.2.6 Genetisch bedingte Hypercholesterolämien

Auf Bevölkerungsebene sind Abnormalitäten für die Gene von Apo-B, Apo-E und den Apo-B/E-Rezeptor (LDL-Rezeptor) relativ weit verbreitet. Die entsprechenden Proteine sind in den LDL-Stoffwechselweg eingeschlossen und die jeweiligen Strukturveränderungen bedingen eine Hypercholesterolämie. Familiäre Hypercholesterolämien werden auch durch verstärkte Apo-B-Synthese und erhöhte Bildung von Apoprotein (a) und damit des atherogen wirksamen Lp(a) verursacht.

Familiäre Hypercholesterolämie (FHC) infolge LDL-Rezeptor-Strukturdefekt. Für das aus 18 Exons und 17 Introns bestehende LDL-Rezeptor-Gen *(ldlr)* sind gegenwärtig über 200 verschiedenartige Mutationen bekannt. Die Häufigkeit der heterozygoten Form in der Bevölkerung beträgt ca. 0,2% (1:500). Strukturelle Defekte der an der Oberfläche der Hepatozyten und anderer Zellen lokalisierten LDL-Rezeptoren (Apo-B/E-Rezeptoren) verhindern die Aufnahme der LDL in diese Zellen. Die Akkumulation von LDL-Partikeln im Kreislauf führt bei der heterozygoten Form zu Cholesterolkonzentrationen von weit über 400 mg/dl (10 mmol/l). Mit zunehmender Hypercholesterolämie erfolgt die LDL-Elimination aus dem Kreislauf in steigendem Maße über Scavenger-Rezeptoren der Makrophagen, die sich innerhalb der Gefäßwand zu Schaumzellen verwandeln. Eine sich entwickelnde Koronarsklerose führt bei etwa 50% der betroffenen Männer bereits vor dem 50. Lebensjahr zum Myokardinfarkt. Die sehr seltene homozygote Verlaufsform ist durch massive Gefäßkomplikationen bereits im Kindesalter gekennzeichnet, denen die Patienten im Allgemeinen vor dem 25. Lebensjahr erliegen.

Die Struktur des LDL-Rezeptors zeigt Abb. 4.1.3. Die Analyse von Mutationen im LDL-Rezeptor-Gen ist für die molekulare Diagnostik von Hypercholesterolämien bedeutsam.

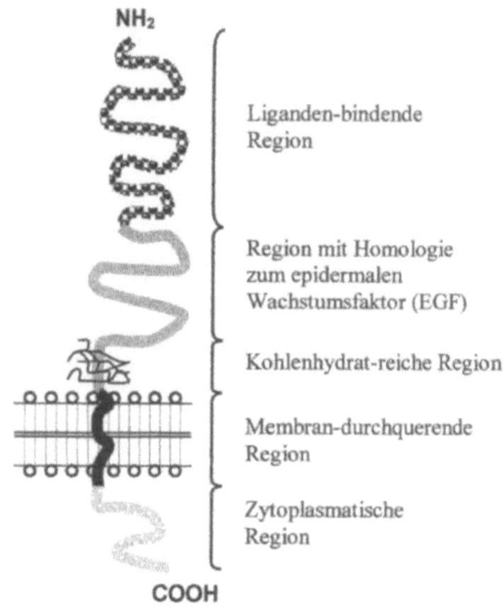

Abb. 4.1.3. Struktur des LDL-Rezeptors. Er besteht aus 839 Aminosäuren und ist nach Abspaltung einer Signalregion in 5 Domänen unterteilt: eine Liganden bindende, eine zum epidermalen Wachstumsfaktor (EGF) homologe, eine kohlenhydratreiche, eine Membran durchquerende und eine zytoplasmatische Domäne des Glykoproteins. Das LDL-Rezeptor-Gen auf dem kurzen Arm des Chromosoms 19 umfasst 18 Exons, getrennt durch 17 Introns. Der Promotor des LDL-Rezeptors wird durch die Transkriptionsfaktoren „sterol regulatory element-binding proteins" (SREBP) reguliert. Ein Absinken des intrazellulären Cholesterolspiegels steigert die Transkription für das Gen des LDL-Rezeptors. SREBP können als genregulatorischer Konvergenzpunkt metabolischer und endokriner Signale betrachtet werden. Unterschiedliche Mutationen sind über das gesamte LDL-Rezeptor-Gen hinweg nachgewiesen worden, woraus eine ausgeprägte genetische Heterogenität der familiären Hypercholesterolämie resultiert. Ein praktikabler Weg der molekularen Diagnostik bzw. zum Nachweis von Punktmutationen, Insertionen und Deletionen im LDL-Rezeptor-Gen besteht in der kombinierten Anwendung von Polymerasekettenreaktion, denaturierender Gradientengelelektrophorese und direkter Sequenzierung von Produkten, in denen Hinweise auf Sequenzabweichungen bestehen (Kostner u. März 2000)

LDL-Rezeptor-Genveränderungen können funktionell die Synthese des Rezeptors, seinen intrazellulären Transport, die LDL-Bindungsfähigkeit sowie die Internalisierung des Rezeptor-Liganden-Komplexes beeinträchtigen (Abb. 4.1.4).

Familiärer Apolipoprotein-B-Defekt. Diese primäre Lipoproteinstoffwechselstörung (FDB, familiär defektes Apo-B) beruht auf einer Mutation im Kodon 3500 des *apoB*-Gens und führt zum Austausch von Arginin gegen Glutamin im Protein. Diese Aminosäuresubstitution betrifft die Bindungsregion des Apo-B an den LDL-Rezeptor und eine veränderte

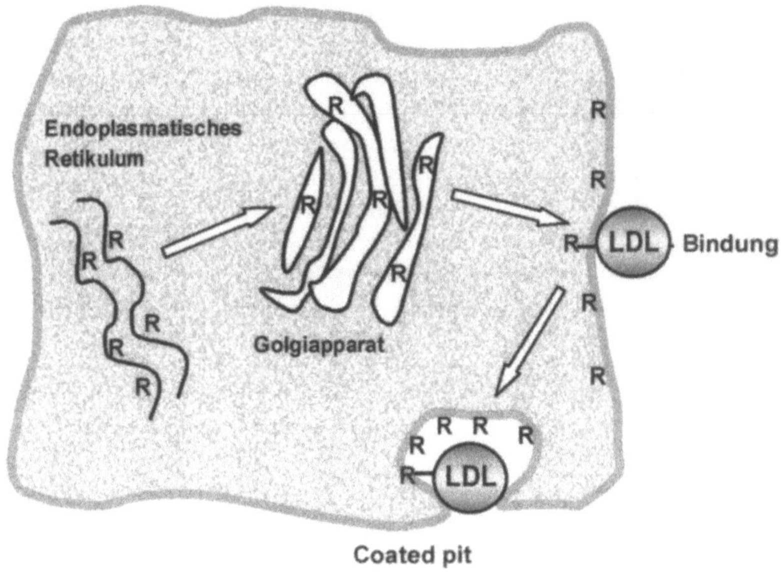

Abb. 4.1.4. Mutationsklassen im LDL-Rezeptor *(R)*. Die phänotypische Ausprägung der familiären, durch Defekte im LDL-Rezeptor-Gen bedingten Hypercholesterolämie kann durch sehr unterschiedliche Genotypen bedingt sein. Rezeptordefekte lassen sich in folgende Hauptklassen einteilen: a) Mutationen im LDL-Rezeptor-Gen, die zur Synthesestörung des Rezeptors führen; b) Mutationen, die den Transport der Rezeptoren vom endoplasmatischen Retikulum zum Golgi-Apparat beeinträchtigen; c) Mutationen (Punktmutationen und Deletionen in der Ligandenbindungsregion), die eine herabgesetzte Apo-B- bzw. LDL-Bindungsaktivität verursachen, und d) Mutationen, die zu Defekten in der Transmembranregion oder in der zytoplasmatischen Domäne des LDL-Rezeptors führen und die Ansammlung der Rezeptoren in sog. „coated pits" beeinträchtigen, verbunden mit einer Störung der Internalisierung der LDL-Partikel-/LDL-Rezeptor-Komplexe

Tertiärstruktur verringert die Bindungsfähigkeit. Darüber hinaus ist auch eine Arginin-3531-Cystein-Mutation bedeutsam. Es resultiert eine Hypercholesterolämie mit einer Frequenz von etwa 0,2% in der Bevölkerung. Klinisch werden ebenso wie bei einem LDL-Rezeptor-Defekt häufig Sehnenxanthome, Arcus lipoides corneae und frühzeitige Gefäßläsionen beobachtet.

Apolipoprotein-Polymorphismus E4/E4 und E3/E4. Für das Gen *apoE* sind im Wesentlichen drei unterschiedliche Allele bekannt, wobei E_2 und E_4 Mutationen des häufigsten Allels E_3 darstellen. Die hepatische Aufnahme von Nahrungsfetten in Form von Chylomikronenremnants über den Apo-E-Rezeptor erfolgt schneller, wenn sich an der Remnantoberfläche Apo-E_4-Moleküle befinden. Auch die intestinale Resorption von Cholesterol ist beschleunigt. Eine höhere intrahepatische Lipidkonzentration bedingt eine verringerte Ausprägung von LDL-Rezeptoren. So werden bei Vorliegen der Phänotypen E_4/E_4 und E_3/E_4 höhere Plasma-LDL-Cholesterol-Spiegel beobachtet.

Hyper-Lp(a)-ämie. Lipoprotein (a) stellt ein Lipoprotein dar, dessen Struktur dem LDL-Partikel gleicht, das zusätzlich zu Apo-B jedoch das Apoprotein (a) enthält. Es wird in der Leber synthetisiert, wobei die Lp(a)-Plasmakonzentration genetisch determiniert interindividuell sehr verschiedenartig ist. Epidemiologische Untersuchungen haben ein erhöhtes Arterioskleroserisiko bei Konzentrationen über 30 mg/dl ergeben. Bezüglich der atherogenen Wirkung von Lp(a) werden unterschiedliche Mechanismen diskutiert: Aktivierung von Makrophagen und Aufnahme von Lp(a)-Proteoglykan-Komplexen durch Makrophagen unter Schaumzellbildung, Thrombozytenaktivierung und Interaktionen mit dem fibrinolytischen System. Apo(a) ist durch eine weitgehend strukturelle Homologie mit Plasminogen gekennzeichnet, besitzt jedoch keine proteolytische Aktivität. Eine Besetzung von Plasminogenbindungsstellen an Endothelzellen und Fibrin kann jedoch lokal zu einer eingeschränkten Fibrinolyse führen.

4.1.1.2.7 Genetisch bedingte Hypertriglyzeridämien

Hyperchylomikronämie. Der genetisch bedingten Hyperchylomikronämie können primär zwei unterschiedliche Defekte zugrunde liegen: Mutationen im Lipoproteinlipase-Gen *(lpl)* und im Gen für

Apo-C-II *(apoC2)*. Die Lipoproteinlipase als das am Kapillarendothel lokalisierte, geschwindigkeitsbestimmende Enzym des Katabolismus triglyzeridreicher Lipoproteine wird bei Bindung der Chylomikronen durch Apo-C-II, das sich an deren Oberfläche befindet, aktiviert. Sowohl der entsprechende Strukturdefekt im Enzym Lipoproteinlipase (LPL) als auch im Aktivatorprotein Apo-C-II können zur Hyperchylomikronämie unter Nüchternbedingungen führen. Dieses Krankheitsbild wurde bislang phänotypisch auch als Hyperlipoproteinämie Typ I eingeordnet. Es besteht kein erhöhtes Arterioskleroserisiko, da Chylomikronen infolge ihrer Größe die Arterien-Endothel-Barriere nicht durchdringen können. Die Chylomikronämie bedingt jedoch eine stark erhöhte Plasmaviskosität und damit Störungen der Mikrozirkulation.

Hyper-VLDL-ämie. Die isolierte Hypertriglyzeridämie, die durch eine Überproduktion von VLDL bedingt ist, weist bei einer Prävalenz von 0,2–0,3% in der Bevölkerung ein nur gering erhöhtes Arterioskleroserisiko auf. Molekulare Ursachen und Vererbungsmodus sind noch weitgehend unklar. Bei der Diagnosestellung ist die Abgrenzung von einer sekundären Hypertriglyzeridämie von besonderer Bedeutung. Für eine gleichzeitige Erhöhung der Plasmakonzentration an VLDL und das Vorliegen einer Chylomikronämie im Nüchternzustand ist eine verstärkte VLDL-Sekretion bei eingeschränktem Katabolismus triglyzeridreicher Lipoproteine infolge Lipoproteinlipasedefekt verantwortlich.

4.1.1.2.8 Genetisch bedingte Hypercholesterolämien/Hypertriglyzeridämien

Familiär kombinierte Hyperlipoproteinämie. Eine gesteigerte hepatische Synthese von Apo-B führt zu erhöhten VLDL- und LDL-Konzentrationen im Plasma und damit zu Hypertriglyzeridämie, verbunden mit Hypercholesterolämie. Diese Fettstoffwechselstörung ist mit einer Häufigkeit von etwa 0,5% der Gesamtbevölkerung weit verbreitet und zeichnet sich durch hohe Atherogenität aus. Molekulare Defekte und der Vererbungsmodus sind noch unklar. Es ist von unterschiedlichen Defizienzen auszugehen. So werden teilweise auch Mutationen im *lpl*-Gen beobachtet. Eine weitere Subgruppe stellen Patienten mit familiär dyslipidämischer Hypertension dar. Unterschiedliche Lipoproteinmuster innerhalb einer Familie sind charakteristisch.

Familiäre Dysbetalipoproteinämie. Das Vorliegen des Apoproteinphänotyps E_2/E_2 bedingt eine Konzentrationserhöhung von Abbauprodukten (Remnants) der Chylomikronen und von IDL im Plasma, da infolge stark herabgesetzter Rezeptorbindung von Apo-E_2 die Aufnahme triglyzeridreicher Lipoproteine durch hepatischen Apo-E-Rezeptor verringert ist. Die Chylomikronenremnants und das IDL weisen einen hohen Gehalt an Triglyzeriden und gleichzeitig an Cholesterol auf und stellen atherogene Partikel dar. Die familiäre Dysbetalipoproteinämie ist mit einem hohen Arterioskleroserisiko verbunden. Eine apoE_2-Homozygotie ist die Grundlage der Disposition für diese Erkrankung. Die klinische Manifestation der Fettstoffwechselstörung erfordert das gleichzeitige Vorliegen weiterer Stoffwechselanomalien, u. a. von Hyperthyreose oder Diabetes mellitus.

4.1.1.2.9 Genetisch bedingte Hypolipoproteinämien

Familiäre Hypolipoproteinämien können auf verschiedenartige genetische Defekte zurückgeführt werden, die eine herabgesetzte Synthese oder einen beschleunigten Abbau der antiatherogenen HDL-Partikel bedingen. Dabei sind unterschiedliche Strukturveränderungen von Apo-A-I bekannt. Ein gestörter reverser Cholesteroltransport ist teilweise mit einem erhöhten Arterioskleroserisiko verbunden.

Neben diesen beschriebenen familiären Hyper- und Hypolipoproteinämien existieren noch zahlreiche weitere, jedoch mit nur geringer Häufigkeit vorkommende genetische Lipoproteinstoffwechselstörungen. Zu ihnen gehören auch Hyper-α-Lipoproteinämien und Hypo-β-Lipoproteinämien, die durch ein herabgesetztes Arterioskleroserisiko gekennzeichnet sind. In diesem Zusammenhang wurde der Begriff „Langlebigkeitssyndrom" geprägt.

4.1.1.2.10 Kandidatengene der Arteriosklerose

In Tabelle 4.1.4 sind bekannte Veränderungen in Genen zusammengestellt, deren Vererbung mit einem hohen Arterioskleroserisiko verbunden sind. Eine entsprechende molekulare Diagnostik ist deshalb von klinischer Relevanz.

Die Arteriosklerose stellt eine multifaktorielle Erkrankung dar. Der Stellenwert von Polymorphismen zahlreicher weiterer Kandidatengene der Arteriosklerose, sowohl innerhalb des Lipoproteinstoffwechsels als auch anderer Gene mit direkter oder indirekter Wirkung auf die Gefäßwand, stellt eine Aufgabenstellung derzeitiger Forschungsbe-

Tabelle 4.1.4. Wesentliche Genveränderungen, die mit prämaturer Arteriosklerose assoziiert sind

Familiäre Hypercholesterolämie	Verschiedenartige LDL-Rezeptor-Defekte
Familiär defektes Apolipoprotein-B-100	Mutationen im Gen des Apo-B
Hypo-α-Lipoproteinämien (HDL-Mangel)	Mutationen im Gen des Apo-A-I Mutationen im Gen des ABCA-1-Transporters (Tangier-Krankheit)
Hyperhomozysteinämie	Mutationen im Gen der Cystathionin-β-Synthetase und der Methylentetrahydrofolat-Reduktase
Hypertonie	Mutationen im Mineralokortikoid-Rezeptor-Gen und im Natrium-Kanal-Gen
Diabetes mellitus	Verschiedene Kandidatengene, u.a. für Insulinrezeptor, „maturity-onset diabetes of the young" (MODY): Glukokinase

mühungen dar (Villa-Colinayo et al. 2000, Mitchell u. Imumorin 2002). Beispiele derartiger Gene sind das Gen für die endotheliale NO-Synthase (Thomas et al. 2002), das E-Selektin-Gen (Rassoul et al. 2002) und das Gen der Glutamat-Zystein-Ligase, dem geschwindigkeitsbestimmenden Enzym der Glutathionsynthese, dem eine Bedeutung im Rahmen antioxidativer Mechanismen zukommt (Nakamura et al. 2002). Der Östrogenrezeptor-(*esr1-*)Genpolymorphismus scheint in die Pathogenese akuter koronarer Ereignisse involviert zu sein und könnte teilweise bei älteren Personen individuelle Unterschiede erklären (Lehtimäki et al. 2002). Die Suche nach Kandidatengenen erstreckt sich dabei sowohl auf Gene, deren Expression mit einem erhöhten Arterioskleroserisiko verbunden ist als auch auf Gene mit Schutzfunktion. So wurde das Gen der Hämoxygenase 1 als protektives Gen in Verbindung mit antiapoptotischen und antiinflammatorischen Eigenschaften der Hämoxygenase 1 erkannt (Ishikawa et al. 2001, Bach 2002). Gene mit arterioskleroseprotektiver Wirkung bzw. deren Expression könnten prinzipiell mit einer verringerten Arterioskleroseinzidenz im höheren Lebensalter verbunden sein. Durch sich rasch entwickelnde moderne molekularbiologische Methoden, u.a. die DNA-Chip-Technologie, wird es bald möglich werden, umfassendere Kenntnisse auf dem Gebiet der Erfassung von Kandidatengenen der Arteriosklerose zu erzielen. Im Mittelpunkt gegenwärtiger Bemühungen stehen vor allem auch Einsichten bezüglich der genetischen Grundlagen des metabolischen Syndroms bzw. des Insulinresistenzsyndroms (Nordestgaard u. Tybjoerg-Hansen Glostrup 1999). Diese Aspekte sind für die Altersabhängigkeit von Herz-Kreislauf-Erkrankungen von besonderer Bedeutung. Mutationen im Lipoproteinlipase-Gen stellen zumindest teilweise Suszeptibilitätsfaktoren dar, die an der charakteristischen altersabhängigen Ausprägung von Hypertriglyzeridämien beteiligt sind. So sind ca. 20% sämtlicher Hypertriglyzeridämiepatienten gleichzeitig Träger verbreiteter *lpl*-Genmutationen (Asp9Asn, Asn291Ser, Trp86Arg, Gly188Glu, Pro207Leu, Asp250Asn). Andererseits kennt man *lpl*-Genmutationen mit günstiger phänotypischer Ausprägung des Lipidprofils (Gehrisch 1999). Funktionelle Konsequenzen speziell unter dem Aspekt des Lebensalters sind noch weitgehend unklar.

4.1.2 Stoffwechselveränderungen, kardiovaskuläres Risiko und Lebensalter

4.1.2.1 Lipoproteinstoffwechsel und Lebensalter

4.1.2.1.1 Intra- und extrazellulärer Lipidstoffwechsel

Untersuchungen des Lipoproteinstoffwechsels fanden in den letzten Jahren auf der Grundlage neuer Erkenntnisse zur Struktur und Funktion der einzelnen Lipoproteine zunehmendes Interesse. Die Regulationsmechanismen des intravasalen Umsatzes der Lipoproteinklassen wurden erkannt, und in diesem Zusammenhang kommt den Apolipoproteinen, Lipoproteinrezeptoren, Transferproteinen und Enzymen des intravasalen Lipoproteinstoffwechsels eine besondere Bedeutung zu. Lipidstoffwechselstörungen gehören bekanntermaßen zu den Risikofaktoren der Arteriosklerose, und somit ist auch unter gerontologischen Gesichtspunkten der Lipoproteinstoffwechsel in Beziehung zum Arterioskleroserisiko zu sehen. Darüber hinaus ist jedoch die Altersabhängigkeit des Lipoproteinmetabolismus in den Rahmen allgemeiner altersbedingter Veränderungen von Struktur und Funktion der Körperzellen einzuordnen. Dies ergibt sich u.a. aus der Wechselwirkung von Lipoproteinen mit den Lipiden der Zellmembranen. So sind unter gerontologischen Aspekten folgende Schwerpunkte von besonderem Interesse:

1. Altersabhängigkeit des Metabolismus der Lipoproteine. In diesem Zusammenhang sind die Synthese der Lipid- und Proteinkomponenten der Lipoproteine in den einzelnen Organen, der intravasale Umsatz und der Katabolismus be-

deutsam. Der Spiegel der einzelnen Lipoproteinklassen stellt sich als Bilanz dieser Teilprozesse dar.

2. Wechselwirkungen der Plasmalipoproteine mit zellulären Membranen. Dieser Gesichtspunkt ist einerseits in die Pathogenese der Arteriosklerose eingeschlossen, bezieht sich jedoch andererseits auch ganz allgemein auf Lipoprotein-Zell-Interaktionen.

Die angeführten Zusammenhänge sind in Abb. 4.1.5 schematisch dargestellt.

In die Betrachtung der Altersabhängigkeit des Lipidstoffwechsels ist sowohl der intrazelluläre Metabolismus als auch der extrazelluläre Umsatz der Lipide einzubeziehen (Abb. 4.1.6). Interzellulär erfolgt die Synthese von Lipiden und Apoproteinen sowie die Bildung von Lipoproteinen. Lipoproteinkomplexe werden in den Kreislauf abgegeben und unterliegen im Intravasalraum einem intensiven Umsatz. Dieser Lipoproteinstoffwechsel schließt den Austausch sowohl von Apoproteinen als auch von Lipidmolekülen der Lipoproteine untereinander und deren Wechselwirkung mit verschiedenen Körperzellen ein. Intrazellulär erfolgt wiederum der Katabolismus der Apoproteine und der Ab- bzw. Umbau der Lipidbestandteile.

Die Leber und Dünndarmmukosa wurden als Organe mit intensiver Synthese und Sekretion von Lipoproteinen erkannt, die von vielen weiteren Organen wiederum umgesetzt werden, u.a. vom Fettgewebe und auch von der Leber selbst (Abb. 4.1.7).

Am intravasalen Stoffwechsel der Lipoproteine sind verschiedene Enzyme, so z.B. die Lipoproteinlipase, die hepatische endotheliale Lipase und die Lecithin-Cholesterol-Acyltransferase (LCAT), sowie Cholesterolester-Transferproteine und Rezeptoren für native und modifizierte Lipoproteine beteiligt. Der Spiegel einzelner Serumlipoproteine

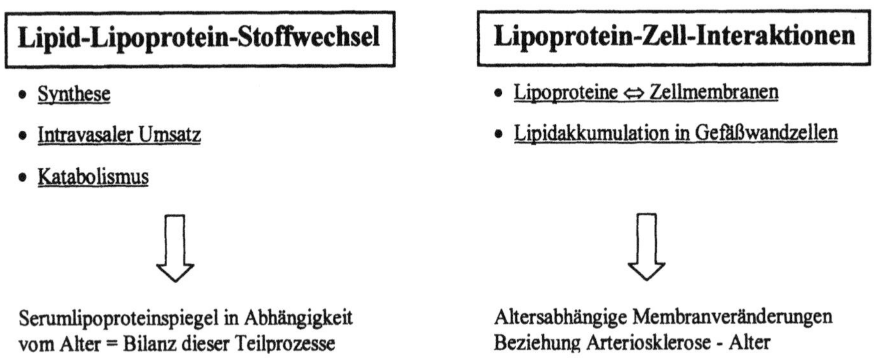

Abb. 4.1.5. Lipid-Lipoprotein-Stoffwechsel und Lipoprotein-Zell-Interaktionen in Abhängigkeit vom Lebensalter

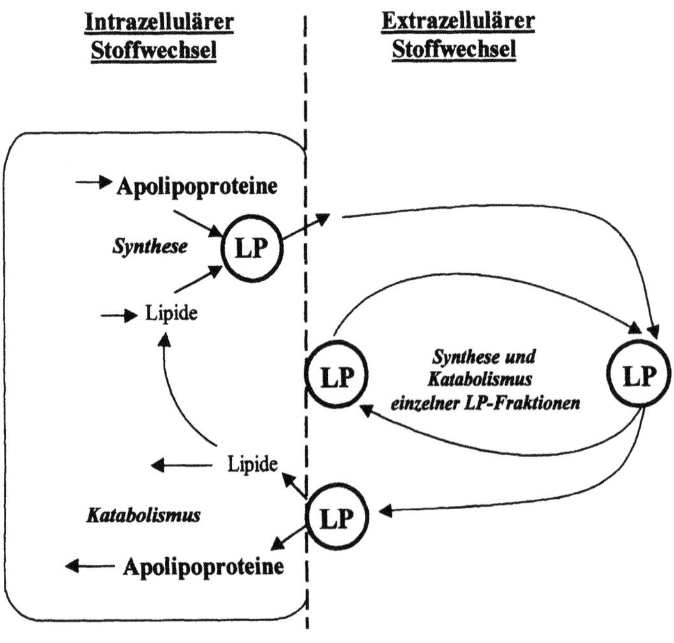

Abb. 4.1.6. Intra- und extrazellulärer Lipidstoffwechsel. *LP* Lipoproteine

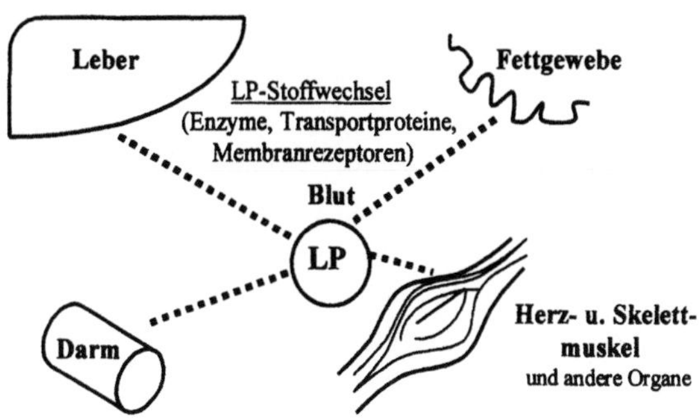

Abb. 4.1.7. Wesentliche Organe im Lipidstoffwechsel. *LP* Lipoproteine

Tabelle 4.1.5. Veränderungen altersabhängiger Parameter des Lipidstoffwechsels

Anabolismus	Katabolismus	Serumlipoproteinspiegel
Fettsäure-synthese ↓ Triglyzerid-synthese ↓ Phospholipid-synthese ↓ Cholesterol-synthese ↓	Fettsäure-oxidation ↓ Lipolyse (intrazellulär) ↓ Lipoprotein-katabolismus ↓	LDL ↑ VLDL ↑ HDL ↔ (↓)

↓ Abnahme, ↑ Zunahme, ↔ keine Veränderung.

ergibt sich als Bilanz der entsprechenden Vorgänge, die teilweise eine Altersabhängigkeit aufweisen.

In den letzten Jahren wurden zahlreiche Teilprozesse des Lipidstoffwechsels, intra- und extrazelluläre Stoffwechselvorgänge, intensiv auch unter dem Blickwinkel der Beeinflussung durch das Lebensalter untersucht. Eine zusammenfassende und damit gleichzeitig vereinfachende Betrachtung führt zum Bild eines altersabhängig verminderten Lipidumsatzes. Als allgemeine Tendenz zeichnet sich ab, dass nach Abschluss der Entwicklungs- und Wachstumsphase mit zunehmendem Lebensalter die Geschwindigkeit sowohl anaboler als auch kataboler Prozesse im Lipid- bzw. Lipoproteinstoffwechsel sinkt. Weiterhin werden teilweise erhöhte Serumlipoproteinspiegel beobachtet, die sich überwiegend auf erhöhte katabole Prozesse zurückführen lassen (Tabelle 4.1.5).

4.1.2.1.2 Lipoprotein-Zell-Interaktionen

Die Wechselbeziehung von Lipoproteinen mit Zellmembranen sind vielfältiger Natur. So werden Cholesterol und Phospholipide frei ausgetauscht und es erfolgt die Aufnahme von Fettsäuren durch Zellen. Es gelangen jedoch intakte Lipoproteine in das Zellinnere, sei es durch unspezifische Endozytose oder durch Vermittlung von Rezeptoren an der Zellmembran. In der Gefäßwand spielen diese Vorgänge eine wesentliche Rolle. Dabei werden gestörte Lipoprotein-Zell-Interaktionen für die Pathogenese der Arteriosklerose mit verantwortlich gemacht.

Der Einfluss des Lebensalters auf die genannten Prozesse ist bislang noch ungenügend geklärt, doch liegen bereits zahlreiche Befunde vor, die auf die Bedeutung des Faktors Alter im Rahmen der Pathogenese der Arteriosklerose und auf Zusammenhänge zwischen der Cholesterolhomöostase des Organismus, dem Membrancholesterol und Zellaltern hinweisen.

Die Interaktionen der im Kreislauf zirkulierenden Zellen, der Erythrozyten, Thrombozyten, Granulozyten, Lymphozyten und Monozyten, mit den Lipoproteinen des Blutplasmas zeigen jeweils spezifische Charakteristika. Da in Erythrozyten keine De-novo-Lipidsynthese stattfindet, spielen Austauschprozesse zwischen Lipiden der Erythrozytenmembran und der Plasmalipoproteine eine besondere Rolle. So spiegelt die Lipidzusammensetzung der Erythrozytenmembran sehr weitgehend die jeweilige Plasmalipoproteinkonstellation wider. Es besteht eine positive Korrelation zwischen der Relation Cholesterol/Phospholipide innerhalb der Erythrozytenmembran und der Beziehung zwischen Gesamt- und HDL-Cholesterol. Dabei zeigt sich, dass die Cholesterolakzeptorfunktion der HDL nicht lediglich von deren Plasmakonzentration abhängt, sondern auch wesentlich durch die relative Zusammensetzung der HDL determiniert wird. Die Fähigkeit der HDL-Partikel zur Cholesterolbindung steigt mit deren Lecithin- und Linolsäureanteil sowie bei erhöhter positiver Oberflächenladung. Von besonderer Bedeutung ist die Wirkung der Plasmalipoproteine auf die Membranfluidität der Erythrozyten. Erhöhte Quotienten Cholesterol/Phospholipide und Sphingomyelin/Lecithin sowie ein verringerter Anteil ungesättigter Fettsäuren innerhalb der Membranphospholipide führen zu einer herabgesetzten Membranfluidität (Torkhovskaja et al. 1987). Die Membranfluidität ist ein Faktor, der die Deformierbarkeit der Erythrozyten und damit das Fließverhalten des Blutes beeinflusst. Daraus ergeben sich relevante Aspekte bezüglich eines Zusammenhangs zwischen hämorheologischen Parametern und kardiovaskulärem Risiko. Erhöhte Relationen Cholesterol/Phospholipide der Erythrozytenmembran stellen einen Indikator der Arteriosklerose dar. Dabei ist davon auszugehen, dass die Erythrozyten in gewisser Weise Modellcharakter auch für andere zelluläre Membranen besitzen. Veränderungen der Lipidzusammensetzung der Erythrozytenmembran spiegeln die komplexe Wirkung unterschiedlicher Lipoproteine wider. Es zeigt sich ein Anstieg der Relation Cholesterol/Phospholipide der Erythrozytenmembran von Hypercholesterolämiepatienten und bei Frauen im Alter von über 60 Jahren im Vergleich zu jüngeren Personen (Richter 1990). Diese Veränderungen verlaufen parallel zum Verhalten der Quotienten LDL-Cholesterol/HDL-Cholesterol im Plasma.

4.1.2.1.3 Intrazellulärer Lipidstoffwechsel in Abhängigkeit vom Lebensalter

Altersabhängige Veränderungen im Lipidstoffwechsel stehen mit der Altersabhängigkeit der enzymatischen Stoffwechselregulation in engem Zusammenhang, und zwar ebenso unter basalen Bedingungen wie auch die Anpassung an verschiedene exogene Einflussfaktoren, wie beispielsweise Ernährung, physische Aktivität usw. (Richter 1989, Hamilton et al. 2001, Rotzsch et al. 1983). Veränderungen der enzymatischen Stoffwechselregulation können prinzipiell durch die Altersabhängigkeit des Spiegels und damit der Aktivität von Enzymen, durch altersabhängig veränderte Effektorwirkung bzw. kovalente Modifizierung oder durch im Alter qualitativ veränderte Enzymproteine bedingt sein. Von besonderer Bedeutung ist die Altersabhängigkeit der Adaptation von Enzymen an unterschiedliche bzw. wechselnde Bedingungen, wie z.B. hormonelle und alimentäre Veränderungen, körperliche Aktivität oder Temperatur. Die Adaptationsfähigkeit des Organismus an wechselnde Umweltbedingungen stellt ein generelles Problem der Gerontologie dar. Es werden zahlreiche Altersunterschiede bezüglich der Aktivität und Adaptation von Enzymen beschrieben, die mit entsprechenden Stoffwechselveränderungen korrelieren und somit in den allgemeinen Alternsprozess einzuordnen sind. Sie bilden auch die Grundlage für allgemeine, bereits seit längerem erkannte Zusammenhänge zwischen Altern und Adipositas (Ries 1979).

Für verschiedene Stoffwechselwege im Lipidmetabolismus sind altersabhängig veränderte Durchsatzgeschwindigkeiten und Metabolitkonzentrationen bekannt. Eine deutliche Altersabhängigkeit weist beispielsweise die Fettsäuresynthese in Leber und Fettgewebe auf. Bei tierexperimentellen Untersuchungen unter Verwendung von Ratten als Versuchstiere und Einsatz radioaktiver Markierung (Tritiumwassermethode) wurde eine altersabhängig verminderte Geschwindigkeit der Fettsäuresynthese nachgewiesen (Klein u. Richter 1978), verbunden mit einem Abfall der Aktivität verschiedener lipogener Enzyme (Malatenzym, Glucose-6-Phosphat-Dehydrogenase, ATP-Citratlyase). Zwischen Fettsäuresynthese-Geschwindigkeit und den Aktivitäten dieser Enzyme besteht eine positive Korrelation. Während Malatenzym und Glucose-6-Phosphat-Dehydrogenase für die Bereitstellung des für die Fettsäuresynthese notwendigen Coenzyms $NADPH_2$ bedeutsam sind, kommt dem Enzym ATP-Citratlyase eine Bedeutung für den zytoplasmatischen Spiegel an Acetyl-CoA als Ausgangssubstrat der Fettsäurebiosynthese zu. Es wurde gezeigt, dass die altersabhängig erniedrigten Enzymaktivitäten primär auf eine Verringerung der Enzymsynthese bei unveränderter Abbaugeschwindigkeit zurückzuführen sind (Richter et al. 1983).

Verschiedene Befunde reihen sich in das Bild einer altersabhängig verringerten Enzymadaptation an wechselnde innere und äußere Bedingungen ein, d.h. an hormonelle Veränderungen, unterschiedliche alimentäre Bedingungen, körperliche Aktivität usw. (Richter 1989, Richter et al. 1981). Teilweise liegt eine altersabhängig eingeschränkte Adaptation von lipogenen Enzymen an spezielle endokrine Zustände vor. So wurde eine verminderte Adaptation des Malatenzyms der Leber an den Zustand der Hyperthyreose gefunden (Rassoul et al. 1988). Untersuchungen zum Verhalten verschiedener Parameter des Lipidstoffwechsels haben gezeigt, dass die Altersabhängigkeit des Lipidmetabolismus teilweise auch mit Veränderungen der zirkadianen Rhythmik verbunden ist. So ist im Fettgewebe alter Ratten neben einer ausgeprägten altersabhängigen Verringerung der Aktivitäten lipogener Enzyme auch eine Einschränkung von deren zirkadianer Rhythmik zu beobachten. Dies gilt insbesondere für die Enzyme Glucose-6-Phosphat-Dehydrogenase und Malatenzym (Richter et al. 1985).

Ebenso wie für die Fettsäuresynthese liegen für die Geschwindigkeiten der Triglyzerid-, Phospholipid- und Cholesterolsynthese zahlreiche Befunde vor, die auf eine altersabhängige Verringerung in verschiedenen Organen hinweisen. Gleichzeitig laufen katabole Prozesse ebenfalls verlangsamt ab, sodass in der Bilanz bei verringertem Umsatz eine veränderte stationäre Konzentration einzelner Metabolitkonzentrationen im Lipidstoffwechsel resultiert. Durch zusätzliche Einflüsse im Lipoproteinstoffwechsel ergibt sich ein altersabhängiger Anstieg des Spiegels verschiedener Lipoproteine. Im sehr hohen Alter scheinen in Verbindung mit einer Fettumverteilung im Organismus und einer eingeschränkten Differenzierung von Präadipozyten zu Adipozyten dysfunktionale adipozytenähnliche Zellen im Fettgewebe vermehrt vorhanden zu sein, die eine geringere Insulinempfindlichkeit als voll differenzierte Fettzellen aufweisen. Die Ursache wird in einer altersabhängig verminderten Genexpression im Rahmen der Adipogenese vermutet, bedingt durch eine herabgesetzte Konzentration bzw. Verfügbarkeit von Transkriptionsfaktoren, die in die Regulation der entsprechenden Prozesse einbezogen sind (Hotta et al. 1999, Kirkland et al. 2002).

4.1.2.1.4 Intravasaler Lipoproteinstoffwechsel in Abhängigkeit vom Lebensalter

Die Plasmalipoproteinkonstellation stellt eine entscheidende Determinante des Arterioskleroserisikos dar. Unter diesem Blickwinkel ist das altersabhängige Verhalten von Parametern des Lipoproteinstoffwechsels von besonderem Interesse. Die Ursachen für eine Altersabhängigkeit innerhalb des intravasalen Lipoproteinmetabolismus sind einerseits endogener Art, andererseits wirken sich Faktoren der gesamten Ernährungs- und Lebensweise über längere Zeiträume hinweg auf Lipidstoffwechsel und Lipoproteinprofil aus. So ist der charakteristische Zusammenhang zwischen Cholesterolspiegel und Lebensalter, wie er sich aus Querschnittsuntersuchungen ergibt, gut bekannt (Bilheimer 1991, Keys et al. 1950, Richter et al. 1993, Corti MC et al. 1997, Martin et al. 2002).

Bei Männern wie bei Frauen ist ausgehend vom jungen Erwachsenenalter ein kontinuierlicher Anstieg der mittleren Konzentration an Plasmacholesterol zu verzeichnen. Bis etwa zum 50. Lebensjahr ist dieser beim männlichen Geschlecht stärker ausgeprägt als bei Frauen, bei denen ab diesem Alter eine zunehmende Erhöhung zu beobachten ist. Die mit der Menopause verbundenen hormonellen Veränderungen sind als Ursache für die geschlechtsspezifisch differente Altersabhängigkeit zu diskutieren (Stevenson et al. 1993). Maximale Spiegel an Plasmacholesterol liegen bei beiden Geschlechtern in der 6. Lebensdekade vor. Bei Untersuchungen auf Bevölkerungsebene sinkt in dieser Altersgruppe der Anteil von Männern mit der prognostisch günstigen Cholesterinkonzentration <5,2 mmol/l auf etwa 20%, bei Frauen auf ca. 10%. Gleichzeitig ist die Prävalenz an Hypercholesterolämie mit >6,5 mmol/l in dieser Altersklasse am höchsten: 35% bei Männern und 50% bei Frauen. Im Alter von über 70 Jahren ist im Rahmen von Querschnittsuntersuchungen auf Bevölkerungsebene wiederum ein Rückgang der Prävalenz an Hypercholesterolämie zu verzeichnen, und dementsprechend werden bei Hochbetagten niedrigere mittlere Cholesterolspiegel erfasst (Richter et al. 1993).

Die in Abhängigkeit vom Lebensalter zu beobachtende Zunahme der Plasmakonzentration an Gesamtcholesterol ist primär auf erhöhte LDL-Cholesterol-Spiegel zurückzuführen. Der LDL-Cholesterol-Anstieg wird dabei in erster Linie durch eine altersabhängig verringerte Abbaugeschwindigkeit der LDL-Partikel verursacht, die durch eine herabgesetzte hepatische LDL-Rezeptor-Expression bedingt ist (Ericsson et al. 1991).

Nicht nur die Prävalenz der Hypercholesterolämie weist einen altersabhängigen Anstieg auf, sondern auch die der Hypertriglyzeridämie. Die mittlere Triglyzeridkonzentration steigt mit zunehmendem Lebensalter und es liegt eine positive Korrelation mit der Koronarskleroseinzidenz vor (Mattila et al. 1986, Welin et al. 1991). Es bestehen Zusammenhänge zwischen der Aktivität lipolytischer Enzyme, dem Spiegel triglyzeridreicher Lipoproteine und der Arteriosklerosesuszeptibilität (Preiss-Landl et al. 2002). Die Lipoproteinlipase (LPL) als geschwindigkeitsbestimmendes Enzym im Katabolismus triglyzeridreicher Lipoproteine ist für die Regulation des Plasmatriglyzeridspiegels entscheidend. LPL ist am Kapillarendothel verschiedener Organe, vor allem im Skelettmuskel und im Fettgewebe, über Glykosaminoglykane (Heparansulfat) gebunden. Dort katalysiert das Enzym die Hydrolyse von Triglyzeriden innerhalb von Chylomikronen und VLDL. Dabei werden Fettsäuren, Glyzerin und Lysolecithin freigesetzt. Bezüglich der gleichzeitig entstehenden triglyzeridärmeren Remnantpartikel und IDL besitzt die LPL eine geringere Substratspezifität. Deren weiterer intravasaler Umsatz wird in erster Linie durch die hepatische (endotheliale) Lipase (HL) bewirkt. Im Verlauf des LPL-katalysierten Katabolismus triglyzeridreicher Lipoproteine erfolgt ein Transfer von Oberflächenbestandteilen der Chylomikronen und VLDL auf HDL bzw. deren Vorläuferpartikel. Katalysiert durch LCAT findet in den HDL eine Veresterung von freiem Cholesterol statt und die entstehenden Cholesterolester ordnen sich im Kern der HDL-Partikel an (Abb. 4.1.8).

Die Altersabhängigkeit der Lipoproteinlipase ist offensichtlich sowohl für den Spiegel triglyzeridreicher Lipoproteine als auch für die HDL-Zusammensetzung in Abhängigkeit vom Lebensalter be-

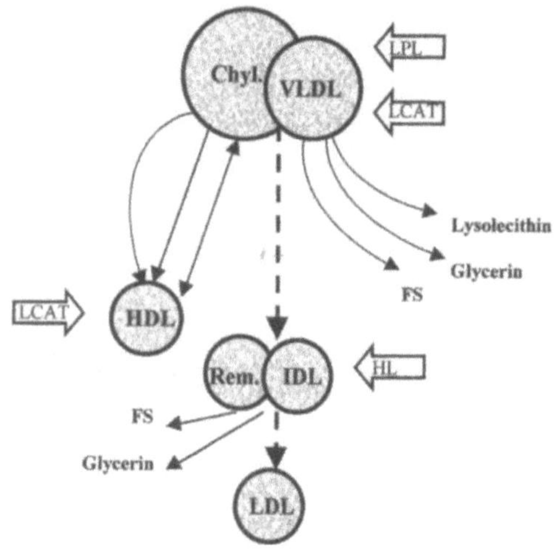

Abb. 4.1.8. Intravasaler Lipoproteinmetabolismus. *LPL* Lipoproteinlipase, *HL* hepatische Lipase, *LCAT* Lecithin-Cholesterol-Acyltransferase, *FS* Fettsäuren, *Chyl.* Chylomikronen, *VLDL* Very-Low-Density-Lipoproteine, *HDL* High-Density-Lipoproteine, *LDL* Low-Density-Lipoproteine, *IDL* Intermediate-Density-Lipoproteine, *Rem.* Remnants

deutsam. Während die hepatische Lipase keiner Altersabhängigkeit unterliegt, sinkt mit zunehmendem Lebensalter die Aktivität der Lipoproteinlipase bzw. Post-Heparin-Lipase extrahepatischer Herkunft (Rassoul et al. 1980, Richter et al. 1986, Bergo et al. 1997, Bey et al. 2001). Es besteht eine inverse Korrelation zwischen Triglyzeridspiegel und Lipoproteinlipaseaktivität. Weiterhin sind im höheren Lebensalter auch Veränderungen der Lipidzusammensetzung der HDL und ihrer Subfraktionen zu beobachten (Richter et al. 1990). Dies ist darauf zurückzuführen, dass die HDL-Zusammensetzung sowohl durch den Lipidtransfer von triglyzeridreichen Lipoproteinen während deren Lipolyse auf HDL-Partikel als auch durch Cholesterolester-Triglyzerid-Transferreaktionen zwischen HDL und VLDL sowie Chylomikronen beeinflusst wird. So ist eine altersabhängige Erhöhung der mittleren Plasmatriglyzeridkonzentration auch mit einer HDL-Triglyzerid-Anreicherung verbunden. Diese Veränderungen werden bereits in einem Triglyzeridkonzentrationsbereich von <2,3 mmol/l deutlich und gehen mit einer Aktivitätserniedrigung der Post-Heparin-Lipase extrahepatischer Herkunft sowie einer verringerten Relation der Subfraktionen HDL_2-Cholesterol/HDL_3-Cholesterol einher. Zwischen der Aktivität der Lipoproteinlipase (Post-Heparin-Lipase extrahepatischen Ursprungs) und der HDL_2-Triglycerid-Konzentration liegt eine negative Korrelation vor, zwischen der Triglyzeridkonzentration und HDL_2-Triglyzeriden besteht eine positive Beziehung (Richter u. Purschwitz 1994). Die HDL-Triglyzerid-Anreicherung ist in der Altersgruppe von 60 bis 80 Jahren besonders ausgeprägt. Sie ist als Resultat der verminderten Lipoproteinlipaseaktivität und einer Remodellierung der Lipoproteine in Abhängigkeit vom Konzentrationsverhältnis der triglyzeridreichen Lipoproteine und der HDL zu interpretieren.

Für Probanden im Alter von über 80 Jahren ergibt sich im Rahmen der Querschnittsuntersuchungen wiederum das Bild einer geringeren HDL-Triglyzerid-Anreicherung. Eine relativ günstige Lipoproteinkonstellation spiegelt sich somit im sehr hohen Lebensalter auch in der HDL-Zusammensetzung wider. Für physisch aktive Senioren im hohen Alter ist dabei auch eine hohe Relation HDL_2-Cholesterol/HDL_3-Cholesterol sowie der Lipoproteinpartikel Lp-A-I/Lp-A-I:A-II charakteristisch (Rassoul et al. 1997). Daher wird insbesondere Partikeln, die Apo-A-I tragen (Lp-A-I), im Gegensatz zu Apo-A-I und Apo-A-II enthaltenden Lipoproteinpartikeln (Lp-A-I:A-II) eine besonders effektive Rolle im reversen Cholesteroltransport zugeschrieben (Fruchart u. Ailhaud 1992). Die im höchsten Lebensalter innerhalb von Querschnittsuntersuchungen zu beobachtende HDL-Zusammensetzung kann ebenso wie die niedrige LDL-Cholesterol-Konzentration als Ergebnis selektiver Mortalität interpretiert werden. Auf diese Weise ist ein Zusammenhang zwischen Langlebigkeit und günstigem Lipidprofil denkbar (Reuter 1991). Ein derart protektives Profil wird ebenfalls für über 80-jährige Personen mit sehr hoher Lp-A-I-Partikel-Konzentration beschrieben (Luc et al. 1991). Gleichzeitig ist auch zu diskutieren, inwieweit andere Faktoren wirksam sind (Wissler u. Robert 1996). So könnten beispielsweise auch entzündliche und maligne Erkrankungen im sehr hohen Lebensalter speziell zu dem für Querschnittsuntersuchungen typischen Abfall des LDL-Cholesterol-Spiegels im sehr hohen Lebensalter beitragen (Corti et al. 1997). Derartigen Fragestellungen lässt sich in entsprechenden Longitudinalstudien nachgehen.

Die Erhöhung des Gesamt- und LDL-Cholesterol-Spiegels im mittleren Lebensalter mit einem Maximum bei etwa 70 Jahren wird offensichtlich durch Lebensstilfaktoren modifiziert, vor allem durch den Einfluss körperlicher Aktivität und die Ernährungsweise. Der überwiegende Teil der Daten zur Altersabhängigkeit von Parametern des Lipidstoffwechsels wurde in industrialisierten Ländern erhoben, in denen das metabolische Syndrom mit entsprechenden Lebensstilfaktoren und auch mit materiellem Wohlstand korreliert. Es ergibt sich die Frage, inwieweit die Altersabhängigkeit von Kenngrößen des intravasalen Lipidstoffwechsels endogene Ursachen aufweist und in welchem Ausmaß exogene Faktoren das Lipidprofil in Abhängigkeit vom Lebensalter beeinflussen. Unter diesem Gesichtspunkt sind sowohl Untersuchungen in Ländern bzw. Populationen mit unterschiedlichem Lebensstil als auch von Gruppen mit spezifischer Lebens- und Ernährungsweise innerhalb von Industrienationen aufschlussreich. So wurde der Spiegel von Gesamt-, LDL- und HDL-Cholesterol, Triglyzeriden und Apolipoprotein B in der Bevölkerung von Äthiopien bestimmt. Der altersabhängige Anstieg von Cholesterol und LDL-Cholesterol ist in diesem Land ebenso wie in anderen Nationen zu beobachten, und zwar sowohl bei der Stadt- als auch bei der Landbevölkerung (Shifferaw et al. 1989). Die absoluten Gesamt- und LDL-Cholesterol-Spiegel liegen niedriger als in Industrienationen, wobei als Ausdruck der Urbanisierung in sich entwickelnden Ländern höhere mittlere Cholesterolspiegel in der Stadt (speziell Addis Abeba) im Gegensatz zur ländlichen Bevölkerung mit anderer Lebensweise gefunden werden. Diese Beobachtung weist darauf hin, dass der altersabhängige Anstieg des Gesamt- und LDL-Cholesterol-Spiegels endogen bedingt ist, die absolute Höhe der LDL-Cholesterol-Konzentration jedoch wesentlich durch exogene Faktoren determiniert wird. Im Rahmen von Leipziger Lipidstudien (Richter et al. 1993, Rassoul et al. 1999) wurden auch Untersuchungen unter Einbeziehung von Vegetariern durchgeführt. Diese zeichnen sich durch ein günstiges kardiovaskuläres Risikoprofil aus, insbesondere die Lipoproteinkonstellation betreffend (Richter et al. 1999). Nicht nur das Ernährungsverhalten selbst, sondern verschiedene Faktoren der Lebensweise liegen dem zugrunde. Die Abb. 4.1.9 zeigt, dass die absoluten mittleren Cholesterolwerte bei Vegetariern niedriger als in der Allgemeinbevölkerung liegen. Gleichzeitig wird deutlich, dass auch in der Gruppe der Vegetarier der charakteristische altersabhängige Anstieg der Cholesterolkonzentration zu verzeichnen ist. Es kann somit geschlussfolgert werden, dass eine endogen bedingte altersabhängige Veränderung vorliegt.

Im Rahmen der Pathogenese der Arteriosklerose ist neben der Konzentration von LDL-Partikeln in der Blutzirkulation auch der Grad der (oxidativen) LDL-Modifizierung bedeutsam. Oxidativ veränderte LDL fördern in besonderer Weise die Expression von Zelladhäsionsmolekülen, die transendotheliale Wanderung von Monozyten und die Wandlung von Gefäßwandmakrophagen zu Schaumzellen, d.h. entscheidende Schritte in der Arteriosklerose-entwicklung. Ausgehend von der Hypothese eines Zusammenhangs zwischen erhöhtem oxidativen Stress und Altern ergibt sich die Frage einer Altersabhängigkeit der Lipidperoxidation und speziell auch der Oxidierbarkeit von LDL mit steigendem Lebensalter. Es zeigte sich, dass LDL-Partikel von Personen im fortgeschrittenen Alter sowohl eine verstärkte Suszeptibilität gegenüber oxidativer Modifikation als auch einen höheren basalen Oxidationsgrad aufweisen (Napoli et al. 1997). Der Gehalt an Lipidperoxiden im Blut weist einen altersabhängigen Anstieg auf (Miquel et al. 1998). Malondialdehyd als Produkt der Peroxidation von Lipiden kann möglicherweise als Marker des Alterns betrachtet werden (Gil et al. 2002). Die Frage, inwieweit durch Supplementierung mit Antioxidanzien oder durch ein reichhaltiges Nahrungsangebot – vor allem auch von Vitamin E – den mit erhöhtem oxidativen Stress verbundenen Alternsprozessen entgegengewirkt werden kann, ist

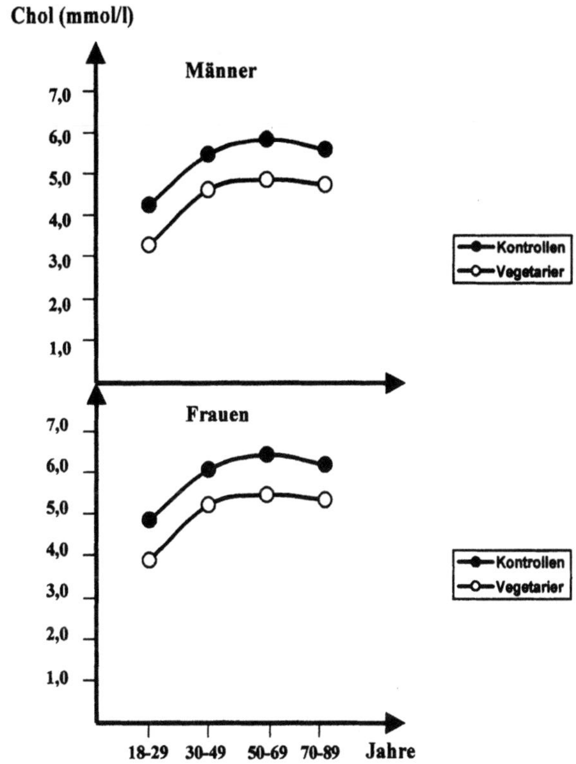

Abb. 4.1.9. Plasmacholesterolspiegel in Abhängigkeit vom Lebensalter. Mittlere Cholesterolspiegel von Männern und Frauen, Einwohner der Stadt Leipzig (Kontrollen, n = 1830), im Vergleich zu Vegetariern (n = 216). Der altersabhängige Anstieg des Cholesterolspiegels scheint endogen determiniert zu sein, wobei die jeweilige Höhe der Cholesterolkonzentration wesentlich durch Ernährungs- und Lebensstilfaktoren beeinflusst wird

noch nicht geklärt. Möglicherweise ist ein positiver Effekt zu erwarten, wenn bereits im jüngeren und mittleren Alter mit der Supplementierung begonnen wird (Meydani 1999). Unter dem Gesichtspunkt der kardioprotektiven Wirkung von Antioxidanzien erscheint die Beobachtung von besonderem Interesse, dass der Vitamin-E-Spiegel im Plasma und verschiedenen Organen einschließlich der Gefäßwand in Abhängigkeit vom Lebensalter steigt. Dies wird als ein kompensatorischer Mechanismus betrachtet, der dem mit oxidativem Stress assoziierten vaskulären Altern entgegenwirkt (van der Loo et al. 2002).

Bezüglich eines Zusammenhangs zwischen dem Spiegel des als Arterioskleroserisikofaktor bekannten Lp(a) und der Arteriosklerosemanifestation speziell unter dem Aspekt des Lebensalters kann gegenwärtig noch keine eindeutige Schlussfolgerung gezogen werden. Während einerseits keine Zusammenhänge zwischen Koronarsklerose und Lp(a) im hohen Lebensalter beschrieben werden (Simons et al. 1993), weisen andere Befunde auf eine herabgesetzte Langlebigkeit in Verbindung mit einer erhöhten Lp(a)-Konzentration und Lp(a)-Phänotypen geringen Molekulargewichts hin (Kario et al. 1994, Matsubara et al. 2001). Die detaillierte Analyse von Daten im Rahmen einer Studie unter Einbeziehung von Personen im hohen Alter zeigt, dass keine Assoziation zwischen erhöhten Lp(a)-Spiegeln als einzigem Risikofaktor von kardiovaskulären Erkrankungen wie Herzinfarkt, periphere arterielle Verschlusskrankheit und Schlaganfall vorliegt, jedoch in Kombination mit anderen atherogenen Faktoren (Pantoni et al. 2001). Hohe Lp(a)-Konzentrationen stellen offensichtlich auch in der älteren Population besonders dann einen zusätzlichen Risikofaktor für Herz-Kreislauf-Erkrankungen dar, wenn Diabetes mellitus Typ 2 oder Hypercholesterolämie vorliegen, d.h. die Interaktion der Faktoren ist von entscheidender Bedeutung (Solfrizzi et al. 2002).

Wie die Ergebnisse verschiedener Studien zeigen (Weijenberg et al. 1996, Chyou u. Eaker 2000), ist HDL-Cholesterol ein Prädiktor für die koronare Herzkrankheit im höheren Lebensalter. Die vasoprotektiven Effekte von Apolipoprotein A-I, HDL-Subfraktionen und HDL-assoziierten Enzymen wie der Paraoxanase sind auch unter dem Blickwinkel der Genregulation im Alter zu betrachten. So wurde eine altersabhängige Erniedrigung der Apo-A-I-Expression gefunden, die auf eine verminderte Verfügbarkeit von entsprechenden Transkriptionsfaktoren zurückzuführen ist (Nakamura et al. 1999). Bemühungen zur pharmakologischen Intervention zielen auf eine diesbezügliche Genaktivierung mit günstiger Beeinflussung des reversen Cholesteroltransports sowie auf das Wirksamwerden anderer HDL-bedingter Effekte und im Zusammenhang hiermit auf eine Arterioskleroseprävention und erhöhte Lebenserwartung (Luoma 1997).

Eine Reihe von umfangreichen epidemiologischen Studien haben speziell Beziehungen zwischen verschiedenen metabolischen und anthropometrischen Kenngrößen und Lebensstilfaktoren im höheren Lebensalter zum Inhalt. So wurden im Rahmen der Cardiovascular Health Study (Ettinger et al. 1992) Zusammenhänge zwischen Body-Mass-Index, Triglyzeridspiegel und Glukoseintoleranz im Alter deutlich. Um detaillierte Einblicke in individuelle altersabhängige Veränderungen zu erhalten, sind Daten von Longitudinaluntersuchungen notwendig (Corti et al. 1995, Frost et al. 1996, Yamada et al. 1997). Grundlegende Einblicke in altersabhängige Veränderungen des Cholesterolspiegels im Längsschnitt erbrachte bereits die Baltimore Longitudinal Study of Aging (Hershcopf et al. 1982). Es zeigte sich, dass ebenso wie im Querschnitt auch longitudinal individuell in den höheren Altersklassen ein Abfall der Werte für Serumcholesterol zu verzeichnen ist. Beziehungen zu anderen, sich möglicherweise auch altersabhängig verändernden potenziellen Einflussfaktoren, wie der Ernährungsweise, konnten nicht ermittelt werden. Dies legt endogene Ursachen nahe, ebenso wie für den longitudinal ermittelten Anstieg des mittleren Cholesterolspiegels bereits im jungen Erwachsenenalter (Berns et al. 1988). Umfassende Untersuchungen im Rahmen des Honolulu Heart Program (Schatz et al. 2001) weisen in Übereinstimmung mit anderen Longitudinalstudien zweifelsfrei die individuelle Erniedrigung des Cholesterolspiegels im hohen und sehr hohen Lebensalter nach. Zusammenfassend ist auf der Grundlage all dieser Ergebnisse zu schlussfolgern, dass das für das hohe Lebensalter zu ermittelnde charakteristische Lipoproteinprofil einerseits aus endogen bedingten Alternsveränderungen resultiert und andererseits als Folge einer selektiven Mortalität an Herz-Kreislauf-Erkrankungen interpretiert werden kann.

4.1.2.2 Endokrinologische Veränderungen und kardiovaskuläres Risiko im Alter

4.1.2.2.1 Wachstumshormon, Insulin und Lebensalter

In die hormonelle Regulation des Lipoproteinstoffwechsels ist u. a. auch das Wachstumshormon (Somatotropin, somatotropes Hormon, STH) einbezogen, dessen Effekte in erster Linie durch die insulinähnlichen Wachstumsfaktoren („insulin-like growth factors“) IGF-I und IGF-II vermittelt werden (Prewitt et al. 1992). Die Bildung dieser sog. Somatomedine, die als parakrin- ebenso wie als autokrin wirksame Faktoren die Differenzierungsprozesse und Stoffwechselfunktionen beeinflussen, erfolgt in den meisten Körperzellen. Das in der Zirkulation messbare IGF-I ist jedoch in erster Linie hepatischer Herkunft. Seine Konzentration nimmt wie die Sekretion von Somatotropin nach Abschluss der Wachstumsphase mit zunehmendem Lebensalter ab. Dies gilt in geringerem Maße auch für IGF-BP-3 (IGF-Bindungsprotein), das wesentliche Bindungsprotein des IGF-I im Kreislauf (Hess et al. 1994).

Somatomedine und deren Bindungsproteine spiegeln somit den Wachstumshormonstatus des Organismus wider. Sowohl der Wachstumshormonmangel als auch der Prozess des biologischen Alterns sind mit ähnlichen Veränderungen der Körperzusammensetzung und des Metabolismus verbunden: Zunahme der Fettmasse mit steigender Tendenz zu intraabdomineller Fettverteilung und Abnahme der Knochen- und Körpertrockenmasse, verringerte Geschwindigkeit der Proteinsynthese und zunehmend atherogene Plasmalipoproteinkonstellation. Möglicherweise trägt die altersabhängig erniedrigte Wachstumshormonsekretion (Somatopause) und damit eine Abnahme des IGF-I-Spiegels zu charakteristischen Altersveränderungen bei. In diesem Zusammenhang sind Studien bezüglich einer Somatotropinsubstitution von Interesse (Hess et al. 1994, Rudman et al. 1990). Ein besonderes Kennzeichen des Wachstumshormonmangels stellt die zunehmende Akkumulation von viszeralem Fettgewebe dar. Sowohl eine Hemmung der Ausschüttung von Somatoliberin durch die erhöhte Aktivität der Hypophysen-Hypothalamus-Nebennierenrinde-Achse unter chronischen Stressbedingungen als auch eine altersabhängig verminderte Somatotropinsekretion führen zu einer Zunahme der intraabdominellen Fettgewebsmasse bzw. der Waist-Hip-Ratio, verbunden mit einem erhöhten atherogenen Risiko (Björntorp 1995).

Der auf einem verminderten Spiegel an Wachstumshormon beruhende Konzentrationsabfall der Somatomedine und ihrer Bindungsproteine nach Abschluss der Pubertät ist im Zusammenhang mit der Beendigung des genetischen Programms für Differenzierung und Wachstum zu sehen. Altersabhängig erniedrigte Somatotropinspiegel sind dabei das Resultat sowohl einer verringerten Sekretion als auch einer gesteigerten Clearance (Iranmanesh et al. 1991). In Übereinstimmung hiermit werden in Querschnittsstudien mit steigendem Alter unabhängig vom Vorliegen einer Adipositas auch erniedrigte IGF-I-Spiegel in der Zirkulation gefunden (Ruiz-Torres A u. Corpas E 1993, Copeland et al. 1990). Dabei zeigte sich jedoch, dass bei Personen im weit fortgeschrittenen Alter IGF-I-Konzentrationen über der Standardregressionskurve vorliegen (Ruiz-Torres 2002).

Da sowohl mit zunehmendem Lebensalter als auch bei Wachstumshormonmangel ein erhöhtes atherogenes Risiko besteht (Hansen et al. 1995, Rosen u. Bengtsson 1990), sind mögliche Zusammenhänge zwischen der Lipoproteinkonstellation und Konzentration somatotropinabhängiger Wachstumsfaktoren von Bedeutung. Unter diesem Gesichtspunkt ist auch der positive Effekt einer Wachstumshormonsubstitution auf die altersbedingten Veränderungen der Körperzusammensetzung (Muskelmasse, Körperfett und Knochendichte) zu betrachten (Rudman et al. 1990). Im Rahmen einer Seniorenstudie mit hochbetagten physisch aktiven Frauen wurde der Beziehung von Parametern des Lipoproteinstoffwechsels und von somatotropinregulierten Wachstumsfaktoren nachgegangen (Rassoul et al. 1997). In die Untersuchungen wurden 135 Frauen einbezogen, darunter 86 Probandinnen im Alter von 71 bis 98 Jahren. Die physisch aktiven Frauen im Alter von 81 bis 98 Jahren sind durch statistisch signifikant höhere IGF-I-Konzentrationen als die in den Altersgruppen 61–70 und 71–80 Jahre gekennzeichnet (Abb. 4.1.1).

Eine günstige Lipoproteinkonstellation ergibt sich für die aktiven hochbetagten Frauen sowohl hinsichtlich der Konzentration und Zusammensetzung von HDL-Subfraktionen als auch bezüglich der LDL-Cholesterin-Konzentration. Entsprechend den Ergebnissen der vorliegenden Studie weist die Relation HDL_2-Cholesterin/HDL_3-Cholesterin in den höchsten Altersgruppen ebenso einen Anstieg auf wie die Konzentration an Lipoproteinpartikeln Lp-A-I. Für IGF-II und IGF-BP-3 ergibt sich im Gegensatz zu IGF-I nach dem 70. Lebensjahr kein Konzentrationsanstieg, sondern eine altersabhängige Verminderung setzt sich tendenziell fort. Zwischen der IGF-I-Konzentration und dem Cholesterin- sowie LDL-Cholesterin-Spiegel besteht eine negative Korrelation, wenn Personen im Altersbereich von 71–98 Jahren berücksichtigt sind. Zwischen IGF-I-Spiegel und HDL-Cholesterin liegt keine Korrelation vor (Rassoul et al. 1997).

Es ist anzunehmen, dass sowohl die günstige Lipoproteinkonstellation als auch die relativ hohe IGF-I-Konzentration bei physisch aktiven Frauen im Alter zwischen 81 und 98 Jahren das Resultat altersabhängiger Selektion darstellt. Dies bezieht sich in erster Linie auf das kardiovaskuläre Risiko, bezüglich IGF-I jedoch auch auf andere pathologische Bedingungen, unter ihnen Osteoporose, da eine vorzeitige Somatopause möglicherweise eine Rolle in der Genese der postmenopausalen Osteoporose spielt (Wüster 1993).

Wesentliche Beziehungen bestehen zwischen Insulinwirkung und Lebensalter. Bei der Betrachtung von Zusammenhängen zwischen Hyperinsulinämie und kardiovaskulärem Risiko ist es wichtig zu wissen, dass das Wirkungsspektrum von Insulin weit über die Effekte im Kohlenhydrat- und Lipidstoffwechsel unter Beeinflussung von Lipoproteinprofil, Körperfett und anderen assoziierten Faktoren des metabolischen Syndroms mit Bezug zum kardiovaskulären Risiko hinausgeht. So könnte u. a. auch eine verstärkte Proliferation von Gefäßwandmyozyten und eine gesteigerte Kollagensynthese unter dem Einfluss von Insulin auf der Grundlage einer sich altersabhängig manifestierenden Hyperinsulinämie zu Gefäßwandveränderungen im Alter beitragen (Ruiz-Torres et al. 1994, 1998). Hyperinsulinämie und gestörte Glukosetoleranz sind weitgehend miteinander assoziiert. Die nichtenzymatische Glykosylierung und das „Cross-linking" von Proteinen der Gefäßwand trägt zur altersabhängig verminderten Elastizität des Gefäßsystems bei (Vaitkevicius et al. 2001). Eine Erhöhung des Blutglukosespiegels mit steigendem Lebensalter bzw. eine gestörte Glukosetoleranz und ein sich entwickelnder Diabetes mellitus sind auf diese Weise mit strukturellen und funktionellen Gefäßveränderungen im Alter verbunden.

4.1.2.2.2 Endokrinologische Veränderungen, Kalorienrestriktion und Lebensalter

Mögliche Zusammenhänge zwischen endokriner Regulation, Lebensalter und Lebensstilvariablen, speziell der Ernährungsweise, wurden durch Untersuchungen zur Kalorienrestriktion offen gelegt. Auf der Grundlage von Tierexperimenten weiß man seit längerem, dass eine verringerte Energieaufnahme mit der Nahrung bei verschiedenen Tierspezies eine sichere Interventionsmaßnahme zur Verlangsamung von Altersvorgängen und zur Lebensverlängerung darstellt (Lane et al. 1999). Kalorienrestriktion ohne Fehlernährung ist offensichtlich mit einer Verlangsamung des Alterns verschiedener physiologischer Systeme, mit einer Verzögerung der Entwicklung alternsassoziierter Erkrankungen und mit einer höheren Lebensdauer verbunden. Zahlreiche Untersuchungen hierzu wurden mit Nagetieren, vor allem Ratten und Mäusen, durchgeführt (Hardy et al. 2002). Inwieweit eine verringerte Zellreplikation in verschiedenen Organen in die Mechanismen einer Verlängerung der Lebenszeit durch Kalorienreduktion einbezogen sein kann, ist unklar (Wolf u. Pendergrass 1999). In letzter Zeit wurden umfassende Untersuchungen mit Rhesusaffen eingeleitet (Lane et al. 2000, Pendergrass et al. 1999). Dabei zeichnen sich analoge Ergebnisse ab und auch für den Menschen ist eine ähnliche Beeinflussung metabolischer Prozesse mit Auswirkungen auf die Lebensdauer anzunehmen (Roth et al. 2002). Eine Intervention auf der Basis der Kalorienrestriktion beginnend nach Abschluss der Entwicklungs- und Wachstumsphase im mittleren Lebensalter ist mit niedrigeren Spiegeln an Plasmatriglyzeriden, geringerem Körperfettanteil und einem herabgesetzten kardiovaskulären Risiko verbunden (Lane MA et al. 2000). In Experimenten zum Einfluss der Kalorienrestriktion bei männlichen Rhesusaffen erwiesen sich insbesondere Körpertemperatur, Dehydroepiandrosteronsulfat (DHEAS) und Plasmainsulin als Biomarker. Die durchschnittliche Körpertemperatur und der mittlere Plasmainsulinspiegel liegen unter den Bedingungen der Kalorienrestriktion niedriger und der mit dem normalen Altern verbundene Abfall des DHEAS-Spiegels ist verzögert. Ein Vergleich mit Resultaten der Baltimore Longitudinal Study of Aging legt die Relevanz dieser Parameter auch für das menschliche Altern nahe (Roth et al. 2002). Im Rahmen dieser Studie zeigte sich, dass Männer mit Plasmainsulinspiegeln und mittlerer Körpertemperatur in der unteren Hälfte und mit DHEAS-Spiegeln im oberen Bereich durch eine höhere Überlebensrate gekennzeichnet sind. Dabei ist die Ursache der unterschiedlichen Höhe dieser Parameter bei den in die Baltimore Longitudinal Study of Aging einbezogenen Probanden unklar – sie kann teils genetisch bedingt und auch durch äußere Faktoren beeinflusst sein. Es bleibt jedoch festzuhalten, dass die entsprechenden Kenngrößen einerseits mit der Langlebigkeit korrelieren und andererseits der Ernährungsintervention zugänglich sind - ein Ansatzpunkt für weitere Untersuchungen bezüglich der zugrunde liegenden molekularen Mechanismen.

Hinsichtlich des Parameters Insulin sind die mit der Hyperinsulinämie verbundenen Effekte im Rahmen des metabolischen Syndroms bzw. des Syndroms X zu diskutieren, wobei die Hyperinsulinämie eine zentrale Stellung in Verbindung mit einem erhöhten Risiko an Herz-Kreislauf-Erkrankungen einnimmt. Kenngrößen des Insulinresistenzsyndroms stellen wesentliche Prädiktoren des Gefäßrisikos im hohen Alter dar. Entsprechend den Befunden der Italian Longitudinal Study on Aging, erhoben an 5632 Teilnehmern im Alter von 65–84 Jahren, findet sich in der Gruppe der Personen mit Hyperinsulinämie - ohne Manifestation eines Diabetes mellitus - die Konstellation der ausgeprägten Assoziation mit Hypertriglyzeridämie, niedrigen HDL-Cholesterol-Spiegeln, dem Vorliegen von „small dense LDL“ sowie Hypertonie und Übergewicht (Maggi et al. 2001). Diese Konstellation scheint im mittleren und höheren Lebensalter von besonders hohem prädiktiven Wert für die kardiovaskuläre Morbidität und Mortalität zu sein. So wurde auch gezeigt, dass ältere Personen ohne Diabetes mellitus, jedoch mit Glukosekonzentrationen im oberen Teil des Referenzbereiches und mit Assoziation zu anderen Komponenten des Insulinresistenzsyndroms, ein erhöhtes Mortalitätsrisiko aufweisen (Simons et al. 2000). Diese Beziehungen bestehen interessanterweise auch bei Normocholesterolämie bzw. bei niedrigen Plasma-LDL-Cholesterol-Konzentrationen.

Der Einfluss einer Begrenzung von Nahrungsenergie auf den Plasmainsulinspiegel und andere metabolische Kenngrößen, so wie er in tierexperimentellen Untersuchungen mit Primaten deutlich wird, legt auch eine verringerte Prädisposition für Diabetes mellitus, kardiovaskuläre und andere altersassoziierte Erkrankungen nahe. Dabei ist gleichzeitig eine vollwertige Ernährungsweise von Bedeutung, welche die Versorgung des Organismus mit Ballaststoffen, essenziellen Nahrungskomponenten und sekundären Pflanzenstoffen sichert. Im Tierexperiment ist es gelungen, einzig mittels kalorienreduzierter Ernährung reproduzierbar eine Verlängerung der maximalen Lebensdauer zu erreichen. Die möglichen molekularen Mechanismen stehen dabei gegenwärtig im Mittelpunkt des Interesses. So scheint die mitochondriale Bildung freier Radikale unter den Bedingungen begrenzter Zufuhr von Nahrungsenergie verringert zu sein. Eine kontrollierte kalorienarme Ernährung könnte zu einer Einschränkung von oxidativem Stress beitragen, dem man im Rahmen der Ursachen des Alterns eine Bedeutung beimisst (Finkel u. Holbrook 2000). In Abhängigkeit vom Lebensalter ist eine Aktivierung des redoxsensitiven Transkriptionsfaktors NF-κB zu beobachten, und diese Aktivierung korreliert mit altersabhängig zunehmendem oxidativen Stress. NF-κB stellt einen Transkriptionsfaktor dar, der in die Regulation zahlreicher Gene involviert ist. Seine Aktivierung bewirkt eine koordinierte Steigerung der Expression von zahlreichen Zytokinen, Zelladhäsionsmolekülen und Enzymen, die im Rahmen inflammatorischer Prozesse eine Rolle spielen. Risikofaktoren der Arteriosklerose führen zu einer NF-κB-Aktivierung (Wilson et al. 2000).

Die aktive, DNA bindende Form von NF-κB stellt ein Heterodimer eines 65-kD-Proteins (P65) und eines 50-kD-Proteins (P50) dar. Im inaktiven Zustand liegt NF-κB an ein Inhibitorprotein (I-κB) gebunden vor. Die Phosphorylierung und der gesteigerte Abbau von I-κB sind mit der NF-κB-Aktivierung durch verschiedene Stimuli, u. a. oxidierte LDL, verbunden. Dies führt zu einer Translokalisation von NF-κB in den Kern mit nachfolgender Bindung an spezifische Promoterregionen von Zielgenen (Thurberg u. Collins 1998). Diese Zusammenhänge sind in Abb. 4.1.10 schematisch dargestellt.

Interessanterweise wird durch tierexperimentelle Kalorienreduktion die I-κB-Phosphorylierung gehemmt, verbunden mit einem herabgesetzten Abbau und damit einer Down-Regulation der NF-κB-Aktivierung (Kim et al. 2002). Die Dissoziation des Komplexes von NF-κB mit I-κB ist vermindert. Derartige Befunde führen zu der Schlussfolgerung, dass die antioxidative Wirksamkeit einer kontrollierten Kalorienreduktion in den Mechanismus der Lebensverlängerung einbezogen sein kann. Auch antiinflammatorische Effekte der Kalorienreduktion werden so erklärbar. In diesem Zusammenhang ist der Aspekt, dass die molekulare Grundlage von Entzündungsvorgängen eine Teilursache von Altersprozessen sein könnte von Interesse (Chung et al. 2001).

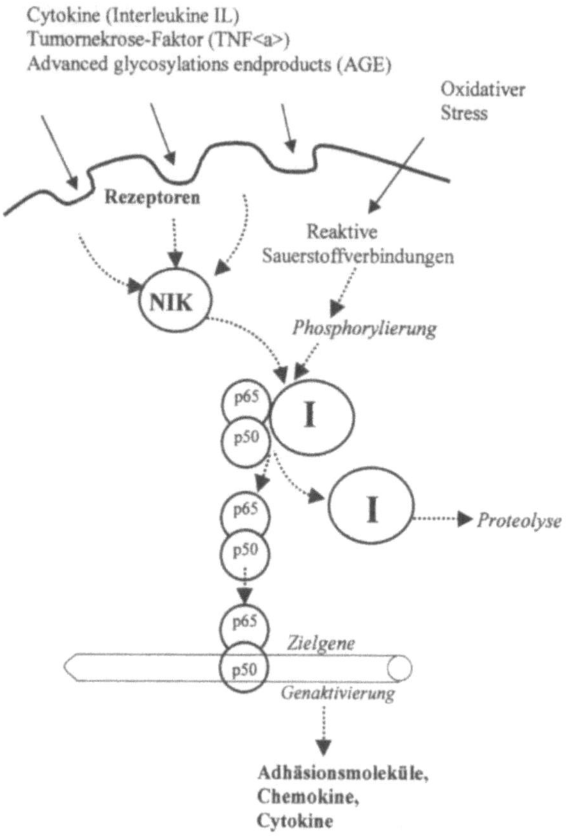

Abb. 4.1.10. Aktivierung des Transkriptionsfaktors NF-κB. Die Aktivierung des NF-κB-Systems unter verstärktem oxidativen Stress und unter inflammatorischen Bedingungen führt zur Expressionssteigerung zahlreicher Gene, verbunden mit einem erhöhten Arterioskleroserisiko. *I* Inhibitorprotein, *NIK* NF-κB induzierende Kinase

4.1.2.3 Altersabhängigkeit von Zelladhäsionsmolekülen

4.1.2.3.1 Adhäsionsmoleküle der Gefäßwand im Rahmen der Pathogenese der Arteriosklerose

Die Interaktionen von zellulären und molekularen Bestandteilen des Blutes mit der Gefäßwand wird durch Endothelzellen kontrolliert und endotheliale Dysfunktionen sind entscheidend mit verschiedenen Stufen der Arterioskleroseentwicklung verbunden. Bedingt durch verschiedene Stimuli, die zu funktionellen Endothelveränderungen führen, wird auch die Interaktion von Endothelzellen mit Monozyten beeinflusst. Die Wechselwirkung des Gefäßendothels mit Monozyten in der Blutzirkulation spielt eine wesentliche Rolle im Rahmen der Pathogenese der Arteriosklerose. Dabei stellen eine verstärkte Monozytenadhäsion an das Gefäßendothel, eine gesteigerte transendotheliale Wanderung von Monozyten in den subendothelialen Raum und die Lipidbeladung dieser Monozyten entscheidende Schritte bereits in der Herausbildung früher arteriosklerotischer Veränderungen dar. In die Mechanismen der Monozyten-Endothel-Interaktion ist die Regulation von endothelialen Leukozytenadhäsionsmolekülen einbezogen. Adhäsionsmoleküle stellen Membranproteine dar, welche Wechselbeziehungen zu Zellen des zirkulierenden Blutes vermitteln und die bei Entzündungsreaktionen bzw. unter atherogenen Bedingungen auf der Grundlage sich entwickelnder Endotheldysfunktionen verstärkt exprimiert werden (Pice u. Loscalo 1999, De Caterina 2000). Neben verschiedenen Chemokinen, so dem chemotaktisch wirksamen MCP („monocyte chemoattractant protein"), sind vor allem Moleküle aus der Gruppe der Selektine und aus der Immunglobulin-Superfamilie wirksam:

- das endotheliale Leukozytenadhäsionsmolekül-1 (E-Selektin, CD62E),
- das vaskuläre Zelladhäsionsmolekül 1 (VCAM-1, CD106) und
- das interzelluläre Zelladhäsionsmolekül 1 (ICAM-1, CD54).

Das spezifisch an der Endothelzelloberfläche exprimierte E-Selektin vermittelt durch Interaktion mit bestimmten Kohlenhydratstrukturen an Leukozyten als Liganden (Sialyl-Lewis) insbesondere das sog. „Rolling" von Leukozyten bzw. Monozyten an der Gefäßwand. Durch die damit verbundene Annäherung der Zellen an das aktivierte Gefäßwandendothel ist die Voraussetzung für deren Adhäsion und transendotheliale Wanderung in Interaktion mit den Adhäsionsmolekülen der Immunglobulin-Superfamilie VCAM-1 und ICAM-1 gegeben (Abb. 4.1.11).

Eine Endothelaktivierung mit koordinierter Expression verschiedener Gene ist auf die Beeinflussung von Transkriptionsfaktoren, insbesondere des NF-κB-Systems, zurückzuführen (Abb. 4.1.7). Stimuli stellen unterschiedliche Arterioskleroserisikofaktoren dar. Die Expression von Zelladhäsionsmolekülen wird insbesondere auch durch Interleukine gefördert, die wiederum lokal in Gefäßwandmonozyten und Makrophagen verstärkt gebildet werden und so parakrin wirkend in Prozesse der Herausbildung arteriosklerotischer Manifestationen einbezogen sind. Von entscheidender Bedeutung ist die Redoxabhängigkeit des NF-κB-Systems. Oxidativer Stress scheint insbesondere über H_2O_2 die NF-κB-Aktivierung zu fördern. Dieses entsteht lokal in der Superoxiddismutasereaktion aus dem

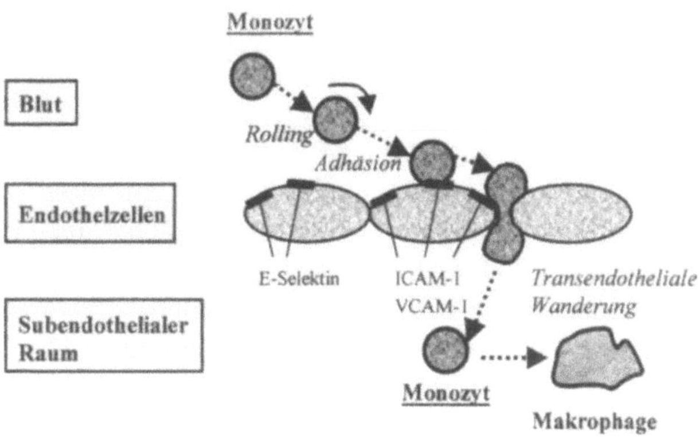

Abb. 4.1.11. Monozyten-Endothelzell-Interaktionen unter Vermittlung von Zelladhäsionsmolekülen. E-Selektin ist für das sog. „Rolling" von Leukozyten/Monozyten funktionell bedeutsam, ICAM-1 (interzelluläres Zelladhäsionsmolekül 1) sowie VCAM-1 (vaskuläres Zelladhäsionsmolekül 1) regulieren die Adhäsion und transendotheliale Wanderung von Leukozyten. Unter entzündlichen und atherogenen Bedingungen wird eine verstärkte Expression dieser Adhäsionsmoleküle am Gefäßendothel beobachtet. VCAM-1 zeigt einen altersabhängigen Anstieg unabhängig vom kardiovaskulären Risikoprofil

Superoxidamionradikal. Das endothelial gebildete Stickstoffmonoxidradikal - gleichzeitig als Vasodilatator relevant - vermag sehr schnell mit ihm unter Bildung von Peroxynitrit zu reagieren und so die H_2O_2-Bildung zu minimieren. So wird die NF-κB-bedingte Endothelaktivierung als Folge einer guten Bioverfügbarkeit von NO wie auch durch die Wirkung von Antioxidanzien supprimiert (De Caterina 2000). Unter dem Aspekt von altersabhängig wachsendem oxidativen Stress (Finkel u. Holbrook 2000) ist prinzipiell mit einer gesteigerten Arteriosklerosesuszeptibilität mit zunehmendem Lebensalter auf der Grundlage einer verstärkten Endothelaktivierung zu rechnen.

In die Regulation der Expression von Adhäsionsmolekülen ist auch Sphingosin-1-Phosphat als wichtige Komponente im Signaltransduktionsweg zur NF-κB-Aktivierung einbezogen. HDL weisen eine Hemmwirkung gegenüber dem Enzym Sphingosinkinase auf und auf der Grundlage einer hierdurch limitierten Sphingosin-1-Phosphat-Bildung wird auch die Synthese von Zelladhäsionsmolekülen begrenzt. Diese Mechanismen sind in das vasoprotektive Wirkungsspektrum von HDL integriert (Barter et al. 1988). Auf Endothelzellen stellt aktives TGF-β („transforming growth factor β") einen Regulator speziell für die ICAM-1-Expression dar. Eine herabgesetzte Verfügbarkeit von aktivem TGF-β, auch durch hohe Lp(a)-Spiegel bedingt, führt zu gesteigerter ICAM-1-Expression und Monozytenadhäsion an das Endothel (Takami et al. 1998). Diese Zusammenhänge weisen darauf hin, dass neben den Mechanismen einer koordinierten Regulation verschiedener Zelladhäsionsmoleküle auch spezifische Kontrollmechanismen vorliegen.

4.1.2.3.2 Leukozytenadhäsionsmoleküle in Abhängigkeit vom Lebensalter

In tierexperimentellen Untersuchungen wurde eine altersabhängige Zunahme der VCAM-1-Expression in der Gefäßwand nachgewiesen. Dies konnte an der Aorta von Mäusen gezeigt werden (Merat et al. 2000). Bei niedrigem Plasmacholesterolspiegel entwickelten die Tiere keine Arteriosklerose im Gegensatz zu LDL-Rezeptor-defizienten Mäusen, die im Alter bei hohem LDL-Cholesterol-Spiegel mit gleichzeitig besonders ausgeprägter VCAM-1-Expression durch arteriosklerotische Veränderungen in der Aorta gekennzeichnet waren. Diese Befunde zeigen, dass in Verbindung mit hohem Plasmacholesterol eine altersabhängig verstärkte Expression des Leukozytenadhäsionsmoleküls VCAM-1 mit der Herausbildung arteriosklerotischer Läsionen verbunden sein kann (Merat et al. 2000). In den Zusammenhang zwischen Arteriosklerosemanifestation und VCAM-1 lässt sich auch einordnen, dass ein, genetisch bedingt, gegenüber diätetischer Hypercholesterolämie arteriosklerosesuszeptibler Kaninchenstamm durch eine hohe VCAM-1-Expression in der Aorta gekennzeichnet ist (Teupser et al. 1997).

Zelladhäsionsmoleküle werden auch in löslicher Form im Blutkreislauf gefunden. Der Spiegel dieser im Plasma zirkulierenden Adhäsionsmoleküle korreliert mit der Expression von Leukozytenadhäsionsmolekülen an der Oberfläche von Gefäßwandzellen (Nakai et al. 1995, Pastore et al. 1999). Erhöhte Plasmakonzentrationen zirkulierender Zelladhäsionsmoleküle sind mit dem Vorliegen von Arterioskleroserisikofaktoren bzw. mit der Manifestation arteriosklerotischer Erkrankungen verbunden (Wagner u. Jilma 1997, Hwang et al. 1997, Blann u. Lip 2000, Oishi et al. 2000, Blankenberg et al. 2001). ICAM-1 wird konstitutiv in geringem Ausmaß durch verschiedene Zelltypen einschließlich der Gefäßwandendothelzellen exprimiert. Erhöhte zirkulierende Spiegel dieses Adhäsionsmoleküls (cICAM-1) in offensichtlich gesunden Personen deuten auf chronisch-inflammatorische Prozesse hin. Dabei scheinen sie im Rahmen der Primärprävention kardiovaskulärer Erkrankungen prognostisch von Bedeutung zu sein. Da VCAM-1 in erster Linie auf aktivierten Endothelzellen und glatten Muskelzellen der Gefäßwand exprimiert wird, stellen die cVCAM-1-Spiegel wahrscheinlich in erster Linie prognostische Marker innerhalb der Sekundärprävention dar (Mulvihill et al. 2002). Das zirkulierende Adhäsionsmolekül cE-Selektin wird relativ spezifisch von aktivierten Endothelzellen der Gefäßwand abgegeben, speziell unter den Bedingungen einer diabetogenen Stoffwechsellage (Blüher et al. 2002). Andererseits ist bei günstigem kardiovaskulären Risikoprofil, u.a. in der Personengruppe von Vegetariern, die Tendenz zu niedrigen mittleren cE-Selektin-Konzentrationen zu verzeichnen (Purschwitz et al. 2001).

Die tierexperimentell ermittelte altersabhängig erhöhte VCAM-1-Expression in der Aorta (Merat et al. 2000) lässt prinzipiell auch einen Anstieg des cVCAM-1-Spiegels mit zunehmendem Lebensalter erwarten. In offensichtlich gesunden Personen und auch bei Patienten mit koronarer Herzkrankheit wurde eine derartige Altersabhängigkeit gefunden (Morisaki et al. 1997, Miles et al. 2001). Unter Einbeziehung einer großen Zahl von Personen der Allgemeinbevölkerung, von Vegetariern als Personengruppe mit prinzipiell günstigem kardiovaskulären Risikoprofil, von Patienten mit koronarer Herzkrankheit und Indikation zur aortokoronaren Bypass-Operation sowie von Patienten mit peripherer arterieller Verschlusskrankheit verschiedener Stadien konnte in Untersuchungen zur Altersabhängigkeit von Zelladhäsionsmolekülen gezeigt werden, dass einzig cVCAM-1 durchgängig einen Anstieg mit zunehmendem Alter aufweist (Richter et al. 2001, 2002). Somit kann cVCAM-1 offensichtlich als Marker des biologischen Alters unabhängig vom kardiovaskulären Risikoprofil betrachtet werden. Möglicherweise liegt ein Zusammenhang mit altersabhängig veränderten Leukozyten- bzw. Monozytenfunktionen und einer Erhöhung der Bildung proinflammatorischer Zytokine mit zunehmendem Lebensalter vor (Rink et al. 1998, Sadeghi et al. 1999, Bruunsgaard et al. 2000). cE-Selektin und cICAM-1 weisen keine durchgängige Altersabhängigkeit auf. Die Bildung multipler Regressionsmodelle, adjustiert bezüglich der Parameter des Lipoproteinstoffwechsels und Body-Mass-Index, zeigt eindeutig, dass das Lebensalter einen unabhängigen Faktor bezüglich der cVCAM-1-Konzentration darstellt (Richter et al. 2002). Dies deckt sich mit Befunden, die darauf hinweisen, dass der cVCAM-1-Spiegel nicht mit Veränderungen der LDL-Cholesterol-Konzentration korreliert (Richter et al. 2001). Die für cVCAM-1 durchgängig und unabhängig vom globalen kardiovaskulären Risikoprofil ausgeprägte altersabhängige Konzentrationszunahme könnte mit der Wirkung von oxidativem Stress und einer damit verbundenen Aktivierung des NF-κB-Systems im Zusammenhang stehen. So ist im Gegensatz zu ICAM-1 die Redoxabhängigkeit bezüglich VCAM-1 besonders markant (Weber et al. 1994). Endotheliales VCAM-1, jedoch nicht ICAM-1, scheint geschwindigkeitsbestimmend für den Monozyteneintritt in den subendothelialen Raum im Rahmen früher Stadien der Arterioskleroseentwicklung zu sein (Dansky et al. 2001, Cybulsky et al. 2001). Diese Beziehungen wiederum weisen auf Zusammenhänge zwischen biologischem Altern, oxidativen sowie inflammatorischen Einflüssen und Arteriosklerose hin (Meydani 1999).

4.1.3 Herz-Kreislauf-Erkrankungen, Lebensalter und Stellenwert der Arteriosklerose-prävention

4.1.3.1 Altersabhängigkeit der Morbidität und Mortalität bezüglich Herz-Kreislauf-Erkrankungen

Arteriosklerotische Herz-Kreislauf-Erkrankungen nehmen in der Todesursachenstatistik der Industrieländer den vorderen Platz ein. Ihre hohe Prävalenz im Sinne von „Zivilisationskrankheiten" führte zu verstärkten Bemühungen im Sinne der Primärprävention kardiovaskulärer Erkrankungen. In diesem Zusammenhang ist die Entwicklung der Gesamtsterblichkeit auf Bevölkerungsebene und speziell der Sterblichkeit an Herz-Kreislauf-Erkrankungen in einzelnen Altersklassen im Zusammenhang mit der mittleren Lebenserwartung von besonderem Interesse. Die Sterbefälle an Herz-Kreislauf-Erkrankungen einschließlich akutem Myokardinfarkt sind in der Bundesrepublik Deutschland in den letzten

Jahrzehnten stetig gesunken. Dies stimmt mit einer Abnahme der Gesamtsterblichkeit, verbunden mit einer Zunahme der allgemeinen Lebenserwartung für Männer und Frauen, überein (Holtmeier 1999). Während sich die Sterblichkeit insgesamt vermindert hat, kann eine Verschiebung der Todesursachen in verschiedenen Altersklassen beobachtet werden. So haben Erfolge der kurativen Medizin dazu geführt, dass besonders im jüngeren und mittleren Lebensalter die Sterbeziffern an koronarer Herzkrankheit stark zurückgegangen sind. Diese Entwicklung hat gleichzeitig zu einer Verschiebung im Sinne einer gestiegenen Sterblichkeit an Herz-Kreislauf-Erkrankungen im sehr hohen Lebensalter, verbunden mit einer Zunahme der Lebenserwartung für Männer ebenso wie für Frauen, geführt. Gegenwärtig sterben in sämtlichen Altersgruppen bis zum 85. Lebensjahr pro 100 000 Einwohner etwa ebenso viele Personen wie nach dem Alter von 85 Jahren an einem Myokardinfarkt. Am Lebensende hat sich der Herzinfarkt somit gewissermaßen zu einer „natürlichen" Sterbekrankheit entwickelt (Holtmeier 1999). In diesem Zusammenhang wird deutlich, dass fließende Übergänge zwischen normalem und krankhaftem Altern bestehen. Aus der Sicht des Internisten stellt die Arteriosklerose durchaus eine Alterskrankheit dar, wenn dies auch nicht dazu führen sollte, die Beziehung zum normalen biologischen Altern zu negieren (Ries 1989).

Die genetische Disposition und der Effekt individueller Lebensstilvariablen im Sinne von Risiko- und Schutzfaktoren bezüglich des Gefäßsystems sind auch im hohen Lebensalter relevant. Weitere Fortschritte auf dem Gebiet der Prävention von Herz-Kreislauf-Erkrankungen sind u.a. durch vertiefte Kenntnisse zur Regulation arterioskleroserelevanter Kandidatengene zu erwarten (Teupser u. Thiery 2002). Von besonderer Bedeutung werden dabei Untersuchungen zur Interaktion von exogenen Faktoren einschließlich der Ernährungsweise mit der genetischen Konstellation sein (Ordovas 2001, Talmud u. Humphries 2002). Die praxisrelevante Umsetzung derartiger Erkenntnisse und die Implementierung bevölkerungs- und zielgruppenorientierter Präventionsstrategien wird künftig einen weiteren Beitrag zur Erhöhung der mittleren Lebenserwartung leisten können. Weder in der Primär- noch in der Sekundärprävention von Herz-Kreislauf-Erkrankungen limitiert höheres Lebensalter entsprechende Indikationen (Purcz u. Reuter 2000, Windler 1999).

4.1.3.2 Fragestellungen der Arterioskleroseprävention im höheren Lebensalter

Die wesentlichen kardiovaskulären Risikofaktoren sind im fortgeschrittenen Lebensalter ebenso wie in den anderen Lebensabschnitten wirksam. Sie besitzen eine hohe Prävalenz und Fragestellungen der Prävention von Herz-Kreislauf-Erkrankungen im Alter sind von großer gesundheitspolitischer Relevanz (Kannel u. Cobb 1991, Schwandt et al. 1991, Windler 1999, Purcz u. Reuter 2000). Obwohl das Alter der wesentliche unveränderbare Risikofaktor für die Arteriosklerose ist, sind Assoziationen zwischen anderen Risikofaktoren und Gefäßerkrankungen offensichtlich mit zunehmendem Lebensalter schwächer ausgeprägt (Zimarino et al. 2001). So nimmt der prädiktive Wert von Cholesterol und anderen Parametern des Lipidstoffwechsels hinsichtlich arteriosklerotisch bedingter Folgeerkrankungen im Alter von über 70 Jahren stark ab (Simons et al. 2001). Dennoch ist HDL-Cholesterol auch im höheren Alter ein wesentlicher Prädiktor kardiovaskulärer Ereignisse, insbesondere beim männlichen Geschlecht (Shepherd 2001, Chyou u. Eaker 2000). Es kann davon ausgegangen werden, dass infolge alterstypischer Komorbidität und auch selektiver Mortalität infolge ungünstiger Risikofaktorenkonstellation im mittleren Lebensalter das relative Risiko für Gefäßerkrankungen auf der Grundlage des Effekts atherogener Einflussfaktoren mit steigendem Alter sinkt (Bruckert 1999). Dies gilt vor allem auch für die Hypercholesterolämie. Andererseits ist das absolute Risiko für Herz-Kreislauf-Erkrankungen im höheren Lebensalter wesentlich größer als in früheren Lebensabschnitten. Somit besteht auch bei älteren Patienten die Behandlungsindikation in der Sekundärprävention (Purcz u. Reuter 2000, Windler 1999).

In der sog. Anti-Aging-Medizin wird gegenwärtig der Stellenwert der Substitution mit verschiedenen Hormonen, deren Sekretion mit steigendem Alter abnimmt, diskutiert, u.a. Wachstumshormon, Dehydroepiandrosteron, Testosteron, Östrogene, Melatonin (Kaulen 2002). Es ist zu erwarten, dass sich zahlreiche Einsatzmöglichkeiten ergeben, wobei langfristige prospektive Interventionsstudien zu fordern sind. Die Problematik unerwünschter Wirkungen wird beispielsweise beim Einsatz von humanem Wachstumshormon in der Anti-Aging-Medizin deutlich. Die Schlussfolgerung, dass eine Übereinstimmung von Veränderungen im normalen Alternsprozess mit Symptomen eines klinischen Mangels an Wachtumshormon die Gabe von Wachtumshormon mit dem Ziel einer Erhöhung der IGF-I-Konzentration rechtfertigt, ist durchaus nicht begründet. So kann in der Zielgruppe älterer Personen unabhängig von einer Assoziation mit gehäuftem Auftreten maligner Erkrankungen auch mit einer zusätzlichen Diabetesmanifestation als Nebenwirkung gerechnet werden (Stasburger et al. 2002).

Wenn auch für den Einsatz von Hormonen in der Anti-Aging-Medizin und in der Prävention von Herz-Kreislauf-Erkrankungen verschiedene Limitierungen bestehen, liegt doch ein Konsensus bezüglich einer grundlegenden positiven Beeinflussung von Lebensstil- und Ernährungsfaktoren vor, die das hohe Alter betreffen. Die Ernährungsempfehlungen sollten an das jeweilige Lebensalter angepasst sein (Reuter u. Schwarze 2000). Die Insulinresistenz bzw. das metabolische Syndrom stellen gerade im höheren Lebensalter einen wesentlichen Prädiktor des kardiovaskulären Risikos dar (Shepherd 2001). So sind im Alter allgemeine nichtmedikamentöse Maßnahmen im Rahmen von Strategien der Arterioskleroseprävention weiterhin sinnvoll. Bezüglich einer medikamentösen Therapie bei älteren Patienten werden gegenwärtig umfassende Studien durchgeführt. Diese schließen auch den Einsatz von Statinen (Hemmstoffe der HMG-CoA-Reduktase als geschwindigkeitsbestimmendem Enzym der Cholesterolbiosynthese) ein. Für diese Substanzgruppe wurden zahlreiche pleiotrope Wirkungen beschrieben, die über den Effekt der Regulation des Plasma-LDL-Spiegels hinausgehen. Es wurden prospektive Studien wie beispielsweise die PROSPER-Studie (Prospective Study of Pravastatin in the Elderly at Risk) konzipiert, die speziell bei älteren Personen der Fragestellung der Effizienz einer Statintherapie nachgehen (Shepherd et al. 1999). Ergebnisse der umfassenden Heart Protection Study (Heart Protection Study Collaborative Group 2002) weisen darauf hin, dass die positive Wirkung einer Therapie mit Statin hinsichtlich koronarer Morbidität und Mortalität unabhängig vom Lebensalter besteht. Andere Untersuchungen zeigen ebenfalls einen hohen Stellenwert der Lipidtherapie im Rahmen der Prävention von Herz-Kreislauf-Erkrankungen im fortgeschrittenen Lebensalter (Gaw 2001, Rachley 2001). Auch künftig sind auf der Basis von Erkenntnissen zu molekularen Ursachen des Alterns und der Arteriosklerose weitere praxisrelevante Entwicklungen auf dem Gebiet der Prävention von Herz-Kreislauf-Erkrankungen im höheren Lebensalter zu erwarten.

4.1.4 Literatur

Aviram M, Rosenblat M, Bisgaier CL, Newton RS, Primo-Parmo SL, La Du BN (1998) Paraoxanase inhibits high density lipoprotein oxidation and preserves its functions. A possible peroxidative role for paraoxanase. J Clin Invest 101:1581–1590

Aviv H, Khan MY, Skurnick J (2001) Age dependent aneuploidy and telomere length on the human vascular endothelium. Atherosclerosis 159:281–287

Bach FH (2002) Heme oxygenase-1 as a protective gene. Wien Klin Wochenschr 114:1–3

Barter PH (1993) High-density lipoproteins and reverse cholesterol transport. Curr Opin Lipidol 4:210–217

Barter PJ, Rye KA, Clay MA, et al (1988) Antiatherogenic effects of high-density lipoproteins: mechanisms. In: Jacotot B, Mathe D, Fruchart JC (eds) Atherosclerosis XI. Elsevier, Singapore, pp 125–133

Barzilay JI, Abraham L, Heckbert SR, Cushman M, Kuller LH, Resnick HE, Tracy RP (2001) The relation of markers of inflammation to the development of glucose disorders in the elderly : the Cardiovascular Health Study. Diabetes 10:2384–2389

Bergo M, Olivecrona G, Olivecrona T (1997) Regulation of adipose tissue lipoprotein lipase in young and old rats. Int J Obes Relat Metab Disord 21:980–986

Berns MA, De Vries JH, Katan MB (1988) Determinants of the increase of serum cholesterol with age: a longitudinal study. Int J of Epidemiol 17:789–796

Bey L, Areiqat E, Sano A, Hamilton MT (2001) Reduced lipoprotein lipase activity in postural skeletal muscle during aging. J Appl Physiol 91:687–692

Bilheimer DW (1991) Clinical considerations regarding treatment of hypercholesterolemia in the elderly. Atherosclerosis 91:35–57

Björntorp P (1995) Endocrine abnormalities of obesity. Metabolism 44:21–23

Blake GJ, Otvos JD, Rifai N, Ridker PM (2002) Low-density lipoprotein particle concentration and size as determined by nuclear magnetic resonance spectroscopy as predictors of cardiovascular disease in woman. Circulation 106:1930–1937

Blankenberg S, Rupprecht HJ, Bickel C, Peetz D, Hafner G, Tiret L, Meyer J (2001) Circulating cell adhesion molecules and death in patients with coronary artery disease. Circulation 104:1336–1342

Blann AD, Lip GYH (2000) Cell adhesion molecules in cardiovascular disease and its risk factors – what can soluble levels tell us? J Clin Endocrinol Metab 85:1745–1747

Blüher M, Unger R, Rassoul F, Richter V, Paschke R (2002) Relation between glycaemic control, hyperinsulinaemia and plasma concentrations of soluble adhesion molecules in patients with impaired glucose tolerance or type II diabetes. Diabetologia 45:210–216

Bruckert E (1999) Prevention of cardiovascular events in elderly hypercholesterolemic patients. Curr Atherosclerosis Reports 1:9–15

Bruunsgaard H, Skinhoj P, Pedersen AN, Schroll M, Pedersen BK (2000) Ageing, tumour necrosis factor-alpha (TNF-alpha) and atherosclerosis. Clin Exp Immunol 121: 255–260

Bürger M (1960) Altern und Krankheit als Problem der Biomorphose. Thieme, Leipzig

Chung HY, Kim HJ, Kim JW, Yu BP (2001) The inflammation hypothesis of aging: molecular modulation by caloric restriction. Ann NY Acad Sci 928:327–335

Chyou PH, Eaker ED (2000) Serum cholesterol concentrations and all cause mortality in older people. Age Aging 29:69–74

Copeland KC, Colletti RB, Devlin JT, McAulife TL (1990) The relationship between insulin-like growth factor-1, adiposity and aging. Metabolism 39:584–587

Corti MC, Barbato GM, Baggio G (1997) Lipoprotein alteration and atherosclerosis in the elderly. Curr Opin Lipidol 8:236–241

Corti MC, Guralnik JM, Salive ME, et al (1995) HDL-cholesterol predicts coronary heart disease mortality in older adults. JAMA 274:539–544

Corti MC, Guralnik JM, Salive ME, Harris T, Ferrucci L, Glynn RJ, Havlik RJ (1997) Clarifying the direct relation of total cholesterol with coronary heart disease mortality in older persons. Ann Intern Med 126:753–760

Cybulsky MI, Iiyama K, Li H, et al (2001) A major role for VCAM-1, but not ICAM-1, in early atherosclerosis. J Clin Invest 107:1255–1262

Dansky HM, Barlow CB, Lominska C, et al (2001) Adhesion of monocytes to arterial endothelium and initiation of atherosclerosis are critically dependent on vascular cell adhesion molecule-1 gene dosage. Arterioscler Thromb Vasc Biol 21:1662–1667

De Caterina R (2000) Endothelial dysfunctions: common denominators in vascular disease. Curr Opin Lipidol 11:9–23

Engström G, Lind P, Hedblad B, Stavenow L, Janzon L, Lindgärde F (2002) Effects of cholesterol and inflammation-sensitive plasma protein on incidence of myocardial infarction and stroke in men. Circulation 105:2632–2637

Ericsson S, Eriksson M, Einarsson K, Berglund L, Angelin B (1991) Influence of age on the metabolism of plasma low density lipoproteins in healthy males. J Clin Invest 87:591–596

Ettinger WH, Wahl PW, Kuller LH, et al (1992) Lipoprotein lipids in older people. Results of the Cardiovascular Health Study. Circulation 86:858–869

Figueroa R, Lindenmaier H, Hergenhahn M, Nielsen KV, Boukamp P (2000) Telomere erosion varies during in vitro aging of normal human fibroblasts from young and adult donors. Cancer Res 60:2770–2774

Finkel T, Holbrook NJ (2000) Oxidants, oxidative stress and the biology of ageing. Nature 408:239–247

Frost PH, Davis BR, Burlando AJ, et al (1996) Serum lipids and coronary heart disease. Findings from the Systolic Hypertension in the Elderly Program (SHEP). Circulation 94:2381–2388

Fruchart JC, Ailhaud G (1992) Apolipoprotein A – containing lipoprotein particles: physiological role, quantification, and clinical significance. Clin Chem 38:793–797

Gaw A (2001) Healthy ageing: addressing acute coronary syndrome? Eur Heart J 3:11–15

Gehrisch S (1999) Common mutations of the lipoprotein lipase gene and their clinical significance. Curr Atherosclerosis Reports 1:70–78

Gil P, Farinas F, Casado A, Lopez-Fernandez E (2002) Malondialdehyde: a possible marker of ageing. Gerontology 48:209–214

Goldstein JL, Brown MS (1984) Progress in understanding the LDL receptor and HMG-CoA reductase. J Lipid Res 25:1450–1461

Hamilton MT, Areiqat E, Hamilton DG, Bey L (2001) Plasma triglyceride metabolism in humans and rats during aging and physical inactivity. Int J Sport Nutr Exerc Metab 11:97

Hansen PS, Kassem M, Brixen K, Klausen IC, Mosekilde L, Faergeman O (1995) Effect of short-term treatment with recombinant human growth hormone on lipids and lipoproteins in women and men without growth hormone disturbances. Metabolism 44:725–729

Hardy RW, Meckling-Gill KA, Wiliford J, Desmond RA, Wei H (2002) Energy restriction reduces long-chain saturated fatty acids associated with plasma lipids in aging male rats. J Nutr 132:3172–3177

Hayflick L (1995) The limited in vitro lifetime of human diploid cell strains. Exp Cell Res 37:614–636

Heart Protection Study Collaborative Group (2002) Heart Protection Study of cholesterol lowering with simvastatin in 20536 high-risk individuals: a randomised placebo-controlled trial. Lancet 360:7–22

Herrmann SM, Paul M (2002) Studying genotype-phenotype relationship: cardiovascular disease as an example. J Mol Med 80:282–289

Herrmann W, Quast S, Ullrich M, Schultze H, Bodis M, Geisel J (1999) Hyperhomocysteinemia in high-aged subjects: relation of B-vitamins, folic acid, renal function and the methylenetetra-hydrofolate reductase mutation. Atherosclerosis 144:91–101

Hershcopf RJ, Elahi D, Andres R, Baldwin HL, Raizes GS, Schocken DD, Tobin JD (1982) Longitudinal changes in serum cholesterol in man: an epidemiologic search for an etiology. J Chron Dis 35:101–114

Hess V, Jahreis G, Schambach H, et al (1994) Insulin-like growth factor I correlations to changes of the hormonal status in puberty and age. Exp Clin Endocrinol 102:289–298

Holtmeier HJ (1999) Ernährung des alternden Menschen. Wissenschaftliche Verlagsgesellschaft, Stuttgart

Hotta K, Bodkin NL, Gustafson TA, Yoshioka S, Ortmeyer HK, Hansen BC (1999) Age-related adipose tissue mRNA expression of ADD1/SREBP1, PPARgamma, lipoprotein lipase, and GLUT4 glucose transporter in rhesus monkeys. J Gerontol A Biol Sci Med Sci 54:183–188

Hwang SJ, Ballantyne CM, Sharett AR (1997) Circulating adhesion molecules VCAM-1, ICAM-1, and E-selectin in carotid atherosclerosis and incident coronary heart disease cases. Circulation 96:4219–4225

Iranmanesh A, Lizarralde G, Veldhuis JD (1991) Age and relative adiposity are specific negative determinants of the frequency and amplitude of growth hormone (GH) secretory bursts and the half-life of endogenous GH in healthy men. J Clin Endocrinol Metab 73:1081–1088

Ishikawa K, Sugawara D, Goto J, et al (2001) Heme oxygenase-1 inhibits atherogenesis in watanabe heritable hyperlipidemic rabbits. Circulation 104:1831–1836

Kaehler J, Osterholz S, Patten M, Koester R, Meinertz T (2002) Zytokine in der Pathogenese der Atherosklerose. Dtsch Med Wochenschr 127:94–99

Kannel WB, Cobb J (1991) Framingham Study: Risk factors in the cohort aged 65 and older. In: Lewis B, Mancini M, Farinaro E (eds) Prevention of coronary heart disease in the elderly. Current Medical Literature, London, pp 3–17

Kario K, Matsuo T, Imiya M, et al (1994) Close relation between lipoprotein (a) levels and atherothrombotic disease in Japanese subjects <75 years of age. Am J Cardiol 73:1187–1190

Kaulen H (2002) Hormone gegen das Altern? Dtsch Med Wochenschr 127:2249–2250
Keys A, Mickelsen O, Miller EO, Hayes ER, Todd RL (1950) The concentration of cholesterol in the blood of normal man and its relation to age. J Clin Invest 29:1347–1353
Kim HJ, Yu BP, Chung HY (2002) Molecular exploration of age-related NF-kappaB/IKK downregulation by caloric restriction in rat kidney. Free Radic Biol Med 32:991–1005
Kirkland JL, Tchkonia T, Pirtskhalava T, Han J, Karagiannides I (2002) Adipogenesis and aging: does aging make fat go MAD? Exp Gerontol 37:757–767
Klein Ch, Richter V (1978) Fettsäurebiosynthese in Abhängigkeit vom Alter. Z Alternsforsch 33:497–500
Koenig W (2002) Atherosklerose – Immunantwort an die falsche Adresse? Dtsch Med Wochenschr 127:369
Kostner GM, März W (2000) Zusammensetzung und Stoffwechsel der Lipoproteine. In: Schwandt P, Richter WO, Parhofer KG (Hrsg) Handbuch der Fettstoffwechselstörungen. Pathophysiologie, Diagnostik und Therapie der Dyslipoproteinämien – Prävention der Atherosklerose. Schattauer, Stuttgart, S 1–57
Lane MA, Ingram DK, Roth GS (1999) Nutritional modulation of aging in nonhuman primates. J Nutr Health Aging 3:69–76
Lane MA, Tilmont EM, De Angelis H, Handy A, Ingram DK, Kemnitz JW, Roth GS (2000) Short-term caloric restriction improves disease-related markers in older male rhesus monkeys (Macaca mulatta). Mech Ageing Dev 112: 185–196
Lehtimäki T, Kunnas TA, Mattila KM, Perola M, Penttilä A, Koivula T, Karhunen PJ (2002) Coronary artery wall atherosclerosis in relation to the estrogen receptor 1 gene polymorphism: an autopsy study. J Mol Med 80:176–180
Libby P (2000) Changing concepts of atherogenesis. J Int Med 247:349–358
Loo van der B, Labugger R, Aebischer CP, et al (2002) Cardiovascular aging is associated with vitamin E increase. Circulation 105:1635–1638
Luc G, Bard JM, Lussier-Caean S, Bouthillier D, Parra HJ, Fruchart JC, Davignon J (1991) High-density lipoprotein particles in octogenarians. Metabolism 40:1238–1243
Luoma PV (1997) Gene activation, apolipoprotein A-I/high density lipoprotein, atherosclerosis prevention and longevity. Pharmacol Toxicol 81:57–64
Mackness MJ, Arrol S, Abbott C, Durrington PN (1993) Protection of low-density lipoprotein against oxidative modification by high-density lipoprotein associated paraoxanase. Atherosclerosis 104:129–135
Maggi S, Minicuci N, Harris T, et al (2001) High plasma insulin and lipids profile in older individuals: the Italian Longitudinal Study on Aging. J Gerontol 56A:236–242
Maier JA, Statuto M, Ragnotti G (1993) Senescence stimulates U 937 – endothelial cell interactions. Exp Cell Res 208:270–274
Marin J (1995) Age-related changes in vascular responses: a review. Mech Ageing Dev 79:71–114
Martin H, Huth M, Kratzsch J, et al (2002) Altersabhängigkeit von Laborparametern in einer Gesundheitsstudie – Versuch der Berechnung eines Laborindexes zur Einschätzung des biologischen Alters. Z Gerontol Geriat 35:2–12
Matsubara M, Akita H, Shiuya H, Chiba H (2001) Decreased longevity in Japanese men, associated with low-molecular-weight apolipoprotein (a) phenotypes. Ann Clin Biochem 38:120–123
Mattila KS, Marniemi J, Mäki J, Juva K (1986) Lipids, lipoproteins and apolipoproteins in the elderly. Scand J Clin Lab Invest 46:131–136
Merat S, Fruebis J, Sutphin M, Silvestre M, Reaven PD (2000) Effect of aging on aortic expression of the vascular cell adhesion molecule-1 and atherosclerosis in murine models of atherosclerosis. J Gerontol A Biol Sci Med Sci 55:85–94
Meydani M (1999) Dietary antioxidants modulation of aging and immune-endothelial cell interaction. Mech Ageing Dev 111:123–132
Miles EA, Thies F, Wallace FA, Powell JR, Hurst TL, Newsholme EA, Calder PC (2001) Influence of age and dietary fish oil on plasma soluble adhesion molecule concentrations. Clin Sci 100:91–100
Minamino T, Komuro I (2002) Role of telomere in endothelial dysfunction in atherosclerosis. Curr Opin Lipidol 13:537–543
Minamino T, Miyauchi H, Yoshida T, Ishida Y, Yoshida H, Komuro I (2002) Endothelial cell senescence in human atherosclerosis. Role of telomere in endothelial dysfunction. Circulation 105:1541–1544
Miquel J, Ramirez-Bosca A, Soler A, et al (1998) Increase with age of serum lipid peroxides: implications for the prevention of atherosclerosis. Mech Ageing Dev 12:17–24
Mitchell BD, Imumorin IG (2002) Genetic determinants of diabetes and atherosclerosis. Curr Atherosclerosis Reports 4:193–198
Morisaki N, Saito J, Tamura K, et al (1997) New indices of ischemic heart disease and aging: studies on the serum levels of soluble vascular cell adhesion molecules-1 (VCAM-1) in patients with hypercholesterolemia and ischemic heart disease. Atherosclerosis 131:43–48
Mulvihill NT, Foley JB, Crean P, Walsh M (2002) Prediction of cardiovascular risk using soluble cell adhesion molecules. Eur Heart J 23:1569–1574
Nakai K, Itoh C, Kawazoe Y, et al (1995) Concentration of soluble vascular cell adhesion molecule-1 (VCAM-1) correlated with expression of VCAM-1 mRNA in the human atherosclerotic aorta. Coron Artery Dis 6:497–502
Nakamura T, Fox-Robichaud A, Kikkawa R, Kashiwagi A, Kojima H, Fujimiya M, Wong NC (1999) Transcription factors and age-related decline in apolipoprotein A-I expression. J Lipid Res 40:1709–1718
Nakamura S, Kugiyama K, Sugiyama S, et al (2002) Polymorphism in the 5′-flanking region of human glutamate-cysteine ligase modifier subunit gene is associated with myocardial infarction. Circulation 105:2968–2973
Napoli C, Abete P, Corso G, et al (1997) Increased low-density lipoprotein peroxidation in elderly men. Coron Artery Dis 8:129–136
Navab M, Hama SY, Hough GP, et al (1998) High density associated enzymes: their role in vascular biology. Curr Opin Lipidol 9:449–456
Navab M, Hama SY, Ready ST, et al (2002) Oxidized lipids as mediators of coronary heart disease. Curr Opin Lipidol 13:363–372
Nofer JR, Kehrel B, Fobker M, Levkau B, Assmann G, von Eckardstein A (2001) HDL and arteriosclerosis: beyond reverse cholesterol transport. Atherosclerosis 161:1–16
Nordestgaard BG, Tybjoerg-Hansen Glostrup A (1999) Susceptibility mutations for ischemic heart disease. Curr Atherosclerosis Reports 1:108–114

Oishi Y, Wakatsuki T, Nishikado A, Oki T, Ito S (2000) Circulating adhesion molecules and severity of coronary atherosclerosis. Coron Artery Dis 11:77–81
Oram JF (2002) ATP-binding cassette transporter A1 and cholesterol trafficking. Curr Opin Lipidol 13:373–381
Oram JF, Vaughan AM (2000) ABCA1-mediated transport of cellular cholesterol and phospholipids to HDL apolipoproteins. Curr Opin Lipidol 11:253–260
Ordovas JM (2001) Gene-diet interaction and plasma lipid response to dietary intervention. Curr Atherosclerosis Reports 3:200–208
Pantoni L, Sarti C, Pracucci G, Di Carlo A, Vanni P, Inzitari D (2001) Lipoprotein (a) serum levels and vascular diseases in a older Caucasian population cohort. Italian Longitudinal Study on Aging (ILSA). J Am Geriatr Soc 49:117–125
Pasceri V, Willerson JT, Yeh ET (2000) Direct proinflammatory effects of C-reactive protein on human endothelial cells. Circulation 102:2165–2168
Pastore L, Tessitore A, Martinotti S, et al (1999) Angiotensin II stimulates intercellular adhesionmolecule-1 (ICAM-1) expression by human vascular endothelial cells and increases soluble ICAM-1 release in vivo. Circulation 100:1646–1652
Pendergrass WR, Lane MA, Bodkin NL, et al (1999) Cellular proliferation potential during aging and caloric restriction in rhesus monkeys (Macaca mulatta). J Cell Physiol 180:123–130
Pice DT, Loscalo J (1999) Cellular adhesion molecules and atherogenesis. Am J Med 107:85–97
Preiss-Landl K, Zimmermann R, Hämmerle G, Zechner R (2002) Lipoprotein lipase : the regulation of tissue specific expression and its role in lipid and energy metabolism. Curr Opin Lipidol 13:471–481
Prewitt TE, Unterman TG, Glick R, Cole TG, Schmeisser D, Bowen PE, Langenberg P (1992) Insulin-like growth factor I and low-density-lipoprotein cholesterol in women during high- and low-fat feeding. Am J Clin Nutr 55: 381–384
Purcz Th, Reuter W (2000) Lipoproteinstoffwechsel beim alten Menschen. In: Schwandt P, Richter WO, Parhofer KG (Hrsg) Handbuch der Fettstoffwechselstörungen. Pathophysiologie, Diagnostik und Therapie der Dyslipoproteinämien – Prävention der Atherosklerose. Schattauer, Stuttgart, S 797–810
Purschwitz K, Rassoul F, Reuter W, Purschwitz R, Jahn N, Kellert D, Richter V (2001) Soluble leukocyte adhesion molecules of vegetarians of different age. Gerontol Geriat 34:476–479
Rachley CE (2001) Elderly patients at risk for coronary heart disease or strokes: selecting an ideal product for lipid lowering. Am J Geriatric Cardiol 10:77–84
Rassoul F, Richter V, Winkler E, Rotzsch W (1980) Intravasaler Lipoproteinmetabolismus und Alter. Z Alternsforsch 35:365–373
Rassoul F, Klein Ch, Richter V, Rotzsch W (1988) Lipogenese, Altern und hormonale Regulation. Z Gerontol 21: 64–67
Rassoul F, Kratzsch J, Purschwitz K, Rotzsch W, Richter V (1997) Somatotropin-regulierte Wachstumsfaktoren und Parameter des Lipoproteinstoffwechsels im hohen Lebensalter. Geriat Forsch 7:157–162
Rassoul F, Purschwitz K, Reuter W, Richter V (1999) Lipoproteins and other cardiovascular risk factors under the conditions of vegetarian nutrition. Atherosclerosis 147:30
Rassoul F, Richter V, Vierig G, et al (2002) E-Selektin-Mutation A561C (Ser 128→Arg) bei Patienten mit peripherer arterieller Verschlusskrankheit. In: Richter V, Rassoul F, Reuter W, et al (Hrsg) Lipoproteinmetabolismus und Atheroskleroseprävention. Wissenschaftliche Scripten, Zwickau, S 289–290
Reuter W (1991) Untersuchungen zum Verhalten der Serumlipide im höheren und hohen Lebensalter. Ein Beitrag zum sog. „Langlebigkeitssyndrom". Z Alternsforsch 46: 161–164
Reuter W, Schwarze I (2000) Ernährungsprobleme im Alter. In: Schwandt P, Richter WO, Parhofer KG (Hrsg) Handbuch der Fettstoffwechselstörungen. Pathophysiologie, Diagnostik und Therapie der Dyslipoproteinämien – Prävention der Atherosklerose. Schattauer, Stuttgart, S 811–816
Richter V (1989) Enzymatische Stoffwechselregulation in Abhängigkeit vom Alter. In: Beier W, Laue R, Leutert G, Rotzsch W, Schmidt UJ (Hrsg) Prozesse des Alterns. Akademie-Verlag, Berlin, S 185–204
Richter V (1990) Lipoprotein-Zell-Interaktionen unter dem Aspekt des Atheroskleroserisikos. Z Med Lab Diagn 31:243–249
Richter V (2002) Atherosklerose und Lipidstoffwechsel-Störungen. In: Mothes Th, Remke H, Richter V (Hrsg) Pathobiochemie und Klinische Chemie. Wissenschaftliche Scripten, Zwickau, S 54–68
Richter V, Purschwitz K (1994) HDL-Zusammensetzung bei Hypertriglyceridämien und in Abhängigkeit vom Lebensalter. In: Heinle H, Schulte H, Breddin HK (Hrsg) Endothel-Funktion und Arteriosklerose. Kohlhammer, Stuttgart, S 223–228
Richter V, Rassoul F, Winkler E, Rotzsch W (1981) Alimentäre Beeinflussung des Lipidstoffwechsels in Abhängigkeit vom Alter. Z Alternsforsch 36:37–47
Richter V, Rassoul F, Rotzsch W (1983) Aktivität lipogener und lipolytischer Enzyme in Abhängigkeit vom Lebensalter. Z Med Labor Diagn 23:33–40
Richter V, Rassoul F, Klein Ch, Rotzsch W (1985) Zirkadiane Rhythmik von Lipidstoffwechsel-Parametern in Abhängigkeit vom Lebensalter. Z Alternsforsch 40:301–307
Richter V, Rassoul F, Klein Ch, Rotzsch W (1986) Lipoproteinstoffwechsel in Abhängigkeit vom Lebensalter. Z Gesamte Inn Med 41:136–140
Richter V, Rassoul F, Purcz T, Faki R (1990) Subfraktionen der High-density-Lipoproteine (HDL) in Abhängigkeit vom Lebensalter. Z Gerontol 23:50–55
Richter V, Rassoul F, Opitz F, Purschwitz K, Rotzsch W (1993) Altersabhängigkeit von Lipidstoffwechsel-Parameter: Screening-Untersuchungen auf Bevölkerungsebene. Z Gerontol 26:260–264
Richter V, Rassoul F, Purschwitz K, Hentschel B, Rotzsch W (1993) Lipidscreening auf Bevölkerungsebene und bei Vegetariern. Akt Ernähr-Med 18:286–290
Richter V, Purschwitz K, Bohusch A, et al (1999) Lipoproteins and other clinical-chemistry parameters under the conditions of lacto-ovo-vegetarian nutrition. Nutr Res 19:545–554
Richter V, Rassoul F, Purschwitz K, et al (2001) Circulating cell adhesion molecules in dependence on aging. Gerontology 47:393–394
Richter V, Rassoul F, Reuter W, et al (2001) Effect of extracorporeal low-density lipoprotein elimination on circulating cell adhesion molecules in patients with hypercholesterolemia. Am J Cardiol 87:1111–1113

Richter V, Rassoul F, Purschwitz K, Hentschel B, Reuter W, Kuntze Th, Kloetzer B (2002) Circulating cell adhesion molecules in dependence on age and cardiovascular risk. Atherosclerosis 3:192–193

Ridker PM (2001) High-sensitivity C-reactive protein: potential adjunct for global risk assessment in the primary prevention of cardiovascular disease. Circulation 103: 1813–1818

Ries W (1979) Fettsucht und Altern. Fischer, Jena

Ries W (1989) Altern und Krankheit. In: Beier W, Laue R, Leutert G, Rotzsch W, Schmidt UJ (Hrsg) Prozesse des Alterns. Akademie-Verlag, Berlin, S 314–323

Rink L, Cakman J, Kirchner H (1998) Altered cytokine production in the elderly. Mech Ageing Dev 102:199–209

Rosen T, Bengtsson BA (1990) Premature mortality due to cardiovascular disease in hypopituitarism. Lancet 336: 285–288

Rosenson RS, Koenig W (2002) High-sensitivity C-reactive protein and cardiovascular risk in patients with coronary heart disease. Curr Opin in Cardiology 17:325–331

Ross R (1999) Atherosclerosis: an inflammatory disease. N Engl J Med 34:115–126

Roth GS, Lane MA, Ingram DK, et al (2002) Biomarkers of caloric restriction may predict longevity in humans. Science 297:811

Rotzsch W, Richter V, Martin H, Martin R, Hellthaler G (1983) Biochemische Aspekte des Alterns. Dt Gesundh-Wesen 38:404–408

Rudman D, Feller AG, Nagraj HS, et al (1990) Effects of human growth hormone in men over 60 years old. New Engl J Med 323:1–6

Ruiz-Torres A (2002) The role of insulin-like growth factor-1 and insulin in ageing and atherosclerosis. In: Wiley C (ed) Endocrine facets of ageing. Novartis Foundation Symposium 242:143–160

Ruiz-Torres A, Corpas E (1993) Anthropometrical changes in aging: their relationship with GH secretion and its possible metabolic consequences. In: Laron Z, Butenandt O (eds) Growth hormone replacement therapy in adults. Pros and cons. Freund, London, pp 123–136

Ruiz-Torres A, Gimeno A, Munoz FJ (1994) Über die Atherosklerose als physiologische Erscheinung der Alterung zur Messung von Alternsraten. Z Gerontol 27:172–176

Ruiz-Torres A, Melon J, Munoz FJ (1998) Insulin stimulates collagen synthesis in vascular smooth muscle cell from elderly patients. Gerontology 44:144–148

Sadeghi HM, Schnelle JF, Thoma JK, Nishanian P, Fahey JL (1999) Phenotypic and functional characteristics of circulating monocytes of elderly persons. Exp Gerontol 34:959–970

Schatz IJ, Masaki K, Yano K, Chen R, Rodriquez BL, Curb JD (2001) Cholesterol and all-cause mortality in elderly people from the Honolulu Heart Program: a cohort study. Lancet 358:351–355

Schmitz G, Langmann T (2001) Structure, function and regulation of the ABC1 gene product. Curr Opin Lipidol 12:129–140

Schmitz G, Kaminski WE, Orso E (2000) ABC transporters in cellular lipid trafficking. Curr Opin Lipidol 11:493–501

Schuster H (1998) Genetische Ursachen der Hypercholesterolämie und ihre Verknüpfung mit Gefäßerkrankungen. In: Ganten D, Ruckpaul K (Hrsg) Herz-Kreislauf-Erkrankungen. Handbuch der Molekularen Medizin. Springer, Berlin Heidelberg New York, S 325–343

Schwandt P, Richter WO, Moehrle W (1991) Bavarian Cholesterol Screening Project: cholesterol and other risk factors in the elderly. In: Lewis B, Mancini M, Farinaro E (eds). Curr Med Lit, London, pp 53–60

Shah PK, Kaul S, Nilsson J, Cercek B (2001) Exploiting the vascular protective effects of high-density lipoprotein and its apolipoproteins. Circulation 104:2498–2502

Shepherd J (2001) Issues surrounding age: vascular disease in the elderly. Curr Opin Lipidol 12:601–609

Shepherd J, Blauw GJ, Murphy MB, et al (1999) The design of a Prospective Study of Pravastatin in the Elderly at Risk (PROSPER). Am J Cardiol 84:1192–1197

Shifferaw K, Richter V, Rassoul F, Rotzsch W, Kleber HP (1989) Lipoprotein levels of rural and urban persons of Ethiopia in dependence on age. Z Alternsforsch 44:353–357

Silver DL, Tall AR (2001) The cellular biology of scavenger receptor class B type I. Curr Opin Lipidol 12:497–504

Simons L, Friedlander Y, Simons J, McCallum J (1993) Lipoprotein (a) is not associated with coronary heart disease in the elderly: cross-sectional data from the Dubbo study. Atherosclerosis 99:2540–2544

Simons LA, McCallum J, Friedlander Y, Simons J (2000) Fasting plasma glucose in nondiabetic elderly women predicts increased all-causes mortality and coronary heart disease risk. Aust NZ J Med 30:41–47

Simons LA, Simons J, Friedlander Y, McCallum J (2001) Cholesterol and other lipids predict coronary heart disease and ischaemic stroke in the elderly, but only in those below 70 years. Atherosclerosis 159:201–208

Solfrizzi V, Panza F, Colacicco AM, et al (2002) Relation of lipoprotein(a) as coronary risk factor to type 2 diabetes mellitus and low-density lipoprotein cholesterol in patients >or 65 years of age (The Italian Longitudinal Study on Aging). Am J Cardiol 89:825–829

Spieker LE, Sudano I, Hürlimann D, et al (2002) High-density lipoprotein restores endothelial function in hypercholesterolemic men. Circulation 105:1399–1402

Stasburger CJ, Jarusch-Hancke C, Kann PH, Klingmüller D, Plöckinger U, Petersen S, Quabbe HJ (2002) Missbräuchlicher Einsatz von humanem Wachstumshormon in der Anti-Aging-Medizin. Dtsch Ärztebl 99 A:3177–3180

Stein O, Stein Y (1999) Atheroprotective mechanisms of HDL. Atherosclerosis 144:285–301

Stevenson JC, Crook D, Godsland JF (1993) Influence of age and menopause on serum lipids and lipoproteins in healthy women. Atherosclerosis 98:83–90

Superko HR (2000) Small, dense, low-density lipoprotein and atherosclerosis. Curr Atherosclerosis Reports 2:226–231

Talmud PJ, Humphries SE (2001) Genetic polymorphisms, lipoproteins and coronary artery disease risk. Curr Opin Lipidol 12:405–409

Talmud PJ, Humphries SE (2002) Gene: environment interaction in lipid metabolism and effect on coronary heart disease risk. Curr Opin Lipidol 13:149–154

Takami S, Yamashita S, Kihara S, et al (1998) Lipoprotein (a) enhances the expression of intercellular adhesion molecul a-1 in cultured human umbilical vein endothelial cells. Circulation 97:721–728

Teupser D, Thiery J (2002) Molekulare Mechanismen der Atherosklerose und Risikofaktoren der koronaren Herzerkrankung. In: Windler E (Hrsg) Therapie von Fettstoffwechselstörungen bei Risikopatienten. UNI-Med, Bremen, S 24–31

Teupser D, Thiery J, Haas U, Stein O, Stein Y, Seidel D (1997) Expression of vascular cell adhesion molecule-1 (VCAM-1) in the aorta of hypercholesterolemic rabbits with high (HAR) and low (LAR) atherosclerosis response. Atherosclerosis 128:157–167

Thiery J, Teupser G (2000) Oxidierte Low-density-Lipoproteine und Atherogenese. In: Schwandt P, Richter WO, Parhofer KG (Hrsg) Handbuch der Fettstoffwechselstörungen. Pathophysiologie, Diagnostik und Therapie der Dyslipoproteinämien – Prävention der Atherosklerose. Schattauer, Stuttgart, S 693–707

Thomas PS, Bruce C, Burkhead A, Wang XL (2002) Effect of ecNOS polymorphisms and coronary artery disease upon exhaled nitric oxide. J Mol Med 80:181–186

Thurberg B, Collins T (1998) The nuclear factor-κB/inhibitor of kappa B autoregulatory system and atherosclerosis. Curr Opin Lipidol 9:387–396

Thuren T (2000) Hepatic lipase and HDL metabolism. Curr Opin Lipidol 11:277–283

Thurmon TF (1998) Genetics, aging, and the heart. J La State Med Soc 150:356–366

Torkhovskaja TI, Khalilov EM, Archakov AI (1987) Stimulation of lipoprotein transport function by phospholipids. Soc Med Rev A Cardiol 1:317–336

Vaitkevicius PV, Lane MA, Spurgeon H, et al (2001) A cross-link breaker has sustained effects on arterial and ventricular properties in older rhesus monkeys. Proc Natl Acad Sci USA 98:1171–1175

Vasa M, Breitschopf K, Zeiher AM, Dimmeler S (2000) Nitric oxide activates telomerase and delays endothelial cell senescence. Circ Res 87:540–542

Villa-Colinayo V, Shi W, Araujo J, Lusis AJ (2000) Genetics of atherosclerosis: the search for genes acting at the level of the vessel wall. Curr Atherosclerosis Reports 2:380–389

Wagner OF, Jilma B (1997) Putative role of adhesion molecules in metabolic disorders. Horm Metab Res 29:627–630

Weber C, Ere W, Pietsch A, Ströbel M, Ziegler-Heitbrock HW, Weber PC (1994) Antioxidants inhibit monocyte adhesion by suppressing nuclear factor-B mobilization and induction of vascular cell adhesion molecule-1 in endothelial cell stimulated to generate radicals. Arterioscler Thromb 14:1665–1673

Weijenberg, Feskens EJ, Kromhout D (1996) Total and high density lipoprotein cholesterol as risk factors for coronary heart disease in elderly men during five years of follow-up: the Zutphen Elderly Study. Am J Epidemiol 143:151–156

Welin L, Eriksson H, Larsson B, Ohlson LO, Svardsudd K, Tibblin G, Wilhelmsen L (1991) Triglycerides, a major coronary risk factor in elderly men. A study of men born in 1913. Eur Heart J 12:700–704

Wilson SH, Caplice NM, Simari RD, Holmes DR Jr, Carlson PJ, Lerman A (2000) Activated nuclear factor-κB is present in the coronary vasculature in experimental hypercholesterolemia. Atherosclerosis 148:23–30

Windler E (1999) Lipidtherapie in der Prävention und Behandlung koronarer Herzkrankheit. Clausen & Bosse, Leck

Wissler RW, Robert L (1996) Aging and cardiovascular disease. Circulation 93:1608–1612

Wolf NS, Pendergrass WR (1999) The relationships of animal age and caloric intake to cellular replication in vivo and in vitro: a review. J Gerontol A Biol Sci Med Sci 54:502–517

Wüster Ch (1993) Growth hormone and bone. Acta Endocr 128:14–18

Xu D, Neville R, Finkel T (2000) Homocysteine accelerates endothelial cell senescence. FEBS Lett 470:20–24

Yamada M, Wong FL, Kodama K, Sasaki H, Shimoaka K, Yamakido M (1997) Longitudinal trends in total serum cholesterol levels in a Japanese cohort, 1958–1986. J Clin Epidemiol 80:425–434

Zimarino M, Cappelletti L, Venarucci V, et al (2001) Age-dependence of risk factors for carotid stenosis: an observational study among candidates for coronary arteriography. Atherosclerosis 159:165–173

4.2 Altern, Fibrose und Reaktionsmechanismen des Bindegewebes

Klaus Sames

Inhaltsverzeichnis

4.2.1 Allgemeine Gesichtspunkte zur Fibrose

4.2.1.1 Definition

Der Begriff Fibrose unterscheidet nicht streng zwischen einer Kollagenvermehrung und einer Bindegewebsvermehrung. Beide werden getrennt oder gemeinsam als Definition verwendet, wobei der am meisten stringente Gebrauch eine Kollagenvermehrung pro Volumeneinheit des Gewebes beinhaltet (Eder u. Gedigk 1990, Cottier 1980). Man kann die Fibrose auch funktionell als Antwort auf einen Schaden, der dafür bekannt ist, dass er Fibrose auslöst, oder deren Ergebnis definieren.

4.2.1.2 Ursachen der Fibrose

Eine Fibrose kann durch unterschiedliche Noxen ausgelöst werden und ist meist das Endresultat einer (vor allem chronischen) Entzündung oder Wundheilung. Aber auch eine Hypertrophie, hormonelle Störungen, Stoffwechselstörungen oder neoplastische Prozesse können zur Fibrose führen. Die Empfindlichkeit gegenüber unterschiedlichen Auslösern ist mehr oder weniger organspezifisch (Cottier 1980). In Organen wie Niere, Leber, Lunge und Herz kann eine umfangreiche Fibrose die Funktion stören (Brooks u. Conrad 2000).

Nicht bekannt sind die Ursachen der regelmäßig altersabhängig auftretenden Fibrosen. Da Altern bis heute ein im Einzelnen unbekannter Vorgang geblieben ist, lässt sich die Altersabhängigkeit nur schwer erklären. Interessant ist daher die Untersuchung bekannter aktiver oder reaktiver Fibrose

Ganten/Ruckpaul (Hrsg.)
gemeinsam mit A. Ruiz-Torres
Molekularmedizinische Grundlagen
von altersspezifischen Erkrankungen

auslösender Vorgänge im altersabhängig auftretenden fibrotischen Gewebe.

4.2.1.3 An der Fibrose beteiligte Mediatoren und andere aktive Substanzen

Im Vorfeld der Fibrose wirken die ätiologischen Schäden, die zur Entzündung oder Wundheilung führen, und aktivieren Mediatoren (wobei die Ätiologie von altersabhängigen Fibrosen unklar bleibt). Sie führen zu frühen Reaktionen des Gerinnungssystems, des Gefäßsystems, des Immunsystems und unspezifischer Abwehrsysteme auf den unmittelbaren Schaden und später zur Wiederherstellung mit oder ohne Bildung einer Narbe oder Fibrose. Im Zusammenhang mit der Fibrose interessieren in erster Linie Faktoren, die direkt auf das Endergebnis Fibrose hinwirken, z. B. durch Förderung der Matrixproduktion oder Vermehrung Matrix produzierender Zellen. Zytokine und Wachstumsfaktoren spielen möglicherweise eine zentrale Rolle in diesem Prozess (Martin et al. 2000 a). Genannt werden vor allem folgende Zytokine: Interleukin 1 (IL-1), „tumor necrosis factor alpha" (TNF-α), „platelet-derived growth factor" (PDGF), „transforming growth factor β1" (TGF-β1) (s. Majno u. Joris 1996) und der Plasminogenaktivator (Krull et al. 1993, Westergren-Thorsson et al. 1993). TGF-β1 wird als „Hauptschalter" für das fibrotische Programm betrachtet (Martin et al. 2000 b). Die Aktivität dieses Zytokins wird über die Aktivierung der sezernierten latenten Form und die Interaktion mit seinem Rezeptor kontrolliert (Border et al. 1992). Bei Schädigung durch Bleomycin nimmt die TGF-β1-mRNA vor derjenigen des Kollagens und der Proteoglykane zu (Westergren-Thorsson et al. 1993). Eine Inhibition von TGF-β1 durch Antikörper oder Proteoglykane vermindert die Fibrose (Border et al. 1992). TGF-β1 kann die Kollagen-Gen-Expression induzieren und die Kollagenproduktion erhöhen (Lafuma et al. 1994). Für TGF-β wird weiterhin berichtet, dass er die Kollagensynthese in Fibroblasten in vitro stimuliert (Buttner et al. 1997). Er kann zudem den Abbau durch Erniedrigung der Kollagenaseaktivität mithilfe einer Stimulation von Metalloproteinase-Inhibitoren drosseln (Lafuma et al. 1994). TGF-β1 hemmt auch das Zellwachstum über eine Rezeptorkaskade einschließlich P21 und P27, welche den Zellzyklus reguliert (Gartel et al. 1996). TGF-β1 kann seine eigene Produktion induzieren. Ein Zusammenhang der chronisch-progressiven Fibrose mit diesem Verhalten wird diskutiert (s. Brooks u. Conrad 2000).

Das extrazelluläre Kollagen spielt eine Rolle für die TGF-Wirkung. TGF-β1 stimuliert die Kollagensynthese von Muskelzellen aus Schweineaorten spezifisch. Die Erhöhung der Kollagensynthese ist beim Wachstum dieser Zellen auf Kollagengittern geringer als auf einer Plastikunterlage. EGF („epithelial growth factor") steigert die TGF-β1-induzierte Proteinproduktion auf Kollagengittern, nicht aber in Monolayer-Kulturen (Schlumberger et al. 1991). Die Rolle von TGF-β1 für die Fibrose wurde besonders in Lunge und Leber nachgewiesen. Es konnte gezeigt werden, dass es eine Rolle bei der Leberfibrose spielt (Geraci u. Mariano 1993, Hill et al. 2001).

Interleukin 4 (IL-4) stimuliert wie TGF-β die Kollagensynthese in Fibroblasten in vitro (Buttner et al. 1997). IL-2 ist ein lymphotropes Agens, vermehrt aber auch das Wundkollagen und erhöht seine Reißfestigkeit, was durch Lymphozyten vermittelt sein könnte (Ashcroft et al. 1995). PDGF, Fibroblastenwachstumsfaktor 2 (FGF-2), insulinähnlicher Wachstumsfaktor 1 (IGF-1) und EGF können die Fibroblastenproliferation fördern, FGF-2 auch die Kollagenbildung (Herouy 2001). Eine Überexpression von Interleukin 11 bei transgenen Tieren führt in den Luftwegen zu subepithelialer Fibrose (Ray et al. 1997). Die aktiven Mechanismen, welche zur Fibrose führen, wurden vielfach in Zellkulturen analysiert. Adhäsionsproteine, z. B. Osteopontin, spielen ebenfalls eine Rolle (s. 4.2.3.4).

Auch Hormone haben einen Einfluss. So erniedrigen Östrogene die entwicklungsabhängige und altersabhängige Kollagenzunahme (Hama et al. 1976).

Das Wachstumshormon (GH) bzw. sein „Abkömmling" IGF-1 erhöhen die Kollagenproduktion von Osteoblasten (Ernst u. Froesch 1988) und Fibroblasten (Granot et al. 1991) auch nach In-vivo-Applikation (Danne et al. 1988, Sartorio et al. 1999), wobei ihre Bedeutung für die Pathogenese der Fibrose unklar ist. Ähnlich wirkt Insulin (Goldstein et al. 1989), dessen stimulierende Wirkung auf die glatte Muskelzelle der Gefäßwand durch die Aktivierung der IGF-1-Rezeptoren vermittelt wird (Ruiz-Torres et al. 1998 b). Es ist daher nicht auszuschließen, dass Insulin – insbesondere bei Hyperinsulinämie – an der Entwicklung kardiovaskulärer Fibrosen beteiligt ist. Ferner ist bei sklerotischem Herzleiden die Blutkonzentration des aminoterminalen Kollagen-Typ-III-Propeptids deutlich erhöht, was auf eine gesteigerte Ablagerung dieses Kollagens hinweist (Bonnet et al. 1988).

In menschlichen Fibroblastenkulturen steigert Dehydroepiandrosteron (DHEA) die Kollagenproduktion leicht. Es erhöht die Gleichgewichtskonzentration der $\alpha 1$(I)-Prokollagen-mRNA, nicht aber die von Fibronektin und bewirkt eine starke Inhibition der Kollagenasepromotoraktivität (Lee et al. 2000). Einen deutlichen Fibrose erzeugenden Effekt hat auch Serotonin (s. Majno u. Joris 1996).

4.2.1.4 Interaktionen zwischen Proteoglykanen sowie anderen Matrixglykoproteinen und Kollagen

Neben dem Kollagen bilden Proteoglykane (PG) in den meisten Bindegeweben die zweite Hauptkomponente der extrazellulären Matrix. Die Glykosaminoglykan-(GAG-)Seitenketten der PG haben einen ausgeprägten Einfluss auf die Kollagenpolymerisation. Chondroitinsulfat (CS) fördert das rapide Wachstum kleiner Fibrillen, Dermatansulfat (DS) eine langsamere Fibrillenbildung mit größeren Fibrillen und erhöhter Zugfestigkeit (Ashcroft et al. 1995). GAG, besonders Chondroitin-4-Sulfat (C-4-S) erhöhen spezifisch und selektiv die Stabilität von Kathepsin K und Matrixmetalloproteinase 1 (MMP-1) und die Kollagenhydrolyse von löslichen wie unlöslichen Typ-I- und Typ-II-Kollagenen (Li et al. 2000).

Proteoglykane binden auch an Zytokine wie TGF-β1 und können hier inhibierend auf die Fibrose wirken (Border et al. 1992). Eine altersabhängige Abnahme von PG könnte also die Fibrose im Alter möglicherweise fördern. Die kleinen Proteoglykane Decorin, Biglykan und Fibromodulin binden an Kollagen und beeinflussen die Fibrillenbildung (Ashcroft et al. 1995, Schönherr et al. 1995). Bei Fibrosen durch Bleomycin- und Thioacetamidschädigung änderte sich das Expressionsmuster der kleinen Proteoglykane (Krull et al. 1993, Westergren-Thorsson et al. 1993). In der Leber zeigt sich bei Fibrose eine Verschiebung von Heparansulfat (HS) als normalem Haupt-GAG zu DS und CS (Rauterberg et al. 1981). Bei Reaktionen, die zu einer Fibrose führen, ist die Synthese der Proteoglykane und der extrazellulären Matrix erhöht und diese werden vermehrt abgelagert (Kolset et al. 1994, Rauterberg et al. 1981, Venkatesan et al. 2000, Willemer et al. 1984).

Die Glykoproteine Fibronektin und Laminin nehmen bei den zu Fibrose führenden Reaktionen an Menge zu. Sie interagieren ebenfalls mit Kollagen. Beziehungen zwischen diesen Glykoproteinen und Proteoglykanen werden bei der strahlenbedingten Lungenfibrose angenommen (Rosenkrans et al. 1987). Fibronektin ist in der durch Thioacetamid geschädigten Leber ähnlich verteilt wie Kollagen Typ I und III, während das basalmembrantypische Glykoprotein Laminin – normalerweise auf Gefäßwände und das Epithel der kleinen Gallengänge der normalen Leber beschränkt – bei Fibrose auch im Parenchym gefunden wird (Rauterberg et al. 1981). Am Kollagen wurden Bindungsregionen für eine große Zahl von Substanzen identifiziert, zu denen Fibronektin, Integrine und Proteoglykane zählen (Di Lullo et al. 2002).

4.2.1.5 Kollagentypen bei Fibrose

Im Rahmen von Fibrosen kommt es zu Verschiebungen im Muster der Kollagentypen. Es sind vor allem die Kollagentypen I und III beteiligt. Bei Fibrosen der Leber ist beispielsweise Kollagen Typ III relativ vermehrt (Rauterberg et al. 1981). In vitro wird der Typ III von strahleninduzierten Hautfibroblasten vermehrt produziert (El Nabout et al. 1989). In der durch Bleomycin geschädigten Rattenlunge nimmt die Expression von Kollagen Typ III ebenfalls zu (Westergren-Thorsson et al. 1993), bei strahlenbedingter Fibrose jedoch Typ I (Song et al. 1998). Bei Altersfibrose in der Niere ist die Expression von Typ I ebenfalls gesteigert (s. 4.2.3.8).

4.2.1.6 Für die Fibrose wichtige Enzyme

Einige der Wachstumsfaktoren, welche die Kollagensynthese anregen, stimulieren auch Synthese und Aktivierung von Matrixmetalloproteinasen (MMP). Von dieser Enzymgruppe wird der Abbau von Matrixproteinen kontrolliert, ihre molekulare Expression bestimmt fibrotische Prozesse mit. Die Enzyme sind zinkabhängige Kollagenasen, die fibrilläres Kollagen vom Typ I, II und III abbauen. Gelatinasen (Typ-IV-Kollagenasen) verdauen amorphes Kollagen sowie Fibronektin und Stromelysin. Die Sekretion von membrangebundenen Metalloproteinasen wird von PDGF, FGF, IL-1 und TNF-α induziert. Kollagenasen spalten die Tripelhelix in zwei ungleiche Fragmente, die durch andere Proteinasen weiter abgebaut werden. Gewebeinhibitoren der Metalloproteinasen (TIMP) inhibieren die Aktivität (Herouy 2001). Mit der Zeit vernetzt fibrotisches Kollagen zunehmend und seine Reabsorption könnte dabei völlig unmöglich werden. Andererseits ist aber selbst eine Leberzirrhose zu einem großen Teil reversibel (s. Majno u. Joris 1996).

4.2.1.7 Organspezifische Gesichtspunkte

Da zahlreiche Organe in anderem Zusammenhang ausführlich besprochen sind, sollen hier nur wenige Beispiele angeführt werden. Im Herzen unterscheidet man eine perimysiale von einer perivaskulären Fibrose (s. 4.2.3.9). In Arterien stellt das Atherom ein Gebilde dar, das vorwiegend aus glatten Muskelzellen besteht, die in Kollagen eingebettet und eingekapselt sind. Vieles spricht dafür, dass das hier abgelagerte Kollagen Typ I und III aus diesen glatten Muskelzellen stammt. Tatsächlich stimulieren Insulin und IGF-1 gleichermaßen die Proliferation und die Kollagenproduktion von glatten Muskelzellen der menschlichen Gefäßwand, während ihre Wirkung durch Blockierung der IGF-1-Rezeptoren inhibiert wird (Ruiz-Torres 2002). Dennoch scheinen die Proliferation und Kollagensynthese zwar eng verbundene Prozesse zu sein, jedoch bei der Atherogenese unabhängigen Kontrollmechanismen zu unterliegen (Rekhter u. Gordon 1994).

Die Alveolarmakrophagen produzieren mindestens 12 regulatorische Peptide für die Zellen im Alveolarbereich. Bei den unterschiedlichsten Schäden werden von den Makrophagen sofort wachstumsregulierende Faktoren freigesetzt. Bei Strahlenschäden stimulieren sie die Vergrößerung der Fibroblastenpopulation oder die Erhöhung der Matrixproteinsynthese. Alveolarmakrophagen beeinflussen auch die Typ-II-Pneumozyten mithilfe bestimmter Zytokine. Eine Bestrahlung von Typ-II-Pneumozyten führt in vitro zur unmittelbaren Synthese von TGF-β1 (s. Rodemann u. Bamberg 1995).

In der Leber scheinen die Lipozyten für die Fibrose verantwortlich zu sein, wenn auch nicht auszuschließen ist, dass sich proliferierende Hepatozyten bei der Regeneration daran beteiligen. Die Lipozyten bilden überwiegend DS, welches in die Kollagenpolymerisierung einbezogen ist. In Hepatozytenkulturen fand sich dagegen ausschließlich HS (Arenson et al. 1988, Rauterberg et al. 1981). Auch die Expression von Biglycan hängt mit den fettspeichernden Zellen und ihrer transformierten Form, den myofibroblastenähnlichen Zellen, zusammen (Krull et al. 1993). Bei der Fibrose findet sich daher eine Verschiebung von HS als Haupt-GAG in der normalen Leber zu DS und CS in der fibrotischen (Rauterberg et al. 1981).

4.2.2 Altersabhängige Veränderungen von Wundheilung und fibrotischen Reaktionen mit bekannter (nicht altersabhängiger) Ursache

4.2.2.1 Die Wundheilung und ihre Veränderungen im Alter

Die Wundheilung ist ein wichtiges Beispiel für einen entzündlichen Vorgang mit bindegewebiger Wiederherstellung. Als Unterschied zwischen Narbe und Fibrose (die in ihren Merkmalen weitgehend übereinstimmen) wird genannt, dass die Fibrose über den Narbenbereich hinausgeht (Cottier 1980). Bei Fibrosen laufen im Prinzip die gleichen Vorgänge ab wie bei der Heilung. Sie sind jedoch in der Dauer und im Ausmaß der beteiligten Reaktionen und des Endzustandes gesteigert.

Die Wundheilung ist besonders an der Haut untersucht worden, wo sich definierte Verletzungen leicht erzeugen und gut beobachten lassen. Die Phasen der Wundheilung sind: Thrombose und Wundreinigung, Entzündung, Proliferation und Wiederherstellung. Für die Narbenbildung bzw. Fibrose ist die proliferative Phase wichtig. Schon bei den ersten Reaktionen werden Kinine freigesetzt, welche neben anderen Aufgaben die Produktion von Matrixsubstanzen einschließlich Kollagen fördern. Dies geschieht im Rahmen mehrerer paralleler Reaktionsmechanismen, wie der Komplement- und Plasminogenkaskade, der Aktivierung der Blutgerinnung und der Reaktion verletzter ortsständiger Zellen (Abb. 4.2.1). Bei der Thrombozytenadhäsion, -aktivierung und -aggregation werden von den Thrombozyten (aus den α-Granula) TGF-β und TGF-α sowie PDGF freigesetzt. Monozyten und Endothelzellen produzieren IL-1 und TNF zunächst für die Leukozytenadhäsion. Makrophagen dienen anfangs wie andere Blutzellen der Wundreinigung durch Phagozytose, bilden aber ebenfalls Zytokine wie TGF-α, TGF-β und PDGF. TGF-β wird auch von T-Lymphozyten im Rahmen der entzündlichen Vorgänge gebildet. IL-2 fördert neben der Lymphozytenaktion die Vermehrung des Wundkollagens und dessen Reißfestigkeit. Unter dem Einfluss von PDGF und TGF-β infiltrieren nach etwa 72 Stunden Fibroblasten die Wunde. Auf die Fibroblastenproliferation wirken PDGF, FGF-2, IGF-1 und EGF. Die Kollagenbildung wird in erster Linie von TGF-β geregelt, aber auch FGF-2 ist beteiligt. PDGF stimuliert die Kollagenproduktion indirekt, indem es die Fibroblasten zur Bildung von TGF-β anregt.

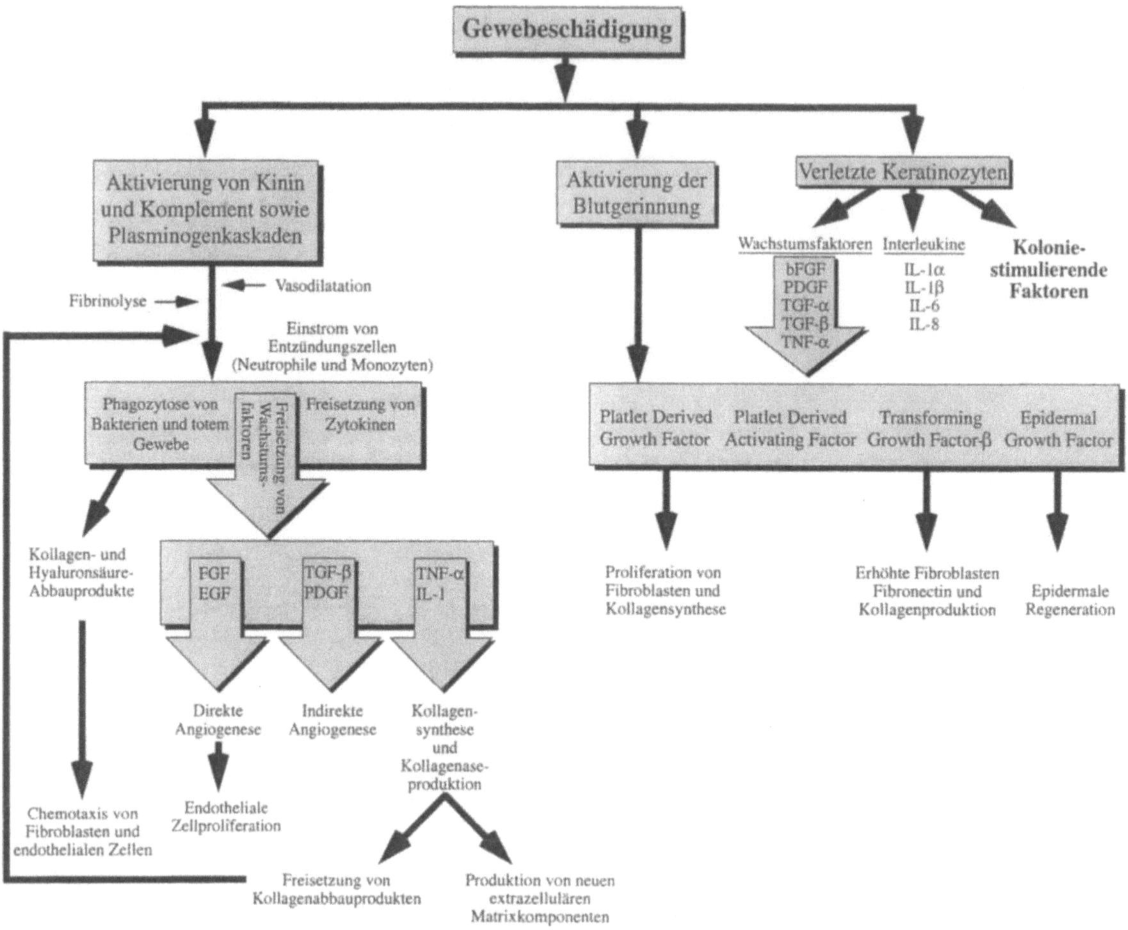

Abb. 4.2.1. Beziehung zwischen Gewebeschaden und Freisetzung von Zytokinen und Wachstumsfaktoren. Die Illustration zeigt Verletzung und Aktivierung von Kinin, Plasminogen und Komplementkaskaden, die zur Entzündung führen, sowie Freisetzung von Zytokinen und Wachstumsfaktoren, welche die Ablagerung von Narbengewebe triggern. *TNF* Tumornekrosefaktor, *FGF* Fibroblastenwachstumsfaktor. (Aus Silver u. Christiansen 2000)

In dem unter solchen Einflüssen entstandenen unreifen Granulationsgewebe werden große Mengen von Fibronektin, Hyaluronsäure sowie Kollagen Typ I und in noch größerem Umfang Kollagen Typ III abgelagert. In der Wiederherstellungsphase werden noch Fibronektin und Kollagen produziert und die Wundkontraktion erfolgt (Ashcroft et al. 1995). Bei Mäusen mit einer Deletion des TGF-β1-Gens ist die Wundheilung nicht beeinträchtigt. Es findet sich eine Verminderung in der Menge von Granulationsgewebe und eine schnellere Epithelisierung. Dieses Zytokin scheint für die Initiation oder Progression der Heilung nicht wichtig zu sein. Es könnte vielmehr die Entzündung verstärken und den Wundverschluss hemmen (Koch et al. 2000). Dies würde seine große Bedeutung für die Fibrose als quasi übersteigerte Wundheilung verständlich machen.

Tatsächlich scheint das Verhalten des Kollagenumsatzes die verschiedenen Phasen der Narbenbildung wiederzuspiegeln, aber – anders als erwartet – steigen die Umsatzraten im Verlauf dieses Prozesses so an, dass die Höchstwerte kurz vor dem Wundverschluss erreicht werden (Zeitz et al. 1978). Aus diesem Grunde ist eine modulierende Rolle des Kollagenabbaus im physiologischen Vorgang der Narbenbildung nicht ohne weiteres von der Hand zu weisen (Schema zum signalgesteuerten Ablauf s. Abb. 4.2.1).

Mit zunehmendem Alter verzögert sich die Wundheilung (Ashcroft et al. 1997a). Die Entzündungsreaktionen sind verlangsamt und weniger intensiv (Ashcroft et al. 1995). Mit dem Alter fiel auch die Kollagenzunahme und deren Geschwindigkeit bei der Ratte ab (Reiser et al. 1995). Es bestand eine Verminderung der Kollagen-I- und -III-Ablagerung bei alten Mäusen. In alten Wunden war die Fibronektinfärbung vermindert und das Auftreten extrazellulärer Matrixkomponenten verzögert (Ashcroft et al. 1997a). Die neutrale Endopeptidase 24.11, eine Metalloproteinase, welche die Wirkung neuroendokriner Peptide und die Immunozyten-Chemotaxis kontrolliert, wurde im Alter überexprimiert (Kletsas et al. 2000). Die immunhistochemische Darstellung von TGF-β1 und seiner mRNA nahmen altersabhängig ab (Ashcroft et al.1997a).

An Rattenfibroblasten aus kutanen Explantaten wurde eine Reduktion der Migrations- und Proliferationskapazität mit zunehmendem Alter der Spendertiere beobachtet. Aber es bestand keine Verminderung der Fibrozytenzahlen in akuten Wunden (Ashcroft et al. 1995). Nach Kudravi u. Reed (2000) ist die Wundheilung im Alter dadurch beeinträchtigt, dass Gene, welche die Zellproliferation bei ruhenden Zellen in Gang bringen, nicht adäquat exprimiert werden können. Ein Verlust der Reaktion auf EGF, eine insulinartige Aktivität im Plasma und PDGF wurden bei in vitro gealterten menschlichen Fibroblasten beobachtet. Bei in vivo gealterten Fibroblasten wurde auch eine geringere Bildung von PDGF beobachtet (Ashcroft et al. 1995). Die Reaktivität menschlicher Fibroblasten von Spendern unterschiedlichen Alters auf PDGF und autokrine Wachstumsfaktoren blieb aber im Alter grundsätzlich erhalten (Kletsas et al. 2000). In Hautfibroblasten kurz vor dem Verlust der Proliferationsfähigkeit in vitro waren zwei Signalwege – 1. für die Zellmigration (Phospholipase-Cγ), 2. für die Mitogenese (durch extrazelluläres Signal regulierte mitogenaktivierte Kinase) – trotz unveränderter Konzentrationen von Effektormolekülen eingeschränkt aktiv. Es bestand eine Verminderung der Konzentration von EGF-Rezeptor (EGFR) und seiner mRNA sowie der Bildung von Transkripten. Durch Elektroporation einer *egfr*-cDNA wurden höhere Konzentrationen von EGFR in in vitro gealterten Zellen erreicht. Die Zellen erwarben ihre EGF-induzierte Migrations- und Proliferationsreaktivität wieder. Die reduzierte *egfr*-Transkription ist somit führende Ursache der Veränderungen (Shiraha et al. 2000).

In der Wiederherstellungsphase der Wundheilung können die Fibronektin- und Kollagenproduktion und ebenso die Wundkontraktion im Alter gesteigert sein. Die Reißfestigkeit der Haut nimmt im Alter ab, allerdings sind die Ergebnisse nicht ausreichend gesichert. TGF-β2 erhöht die Reißfestigkeit bei Wunden von alten Ratten (Ashcroft et al. 1995). Der Wundverschluss zeigt bei alten Ratten während der frühen Heilungsphase eine signifikante Verzögerung. Später stimmen die Verschlussraten überein. Dabei sind apoptotische Fibroblasten bei alten Tieren seltener. Es existieren keine signifikanten Unterschiede in der Häufigkeit oder Verteilung von Myofibroblasten. Hautfibroblasten alter Ratten bilden verstärkt MMP-2 (Ballas u. Davidson 2001). Der Aufbau der Haut im Wiederherstellungsbereich ist bei alten Tieren normaler als bei jungen, bei welchen die Heilungsrate auf Kosten der Qualität gesteigert zu sein scheint (Ashcroft et al. 1997a).

Die Menopause könnte eine Rolle spielen, denn eine lokale Östrogenapplikation führt beim Menschen zu einer Verminderung der Wundgröße und größerer Festigkeit sowie zu erhöhten Konzentrationen von Kollagen und Fibronektin (Ashcroft et al. 1997b, 1999).

4.2.2.2 Die Strahlenfibrose und ihre Altersabhängigkeit

Die Strahlenfibrose ist ein gut bekanntes und exakt reproduzierbares Modell für eine induzierte Fibrose. Sie wurde unter anderem in Lunge, Leber, Niere und Haut beschrieben (Martin et al. 2000a,b). Die Haut als ein Gewebe, das keine regelmäßige Fibrose im Alter aufweist, ist ihrerseits ein beliebtes Modell für die Wundheilung und Strahlenfibrose, welche mit Fibrosierung im dermalen Bindegewebe einhergeht (s. Ashcroft et al. 1995). Beim derzeitigen Wissensstand sind daher altersabhängige Veränderungen bei der Wundheilung oder Fibrose der Haut schwer auf andere Organe übertragbar.

Eine akute lokale Gammabestrahlung erzeugt in Schweinehaut wie in Menschenhaut eine intensive mutilierende Fibrose mit kontinuierlicher Expansion und Invasion in angrenzende Muskeln sowie eine Anhäufung von Makromolekülen der extrazellulären Matrix (s. El Nabout et al. 1989). Innerhalb von Stunden nach der Bestrahlung wurde die vorübergehende Expression einer Reihe von Onkogenen wie *c-fos*, *c-jun*, *c-myc* und von Wachstumsfaktoren wie PDGF beobachtet (s. Rodemann u. Bamberg 1995).

Fournier et al. (2001) und Herskind et al. (2000) fanden in vitro nach Bestrahlung eine Proliferationshemmung bzw. ein postmitotisches Verhalten bei einer gesteigerten Zahl von Hautfibroblasten. In strahlenfibrotischen Geweben fand sich eine chronische Aktivierung von Myofibroblasten (Martin et al. 2000a,b). Die meisten fibrotischen Zelllinien zeigen in vitro keinen Unterschied im

Wachstumspotenzial gegenüber Zellen aus normaler Haut. In Primärkulturen können sie aber auch eine schnellere Proliferation als Zellen aus normaler Haut desselben Tieres vorweisen (Martin et al. 1989). Schweinehautfibroblasten aus einer bestrahlungsbedingten Fibrose lagern große Mengen von Kollagen, Proteoglykanen und Fibronektin ab (Lafuma et al. 1994). Es wird außerdem ein signifikanter Anstieg der Kollagenbiosynthese mit bevorzugtem Anstieg des Typ-III-Kollagens in Primärkulturen von Hautfibroblasten aus bestrahlter Haut im Vergleich zu denen aus der normalen Dermis beobachtet (El Nabout et al. 1989). Bei der Strahlenfibrose der Lunge nimmt dagegen die Typ-I-Kollagen-Gen-Expression zu, während die von Typ III abnimmt. Das pulmonale Angiotensin II nimmt zu und wird vornehmlich von Fibroblasten und Makrophagen gebildet. Hydroxyprolin und Typ-I-Kollagen nehmen ebenfalls zu (Song et al. 1998). Bestrahlte Zellkulturen steigern vorübergehend den Einbau von 3H-Prolin in Kollagen (Fournier et al. 2001, Herskind et al. 2000) (Abb. 4.2.2).

Nach Bestrahlung verändern sich auch die mit Kollagen interagierenden Glykoproteine. Das lösliche Fibronektin der Mäuselunge zeigt vorübergehend eine Zunahme. Laminin nimmt langsamer zu, um auch langsamer zu Normalwerten zurückzukehren (Rosenkrans u. Penney 1987). Die Bildung von Bindegewebsmatrix wird zudem durch die Repression der MMP-1 und durch Stimulierung der Expression des Gewebeinhibitors TIMP auf der transkriptionalen Ebene gefördert. Die gesamte freie kollagenolytische Aktivität von MMP und Kathepsin ist auf dem posttranslationalen Niveau reduziert (Lafuma et al. 1994).

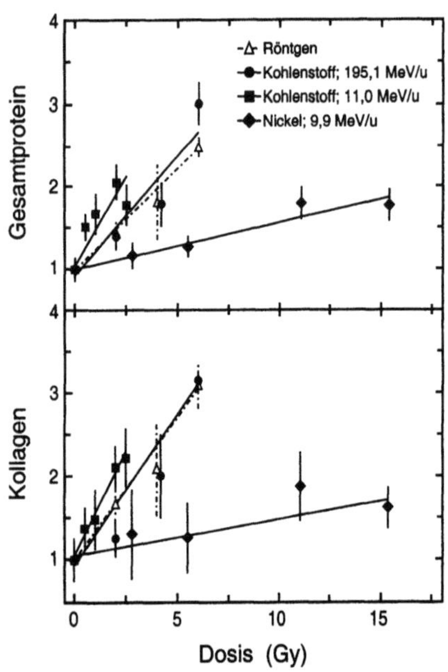

Abb. 4.2.2. Anstieg der Proteinbildung 14 Tage nach Bestrahlung menschlicher Fibroblasten in Abhängigkeit von der Dosis unterschiedlicher Strahlenquellen. Gesamtprotein und Kollagen normalisiert auf Kontrollwerte, Röntgenstrahlen, 195-MeV/u^{-1}-Kohlenstoffionen, 11,0-V/u^{-1}-Kohlenstoffionen, 9,9 MeV/u^{-1} Nickelionen. (Aus Fournier et al. 2001)

Die Ursache der Myofibroblastenaktivierung könnte in einer permanenten Produktion von aktivierenden Faktoren bestehen. So ließe sich diese Fibrose als eine Wunde definieren, von der ständig Signale für die Gewebereparatur ausgesandt werden. Zytokine und Wachstumsfaktoren spielen möglicherweise eine zentrale Rolle in diesem Prozess (Martin et al. 2000 a, b).

Wie für die Wundheilung und andere Fibrosen spielt TGF-β1 eine kritische Rolle für die Einleitung, Entwicklung und Persistenz der Strahlenfibrose (Martin et al. 2000 b). Eine Bestrahlung induziert z. B. die Produktion von aktivem TGF-β1 in menschlichen Hautfibroblasten (Lara et al. 1996). TGF-β löst die Fibroblastenproliferation wahrscheinlich mithilfe anderer Wachstumsfaktoren wie PDGF aus. Es führt aber andererseits zur Zunahme von postmitotischen Fibroblasten, trägt also auch zum In-vitro-Altern von Fibroblasten bei. IL-1 wirkt radioprotektiv (s. Rodemann u. Bamberg 1995). An isolierten Zellen bestrahlter Rattenlebern wurde die Expression des TGF-β1-Gens nachgewiesen. Eine Bestrahlung der gesamten Leber steigerte die TGF-β1-Expression hauptsächlich bei nicht parenchymatösen Zellen, in denen es hauptsächlich vorkommt (Geraci u. Mariano 1993). Der Spitzenanstieg des TGF-β-Proteins fiel bei der Bestrahlung in der Lunge mit dem initialen Einstrom von Entzündungszellen zusammen. TGF-β, seine mRNA und seine Proteinhochregulierung gingen der histologisch erkennbaren Strahlenfibrose voraus (Yi et al. 1996).

Die IL-4-Gen-Transkription und -Synthese nahm in bestrahlten Lungen von Ratten ebenfalls zu. Es wurde eine beträchtliche IL-4-Produktion in Makrophagen während der Entwicklung einer Strahlenfibrose in der Lunge nachgewiesen (Buttner et al. 1997). Nitritoxid (NO) und die NO-Synthetase-(NOS-)Aktivitäten nahmen in bestrahlten Lungen ab (Song et al. 1998). Es wurde beobachtet, dass Inhibitoren des Angiotensinkonversionsenzyms (ACE), besonders Captopril, und ein Angiotensin-II-Rezeptorblocker Lungen von bestrahlten Ratten gegen Pneumonie und die Entwicklung einer Fibrose schützen (Molteni et al. 2000).

Leider liegen zu den altersabhängigen Veränderungen der Strahlenfibrosen vorwiegend In-vitro-

Studien vor. Normale Fibroblasten aus subkutanem Gewebe von Schweinen starben nach 17 Populationsverdopplungen ab, während fibrotische Zellen eine verlängerte Lebensdauer aufwiesen und noch nach 80 Verdopplungen proliferierten. Die Zellmorphologie und Chromosomenzahl veränderten sich während der Subkulturen. Dies bestätigt, dass im Narbengewebe eine aktive fibrotische Zellproliferation über Jahre nach der Bestrahlung fortbesteht, was mit In-vivo-Befunden übereinstimmt (Martin et al. 1989).

Kollagensynthese und -gehalt blieben in normalen Kulturen von Schweinehautfibroblasten bis zur 10. Passage konstant und nahmen danach kontinuierlich bis zum Absterben um die 15. Passage ab. Im Gegensatz dazu nahmen Kollagensynthese und -gehalt in Subkulturen von fibroseinduzierten Fibroblasten von der zweiten Passage an ab und verminderten sich dann weiter als Funktion des „In-vitro-Alterns". Darüber hinaus wurden diese Fibroblasten nicht seneszent und hielten die Synthese einer geringen Kollagenmenge aufrecht. Dies entspricht der In-vivo-Situation. Die schnelle Abnahme der Kollagensynthese und Ablagerung bei induzierten Zellen könnte am Verlust einiger Aktivierungsfaktoren oder an der Entdifferenzierung der Zellen liegen (El Nabout et al. 1989).

Eine Prüfung der langfristigen Kollagen-Anschoppung ist leider in vitro nicht gegeben und es fehlen noch Studien zum Kollagenabbau. Hautfibroblasten sind möglicherweise auch wegen des altersabhängig abnehmenden Kollagengehalts der Haut kein geeignetes Modell für die Veränderungen eines gesteigerten Kollagenstoffwechsels im Alter.

4.2.2.3 Fibrose durch Hypertrophie am jungen und alten Herzen

Verschiedene Auslöser einer Hypertonie (und Hypertrophie als Konsequenz) können zu unterschiedlichen Reaktionen desselben Systems führen. Bei Ratten mit Aortenkonstriktion nimmt die spezifische Aktivität der Prolylhydroxylase zu und die 4-Hydroxyprolin-Konzentration verändert sich nicht. Bei spontan hypertensiven Ratten nimmt dagegen die spezifische Aktivität der Prolylhydroxylase nicht zu, aber die 4-Hydroxyprolin-Konzentration verringert sich (Falcy et al. 1989).

Eine Gabe von Aldosteron induziert bei jungen Ratten eine kardiale Hypertonie und Kollagensynthese. Die Frage, ob und auf welcher Ebene die Kollagenzunahme geregelt wird, wurde mithilfe der aldosteroninduzierten Hypertonie altersabhängig im Herzen untersucht. Daraus ergab sich, dass der Kollagenumsatz bei jungen Ratten prätranslational, bei alten Ratten jedoch posttranslational reguliert wird. Während des Alterns nahmen die MMP-2- und die MMP-1-Aktivität um 45% ab und es fand sich eine Herunterregulierung der MMP-2-mRNA. Im Gegensatz dazu wurde bei jungen Tieren eine 40%-ige Erhöhung der Aktivität und Expression beobachtet. Folglich muss der Abbauweg für die altersassoziierte Fibrose verantwortlich sein (Robert et al. 1997).

Bei der spontanen Hypertonie der Ratte mit Hypertrophie und Versagen des Herzens zeigt sich wie bei den experimentell ausgelösten Hypertrophien eine Fibrose als Kollagenvermehrung im Myokard (Conrad et al. 1995, Swynghedauw et al. 1995, 1996). Der ventrikuläre Kollagengehalt nahm altersabhängig bei normotensiven und spontan hypertensiven Ratten progressiv zu. Altern und Hypertonie scheinen additiv zu wirken (Susic et al. 1998, Masson et al. 2000, Raya et al. 1997). Besonders die Papillarmuskeln des linken Ventrikels spontan hypertensiver Tiere mit Herzversagen zeigten eine Erhöhung der Hydroxyprolinkonzentration. Dabei hängen Hypertonie, Hypertrophie und ventrikuläre Fibrose zusammen und lassen sich auch gemeinsam beeinflussen (Conrad et al. 1995, Swynghedauw et al. 1996). Flächen mit Fibrose und interstitieller Zellinfiltration waren bei 22 Monate alten Ratten morphometrisch ausgedehnter und ausgeprägter als bei 12 Monate alten und übertrafen bei spontan hypertensiven Ratten diejenigen von Wistar-Ratten (Hinglais et al.1994, Okada et al. 1986).

4.2.2.4 Die interstitielle Nierenfibrose und ihre Altersabhängigkeit

In vitro wurde bei interstitiellen Fibroblasten aus fibrotischen Nieren eine Hyperproliferation im Vergleich zu normalen Hautfibroblasten beobachtet, die sich über ein konditioniertes Medium übertragen lässt. Dabei produzieren Fibroblasten aus interstitiellen Fibrosegebieten das 4- bis 5fache an Kollagen verglichen mit normalen Nierenfibroblasten, wobei die Typen I, III und V betroffen sind.

Die interstitielle Nierenfibrose mit Verlust der postglomerulären Kapillaren tritt als Konsequenz von Nephritiden auf. Kollagen wird von epithelialen, endothelialen und Mesangiumzellen sowie von interstitiellen Fibroblasten produziert (Rodemann u. Müller 1990, 1991).

Männliche F344-Ratten entwickeln oft im Alter eine spontane Nephropathie (Razzaque et al. 1998). Bei der chronisch-progressiven Nephropathie der F344-Ratte ist die Trennung zwischen altersabhängigen und pathologischen Veränderungen schwierig. Nieren von alten Ratten zeigen eine Glomerulosklerose mit deutlicher tubulointerstitieller Schädigung einschließlich einer interstitiellen Fibrose. Immunhistochemisch fand sich eine Anhäufung von Typ-III-, und -IV-Kollagen. Im Gegensatz zu den jungen Tieren zeigt sich bei alten eine kräftige immunhistochemische Färbung für das Kollagen bindende HSP47-Hitzeschockprotein. Myofibroblasten, die mit dem Schweregrad der Veränderungen zunehmen, und verschiedene epitheliale Zellen der Glomeruli und Tubuli exprimieren vermehrt HSP47, stets in Verbindung mit einer gesteigerten Expression von Kollagenen. Regenerierende Tubuli bilden PDGF, der - vielleicht über Myofibroblastenaktivierung - fibrogen wirkt. Bei der chronisch progressiven Nephropathie von alten Ratten stehen Makrophagen im Verdacht, eine Rolle bei der Induktion von Myofibroblasten zu spielen. Die Makrophagenzahl stieg mit dem Schweregrad der Nephropathie (Nakatsuji et al. 1998a, b, Razzaque et al. 1998).

Die altersabhängigen Veränderungen bei der Wundheilung deuten auf eine reduzierte Aktivität verschiedener Systeme hin, die an der Narbenbildung beteiligt sind. Bei den besprochenen Fibrosen wurde dagegen diese Voraussetzung bisher unzureichend untersucht. Jedoch ist anzunehmen, dass eine Zunahme fibrosierter Gewebe mit dem Alter nicht unbedingt auf einer Steigerung aktiver proliferativer und synthetischer Prozesse oder auf einer gesteigerten Expression der beteiligten Substanzen beruht. Die Zellzahl und Aktivität der einzelnen Zellen können dabei in unterschiedlichen Richtungen verändert sein.

4.2.3 Altersabhängige Fibrosen

4.2.3.1 Allgemeine Gesichtspunkte

Eine optische Übersicht zu diesem Abschnitt gibt die Abb. 4.2.11. Die Mechanismen des Alterns sind im Einzelnen unbekannt und dies gilt in noch höherem Maße für ihren Zusammenhang mit der Fibrose.

Die Fibrose im Alter ist ätiologisch und pathogenetisch schwer abzuklären. Stoffwechselveränderungen lassen sich zwar bei aktiven fibrotischen Vorgängen im jüngeren Organismus auf der genetischen wie auf der epigenetischen Ebene gut untersuchen, aber schwer auf die diskreten, sehr langsamen Veränderungen des alternden Bindegewebes übertragen, in welche, bevor sie sichtbar werden, bereits zahlreiche sekundäre Reaktionen eingeflossen sind. Eine Fibrose im Alter kann zudem das inaktive Folgestadium nach unterschiedlichen vorangegangenen aktiven pathologischen Vorgängen darstellen und somit nicht genuin durch das Altern bedingt sein. Man kann daher streng genommen nicht von Altersfibrose, sondern nur von Fibrose im Alter oder von altersabhängiger Fibrose im Sinne der Zeitabhängigkeit reden. Gemeint sind entsprechend dem derzeitigen Wissensstand regelmäßig im Alter vorhandene Fibrosen ohne bekannte Ursache, die allerdings nicht bei allen Individuen einer Altersgruppe im gleichen Organ vorkommen.

Bei der Fibrose aus reinen Altersgründen könnte eine Abbauverzögerung vorliegen. Denkbar wäre auch eine Fibrosierung ex vacuo in Form der Bindegewebsvermehrung als Platzhalter für ausgefallene parenchymatöse Elemente. Hierbei ist ungeklärt, ob langsame Verluste einzelner Zellen, wie sie beim Altern auftreten, Mediatoren aktivieren können. Schließlich könnte eine Fibrose eine nur relative Zunahme des Bindegewebes infolge Parenchymverlust darstellen.

Eine der grundlegenden Fragen der Gerontologie ist die, ob ein physiologisches Altern als autonomer endogener Prozess überhaupt existiert oder ob Altern nur die Summe häufiger pathologischer Veränderungen ist, die zum großen Teil so gering sind, dass sie der Beobachtung entgehen. Die Kollagene gehören besonders in hochpolymerisierter Form zu den langlebigsten Elementen des Bindegewebes und könnten somit das Substrat verschiedener irreversibler Veränderungen bilden. Ungeklärt ist, ob die Moleküle einer Faser eine gemeinsame Umsatzrate haben. Die Bestimmung der Löslichkeit und des Umsatzes, auf unterschiedliche Anteile derselben Faser bezogen, ist ein Problem. Auch ist unklar, in welcher Weise mehrere Zellen, mit denen eine lange Kollagenfaser in Kontakt steht, jeweils für deren Stoffwechsel zuständig sind oder wie der Stoffwechsel einer Faser beim (altersabhängigen) Ausfall einzelner Zellen geregelt wird.

Ein Abbau von Fasern im Gewebeverband ist aus mechanischen Gründen problematisch und ein Auswechseln von Molekülen im Inneren der Fasern mag auch Schwierigkeiten mit sich bringen. Für die Kollagenfaser als Strukturelement kommt es vielleicht stärker auf mechanische Festigkeit als auf die Erhaltung des postsynthetischen Zustandes an. Daher könnte eine zunehmende Quervernetzung und Reduktion des Umsatzes sogar funktionell Sinn machen. In der Tat kann der Umsatz im Alter sehr langsam sein (Howell 1975). Nach Lindner (1972) kann die Halbwertszeit von unlöslichem Kollagen im Laufe des Alterns bis auf 500 Tage ansteigen, während lösliches Kollagen stets niedrigere Halbwertszeiten hat. Verzijl et al. (2000) berechnen sogar eine Halbwertszeit von 117 Jahren für Knorpelkollagen und von 15 Jahren für Hautkollagen. Alle diese Probleme sind nur spärlich untersucht. Zur Klärung könnte die Beschäftigung mit der Frage beitragen, ob die Fibrose im Alter ähnlich wie die induzierten und pathologischen Fibrosen auf einer aktiven Steigerung der Kollagensynthese oder anderen aktiven Fibrosemechanismen beruht, und wenn, auf welcher Ebene diese geregelt werden. Leider liegen auch hierzu kaum systematische Untersuchungen mit vergleichbaren Parametern an einem größeren Organspektrum vor.

4.2.3.2 Organe ohne altersabhängige Fibrose

Das Gesamtkörperkollagen wurde bei alten Ratten unverändert gefunden (Ruiz-Torres 1973, 1974). Die altersabhängigen Fibrosen weisen aber einen organspezifischen Charakter auf. Drastisch deutlich wird diese Organspezifität dadurch, dass eine Reihe alternder Organe keine Fibrose im Sinne der Kollagenvermehrung entwickeln. Dies stellt auch das Altern als eine generelle Fibroseursache in Frage.

In der Haut von Ratten nahm der Kollagengehalt mit dem Alter ab (Drozdz et al. 1979, Grasedyck et al. 1978, Ruiz-Torres 1973). Die Gesamtmenge nimmt jedoch nach Ruiz-Torres (1974) zu. Auch Kulturen von Hautfibroblasten zeigen eine Abnahme der Kollagenproduktion während des „In-vitro-Alterns" (Khorramizadeh et al. 1999). Im Gegensatz zu anderen Arterien wird an pulmonalen Arterien eine Abnahme des Kollagengehalts in der Media festgestellt. Dieselbe Veränderung findet sich an alternden Pulmonalvenen (Mackay et al. 1978). Der gesamte Kollagengehalt zeigt sich unverändert, wobei er morphologisch in der Adventitia zunimmt (s. Sames 1993). Der Kollagengehalt im Zwerchfell und Musculus rectus abdominis von Ratten (Rodrigues et al. 1996) verringert sich mit zunehmendem Alter. Auch im hyalinen Knorpel (Grasedyck et al. 1978, Rains et al. 1992, Roberts u. Pare 1991, Venn 1978, Xue 1990) und Nucleus

Tabelle 4.2.1. Altersabhängigkeit des Hydroxyprolingehalts bei weiblichen Ratten (Mittelwerte und Standardabweichungen). (Aus Grasedyck et al. 1978)

Alter	Rippenknorpel	Xiphoid-Knorpel	Schädelkalotte
3 Monate	28,90±1,02	0	29,97±2,74
12 Monate	30,73±2,12	55,88±5,16	27,22±1,68
18 Monate	25,41±1,76	47,52±1,32	29,01±1,23
24 Monate	24,22±2,01	53,41±5,53	20,00±1,40

pulposus des Discus intervertebralis der Ratte (Adams et al. 1977) wurde eine Abnahme der Kollagenkonzentration mit zunehmendem Alter beobachtet. In den Speicheldrüsen verändert sich der Kollagengehalt nicht (Grasedyck et al. 1978). In den Sehnen von Mensch und Pferd zeigt er keine altersabhängige Veränderung (Bank et al. 1999, Birch et al. 1999, Fujii et al. 1994) und im Knochen der Ratte nimmt er mit zunehmendem Alter ab (Bailey et al. 1999, Grasedyck et al. 1978). Spichtin (1970) fand allerdings keine Konzentrationsänderung. Die Gesamtmenge von Kollagen im Skelett und in einzelnen Knochen der Ratte zeigte keine Veränderung mit dem Alter. Der Kollagengehalt nimmt dagegen ab (Ruiz-Torres 1974) (Tabelle 4.2.1). Dies zeigt, dass relative Veränderungen der Kollagene im Alter eine Rolle spielen, da sich auch andere Gewebsbestandteile altersabhängig verändern.

4.2.3.2.1 Histologische Befunde

Im Sinusknoten des Herzens von Katze und Mensch findet sich lichtmikroskopisch keine Veränderung des Kollagenvolumenanteils mit dem Alter (Alings et al. 1995). Die Kollagendichte in der Muskularis und der Lamina propria der Harnblase nimmt bei Ratten mit dem Alter zu (Lluel et al. 2000).

4.2.3.3 Organe mit altersabhängiger Fibrose

Im Herzmuskel der Ratte nimmt der Kollagengehalt mit dem Alter zu (Besse et al. 1994, Cappelli et al. 1984, Grasedyck et al. 1978, Mohan u. Radha 1980, Susic et al. 1998, Thomas et al. 2001, Von Knorring 1970). Nach Ruiz-Torres (1974) zeigt er im Herzen der Ratte eine nicht signifikante Zunahme. In Arterien nimmt der Kollagengehalt ebenfalls mit dem Alter zu (Lindner 1972). Er ändert sich in der Aorta nicht, während die Gesamtmenge ansteigt (Ruiz-Torres 1974). Im M. gastrocnemius findet sich eine Zunahme des Gehalts und der Gesamtmenge des Kollagens auch in Relation zur DNA. In der Rückenmuskulatur der Ratte nimmt der Kollagengehalt ab, die Gesamtmenge jedoch zu. Im Gegensatz zu den Befunden von Rodrigues et al. (1996) fanden Mohan u. Radha (1980) einen Anstieg des Kollagengehalts in Rattenmuskeln. Im Rattendarm steigen Gehalt und Menge des Kollagens an (Ruiz-Torres 1974). Auch in der Lunge erhöht sich bei Nagern der Kollagengehalt (Grasedyck et al. 1978, Takubo et al. 1999) und die Gesamtmenge nimmt bei der Ratte zu (Ruiz-Torres 1974). Entgegengesetzte Befunde wurden allerdings von Drozdz et al. (1979) berichtet. In der Rattenleber nimmt der Kollagengehalt ebenfalls zu (Drozdz et al. 1979, Grasedyck et al. 1978). Nach Ruiz-Torres (1974) ändert sich hier der Gehalt des Kollagens nicht, seine Gesamtmenge steigt jedoch an. Die Niere der Ratte (Grasedyck et al. 1978) und Präparationen von glomerulären Basalmembranen und mesangialer Matrix des renalen Kortex von Mensch und Ratte zeigen einen altersabhängig zunehmenden Kollagengehalt (Cortes et al. 1992) und auch die Gesamtmenge ist bei der Ratte erhöht (Ruiz-Torres 1974) (Tabelle 4.2.2). Im Rattenhirn und in den Nebennieren steigen Gehalt wie Gesamtmenge an (Ruiz-Torres 1974). Ebenso fand sich im menschlichen Hoden, Ovar (Ayisi et al. 1982), der menschlichen Tuba uterina (Schultka et al. 1986) und im Hamsteruterus (Rahima u. Soderwall 1977) sowie in der menschlichen Hypophyse eine Zunahme (Ayisi et al. 1982, Greenberg 1975). Im Rattenhoden nahmen Gehalt und Gesamtmenge zu (Kanta u. Bartos 1979, Ruiz-Torres 1974). Nach Takács (1968) nahm die Kollagenmenge dagegen in Hoden und Ovar der Ratte mit dem Alter ab. Auch in der menschlichen Prostata findet sich eine altersabhängige Kollagenzunahme, die der sog. Prostatahypertrophie zugrunde liegt (s. z.B. Doerr u. Wurster 1974). Der Discus intervertebralis der Ratte zeigt eine Zunahme im Anulus fibrosus (Adams et al. 1977). Bei Hunden finden sich hier widersprüchliche Ergebnisse (Ghosh et al. 1976). Auch in der Hüftgelenkskapsel der Ratte stieg der Kollagengehalt an (Hama et al. 1976).

4.2.3.3.1 Histologische Befunde

Die morphometrisch festgestellte oder geschätzte Fibrose ist schwer zu beurteilen, da in der Regel nur Ausschnitte eines Organs bewertet werden. Darüber hinaus scheinen Kollagenmenge und Faserdarstellung oft nicht übereinzustimmen. Nachfolgend sind wichtige morphologische Befunde zusammengestellt.

Im Rattenherzen erhöht sich der geschätzte Kollagenanteil altersabhängig kontinuierlich und deutlich (Cornwell et al. 1991) (Abb. 4.2.3). In Rattenarterien nimmt die Dicke aller Wandschichten altersabhängig zu (Abb. 4.2.4) und die Volumendichte von Kollagen steigt an (Abb. 4.2.5) (s. Bilatow u. Crow 1996).

In peripheren Ganglien wird mit zunehmendem Alter ein erhöhter Bindegewebsanteil gefunden. Im

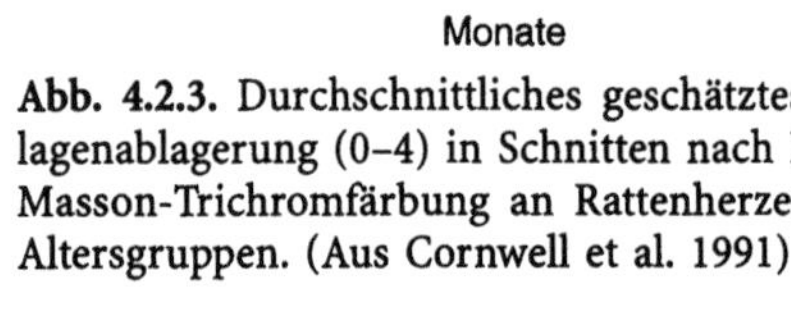

Abb. 4.2.3. Durchschnittliches geschätztes Ausmaß der Kollagenablagerung (0–4) in Schnitten nach Darstellung mit der Masson-Trichromfärbung an Rattenherzen unterschiedlicher Altersgruppen. (Aus Cornwell et al. 1991)

Tabelle 4.2.2. Altersabhängigkeit des Hydroxyprolingehalts bei weiblichen Ratten (Mittelwerte und Standardabweichungen). (Aus Grasedyck et al. 1978)

Alter	3 Monate		12 Monate		36 Monate	31 Monate
	männlich	weiblich	männlich	weiblich	männlich	weiblich
Aorta	45,38±5,61	49,03±4,30	53,29±2,72	50,11±2,94	53,48±5,27	42,36±2,57
Haut	92,88±9,40	82,37±4,53	114,99±3,51	103,13±3,49	112,73±8,92	*105,64±6,76*
Lunge	17,13±2,34	18,90±2,51	21,36±2,43	19,69±1,54	*27,98±3,44*	26,93±2,70
Herz	5,25±0,33	5,64±0,67	4,76±0,54	5,51±0,45	*6,72±1,21*	*7,85±0,76*
Niere	4,42±0,49	5,01±0,58	7,58±0,60	7,54±0,74	*12,81±0,83*	12,74±0,99
eber	1,33±0,27	1,33±0,15	1,53±0,12	1,55±0,27	*2,19±0,39*	1,71±0,10
Speicheldrüse	10,40±1,49	10,09±0,99	15,21±1,44	10,83±1,78	*18,33±1,49*	10,19±1,12

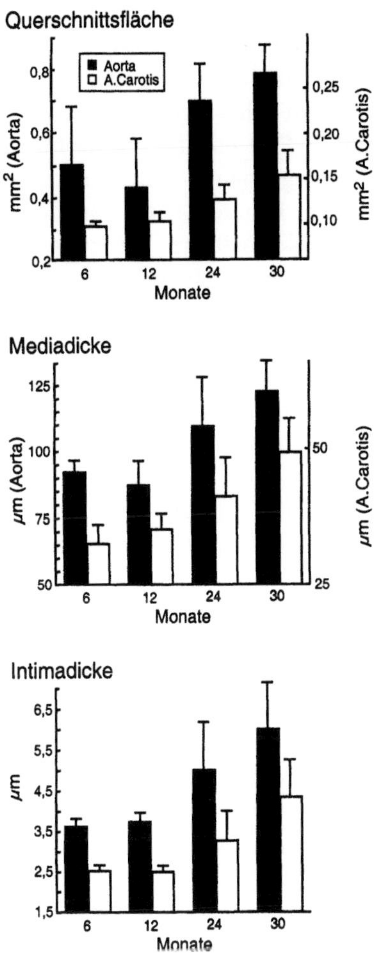

Abb. 4.2.4. Querschnittsfläche, Mediadicke und Intimadicke von Aorta und Arteria carotis bei normotensiven WAG/Rij-Ratten im Alter von 6–30 Monaten. (Aus Bilato u. Crow 1996)

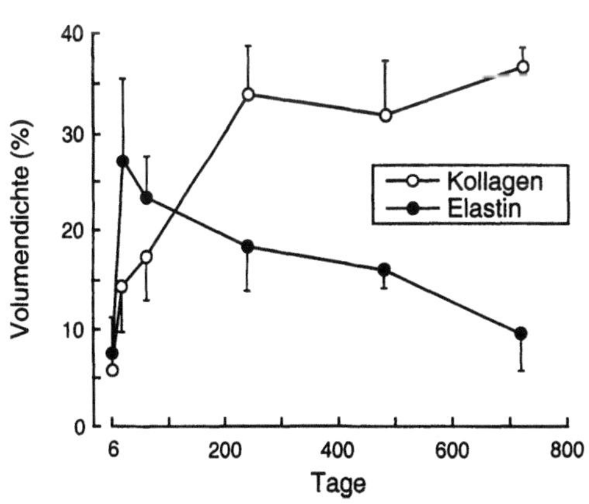

Abb. 4.2.5. Prozentsatz der Kollagen- und Elastin-Volumendichte in thorakalen und abdominalen Aorten von 1–720 Tage alten Wistar-Ratten. (Aus Bilato u. Crow 1996)

hypogastrischen und 13. thorakalen Ganglion von männlichen Wistar-Ratten war er mit einer Abnahme der Neuronenzahl pro Flächeneinheit verbunden. Die Lamininexpression war in alten Ganglien gesteigert. Im hypogastrischen und 13. thorakalen Ganglion zeigt sich eine Zunahme von C-6-S und C-4-S im interstitiellen Bindegewebe besonders um Neurone. Laminin war im Alter erhöht (Warburton u. Santer 1997). Die Interaktion von CS mit TGF-β1 scheint demnach hier keinen hemmenden Einfluss auf die Fibrose zu haben.

Im Glomus caroticum von 70 Wochen alten Ratten trat eine interstitielle Fibrose des spezifischen Gewebes auf (Habeck et al. 1984). Im menschlichen AV-Knoten, AV-Bündel und Crus sinistrum fand sich in Serienschnitten im Gegensatz zum Sinusknoten mit dem Alter eine zunehmende Fibrose. In den Armen des Bündels fiel ein Verschwinden von Muskelfasern auf (Sakaguchi et al. 1991, Sugai et al. 1981). Eine Fibrose der Pankreasinseln beobachtet man morphologisch häufig bei alten Ratten (Muraoka et al. 1977). Speicheldrüsen der Lippe zeigten altersabhängig eine Fibrose besonders bei über 60-Jährigen. Dieser histologische Befund widerspricht den o. a. biochemischen Befunden (Chen 1993, De-Wilde et al. 1986, Drosos et al. 1988).

In der Niere nimmt die interstitielle Fibrose bei Abnahme der renalen Funktion zu (Thomas et al. 1998). Ein Vergleich der quantitativen renalen Morphologie zwischen alternden Ratten und Menschen bis ins hohe Alter ergab eine Verdickung der vaskulären Intima beim Menschen, aber nicht bei der Ratte. Sklerogene Veränderungen der Glomeruli waren im Stroma und im Bereich der Tubuli in Abhängigkeit vom Alter bei Mensch und Ratte zu finden (Takeda et al. 1996). In der menschlichen Harnblase wurde eine Fibrose in und um die Muskelfaszikel beobachtet, die als Alternsfolge wie als Folge einer Obstruktion das gleiche Ausmaß zeigte. Kausal kommen Prostataveränderungen wie Altern in Frage (Bercovich et al. 1999, Holm et al. 1995, Horsfall et al. 1994).

Die Atrophie von Tubuli seminiferi und eine interstitielle Fibrose sind im Hoden von alten Pferden häufig. Es zeigt sich eine statistisch signifikante Zunahme von Kollagenfasern in der Lamina propria der Tubuli und im testikulären Interstitium, welche die o. a. biochemischen Befunde erklären könnte (Fukuda et al. 2001). Das Stromavolumen der Prostata nimmt beim Menschen nach morphometrischen Messungen in Übereinstimmung mit den biochemischen Befunden altersabhängig bis auf 75% des Gesamtgewebes mit 70

Jahren zu (Horsfall et al. 1994). Altern war auch im Rattenlymphknoten häufig mit einer histologischen Fibrose verbunden (Sainte-Marie u. Peng 1990). Histologisch und histochemisch wurde in der menschlichen Hüftgelenkskapsel im Alter eine Fibrose mit Abnahme des elastischen Gewebeanteils beobachtet (Goffin u. De-Doncker 1980).

4.2.3.4 Mediatoren und andere aktive Substanzen bei altersabhängiger Fibrose

Sollten in den fibrotischen Bezirken von Geweben im Alter noch aktive, produktive Vorgänge ablaufen, so wäre zu erwarten, dass die Stoffwechselveränderungen von entsprechenden neu gebildeten Mediatoren gesteuert werden oder vorhandene in ihrer Wirkung gesteigert sind. Bei sehr alten Ratten mit glomerulärer Sklerose und interstitieller Fibrose der Niere waren immunhistochemisch TGF-β und TGF-β1-mRNA im kortikalen Niereninterstitium vermehrt. Eine Behandlung mit Captopril verminderte die interstitielle Fibrose, aber nicht die Glomerulosklerose, und hemmte die TGF-β1-mRNA-Expression. Folglich könnte TGF-β1 an der interstitiellen Altersfibrose beteiligt sein (Ruiz-Torres et al. 1998a) und es wäre zu fragen, ob diese spezielle altersabhängige Fibrose der Niere eine aktive Komponente enthält. Allerdings fanden Gagliano et al. (2000) nur für TGF-β3 in der höchsten untersuchten Altersgruppe (19 Monate) im Nierenkortex der Ratte erhöhte Werte, während eine ähnliche geringe Tendenz für die TGF-β1-mRNA nicht signifikant war (Abb. 4.2.6a,b).

Tubuläre Zellen der Rattenniere entwickelten eine Seneszenz, die durch β-Galaktosidase-Färbung nachweisbar war. Sie nahm mit dem Alter zu. Die sich steigernde mRNA-Expression für TGF-β1 und für P21WAF1/CIP1-Protein des renalen Kortex war in den tubulointerstitiellen Zellen lokalisiert. Tubuluszellen spielen somit eine wichtige Rolle für die Fibrose (Ding et al. 2001). Bei der kardialen Fibrose im Alter scheint TGF-β1 ebenfalls fördernd zu wirken. TGF-β1(±)-Mangelmäuse zeigen nämlich im Alter eine signifikant höhere Anzahl von Überlebenden als normale Gleichaltrige. Die kollagenspezifisch morphometrisch erhobene myokardiale Fibrose ist bei den heterozygoten Mutanten geringer als bei den Kontrollen (Brooks u. Conrad 2000). TGF-β1 und TGF-β3 zeigen allerdings keine altersabhängigen Veränderungen ihrer mRNA in Rattenherzen. TGF-β1 vermindert auch in alten Fibroblasten die Menge der MMP-mRNA. Das heißt auch, dass sie auf TGF-β1 reagieren (Annoni et al. 1998). Bei Vorhautfibroblasten vermindert sich die Reaktivität auf TNF mit zunehmender Passagenzahl und hängt nicht von der Zahl der Rezeptoren oder der Affinität zum Rezeptor ab. FGF und IL-1 sind ebenfalls bei höheren Passagen ineffektiv (Aggarwal et al. 1995).

Im Rahmen der renalen tubulointerstitiellen Fibrose entwickeln Ratten im Alter eine erhöhte Immunreaktion für das Adhäsionsprotein Osteopontin, das interzelluläre Adhäsionsmolekül 1 (ICAM-1) und Typ-IV-Kollagen. Tubulusepithelzellen zeigen eine positive Immunfärbung für die endotheliale Nitritoxidasesynthase (eNOSIII), welche die glatte Muskulatur der Blutgefäße beeinflusst (Thomas et al. 1998). Erhöhte Thrombospondin-1-(TSP-1-)Spiegel waren eine Komponente der menschlichen diabetischen Nephropathie und der interstitiellen Fibrose bei Ratten hohen Alters (Olson et al. 1999) (Abb. 4.2.7).

Eine Fibrose im Alter kann sekundär durch altersabhängige pathologische Vorgänge bedingt sein. Hierzu gehören Hypertonie und kardiale Hy-

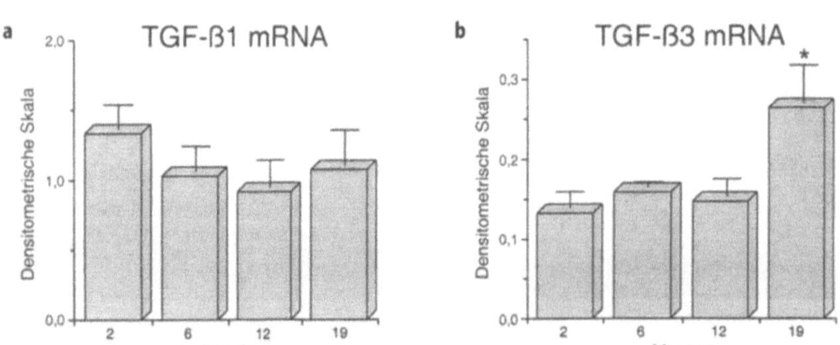

Abb. 4.2.6a,b. Altersabhängige Veränderungen von Genen, welche mit Fibrose zusammenhängen, im Nierenkortex. **a** Transformierender Wachstumsfaktor β1 (TGF-β1), **b** transformierender Wachstumsfaktor β3 (TGF-β3). Bestimmung durch Slot Blot. Standardisierte optische Dichte bezogen auf Glycerinaldehyd-3-Phosphat-Dehydrogenase-mRNA. Mittelwerte und Standardabweichungen, $n=3$–5, $^*p<0{,}05$ im Vergleich zu 2 Monate alten Tieren. (Aus Gagliano et al. 2000)

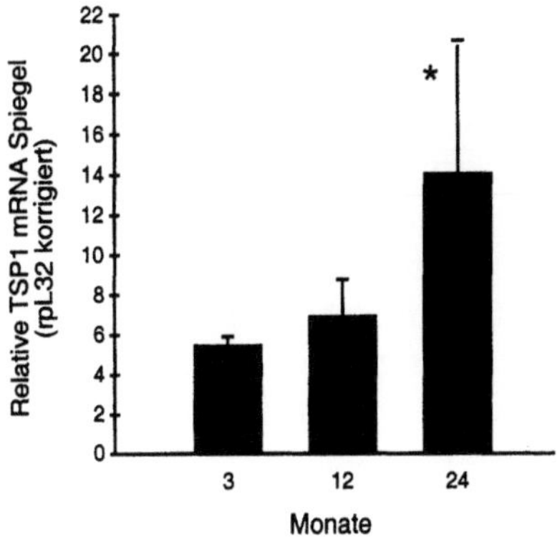

Abb. 4.2.7. Thrombospondin-1-(TSP1-)mRNA-Spiegel von 3, 12 und 24 Monate alten Fischer-Ratten-(F344-)Nieren. Die *Säulen* zeigen die TSP1-Spiegel, korrigiert für ribosomale Protein-L32-*(rpl32-)*mRNA-Expression. Mittelwert und Standardabweichung, $n = 5$, altersabhängige Veränderung $p > 0{,}001$ in der Varianzanalyse. (Aus Olson et al. 1999)

pertrophie. Der Angiotensin-II-Rezeptor spielt eine Rolle für die kardiale Hypertrophie und Fibrose während der pathologischen Herzvergrößerung. Die mRNA der Subtypen AT1 und AT2 des Rezeptors und ebenso die Angiotensin-I-, -II-Rezeptor-Dichten waren in den Ventrikeln von alten Ratten im Vergleich zu jungen deutlich hochreguliert. Die Genexpression dieser Rezeptoren war auch in frisch isolierten Kardiomyozyten gealterter Ratten erhöht (Heymes et al. 1998).

4.2.3.5 An der Fibrose beteiligte Zellen

Myofibroblasten oder (aktivierte) glatte Muskelzellen spielen eine große Rolle für die Produktion von extrazellulären Matrixsubstanzen. Organe mit hohem Anteil an glatter Muskulatur haben die höchste kollagenolytische Aktivität (Lindner et al. 1984). In menschlichen pulmonalen Arterien sind bei einer Intimafibrose (aktivierte) glatte Muskelzellen die zelluläre Komponente der subendothelialen Schicht (Balk et al. 1979). Normale adaptive Mechanismen des Alterns am Gefäß (Physiosklerose) bestehen unter anderem in einer Zunahme von Blutleukozyten und aktivierten, Matrix produzierenden Muskelzellen im subendothelialen Raum (Bilato u. Crow 1996, Lindner et al. 1984).

Bei jungen Ratten sind im Herzen Fibroblasten mit Kollagen-mRNA-Expression um die Koronararterien lokalisiert. Flächen mit Fibrose und interstitieller Zellinfiltration zeigen sich bei alten Ratten morphometrisch ausgedehnter und ausgeprägter als bei jungen erwachsenen. Eine Kollagen-mRNA-Expression ist im Alter hauptsächlich an der Grenze zwischen Fibrose und Myozyten zu finden, und zwar stets in Kolokalisation mit Lymphozyten und Makrophagen. Fibrose und Dichte von Makrophagen und immunhistochemisch nachgewiesenen $CD4^+$-Lymphozyten korrelieren. Das heißt, die Fibroblastenaktivität hängt von der Anwesenheit von Lymphozyten und Makrophagen ab (Hinglais et al. 1994).

In der Literatur zur Niere findet sich altersabhängig eine Infiltration mit chronischen Entzündungszellen und eine Stromafibrose (Mühlberg u. Platt 1999). Ein Vergleich der quantitativen renalen Morphologie zwischen alternden Ratten und Menschen bis ins hohe Alter ergab eine Infiltration mit chronisch-entzündlichen Zellen sowie eine Fibrose im Stroma und im Bereich der Tubuli in Abhängigkeit vom Alter beim Menschen wie bei der Ratte (Takeda et al. 1996). Die tubulointerstitielle Fibrose in der Niere alter Ratten ging mit fokalen tubulären Zellproliferationen, Myofibroblastenaktivierung und Makrophageninfiltration einher. In Tubulusepithelzellen fand sich die erwähnte positive Immunfärbung für die eNOSIII. Außerdem waren infiltrierende mononukleäre Zellen in Bereichen mit tubulointerstitiellen Schäden zu sehen. An Stellen mit Fibrose und Hypozellularität fand sich eine gesteigerte Apoptose von tubulären und interstitiellen Zellen (Thomas et al. 1998).

Speicheldrüsen der Lippe zeigen altersabhängig eine Fibrose und Lymphozyteninfiltration, besonders bei über 60-Jährigen (Chen 1993, De-Wilde et al. 1986, Drosos et al. 1988). Bei der sog. Prostatahypertrophie scheint die vermehrte Ablagerung von Kollagen in Verbindung mit den Knotenbildungen von glatten Muskelzellen zu stehen (s. z. B. Doerr und Wurster 1974). Ein Anstieg der Mastzellen mit dem Alter ist in Rattenlymphknoten häufig. In einigen Fällen war dieses starke Anwachsen mit einer ausgeprägten Degranulation der Mastzellen und einer Fibrose in der mastzellreichen parafollikulären Zone verbunden. Es wird angenommen, dass die dichte Mastzellpopulation zum Einsetzen der Fibrose beiträgt (Sainte-Marie u. Peng 1990). Sie könnte z. B. durch die Proteoglykane der Mastzellgranula beeinflusst werden.

4.2.3.6 Proteoglykane und andere Matrixbestandteile

Untersuchungen zur Rolle von Proteoglykanen bei altersabhängiger Fibrose liegen bisher trotz ihrer o. a. gut bekannten Interaktionen mit Kollagen und trotz eingehender Untersuchungen dieser Substanzen im Rahmen einzelner induzierbarer Fibrosen kaum vor. In der Lunge ist eine Zunahme der Expression verschiedener Proteoglykane nach Schädigung durch Bleomycin zu finden (Venkatesan et al. 2000, Westergren-Thorsson et al. 1993). Die altersabhängigen Veränderungen der Glykosaminoglykane bestehen dagegen in der Lunge bevorzugt in einer Abnahme (s. Sames 1994), sodass der Zusammenhang mit der altersabhängigen Fibrose unklar bleibt.

Bei Leberfibrose finden sich vermehrt Proteoglykane (Rauterberg et al. 1981), während beim Altern die Veränderungen in der Leber eher unklar sind. Die Proteoglykanmenge scheint im Wesentlichen gleich zu bleiben (s. Sames 1994). Die Proteoglykane könnten durch Bindung an TGF-β1 inhibierend auf die Fibrose wirken, sodass ihre altersabhängige Abnahme die Fibrose im Alter möglicherweise fördert.

Dies gilt besonders für die Abnahme von C-4-S in vielen Organen mit dem Alter, die noch nicht im Zusammenhang mit der Fibrose untersucht ist, da es das kollagenolytische Kathepsin K aktiviert und die Stabilität dieses Enzyms erhöht.

Im Herzen alternder Ratten ist eine Zunahme von Kollagen, Fibronektin sowie α1- und α5-Integrin zu finden (Burgess et al. 2001).

4.2.3.7 Kollagentypen

Die altersabhängigen Untersuchungen zur Veränderung des Kollagenmusters sind ebenfalls spärlich. In Lungen von Mäusen bestanden keine signifikanten altersabhängigen Veränderungen im Verhältnis von Kollagen Typ III zu Typ I (Takubo et al. 1999). Der renale Kortex alter Ratten exprimierte einen signifikant höheren Prozentsatz von Typ-I-Kollagen-mRNA als das innere Mark, während bei den jungen Ratten die Expression in allen Schichten ähnlich war (Peleg et al. 1993).

Der Anteil an Kollagen-IV-mRNA nimmt mit dem Alter in der menschlichen Niere zu, der von Kollagen-I-mRNA dagegen nicht. Die durch Imageanalyse histochemisch festgestellte Ablagerung von Kollagen-I-Protein korreliert mit der interstitiellen Fibrose, während sich das Kollagen-IV-Protein wenig ändert (Eikmans et al. 2001). Dagegen fanden Gagliano et al. (2000) einen Anstieg der Kollagen-I-mRNA und eine Zunahme der Kollagen-III-mRNA (nicht signifikant) zwischen 12 und 19 Monaten im Kortex der Rattenniere bei deutlich progressiver histologischer Fibrose (Abb. 4.2.8 a, b).

Der menschliche Discus intervertebralis weist überwiegend Typ-I-Kollagen im Anulus fibrosus auf, wo es altersabhängig zunimmt. Das Typ-II-Kollagen im Nucleus pulposus bleibt dagegen unverändert (Adams et al. 1977).

4.2.3.8 Kollagenumsatz

4.2.3.8.1 Kollagensynthese

Die Expression der Kollagene kann ebenfalls Auskunft darüber geben, ob die Fibrose eine aktive Komponente enthält. Es zeigt sich ein monotoner altersabhängiger Abfall von Prokollagen-Typ-I-mRNA im linken Ventrikel von Rattenherzen (Annoni et al. 1998), ebenso nimmt auch mRNA von Prokollagen Typ III ab. Gleichzeitig erfolgt jedoch eine Zunahme von Hydroxyprolin (Besse et al. 1994).

In den Nieren von alten Ratten exprimieren andererseits Kortex und äußeres Mark einen signifi-

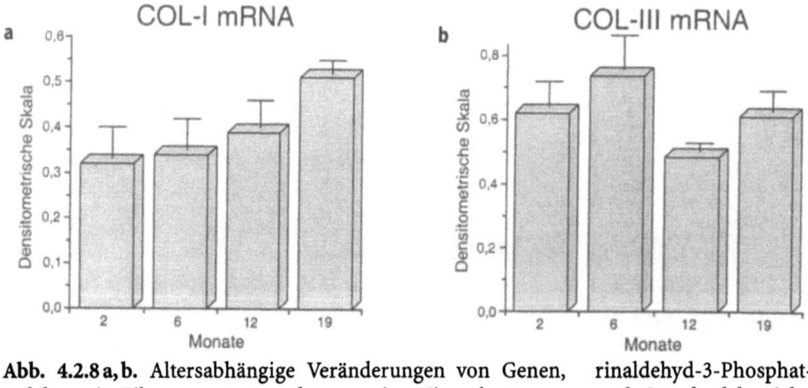

Abb. 4.2.8 a, b. Altersabhängige Veränderungen von Genen, welche mit Fibrose zusammenhängen, im Nierenkortex. **a** Kollagen-I-mRNA, **b** Kollagen-III-mRNA. Bestimmung durch Slot Blot. Standardisierte optische Dichte bezogen auf Glycerinaldehyd-3-Phosphat-Dehydrogenase-mRNA. Mittelwerte und Standardabweichungen, $n = 3$–5. (Aus Gagliano et al. 2000)

kant höheren Prozentsatz von Typ-I-Kollagen-mRNA im Vergleich zu denselben Regionen der jungen Rattenniere. Es deutete sich eine enge Beziehung zwischen der Expression der mRNA des Typ-I-Kollagens als Hauptkomponente des fibrotischen Gewebes und der Kollagenablagerung im Kortex und äußeren Mark an (Peleg et al. 1993).

Auch die Abnahme der löslichen Kollagenformen mit dem Alter kann durch verminderte Synthese bedingt sein (Ruiz-Torres 1973, 1977, Takács 1968, Von Knorring 1970).

4.2.3.8.2 Veränderungen des Kollagenabbaus

In der geschädigten Rattenleber ist die Kollagenablagerung weitgehend die Folge des verminderten Abbaus, sodass das Ausmaß des Schadens dem der Abbauminderung entspricht (Ruiz-Torres et al. 1976). Im Vergleich dazu verändern sich mit dem Alter Kollagensynthese und -abbau in der Rattenleber wenig, sodass die Rate der Ablagerung gering ist (Mays et al. 1991). Die altersabhängige Fibrose wie die pathologischen Fibrosen stellen somit keine Stoffwechselentgleisungen dar, sind aber ätiologisch noch nicht ausreichend abgeklärt.

Kollagen aus Muskeln alter Ratten ist weniger gegen eine Kollagen abbauende Aktivität empfindlich als solches von jungen Tieren. Diese kollagenolytische Aktivität nimmt mit dem Alter ab. Auch die Löslichkeit des Kollagens verminderte sich - alles Zeichen für eine altersabhängig zunehmende Stabilität (Mohan u. Radha 1980).

4.2.3.8.3 Umsatz

Mit dem Alter verändern sich die Expressionen von Genen, die am Kollagenumsatz z.B. in der Leber beteiligt sind (Cao et al. 2001). Die häufige altersabhängige Abnahme des Kollagenumsatzes könnte mit der altersabhängig zunehmenden Vernetzung der Kollagene (s. z.B. Birch et al. 1999) zusammenhängen. In der Rattenhaut findet beispielsweise mit dem Alter eine Umwandlung von Aldiminbrücken in stabilere Verbindungen statt (Ruiz-Torres 1978). Von den unterschiedlichen Vernetzungsformen wird die durch nicht enzymatische Glykosilierung bewirkte z.Z. am intensivsten untersucht (Bailey 2001).

Glukose ist durch ihre Fähigkeit, nicht enzymatisch mit langlebigen Proteinen wie Kollagen zu reagieren und „advanced glycation end products" (AGE) zu bilden, in den Alternsprozess verwickelt (Sell u. Monnier 1997). Die nicht enzymatische Glykosilierung („nonenzymatic glycosylation") von Proteinen wird oft als „glycation" (Maillard-Reaktion) bezeichnet (Jiaan et al. 1995). Die Initialphase dieser Reaktion wird „glycation" (im engeren Sinne) genannt. Hier reagiert die Glukose mit den freien Aminogruppen der Proteine unter Bildung von Schiff-Basen. Dann erfolgt eine Umorientierung in ein Amadori-Produkt. Dieses kann in andere Produkte sowie in sein Ausgangsprodukt (zurück)verwandelt werden. Humanstudien zeigen, dass die Glykosilierung mit dem Alter mäßig zunimmt. Bei Nagern sind die Ergebnisse widersprüchlich. Daraus wird geschlossen, dass die Kollagenglykosilierung unverändert bleibt oder sich nur leicht mit dem Alter erhöht. Bei Messung anhand eines Abbauprodukts der sauren Hydrolyse, des Furosins, in der Haut von Ratten und Mäusen nehmen die Werte jedoch mit dem Alter rapid zu (Sell 1997). Glykämie und andererseits die Wirkung einer lebensverlängernden Nahrungsrestriktion, welche die Glykosilierung senkt, haben einen deutlichen entgegengesetzten Effekt auf die Furosinkonzentration. Ein verminderter Kollagenumsatz spielt möglicherweise eine Rolle für die altersabhängige Furosinzunahme (Sell u. Monnier 1997).

Pentosidin, ein anderer Marker für „glykoxidativen Stress" wurde im Hautkollagen von acht Säugerspezies altersabhängig bestimmt. Bei allen Spezies zeigte sich eine kurvilineare Zunahme. Diese korrelierte negativ mit der maximalen Lebensdauer. Eine lebensverlängernde Nahrungsrestriktion senkt die Glykoxidationsrate bei Nagern. Basierend auf der Annahme, dass der Kollagenumsatz in erster Linie durch Vernetzung infolge Glykoxidation beeinflusst wird, lassen diese Befunde vermuten, dass eine fortschreitende altersabhängige Störung von Prozessen vorliegt, welche die Glykoxidationsrate kontrollieren (Sell et al. 1996).

In glatten Muskelzellen, die auf Kollagenfasern gezüchtet wurden, fand sich eine Aktivierung von pro-MMP-2 sowie eine gesteigerte Membran-Typ-1-(MT1-)MMP- und eine supprimierte TIMP-2-Produktion im konditionierten Medium. Die Kultivierung von glatten Muskelzellen auf glykosilierten Kollagenfibrillen inhibierte die MMP-2-Aktivierung und verminderte die MT1-MMP-Expression ohne Veränderung der TIMP-2-Produktion im Vergleich zu den Kontrollen. Aminoguanidin, ein Inhibitor der Vernetzung durch Kollagenglykosilierung, stellte die MMP-2-Aktivierung wieder her. Die Vernetzung spielt also eine Rolle für die Inhibierung der MMP-2-Aktivität (Kuzuya et al. 2001).

AGE wurden in Form von Pentosidin auch in Corpus cavernosum und Tunica albuginea des Penis altersabhängig bestimmt. Der Pentosidingehalt des unlöslichen Kollagens nahm mit dem Alter zu, was eine Störung des Kollagenumsatzes in den untersuchten Geweben durch zunehmende Glykosilierung im Laufe des Alterns nahe legt (Jiaan 1995).

Eine erhöhte Konzentration von AGE fand man bei Rinderchondrozyten, die in Gegenwart von Ribose kultiviert wurden. Dies führte zu einer verminderten Kollagensynthese und einem reduzierten, MMP-bedingten Kollagenabbau, welcher auf eine nachgewiesene gesteigerte Resistenz des Kollagennetzwerks gegen MMP oder auf eine verminderte Produktion von MMP durch Chondrozyten zurückgehen könnte. Beispielsweise nehmen die AGE-Spiegel im Alter zwischen 20 und 80 Jahren im menschlichen Knorpel um das 50fache zu (DeGroot et al. 2001). Knorpel zeigt allerdings keine altersabhängige Fibrose.

Verzijl et al. (2000) maßen den Kollagenumsatz in Form der Anhäufung von % D-Aspartat (als negatives Maß). Der Umsatz ist im Knorpel wesentlich geringer als in der Haut, AGE stiegen linear mit dem D-Aspartat an, d.h. sie nahmen umso stärker zu, je niedriger der Umsatz war und damit im Knorpel stärker als in der Haut.

Tatsächlich gibt es somit erste Hinweise darauf, dass eine Vernetzung den Kollagenumsatz stört oder umgekehrt ein verminderter Umsatz die Vernetzung fördert. Diese bedürfen aber noch weiterer Bestätigung. Jedoch ist der Prozess der Vernetzung vielleicht nicht unbeeinflussbar. Es zeigte sich, dass mildes Training die Zunahme der Hitzestabilität von Kollagen bei Ratten auch bei Start mit 27 Monaten verzögert (Skalicky u. Viidik 2000).

Bei der Duchenne-Muskeldystrophie ist eine deutliche Kollagenvermehrung, besonders von Typ III, zu finden. Im Skelettmuskel und Zwerchfell von dystrophischen mdx-Mäusen werden größere Mengen von Kollagen-I- und -II-mRNA nachgewiesen als bei altersgleichen Kontrollen. In Abhängigkeit vom Alter zeigt sich sowohl in normalen als auch in dystrophischen Muskeln eine Abnahme der Kollagenexpression. Dies spricht dafür, dass die gesteigerte Fibrose des Skelettmuskels im Alter nicht auf eine gesteigerte Genexpression zurückgeht, sondern eher auf eine Beeinträchtigung des Abbaus (Goldspink et al. 1994).

Hinweise auf einen veränderten Abbau lassen sich auch bei Osteoblasten nachweisen. Menschliche osteoblastenähnliche Zellen von Spendern unterschiedlichen Alters wurden in Kultur genommen und mit Vitamin D_3 behandelt, um die Osteoblastendifferenzierung zu fördern. Der Hydroxyprolingehalt behandelter Zellen erhöhte sich mit dem Spenderalter. Aber der $\alpha 1$(I)-Prokollagen-mRNA-Gehalt nahm bis zu einem Spenderalter von 65 Jahren zu und danach ab. In Zellen und Medium wurde keine Kollagenaseaktivität gefunden, jedoch fand sich eine kollagenaseinhibitorische Aktivität, die in Zellen alter Spender das 5fache der Werte in Zellen junger Spender betrug (Koshihara u. Honda 1994). Da der Knochen keine altersabhängige Fibrose durchmacht, müssen die Verhältnisse in vivo im Vergleich zu denen in diesen Kulturen modifiziert sein.

Der Befund von Robert et al. (1997), der zeigt, dass die Kollagensynthese bei Hypertrophie von jungen Rattenherzen prätranslational, bei alten Ratten jedoch posttranslational unter Abnahme der MMP-Aktivitäten reguliert wird, bestätigt diese Vermutung (Abb. 4.2.9 a, b).

Hautfibroblasten alter Ratten bilden allerdings im Alter mehr MMP-2 (Ballas u. Davidson 2001), was mit der Abnahme von Kollagen in der Haut übereinstimmt.

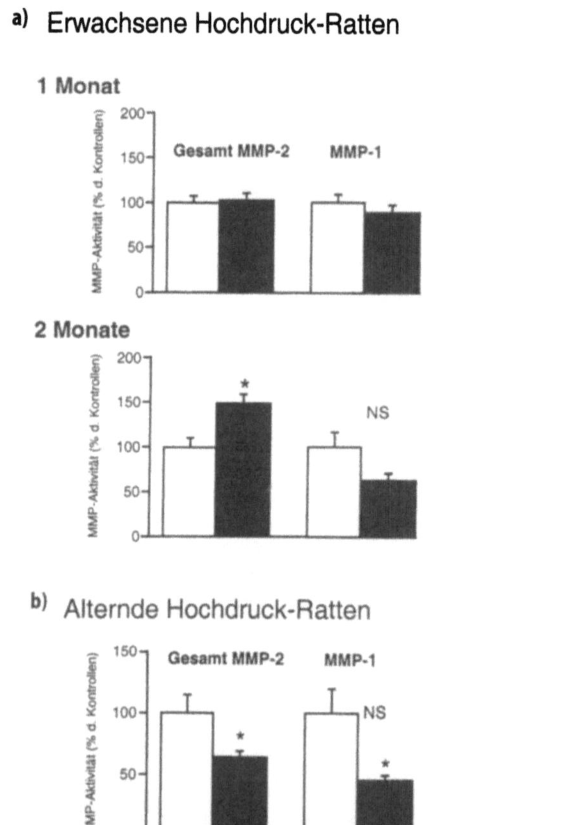

Abb. 4.2.9 a, b. Kollagenolytische Aktivität im linken Herzventrikel bei Hypertonus und Altern. **a** Mit Aldosteron behandelte Ratten *(schwarze Säulen)* und Kontrollen *(leere Säulen)*, **b** alte Ratten *(schwarze Säulen)* und adulte Ratten *(leere Säulen)*. Mittelwerte und Standardabweichungen jeweils $n=7$, $*p<0{,}05$. (Aus Robert et al. 1997)

Im Nierenkortex der Ratte finden sich im Laufe des Alterns keine Veränderungen der mRNA außer einer Erhöhung der $\alpha 2$(I)-Prokollagen-mRNA. Die Expression von $\alpha 1$(III)-Prokollagen scheint weniger verändert. Histologisch ist aber eine progressive Fibrose sichtbar, worauf auch die Hydroxyprolinwerte hinweisen. Die MMP-1-Proteinmenge ist im Kortex von jungen erwachsenen und älteren Tieren (>19 Monate) signifikant vermindert, während die MMP-2-Proteinmenge und -Aktivität sowie TGF-β (1 und 3) im Wesentlichen unverändert blieben. Diese Resultate zeigen, dass sich die Kortexfibrose während des Alterns der Nieren durch eine $\alpha 2$(I)-Prokollagen-Anhäufung infolge einer veränderten Balance zwischen Synthese und Abbau erklärt (Gagliano et al. 2000).

Die Veränderungen könnten einen sinnvollen Regelkreislauf bilden. Nach Befunden von Ruiz-Torres (1974, 1977) nimmt bei der Reduktion der Synthese die Kollagenvernetzung zu, was wiederum eine Störung des Abbaus und damit eine längere Verweildauer des Kollagens bewirkt.

4.2.3.9 Ätiologische Gesichtspunkte

Für die zeitabhängige Entstehung einer Fibrose muss nicht das Altern verantwortlich sein. Interessant sind in diesem Zusammenhang Befunde von W. Selberg, Hamburg (mündliche Mitteilung) an Zentenaren, die kaum eine Glomerulosklerose aufweisen, sodass eine pathologische Genese dieser allgemein als „Alternsveränderung“ akzeptierten Erscheinung wahrscheinlich wird, welche nicht die Gesamtpopulation betrifft.

Loewe (1973) fand bei Untersuchungen zur Ovulationssklerose am Ovar eine elastoide Fibrosierung der Gefäße, die zur Stromafibrose führte und schubweise bei der Ovulation fortschritt. Die Hemmung von IL-1β durch TGF-β1 wurde an Kulturen aus Ovarialdispersaten getestet. TGF-β gilt als Förderer von Fibrose und Heilung. Es wird eine antagonistische Rolle für IL-1β und TGF-β im normalen Ablauf der Ovulation angenommen, wobei IL-1 in der „entzündlichen“ Phase mitwirkt und TGF danach die Heilung einleitet (Derman et al. 1999).

Am Herzen könnte die Arbeitsbelastung eine Rolle für altersabhängige Veränderungen spielen, da Fibrosevorgänge des linken Ventrikels ausgeprägter sind als solche des rechten Ventrikels. So findet man einen monotonen altersabhängigen Abfall von Prokollagen-Typ-I-mRNA im linken, jedoch nicht im rechten Ventrikel von Rattenherzen (Annoni et al. 1998). Auch sind im linken Ventrikel von alten Ratten die Spiegel der Angiotensinrezeptor-AT1a- und -AT1b-mRNA im Vergleich zu jungen deutlich hochreguliert, während im rechten Ventrikel diese Veränderung fehlt. Die AT2-Expression war in beiden Ventrikeln erhöht, im linken jedoch stärker als im rechten (Heymes et al. 1998).

Sehr deutlich ist der Einfluss des normalen wie des pathologischen Blutdrucks an Herzklappen aufzuzeigen. Die Klappendicke und die Zahl der Kollagenfasern vom Typ I (pro Messfeld) nehmen sowohl bei zunehmendem Alter als auch bei Hypertonie in der Mitralklappe stärker zu als in der Trikuspidalklappe, welche per se einem geringeren Druck ausgesetzt ist (Keller et al. 1999, 2001). Hier scheinen Struktur und Funktion eines Organs dessen Altersschicksal zu beeinflussen.

Die altersabhängige endokardiale Fibrose wird mit mechanischem Stress und lokalen Turbulenzen in Zusammenhang gebracht. Obwohl sie ein häufiger pathologischer Befund bei vielen Kardiomyopathien ist, bleibt das Wissen über die Vorgänge in der Grundsubstanz begrenzt (Andries et al. 1995).

Bei Arterien könnte analog zur Funktionsbelastung des Herzens die Langzeiteinwirkung des Blutdrucks eine Rolle spielen. Ratten unterschiedlichen Alters wurden mit einem Blutdruck senkenden ACE-Inhibitor behandelt. Diese Behandlung verzögerte die Media- und Intimaverdickung (Michel et al.1994). Wieder ist eine (lebenswichtige) Organfunktion, hier der Blutdruck, an der Auslösung altersabhängiger Veränderungen beteiligt.

Die glomeruläre und vaskuläre Sklerose der Niere nehmen mit dem Alter zu und Angiotensininhibitoren verzögern ihr Fortschreiten. Ein Angiotensin-II-Rezeptor-Antagonist (AIIRA) verminderte bei alten Nagern die Glomerulosklerose unter die Werte der 18 Monate alten Tiere. Der Kollagengehalt der Niere nahm altersabhängig zu und wurde durch AIIRA noch bei den Tieren mit 24 Monaten gesenkt. Die Apoptose für tubuläre und interstitielle Zellen verstärkte sich ebenfalls mit dem Alter und wurde durch AIIRA vermindert. Der Plasminaktivator-Inhibitor 1 (PAI-1), der direkt durch Angiotensin induziert wird und den Matrixabbau verzögert, wurde bei den 24 Monate alten Ratten durch AIIRA-Behandlung erniedrigt (Ma et al. 2000).

Auch am Herzen werden Fibrosen zu den nicht krankheitsbedingten, altersabhängigen Veränderungen gezählt (Roffe 1998). Man muss jedoch Ursachen wie Hypertrophie im Auge behalten und auch zwischen verschiedenen Herzstrukturen unterscheiden. Es traten zwei Formen der Myokardfibrose auf, die bei 80- und über 80-Jährigen untersucht wurden. Die erste stellt sich als systemische interstitielle Fibrose dar, wobei ein feines fibrotisches Netzwerk die einzelnen Myokardzellen umgibt. Sie tritt anscheinend unabhängig von pathologischen Vorgängen auf und wird als „Alternsprozess“ betrachtet. Die zweite Form ist eine Narbenbildung, entstanden aus fibrotischem Ersatz von verlorenem Myokardgewebe durch Gewebe meist perivaskulären Ursprungs. Diese Narbenform ist mit pathologischen Veränderungen korreliert (Annoni et al. 1998, Klima et al. 1990, Masson et al. 2000, Okada et al. 1986). Eine Narbenbildung in Form einer diffusen fokalen Papillarmuskelfibrose fand sich in 13% der untersuchten Autopsien und ist wahrscheinlich eine Infarktfolge (Conrad et al. 1995, Steer et al. 1977). Es bestehen also Schwierigkeiten, gehäuft auftretendes Narbengewebe (aus unterschiedlich alten Insulten) von Fibrosen zu unterscheiden. Die Grenzen können fließend sein.

Bei komplettem Herzblock sind die histologisch sichtbaren fibrotischen Veränderungen im Reizleitungsgewebe extrem ausgeprägt. Sie werden im Übrigen als alters- wie auch krankheitsbedingt angesehen, z.B. bei Veränderungen der Koronargefäße usw. (Sugai et al. 1981). An Arterien wurde die schwierige Trennung zwischen arteriosklerotischen und physiosklerotischen Veränderungen im Alter versucht. Normale adaptive Mechanismen des Alterns am Gefäß (Physiosklerose) bestehen danach in der Zunahme des Durchmessers sowie Verdickung der Media und der Intima, Zunahme der extrazellulären Matrix und der GAG, in zunehmendem Kollagengehalt, zunehmender Desorganisation der elastischen Fasern mit Verdünnung und häufiger Fragmentierung und in der AGE-Anhäufung. Obwohl sie der Arteriosklerose ähneln (die an anderer Stelle in diesem Band besprochen wird), gelten sie als normale altersabhängige Erscheinungen (Bilato u. Crow 1996, Lindner et al. 1984). In der Vene finden sich morphologisch Intima- und Mediafibrosen vorwiegend aus pathologischen Ursachen, die Fibrose der Adventitia ist eher altersabhängig. Dabei bleibt jedoch der Kollagengehalt insgesamt ohne wesentliche Veränderung (s. Sames 1993).

Für die tubulointerstitielle Fibrose in der Niere alter Ratten mögen Ischämie bei Kapillarschäden und eine veränderte eNOS-Expression die Ursachen sein (Thomas et al. 1998). Aber auch das Angiotensin-Renin-System könnte eine Rolle spielen. In den Corpora cavernosa des Rattenpenis ist ein progressiver Ersatz von glatten Muskelzellen durch Kollagenfasern mit Kollagenvermehrung zu finden. Die mRNA der induzierbaren Nitritoxidasesynthase (iNOS) zeigt dabei einen 4,1fachen Anstieg in alten Geweben im Vergleich zu jungen (Ferrini et al. 2001, Lin 2001).

In der menschlichen Hypophyse wird im altersabhängig vermehrten Bindegewebe zunehmend Eisen abgelagert. Es wird vermutet, dass die Fibrose eine Folge wiederholter Anfälle von Gefäßverengung mit Erythrozytendiapedese bei Anoxie darstellt, ähnlich der braunen Verhärtung der Lunge (Greenberg 1975). Die Histologie und Immunhistochemie an menschlichen Hypophysen wies auch eine interstitielle, perivaskuläre Fibrose in 88% der Fälle nach, die im hohen Alter ausgeprägter und häufiger war als im jungen Erwachsenenalter. Ein Verlust von somatotropen Zellen steht im Verhältnis zum Ausmaß der Fibrose (Sano et al. 1993). Moulias et al. (1999) nehmen an, dass die Sklerose des Skelettmuskels eine Folge des Muskelfaserverlustes ist, der vor allem durch Lebensumstände und Krankheiten gefördert wird. Sollte eine Fibrose tatsächlich nicht in allen Fällen auftreten, so müsste man fragen ob sie wirklich durch das Altern bedingt ist.

4.2.3.10 Der Einfluss von „Alternsmechanismen“

Eine Reihe von Mechanismen werden als ursächlich für das Altern diskutiert und sollten daher auch eine Rolle für eine alternsbedingte Fibrose spielen. Einige solche „Alternsmechanismen“ oder Einwirkungen auf die Lebensdauer wurden auch im Zusammenhang mit Maßnahmen gegen Fibrosen getestet.

Eine Dauergabe von Enalapril verhindert die Myokardfibrose der alternden Maus durch Blutdruckregulation. Es bleiben höhere mitochondriale Superoxiddismutase-(SOD-)Spiegel bei alten Tieren im Vergleich zu den Kontrollen erhalten. Außerdem können eine höhere Mitochondrienzahl und Zyklinexpression aufrechterhalten werden. Der Prozentsatz apoptotischer Zellen bleibt geringer. Die so beeinflussten alterstypischen Phänomene mögen bei der Verhinderung der Fibrose eine Rolle spielen (Ferder et al. 1998).

Das Ausmaß der im linken Ventrikel besonders deutlichen Kollagenablagerung ist bei 18 bis über 32 Monate alten Ratten mit (lebensverlängernder) restringierter Diät wesentlich geringer. Keimfreie Haltung hat dagegen keinen Einfluss, was immerhin eine infektiöse Genese ausschließt (Cornwell et al. 1991). Ratten mit einer kalorisch restringierten

Diät zeigen in Aorta und Lunge, nicht aber in der Haut, weniger ausgeprägte altersabhängige Veränderungen, wie Abbau elastischer Fasern und Kollagenvermehrung, als Kontrollen (Fornieri et al. 1999) (Abb. 4.2.10 a–c). Eine kalorische Restriktion normalisiert in alter Mäuseleber die veränderte Expression von Genen, die an der Fibrose beteiligt sind (Cao et al. 2001). Eine lebensverlängernde Einzelgenmutation führt auch zur Reduktion der altersabhängigen Kollagenvernetzung (Flurkey et al. 2001) einschließlich Glykosilierung (Sell 1997, Sell et al. 1996).

Diese Tatsachen zeigen, dass die Lebensdauer von Zellen bzw. deren normale Funktion und die davon abhängige Homöostase der Gewebe für die Kontrolle der Fibrose und Proteinglykosilierung eine wichtige Rolle spielen. Mit der Verlängerung der Lebensdauer eines Organs kann seine Fibrose aber auch weiter ansteigen. 28 Monate alte Rattenlebern, welche auf 5 Monate alte Ratten transplantiert wurden, überlebten bis zu 52,4 Monate, das bedeutet über die maximale Lebensdauer der Art (nicht nur des verwendeten Stammes) hinaus. Bei sehr alten Lebern (im Mittel 46 Monate) besteht dabei eine Tendenz zu einer weiteren Zunahme der normalerweise vorhandenen altersassoziierten Fibrose (Sakai et al. 1997).

Altern ist mit erhöhter Lipidperoxidation und vermehrter Glomerulosklerose verbunden. In der Niere nimmt die iNOS-Protein-Expression mit dem Alter zu. Die Hemmung der iNOS durch die Gabe von Aminoguanidin für 9 Monate, beginnend im Alter von 13 Monaten, vermindert den Blutdruck wie die Glomerulosklerose. Marker für oxidativen Stress und Lipidperoxidation sind dagegen – ebenso wie die Immunreaktion für AGE in der Niere – unter Aminoguanidin nicht vermindert (Reckelhoff et al. 1999).

Ihre gewebespezifische Anordnung und ihre Stabilitätsfunktion für das Gewebe machen die Kollagenfaser selbst zu einem Altersrisiko, wobei zufällige Ausfälle von Zellen und Vernetzung sowie geringer Stoffwechsel zu zunehmenden, möglicherweise irreversiblen Veränderungen führen – ein weiteres Beispiel dafür, wie Gewebe und Organdifferenzierung auf spezialisierte Funktionen hin eine verursachende Rolle für altersabhängige Veränderungen spielen können (Organdifferenzierungshypothese des Alterns, Sames 1995) (Abb. 4.2.11).

4.2.4 Schlussfolgerungen

Das Altern als Ursache der Fibrose ist schwer zu greifen. Die Gründe dafür sind nicht nur mangelnde Kenntnisse des Vorgangs des Alterns, sondern auch andere Schwierigkeiten, wie z.B. die Komplexität der Zell-Matrix- und Matrix-Matrix-Interaktionen (welche in diesem Zusammenhang bisher nur partiell untersucht sind), Schwierigkeiten bei der vergleichenden Charakterisierung von Endstadien unterschiedlicher fibrotischer Vorgänge, das langsame Fortschreiten der altersabhängigen Fibrosemechanismen mit geringeren Symptomen als bei anderen Fibrosen und die mangelnde Abgrenzung zwischen absoluter und relativer Kollagenzunahme.

Die altersabhängigen Veränderungen pathologischer Fibrosevorgänge lassen kaum Schlüsse auf die Mechanismen zu, welche der altersabhängigen Fibrose zugrunde liegen. Jedoch könnten eine verminderte Reaktion auf Wachstumsfaktoren bei Hautfibroblasten (getestet im Zusammenhang mit der Strahlenfibrose) und die Bevorzugung posttranslationaler Regelmechanismen für den Kolla-

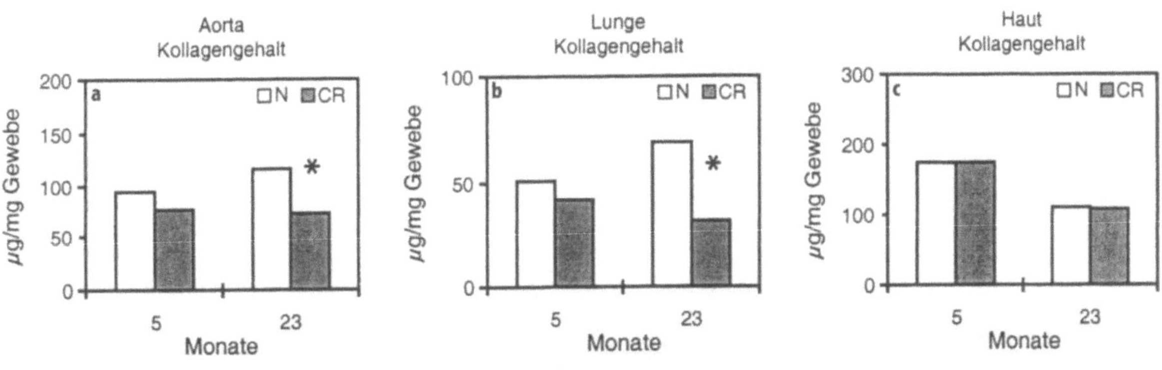

Abb. 4.2.10 a–c. Kollagengehalt (HPLC-Bestimmung). **a** Aorta, **b** Lunge, **c** Haut von Ratten mit Standarddiät *(N)* und kalorisch restringierten *(CR)* Tieren. *$p<0{,}05$. (Aus Fornieri et al. 1999)

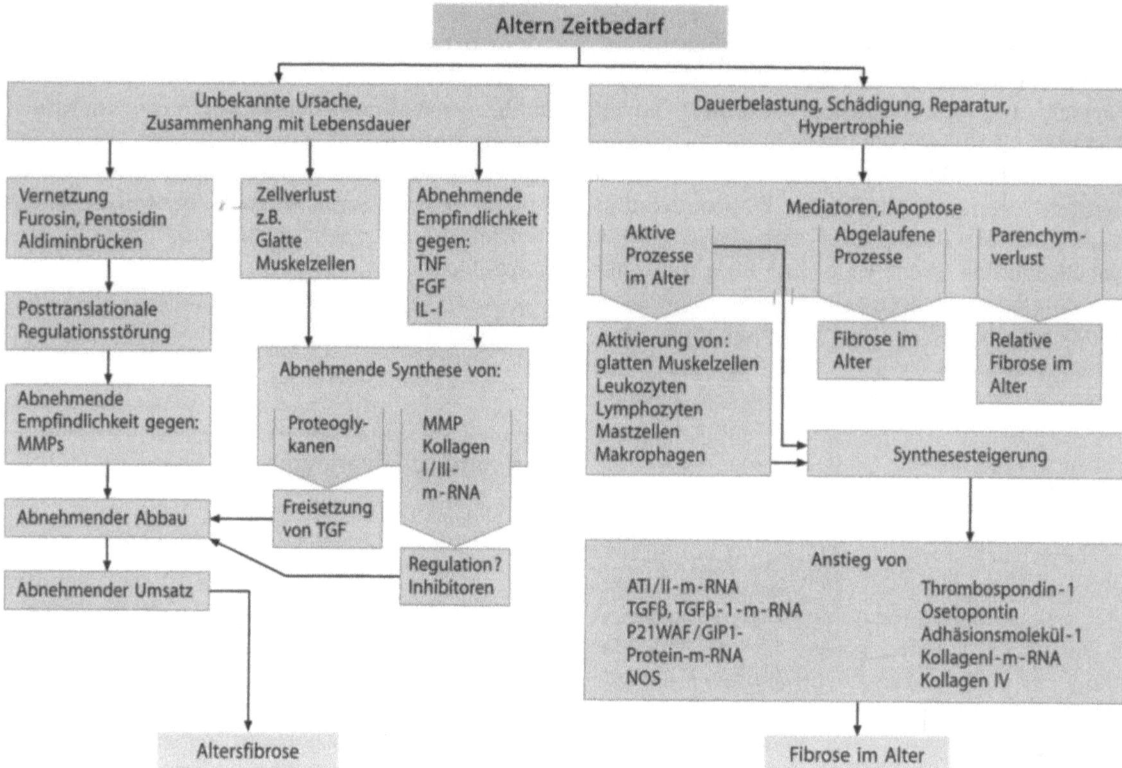

Abb. 4.2.11. Pathomechanismen der Altersfibrose mit unbekannter Ursache sowie der Fibrosen mit aktiven Prozessen oder bekannter Ursache im Alter. Bei der dürftigen Befundlage müssen die Abläufe teilweise hypothetisch bleiben

gengehalt bei aldosteroninduzierter Hypertonie im Herzen einen Hinweis geben.

Die altersabhängige Fibrose selbst lässt sich an vielen Geweben als regelmäßig mit dem Alter (ohne andere bekannte Ursachen) erhöhte Kollagenmenge biochemisch und histochemisch nachweisen. In anderen Geweben fehlt sie jedoch. In Geweben mit altersabhängiger Fibrose lassen sich aktive Mechanismen beobachten, die histologisch mit dem fibrosierenden Gewebe zusammenhängen: so eine Aktivierung von ortsständigen Zellen, eine Infiltration mit Abwehrzellen und eine Expressionssteigerung von Mediatoren und anderen stoffwechselaktiven Substanzen sowie der Kollagen-Gene selbst. Allerdings kann die Kollagenexpression in unterschiedlicher Richtung verändert sein.

Alterstypisch scheinen Fibrosen mit einer Kollagenzunahme ohne wesentliche Steigerung der Expression zu sein, welche auf einer Verminderung der Kollagenasenwirkung, insbesondere der Matrixmetalloproteinasen, beruhen. Dabei können Enzymmenge, Enzymaktivität, Enzyminhibition oder die Empfindlichkeit des Kollagens gegen das Enzym verändert sein. Veränderungen des Umsatzes mit dieser Komponente sind mehrfach belegt. Sie stimmen am besten mit dem passiven Charakter altersabhängiger Veränderungen überein und lassen sich bei pathologischen Fibrosevorgängen nicht in dieser Art beobachten. Sie können außerdem mit dem putativen Alternsmechanismus der Vernetzung in Zusammenhang gebracht werden. Andererseits scheinen sie von aktiven Vorgängen begleitet zu sein, die sich schwer von pathologischen Prozessen trennen lassen.

Der Umsatz des Kollagens findet wohl bevorzugt in den löslichen Fraktionen statt. Diese nehmen dabei ab, da das vernetzende Faserkollagen sich wenig am Umsatz beteiligen dürfte und sich dem löslichen Pool mehr und mehr entzieht. Andererseits verbietet sich dadurch eine Auffüllung des löslichen Pools, da sie mit der Zeit zu einer unkontrollierten Zunahme von vernetztem Faserkollagen führen würde, was in abgegrenzten Organen nicht möglich ist.

Aus diesem Grunde könnte der Umsatz im Alter herabgesetzt sein, was wiederum die Vernetzung durch Glykosilierung fördert. Sehr langsam und in Grenzen entwickelt sich in einigen Organen dennoch eine „Altersfibrose". Bei sehr langsamer Ablagerung einer Substanz in Mengen, welche die Gewebefunktion nicht stören und erst nach Jahren sichtbar werden, kann dabei nicht von einem ständig bestehenden Ungleichgewicht zwischen Synthese und Abbau ausgegangen werden. Die Differenz müsste so gering sein, dass sie sich kaum beobachten lässt. Wahrscheinlicher sind passagere Dysregulationen der Systeme mit einer Vermehrung von Kollagen, welches teilweise dem Kreislauf durch Vernetzung entzogen wird.

Man kann darüber spekulieren, ob das Kollagenfasersystem ein zeitabhängig labiles System ist, das kein Stoffwechselgleichgewicht, sondern eine langsam fortschreitende Veränderung in eine Richtung erkennen lässt. Es wäre dann ein Beispiel dafür, wie altersabhängige Veränderungen durch Einschränkung von Erneuerungsmechanismen bei der Bildung von komplexen Strukturelementen entstehen können.

4.2.5 Literatur

Adams P, Eyre DR, Muir H (1977) Biochemical aspects of development and ageing of human lumbar intervertebral discs. Rheumatol Rehabil 16:22–29

Aggarwal BB, Totpal K, LaPushin R, Chaturvedi MM, Pereira-Smith OM, Smith JR (1995) Diminished responsiveness of senescent normal human fibroblasts to TNF-dependent proliferation and interleukin production is not due to its effect on the receptors or on the activation of a nuclear factor NF-kappa B. Exp Cell Res 218:381–388

Alings AM, Abbas RF, Bouman LN (1995) Age-related changes in structure and relative collagen content of the human and feline sinoatrial node. A comparative study. Eur Heart J 16:1655–1667

Andries LJ, Sys SU, Brutsaert DL (1995) Morphoregulatory interactions of endocardial endothelium and extracellular material in the heart. Herz 20:135–145

Annoni G, Luvarà G, Arosio B, Gagliano N, Fiordaliso F, Santambrogio D, Jeremic G, et al (1998) Age-dependent expression of fibrosis-related genes and collagen deposition in the rat myocardium. Mech Ageing Dev 101:57–72

Arenson DM, Friedman SL, Bissell DM (1988) Formation of extracellular matrix in normal rat liver: lipocytes as a major source of proteoglycan. Gastroenterology 95:441–447

Ashcroft GS, Horan MA, Ferguson MW (1995) The effects of ageing on cutaneous wound healing in mammals. J Anat 187:1–26

Ashcroft GS, Horan MA, Ferguson MW (1997a) Aging is associated with reduced deposition of specific extracellular matrix components, an upregulation of angiogenesis, and an altered inflammatory response in a murine incisional wound healing model. J Invest Dermatol 108:430–437

Ashcroft GS, Dodsworth J, van-Boxtel E, Tarnuzzer RW, Horan MA, Schultz GS, Ferguson MW (1997b) Estrogen accelerates cutaneous wound healing associated with an increase in TGF-beta1 levels. Nat Med 3:1209–1215

Ashcroft GS, Greenwell-Wild T, Horan MA, Wahl SM, Ferguson MW (1999) Topical estrogen accelerates cutaneous wound healing in aged humans associated with an altered inflammatory response. Am J Pathol 155:1137–1146

Ayisi K, Schmiegelow P, Lindner J, Sames K (1982) Connective tissue ageing in the human hypophysis-gonadal system. Path Res Pract 173:294–302

Bailey AJ (2001) Molecular mechanisms of ageing in connective tissues. Mech Ageing Dev 122:735–755

Bailey AJ, Sims TJ, Ebbesen EN, Mansell JP, Thomsen JS Mosekilde L (1999) Age-related changes in the biochemical properties of human cancellous bone collagen: relationship to bone strength. Calcif Tissue Int 65:203–210

Balk AG, Dingemans KP, Wagenvoort CA (1979) The ultrastructure of the various forms of pulmonary arterial intimal fibrosis. Virchows Arch A Pathol Anat Histol 382: 139–150

Ballas CB, Davidson JM (2001) Delayed wound healing in aged rats is associated with increased collagen gel remodeling and contraction by skin fibroblasts, not with differences in apoptotic or myofibroblast cell populations. Wound Repair Regen 9:223–237

Bank RA, TeKoppele JM, Oostingh G, Hazleman BL, Riley GP (1999) Lysylhydroxylation and non-reducible crosslinking of human supraspinatus tendon collagen: changes with age and in chronic rotator cuff tendinitis. Ann Rheum Dis 58:35–41

Bercovich E, Barabino G, Pirozzi-Farina F, Deriu M (1999) A multivariate analysis of lower urinary tract ageing and urinary symptoms: the role of fibrosis. Arch Ital Urol Androl 71:287–292

Besse S, Robert V, Assayag P, Delcayre C, Swynghedauw B (1994) Nonsynchronous changes in myocardial collagen mRNA and protein during aging: effect of DOCA-salt Hypertension. Am J Physiol 267:2237–2244

Bilato C, Crow MT (1996) Atherosclerosis and the vascular biology of aging. Aging Clin Exper Res 8:221–234

Birch HL, Baily JVB, Baily AJ, Goodship AE (1999) Age-related changes to the molecular and cellular components of equine flexor tendons. Equine Vet J 31:391–396

Bonnet J, Garderes PE, Aumailley M, Moreau C, Gouverneur G, Benchimol D, Crockett R (1988) Serum type III procollagen peptide levels in coronary artery disease (a marker of atherosclerosis). Eur J Clin Invest 18:18–21

Border WA, Noble NA, Yamanoto T, Harper JR, Yamaguchi Y, Pierschbacher MD, Ruoslahti E (1992) Natural inhibitor of transforming growth factor-beta protects against scarring in experimental kidney disease. Nature 360:361–364

Brooks WW, Conrad CH (2000) Myocardial fibrosis in transforming growth factor beta(1) heterozygous mice. J Mol Cell Cardiol 32:187–195

Burgess ML, McCrea JC, Hedrick HL (2001) Age-associated changes in cardiac matrix and integrins. Mech Ageing Dev 122:1739–1756

Buttner C, Skupin A, Reimann T, Rieber EP, Unteregger G, Geyer P, Frank KH (1997) Local production of interleukin-4 during radiation-induced pneumonitis and pulmonary fibrosis in rats: macrophages as a prominent source of interleukin-4. Am J Respir Cell Mol Biol 17:315–325

Cao SX, Dhahbi JM, Mote PL, Spindler SR (2001) Genomic profiling of short- and long-term caloric restriction effects in the liver of aging mice. Proc Natl Acad Sci USA 98:10630–10635

Cappelli V, Forni R, Poggesi C, Reggiani C, Ricciardi L (1984) Age-dependent variations of diastolic stiffness and collagen content in rat ventricular myocardium. Arch Int Physiol Biochim 92:93–106

Chen H (1993) Age-related changes of human lip salivary glands and their values in the diagnosis of Sjogren's syndrome. Zhongguo Yi Xue Ke Xue Yuan Xue Bao 15:343–348

Conrad CH, Brooks WW, Hayes JA, Sen S, Robinson KG, Bing OH (1995) Myocardial fibrosis and stiffness with hypertrophy and heart failure in the spontaneously hypertensive rat. Circulation 91:161–170

Cornwell GG, Thomas BP, Snyder DL (1991) Myocardial fibrosis in aging germ free and conventional Lobund-Wistar rats: the protective effect of diet restriction. J Gerontol A Biol Sci 46:167–170

Cortes P, Zhao X, Dumler F, Tilley BC, Atherton J (1992) Age-related changes in glomerular volume and hydroxyproline content in rat and human. J Am Soc Nephrol 2:1716–1725

Cottier H (1980) Pathogenese – Ein Handbuch für die ärztliche Fortbildung, Bd 1. Springer, Berlin Heidelberg New York

Danne T, Gruters A, Schnabel K, Burger W, Lállemand D, Enders I, Helge H, et al (1988) Long-term monitoring of treatment with recombinant human growth hormone by serial determination of type III procollagen-related antigens in serum. Pediatr Res 23:167–171

DeGroot J, Verzijl N, Budde M, Bijlsma JW, Lafeber FP, TeKoppele JM (2001) Accumulation of advanced glycation end products decreases collagen turnover by bovine chondrocytes. Exp Cell Res 266:303–310

Derman SG, Kol S, Ben-Shlomo I, Resnick CE, Rohan RM, Adashi EY (1999) Transforming growth factor-beta 1 is a potent inhibitor of interleukin-1beta action in whole ovarian dispersates. J Endocrinol 160:415–423

De-Wilde PC, Baak JP, Slootweg PJ, Hene RJ, Kater L (1986) Morphometry in the diagnosis of Sjogren's syndrome. Anal Quant Cytol Histol 8:49–55

Ding G, Franki N, Kapasi AA, Reddy K, Gibbons N, Singhal PC (2001) Tubular cell senescence and expression of TGF-beta1 and p21(WAF1/CIP1) in tubulointerstitial fibrosis of aging rats. Exp Mol Pathol 70:43–53

Doerr W, Wurster K (1974) Männliche Geschlechtsorgane. In: Doerr W (Hrsg) Organpathologie, Bd II. Thieme, Stuttgart, S 25–28

Drosos AA, Andonopoulos AP, Costopoulos JS, Papadimitriou CS, Moutsopoulos HM (1988) Prevalence of primary Sjogren's syndrome in an elderly population. Br J Rheumatol 27:123–127

Drozdz M, Kucharz E, Olczyk K (1979) Age-related changes in the content of fibrous proteins in the rat tissues. Acta Physiol Pol 30:359–363

Eder M, Gedigk P (1990) Allgemeine Pathologie und pathologische Anatomie. Springer, Berlin Heidelberg New York

Eikmans M, Baelde HJ, de-Heer E, Bruijn JA (2001) Effect of age and biopsy site on extracellular matrix mRNA and protein levels in human kidney biopsies. Kidney Int 60:974–981

El Nabout R, Martin M, Remy J, Kern P, Robert L, Lafuma C (1989) Collagen synthesis and deposition in cultured fibroblasts from subcutaneous radiation-induced fibrosis. Modification as a function of cell aging. Matrix 9:411–420

Ernst M, Froesch ER (1988) Growth hormone dependent stimulation of osteoblasts-like cells in serum-free cultures via local synthesis of insulin-like growth factor I. Biophys Res Commun 151:142–147

Falcy C, Rattner A, Farjanel J, Borsos AM, Gilson N, Christeff N, Dupeyron JP, et al (1989) Modification of enzyme activities concerned with collagen metabolism in the heart of spontaneously hypertensive and aortic-constricted rats. Jpn Heart J 30:65–76

Ferder L, Romano LA, Ercole LB, Stella I, Inserra F (1998) Biomolecular changes in the aging myocardium: the effect of enalapril. Am J Hypertens 11:1297–1304

Ferrini M, Magee TR, Vernet D, Rajfer J, Gonzalez-Cadavid NF (2001) Aging-related expression of inducible nitric oxide synthase and markers of tissue damage in the rat penis. Biol Reprod 64:974–982

Flurkey K, Papaconstantinou J, Miller RA, Harrison DE (2001) Lifespan extension and delayed immune and collagen aging in mutant mice with defects in growth hormone production. Proc Natl Acad Sci USA 98:6736–6741

Fornieri C, Taparelli F, Quaglino D Jr, Contri MB, Davidson JM, Algeri S, Ronchetti IP (1999) The effect of caloric restriction on the aortic tissue of aging rats. Connect Tissue Res 40:131–143

Fournier C, Scholz M, Weyrather WK, Rodemann HP (2001) Changes of fibrosis-related parameters after high- and low-LET irradiation of fibroblasts. Int J Radiat Biol 77:713–722

Fuji K, Yamagishi T, Nagafuchi T, Tsuji M, Kuboki Y (1994) Biochemical properties of collagen from ligaments and periarticular tendons of the human knee. Knee Surg Sports Traumatol Arthrosc 2:229–233

Fukuda T, Kikuchi M, Kurotaki T, Oyamada T, Yoshikawa H, Yoshikawa T (2001) Age-related changes in the testes of horses. Equine Vet J 33:20–25

Gagliano N, Arosio B, Santambrogio D, Balestieri MR, Padoani G, Tagliabue J, Masson S, et al (2000) Age-dependent expression of fibrosis-related genes and collagen deposition in rat kidney cortex. J Gerontol A Biol Sci Med Sci 55:365–372

Gartel AL, Serfas MS, Tyner AL (1996) Negative regulator of the cell cycle. Proc Soc Exp Biol Med 213:138–149

Geraci JP, Mariano MS (1993) Radiation hepathology of the rat: parenchymal and nonparenchymal cell injury. Radiat Res 136:205–213

Goffin Y, De-Doncker E (1980) Histological and histochemical changes in the hip joint capsule in arthrosis in elderly patients. Study of 57 surgical and 28 autopsy specimens. Rev Rhum Mal Osteoartic 47:15–20

Goldspink G, Fernandes K, Williams PE, Wells DJ (1994) Age-related changes in collagen gene expression in the muscles of mdx dystrophic and normal mice. Neuromuscul Disord 4:183–191

Goldstein RH, Poliks CF, Pilch PF, Smith BD, Fine A (1989) Stimulation of collagen formation by insulin and insulin-like growth factor in cultures of human lung fibroblasts. Endocrinol 124:964–970

Gosh P, Taylor TKF, Braund KG, Larsen LH (1976) The collagenous and non-collagenous protein of the canine intervertebral disc and their variation with age, spinal level and breed. Gerontology 22:124–134

Granot I, Halevy O, Hurwitz S, Pines M (1991) Growth hormone and insulin-like growth factor I regulate collagen gene expression and extracellular collagen in cultures of avian skin fibroblasts. Mol Cell Endocrinol 80:1–9

Grasedyck K, Krohn J, Lender D, Bittmann S, Mangold I, Schütte B, Ueberberg H, et al (1978) Neue Befunde zur Bindegewebsalterung. Aktuelle Gerontol 8:585–594
Greenberg SR (1975) The pathogenesis of hypophyseal fibrosis in aging: its relationship to tissue iron deposition. J Gerontol 30:531–538
Habeck JO, Huckstorf C, Honig A (1984) Influence of age on position, shape and size of the carotid bodies in spontaneously hypertensive (SHR) and normotensive (NCR) rats. Anat Anz 157:351–363
Hama H, Yamamuro T, Takeda T (1976) Experimental studies on connective tissue of the capsular ligament. Influences of aging and sex hormones. Acta Orthop Scand 47:473–479
Herouy Y (2001) Matrix metalloproteinases in skin pathology. Int J Mol Med 7:3–12
Herskind C, Johansen J, Bentzen SM, Overgaard M, Overgaard J, Bamberg M, Rodemann HP (2000) Fibroblast differentiation in subcutaneous fibrosis after postmastectomy radiotherapy. Acta Oncol 39:383–388
Heymes C, Silvestre JS, Llorens-Cortes C, Chevalier B, Marotte F, Levy BI, Swynghedauw B, et al (1998) Cardiac senescence is associated with enhanced expression of angiotensin II receptor subtypes. Endocrinology 139:2579–2587
Hill RP, Rodemann H-P, Hendry JH, Roberts SA, Anscher MS (2001) Normal tissue radiobiology: from the laboratory to the clinic. Int J Radiat Oncol Biol Phys 49:353–365
Hinglais N, Heudes D, Nicoletti A, Mandet C, Laurent M, Bariety J, Michel JB (1994) Colocalization of myocardial fibrosis and inflammatory cells in rats. Lab Invest 70:286–294
Holm NR, Horn T, Hald T (1995) Detrusor in ageing and obstruction. Scand J Urol Nephrol 29:45–49
Horsfall DJ, Mayne K, Ricciardelli C, Rao M, Skinner JM, Henderson DW, Marshall VR, et al (1994) Age-related changes in Guinea pig prostatic stroma. Lab Invest 70:753–763
Howell DS (1975) Degradative enzymes in osteoarthritic human articular cartilage. Arthritis Rheum 18:167–177
Jiaan DB, Seftel AD, Fogarty J, Hampel N, Cruz W, Pomerantz J, Zuik M, et al (1995) Age-related increase in an advanced glycation end product in penile tissue. World J Urol 13:369–375
Kanta J, Bartos F (1979) Changes in DNA and collagen content in rat testes during aging. Sb Ved Pr Lek Fak Univerzity Hradci Kralove 22:123–128
Keller F, Werner R, Wähner J, Köhler T, Wolff W, Leutert G (1999) Zur histologischen Biomorphose menschlicher Herzklappen II. Morphometrische Untersuchungen. Z Gerontol Geriat 32:104–111
Keller F, Pflug A, Lehmann Y (2001) Veränderungen der kollagenen Strukturen menschlicher Herzklappen in Abhängigkeit von Alter und Hypertonie. Z Gerontol Geriat 34:470–475
Khorramizadeh MR, Tredget EE, Telasky C, Shen Q, Ghahary A (1999) Aging differentially modulates the expression of collagen and collagenase in dermal fibroblasts. Mol Cell Biochem 194:99–108
Kletsas D, Pratsinis H, Zervolea I, Handris P, Sevaslidou E Ottaviani E, Stathakos D (2000) Fibroblast responses to exogenous and autocrine growth factors relevant to tissue repair. The effect of aging. Ann NY Acad Sci 908:155–166
Klima M, Burns TR, Chopra A (1990) Myocardial fibrosis in the elderly. Arch Pathol Lab Med 114:938–942
Knorring von J (1970) Effect of age on the collagen content of the normal rat myocardium. Acta Physiol Scand 79: 216–225
Koch RM, Roche NS, Parks WT, Ashcroft GS, Letterio JJ, Roberts AB (2000) Incisional wound healing in transforming growth factor-beta 1 null mice. Wound Repair Regen 8:179–191
Kolset SO, Drevon CA, Magnus JH (1994) The significance of proteoglycans in several diseases. Tidsskr Nor Laegeforen 114:2265–2268
Koshihara Y, Honda Y (1994) Age-related increase in collagen production in cultured human osteoblast-like periosteal cells. Mech Ageing Dev 74:89–101
Krull NB, Zimmermann T, Gressner AM (1993) Spatial and temporal patterns of gene expression for the proteoglycans biglycan and decorin and for transforming growth factor-beta-1 revealed by in situ hybridization during experimentally induced liver fibrosis in the rat. Hepatology 18:581–589
Kudravi SA, Reed MJ (2000) Aging, cancer, and wound healing. In Vivo 14:83–92
Kuzuya M, Asai T, Kanda S, Maeda K, Cheng XW, Iguchi A (2001) Glycation cross-links inhibit matrix metalloproteinase-2 activation in vascular smooth muscle cells cultured on collagen lattice. Diabetologia 44:433–436
Lafuma C, El Nabout RA, Crechet F, Hovnanian A, Martin M (1994) Expression of 72 kDa gelatinase (MMP-2), collagenase (MMP-1), and tissue metalloproteinase inhibitor (TIMP) in primary skin fibroblast cultures derived from radiation-induced skin fibrosis. J Invest Dermatol 102: 945–950
Lara PC, Russel NS, Smolder IJ, Bartelink H, Begg AC, Cocomartin JM (1996) Radiation-induced differentiation of human skin fibroblasts: relationship with cell survival and collagen production. Int J Radiat Biol 70:683–692
Lee KS, Oh KY, Kim BC (2000) Effects of dehydroepiandrosterone on collagen and collagenase gene expression by skin fibroblasts in culture. J Dermatol Sci 23:103–110
Li Z, Hou WS, Bromme D (2000) Collagenolytic activity of cathepsin K is specifically modulated by cartilage-resident chondroitin sulfates. Biochemistry 39:529–536
Lin JS, Tsai YS, Lin YM, Lin CS, Chow NH (2001) Age-associated changes in collagen content and its subtypes within rat corpora cavernosa with computerized histomorphometric analysis. Urology 57:837–842
Lindner J (1972) Altern des Bindegewebes. In: Altmann HW et al. (Hrsg) Handbuch der allgemeinen Pathologie, Bd VI/4. Springer, Berlin Heidelberg New York, S 245–368
Lindner J, Heinz G, Mangold I, Sames K, Schmiegelow P, Grasedyck K (1984) Connective tissue metabolism in development and healing of atherosclerotic lesions during life. In: Wolman M (ed) The healing and scarring of atheroma. Plenum, New York, pp 85–114
Lluel P, Palea S, Barras M, Grandadam F, Heudes D, Bruneval P, Corman B, et al (2000) Functional and morphological modifications of the urinary bladder in aging female rats. Am J Physiol Regul Integr Comp Physiol 278: R964-R972
Loewe KR (1973) Untersuchungen über die Ovulationssklerose am Gefäßsystem menschlicher Ovarien. Habilitationsschrift, Universität Mannheim
Lullo di GA, Sweeney SM, Korkko J, Ala-Kokko L, San Antonio JD (2002) Mapping the ligand-binding sites and disease-associated mutations on the most abundant pro-

tein in the human, type I collagen. J Biol Chem 277: 4223–4231
Ma LJ, Nakamura S, Whitsitt JS, Marcantoni C, Davidson J M, Fogo AB (2000) Regression of sclerosis in aging by an angiotensin inhibition-induced decrease in PAI-1. Kidney Int 58:2425–2436
Mackay EH, Banks J, Sykes B, Lee G (1978) Structural basis for the changing physical properties of human pulmonary vessels with age. Thorax 33:335–344
Majno G, Joris I (1996) Cells, tissues, and disease. Blackwell, Cambridge
Martin M, Remy J, Daburon F (1989) Abnormal proliferation and aging of cultured fibroblasts from pigs with subcutaneous fibrosis induced by gamma irradiation. J Invest Dermatol 93:497–500
Martin M, Delanian S, Sivan V, Vozenin-Brotons MC, Reisdorf P, Lawrence D, Lefaix J-L (2000a) Radiation-induced superficial fibrosis and TGF-alpha 1. Cancer Radiother 4:369–384
Martin M, Lefaix J, Delanian S (2000b) TGF-beta1 and radiation fibrosis: a master switch and a specific therapeutic target? Int J Radiat Oncol Biol Phys 47:277–290
Masson S, Arosio B, Fiordaliso F, Gagliano N, Calvillo L, Santambrogio D, D'Aquila S, et al (2000) Left ventricular response to beta-adrenergic stimulation in aging rats. J Gerontol A Biol Sci Med Sci 55:35–41
Mays PK, McAnulty R, Laurent GJ (1991) Age-related changes in total protein and collagen metabolism in rat liver. Hepatology 14:1224–1229
Michel JB, Heudes D, Michel O, Poitevin P, Philippe M, Scalbert E, Corman B, et al (1994) Effect of chronic ANG I-converting enzyme inhibition on aging processes. II. Large arteries. Am J Physiol 267:124–135
Mohan S, Radha E (1980) Age-related changes in rat muscle collagen. Gerontology 26:61–67
Molteni A, Moulder JE, Cohen EF, Ward WF, Fish BL, Taylor JM, Wolfe LF, et al (2000) Control of radiation-induced pneumopathy and lung fibrosis by angiotensin-converting enzyme inhibitors and an angiotensin II type 1 receptor blocker. Int J Radiat Biol 76:523–532
Moulias R, Meaume S, Raynaud-Simon A (1999) Sarcopenia, hypermetabolism, and aging. Z Gerontol Geriatr 32:425–432
Mühlberg W, Platt D (1999) Age-dependent changes of the kidneys: pharmacological implications. Gerontology 45: 243–253
Muraoka Y, Itoh M, Maeda Y, Hayashi Y (1977) Histological changes of various organs in aged SD-JCL rats. Jikken Dobutsu 26:1–12
Nakatsuji S, Yamata J, Sakuma S (1998a) Relationship between vimentin expressing renal tubules and interstitial fibrosis in chronic progressive nephropathy in aged rats. Virchows Arch 433:359–367
Nakatsuji S, Yamate J, Sakuma S (1998b) Macrophages, myofibroblasts, and extracellular matrix accumulation in interstitial fibrosis of chronic progressive nephropathy in aged rats. Vet Pathol 35:352–360
Okada R, Teragaki M, Fukuda Y (1986) Histopathological study on the effects of aging in myocardium of hypertrophied hearts. Jpn Circ J 50:1018–1022
Olson BA, Day JR, Laping NJ (1999) Age-related expression of renal thrombospondin 1 mRNA in F344 rats: resemblance to diabetes-induced expression in obese Zucker rats. Pharmacology 58:200–208
Peleg I, Greenfeld Z, Cooperman H, Shoshan S (1993) Type I and type III collagen mRNA levels in kidney regions of old and young rats. Matrix 13:281–287
Rahima A, Soderwall AL (1977) Uterine collagen content in young and senescent pregnant golden hamsters. J Reprod Fertil 49:161–162
Rains JK, Bert JL, Roberts CR, Pare PD (1992) Mechanical properties of human tracheal cartilage. J Appl Physiol 72:219–225
Rauterberg J, Voss B, Pott G, Gerlach U (1981) Connective tissue components of the normal and fibrotic liver. I. Structure, local distribution and metabolism of connective tissue components in the normal liver and changes in chronic liver diseases. Klin Wochenschr 59:767–779
Ray P, Tang W, Wang P, Homer R, Kuhn C 3rd, Flavell RA, Elias JA (1997) Regulated overexpression of interleukin 11 in the lung. Use to dissociate development-dependent and -independent phenotypes. J Clin Invest 100:2501–2511
Raya TE, Gaballa M, Anderson P, Goldman S (1997) Left ventricular function and remodeling after myocardial infarction in aging rats. Am J Physiol 273:H2652–2658
Razzaque MS, Shimokawa I, Nazneen A, Higami Y, Taguchi T (1998) Age-related nephropathy in the Fischer 344 rat is associated with overexpression of collagens and collagen-binding heat shock protein 47. Cell Tissue Res 293: 471–478
Reckelhoff JF, Hennington BS, Kanji V, Racusen LC, Schmidt AM, Yan SD, Morrow J, et al (1999) Chronic aminoguanidine attenuates renal dysfunction and injury in aging rats. Am J Hypertens 12:492–498
Reiser K, McGee C, Rucker R, McDonald R (1995) Effects of aging and caloric restriction on extracellular matrix biosynthesis in a model of injury repair in rats. J Gerontol A Biol Sci Med Sci 50A:40–47
Rekhter MD, Gordon D (1994) Cell proliferation and collagen synthesis are two independent events in human atherosclerotic plaques. J Vasc Res 31:280–286
Robert V, Besse S, Sabri A, Silvestre JS, Assayag P, Van Thiem N, et al (1997) Differential regulation of matrix metalloproteinases associated with aging and hypertension in the rat heart. Lab Invest 76:729–738
Roberts CR, Pare PD (1991) Composition changes in human tracheal cartilage in growth and aging, including changes in proteoglycan structure. Am J Physiol 261:L92–L101
Rodemann HP, Bamberg M (1995) Cellular basis of radiation-induced fibrosis. Radiother Oncol 35:83–90
Rodemann HP, Müller GA (1990) Abnormal growth and clonal proliferation of fibroblasts derived from kidneys with interstitial fibrosis. Proc Soc Exp Biol Med 195:57–63
Rodemann HP, Müller GA (1991) Characterization of human renal fibroblasts in health and disease. II. In vitro growth, differentiation, and collagen synthesis of fibroblasts from kidneys with interstitial fibrosis. Am J Kidney Dis 17:684–686
Rodrigues CJ, Rodrigues-Junior AJ, Bohm GM (1996) Effects of aging on muscle fibers and collagen content of the diaphragm: a comparison with the rectus abdominis muscle. Gerontology 42:218–228
Roffe C (1998) Ageing of the heart. Br J Biomed Sci 55:136–148
Rosenkrans WA Jr, Penney DP (1987) Cell-cell matrix interactions in induced lung injury. VI. Quantitative alterations in pulmonary fibronectin and laminin following X irradiation. Radiat Res 109:127–142

Ruiz-Torres A (1973) Zur Biochemie des Wachstums und der Alterung unter besonderer Berücksichtigung des Kollagens. Akt Gerontol 3:319–323
Ruiz-Torres A (1974) Kollagen und Alter. In Platt D (Hrsg) Experimentelle Gerontologie. Fischer, Stuttgart, S 105–115
Ruiz-Torres A (1977) Zur Frage des Umsatzes und der Polymerisation des Kollagens in Beziehung zum Alter. Akt Gerontol 7:549–553
Ruiz-Torres A (1978) Cross-linking of collagen depending on age. Gerontology 24:337–342
Ruiz-Torres A (2002) The role of insulin-like growth factor 1 and insulin in ageing and atherosclerosis. In: Veldhuis J (ed) Endocrine facets of ageing. Wiley, London, pp 143–160
Ruiz-Torres A, Kürten I, Rosenstock M (1976) The dynamics of collagen deposition in liver damage by CCl_4. Beitr Path 158:287–295
Ruiz-Torres MP, Bosch RJ, O'Valle F, Del Moral RG, Ramirez C, Masseroli M, Perez-Caballero C, et al (1998a) Age-related increase in expression of TGF-beta1 in the rat kidney: relationship to morphologic changes. J Am Soc Nephrol 9:782–791
Ruiz-Torres A, Melón J, Muñoz FG (1998b) Insulin stimulates collagen synthesis in vascular smooth muscle cells from elderly patients. Gerontology 44:144–148
Sainte-Marie G, Peng FS (1990) Mast cells and fibrosis in compartments of lymph nodes of normal, gnotobiotic, and athymic rats. Cell Tissue Res 261:1–15
Sakaguchi Y, Kato S, Kawamoto A, Uemura S, Sutani T, Kagoshima T, Ishikawa H, et al (1991) A histopathological study of age-related changes of the left bundle branch in the human heart. Acta Pathol Jpn 41:730–736
Sakai Y, Zhong R, Garcia B, Zhu L, Wall WJ (1997) Assessment of the longevity of the liver using a rat transplant model. Hepatology 25:421–425
Sames K (1993) Zur Physiosklerose der Vene. Phlebologie 22:218–221
Sames K (1994) The role of proteoglycans and glycosaminoglycans in aging. Interdisciplinary topics in gerontology, vol 28. Karger, Basel
Sames K (1995) Naturwissenschaftliche Kausalgerontologie. In: Olbrich E, Sames K, Schramm A (Hrsg) Kompendium der Gerontologie II. Ecomed, Landsberg, S III-5 1–48
Sano T, Kovacs KT, Scheithauer BW, Young WF (1993) Aging and the human pituitary gland. Mayo Clin Proc 68:971–977
Sartorio A, Conti A, Ferrero S, Saraifoger S, Resnik M, Baroncelli GI (1999) Effects of 12 months rhGH treatment on bone and collagen turnover in children with constitutional growth delay. Pediatr Endocrinol Metab 12:833–838
Schlumberger W, Thie M, Rauterberg J, Robenek H (1991) Collagen synthesis in cultured aortic smooth muscle cells. Modulation by collagen lattice culture, transforming growth factor-beta 1, and epidermal growth factor. Arterioscler Thromb 11:1660–1666
Schönherr E, Witsch-Prehm P, Harrach B, Robenek H, Rauterberg J, Kresse H (1995) Interaction of biglycan with type I collagen. J Biol Chem 270:2776–2783
Schultka R, Kirschke H, Peil J (1986) Age dependent changes in the collagen content of the human oviduct. Acta Histochem 80:41–51
Sell DR (1997) Ageing promotes the increase of early glycation Amadori product as assessed by epsilon-N-(2-furoylmethyl)-L-lysine (furosine) levels in rodent skin collagen. The relationship to dietary restriction and glycoxidation. Mech Ageing Dev 95:81–99
Sell DR, Lane MA, Johnson WA, Masoro EJ, Mock OB, Reiser KM, Fogarty JF, et al (1996) Longevity and the genetic determination of collagen glycoxidation kinetics in mammalian senescence. Proc Natl Acad Sci USA 93:485–490
Sell DR, Monnier VM (1997) Age-related association of tail tendon break time with tissue pentosidine in DBA/2 vs C57BL/6 mice: the effect of dietary restriction. J Gerontol A Biol Sci Med Sci 52:277–284
Shiraha H, Gupta K, Drabik K, Wells A (2000) Aging fibroblasts present reduced epidermal growth factor (EGF) responsiveness due to preferential loss of EGF receptors. J Biol Chem 275:19343–19351
Silver EH, Christiansen DL (2000) In: Sames K (Hrsg) Medizinische Regeneration und Tissue Engineering. Ecomed, Landsberg
Skalicky M, Viidik A (2000) The collagen biomarker of aging can be influenced by physical exercise also in senescent rats. Exp Gerontol 135:595–603
Song L, Wang D, Cui X, Shi Z Yang H J (1998) Kinetic alterations of angiotensin-II and nitric oxide in radiation pulmonary fibrosis. Toxicol Oncol Environ Pathol 17:141–150
Spichtin H (1970) Age changes of dry weight and collagen content of the skeleton of the rat. Gerontologia 16:104–110
Steer A, Nakashima T, Kawashima T, Lee KK, Danzig MD, Robertson TL, Dock DS (1977) Small cardiac lesions. Fibrosis of papillary muscles and focal cardiac myocytolysis. Jpn Heart J 18:812–822
Sugai M, Kono R, Kunita Y (1981) A morphologic study on human conduction system of heart considering influences of some disorders of individuals. Acta Pathol Jpn 31:13–25
Susic D, Nunez E, Hosoya K, Frohlich ED (1998) Coronary hemodynamics in aging spontaneously hypertensive and normotensive Wistar-Kyoto rats. J Hypertens 16:231–237
Swynghedauw B, Besse S, Assayag P, Carré F, Chevalier B, Charlemagne D, Delcayre C, et al (1995) Molecular and cellular biology of the senescent hypertrophied and failing heart. Am J Cardiol 76:2D–7D
Swynghedauw B, Chevalier B, Medigue C, Maisonblanche P, Besse S (1996) Molecular basis of the regression of cardiac hypertrophy. J Card Fail 2:S21–S27
Takács I (1968) Collagen content of ovary and testis of rats during ageing. Gerontologia 14:174–179
Takeda T, Imada A, Horiuchi A, Kimura M, Maekura S, Hashimoto S (1996) Age-related changes in morphological studies in rat and human kidney. Nippon Jinzo Gakkai Shi 38:555–562
Takubo Y, Hirai T, Muro S, Kogishi K, Hosokawa M, Mishima M (1999) Age-associated changes in elastin and collagen content and the proportion of types I and III collagen in the lungs of mice. Exp Gerontol 34:353–364
Thomas SE, Anderson, Gordon KL, Oyama TT, Shankland SJ, Johnson RJ (1998) Tubulointerstitial disease in aging: evidence for underlying peritubular capillary damage, a potential role for renal ischemia. J Am Soc Nephrol 9:231–242
Thomas DP, Cotter TA, Li X, McCormick RJ, Gosselin LE (2001) Exercise training attenuates aging-associated increases in collagen and collagen cross-linking of the left

but not the right ventricle in the rat. Eur J Appl Physiol 85:164–169

Venkatesan N, Ebihara T, Roughley PJ, Ludwig MS (2000) Alterations in large and small proteoglycans in bleomycin-induced pulmonary fibrosis in rats. Am J Respir Crit Care Med 161:2066–2073

Venn MF (1978) Variation of chemical composition with age in human femoral head cartilage. Ann Rheum Dis 37: 168–174

Verzijl N, DeGroot J, Thorpe SR, Bank RA, Shaw JN, Lyons TJ, Bijlsma JW, et al (2000) Effect of collagen turnover on the accumulation of advanced glycation end products. J Biol Chem 275:39027–39031

Warburton AL, Santer RM (1997) The hypogastric and thirteenth thoracic ganglia of the rat: effects of age on the neurons and their extracellular environment. J Anat 190: 115–124

Westergren-Thorsson G, Hernnäs J, Sarnstränd B, Oldberg Å, Heinegård D, Malmström A (1993) Altered expression of small proteoglycans, collagen, and transforming growth factor-β_1 in developing bleomycin-induced pulmonary fibrosis in rats. J Clin Invest 92:632–637

Willemer S, Sames K, Lindner J, Schmiegelow P (1984) Die Altersabhängigkeit der frühen Reaktion im Glycosaminoglycan-Stoffwechsel der Rattenleber auf eine einzeitige Thioacetamidschädigung. Z Gerontol 17:150–156

Xue Y (1990) Proteoglycan and glycosaminoglycan from human femoral head cartilage. Zhonghua Yi Xue Za Zhi 70:628–630

Yi ES, Bedoya A, Lee H, Chin E, Saunders W, Kim SJ, Danielpour D, et al (1996) Radiation-induced lung injury in vivo: expression of transforming growth factor-beta precedes fibrosis. Inflammation 20:339–352

Zeitz M, Ruiz-Torres A, Merker HJ (1978) Collagen metabolism in granulating wounds of rat skin. Arch Dermatol Res 263:207–214

4.3 Altersspezifische Veränderungen des Immunsystems und deren assoziierte Krankheitsbilder

LOTHAR RINK und KLAUS DALHOFF

Inhaltsverzeichnis

4.3.1 Einleitung

Das Immunsystem unterliegt im Laufe des Lebens stetigen Veränderungen, da es sich immer wieder an neue Umweltbedingungen anpassen muss. Diesem generellen Prinzip liegen viele detaillierte Anpassungsphasen zugrunde. Nach der Geburt muss das Immunsystem zunächst ausreifen und sich an die Antigenvielfalt der Umwelt anpassen. In den ersten Lebensjahren reagiert das Immunsystem aufgrund seiner Unreife nur suboptimal, was jedoch für den Gesamtorganismus in vielen Fällen (insbesondere bei den Kinderkrankheiten) von Vorteil ist. So wird der schlimmere Krankheitsverlauf von „Kinderkrankheiten" bei Erwachsenen im Wesentlichen von der starken Immunreaktion ausgelöst. In der Lernphase des Immunsystems entwickelt sich ein Großteil des immunologischen Gedächtnisses (Cooper et al. 1994, Cossarizza et al. 1995). Während der Pubertät bilden sich dann geschlechtsspezifische Unterschiede heraus, da die männlichen und weiblichen Geschlechtshormone verschiedene Wirkungen auf Zellen des Immunsystems haben (Verthelyi 2001). Diese geschlechtsspezifischen Eigenschaften des Immunsystems verschwinden dann zum Teil wieder im höheren Lebensalter. Bei den Frauen ist diese Veränderung stärker zu sehen, da sie durch die Menopause sprunghafter einsetzt.

Generell nimmt die Kapazität des Immunsystems, adäquat zu reagieren, ab dem 60. Lebensjahr mit der Höhe des Lebensalters ab (Abb. 4.3.1). Deshalb zeigt das Immunsystem im Alter komplexe Veränderungen, die sich in einer höheren Inzidenz bestimmter Tumoren, Autoimmunerkrankungen und Immunkomplexkrankheiten sowie gehäuft auftretenden Infektionen widerspiegelt (Roberts-Thomson et al. 1974). Die Ursachen für die meisten dieser rein altersbedingten Veränderungen sind noch nicht bekannt und zudem schwer festzustellen, da sich die Veränderungen nur langsam vollziehen und sich nicht innerhalb einer kurzen Lebensphase wie der Pubertät oder Menopause abspielen. Zudem ist das biologische Alter einer Person nicht zwingend mit der Anzahl der Lebensjahre einer Person identisch. Des Weiteren haben andere Faktoren, wie z.B. der Lebensstil und die Ernährung, einen wesentlich größeren und akuteren Einfluss auf das Immunsystem als eine Lebensspanne von 10 Jahren. Deshalb sind viele, auch veröffentlichte Änderungen des Immunsystems im Alter tatsächlich nur auf Grunderkrankungen oder Mangelernährung zurückzuführen (Abb. 4.3.2). So-

Ganten/Ruckpaul (Hrsg.)
gemeinsam mit A. Ruiz-Torres
Molekularmedizinische Grundlagen
von altersspezifischen Erkrankungen

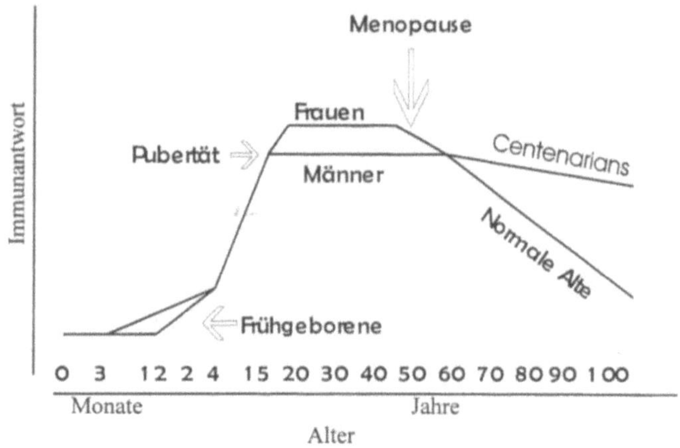

Abb. 4.3.1. Veränderungen der Immunantwort mit steigendem Lebensalter. Das Immunsystem reift in den ersten Lebensjahren aus und erreicht nach der Pubertät seine volle Funktion. Das Optimum der lymphozytären Immunreaktion liegt zwischen dem 50. und 60. Lebensjahr. Ab dem 60. Lebensjahr nehmen alle Immunreaktionen stetig ab

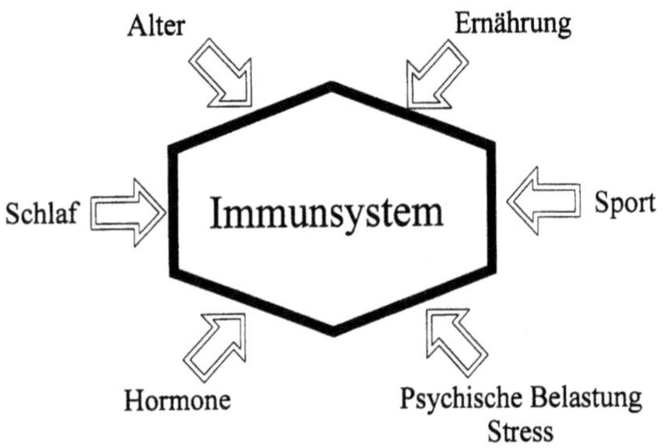

Abb. 4.3.2. Einflüsse auf das Immunsystem. Das Immunsystem wird durch viele Faktoren in seiner Funktion beeinflusst. Das Alter ist nur einer dieser Faktoren, welches zudem eine langsame und stetige Veränderung bringt, im Gegensatz zu den eher akuten Störgrößen, wie z.B. Stress und Ernährung

mit kann bei der Beurteilung der immunologischen Veränderungen im Alter ein Großteil der Veröffentlichungen vor 1980 außer Betracht gelassen werden. Etwa zu diesem Zeitpunkt wurde diese Tatsache erkannt und daraufhin das so genannte SENIEUR-Protokoll entwickelt (Ligthart et al. 1984, 1990a). In diesem Protokoll werden anhand verschiedener Parameter (Tabelle 4.3.1) „gesunde alte Menschen" definiert. Hierdurch sind rein altersbedingte Veränderungen des Immunsystems zu sehen, da nicht ein Querschnitt von alten Menschen aus der Normalpopulation gewählt wird, sondern ein eher seltenes Kollektiv. Das SENIEUR-Protokoll dient jetzt als Grundlage für viele immungerontologische Studien. Es ist vor allem auch wichtig bei klinischen Studien, bei denen die Patientenkollektive ein relativ hohes Durchschnittsalter haben, wird hier aber leider nur selten angewendet, sondern meist werden für diese Patienten Normwerte verlangt, wie sie nur bei jungen Menschen vorkommen.

Tabelle 4.3.1. Zusammenfassung des SENIEUR-Protokolls. Dieses Protokoll definiert gesunde alte Menschen für immungerontologische Studien (Ligthart et al. 1984, 1990a) und ist die Voraussetzung, um altersbedingte Veränderungen von sonstigen Effekten abzugrenzen

	Referenzgruppe	Alte Untersuchte
Alter (Jahre)	25–34	65–74, 75–84, 85–94
Daten, die gesammelt werden müssen	Alter, Geschlecht, ethnische Zugehörigkeit, Gewicht und Größe, Schwangerschaften, Operationen, Bluttransfusion, Medikamenteneinnahmen, Rauchen, Alkoholabusus, Essgewohnheiten, Beruf, Lebensbedingungen, Aktivitäten des täglichen Lebens, Untersuchungsergebnisse des Hausarztes, aus Zeitersparnis und Intimität	
Ausschlusskriterien	Infektionen, Entzündungen, bösartige Tumoren, große Operationen, Arteriosklerose, Herzinsuffizienz, Hypertonie, Demenz, Schwangerschaft, Unterernährung, Alkoholabusus und Drogenmissbrauch	
Laborreferenzwerte als Ausschlusskriterien für Individuen über 65	Erythrozytensedimentationsrate (mm) 1–34; Hämoglobin (mmol/l) 7,4–10,6; MCV („mean corpuscular volume") (fl); Leukozytenzahl ($*10^9$/l) 2,9–8,8; Leukozytenausstrich (Blutausstrich); Harnstoff (mmol/l) 2,3–9,7; alkalische Phosphatase (µkat/l) 1,3–4,7; ASAT (µkat/l) 0,17–0,60; ALAT (µkat/l) 0,07–0,55; Glukose (mmol/l) nüchtern 4–7,2, postprandial <11; Urinstixanalyse: Proteinspuren, Glukose negativ; Mittelstrahlurinsediment: Leukozyten/HPF („high power field") <6, Erythrozyten/HPF <6, granuläre Bestandteile/HPF <2	
Pharmakologische Interferenzen	Verschriebene Medikamente für die Behandlung von bestimmten Erkrankungen, Medikamente mit bekanntem Einfluss auf das Immunsystem, Impfungen sollten nicht kürzer als 6 Wochen vor der Untersuchung erfolgen	

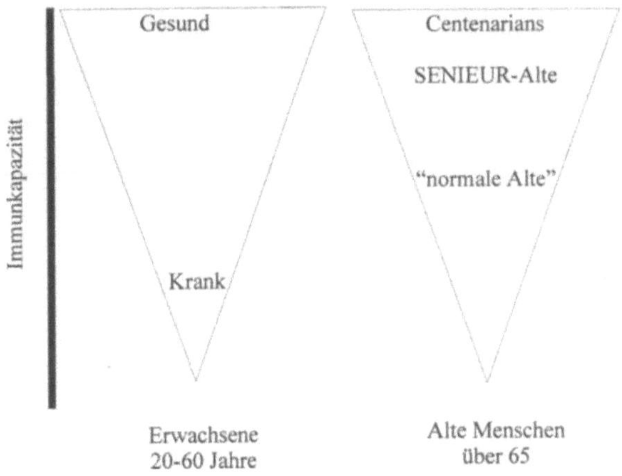

Abb. 4.3.3. Immunkapazität von jungen und alten Menschen. Bei den alten Menschen (>65 Jahre) sind 3 Gruppen zu unterscheiden: die 100-Jährigen (*Centenarians*), die eine Immunkapazität wie gesunde junge Menschen haben, die *SENIEUR-Alten*, die eine leicht reduzierte Immunkapazität haben, und *normale alte Menschen*, die immunologisch eher kranken jungen Menschen ähneln

Aus diesen Gründen werden im Folgenden hauptsächlich Daten von Studien nach dem SENIEUR-Protokoll verwendet. Neben den SENIEUR-Alten gibt es noch eine weitere immunologisch hochinteressante Gruppe, die 100-Jährigen („Centenarians", dieser Begriff wird nachfolgend verwendet). Diese alten Menschen zeigen sehr viele immunologische Besonderheiten oder besser gesagt Normalitäten im Vergleich zu jungen Menschen und weniger altersbedingte Veränderungen (Morellini et al. 1992, Doria u. Frasca 1997). Somit muss man bei der Betrachtung des Immunsystems im Alter eigentlich von drei Populationen ausgehen, den „normalen Alten", den SENIEUR-Alten und den Centenarians (Abb. 4.3.3). Diese systematische Betrachtung wird jedoch leider durch die Lebensumstände und die gesellschaftlichen und politischen Direktiven in den verschiedenen Ländern stark beeinflusst. So gibt es aus Deutschland nur eine relativ geringe Datengrundlage für die Altersforschung allgemein, während fast alle Daten von Centenarians aus Italien stammen. Erschwerend kommt in den westlichen Industrieländern hinzu, dass alte Menschen zunehmend in Altersheimen wohnen, in denen es vergleichbar mit Kindergärten zu einer rasanten Ausbreitung von Infektionskrankheiten kommt. Auch daraus ergeben sich starke Einschränkungen für die Untersuchungen an dieser Personengruppe.

Im Folgenden werden die verschiedenen Abwehrsysteme des Immunsystems einzeln betrachtet und jeweils in einen Gesamtkontext gestellt, für weiterführende immunologische Grundlagen muss aber auf die einschlägigen Fachbücher verwiesen werden (Kirchner et al. 1993, Gemsa et al. 1997, Roitt et al. 2001, Janeway et al. 2001). Die Gliederung hält sich dabei an den physiologischen Aufbau des Immunsystems, auch wenn historisch gesehen zuerst die Einflüsse des Alters auf das spezifische Immunsystem entdeckt wurden. Hierbei werden in erster Linie SENIEUR-Alte und Centenarians betrachtet. Die klinischen Teile zeigen die typischen Alterserkrankungen und beziehen sich so mehr auf „normale Alte". Die altersbedingten Einflüsse werden aber im Zusammenhang mit den typischen Erkrankungen beurteilt.

4.3.2 Veränderungen des Immunsystems im Alter

Nachfolgend werden die einzelnen strukturellen Einheiten des Immunsystems einzeln besprochen, um eine bessere Übersichtlichkeit zu gewährleisten. Es soll aber an dieser Stelle betont werden, dass die Funktionalität des Immunsystems in der Arbeitsteilung und dem Zusammenspiel der einzelnen Systeme liegt. Somit beeinflusst jeder partielle Ausfall auch das Gesamtgefüge (Makinodan u. Kay 1980, Leech 1980, Kay u. Makinodan 1981, Ford 1986, Amadori et al. 1988, Miller 1989, 1991, Lehtonen et al. 1990, Pawelec et al. 1995, Rink u. Seyfarth 1997, Liu et al. 1997a, Rink et al. 1998, Ginaldi et al. 1999a, b, c, Ibs u. Rink 2001).

Des Weiteren ist ein funktionierendes Immunsystem von einer sehr hohen Produktionsrate an neuen Zellen abhängig. So werden im gesunden Zustand 80 Millionen Granulozyten pro Minute gebildet, damit die Zahl der Granulozyten konstant bleibt. Bei Infektionen wird diese Rate nochmals gesteigert. Dies setzt also voraus, dass die Produktion der Leukozyten im Knochenmark konstant bleibt, ansonsten ist ein Leukozytensturz wie nach einer Bestrahlung oder Chemotherapie zu erwarten (Quaglino et al. 1996). In einer aktuellen Studie (Ogawa et al. 2000) konnte gezeigt werden, dass in den ersten 80 Lebensjahren die Produktionsrate im Knochenmark relativ konstant bleibt und erst danach abfällt. Lediglich $CD68^+$-Zellen (ein Marker für monozytäre Zellen) verringern sich im Knochenmark mit zunehmendem Alter (Ogawa et al. 2000). Trotzdem nimmt die Proliferationsrate im Alter ab und die Apoptoserate zu. Interessanterweise ist der prozentuale Anteil an T-

und B-Zellen in der sechsten Lebensdekade am höchsten und fällt danach ab. Dies bedeutet, dass Personen ab dem 65. Lebensjahr, wie die Definition für alte Menschen zur Zeit ist, kurz hinter dem Maximum des spezifischen Immunsystems sind. Damit hat die Altersverteilung in den Studien einen wesentlichen Einfluss auf das Ergebnis. Dies gilt aber auch für die Altersverteilung der Kontrollgruppe, da bisher meistens Personen zwischen 25 und 35 Jahren genommen wurden.

Diese Veränderungen wirken sich bereits auf das große Blutbild aus, so dass hier eine signifikante Reduktion der Lymphozyten erkennbar ist (Tabelle 4.3.2) (Rink u. Seyfarth 1997). Eine Übersicht über die altersbedingten Veränderungen weiterer Standardparameter der klinischen Chemie ist bei Harm (1997) nachzulesen.

4.3.2.1 Angeborenes Immunsystem

Das angeborene Immunsystem („innate immunity") ist der natürliche Schutz vor einer Infektion. Das spezifische Immunsystem hat die Aufgabe, Infektionen zu überwinden und eine Reinfektion zu verhindern. Hierzu ist das angeborene Immunsystem nicht in der Lage, da es keine Gedächtniszellen bilden kann. Die Reaktion des angeborenen Immunsystems auf ein Antigen ist immer gleich stark und nicht hochspezifisch, d.h. es werden nur Substanzgruppen erkannt („pattern recognition"). Bei Neugeborenen ist das spezifische Immunsystem noch nicht voll funktionsfähig – trotzdem überleben sie. Das spezifische Immunsystem wird in den ersten Lebensmonaten aufgebaut und in den folgenden Lebensjahren reift es aus. Dagegen sind erbliche Defekte (z.B. Granulozytendefekte) des natürlichen Immunsystems je nach Schweregrad tödlich. Somit überwiegt im Säuglingsalter das natürliche Immunsystem das spezifische – ein Zustand, der im hohen Lebensalter scheinbar wieder eintritt (Rink u. Seyfarth 1997). Das spezifische Immunsystem kommt in seiner Komplexität nur bei den höheren Wirbeltieren vor, während Funktionen des natürlichen Immunsystems in analoger Weise auch bei niederen Tieren auftreten. Dies zeigt deutlich, dass man ohne spezifisches Immunsystem zumindest einige Zeit überleben kann, ohne natürliches hingegen nicht. Beim natürlichen Immunsystem sind noch nicht so viele Subpopulationen bekannt, die anhand von Differenzierungsmarkern („cluster of differentiation", CD) definiert werden können.

Tabelle 4.3.2. Veränderungen des großen Blutbildes bei SENIEUR-Alten

Leukozyten-population	Veränderung der absoluten Zahlen	Referenzen
Lymphozyten	↓	↓ Sansoni et al. 1993 ↙ Franceschi et al. 1995 ↓ Cakman et al. 1996, 1997
Monozyten	↔	↔ Fagiolo et al. 1993 ↔ Franceschi et al. 1995 ↔ Cakman et al. 1996, 1997
Neutrophile Granulozyten	↗	↔ Chatta et al. 1993 ↔ Born et al. 1995 ↑ Cakman et al. 1996, 1997
Eosinophile Granulozyten	↔	↔ Franceschi et al. 1995 ↔ Cakman et al. 1996, 1997
Basophile Granulozyten	↔	↔ Franceschi et al. 1995 ↔ Cakman et al. 1996, 1997

↓ signifikant erniedrigt, ↙ erniedrigt, ↑ signifikant erhöht, ↗ erhöht, ↔ keine Veränderung.

4.3.2.1.1 Granulozyten

Die Granulozyten bilden die erste zelluläre Abwehrfront des Immunsystems. Sie werden klassischerweise aufgrund ihrer Färbeeigenschaften in neutrophile, eosinophile und basophile Granulozyten unterteilt, die jeweils unterschiedliche Funktionen haben. Eosinophile und Basophile sind vor allem für die Abwehr von Parasiten von Bedeutung. In den gemäßigten Klimazonen sind sie im peripheren Blut nur in geringer Zahl vorhanden und meist nur bei Allergikern erhöht. Die Neutrophilen (PMN) sind die Hauptphagozyten und somit an der Abwehr von Bakterien- und Pilzinfektionen maßgeblich beteiligt. Sie bilden 60–70% aller Leukozyten des peripheren Blutes bzw. über 95% der Granulozyten. Die Bedeutung dieser Zellen zeigt sich vor allem bei genetisch bedingten Granulozytendefekten, die unbehandelt zu chronischen Infektionen oder bei den schweren Formen nach kurzer Zeit zum Tode der Säuglinge führen. Bei Erwachsenen ist sie vor allem während der agranulozytären Phase nach einer Chemotherapie, in der ein stark erhöhtes Infektionsrisiko besteht, erkennbar.

Bei alten Menschen ist die Anzahl der Granulozyten im Blut normal bis erhöht. Die Erhöhung beruht auf einer signifikanten Steigerung der Anzahl von Neutrophilen, während Eosinophile und Basophile gegenüber jungen Menschen nicht erhöht sind (Cakman et al. 1997, Rink u. Seyfarth 1997, Lord et al. 2001). Die Produktionsrate der Neutrophilen ist bei alten Menschen normal und im Knochenmark findet sich eine normale Anzahl von Granulozytenvorläuferzellen. Diese reagieren jedoch nur vermindert auf die Stimulation mit G-CSF (Granulozytenkolonie stimulierender Faktor), was die Neutropenie bei älteren Menschen mit Infektionen erklären könnte, da es dadurch zu einer Erschöpfung der Neutrophilen kommen kann (Chatta et al. 1993). Hinzu kommt, dass die Neutrophilen von alten Menschen eine normale spontane und induzierte Apoptose zeigen, dass jedoch die Inhibition der Apoptose durch Lipopolysaccharid (LPS), G-CSF oder GM-CSF (Granulozyten/Makrophagen-CSF) reduziert ist (Abb. 4.3.4 a, b) (Fulop et al. 1997, Tortorella et al. 1998).

Über die Anzahl von Granulozyten im Gewebe gibt es leider nur wenige Daten, aber gerade hier findet die immunologische Abwehrreaktion der Krankheitserreger statt. Eine normale bis erhöhte Adhärenz von Neutrophilen an Endothelzellen und Blutplättchen wurde beschrieben, jedoch ist fraglich, ob diese auch eine erhöhte Auswanderung ins Gewebe zur Folge hat, denn in vivo wandern weniger PMN in die Haut (Damtew et al. 1990, MacGregor u. Shalit 1990, Biasi et al. 1996, Esparza et al. 1996). Die erhöhte Adhärenz könnte eine Folge der gesteigerten Expression des Selektinliganden CD15 (Lewis^x) und des Integrins CD11b (im Komplex mit CD18 = Mac-1) sein. Interessanterweise sind die Integrine CD11a (im Komplex mit CD18 = LFA-1, „leukocyte function associated antigen“) und CD11c (im Komplex mit CD18 = p150,95) nicht erhöht, was für eine selektive Funktionsstörung spricht (Butcher et al. 2000, Lord et al. 2001).

Trotz der erhöhten Anzahl und gesteigerten Adhärenz an Nylon und der normalen Adhärenz an Endothelzellen sind viele Granulozytenfunktionen bei alten Menschen gestört oder erniedrigt, während sie bei SENIEUR-Alten annähernd normal sind, obwohl bei diesen auch eine gesteigerte Anzahl vorliegt (Rabatic et al. 1988, Damtew et al.

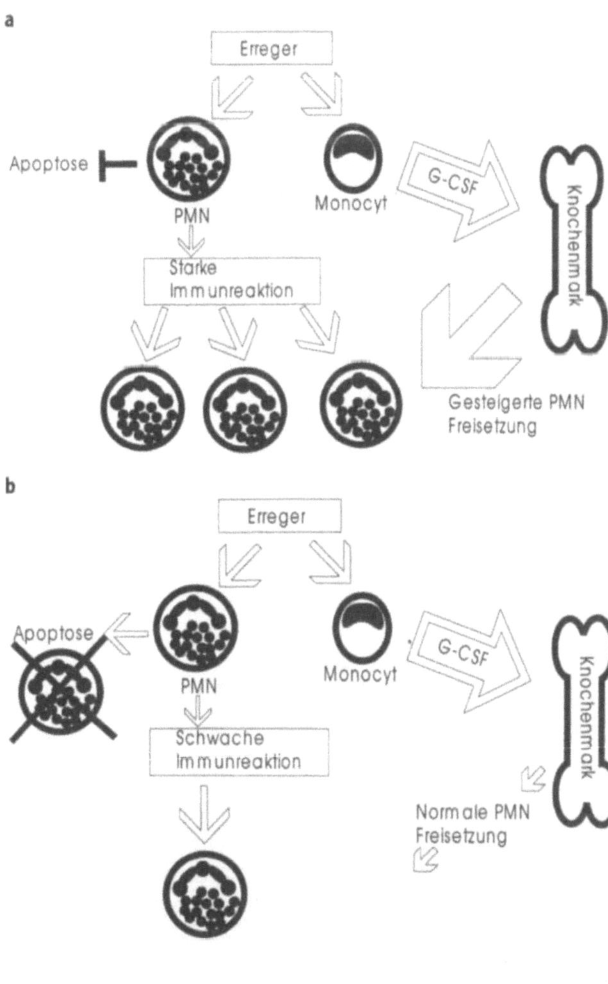

Abb. 4.3.4 a, b. Reaktionen neutrophiler Granulozyten (PMN) bei Infektionen. **a** Normalerweise (bei jungen Menschen) wird durch die Phagozytose von Erregern eine Apoptosehemmung in den PMN induziert und durch die Ausschüttung von G-CSF werden mehr PMN aus dem Knochenmark rekrutiert. Diese beiden Phänomene führen zu einer physiologischen Leukozytose bei Infektionen. **b** Bei alten Menschen tritt weder eine Apoptosehemmung ein, noch werden vermehrt PMN rekrutiert, so dass es zu einer Erschöpfung der PMN kommen kann

1990, Ginaldi et al. 1999 a, b, c). Beschrieben wurde eine gestörte Phagozytose und ein vermindertes intrazelluläres „Killing“ und damit eine der Hauptfunktionen in der frühen Infektionsabwehr durch Granulozyten (Ginaldi et al. 1999 a, b, c, Butcher et al. 2000, Lord et al. 2001). Neben der „normalen“ Phagozytose ist auch die antikörpervermittelte (über Fc-Rezeptoren) Phagozytose gestört, womit die Phagozytoseeigenschaft selbst reduziert ist und nicht die Funktion der vermittelnden Rezeptoren (Wenisch et al. 2000). Dies könnte an den veränderten Membraneigenschaften bei alten Menschen liegen, auf die noch näher eingegangen wird.

Die Fcγ-Rezeptoren (CD16) sollen aber auf Neutrophilen erniedrigt sein, was den Effekt sicherlich verstärkt (Butcher et al. 2001). Die verminderte Abtötung zeigt sich auch in der verringerten Reduktion von Nitrobluetetrazolium (NBT), welche auch klinisch als Granulozytenfunktionstest eingesetzt wird (Horan et al. 1985, Esparza et al. 1996, Butcher et al. 2000). Auch die Degranulation und die Produktion reaktiver Sauerstoffspezies („oxidative burst“) nach Stimulation ist erniedrigt (Biasi et al. 1996, Braga et al. 1998 a, b, Tortorella et al. 2000). Bei SENIEUR-Alten scheint allerdings der „oxidative burst“ normal zu sein (Butcher et al. 2000, Lord et al. 2001). So zeigen die Granulozyten auch auf nicht phagozytäre Reize wie das klassische Granulozytenstimulans fMLP (chemotaktisches Peptid, N-formyl-Methionyl-Leucyl-Phenylalanin) eine normale Reaktion (Butcher et al. 2000, Lord et al. 2001). Des Weiteren wurde eine verminderte Chemotaxis auf Komplement und andere chemotaktische Substanzen gezeigt, sodass die schnelle Rekrutierung von Granulozyten an den Infektionsherd nur eingeschränkt funktioniert (McLaughlin et al. 1986, Niwa et al. 1989, Wenisch et al. 2000). Dies könnte der Grund für schwere Wundinfektionen bei alten Menschen sein, da selbst kleine Keimzahlen nicht effektiv abgeräumt werden können.

Die Tabelle 4.3.3 und Abb. 4.3.5 fassen die Veränderungen im Granulozytensystem bei alten Menschen zusammen.

4.3.2.1.2 Monozyten/Makrophagen

Monozyten sind die Vorläuferzellen der Makrophagen. Monozyten/Makrophagen bilden die mononukleären Phagozyten des Blutes und sind somit in vielen Funktionen den Neutrophilen ähnlich. Daneben sind sie potente Antigen präsentierende Zellen und bilden den Übergang vom natürlichen zum spezifischen Immunsystem. Außerdem haben die Monozyten/Makrophagen noch andere, weniger bekannte Funktionen wie die Zytotoxizität. Hinsichtlich der Altersimmunologie ist von Bedeutung, dass sie neben den T-Helferzellen die potentesten Zytokinproduzenten unter den Leukozyten sind. Die Anzahl von Monozyten im Blut ist bei alten Menschen normal (Fagiolo et al. 1993, Cakman et al. 1996, 1997). Interessanterweise sind die Monozyten/Makrophagen die einzige Leukozytenpopulation bei alten Menschen, für die eine erhöhte Aktivität beschrieben wurde, während generell alle zellulären Funktionen mit dem Alter nachlassen (Fagiolo et al. 1993, Gabriel et al. 2002). Von den Monozyten alter Menschen tragen weniger LFA-1 (CD11a/CD18) als von denen junger Menschen (Chiricolo et al. 1995). Die LFA-1-positiven Monozyten wiederum haben eine höhere Dichte dieses Adhäsionsmoleküls. Im Gegensatz zu den Neutrophilen ist die Expression von CD15 und CD11b auf Monozyten normal, während die Expression

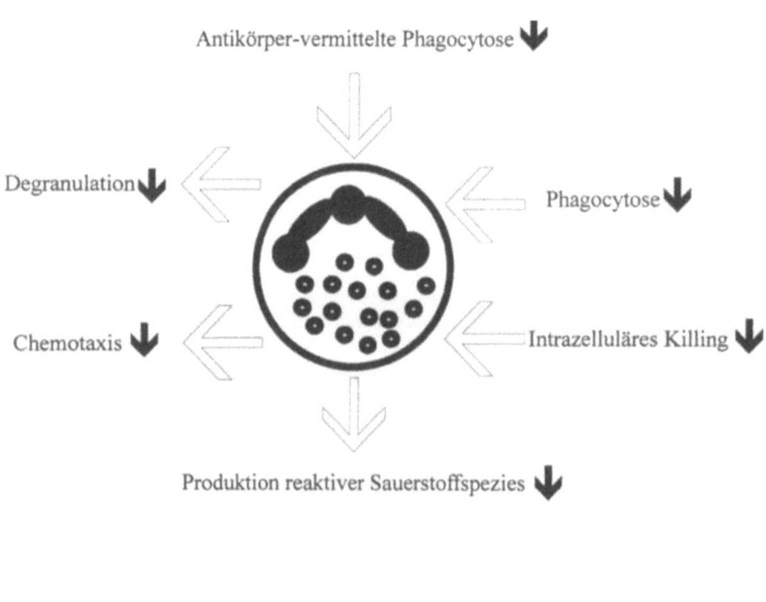

Abb. 4.3.5. Funktionsverluste von Neutrophilen bei Alten. Die Anzahl neutrophiler Granulozyten verändert sich mit dem Alter nicht oder erhöht sich sogar leicht. Die wesentlichen Funktionen der Neutrophilen zur Elimination von Bakterien und Pilzen sind bei alten Menschen reduziert

Tabelle 4.3.3. Altersbedingte Veränderungen der Neutrophilenfunktionen

Parameter/Funktion	Stimulans	Veränderung	Referenzen
Anzahl der PMN		↗	Chatta et al. 1993 (↔), Born et al. 1995 (↔), Cakman et al. 1996, 1997 (↑)
PMN-Vorläufer im Knochenmark		↔	Chatta et al. 1993 (↔)
Proliferation der Vorläuferzellen auf Stimulation mit	G-CSF	↓	Chatta et al. 1993 (↓)
	GM-CSF	↔	Chatta et al. 1993 (↔)
	IL-3	↔	Chatta et al. 1993 (↔)
Chemotaxis		↙	Biasi et al. 1996 (↔), Esparza et al. 1996 (↔), Niwa et al. 1989 (↓), Wenisch et al. 2000 (↓)
Expression des Adhäsionsmoleküls CD11a		↔	Esparza et al. 1996 (↔), Butcher et al. 2001 (↔)
Expression des Adhäsionsmoleküls CD11b		↔	Rao 1986 (↔), Esparza et al. 1996 (↗), Butcher et al. 2001 (↔)
CD15-Expression		↗	Esparza et al. 1996 (↗)
CD16-Expression		↓	Butcher et al. 2001 (↓)
Oxidativer „burst" nach Stimulation mit fMLP		↓	Biasi et al. 1996 (↓), Braga et al. 1998a,b (↓), Tortorella et al. 2000 (↓), Lord et al. 2001 (↔/↗), Butcher et al. 2001 (↔/↗)
Ca^{2+}-Freisetzung nach fMLP-Stimulation		↓	Varga et al. 1988 (↓), Fulop et al. 1989 (↓), Lipschitz et al. 1991 (↓)
Intrazellulärer Ca^{2+}-Spiegel in ruhenden PMN		↑	Varga et al. 1988 (↑), Mohacsi et al. 1992 (↑), Wenisch et al. 2000 (↑)
Induzierte Apoptosehemmung nach Fas-Aktivierung	G-CSF	↓	Tortorella et al. 1998 (↓)
	GM-CSF	↓	Fulop et al. 1997 (↙), Tortorella et al. 1998 (↓)
	IL-2	↓	Fulop et al. 1997 (↓)
	LPS	↓	Fulop et al. 1997 (↓), Tortorella et al. 1998 (↓)

↔ unverändert, ↑ signifikant erhöht, ↓ signifikant erniedrigt, ↗ erhöht, ↙ erniedrigt.

von CD54 (ICAM-1, „intercellular adhesion molecule 1"), CD29, CD32, und CD45R0 signifikant erhöht ist (Stohlawetz et al. 1998, De Martinis et al. 2000). Diese Daten beziehen sich allerdings nur auf CD14-positive Monozyten, wobei man seit einigen Jahren weiß, dass nicht alle Monozyten CD14 tragen. Die meisten Studien zeigen, dass im Gegensatz zu Neutrophilen die Chemotaxis, Phagozytose und das intrazelluläre „Killing" von Monozyten/Makrophagen bei alten Menschen normal ist (Gardner et al. 1981, Schwab et al. 1985). Einige gegenteilige Berichte beziehen sich meist auf nicht gesunde alte Menschen. Die normale Funktion von Monozyten/Makrophagen im Alter wird auch durch viele experimentelle Tiermodelle unterstützt (Saltzman u. Peterson 1987).

Die Monozyten/Makrophagen von älteren Menschen zeigen eine normale oder sogar erhöhte (je nach Stimulationsmethode) Ausschüttung der Interleukine IL-1 und IL-6 und des Tumornekrosefaktors α (TNF-α) sowie eine normale Expression von HLA-DR (humanes Leukozytenantigen des Haupthistokompatibilitätskomplexes der Klasse II) und LFA-3 (Fagiolo et al. 1993, Rich et al. 1993, Gabriel et al. 2002). Obwohl dies die Hauptkomponenten für eine effektive akzessorische Funktion der Monozyten/Makrophagen ist, zeigen die Monozyten/Makrophagen von alten Menschen eine verminderte akzessorische Funktion bei der T-Zell-Stimulation durch Mitogene (Rich et al. 1993). Dies könnte dadurch erklärt werden, dass sie auch inhibitorische Effekte haben können. So wurde gezeigt, dass die niedrigere zytotoxische Aktivität von NK-Zellen von älteren Menschen nur von den anwesenden Monozyten/Makrophagen abhängt (Mysliwska et al. 1992). Eine mögliche Erklärung für die inhibitorischen Effekte ist die erhöhte IL-10-Produktion von alten Menschen (Cakman et al. 1996, Shearer 1997). IL-10 wurde zunächst als Zytokinsynthese inhibierender Faktor (CSIF) beschrieben, wobei neben der Zytokinsynthese auch andere inhibierende Eigenschaften für dieses Zytokin beschrieben sind. Eine andere Erklärung ist der gestörte Kalziumausstrom, der bei Monozyten/Makrophagen von Alten beobachtet wurde (Fulop et al. 1987).

Bei diesen eher geringen Funktionsverlusten sollte jedoch nicht vergessen werden, dass die gestörte T-Zell-Antwort vor allem an den Fehlfunktionen der T-Zellen selbst liegt und weniger an den marginalen Veränderungen der Monozyten/Makrophagen. Dies wird vor allem deutlich, wenn T-Zellen unabhängig von Monozyten/Makrophagen stimuliert werden. Dennoch gibt es aus Tiermodellen auch Hinweise auf eine gestörte Antigenprozessierung und -präsentation (Effros u. Walford 1984). Damit sind die Monozyten/Makrophagen zwar generell funktionsfähig, aber in ihrer Eigenschaft als Antigen präsentierende Zellen zur Unterstützung der spezifischen Immunantwort durch T- und B-Zellen wesentlich gestört. Dies ist jedoch nur in komplexeren Systemen und weniger bei In-vitro-Stimulationsversuchen mit direkten Aktivierungen zu erkennen. Neueste Untersuchungen an peripheren dendritischen Zellen (DC) zeigen hingegen eine normale Funktion der DC (Pietschmann et al. 2000). Die DC alter Menschen weisen lediglich eine leicht erniedrigte HLA-DR-Expression auf, ansonsten sind sie voll funktionsfähig und in gleicher Anzahl vorhanden wie bei jungen Menschen. Dendritische Zellen lassen sich von alten Menschen sogar besser aus Monozyten differenzieren (Steger et al. 1996b). Somit dürften alte Menschen bei der komplexen Betrachtung aller Antigen präsentierender Zellen eine normale Antigenpräsentation haben, da die DC die professionellen Antigen präsentierenden Zellen sind.

Die Tabelle 4.3.4 gibt einen Überblick über die Veränderungen bei den Monozyten/Makrophagen.

4.3.2.1.3 Natürliche Killerzellen

Natürliche Killerzellen (NK-Zellen) sind die natürlichen Abwehrzellen gegen virusbefallene und entartete Zellen (Baum u. Krishnaraj 1993). Ihnen scheint im Alter eine besondere Bedeutung zuzukommen, da die Funktionen der T- und B-Zellen mit dem Alter sehr stark abnehmen. Somit müssen die NK-Zellen als Teil des angeborenen Immunsystems viele der Funktionen der T- und B-Zellen mit übernehmen (Licastro et al. 1992). Interessanterweise geschieht dies analog bei Säuglingen, bei denen das T- und B-Zellsystem aufgrund der Unreife noch nicht voll funktionell ist, während es bei den Alten nicht mehr voll funktionsfähig ist (Rink u. Seyfarth 1997, Solana et al. 1999). NK-Zellen werden heutzutage über verschiedene Differenzierungsmarker charakterisiert. Klassischerweise ist eine NK-Zelle eine $CD3^{-}CD56^{+}$-Zelle. Durch den Ausschluss von CD3 werden die NK-Zellen von T-Zellen, für die CD3 der Leitmarker ist, abgegrenzt. Hinzu kommt CD16 (der niedrigaffine Immunglobulin-G-Rezeptor, FcγRIII) als Marker für reife, voll funktionsfähige NK-Zellen. Seit einiger Zeit ist eine sehr kleine spezialisierte Zellpopulation bekannt, die NKT-Zellen. Diese tragen sowohl die NK-Zell-Marker als auch CD3 und sind somit T-Zellen mit NK-Zell-Funktionen. Die Kenntnis über spezielle NK-Zell-Rezeptoren nimmt in jüngster Zeit stark zu. Zunächst wusste man nur von den sog. „killer inhibitory receptors", die aufgrund der Erkennung von Haupthistokompatibilitätsantigenen der Klasse I (MHC-I, beim Menschen in Bezug auf die NK-Zell-Erkennung vor allem HLA-C) die Abtötung durch NK-Zellen unterdrücken. Seit kurzem sind nun auch aktivierende NK-Zell-Rezeptoren bekannt. Daraus folgt, dass es eine Balance zwischen aktivierenden und inhibierenden Signalen auf den NK-Zellen gibt, die darüber entscheidet, ob die Zelle, die mit der NK-Zelle in Kontakt steht, getötet wird. Ob sich die Verteilung dieser aktivierenden und inhibierenden Rezeptoren im Alter verändert, weiß man noch nicht.

NK-Zellen sind bei alten Menschen sowohl prozentual als auch in der absoluten Anzahl erhöht (Facchini et al. 1987, Rink u. Seyfarth 1997, Solana et al. 1999). Dies gilt für SENIEUR-Alte und für Centenarians (Steinmann u. Hartwig 1995, Rink u. Seyfarth 1997). Unter den NK-Zellen und den T-Zellen steigt die Anzahl der $CD57^{+}$-Zellen an (Ligthart et al. 1986, Tarazona et al. 2000). Generell kann gesagt werden, dass die NK-Zell-Funktion im Alter erhalten bleibt (Ligthart et al. 1989). Bei Centenarians steigt sie sogar und von einigen Autoren wird postuliert, dass die NK-Zell-Aktivität ein prognostischer Marker für die Langlebigkeit ist, da Centenarians eine gesteigerte NK-Zell-Aktivität zeigen (Batory et al. 1981, Levy et al. 1991, Steinmann u. Hartwig 1995).

Tabelle 4.3.4. Veränderungen bei Monozyten/Makrophagen im Alter

Parameter/Funktion	Stimulans	Veränderung	Referenzen
Anzahl der Monozyten/Makrophagen		↔	↔ Fagiolo et al. 1993 ↔ Franceschi et al. 1995 ↔ Cakman et al. 1996, 1997
Anzahl CD14⁺-Zellen (absolut u. prozentual)		↙	↙ Nijhuis et al. 1994
CD68⁺-Zellen im Knochenmark		↙	↙ Ogawa et al. 2000
Chemotaxis		↔	↔ Gardner et al. 1981 ↔ Schwab et al. 1985
Phagozytose		↔	↔ Gardner et al. 1981 ↔ Schwab et al. 1985
Intrazelluläres Killing		↔	↔ Gardner et al. 1981 ↔ Schwab et al. 1985
Akzessorische Funktion		↙	↙ Rich et al. 1993
Produktion proinflammatorischer Zytokine	LPS	↑	↑ Fagiolo et al. 1993 ↑ Paganelli et al. 1994 ↑ Cakman et al. 1997 ↑ Gabriel et al. 2002
Produktion von Interferon α	Virus	↓	↓ Kita et al. 1991 ↓ Sindermann et al. 1993 ↙ Uno et al. 1996 ↓ Cakman et al. 1997
Expression von CD11a (LFA-1)		↙	↙ Chiricolo et al. 1995
Expression von CD11b		↔	↔ Stohlawetz et al. 1998 ↔ De Martinis et al. 2000
Expression von CD15		↔	↔ Stohlawetz et al. 1998 ↔ De Martinis et al. 2000
Expression von CD29		↗	↗ Stohlawetz et al. 1998 ↗ De Martinis et al. 2000
Expression von CD32		↗	↗ Stohlawetz et al. 1998 ↗ De Martinis et al. 2000
Expression von CD45R0		↗	↗ Stohlawetz et al. 1998 ↗ De Martinis et al. 2000
Expression von CD54 (ICAM-1)		↗	↗ Stohlawetz et al. 1998 ↗ De Martinis et al. 2000
Expression von CD58 (LFA-3)		↔	↔ Fagiolo et al. 1993 ↔ Rich et al. 1993
Expression von HLA-DR		↔	↔ Fagiolo et al. 1993 ↔ Rich et al. 1993

signifikant erhöht, ↓ signifikant erniedrigt, ↗ erhöht, ↙ erniedrigt.

Bei den gesunden Alten sieht dies im Detail etwas komplizierter aus. Die Zahl der NK-Zellen ist zwar erhöht, die NK-Zell-Aktivität gegenüber jungen Menschen jedoch nicht (Mariani et al. 1994, Borrego et al. 1999a). Dies beruht auf einer geringeren Abtötungsrate pro Zelle (Solana u. Mariani 2000), die auf eine gestörte Signalweiterleitung zurückgeführt wird (Borrego et al. 1999a). Die NK-Zellen von Alten zeigen auch eine geringere Reaktion auf die Stimulation mit IL-2, d.h. eine geringere Proliferation und Expression von CD69 (Aktivierungsmarker mononukleärer Zellen) sowie eine geringere Freisetzung von Ca^{2+}-Ionen, Interferon γ(IFN-γ) und Chemokinen (Bhooma et al. 1994, Borrego et al. 1999a,b). Bei letzteren gilt dies auch für die Stimulation mit IL-12 (Mbawuike et al. 1997, Borrego et al. 1999b, Solana u. Mariani 2000). Dagegen ist die Freisetzung von TNF-α und Perforin nicht gestört. Die schlechtere Reaktion auf IL-2 kann auf eine erniedrigte Expression des hochaffinen IL-2-Rezeptors (IL-2Rα, -2Rβ, -2Rγ) zurückgeführt werden. Trotzdem lässt sich die lytische Aktivität von NK-Zellen alter Menschen durch die Zugabe von IL-2, IL-12 oder IFN-α bzw. IFN-β wiederherstellen (Kutza u. Murasko 1994, Krishnaraj 1997, Borrego et al. 1999b). Wie bereits erwähnt sind zum Teil die Monozyten für die NK-Zell-Suppression verantwortlich. Dafür, dass die

NK-Zell-Suppression durch das monozytäre IL-10 hervorgerufen wird (wie schon diskutiert), spricht, dass IL-2 sowie IFN-*α* und -*β* Antagonisten von IL-10 sind.

Interessanterweise steigt mit dem Alter die Anzahl von T-Zellen, welche NK-Zell-Marker wie CD16, CD56 und CD94 (humaner NK-Zell-Rezeptor) tragen (Tarazona et al. 2000). Ob dies alles funktionelle NKT-Zellen sind, ist noch offen, vermutlich nimmt aber die nicht restringierte zytotoxische Funktion zu. Das bedeutet, dass diese Zellen wie die NK-Zellen unabhängig von der Antigenprozessierung und -präsentation ihre Tötungsfunktion wahrnehmen.

Die Tabelle 4.3.5 fasst die altersbedingten Veränderungen bei NK-Zellen zusammen.

4.3.2.2 Spezifisches Immunsystem

Das spezifische Immunsystem ist die in der Evolution am höchsten entwickelte Form der Immunantwort. Es unterscheidet sich in zwei Eigenschaften ganz wesentlich vom angeborenen Immunsystem. Zum einen bilden T- und B-Zellen hochspezifische Rezeptoren (T-Zell-Rezeptoren bzw. Antikörper) in einer sehr großen Vielfalt (über 1 Milliarde unterschiedliche Spezifitäten) und zum anderen entwickelt das spezifische Immunsystem ein immunologisches Gedächtnis, d.h. gegen ein bereits bekanntes Antigen gibt es eine viel stärkere und schnellere Sekundärantwort. Auf diesem Prinzip beruhen Impfungen. Diese beiden Eigenschaften bedingen, dass T- und B-Zellen auf ihr spezifisches Antigen selektioniert werden und dass diese in der Lage sind, sich zu langlebigen Gedächt-

Tabelle 4.3.5. Altersbedingte Veränderungen bei NK-Zellen

Parameter/Funktion	Stimulans	Veränderung	Referenzen
Anzahl der NK-Zellen in Bezug auf CD56 absolut		↗	↔ Sansoni et al. 1993 ↑ Solana et al. 1999
Anzahl der NK-Zellen in Bezug auf CD56 prozentual		↑	↑ Sansoni et al. 1993 ↗ Cakman et al. 1996 ↑ Solana et al. 1999
Anzahl der NK-Zellen in Bezug auf CD16		↑	↑ Sansoni et al. 1993 ↑ Xu et al. 1993 ↔ Born et al. 1995
Anzahl der NK-Zellen in Bezug auf CD57		↑	↑ Ligthart et al. 1986 ↑ Sansoni et al. 1993 ↑ Kudlacek et al. 1995 ↑ Solana et al. 1999
Anzahl der NK-Zellen in Bezug auf CD2/16		↑	↑ Xu et al. 1993
Anzahl der NKT-Zellen (Expression von CD3 und einem der NK-Zell-Marker: CD16, CD56, CD94)		↑	↑ Tarazona et al. 2000
NK-Zell-Aktivität (SENIEUR-Alte)		↙	↙ Mariani et al. 1994 ↙ Borrego et al. 1999a
NK-Zell-Aktivität (Centenarians)		↗	↗ Levy et al. 1991 ↗ Steinmann u. Hartwig 1995
Abtötungsrate pro NK-Zelle		↙	↙ Solana u. Mariani 2000
CD25-Expression		↙	↙ Bartoloni et al. 2000
Proliferation	IL-2	↙	↙ Borrego et al. 1999a, b
CD69-Expression	IL-2	↙	↙ Borrego et al. 1999a, b
Ca^{2+}-Freisetzung	IL-2, IL-12	↙	↙ Borrego et al. 1999b ↙ Solana u. Mariani 2000
IFN-γ-Produktion	IL-2, IL-12	↙	↙ Borrego et al. 1999b ↙ Solana u. Mariani 2000
Chemokin-Produktion	IL-2, IL-12	↙	↙ Borrego et al. 1999b ↙ Solana u. Mariani 2000
TNF-Produktion		↔	↔ Mariani et al. 2000
Perforin-Ausschüttung		↔	↔ Mariani et al. 2000

↔ unverändert, ↑ signifikant erhöht, ↓ signifikant erniedrigt, ↗ erhöht, ↙ erniedrigt.

niszellen auszubilden, um einen lang anhaltenden Schutz zu gewährleisten. Die hohe Vielfalt der spezifischen Rezeptoren birgt aber auch die Gefahr der Reaktion gegen körpereigene Strukturen (Autoimmunität). Deshalb braucht das spezifische Immunsystem komplizierte Auswahlmechanismen, um autoreaktive Zellen zu eliminieren. Da die Generierung der Vielfalt rein zufällig und statistisch verläuft, bildet sich eine große Anzahl von nicht passenden bzw. autoreaktiven Rezeptoren, was einen beträchtlichen Ausschuss entstehen lässt. Dies setzt eine um so höhere Produktionsrate voraus.

Die Entstehung der spezifischen Immunantwort ist somit wesentlich komplexer und langwieriger als die Entstehung der Zellen des angeborenen Immunsystems. Demzufolge können mehr Störungen bei der Entstehung auftreten und tatsächlich ist auch das spezifische Immunsystem vom Alterungsprozess viel stärker betroffen als das angeborene (Ibs u. Rink 2001). Dementsprechend gibt es für die Veränderungen im T- und B-Zell-System auch wesentlich mehr Daten als für die angeborene Immunität.

4.3.2.2.1 T-Zellen

Die T-Zellen sind die Effektorzellen der spezifischen zellulären Immunität. Darüber hinaus sind sie die wichtigsten Steuerungszellen des spezifischen Immunsystems, da sowohl T- als auch B-Zell-Funktionen über T-Helferzellen gesteuert werden. Da es nur wenige T-Zell-unabhängige Antigene gibt, kann gesagt werden, dass die zelluläre Immunantwort ohne B-Zellen auskommt, die humorale Immunantwort aber nicht ohne T-Zellen. Die T-Zellen lassen sich in verschiedene Gruppen einteilen, die für die Betrachtung der Verschiebungen im Alter und den damit verbundenen funktionellen Veränderungen von Bedeutung sind. Alle T-Zellen exprimieren als Leitmarker CD3 (den Signaltransduktionskomplex für den T-Zell-Rezeptor, TCR, bestehend aus je einer γ- und δ-Kette sowie je zwei ε- und ζ-Ketten), daneben wird konventionell häufig noch CD2 (kostimulatorisches Adhäsionsmolekül, „Schafserythrozytenrezeptor") verwendet, welches aber auch auf Thymozyten und NK-Zellen vorkommt. Die beiden wichtigsten Subpopulationen der T-Zellen sind die $CD4^+$-T-Helferzellen (TH-Zellen) und die zytotoxischen $CD8^+$-T-Zellen (CTL bzw. Tc-Zellen). Historisch werden die $CD8^+$-T-Zellen auch als T-Suppressorzellen bezeichnet. Die TH-Zellen reagieren nur mit Antigen im Komplex mit MHC-II (entspricht HLA-D), während die CTL nur Antigen im Komplex mit MHC-I erkennen (entspricht HLA-A, -B und -C). Diese Aussage gilt für über 95% aller T-Zellen, allerdings gibt es auch nicht MHC-restringierte T-Zellen, die im Alter an Bedeutung gewinnen, wie bereits im Abschnitt über NK-Zellen erwähnt. Innerhalb der TH- und Tc-Zellen können funktionelle Gruppen definiert werden. So lassen sich naive $CD45RA^+$-T-Zellen (ohne Antigenkontakt) von $CD45R0^+$-Memory-T-Zellen unterscheiden (Gedächtniszellen nach Antigenkontakt). Aktivierte T-Zellen exprimieren zusätzlich den hochaffinen IL-2-Rezeptor (IL-2R, CD25), beim Menschen HLA-DR. Innerhalb der TH-Zellen kann man aufgrund des Zytokinspektrums TH0-, TH1- und TH2-Zellen unterscheiden (Mosmann u. Coffman 1989). Während die naiven TH0-Zellen alle T-Zell-Zytokine produzieren können, beschränkt sich das Zytokinrepertoire bei TH1- und TH2-Zellen auf ein jeweils spezifisches Spektrum. TH1-Zellen haben IFN-γ als Leitzytokin und fördern vor allem die zelluläre Immunität, während TH2-Zellen IL-4 und IL-10 als Leitzytokine haben und die humorale Immunität fördern. TH1- und TH2-Zellen verhalten sich antagonistisch.

Generell kann gesagt werden, dass das T-Zell-System vom Alterungsprozess am stärksten betroffen ist und dass die T-Zell-Funktion mit dem Alter abnimmt (Jackola et al. 1994, Thoman 1999a, b, Pawelec u. Solana 1997, Pawelec et al. 1999). So zeigen die T-Zellen eine erniedrigte Proliferation auf Stimulation über den TCR oder durch Mitogene (Pawelec et al. 1999). Die Stärke der Proliferation korreliert dabei mit dem Lebensalter in einem umgekehrt proportionalen Verhältnis (Staiano-Coico et al. 1984, Murasko et al. 1987, Pawelec et al. 1999), jedoch kann die verminderte Proliferation durch Zugabe von IL-2 rekonstituiert werden (Negoro et al. 1986, Candore et al. 1992, Frasca et al. 1997). Die Anzahl von T-Zellen ist im Alter erniedrigt (Rink u. Seyfarth 1997), und zwar sowohl TH-Zellen als auch CTL, wenn auch die Ausprägung unterschiedlich ist. Dies ist an der mit dem Alter steigenden CD4/CD8-Ratio erkennbar (Cakman et al. 1996). Erwartungsgemäß nimmt die Anzahl der $CD45R0^+$-Gedächtniszellen im Alter zu, während die Anzahl naiver $CD45RA^+$-T-Zellen abnimmt (Bradley et al. 1989, Utsuyama et al. 1992, Linton et al. 1996, 1997, Cossarizza et al. 1996, 1997). Die naiven $CD8^+CD45RA^+$-T-Zellen verringern sich dabei im Alter stärker und können sogar vollkommen verschwinden, zeigen aber eine erhöhte Expression von LFA-1 (Okumura et al. 1993a, b). Die Gedächtniszellen alter Menschen zeigen jedoch eine schlechtere Aktivierbarkeit als die junger Menschen und die naiven T-Zellen weisen eine geringere Produktion von IL-2 und IL-3 nach Stimulation auf (Michie et al. 1992, Flurkey et al. 1992, Pawelec et al. 1999). Woher die naiven T-Zellen kommen, ist noch nicht ganz klar, man geht aber mittlerweile von einer lebenslangen Restaktivität des Thymus aus, wenn dieser auch im Alter überwiegend atrophisch wird (Franceschi et al. 1995, Pawelec et al. 1995, Mackall u. Gress 1997). Dies wurde zumindest bei Centenarians eindeutig gezeigt (Franceschi et al. 1995). Daneben gibt es aber auch Befunde, dass diese Zellen im Alter in peripheren lymphoiden Organen entstehen bzw. dass $CD45R0^+$-T-Zellen zu $CD45RA^+$-T-Zellen revertieren (Hirokawa et al. 1994, Arlettaz et al. 1999).

In der verminderten Anzahl von naiven $CD45RA^+$-T-Zellen wird auch die Ursache für die schlechtere Reaktion auf Neoantigene bzw. die schlechtere Impfreaktion bei alten Menschen gesehen (De Paoli et al. 1988, Cossarizza et al. 1992a, 1996). Eindeutig ist, dass mit dem Alter die $CD4^+/CD45R0^+$-T-Zellen zunehmen, zu den $CD8^+/CD45R0^+$-T-Zellen dagegen gibt es unterschiedliche Befunde (Cossarizza et al. 1992a, 1996, Cakman et al. 1996, Rink et al. 1998). Es ist jedoch gesichert, dass die Anzahl der naiven $CD45RA^+$-T-Zellen sowohl bei den TH-Zellen als auch bei den CTL abnimmt, und damit die generelle Verschiebung von CD45RA nach CD45R0 mehr auf einer Abnahme der naiven Zellen beruht (De Paoli et al. 1988, Cossarizza et al. 1992a, 1996, Cakman et al. 1996, Pawelec et al. 1999). Darüber hinaus werden die T-Zellen alter Menschen schneller zu Gedächtniszellen bzw. nehmen schneller diesen Phänotyp an und die naiven T-Zellen der alten Menschen weisen eine gesteigerte Apoptose auf (Mountz et al. 1997, Pawelec u. Solana 1999, Fagnoni et al. 2000, McLeod 2000). Generell zeigen die T-Zellen alter Menschen eine erhöhte Expression von CD95 (Apo-1, Fas, Rezeptor zur Apoptoseinduktion), eine vermehrte Ausschüttung von dessen Liganden (FasL) sowie eine verminderte Induktion der antiapoptotischen Proteine BCL-2 und P53 nach Stimulation, während der Spiegel des proapoptotischen Proteins BAX erhöht ist, wodurch sie anfälliger für Apoptose sind (McLeod 2000).

Interessanterweise haben Centenarians sogar mehr naive $CD45RA^+$-T-Zellen als SENIEUR-Alte und können damit besser auf Neoantigene reagieren. Die $CD45RA^+CD8^+$-T-Zellen sind bei Centenarians sogar im Vergleich zu jungen Menschen normal (Cossarizza et al. 1992a, 1995, 1996). Dies ist wahrscheinlich darauf zurückzuführen, dass die Anzahl der $CD45RA^+$-T-Zellen bis zum 30. Lebensjahr am stärksten abfällt. Bei den Centenarians wurde auch eine Restaktivität des Thymus gezeigt, d.h. diese Personen sind immunologisch gesehen jünger und zum Teil erklärt sich daraus ihr Überlebensvorteil. Dies steht auch im Einklang mit der intakteren Apoptosesteuerung bei Centenarians, da die Anzahl der $CD45RA^+$-T-Zellen deshalb abnimmt, weil die Thymusreifung zu einem frühen Stadium gestoppt wird (Hirokawa et al. 1994).

Man kann heute von einer erhöhten Anzahl aktivierter T-Zellen bei alten Menschen ausgehen, da widersprüchliche Angaben meist auf inadäquaten Messmethoden beruhen. Die Anzahl der $HLA\text{-}DR^+$-T-Zellen steigt im Alter, jedoch ohne dass die Anzahl $IL\text{-}2R^+$-Zellen steigt (Orson et al. 1989, Cakman et al. 1996, Le Morvan et al. 1998). Dies zeigt eine erhöhte Anzahl aktivierter T-Zellen im Blut alter Menschen, jedoch ohne eine Steigerung der IL-2R-Expression, die ansonsten für diese Zellen ebenfalls typisch ist (Orson et al. 1989, Schwab et al. 1990, Cossarizza et al. 1992b). Auch in vitro wird die IL-2R-Expression durch Stimulation bei alten Menschen nur geringer gesteigert als bei jungen Menschen (Murasko et al. 1987). Dies könnte die schlechtere Aktivierbarkeit der T-Zellen alter Menschen erklären, die immer einer zusätzlichen exogenen Gabe von IL-2 bedürfen. Außerdem sinkt die Anzahl der $CD4^+IL\text{-}2R^+$-TH-Zellen, welche die stärksten IL-2-Produzenten sind, worauf sich die geringere IL-2-Produktion zurückführen lässt (Cakman et al. 1996, Rink et al. 1998). Diese Befunde stehen auch im Einklang mit der Beobachtung, dass die T-Zellen alter Menschen nach Aktivierung weniger löslichen IL-2R (sIL-2R) freisetzen (Sindermann et al. 1993, Cakman et al. 1996). Zudem steigt die Anzahl von $HLA\text{-}DR^+$-Zellen insgesamt nicht an, was wohl auf die bereits beschriebene Abnahme der HLA-DR-Expression auf Monozyten zurückzuführen ist (Rink u. Seyfarth 1997). Die aktivierten T-Zellen gehören zu den Gedächtniszellen.

CD7 ist ein Marker, der früh in der T-Zell-Entwicklung im Thymus auftaucht und auch bei der Diagnose der akuten lymphatischen Leukämie der T-Zellen herangezogen wird. $CD7^-$-T-Zellen sind im Nabelschnurblut nicht vorhanden und nehmen dann mit fortschreitendem Alter zahlenmäßig zu, wobei es sich hauptsächlich um TH-Gedächtniszellen ($CD4^+CD45R0^+$) mit einer erhöhten Expression von CD57 und einer erniedrigten Expression von CD62L (L-Selektin) handelt (Kukel et al. 1994). CD28 ist das wichtigste kostimulatorische Signal für naive T-Zellen. Die Anzahl der $CD28^-$-T-Zellen nimmt mit dem Alter zu (Engwerda et al. 1994). Das Fehlen von CD28 geht mit dem Verlust der Expression des CD40-Liganden (CD40L, induziert über CD40-B-Zellen) einher, wodurch diese Zellen keine B-Zell-Hilfe mehr geben können (Grabstein et al. 1993, Li et al. 1995, Vallejo et al. 1998, Weyand et al. 1998).

Die Dominanz dieser Veränderungen hängt damit zusammen, dass es im Alter zur monoklonalen bzw. oligoklonalen Expansion einzelner T-Zell-Klone kommt (Posnett et al. 1994). Diese können über 35% aller T-Zellen ausmachen und sind meistens $CD8^+$-, weniger $CD4^+$-T-Zellen (Schwab et al. 1997). Die T-Zell-Klone stellen das T-Zell-Äquivalent zu den benignen monoklonalen Gammopathien bei den B-Zellen dar (Posnett et al. 1994). Die Mehrzahl dieser T-Zell-Klone ist wiederum $CD28^-$. Des Weiteren sind die meisten dieser T-Zell-Klone auch $CD11b^+$ (bildet zusammen mit CD18 das Adhäsionsmolekül Mac-1), was auch ein Marker für nicht selbst MHC-restringierte T-Zellen ist. Tatsächlich wurde auch experimentell gezeigt, dass im Alter die Anzahl von nicht MHC-restringierten, rein antigenspezifischen T-Zellen zunimmt (Fagnoni et al. 1996). Diese T-Zellen erkennen ihr Antigen im Gegensatz zu normalen T-Zellen auch im Komplex mit allogenem MHC und nicht nur im Komplex mit autologem MHC. Von den nicht MHC-restringierten T-Zellen sind die meisten erwartungsgemäß T-Zellen mit einem γ/δ-T-Zell-Rezeptor (Schwab et al. 1992). Die Anzahl von γ/δ-T-Zellen nimmt zwar absolut mit der Lymphozytenzahl ab, bleibt aber prozentual gleich (Cakman et al. 1996, Argentati et al. 2002).

Die meisten Untersuchungen am Menschen werden mit Material aus dem peripheren Blut gemacht, sodass über die tatsächliche Verteilung der T-Zellen im Gewebe, wo die immunologischen Reaktionen stattfinden, nur wenig bekannt ist. Gerade die niedrige Expression von CD62L könnte eine schlechtere Auswanderung der Zellen ins Gewebe bedingen. Eine Veröffentlichung von Banerjee et al. (2000) trägt diesem Phänomen Rechnung. Es wurde gezeigt, dass in der T-Zell-Zone der Milz die Anzahl der $CD8^+$-T-Zellen abnimmt, wodurch die allgemeine Beobachtung der Zunahme der $CD8^+$-T-Zellen relativiert wird.

Dennoch bleibt festzuhalten, dass die T-Zell-Funktionen im Alter besonders stark beeinträchtigt sind. Dies ist jedoch nicht nur auf einen Verlust der Zellpopulationen bzw. auf veränderte Rezeptorexpressionen zurückzuführen, sondern auch auf einen funktionellen Verlust bei ansonsten normalem Phänotyp. Generell kommt es im Alter zu einer verminderten Tyrosinphosphorylierung zellulärer Proteine (Whisler et al. 1997b). T-Zellen alter Menschen reagieren schlechter auf eine Stimulation mit Anti-CD3-Antikörpern (Whisler et al. 1998). Diese Aktivierung verläuft wie jede Aktivierung des T-Zell-Rezeptor-Komplexes über die ζ-Ketten des CD3. Diese werden dabei zunächst mit dem TCR/CD3-Komplex vernetzt und dann phosphoryliert. Während die Vernetzung noch normal verläuft, so fällt die Phosphorylierung bei T-Zellen alter Menschen geringer aus als bei jungen (Whisler et al. 1998). Dies ist jedoch nicht die einzige Veränderung in der Signaltransduktion des TCR in alten Menschen. Auch die Expression des Transkriptionsfaktors c-FOS ist bei alten Menschen erniedrigt (Whisler et al. 1997a). Diese und weitere Befunde erklären die gestörte Aktivierung über den Transkriptionsfaktor AP-1 (Whisler et al. 1993). Solche Aktivierungswege sind hauptsächlich bei der Aktivierung über den TCR/CD3-Komplex wichtig. Dieser scheint auch am stärksten betroffen zu sein, da T-Zellen alter Menschen bei einer Stimulierung über Anti-CD3 oder andere TCR-Aktivatoren schlechter reagieren, bei einer Stimulation über Anti-CD2 aber genauso stark wie die T-Zellen junger Menschen (Song et al. 1992).

Auch die katalytische Aktivität der Kinasen ERK („extracellular signal-regulated kinase") und JNK („c-Jun NH_2-terminal kinase"), die bei der IL-2-Signaltransduktion wichtig sind, ist bei alten Menschen reduziert (Liu et al. 1997b). Darüber hinaus zeigt die Proteinkinase C (PKC), die in viele verschiedene Signalwege eingebunden ist, bei alten Menschen eine geringere Translokation vom Zytosol an die Plasmamembran als bei jungen Menschen (Gupta 1989). Selbst grundlegende Eigenschaften scheinen sich mit dem Alter funktionell zu verändern. So ist das Membranpotenzial bei T-Zellen von Alten geringer als das von Jungen (Gupta 1989). Nach einer Stimulation kommt es bei den T-Zellen der Alten zu keiner Veränderung des Membranpotenzials oder aber zu einer Hyperpolarisation, da die Zellen sich scheinbar in einer vorherigen Depolarisation befinden (Gupta 1989). Bei den T-Zellen junger Menschen kommt es hingegen zu einer klaren Depolarisation. Auch der Ca^{2+}-Influx fällt bei T-Zellen von alten Menschen geringer aus (Gupta 1989).

Neben den hier beschriebenen Veränderungen gibt es noch starke Verschiebungen in der Zytokinproduktion und den entsprechenden T-Zell-Subpopulationen (näheres dazu im Absatz „Immunregulation").

Die auf den ersten Blick verwirrenden Veränderungen in den T-Zell-Populationen scheinen nur von bedingtem Wert zu sein. Allerdings gab es bisher nur wenige prospektive Longitudinalstudien, welche diese Veränderungen im Verlauf beobachtet haben. Die schwedische OCTO-Studie (eine Longitudinalstudie an über 80-Jährigen, die 1989 begann und noch als NONA-Studie weiterverfolgt wird), hat gezeigt, dass ein Absinken der CD4/CD8-Ratio unter 1 aufgrund der oben beschriebenen Verschiebungen der Zunahme der $CD8^+CD28^-CD57^+$-T-Zellen bei gleichzeitigem Verlust von $CD4^+$-T-Zellen eine schlechte Überlebensprognose darstellt, d.h. bei diesen Personen wurde eine höhere Sterblichkeit in einem Zweijahreszeitraum nach Messung festgestellt (Bender et al. 1986, Ferguson et al. 1995, Wikby et al. 1994, 1998, 2002, Olsson et al. 2000). Dies zeigt auch, dass das alternde T-Zell-System viele Analogien zu den Veränderungen des T-Zell-Systems bei einer HIV-Infektion (humanes Immundefizienz-Virus) aufweist, was in vielen Parametern und Studien im Einzelnen untersucht wurde (Fagnoni et al. 2000).

Die Tabelle 4.3.6 fasst die Veränderungen von T-Zellen alter Menschen zusammen und die Abb. 4.3.6 zeigt den Einfluss der T-Zell-Veränderungen auf das gesamte Immunsystem.

4.3.2.2.2 B-Zellen

Die B-Zellen sind die zentralen Zellen der humoralen Immunität. Sie werden über die Expression von CD19, CD20 und CD21 als klassische B-Zell-Marker, die auch in der Diagnostik verwendet werden, charakterisiert. CD19 bildet im Komplex mit CD21 und CD81 den B-Zell-Korezeptor und hat selbst eine intrazelluläre Domäne für die Bindung von Tyrosinkinasen. CD20 ist an der B-Zell-Regulation beteiligt. CD21 ist der Komplementrezeptor 2 (CR2) und bindet die Komplementfaktoren C3bi und C3dg. Die B-Zellen reifen beim Menschen im Knochenmark und differenzieren zu den Antikörper produzierenden Plasmazellen. Den Effektormechanismus stellen die freien Antikörper und nicht die B-Zellen mit ihren membrangebundenen Antikörpern dar, wodurch der Name humorale Immunität geprägt wurde. Wie bereits bei den T-Zellen erwähnt, benötigt die Mehrheit der B-Zellen für die Aktivierung und Differenzierung die Hilfe von TH-Zellen. Nur wenige B-Zellen, meist gegen polyvalente Antigene gerichtet (z.B. Polysaccharide), sind T-Zell-unabhängig. Deshalb ist die Betrachtung der B-Zell-Funktion im Alter im Zusammenhang mit der nachlassenden T-Zell-Funktion zu sehen (Paganelli et al. 1994, Klinman u. Kline 1997).

Wie bei den T-Zellen nimmt auch die Anzahl der B-Zellen im Alter ab. Es wäre deshalb auch zu erwarten, dass der Immunglobulinspiegel im Serum sinkt, tatsächlich nimmt dieser jedoch bei den meisten Immunglobulinen zu (Paganelli et al. 1992, De Greef et al. 1992, Rink u. Seyfarth 1997). Somit sinkt zwar die Anzahl der B-Zellen, die Anzahl der Effektormoleküle vergrößert sich aber. Es ist also auf den ersten Blick nicht klar, ob eine bessere oder schlechtere humorale Immunität zu erwarten ist. Tatsächlich verschlechtert sich die humorale Immunität vergleichbar mit der zellulären (Paganelli et al. 1992, De Greef et al. 1992, Arreaza et al. 1993).

Die B-Zellen in der Peripherie zeigen ein verändertes Repertoire. Viele B-Zellen stoppen in einem

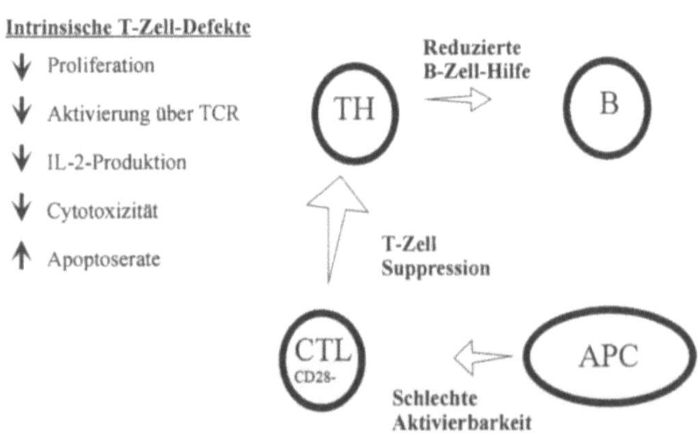

Abb. 4.3.6. T-Zell-Defekte bei Alten. Das T-Zell-System ist bei alten Menschen am stärksten gestört. Die T-Zell-Zahl ist erniedrigt, da weniger naive T-Zellen nachgebildet werden bzw. früh in die Apoptose gehen, und es vermehren sich $CD8^+CD28^-$ zytotoxische T-Zell-Klone *(CTL)*. Die T-Zell-Zytotoxizität ist vermindert. Alle T-Zellen zeigen eine verminderte Proliferation und eine geringe spezifische Aktivierbarkeit über dem T-Zell-Rezeptor *(TCR)*. Bei den T-Helferzellen *(TH)* kommt es zu einer Verschiebung nach TH2 (vgl. Abb. 4.3.8) und einer verminderten B-Zell-Hilfe

Tabelle 4.3.6. Veränderungen im T-Zell-System alter Menschen

Parameter/Funktion	Veränderung	Referenzen
T-Zellen (CD3 absolut u. prozentual)	↓	Sansoni et al. 1993 (↓), Xu et al. 1993 (↓), Nijhuis et al. 1994 (↓), Born et al. 1995 (↓), Cakman et al. 1996 (↙)
T-Zellen inkl. NK-Zellen (CD2 absolut u. prozentual)	↔	Xu et al. 1993 (↔)
TH-Zellen (CD4 absolut/prozentual)	↙/↑	Sansoni et al. 1993 (↓/↓), Xu et al. 1993 (↔/↔), Nijhuis et al. 1994 (↔/↔), ↓/↔ Born et al. 1995, Cakman et al. 1996 (–/↗)
CTL (CD8 absolut u. prozentual)	↓	Sindermann et al. 1993 (↙), Sansoni et al. 1993 (↓), Xu et al. 1993 (↓), Nijhuis et al. 1994 (↙), Born et al. 1995 (↓), Cakman et al. 1996 (↓)
CD4/CD8-Ratio	↑	Sindermann et al. 1993 (↑), Kudlacek et al. 1995 (↔), Cakman et al. 1996 (↑)
Naive Zellen CD45RA (absolut u. prozentual)	↓	Xu et al. 1993 (↓), Franceschi et al. 1995 (↓), Cakman et al. 1996 (↓)
Memory-Zellen CD45R0 (absolut/prozentual)	↑/↗	Xu et al. 1993(↑/↑), Franceschi et al. 1995 (–/↗), Cakman et al. 1996 (–/↓)
Naive TH-Zellen CD45RA/CD4 (prozentual)	↓	Xu et al. 1993 (↓), Fagiolo et al. 1993 (↓), Nijhuis et al. 1994 (↓), Kudlacek et al. 1995 (↓), Stulnig et al. 1995b (↓), Cakman et al. 1996 (↓)
Memory-TH-Zellen CD45R0/CD4 (prozentual)	↑	Xu et al. 1993 (↑), Fagiolo et al. 1993 (↑), Nijhuis et al. 1994 (↑), Kudlacek et al. 1995 (↑), Stulnig et al. 1995b (↑), Cakman et al. 1996 (↔)
Naive CTL CD45RA/CD8 (prozentual)	↓	Xu et al. 1993 (↓), Stulnig et al. 1995b (↓), Ruiz et al. 1995 (↓), Cakman et al. 1996 (↓)
Memory-CTL CD45R0/CD8 (prozentual)	↗	Xu et al. 1993 (↑), Fagiolo et al. 1993 (↑), Stulnig et al. 1995b (↑), Ruiz et al. 1995 (↔), Kudlacek et al. 1995 (↔), Cakman et al. 1996 (↓)
Aktivierte T-Zellen HLA-DR/CD3 oder CD25/CD3	↑	Sansoni et al. 1993 (↑), Born et al. 1995 (↑), Stulnig et al. 1995b (↑)
γ/δ-T-Zellen (absolut/prozentual)	↓/↔	Nijhuis et al. 1994 (↓/–), Cakman et al. 1996 (–/↔), Argentati et al. 2002 (↓/↔)
Proliferation	↓	Pawelec et al. 1999 (↓)
Produktion von IL-2 und IFN-γ	↓	Sindermann et al. 1993 (↙), Cakman et al. 1996 (↓)
Apoptoserate	↗	Pawelec et al. 1999 (↗), McLeod 2000 (↗)
$CD28^-$/$CD40L^-$-T-Zellen	↗	Grabstein et al. 1993 (↗), Vallejo et al. 1998 (↗), Weyand et al. 1998 (↗)
T-Zell-Klone	↗	Posnett et al. 1994 (↗), Schwab et al. 1997 (↗)
TCR-Signaltransduktion und Ca^{2+}-Influx	↙	Gupta 1989 (↙), Song et al. 1992 (↙), Whisler et al. 1993, 1998 (↙), Liu et al. 1997 (↙)
Aktivierung mit Anti-CD3	↓	Song et al. 1992 (↓)
Aktivierung mit Anti-CD2	↔	Song et al. 1992 (↔)
Expression bzw. Produktion von CD7	↙	Kukel et al. 1994 (↙)
Expression bzw. Produktion von CD57	↗	Kukel et al. 1994 (↗)
Expression bzw. Produktion von CD62L	↙	Kukel et al. 1994 (↙)
Expression bzw. Produktion von CD95, FasL und BAX	↗	McLeod 2000 (↗)
Expression bzw. Produktion von BCL2 und P53	↙	McLeod 2000 (↗)

↔ unverändert, ↑ signifikant erhöht, ↓ signifikant erniedrigt, ↗ erhöht, ↙ erniedrigt.

frühen Stadium in ihrer Differenzierung von der Pro-B-Zelle zur Prä-B-Zelle, wodurch die Produktion von B-Zellen aus dem Knochenmark abnimmt (Quaglino et al. 1996, Zheng et al. 1997). Aufgrund der gesteigerten Langlebigkeit der reifen B-Zellen bei Alten verändert sich aber die Anzahl der B-Zellen in der Milz nicht (Klinman u. Kline 1997, Ginaldi et al. 1999a,b,c). Auch die ausgereiften B-Zellen zeigen nur ein eingeschränkteres Repertoire an Antikörperspezifitäten, da sich einzelne Klone sehr stark vermehren (Ligthart et al. 1990b, Yang et al. 1994, 1996). Es reichern sich B-Zellen an, die nur wenig membranständiges IgM exprimieren, da diese unverhältnismäßig lange in diesem Stadium verweilen. Dadurch sind nur wenige B-Zellen mit einer hohen Expression an membranständigem IgM vorhanden (Klinman u. Kline 1997, Ginaldi et al. 1999a,b,c). Somit sind bei den B-Zellen weniger naive Zellen vorhanden, die auf Neoantigene reagieren können, wodurch eine zu den T-Zellen vergleichbare Situation gegeben ist. Bedenkt man, dass die meisten Antigene T-Zell-abhängig sind, so steigt die Wahrscheinlichkeit für einen Ausfall der B-Zell-Antwort auf ein Neoantigen, da es genügt, wenn die naive B-Zelle oder T-Zelle fehlt (Liu et al. 1982, Song et al. 1997). Dementsprechend steigt im Alter auch die Anzahl von Impfversagern und die Anzahl der Infektionen nimmt stark zu (Arreaza et al. 1993, Louria et al. 1993, Powers u. Belshe 1993). Die gestörte T-Zell/B-Zell-Interaktion wurde gezeigt, indem die CD23-Expression von B-Zellen nach indirekter Stimulation über Anti-CD3 bzw. eine direkte B-Zell-Stimulation durch IL-4 oder Phorbolester (PMA) und Ionomycin gemessen wurde (Fernandez-Gutierrez et al. 1999). Bei den Anti-CD3-stimulierten T-Zellen war eine erniedrigte Expression des CD40-Liganden (CD40L) zu sehen, worauf die gestörte B-Zell-Stimulation zurückzuführen ist (Grabstein et al. 1993, Li et al. 1995, Vallejo et al. 1998, Weyand et al. 1998). Der defekte CD3-Signalweg wurde bereits bei den T-Zellen erläutert. Demgegenüber zeigen direkt stimulierte B-Zellen alter Menschen keine Beeinträchtigung gegenüber der Stimulation von B-Zellen junger Menschen. Es sei hier aber nochmals darauf hingewiesen, dass auch bei den T-Zellen nicht alle Signalwege in gleicher Weise altersabhängig sind, da eine Stimulation mit Anti-CD2 auch keinen Unterschied zwischen T-Zellen von alten und jungen Menschen zeigt. Zudem wirkt PMA direkt auf die Proteinkinase C, für die eine Veränderung in T-Zellen, nicht aber in B-Zellen nachgewiesen wurde (Whisler et al. 1991a, 1995).

Genauere Untersuchungen an der Signaltransduktion in B-Zellen zeigen, dass auch in diesen altersbedingte Störungen vorliegen. Wird membranständiges IgM kreuzvernetzt, also eine spezifische B-Zell-Stimulation durchgeführt, die dem natürlichen Mechanismus näher kommt (ähnlich einer T-Zell-Stimulation über den TCR), so zeigen sich bei den B-Zellen auch intrinsische Störungen. Während die Stimulation über diesen Weg bei B-Zellen junger Menschen zu einer schnellen Induktion von Proteintyrosinkinasen (PTK) und anschließender Tyrosin- und Serin/Threonin-Phosphorylierung führt, so zeigen B-Zellen alter Menschen eine erniedrigte Phosphorylierungsrate (Whisler et al. 1991b, Klinman u. Kline 1997).

Im Detail betrachtet ergibt sich für die Antikörper folgendes Bild: Die Gesamtmenge an Immunglobulin nimmt im Alter zu. Diese Zunahme beruht auf einer Steigerung der Serumspiegel von IgA und IgG, während die Menge von IgE und IgM konstant bleibt (Schwarzenbach et al. 1982, Al-Rayes et al. 1992, De Greef et al. 1992, Paganelli et al. 1992, 1994, Cakman 1996). Interessanterweise nimmt das spezifische IgE, das für allergische Typ-I-Reaktionen verantwortlich ist, ab (Nahazawa et al. 1994). Bei IgG steigert sich jedoch nur die Produktion der Subklassen IgG_1, IgG_2 und IgG_3, während die Menge an IgG_4 sich nicht verändert (Paganelli et al. 1992, Rink u. Seyfarth 1997). IgG_4 ist die IgG-Subklasse, die wahrscheinlich regulatorische Funktionen hat und als Reaktion auf eine Langzeitexposition auftaucht (Henig et al. 2000). Zudem treten bei den Antikörpern alter Menschen weniger Hypermutationen auf (Miller u. Kelsoe 1995, Zheng et al. 1997). Bei einer Longitudinalstudie über 25 Jahre zeigte sich auch intraindividuell diese Verschiebung in den Immunglobulinklassen.

Die Veränderungen des B-Zell-Systems können einige altersbedingte Krankheitsbilder erklären. Die Langlebigkeit und die beschränkte Vielfalt der B-Zellen sind möglicherweise ein Grund für die Zunahme der benignen Gammopathien im Alter. Die Inzidenz von Gammopathien steigt mit dem Alter von 1–3% bei jungen Menschen auf bis zu 38% bei der alten Normalpopulation an. Eine Inzidenz von 11% für monoklonale Gammopathien bei SENIEUR-Alten zeigt deren intakteres B-Zell-System (Ligthart et al. 1990c). Eine Gammopathie ist damit auch eine altersbedingte Erscheinung und von geringerer diagnostischer Bedeutung als bei jungen Menschen. Der Anstieg der chronisch-lymphatischen B-Zell-Leukämie (B-CLL) lässt sich hingegen nur bedingt erklären, da die Anzahl

CD5+-B-Zellen mit dem Alter abnimmt und diese meist polyklonal bleiben (Geiger et al. 2000). Ein weiterer pathologischer Befund ist der Anstieg von Autoantikörpern im Alter. Bei der alten Normalbevölkerung betrifft dies organspezifische und nicht organspezifische Autoantikörper, während bei SENIEUR-Alten und Centenarians nur die nicht organspezifischen Autoantikörper altersbedingt ansteigen, während organspezifische fehlen (Mariotti et al. 1992, 1995). Natürlich sind alle Autoantikörper zunächst als pathologisch einzustufen - die Tatsache, dass man damit über hundert Jahre alt werden kann, schränkt die pathophysiologische Bedeutung dieser Laborbefunde aber eindeutig ein.

Diese Befunde, wie fast alle Befunde bezüglich altersbedingter Veränderungen, stellen aber alle einen Vergleich zwischen dem Zustand bei alten und jungen Menschen dar. Funktionelle Tests können fast nur in vitro oder in Tiermodellen durchgeführt werden, wo die Übertragbarkeit aufgrund der hohen Lebenserwartung des Menschen fraglich ist. Die Impfung ist eine medizinisch indizierte Vorbeugemaßnahme zum Schutz vor Infektionskrankheiten. Gleichzeitig ist sie aber auch ein In-vivo-Experiment für das Zusammenspiel der notwendigen Komponenten des Immunsystems. Wie mehrfach erwähnt zeigen alte Menschen eine schlechtere Ansprechrate auf Impfungen (Huang et al. 1992, Arreaza et al. 1993, Govaert et al. 1994). Dies ist ungünstig, da viele Schutzimpfungen gerade für immungeschwächte Patienten wichtig sind. Hierbei handelt es sich aber nicht nur um eine Ja/Nein-Entscheidung, d.h. auch die erfolgende Impfantwort ist bei alten Menschen verändert, sofern sie erfolgt. Junge Menschen reagieren auf eine Impfung mit höheren Antikörpertitern als alte Menschen. Zudem bleibt der Antikörpertiter über ein Jahr erhalten, während er bei alten Menschen bereits nach 6 Monaten auf den Basiswert abfällt. Dies wurde zumindest für Tetanustoxoid eindeutig nachgewiesen; es ist aber zu vermuten, dass der Verlauf für andere Impfungen ähnlich ist (Steger et al. 1996a). Das wiederum bedeutet, dass die Impfschemata, die in der Regel für junge Menschen entwickelt wurden, nicht einfach auf alte Menschen übertragbar sind. Neuere Studien haben Hinweise darauf gegeben, dass dies nicht nur für die Impfzeiten, sondern auch für die Impfstoffmenge gilt. Interessanterweise hat eine neuere Studie gezeigt, dass bei alten Menschen, die nicht die oben beschriebenen altersbedingten Veränderungen zeigen, also normale Werte für T- und B-Zellen aufweisen, auch eine normale Impfreaktion zeigen. Dies bedeutet, dass die Veränderungen des Immunsystem auch aktiv beeinflusst werden können. Ein Faktor ist dabei sicherlich eine adäquate Ernährung, was später noch erörtert wird.

Die Tabelle 4.3.7 und Abb. 4.3.7 fassen die Veränderungen im B-Zell-System alter Menschen zusammen.

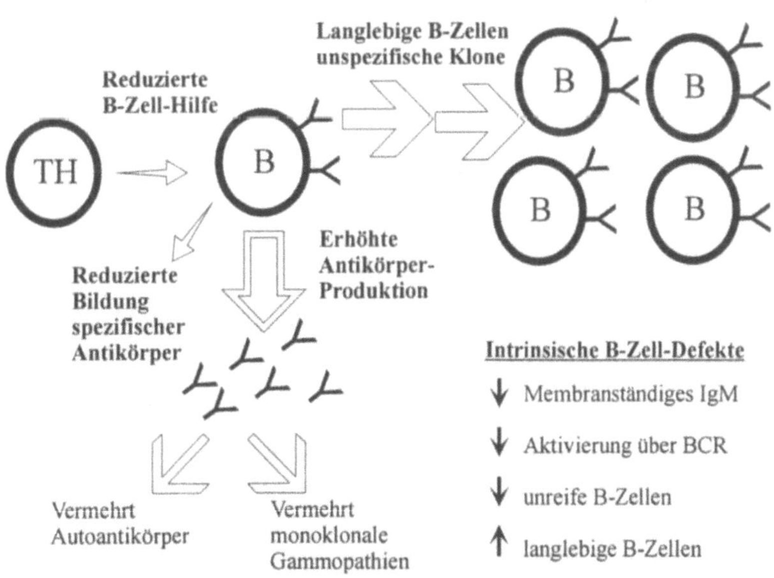

Abb. 4.3.7. Reduktion der spezifischen Antikörperproduktion im Alter. Die B-Zell-Zahl ist im Alter erniedrigt, aber es kommt zu einer Erhöhung des Gesamtimmunglobulins, während die spezifischen Antikörper reduziert vorliegen. Die Dysregulation entsteht durch das frühe Absterben unreifer B-Zellen und die Langlebigkeit von reifen B-Zellen mit wenig membranständigen IgM. Die B-Zellen zeigen wie die T-Zellen eine gestörte spezifische Signaltransduktion über den B-Zell-Rezeptor-Komplex *(BCR)*

Tabelle 4.3.7. Veränderungen im B-Zell-System alter Menschen

Parameter/Funktion	Stimulans	Veränderung	Referenzen
Anzahl der CD19⁺-B-Zellen (prozentual u. absolut)		↓	Sansoni et al. 1993 (↓) Nijhuis et al. 1994 (↔) Born et al. 1995 (↓) Cakman et al. 1996 (↙)
Klonale B-Zell-Vermehrung		↗	Ligthart et al. 1990b (↗) Yang et al. 1994, 1996 (↗)
CD5⁺-B-Zellen		↙	Geiger et al. 2000 (↙)
Membranständiges IgM		↙	Klinman u. Kline 1997 (↙) Ginaldi et al. 1999,b,c (↙)
T-Zell-abhängige B-Zell-Aktivierung	Anti-CD3	↙	Fernandez-Gutierrez et al. 1999 (↙)
T-Zell-unabhängige B-Zell-Aktivierung	IL-4 + Phorbolester	↔	Fernandez-Gutierrez et al. 1999 (↔)
T-Zell-unabhängige B-Zell-Aktivierung	Anti-IgM	↙	Whisler 1991a,b (↙) Klinman u. Kline 1997 (↙)
Impferfolg		↙	Huang et al. 1992 (↙) Arreaza et al. 1993 (↙) Govaert et al. 1994 (↙)
Dauer des Impfschutzes		↙	Steger et al. 1996b (↙)
Gesamtimmunglobulin		↗	Einheitliche Befunde von
Gesamt-IgG		↑	De Greef et al. 1992
IgG_1, IgG_2 oder IgG_3		↑	Paganelli et al. 1992, 1994
IgG_4		↔	Cakman 1996
IgA		↑	
IgM		↔	
IgE		↔	Schwarzenbach et al. 1982 (↔) Al-Rayes et al. 1992 (↔)
Spezifisches IgE		↙	Nakazawa et al. 1994 (↙)
Hypermutationen in der V-Region der Antikörper		↙	Miller and Kelsoe 1995 (↙) Zheng et al. 1997 (↙)
Autoantikörper		↗	Mariotti et al. 1992, 1995 (↗)
Benigne Gammopathien		↗	Ligthart et al. 1990b (↗)

↔ unverändert, ↑ signifikant erhöht, ↓ signifikant erniedrigt, ↗ erhöht, ↙ erniedrigt.

4.3.2.3 Immunregulation

Das Immunsystem befindet sich ständig in einer Balance und muss stark reguliert werden, damit es keine Fehlreaktionen gibt. Eine verminderte Reaktion führt zu einer erhöhten Inzidenz von Infektionen und der Vermehrung von entarteten Zellen. Eine zu starke Immunreaktion führt zu Autoimmunerkrankungen und Allergien. Deshalb muss das Immunsystem so balanciert werden, dass eine maximale Immunreaktion stattfinden kann, ohne dass es zu einer autoaggressiven Reaktion kommt. Verständlicherweise handelt es sich dabei um eine Gratwanderung, die hochkompliziert reguliert wird und die sehr empfindlich für Störungen ist.

Für die Immunregulation gibt es zwei wichtige Systeme, die Zytokine und die Adhäsionsmoleküle. Die Zytokine sind Proteine, die in der Regel als lösliche Botenstoffe ihre Signale vermitteln. Im Gegensatz zu Hormonen werden sie von verschiedenen Zellen gebildet und wirken auf verschiedene Zielzellen. Darüber hinaus haben sie pleiotrope Wirkungen. Verschiedene Zytokine überlappen sich in ihren Wirkspektren und zeigen dabei teilweise synergistische Reaktionen. Für alle Zytokine gibt es spezifische Rezeptoren. Innerhalb der Zytokine besteht ein Netzwerk von protagonistischen und antagonistischen Effekten. Die Adhäsionsmoleküle wirken in der Regel als membranständige Moleküle und vermitteln einen Zell-Zell-Kontakt sowie einen direkten Informationsaustausch.

Über die Verschiebungen im Zytokinrepertoire bei alten Menschen liegen wesentlich mehr Kenntnisse vor als über die Veränderungen bei den Adhäsionsmolekülen (Franceschi et al. 1994, Riancho et al. 1994). Die Veränderungen bei den Adhäsionsmolekülen wurden bei den jeweiligen Zellpopulationen angesprochen. Die Störungen im Netzwerk der Zytokine werden hier näher erläutert. Wie in den vorherigen Absätzen beschrieben, zeigen verschiedene Leukozytensubpopulationen Veränderungen im Alter. Dabei kommt es zum Verlust einzelner Zellpopulationen bzw. zu deren funktioneller Veränderung, d.h. in der Regel zu einer reduzierten Funktion. Das Immunsystem ist sehr komplex und die einzelnen Zellen beeinflussen sich sehr stark gegenseitig in ihren Funktionen.

Vor allem ist es die TH-1-Antwort, die gemessen an ihrer erniedrigten IL-2- und IFN-γ-Sekretion bei älteren Untersuchten auf einen Funktionsdefekt hinweist - neben dem einfachen Fehlen oder der Zellzahlreduktion. Interessant ist, dass die IL-2-Produktion der Leukozyten älterer Menschen (Gillis et al. 1981, Huang et al. 1992, Sindermann et al. 1993, Nijhuis et al. 1994, Paganelli et al. 1994, Born et al. 1995) im Vergleich zu jungen Spenderzellen ebenso wie die Freisetzung des löslichen IL-2-Rezeptors (sIL-2R) als Marker für die T-Zellaktivierung (Sindermann et al. 1993, Cakman et al. 1996) erniedrigt ist. Die Kinetik der sIL-2R-Freisetzung zeigt Unterschiede bei den Alten im Vergleich zu denen der jungen Spender: die Freisetzung erfolgt bei älteren langsamer, sie erreicht früher ihr Maximum und fällt dann kontinuierlich in ihrer Sekretionsrate ab. Demgegenüber steht die sIL-2R-Kinetik der Jungen, die länger ansteigt (Rink et al 1998). Eine mögliche Erklärung dafür ist, dass ältere Probanden mit einer höheren Anzahl von Memory-T-Zellen ausgerüstet sind, aber dafür ein Defizit an naiven T-Zellen aufweisen. Die Memory-Zellen reagieren mit einer schnelleren Freisetzung von Zytokinen, aber eine kontinuierliche Aktivierung fehlt, weil keine naiven Zellen aktiviert werden, die für eine lang andauernde Sekretion sorgen würden. Im Gegensatz dazu ist die IL-2R-Expression auf den Zellen der Alten und Jungen etwa gleich (Cakman et al. 1996) oder bei den Alten sogar erhöht (Born et al. 1995).

Weitere Untersuchungen von Huang et al. (1992) lassen die Schlussfolgerung zu, dass Alte in 2 Gruppen eingeteilt werden können: die eine mit niedriger In-vitro-IL-2-Produktion und die andere Gruppe mit normaler oder leicht erniedrigter IL-2-Produktion. Diese „Low-Responder" weisen einen höheren Spiegel an sIL-2R im Serum verglichen mit der zweiten Gruppe auf. In diesem Kontext sind die Untersuchungen von Sindermann im Einklang mit anderen von Interesse, die eine erniedrigte IL-2-Produktion und eine höhere Konzentration des sIL-2R bei Alten mit höheren Spiegeln C-reaktiven Proteins (CRP) im Serum (Rea et al. 1986, Sindermann 1992, Pahlavani u. Richardson 1996) zeigen. Diese Ergebnisse unterstützen die Hypothese, dass eine Präaktivierung in vivo zu widersprüchlichen Effekten in In-vitro-Modellen führt und dass diese Probanden ausgeschlossen werden müssen (wie schon im SENIEUR-Protokoll erwähnt).

Im Gegensatz zu den TH1-Zytokinen werden TH2-Zytokine wie IL-4 und IL-10 in größerer Menge von Leukozyten gesunder alter Menschen produziert (Nijhuis et al. 1994, Paganelli et al. 1994, 1996, Cakman et al. 1996). Wie bei den TH1-Zytokinen zeigen auch die TH2-Zytokine eine andere Freisetzungskinetik aus den Leukozyten der Alten. Leukozyten junger Menschen zeigen eine schnelle, aber niedrige Ausschüttung von IL-10, während diese bei alten Menschen länger und in größerer Menge sezerniert werden (Rink et al. 1998). Diese völlig verschiedenen Kinetiken spiegeln die gestörte Balance der TH2-Antwort wider. Der Unterschied zu den TH1-Zytokinen lässt sich wahrscheinlich dadurch erklären, dass IL-10 auch in großen Mengen von Monozyten produziert wird.

Die erhöhten IL-10- und IL-4-Spiegel bei den Alten sind wichtige Faktoren für den Immunglobulinklassenswitch und die Induktion der Immunglobulinproduktion durch die B-Zellen. Betrachtet man die B-Zellen der Alten, so ist es von besonderem Interesse, dass sie zu einer bevorzugten B1-Zellantwort wechseln, die durch einen höheren Spiegel an IL-10 induziert wird. Die B1-Lymphozytensubpopulation ist durch das CD5-Oberflächenantigen und den Verlust von IgD auf der Oberfläche charakterisiert. B1-Zellen zeigen bevorzugt eine IgM-Produktion mit einem diversen VDJ „junction cluster", denn ihnen fehlt die TdT (terminale Deoxynukleotidyl-Transferase), welche essenziell für die Insertion der N-Nukleotide und die damit verbundene zusätzliche Antikörpervielfalt ist. Das IgM, das von diesen Zellen produziert wird, bindet viele unterschiedliche Liganden mit relativ niedriger Affinität (Polyreaktivität) (Weksler 2000). Dies könnte erklären, warum die hohen Immunglobulinspiegel auftreten, ebenso wie die Beobachtung, dass vermehrt benigne Gammopathien bei Alten zu finden sind (Ligthart et al. 1990b, Paganelli et al. 1992, Franceschi et al. 1995, Rink u. Seyfarth 1997).

Die Balance zwischen den TH1- und TH2-Lymphozyten ist bei den Alten gestört, was in einem Überwiegen der TH2-Antwort (Paganelli et al. 1994, 1996, Cakman et al. 1996, Castle et al. 1997, Catania et al. 1997) zum Ausdruck kommt. TH1- und TH2-Zellen kompetieren miteinander und beeinflussen die Entwicklung ihres Gegenspielers negativ. IFN-γ beeinflusst die Entwicklung der TH2-Zellen negativ und IL-4 wirkt negativ auf die

TH1-Zellentwicklung. Der Transfer dieses Wissens auf die Veränderungen des Immunsystems von Alten lässt die Schlussfolgerung zu, dass die TH2-Zelldominanz auf einer erniedrigten IFN-γ-Produktion (Kita et al. 1991, Nagelkerken et al. 1991, Sindermann et al. 1993, Paganelli et al. 1994, 1996, Born et al. 1995, Cakman et al. 1996) der TH1-Zellen beruht. Dabei erniedrigt sich die IFN-γ-Produktion nicht nur, sie wird mit dem Alter auch konstanter. Daraus ist zu ersehen, dass bei den Untersuchungen auch andere Faktoren (z.B. Zyklus der Frau) eine große Rolle spielen (Scheffer et al. 2000). TH1-Zellen sind nicht die einzigen Produzenten von IFN-γ, denn NK-Zellen (Trinchieri 1989) und $CD8^+/CD45RO^+$ produzieren auch dieses Interferon (Pawelec et al. 1995). Somit muss man diese Zellen in die Diskussion über die Regulation des TH1/TH2-Systems mit einbeziehen und kann dieses Feld nicht nur den TH-Zellen überlassen. Bei Alten ist die Anzahl der $CD8^+/CD45RO^+$-Zellen erniedrigt und dies ist wahrscheinlich ein Grund für die erniedrigten IFN-γ-Spiegel (Cakman et al. 1996). Die NK-Zellen sind im Blut alter Menschen erhöht, aber sogar ihre wesentliche Funktion, der zytotoxische Effekt, ist erniedrigt. Sie zeigen eine verringerte proliferative Antwort auf IL-2 und eine erniedrigte Expression des CD69-Aktivierungsantigens (Solana et al. 1999).

Vergleichbar mit der IL-2-Kinetik zeigt auch die IFN-γ-Produktionskinetik signifikante Unterschiede zwischen den gesunden Alten und den jungen Spendern (Rink et al. 1998). Während die jungen Erwachsenen größere Mengen an IFN-γ produzieren und die hohen Spiegel über eine Woche ansteigen, zeigen die Zellen von alten Menschen nur eine kurzfristige und niedrigere Produktion. Dabei fällt auf, dass die Interferonproduktion rapide abfällt. Die Kinetik zeigt Ähnlichkeiten zu der Kinetik des sIL-2R, die oben beschrieben wurde, und ist ein Hinweis auf den Effekt der Erschöpfung der Memory-Zellen und das Fehlen von naiven Zellen. Die Unfähigkeit zur Produktion von IFN-γ ist wahrscheinlich für die höhere Inzidenz von Neoplasien und Infektionen verantwortlich (Ford 1986, Saltzman u. Peterson 1987), denn dieses Zytokin ist Hauptinduktor der Killeraktivität von T-Zellen und NK-Zellen, darüber hinaus ist es ein Aktivierungsfaktor und ein Induktor für die NO-Produktion und den „respiratory burst" der Phagozyten (Ginaldi et al. 1999a, b, c). Der beobachtete Effekt kann also nicht durch eine erhöhte Anzahl von NK-Zellen kompensiert werden, wie es oben beschrieben wurde (Sansoni et al. 1993, Xu et al. 1993, Cakman et al. 1996, Franceschi et al. 1995).

Eine andere interessante Beobachtung ist die erhöhte IL-3-Produktion bei den alten Untersuchten (Paganelli et al. 1994). Dieses Zytokin wird typischerweise von TH0-, TH1- und TH2-Zellen produziert und ist ein wichtiger T-Zell-Differenzierungsfaktor. Die Überproduktion von IL-3 sollte eigentlich in einer erhöhten Menge an T-Zellen resultieren, aber tatsächlich fällt die Zahl der T-Zellen ab. Dies zeigt, dass nicht nur das Immunsystem in Betracht gezogen werden muss, denn IL-3 rekrutiert mehr Zellen aus dem Knochenmark. Die T-Zell-Reifung jedoch findet im Thymus statt und wird von vielen Faktoren beeinflusst. Die Thymusfunktionen sind im Alter stark reduziert (Hirokawa et al. 1994).

Die Anzahl der Monozyten ist im Immunsystem von alten Untersuchten normal oder leicht erniedrigt, aber die Monokinfreisetzung ist signifikant erhöht. Diese Zytokine umfassen IL-1, IL-6, IL-8 und TNF-α (Fagiolo et al. 1993, Born et al. 1995, Franceschi et al. 1995, Cakman et al. 1996, 1997). Die Stimulation der Monozyten wurde von allen Autoren mit LPS durchgeführt. Zwei mögliche Mechanismen könnten für die erhöhte Monokinsekretion verantwortlich sein: Erstens sind die Monozyten in der Lage, mehr proinflammatorische Zytokine zu produzieren, und zweitens reagieren die Zellen auf eine LPS-Stimulation mit einer „überhöhten Antwort".

Interessanterweise hängt die Aktivität des LPS von der Fluidität der Lipid-A-Komponente ab, die wiederum von der Temperatur oder der Zinkkonzentration abhängig ist (Wellinghausen et al. 1996a, b). Aus diesen Erkenntnissen könnte gefolgert werden, dass die Fluidität der Monozytenmembran die Monozytenantwort auf die LPS-Stimulation beeinflusst. Dies muss hervorgehoben werden, denn die Membran der Zellen bei Alten verliert den Hauptteil an ungesättigten Fettsäuren, die einen Einfluss auf die Fluidität der Membran haben (Huber et al. 1991). Tatsächlich gibt es auch experimentelle Hinweise, dass die Überproduktion von Zytokinen durch Monozyten auf einem Faktor im Serum der alten Menschen beruht und nicht auf einer gesteigerten Monozytenfunktion (Gabriel et al. 2002).

Wie schon zu Anfang erwähnt sind alte Menschen für virale Infekte und Neoplasien prädestiniert. Ein wichtiges antivirales und antitumorales Prinzip des Immunsystems ist die Freisetzung der Typ-I-Interferone (IFN-α und IFN-β). Bei Alten fällt die IFN-α-Produktion ab (Kita et al. 1991, Sindermann et al. 1993, Katschinski et al. 1994, Uno et al. 1996, Cakman et al. 1997). Dies ist unerwar-

Tabelle 4.3.8. Auffälligkeiten in der Zytokinsekretion bei alten Menschen

Zytokin/ Rezeptor	Veränderung	Referenzen
IL-1	↑	Fagiolo et al. 1993 (↑)
		Paganelli et al. 1994 (↑)
		Gabriel et al. 2002 (↑ bzw. ↔, stimulansabhängig)
IL-2	↓	Gillis et al. 1981 (↓)
		Hunag et al. 1992 (↓/↙)
		Nijhuis et al. 1994 (↙)
		Paganelli et al. 1994 (↓)
		Born et al. 1995 (↓/↙)
sIL-2R	↓	Sindermann et al. 1993 (↓)
		Cakman et al. 1996 (↓)
IL-3	↑	Paganelli et al. 1994 (↑)
IL-4	↑	Nijhuis et al. 1994 (↑)
		Paganelli et al. 1994, 1996 (↑)
IL-6	↑	Sindermann et al. 1993 (↗)
		Fagiolo et al. 1993 (↑)
		Paganelli et al. 1994 (↑)
		Cakman et al. 1997 (↗)
IL-8	↑	Cakman 1996 (↑)
		Gabriel et al. 2002 (↑)
IL-10	↑	Cakman et al. 1996 (↑)
IFN-α	↓	Kita et al. 1991 (↓)
		Sindermann et al. 1993 (↓)
		Katschinski et al. 1994 (↓)
		Uno et al. 1996 (↙)
		Cakman et al. 1997 (↓)
IFN-γ	↓	Kita et al. 1991 (↓)
		Sindermann et al. 1993 (↙)
		Paganelli et al. 1994, 1996 (↓)
		Born et al. 1995 (↓/↙)
		Cakman et al. 1996 (↓)
TNF-α	↑	Fagiolo et al. 1993 (↑)
		Paganelli et al. 1994 (↗)
		Born et al. 1995 (↑/↗)

↔ unverändert, ↑ signifikant erhöht, ↓ signifikant erniedrigt, ↗ erhöht, ↙ erniedrigt.

tet, denn IFN-α wird hauptsächlich von Monozyten produziert und alle anderen Monozytenprodukte werden in größerer Menge erzeugt. Diese Erkenntnisse unterstützen die Überlegung, dass die erhöhte Monokinproduktion nicht auf einer höheren Aktivität der Monozyten beruht, sondern auf einer Hypersensibilität für LPS (Gabriel et al. 2002).

Eine Stimulation mit NDV („Newcastle-disease-Virus") zeigte bei Alten niedrigere IFN-α-Antworten im Vergleich zu jungen Spendern (Kita et al. 1991, Sindermann et al. 1993, Katschinski et al. 1994, Uno et al. 1996, Cakman et al. 1997). Alte Menschen haben niedrigere Zinkserumspiegel und Zink ist ein wirksames Agens für die Monozyteninduktion (Driessen et al. 1994, Rink u. Seyfarth 1997, Wellinghausen et al. 1996a). Die erniedrigte IFN-α-Produktion kann der Produktionsrate von jungen Spendern angeglichen werden, indem in vitro Zinksulfat in physiologischer Konzentration (15 µmol) zugegeben wird (Cakman et al. 1997). Im Gegensatz dazu lässt sich die erniedrigte IFN-γ-Produktion nicht auf gleiche Weise in vitro wieder erhöhen (Cakman et al. 1996). Dies zeigt, dass Zink in vitro nur funktionelle Defekte einer Zellpopulation wiederherstellen kann, aber zur Rekonstitution einer Leukozytensubpopulation müsste Zink in vivo substituiert werden.

Einen Überblick über die altersbedingten Veränderungen im Zytokinnetzwerk geben Tabelle 4.3.8 und Abb. 4.3.8.

4.3.2.4 Sonstige immunologisch wichtige altersbedingte Veränderungen

Der Alterungsprozess an sich ist sehr komplex. Erschwerend kommt hinzu, dass der Körper und damit das Immunsystem von einer Vielzahl von Faktoren beeinflusst werden (Abb. 4.3.2) (Kirkwood u. Franceschi 1992). Dies bedeutet, dass die Veränderungen nicht nur auf der biologischen Alterung der Zellen und Organe beruhen, sondern auch auf dem Einfluss von Störgrößen. Durch die Akkumulation von Störungen über die Jahre nimmt der Einfluss dieser Störgrößen mit dem Alter stetig zu. Sie lassen sich grob in drei Bereiche einteilen:

- sozioökonomische Faktoren,
- Psychoneuroendokrinologie und
- Ernährung.

Natürlich greifen diese Faktoren ineinander über bzw. sind direkt voneinander abhängig, d.h. eine gesunde Ernährung hängt natürlich auch mit Bildung und Einkommen zusammen. Es ist seit langem bekannt, dass die Lebenserwartung mit dem Bildungsstand und dem sozialen Status steigt, es ist jedoch davon auszugehen, dass diese Faktoren nur die Grundlage für ein gesünderes Leben bilden. Deshalb wird dieser Aspekt nicht weiter vertieft. Der Begriff Psychoneuroendokrinologie bzw. Variationen von diesem sind „Modewörter", die den Zusammenhang zwischen Psyche sowie dem neurokrinen und endokrinen System und dem Immunsystem beschreiben wollen. Es ist mittlerweile unbestritten, dass es eine gegenseitige Beeinflussung dieser Systeme gibt, allerdings ist die Datenlage für messbare Parameter noch relativ unbefrie-

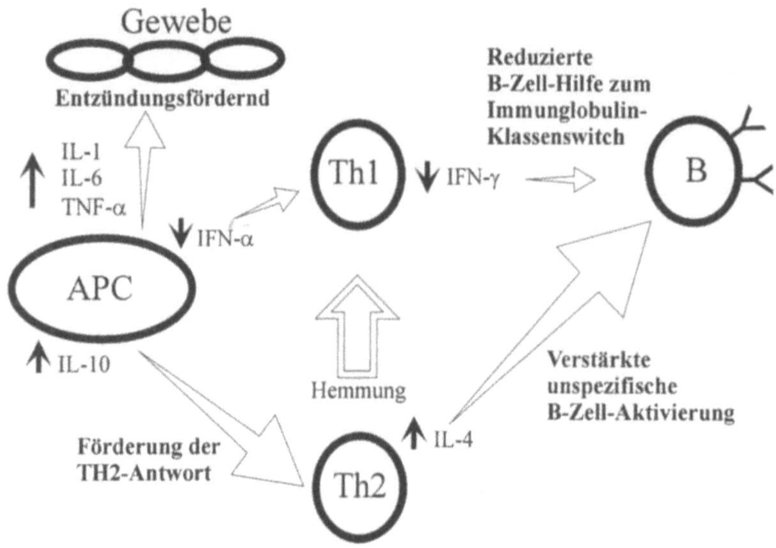

Abb. 4.3.8. TH1/TH2-Dysregulation im Alter. Alle Zytokine, die eine TH1-Antwort fördern, werden im Alter in geringerem Maße, die TH2-Zytokine dagegen vermehrt produziert. Dazu kommt eine Überproduktion an proinflammatorischen Zytokinen. Aus dieser Verschiebung ergeben sich Gewebeschädigungen, eine verminderte zelluläre Immunität und eine unspezifische B-Zell-Aktivierung

digend (Eskandari u. Sternberg 2002). Es sei deshalb an dieser Stelle nur auf zwei Analogien hingewiesen:

1. Alte Menschen produzieren signifikant weniger IFN-γ als junge, was eine Verschiebung im TH1/TH2-System bedingt. Diese Veränderung in der Zytokinproduktion wurde in gleicher Weise für Schizophrene beschrieben (Hornberg et al. 1995).
2. Alte Menschen zeigen eine Überproduktion an proinflammatorischen Zytokinen, wie IL-1 und IL-6. Eine solche Verschiebung wurde auch bei Depressiven beobachtet (Seidel et al. 1995).

Diese Beispiele zeigen, dass psychologische Veränderungen durchaus spezifische Einflüsse auf das Immunsystem haben. Da aber noch nicht bekannt ist, ob die immunologischen Veränderungen Ursache oder Auswirkung der Erkrankung sind, wird auch hierauf nicht weiter eingegangen.

Über den Zusammenhang zwischen Ernährung bzw. speziellen Spurenelementen und Vitaminen und Immunfunktionen gibt es eine gute Datenlage und eindeutige tierexperimentelle Systeme. Eine Fehlernährung und inadäquate Einnahme von Spurenelementen werden oft bei Alten beobachtet, was sicherlich einen Einfluss auf deren Immunsystem hat (Chandra 1989, Hirokawa 1992, Brosche u. Platt 1995, Wick u. Grubeck-Loebenstein 1997, Lesourd u. Mazari 1999). Bei den ernährungsbedingten Erscheinungen ist zwischen einer Mangel- oder Fehlernährung und selektiven Defiziten von Spurenelementen und Vitaminen zu unterscheiden. Die Mangelernährung zeigt sich häufig in einem reduzierten Serumalbuminspiegel, der mit der Abnahme der Lymphozyten korreliert (Lesourd u. Mazari 1999). Fehlernährungen werden zum Teil über Veränderungen im Body-Mass-Index (BMI) charakterisiert. Die oben beschriebene Überproduktion von proinflammatorischen Zytokinen bei Alten zeigt sich nur bei Personen mit hohem BMI (Lesourd et al. 1998). In diesem Zusammenhang ist auch der Lipidstoffwechsel von Bedeutung, der wiederum die Membranfluidität beeinflusst, die wie bereits erwähnt Auswirkungen auf die Aktivierbarkeit und Reaktivität der Lymphozyten hat (Wick et al. 1991, Stulnig et al. 1995a).

Ein Vitamin-B_6-Mangel ist bei alten Menschen sehr verbreitet. Die Lymphozytenproliferation kann bei Alten durch eine Vitamin-B_6-Gabe gesteigert werden (Talbott et al. 1987). Die beste Datenlage für einen Einfluss auf das Immunsystem allgemein und bei alten Menschen gibt es für das Spurenelement Zink. Alte Menschen, die nicht unter Diätkontrolle stehen, sind typischerweise für einen Zinkmangel prädestiniert. Aber sogar Alte, die das SENIEUR-Protokoll erfüllen, sind oft verglichen mit gesunden jungen Blutspendern von einer leichteren Zinkdefizienz betroffen. Die SENIEUR-Alten haben normale Zinkspiegel, aber am unteren Grenzwert des Plasmazinkspiegels (Vir u. Love 1979, Craig et al. 1990, Lee et al. 1993, Cakman et al. 1996, Rink u. Gabriel 2000).

Das Spurenelement Zink ist essenziell für die Integrität des Immunsystems, dies wird am Beispiel des Thymulins deutlich. Thymulin ist ein wichtiges zinkabhängiges Thymushormon, das zum Teil auch für die T-Zell-Differenzierung verantwortlich ist (Dardenne et al. 1982). Zinkmangel ist mit einer Atrophie des Thymus und Lymphopenie sowie mit Veränderungen der Lymphozyten und Monozyten assoziiert (Bulgarini et al. 1989). Diese Erkenntnisse könnten erklären, warum die erhöhten IL-3-Spiegel nicht in einer erhöhten T-Zell-Zahl resultieren, wie oben diskutiert.

Viele andere Moleküle und Mechanismen des Immunsystems sind von Zink abhängig (Rink u. Gabriel 2000). Bei der Betrachtung der Interaktionen des Immunsystems mit Zink sind auch die Zink bindenden Moleküle wie α_2-Makroglobulin (α_2-M) zu berücksichtigen. Dieses bindet Zinkionen mit hoher Affinität und Zink verwandelt es in seine „fast form", die in der Lage ist, Komplexe mit Zytokinen einzugehen (James 1990, Taylor u. Mortensen 1991). Bei SENIEUR-Alten ist der α_2-M-Spiegel erhöht, ohne dass eine Infektion vorliegt, da eine Erhöhung des CRP ein Ausschlusskriterium im SENIEUR-Protokoll ist (Cakman et al. 1997). Die Erhöhung des α_2-M verringert die verfügbaren freien Zinkionen durch die Komplexierung (Craig et al. 1990, James 1990). Wie schon erwähnt kann α_2-M Zytokine binden. IL-2 wird durch diese Bindung inaktiviert, IL-1 und IL-6 werden in dem Zink/α_2-M-Komplex geschützt. Die TNF-α-Freisetzung wird durch α_2-M verhindert (James 1990). Diese Eigenschaften des α_2-M korrelieren mit den Untersuchungen des Monozytensystems, welches sich bei alten Menschen hyperreaktiv zeigt und zudem eine reduzierte T-Zell-Aktivität aufweist. Insgesamt kann gesagt werden, dass viele immunologische Veränderungen bei Alten in gleicher Weise bei Zinkmangel auftreten.

4.3.3 Beispiele für klinische Auswirkungen der immunologischen Veränderungen

Im Gegensatz zu den bisherigen Ausführungen geht es bei den klinischen Erhebungen in der Regel um normale Alte, die nicht die SENIEUR-Kriterien erfüllen. Schon bereits heute sind die Mehrzahl der internistischen Patienten alte Menschen und dieser Trend wird sich aufgrund der Altersentwicklung in der Bevölkerung weiter verstärken. Im Folgenden werden Infektionskrankheiten, Autoimmun- und Krebserkrankungen sowie Transplantationen als Beispiele genommen, bei denen der Immunologie eine große Bedeutung zukommt. Leider gibt es aber nur für die Infektionen eine sehr gute Datenlage.

4.3.3.1 Infektionskrankheiten

Die meisten Infektionen sind bei alten Patienten mit einer erhöhten Morbidität und Mortalität assoziiert. So steigen die Sterbefälle bei infektiösen Erkrankungen in Deutschland bei Männern ab dem 50. Lebensjahr deutlich an und erreichen mit dem Alter von 80 Jahren etwa den 10fachen Stand von jungen Erwachsenen. Bei Frauen kommt es, möglicherweise infolge hormoneller Einflüsse, zu einem verspäteten Anstieg nach der Menopause, der dann exponentiell zunimmt und ab dem 75. Lebensjahr die infektionsassoziierte Sterblichkeit der Männer deutlich übertrifft (Statistisches Bundesamt Wiesbaden 1990–1998). Neben diesem allgemeinen Trend einer erhöhten infektionsbedingten Morbidität und Mortalität weisen erregerbezogene Unterschiede in der altersabhängigen Inzidenz einzelner Infektionen auf spezifischere Defizite der Erregerabwehr beim alten Patienten hin (Abb. 4.3.9). Ein gutes Beispiel hierfür stellt die bakterielle Meningitis dar. Während die Mehrzahl der Erkrankungen beim Erwachsenen durch *Neisseria meningitidis* und *Streptococcus pneumoniae* verursacht wird, spielen bei über 50-jährigen Patienten – ebenso wie bei Neugeborenen – auch Listerien eine wichtige Rolle als ursächliche Pathogene, sodass bei der Auswahl der empirischen Therapie das Alter des Patienten ein entscheidendes Kriterium darstellt (Quagliarello u. Schield 1997). Da die Abwehr von Listerieninfektionen im Gegensatz zu Erkrankungen mit den vorgenannten Erregern vorwiegend auf der spezifischen zellulären Immunität basiert, legt dieses Beispiel ebenso wie eine Reihe ähnlicher klinischer Beobachtungen ein Defizit der erregerspezifischen zellulären Abwehr im Alter nahe.

Die pathophysiologischen Mechanismen der vermehrten Infektanfälligkeit im Alter sind bislang unzureichend definiert. Neben den angesprochenen Unterschieden der erregerspezifischen Immunantwort spielen unspezifische Wirtsfaktoren wie die im Alter häufiger vorkommenden Begleiterkrankungen der inneren Organe und des Zentralnervensystems sowie gestörte Barrierefunktionen eine wesentliche Rolle. So ist die Intaktheit der den Organismus gegen die Außenwelt schützenden

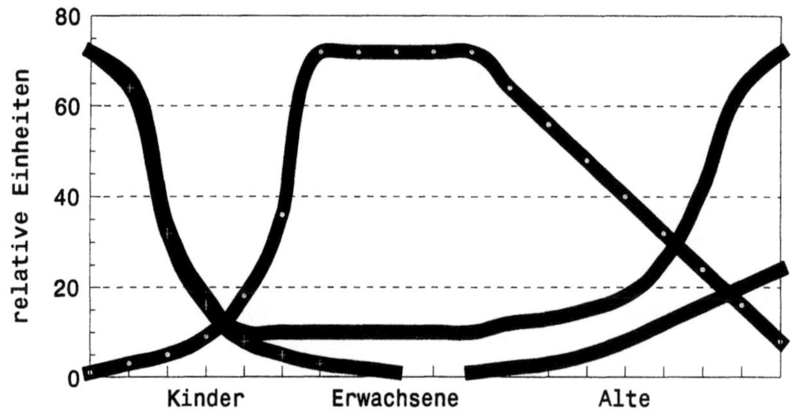

Abb. 4.3.9. Infektionsrate und Immunantwort im Verhältnis zum Alter. Im Kleinkindalter werden eine Vielzahl von Infektionen durchlaufen und meist sehr gut überstanden. Während des Erwachsenenalters ist die Infektionsrate relativ gering, wobei schwere Infektionen in der Regel nur durch außergewöhnliche Umstände entstehen. Im hohen Lebensalter nimmt die Infektionsrate wieder stark zu, wobei vor allem auch Infektionen auftreten, die bei erwachsenen immunkompetenten Personen nicht vorkommen

Organe wie Haut und Schleimhäute altersbedingt vermindert und Reparaturvorgänge laufen verlangsamt ab. Eine häufig bestehende Anazidität des Magensekrets fördert die gastrale Überwucherung mit Bakterien und Pilzen und im Bereich des Respirationstrakts spielen ein gestörter Hustenreflex und eine verminderte mukoziliäre Clearance eine analoge Rolle. Schließlich fördern die verminderte Flüssigkeitsaufnahme und Diurese sowie Miktionsstörungen die Manifestation urogenitaler Infekte und die im Alter häufige Fehl- oder Mangelernährung stellt, wie schon erwähnt, einen generell Abwehr mindernden Faktor dar. Im Folgenden soll anhand einiger Beispiele die klinische Pathophysiologie und Relevanz ausgewählter Infektionen im Alter dargestellt werden.

4.3.3.1.1 Pneumonie

Ältere Patienten weisen ein 3- bis 5fach höheres Erkrankungsrisiko an Pneumonien als Personen unter 65 Jahren auf (Esposito 1994). So fanden sich in neueren amerikanischen Studien zur Epidemiologie der invasiven Pneumokokkeninfektionen jährliche Inzidenzen von 59,7–83,0 pro 100.000 (Robinson et al. 2001, Plouffe et al. 1996). Auch die Mortalität ist in den westlichen Ländern im Vergleich zu jüngeren Patienten deutlich erhöht und betrug bei über 84-Jährigen 38% (Plouffe et al. 1996), während in unselektierten Kollektiven mit ambulant erworbener Pneumonie etwa 5–8% der Patienten an der Erkrankung versterben (Fang et al. 1990). In den Vereinigten Staaten ist die Pneumonie die häufigste infektionsbedingte Todesursache und die vierthäufigste Todesursache insgesamt bei älteren Menschen und die über 65-Jährigen waren in einer großen epidemiologischen Studie für mehr als die Hälfte der pneumoniebedingten Todesfälle verantwortlich (Robinson et al. 2001). Dementsprechend spielt das Alter in Risikoscores zur Beurteilung der Prognose von Patienten mit ambulant erworbener Pneumonie noch vor Begleiterkrankungen und klinischen Zeichen gestörter Organfunktionen eine herausragende Rolle (Fine et al. 1997).

Die pathophysiologischen Mechanismen der besonderen Prädisposition alter Menschen für diese Erkrankung sind vielschichtig und im Einzelnen noch unklar. Eine Reihe unspezifischer Faktoren trägt zu dem erhöhten Pneumonierisiko im Alter bei. Hierzu gehört die vermehrte gastrale Kolonisation mit gramnegativen Bakterien bei Achlorhydrie und die im Alter gehäufte oropharyngeale Adhärenz und Kolonisation mit Erregern wie Staphylokokken und gramnegativen Enterobakterien (Verghese u. Berk 1983). Da die Frequenz der Aspiration oropharyngealer Sekrete im Alter ebenfalls erhöht ist, steigt damit das Risiko der Inokulation pathogener Mikroorganismen in den tiefen Atemwegen. Verantwortlich für das erhöhte Aspirationsrisiko sind Schluckstörungen bei zerebrovaskulären Erkrankungen, die häufigere Einnahme sedierender Pharmaka, Ernährungssonden und Grunderkrankungen wie der Diabetes mellitus, die mit einer verstärkten Adhärenz gramnegativer Bakterien an respiratorisches Epithel assoziiert sind. Die Entwicklung einer pulmonalen Infektion hängt dann von der Virulenz des Erregers, der Größe des Inokulums und der lokalen Infektabwehr ab.

Bei Infektionen mit gramnegativen Bazillen und Staphylokokken spielen die geschilderten Prädispositionen eine herausragende Rolle und erklären die im Vergleich zu Jüngeren deutlich erhöhte Inzidenz: So fand sich in einer aktuellen Studie bei unter 75-jährigen Patienten mit schwerer Pneumonie ein Anteil von 21% Infektionen mit *Staphylococcus aureus* und gramnegativen Enterobakterien wie *Escherichia coli* und *Klebsiella pneumoniae*, während diese Erreger in unselektierten Patientenkollektiven mit ambulant erworbener Pneumonie in weniger als 6% der Infektionsfälle gefunden werden (El-Solh et al. 2001). Die ungünstigere Prognose pulmonaler Infektionen mit diesen „Problemkeimen“ erklärt zum Teil die überhöhte Sterblichkeit älterer Patienten mit Pneumonien.

Bei den Pneumokokken als häufigstem Pneumonieerreger ist im Alter keine vermehrte oropharyngeale Kolonisation festzustellen, sodass bislang unzureichend definierte Störungen der mukoziliären Clearance bzw. der unspezifischen und spezifischen Immunität im pulmonalen und systemischen Kompartiment als Erklärung für die erhöhte Anfälligkeit alter Patienten für diese Infektion heranzuziehen sind. Die Abwehr gegen *Streptococcus pneumoniae* beruht in erster Linie auf einer suffizienten Antikörperantwort gegen Pneumokokken-Kapselpolysaccharide, die zur Opsonisation und damit zur effektiven Phagozytose und intrazellulären Abtötung des extrazellulären Pathogens erforderlich ist (Catterall 1999). Hinsichtlich der Konzentrationen von Immunglobulinen in der bronchoalveolären Flüssigkeit fanden Thompson und Mitarbeiter erhöhte lokale IgG-Spiegel und vergleichbare IgA-Konzentrationen bei alten im Vergleich zu jüngeren Patienten (Thompson et al. 1992). Allerdings zeigte sich in mehreren Untersuchungen eine herabgesetzte funktionelle Aktivität von Pneumokokkenantikörpern, die bei Älteren nach Pneumokokkenvakzinierung systemisch gebildet wurden (Musher et al. 1986). Eine nachlassende humorale Immunkompetenz gegen Pneumokokken im Alter stellt also möglicherweise eine Teilursache der vermehrten Morbidität und Mortalität der Erkrankung in diesem Kollektiv dar. Zur Aktivität der für die unspezifische Immunität gegenüber bakteriellen Infektionen zentralen Alveolarmakrophagen bei älteren Patienten liegen wegen der Schwierigkeit, invasive Probandenuntersuchungen in dieser Gruppe durchzuführen, keine validen Daten vor.

Ein weiteres für die angesprochene Altersgruppe charakteristisches Problem ist die erhöhte Inzidenz pulmonaler Infektionen bei Bewohnern von Alters- und Pflegeheimen mit Erregern, die sonst vor allem als Hospitalkeime bekannt sind. So kamen in einer aktuellen Studie zur schweren Pneumonie bei Älteren 45% der wegen ihrer Erkrankung hospitalisierten Patienten aus Altersheimen. Die Inzidenz von Staphylokokkenpneumonien war in dieser Subgruppe mit 29% im Vergleich zu 7% bei Patienten, die in einer eigenen Wohnung lebten, deutlich erhöht (El-Solh et al. 2001). Aus dieser Situation ergibt sich ein erhebliches Potenzial für Kleinepidemien. Ausbrüche von Pneumokokkeninfektionen in Altersheimen, die mit hoher Mortalität assoziiert waren, wurden wiederholt dokumentiert (Nuorti et al. 1998). Diese Beobachtungen unterstreichen die große Bedeutung der Pneumokokkenimpfung bei älteren Personen, die in Deutschland in den Risikokollektiven nach wie vor unzureichende Durchimpfungsraten zeigt.

Die klinische Relevanz der Infektionen mit atypischen Erregern wird bei alten Patienten vermutlich unterschätzt. Während Mykoplasmenpneumonien und respiratorische Virusinfektionen ihren Häufigkeitsgipfel bei jüngeren Patienten haben, gilt dies für Legionellosen und insbesondere für Infektionen mit *Chlamydia pneumoniae* nicht. Auch mit diesem Erreger wurden Kleinepidemien in Altersheimen bei hohen Erkrankungsraten und einer Mortalität von 37,5% beschrieben (Troy et al. 1997).

4.3.3.1.2 Tuberkulose

In den meisten westlichen Ländern hat die Inzidenz der Tuberkulose in den letzten Dekaden kontinuierlich abgenommen. So lag 1999 die Inzidenz in Deutschland bei 12,1 pro 100 000 (Davies 1994, Loddenkemper et al. 2001), während sie 1950 noch 265 pro 100 000 (nur Bundesrepublik Deutschland) betrug. Höhere Raten an Neuerkrankungen finden sich in der Gruppe der Migranten aus Hochendemieländern, bei denen Erkrankungsraten von 45,2/100 000 vorliegen. Während in dieser Patientengruppe die Tuberkulose weiterhin eine Erkrankung mit einem ersten Häufigkeitsgipfel im adoleszenten Alter ist, steigt in der einheimischen Bevölkerung der relative Anteil der alten Patienten deutlich an. Die Inzidenz bei den über 75-Jährigen beträgt 31/100 000 und bei den Senioren sind auch die Mehrzahl der Todesfälle an Tuberkulose zu verzeichnen (Davies 1994). Somit wird die Tuberkulose in den entwickelten Ländern zunehmend zu einer Erkrankung des höheren Alters.

Zwei Mechanismen können für diese Entwicklung verantwortlich gemacht werden. Einerseits besteht mit abnehmender zellulärer Immunität im

Alter die Gefahr einer *endogenen Reaktivierung* alter, abgekapselter Tuberkuloseherde. Neben dem Alter selbst trägt hierzu das häufige Vorkommen von Erkrankungen und Risiken (z.B. Diabetes mellitus, langjähriger Nikotinabusus und Mangelernährung) bei, die ihrerseits die Immunkompetenz beeinträchtigen können. Ein Hinweis für die nachlassende zelluläre Immunität liefert die erhöhte Rate an anergischen Reaktionen im Tuberkulintest bei alten Patienten mit aktiver Tuberkulose (Dorken et al. 1987). Andererseits finden sich bei einem beträchtlichen Anteil älterer Patienten Tuberkulinkonversionen bei zwischenzeitig als negativ dokumentiertem Tuberkulintest, was für die Möglichkeit *exogener Reinfektionen* spricht (Stead et al. 1985, Dorken et al. 1987, Kondo et al. 2002). Diese Patientengruppe, die offenbar ihren Erreger überlebt hat und bei nachlassender Immunität für eine erneute Infektion mit *Mycobacterium tuberculosis* empfänglich geworden ist, wird vermutlich mit zunehmender Lebenserwartung in den westlichen Ländern an Bedeutung gewinnen. Die Möglichkeit exogener Reinfektionen wird auch durch genotypische Analysen gestützt, die zeigen, dass Infektionen mit einem neuen Stamm nach abgeschlossener Chemotherapie möglich sind (Caminero et al. 2001).

Klinisch zeichnet sich die Tuberkulose des alten Menschen ähnlich wie andere Infektionskrankheiten durch einen eher schleichenden, oligosymptomatischen Verlauf aus: Gewichtsabnahme, Husten und Adynamie sowie Inappetenz stehen im Vordergrund und werden häufig auf andere Grunderkrankungen bzw. das Alter selbst zurückgeführt (Davies 1994). Die klassische Präsentation mit kavitären Oberlappeninfiltraten wird oft vermisst, stattdessen sind unspezifische Infiltrate und atypische Lokalisationen vermehrt anzutreffen (Perez-Guzman et al. 1999). Die Diagnose wird aus diesem Grund und wegen des in dieser Altersgruppe zurückhaltenden Einsatzes invasiver Untersuchungsmethoden wie der Bronchoskopie häufig verspätet gestellt, was möglicherweise zu der ungünstigen Prognose der Erkrankung in hohem Alter beiträgt.

Insgesamt gesehen ist wegen der dargestellten diagnostischen Probleme und der demographischen Entwicklung mit zunehmendem Risiko exogener Reinfektionen gerade im hohen Alter Konzepten für eine effektive Prävention vermehrt Aufmerksamkeit zu schenken. In diesem Zusammenhang sollte auch bei Senioren die Indikation zur Chemoprävention bzw. Therapie latenter Infektionen nach Tuberkulinkonversion oder Exposition gegenüber Personen mit offener Lungentuberkulose vermehrt in Erwägung gezogen werden (Stead et al. 1985, Caminero et al. 2001, Kondo et al. 2002).

4.3.3.1.3 Herpes zoster

Das Varicella-Zoster-Virus ist insofern ein erstaunlich vielseitiges Pathogen, als es im Kindesalter eine akute, hochkontagiöse, meist selbstlimitierende Infektion verursacht und dann in der Lage ist, im Wirtsorganismus eine lebenslange Persistenz in Form einer meist latenten Infektion zu etablieren und nach mehreren Jahrzehnten durch endogene Reaktivierung den *Herpes zoster* hervorzurufen. Es handelt sich um eine insgesamt häufige Erkrankung mit einer „Lifetime-Inzidenz" von 10–20% – bei Kollektiven, die das 80. Lebensjahr erreichen, sogar von 50% (Schmader 2001). Die Inzidenz bei alten Patienten liegt dementsprechend im Vergleich zu jüngeren Erwachsenen etwa sechsmal so hoch (Donahue et al. 1995). Infolge der ansteigenden Lebenserwartung in den westlichen Ländern ist insgesamt mit einer deutlichen Zunahme der Erkrankungszahlen in der Gesamtbevölkerung zu rechnen.

Zelluläre Immundefizienzen und schwere Begleiterkrankungen, die auch mit Segment übergreifenden Verläufen assoziiert sind, stellen neben dem Alter Faktoren dar, welche eine Manifestation fördern können. Meist tritt die Erkrankung allerdings ohne fassbare Trigger auf und der Mechanismus der Rekurrenz ist trotz der Fortschritte in der molekularen Forschung bislang ungeklärt. Die klinische Relevanz des *Herpes zoster* beim alten Patienten ergibt sich insbesondere daraus, dass die Hauptkomplikation der Erkrankung, die postzosterische Neuralgie (PZN), bevorzugt in dieser Altersgruppe auftritt (Choo et al. 1997) und zu erheblichen Einbußen an Mobilität und Lebensqualität führt. Die PZN stellt auch das Hauptargument für die frühzeitige antivirale Therapie des *Herpes zoster* dar. Darüber hinaus liegen widersprüchliche und kontrovers diskutierte Daten aus neueren kontrollierten Studien zur Prävention der PZN durch eine additive Glukokortikoidtherapie bei älteren Patienten vor (Schmader 2001).

Immunologisch wurde die erhöhte Inzidenz des *Herpes zoster* bei älteren Patienten mit einer Abnahme der erregerspezifischen zellulären Immunität assoziiert gefunden (Miller 1980). Dagegen bleibt die Seroprävalenz virusspezifischer Antikörper lebenslang hoch (Wutzler u. Doerr 1995), ohne eine protektive Wirkung zu entfalten. Ein weiterer Faktor, der die Reaktivierung begünstigt, könnte die niedrigere Produktionsrate von Typ-I-Interferonen sein, die bereits beschrieben wurde.

4.3.3.1.4 HIV-Infektion und AIDS

Die HIV-Infektion gilt als eine Erkrankung des jüngeren Patienten mit einem Häufigkeitsgipfel, der in den westlichen Ländern zwischen dem 20. und 40. Lebensjahr liegt. Hierbei wird oft übersehen, dass etwa 10% der Patienten über 50 Jahre alt sind, und angesichts der verbesserten Langzeitprognose der Erkrankung unter der heute verfügbaren antiretroviralen Kombinationstherapie ist zu erwarten, dass dieser Anteil weiter steigen wird.

Die HIV-Infektion des älteren Patienten bietet eine Reihe von epidemiologischen und klinischen Besonderheiten. Hinsichtlich der Verteilung auf die Risikogruppen zeigen die meisten Studien eine überproportionale Häufung von Fällen, in denen die Infektion durch Blutprodukte übertragen wurde (Chiao et al. 1999). Das Intervall zwischen Diagnose der HIV-Infektion und Manifestation von AIDS sowie das Gesamtüberleben sind signifikant kürzer als bei jüngeren Patienten (Skies et al. 1996). Hierfür werden einerseits eine Abnahme der zellulären Immunkompetenz, andererseits Faktoren der klinischen Betreuung wie verspätete Diagnose und Therapie verantwortlich gemacht (Chiao et al. 1999).

Hinsichtlich der „immunologischen Dysfunktion" liegen wenig aussagekräftige Daten vor, obwohl anzunehmen ist, dass der Verlauf dieser Infektion im Alter wertvolle Hinweise auf die Funktion des zellulären Immunsystems beim geriatrischen Patienten liefern könnte. O'Brien und Mitarbeiter konnten zeigen, dass höheres Alter mit erhöhter Viruskonzentration assoziiert ist (O'Brien et al. 1996). Eine verspätete Diagnose ist in dieser Altersgruppe ein häufiges Problem, da Patient und Arzt primär von einer geringen Erkrankungswahrscheinlichkeit ausgehen und im Gegensatz zu jüngeren Patienten viele internistische und neurologische Komorbiditäten die Symptomatik verschleiern können. Dieser Tatbestand wird dadurch illustriert, dass bei älteren Patienten häufiger bereits zum Zeitpunkt der Diagnose AIDS definierende Erkrankungen vorliegen (Ferro u. Salit 1992). Der verspätete Therapiebeginn in fortgeschrittenem Stadium ist ein etablierter Risikofaktor für eine ungünstige Prognose der Erkrankung.

4.3.3.2 Autoimmunität

Die Anzahl der Autoimmunkrankheiten nimmt mit dem Alter stetig zu. Dies ist auch am Anstieg von organspezifischen und nicht organspezifischen Autoantikörpern messbar (Mariotti et al. 1992). Die Centenarians bilden hier die große Ausnahme, da sie wesentlich weniger Autoimmunkrankheiten zeigen und organspezifische Autoantikörper sogar fehlen (Steinmann u. Hartwig 1995). Die SENIEUR--Alten können hier schlecht als Vergleichsgruppe herangezogen werden, da Autoimmunerkrankungen ein Ausschlusskriterium darstellen und die SENIEUR-Alten somit frei von Autoimmunkrankheiten definiert werden, es aber im Gegensatz zu den Centenarians nicht per se sind. Anders als die Autoimmunerkrankungen nehmen die Allergien mit dem Alter ab (Abb. 4.3.10). Das Gesamt-IgE bleibt bei alten Menschen normal, während das spezifische IgE sinkt (Schwarzenbach et al. 1982, Nakazawa et al. 1994). Somit ist die Situation bei den Allergien vergleichbar mit der schlechteren Impfreaktion, d.h. es zeigt sich eine abgeschwächte Reaktion auf Neoantigene.

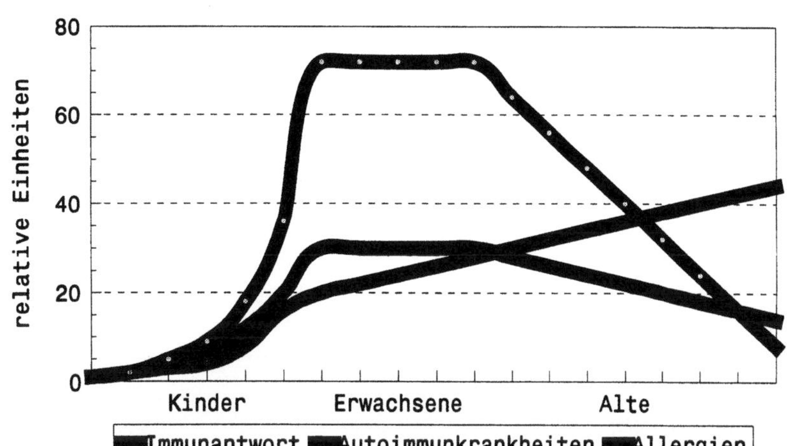

Abb. 4.3.10. Rate von Allergien und Autoimmunkrankheiten im Alter. Die Allergierate verhält sich wie die Immunkapazität, d.h. sie steigt während der Kindheit an und fällt im Alter wieder ab. Die Rate an Autoimmunkrankheiten steigt hingegen mit zunehmenden Lebensalter immer weiter

Die Zunahme der Autoantikörper ist hingegen nicht eindeutig zu erklären. Hier addieren sich wahrscheinlich verschiedene Faktoren, wie die gestörte Apoptose der Zellen, die geringere Reaktivität und damit die schlechtere Selektion und letztlich die klonale Vermehrung von B-Zellen. Neben diesen allgemeinen Grundlagen gibt es keine spezifische Datenlage für die alten Menschen.

4.3.3.3 Krebserkrankungen

Das Risiko, an Krebs zu erkranken, steigt mit dem Alter (Yancik u. Ries 2000). 60% aller Krebsfälle betreffen Personen über 65 Jahre, obwohl diese nur ca. 13% der Bevölkerung ausmachen (Yancik 1997). Alte Menschen über 65 Jahre haben verglichen mit Personen unter 65 Jahren ein 11fach höheres Risiko, an Krebs zu erkranken. Die Mortalität steigt für alle Krebsarten gemittelt um das 15fache (Yancik 1997) und mit zunehmendem Lebensalter immer weiter an. Hier zeigt sich aber auch ein statistisches Problem, denn im sehr hohen Lebensalter ist es schwer zu entscheiden, ob die Person an dem Tumor gestorben ist oder aber an einer anderen altersbedingten Erkrankung bzw. Kreislaufversagen. Centenarians zeigen auch bei Krebserkrankungen eine niedrigere Rate im Vergleich zu anderen Alten (Franceschi et al. 1991, Saltzstein et al. 1998).

Die Altersverteilung ist bei den verschiedenen Krebsarten sehr unterschiedlich, die Alten sind aber immer überproportional stark vertreten (Tabelle 4.3.9). Obwohl diese Tatsache bekannt ist, wird diese Altersverteilung in den meisten Therapiestudien nicht berücksichtigt. So zeigte eine Retroanalyse in den USA, dass bei fast allen Therapiestudien, mit Ausnahme von Studien über Prostatakrebs, signifikant zu wenig alte Menschen in den Studiengruppen vertreten waren. Aus diesem Grund ist auch nur wenig über eine adäquate Therapie bei alten Menschen bekannt (Balducci u. Extermann 2000).

Die Zunahme aller Krebsarten steht im Einklang mit den gängigen Theorien des biologischen Alterns und den beschriebenen Veränderungen des Immunsystems (Medvedev 1990). DNA-Schädigungen häufen sich mit dem Alter und zusätzlich nimmt die Leistungsfähigkeit der DNA-Reparaturmechanismen ab. Dies bedingt, dass mehr entartete Zellen entstehen. Die starke Abnahme der T-Zell-Funktionen und die geringere zytotoxische Aktivität der NK-Zellen bedingen, dass die entarteten Zellen nicht so effektiv eliminiert werden wie bei jungen Menschen. Hierin ist auch wieder eine Analogie zur HIV-Infektion zu sehen.

Tabelle 4.3.9. Überproportionales Krebsrisiko von alten Menschen. Diese Daten beziehen sich auf einen Zeitraum von 1988–1992 in den USA (National Cancer Institute), in dem die über 65-Jährigen ca. 13% der Bevölkerung der USA bildeten. Aufgrund der steigenden Lebenserwartung nimmt der Anteil der Alten jedoch stetig zu

Lokalisation/Tumorart	Prozentualer Anteil der über 65-Jährigen
Alle Tumorarten gemittelt	*59,7*
Eierstock	46,3
Brust	48,2
Non-Hodgkin-Lymphom	51,2
Gebärmutter	55,4
Leukämien	56,2
Lunge und Bronchien	62,7
Enddarm	66,0
Magen	68,5
Blase	69,9
Bauchspeicheldrüse	71,8
Dickdarm	73,8
Prostata	80,9

4.3.3.4 Transplantationen im Alter

Wie in den Abschnitten über T-Zellen und B-Zellen beschrieben, nimmt mit dem Alter die Reaktivität der T-Zellen ab und die Kapazität zur Bildung spezifischer Antikörper sinkt. Dementsprechend sollte die Toleranz gegenüber allogenem Gewebe, d.h. Transplantaten, steigen, da die Immunreaktionen schwächer ausfallen. Tatsächlich haben alte Menschen eine geringere Priorität bei der Vergabe von Organen, da die Wahrscheinlichkeit eines Organversagens des Transplantats mit dem Lebensalter steigt (Takemoto u. Terasaki 1988, Tesi et al. 1994). Allerdings nehmen bei dem Organversagen die nicht immunologischen Ursachen zu, während die immunologische Transplantatabstoßung abnimmt. Dies ist aber nur bei Betrachtung entsprechend gestalteter Studien und nicht bei Berücksichtigung allgemeiner Statistiken zu erkennen, da die Überlebensraten der Organe nicht anzeigen, worauf das Organversagen bzw. der Tod eines Patienten zurückzuführen ist. Darüber hinaus nehmen mit dem Alter chirurgische Probleme zu. Im Gegensatz zum Empfängeralter steigt die Abstoßungswahrscheinlichkeit mit dem Alter des Organspenders, d.h. Organe älterer Menschen werden stärker vom Immunsystem des Empfängers angegriffen. Zudem spielt das transplantierte Organ eine große Rolle, d.h. bei Nierentransplantationen zeigen im Wesentlichen nur Kinder ein erhöhtes

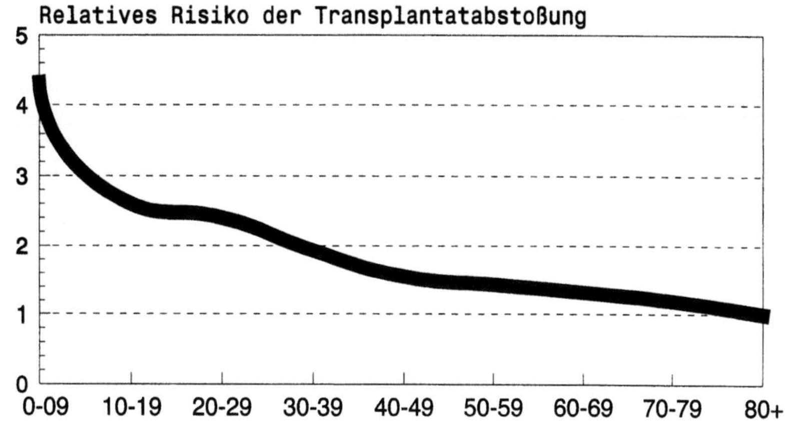

Abb. 4.3.11. Transplantatabstoßung (Cornea) im Alter. Das Risiko einer immunologisch bedingten Transplantatabstoßung sinkt mit zunehmenden Alter, da die zugrunde liegenden Mechanismen des Immunsystems in ihrer Funktion und Aktivität nachlassen. Am besten ist dies an der Cornea-Transplantation zu sehen, schematisch dargestellt nach Bradley (2000). Prinzipiell gilt dies aber auch für andere Organtransplantationen, allerdings ist die Überlebensrate der Organe aufgrund nicht immunologischer Ursachen geringer

Abstoßungsrisiko, während bei Cornea-Transplantaten das Abstoßungsrisiko mit dem Alter stetig sinkt (Abb. 4.3.11). Auch für Lebertransplantationen wurde gezeigt, dass Empfänger von über 60 Jahren weniger akute Abstoßungen zeigen (Zetterman et al. 1998).

Aus immunologischer Sicht ist die Abnahme der akuten Abstoßung gut zu verstehen, da sich die Kapazität zur Reaktion auf Neoantigene verringert. Auch nimmt die Anzahl der $CD8^{+}CD28^{-}$-T-Zellen zu, denen eine Suppressorfunktion zugeschrieben wird. Als Konsequenz dieser altersbedingten Abnahme der Immunreaktion sollte über die Stärke der Immunsuppression bei alten Menschen nachgedacht werden.

4.3.4 Perspektiven der Immungerontologie

Die biomedizinische Grundlage des Alterns gehört mit zu den Schwerpunkten der 5. und 6. Rahmenprogramme der Europäischen Union. Weltweit steigt die Lebenserwartung und insofern gewinnt die Geriatrie mehr und mehr an Bedeutung. Langsam hat sich etabliert, dass für alte Menschen spezielle Laborwerte gelten, wie dies für Kinder seit langem die Regel ist. Diese Erkenntnisse werden in den nächsten Jahren die medizinische Versorgung für alte Menschen verbessern. Leider musste auch erkannt werden, dass Tiermodelle in der Altersforschung nur bedingt hilfreich sind und sich in der Immungerontologie teilweise sogar klare Unterschiede zeigen (Callard et al. 1977).

Die neueren Daten zeigen, dass auch mit zunehmenden Erkenntnissen die Lebenserwartung nicht ständig weiter steigen wird. Das biologisch maximale Lebensalter eines Menschen wird heute mit ca. 120 Jahren angegeben, wobei ca. 100 Jahre sicherlich als die maximale durchschnittliche Lebenserwartung eingestuft werden (Rowe u. Kahn 1987, Olshansky et al. 1990, Baringa 1991). Die modernen Ansätze der Immungerontologie gehen deshalb auch nicht von einer Erhöhung der Lebenserwartung aus, Ziel ist es vielmehr, die Zeitspanne des gesunden Alterns zu verlängern und damit die Lebensqualität zu steigern sowie die Kosten im Gesundheitssystem niedrig zu halten. Auch hier sind die Centenarians Vorbild: Sie altern gesund und versterben dann relativ plötzlich, d.h. ohne lange Krankheitsphase.

4.3.5 Literatur

Al-Rayes H, Pachas W, Mirza N, Ahern DJ, Geha RS, Vercelli D (1992) IgE regulation and lymphokine patterns in aging humans. J Allergy Clin Immunol 90:630–636

Amadori A, Zanovello P, Cozzi E, Ciminale V, Borghesan F, Faggiolo U, Crepaldi G (1988) Study of some early immunological parameters in aging humans. Gerontology 34:277–283

Argentati K, Re F, Donnini A, Tucci MG, Franceschi C, Bartozzi B, Bernardini G, et al (2002) Numerical and functional alterations of circulating gammadelta T lymphocytes in aged people and centenarians. J Leukoc Biol 72:65–71

Arlettaz L, Barbey C, Dumont-Girard F, Helg C, Chapuis B, Roux E, Roosnek E (1999) CD45 isoform phenotypes of human T cells: CD4(+)CD45RA(-)RO(+) memory T cells re-acquire CD45RA without losing CD45RO. Eur J Immunol 29:3987–3994

Arreaza EE, Gibbons JJ, Siskind GW, Weksler ME (1993) Lower antibody response to tetanus toxoid associated with higher auto-anti-idiotypic antibody in old compared with young humans. Clin Exp Immunol 92:169–173

Balducci L, Extermann M (2000) Management of cancer in the older person: a practical approach. Oncologist 5:224–237

Banerjee M, Sanderson JD, Spencer J, Dunn-Walters DK (2000) Immunohistochemical analysis of ageing human B and T cell populations reveals an age-related decline of CD8 T cells in spleen but not gut-associated lymphoid tissue (GALT). Mech Ageing Dev 115:85–99

Barinaga M (1991) How long is the human life-span? Science 254:936–938

Batory G, Benczur M, Varga M, Garam T, Onody C, Petranyi GG (1981) Increased killer cell activity in aged humans. Immunobiology 158:393–402

Baum LL, Krishnaraj R (1993) Natural killer cells in host defense. Immunol Allergy Clin North Am 13:535–550

Bender BS, Nagel JE, Adler WH, Andres R (1986) Absolute peripheral blood lymphocyte count and subsequent mortality of elderly men. J Am Geriatr Soc 24:649–654

Bhooma T, Krishnaraj R, Svanborg A (1994) Cytokine sensitivity of human NK cells during immunosenescence. I. IL-2-induced antitumor cytotoxicity. Aging Immunol Infect Dis 5:83–97

Biasi D, Carletto A, Dell'Agnola C, Caramaschi P, Montesanti F, Zavateri G, Zeminian S, et al (1996) Neutrophil migration, oxidative metabolism, and adhesion in elderly and young subjects. Inflammation 20:673–681

Born J, Uthgenannt D, Dodt C, Nünninghoff D, Ringvolt E, Wagner T, Fehm H-L (1995) Cytokine production and lymphocyte subpopulations in aged humans. An assessment during nocturnal sleep. Mech Ageing Dev 84:113–126

Borrego F, Alonso MC, Galiani MD, Carracedo J, Ramirez R, Ostos B, Pena J, et al (1999a) NK phenotypic markers and IL2 response in NK cells from elderly people. Exp Gerontol 34:253–265

Borrego F, Robertson MJ, Ritz, J, Pena J, Solana R (1999b) CD69 is a stimulatory receptor for natural killer cell and its cytotoxic effect is blocked by CD94 inhibitory receptor. Immunology 97:159–165

Bradley LM, Bradley JS, King DL, Shiigi SM (1989) Predominance of T cells that express CD45R in the CD4+ helper/inducer lymphocyte subset of neonates. Clin Immunol Immunopathol 51:426–435

Braga PC, Sala MT, Dal Sasso M, Mancini L, Sandrini MC, Annoni G (1998 a) Influence of age on oxidative bursts (chemiluminescence) of polymorphonuclear neutrophil leucocytes. Gerontology 44:192–197

Braga PC, Sala MT, Dal Sasso M, Pecile A, Annoni G, Vergani C (1998b) Age-associated differences in neutrophil oxidative burst (chemiluminescence). Exp Gerontol 33: 477–484

Brosche T, Platt D (1995) Nutritional factors and age-associated changes in cellular immunity and phagocytosis: a mini-review. Aging Immunol Infect Dis 6:31–42

Bulgarini D, Habetswallner D, Boccoli G, Montesoro E, Camagna A, Mastroberardino G, Rosania C, et al (1989) Zinc modulates the activation of human peripheral blood lymphocytes. Ann Ist Super Sanita 25:463–470

Butcher S, Chahel H, Lord JM (2000) Review article: ageing and the neutrophil: no appetite for killing? Immunology 100:411–416

Butcher SK, Chahel H, Nayak L, Sinclair A, Henriquez NV, Sapey E, O'Mahony D, et al (2001) Senescence in innate immune responses: reduced neutrophil phagocytic capacity and CD16 expression in elderly humans. J Leukoc Biol 70:881–886

Cakman I (1996) Veränderungen des Immunsystems im Alter. Dissertation, Medizinische Fakultät, Lübeck

Cakman I, Rohwer J, Schutz RM, Kirchner H, Rink L (1996) Dysregulation between Th_1 and Th_2 T cell subpopulations in the elderly. Mech Aging Dev 87:197–209

Cakman I, Kirchner H, Rink L (1997) Reconstitution of interferon-*α* production by zinc-supplementation of leucocyte cultures of the elderly individuals. J Interferon Cytokine Res 17:469–472

Callard RE, Basten A, Waters LK (1977) Immune function in aged mice: II. B cell function. Cell Immunol 31:26–36

Caminero JA, Pena MJ, Campos-Herrero MI, Rodriguez JC, Afonso O, Martin C, Pavon JM, et al (2001) Exogenous reinfection with tuberculosis on a European island with a moderate incidence of disease. Am J Respir Crit Care Med 163:717–720

Candore G, Di Lorenzo G, Caruso C, Modica MA, Colucci AT (1992) Mitogen responsive T cell precursors in human beings is completely restored by interleukin-2. Mech Aging Dev 63:297–307

Castle S, Uyemura K, Wong W, Modlin R, Effros R (1997) Evidence of enhanced type 2 immune response and impaired upregulation of a type 1 response in frail elderly nursing home resident. Mech Aging Dev 94:7–16

Catania A, Airaghi L, Motta P, Manfedi MG, Annoni G, Pettanati C, Brambilla F, et al (1997) Cytokine antagonists in aged subjects and their relation with cellular immunity. J Gerontol 52A:B93–97

Catterall (1999) Streptococcus pneumoniae. Thorax 54:929–937

Chandra RK (1989) Nutritional regulation of immunity and risk of infection in old age. Immunology 67:141–147

Chatta GS, Andrews RG, Rodger E, Schrag M, Hammond WP, Dale DC (1993) Hematopoietic progenitors and aging: alterations in granulocytic precursors and responsiveness to recombinant humans G-CSF, GM-CSF, and IL-3. J Gerontol 48:207–212

Chiao EY, Ries KM, Sande MA (1999) AIDS and the elderly. Clin Infect Dis 28:740–745

Chiricolo M, Morini MC, Mancini R, Beltrandi E, Belletti D, Conte R (1995) Cell adhesion molecules CD11a and CD18 in blood monocytes in old age and the consequences for immunological dysfunction. Gerontology 41:227–234

Choo PW, Galil K, Donahue JG (1997) Risk factors for postherpetic neuralgia. Arch Intern Med 157:1217–1224

Cooper EL, Zhang Z, Raftos DA, Habicht GS, Beck G, Connors V, Cossarizza A, et al (1994) When did communication in the immune system begin? Int J Immunopathol Pharmacol 7:203–217

Cossarizza A, Ortolani C, Paganelli R (1992a) Age-related imbalance of virgin (CD45RA+) and memory (CD45RO+) cells between CD4+ and CD8+ T lymphocytes in humans: a study from newborns to centenarians. J Immunol Res 4:118–126

Cossarizza A, Monti D, Cantini M, Paganelli R, Montagnani G, Cadossi R, Bersani F, Franceschi C (1992b) Extremely

low frequency pulsed electromagnetic fields increase interleukin-2 (IL-2) utilization and IL-2 receptor expression in lymphocytes from old subjects. FEBS Lett 1989 memory. J Exp Med 173:25–36
Cossarizza A, Barbieri D, Londei M (1995) T cell repertoire usage in humans, from newborns to centenarians. In Rev Immunol 12:41–45
Cossarizza A, Ortolani C, Paganelli R, Barbieri D, Monti D, Sansoni P, et al (1996) CD45 isoforms expression on CD4+ and CD8+ T cells throughout life, from newborns to centenarians: implications for T cell memory. Mech Ageing Dev 86:173–195
Cossarizza A, Ortolani C, Monti D, Franceschi C (1997) Cytometric analysis of immunosenescence. Cytometry 27: 297–313
Craig GM, Evans SJ, Brayshaw BJ, Raina SK (1990) A study of serum zinc, alpha-2-macroglobulin and transferrin levels in acute and long stay elderly hospital patients. Postgrad Med 66:205–209
Damtew B, Spagnuolo PJ, Goldsmith GG, Marino JA (1990) Neutrophil adhesion in the elderly: inhibitory effect of plasma from elderly patients. Clin Immunol Immunopathol 54:247–255
Dardenne M, Pleau JM, Nabama B, Lefancier P, Denierr P, Chosy M, Bach JF (1982) Contributions of zinc and other metal to the biological activity of serum thymic factor. Proc Natl Acad Sci USA 79:5370–5373
Davies PDO (1994) Tuberculosis in the elderly. J Antimicrob Chemother 34:93–100
De Martinis M, Modesti M, Loreto MF, Quaglino D, Ginaldi L (2000) Adhesion molecules on peripheral blood lymphocyte subpopulations in the elderly. Life Sci 68:139–151
Donahue JG, Choo PW, Manson JE (1995) The incidence of herpes zoster. Arch Inter Med 153:1605–1609
Doria G, Frasca D (1997) Genes, immunity and senescence: looking for a link. Immunol Rev 160:159–170
Dorken E, Grzybowski S, Allen EA (1987) Significance of the tuberculin test in the elderly. Chest 92:237–240
Driessen C, Hirv K, Schuetz RM, Rink L, Kirchner H (1994) Induction of cytokines by zinc ions in peripherial blood mononuclear cells and separated monocytes. Lymphokine Cytokine Res 13:15–20
Effros RB, Walford RL (1984) The effect of age on the antigen-presenting mechanism in limiting dilution precursor cell frequency analysis. Cell Immunol 88:531–539
El-Solh AA, Sikka P, Ramadan F, Davies J (2001) Etiology of severe pneumonia in the very elderly. Am J Respir Crit Care Med 163:645–651
Engwerda CR, Handwerger BS, Fox BS (1994) Aged T cells are hyporesponsive to costimulation mediated by CD28. J Immunol 152:3740–3747
Eskandari F, Sternberg EM (2002) Neural-immune interactions in health and disease. Ann NY Acad Sci 966:20–27
Esparza B, Sanchez H, Ruiz M, Barranquero M, Sabino E, Merino F (1996) Neutrophil function in elderly persons assessed by flow cytometry. Immunol Invest 25:185–190
Esposito AL (1994) Pneumonia in the elderly. In: Pennington JE (ed) Respiratory infections diagnosis and management. Raven Press, pp 257–274
Facchini A, Mariani E, Mariani AR, Papa S, Vitale ME, Manzoli FA (1987) Increased number of circulating Leul 1c+ (DC16) large granular lymphocytes and decreased NK activity during human aging. Clin Exp Immunol 68:340–347
Fagiolo U, Cossarizza A, Scala E, Fenales-Belasio E, Ortolani C, Cozzi E, Monti D, et al (1993) Increased cytokine production in mononuclear cells of healthy elderly people. Eur J Immunol 23:2375–2378
Fagnoni FF, Vescovini R, Mazzola M, Bologna G, Nigro E, Lavagetto G, Franceschi C, et al (1996) Expansion of cytotoxic CD8+ CD28– T cells in healthy ageing people, including centenarians. Immunology 88:501–507
Fagnoni FF, Vescovini R, Passeri G, Bologna G, Pedrazzoni M, Lavagetto G, Casti A, et al (2000) Shortage of circulating naive CD8(+) T cells provides new insights on immunodeficiency in aging. Blood 95:2860–2868
Fang GD, Fine M, Orloff J, Arisumi D, Yu VL, Kapoor W, Grayston T, et al (1990) New and emerging etiologies for community-acquired pneumonia with implications for therapy. Medicine 69:307–316
Ferguson FG, Wikby A, Maxson P, Olsson J, Johansson B (1995) Immune parameters in a longitudinal study of a very old population of Swedish people: a comparison between survivors and nonsurvivors. J Gerontol A Biol Sci Med Sci 50:B378–B382
Fernandez-Gutierrez B, Jover JA, De Miguel S, Hernandez-Garcia C, Vidan MT, Ribera JM, Banares A, et al (1999) Early lymphocyte activation in elderly humans: impaired T and T-dependent B cell responses. Exp Gerontol 34: 217–229
Ferro S, Salit I (1992) HIV-Infections in patients over 55 years of age. J Acquir Immune Def Syn 5:348–355
Fine MJ, Auble TE, Yealy DM (1997) A prediction rule to identify low-risk patients with community-acquired pneumonia. N Engl J Med 336:243–250
Flurkey K, Stadecker M, Miller RA (1992) Memory T lymphocyte hyporesponsiveness to non-cognate stimuli: a key factor in age-related immunodeficiency. Eur J Immunol 22:931–935
Ford PM (1986) The immunology of ageing. Clin Rheum Dis 12:1–10
Franceschi C, Monti D, Cossarizza A, Fagnoni F, Passeri G, Sansoni P (1991) Aging, longevity and cancer. Studies in Down's syndrome and in centenarians. Ann NY Acad Sci 621:428–440
Franceschi C, Paganelli R, Fagiolo U, Ottaviani E (1994) Cytokines, aging and evolution: the problem of promiscuity. Int J Immunopathol Pharmacol 7:227–233
Franceschi C, Monti D, Sansoni P, Cossarizza A (1995) The immunology of exceptional individuals: the lesson of centenarians. Immunol Today 16:12–16
Frasca D, Pucci S, Goso C, Barattini P, Barile S, Pioli C, Doria G (1997) Regulation of cytokine production in aging: use of recombinant cytokines to upregulate mitogen-stimulated spleen cells. Mech Ageing Dev 93:157–169
Fulop T, Hauck M, Worum I, Foris G, Leovey A (1987) Alterations of the FMLP-induced Ca^{2+} efflux from human monocytes with aging. Immunol Lett 14:283–286
Fulop T Jr, Varga Z, Csongor J, Foris G, Leovey A (1989) Age related impairment in phosphatidylinositol breakdown of polymorphonuclear granulocytes. FEBS Lett 245:249–252
Fulop T Jr, Fouquet C, Allaire P, Perrin N, Lacombe G, Stankova J, Rola-Pleszczynski M, et al (1997) Changes in apoptosis of human polymorphonuclear granulocytes with aging. Mech Ageing Dev 96:15–34
Gabriel P, Cakman I, Rink L (2002) Overproduction of monokines by leukocytes after stimulation with lipopolysaccharide in the elderly. Exp Gerontol 37:235–247

Gardner ID, Lim ST, Lawton JW (1981) Monocyte function in ageing humans. Mech Ageing Dev 16:233–239
Geiger KD, Klein U, Brauninger A, Berger S, Leder K, Rajewsky K, Hansmann ML, et al (2000) CD5-positive B cells in healthy elderly humans are a polyclonal B cell population. Eur J Immunol 30:2918–2923
Gemsa D, Kalden JR, Resch K (1997) Immunologie: Grundlagen, Klinik, Praxis. Thieme, Stuttgart
Gillis S, Kozak R, Durante M, Weksler ME (1981) Immunological studies of ageing. Decreased production of and response to T cell growth factor by lymphocytes from aged humans. J Clin Invest 67:937–942
Ginaldi L, De Martinis M, D'Ostilio A, Marini L, Loreto MF, Corsi MP, Quaglino D (1999a) The immune system in the elderly I. Specific humoral immunity. Immunologic Research 20:101–108
Ginaldi L, De Martinis M, D'Ostilio A, Marini L, Loreto MF, Martorelli V, Quaglino D (1999b) The immune system in the elderly II. Specific cellular immunity. Immunologic Research 20:109–115
Ginaldi L, De Martinis M, D'Ostilio A, Marini L, Loreto MF, Quaglino D (1999c) The immune system in the elderly: III. Innate immunity. Immunol Res 20:117–126
Govaert TM, Thijs CT, Masurel N, Sprenger MJ, Dinant GJ, Knottnerus JA (1994) The efficacy of influenza vaccination in elderly individuals. A randomized double-blind placebo-controlled trial. JAMA 272:1661–1665
Grabstein KH, Maliszewski CR, Shanebeck K, Sato TA, Spriggs MK, Fanslow WC, Armitage RJ (1993) The regulation of T cell-dependent antibody formation in vitro by CD40 ligand and IL2. J Immunol 150:3141–3147
Greef de GE, Van Tol MJ, Van den Berg JW, Van Staalduinen GJ, Janssen CJ, Radl J, Hijmans W (1992) Serum immunoglobulin class and IgG subclass levels and the occurrence of homogeneous immunoglobulins during the course of aging in humans. Mech Ageing Dev 66:29–44
Gupta S (1989) Membrane signal transduction in T cells in aging humans. Ann NY Acad Sci 5682:77–82
Harm K (1997) Referenzbereiche in der Geriatrie: Eine Übersicht zur Altersabhängigkeit ausgewählter Blutkomponenten. Z Gerontol Geriat 30:185–192
Henig C, Rink L, Kirchner H (2000) Evidence for presence of IgG4 anti-immunoglobulin autoantibodies in all humans. Lancet 355:1617–1618
Hirokawa K (1992) Understanding the mechanism of age-related decline in immune function. Nutr Rev 50:361–366
Hirokawa K, Utsuyama M, Kasei M, Jurachima C, Ishijima S, Zeng YX (1994) Understanding the mechanism of the age-related change of thymic function to promote T cell differentiation. Immunol Lett 40:269–277
Horan MA, Gulati RS, Fox RA (1985) Assessment of neutrophil function in the elderly using antibody coated polyacrylamide gel (immunobeads) and nitroblue tetrazolium (NTB) reduction as a combined test. Mech Aging Dev 29:29–33
Hornberg M, Arolt V, Wilke I, Kruse A, Kirchner H (1995) Production of interferons and lymphokines in leukocyte cultures of patients with schizophrenia. Schizophr Res 15:237–242
Huang YP, Pechere J-C, Michel M, Cauthey L, Loreto M, Curran JA, Michel J-P (1992) In vivo T cell activation, in vitro defective IL-2 secretion, and response to influenza vaccination in elderly woman. J Immunol 148:715–722
Huber LA, Xu OB, Jurgens G, Bock G, Buhler E, Gey KF, Schonitzer D, et al (1991) Correlation of lymphocyte lipid composition membrane microviscosity and mitogen response in the aged. Eur J Immunol 21:2761–2765
Ibs KH, Rink L (2001) Das Immunsystem im Alter. Z Gerontol Geriat 34:480–485
Jackola DR, Ruger JK, Miller RA (1994) Age-associated changes in human T cell phenotype and function. Aging Clin Exp Res 6:25–34
James K (1990) Interactions between cytokines and alpha-2-macroglobulin. Immunology Today 11:163–166
Janeway CA, Travers P, Walport M, Shlomchik M (2001) Immunobiology. Churchill Livingstone, Edinburgh
Katschinski DM, Neustock P, Klüter H, Kirchner H (1994) Influence of various factors on interferon-α production of human leukocytes. J Interferon Res 14:105–110
Kay MMB, Makinodan T (1981) Relationship between ageing and the immune system. Prog Allergy 29:134–181
Kirchner, H, Kruse A, Neustock P, Rink L (1993) Cytokine und Interferone – Botenstoffe des Immunsystems. Spektrum Akademischer Verlag, Heidelberg
Kirkwood TBL, Franceschi C (1992) Is ageing as complex as it would appear? New perspectives in gerontological research. Ann NY Acad Sci 663:412–417
Kita M, Shiozawa S, Yamaji M, Kitoh I, Kishida T (1991) Production of human α- and γ-interferon is dependent on age and sex and is decreased in rheumatoid arthritis: a simple method for large-scale assay. J Clin Lab Anal 5:238–241
Klinman NR, Kline GH (1997) The B-cell biology of aging. Immunol Rev 160:103–114
Kondo A, Oketani N, Kuwabara K, Maruyama Y, Miyao H, Saito Y, Maruyama M, et al (2002) An outbreak of pulmonary tuberculosis probably due to exogenous reinfection at a nursing home for the elderly. Kekkaku 77:401–408
Krishnaraj R (1997) Senescence and cytokines modulate the NK cell expression. Mech Aging Dev 96:89–101
Kudlacek S, Jahandideh-Kazempour S, Graninger W, Willvonseder R, Pietschmann P (1995) Differential expression of various T cell surface markers in young and elderly subjects. Immunobiology 192:198–204
Kukel S, Reinhold U, Oltermann I, Kreysel HW (1994) Progressive increase of CD7– T cells in human blood lymphocytes with ageing. Clin Exp Immunol 98:163–168
Kutza J, Murasko DM (1994) Effects of aging on natural killer cell activity and activation by interleukin-2 and IFN-α. Cell Immunol 155:195–204
Lee DY, Prasad AS, Hydrick-Adair C, Brewer G, Johnson PE (1993) Homeostasis of zinc in marginal human zinc deficiency: role of absorption and endogenous excretion of zinc. J Lab Clin Med 122:549–556
Leech SH (1980) Cellular immunosenescence. Gerontology 26:330–345
Lehtonen L, Eskola J, Vainio O, Lehtonen A (1990) Changes in lymphocyte subsets and immune competence in very advanced age. J Gerontol Med 45:108–112
Le-Morvan C, Cogne M, Troutaud D, Charmes JP, Sauvage P, Drouet M (1998) Modification of HLA expression on peripheral lymphocytes and monocytes during aging. Mech Ageing Dev 105:209–220
Lesourd, B, Mazari L (1999) Nutrition and immunity in the elderly. Proc Nutr Soc 58:685–695
Lesourd, B, Mazari L, Ferry M (1998) The role of nutrition in immunity in the aged. Nutr Rev 56:113–125
Levy SM, Herberman RB, Lee J, Whiteside T, Beadle M, Heiden L, Simons A (1991) Persistently low natural killer

cell activity, age, and environmental stress as predictors of infectious morbidity. Nat Immunol Cell Growth Regul 10:289–307

Li SP, Velma S, Miller RA (1995) Age-related defects in T cell expression of CD40 ligand and induction of in vitro B cell activation. Aging Immunol Infect Dis 6:79–93

Licastro F, Morini MC, Chiricolo M, Belletti D, Malpassi P, Parente R, Carpenè E, et al (1992) Functional assessment of cellular non-specific and specific immunity in selected healthy elderly. Arch Gerontol Geriatr 3:219–228

Ligthart GJ, Corbereand JX, Fournier C, Garanaud P, Hijmans W, Kennes B, Muller-Hermelink HK, et al (1984) Admission criteria for immunogerontological studies in man: the Senieur protocol. Mech Ageing Dev 28:47–55

Ligthart GJ, van Vlokhoven PC, Schuit HR, Hijmans W (1986) The expanded null cell compartment in ageing: increase in the number of natural killer cells and changes in T-cell and NK-cell subsets in human blood. Immunology 59:353–357

Ligthart GJ, Schuit HRE, Hijmans W (1989) Natural killer function is not diminished in the healthy aged and is proportional to the number of NK cells in the peripheral blood. Immunology 68:396–402

Ligthart GJ, Radl J, Corberand JX, Van Nieuwkoop JE, Van Staalduinen GJ, Van Helmond DJW, Hijmans W (1990a) Monoclonal gammopathies in human aging: increased occurrence with age and correlation with healthy status. Mech Ageing Dev 52:235–243

Ligthart GJ, Corberand JX, Geertzen HGM, Meinders AE, Knook DL, Hijmans W (1990b) Necessity of the assessment of health status in human immunogerontological studies: evaluation of the SENIEUR protocol. Mech Ageing Dev 55:89–105

Linton PJ, Haynes L, Klinman NR, Swain S (1996) Antigen-independent changes in naïve CD4 T cells with aging. J Exp Med 184:1891–1900

Linton PJ, Haynes L, Tsui L, Zhang X, Swain S (1997) From naive to effector – alterations with aging. Immunol Rev 160:9–18

Lipschitz DA, Udupa KB, Indelicato SR, Das M (1991) Effect of age on second messenger generation in neutrophils. Blood 78:1347–1354

Liu B, Carle KW, Whisler RL (1997) Reductions in the activation of ERK and JNK are associated with decreased IL-2 production in T cells from elderly humans stimulated by the TCR/CD3 complex and costimulatory signals. Cell Immunol 182:79–88

Liu JJ, Segre M, Segre D (1982) Changes in suppressor, helper, and B-cell function in aging mice. Cell Immunol 66:372–340

Liu JJ, Wang S, Liu H, Yang L, Nan G (1997) The monitoring biomarker for immune function of lymphocytes in the elderly. Mech Ageing Dev 94:177–182

Loddenkemper R, Hauer B, Sagepiel D, Gartzke A, Forßbohm M (2001) Die Tuberkulosesituation in Deutschland 1999. Pneumologie 55:347–356

Lord JM, Butcher S, Killampali V, Lascelles D, Salmon M (2001) Neutrophil ageing and immunosenescence. Mech Ageing Dev 122:1521–1535

Louria DB, Sen P, Sherer CB, Farrer WE (1993) Infections in older patients: a systematic clinical approach. Geriatrics 48:28–34

MacGregor RR, Shalit M (1990) Neutrophil function in healthy elderly subjects. J Gerontol 45:M55–60

Mackall CL, Gress RE (1997) Thymic aging and T cell regeneration. Immunol Rev 160:91–102

Makinodan T, Kay MMB (1980) Age influence on the immune system. Adv Immunol 29:287–330

Mariani E, Monaco MC, Cattini L, Sinoppi M, Facchini A (1994) Distribution and lytic activity of NK cell subsets in the elderly. Mech Ageing Dev 76:177–187

Mariotti S, Franceschi C, Cossarizza A, Pinchera A (1995) The aging thyroid. Endocr Rev 16:686–715

Mariotti S, Sansoni P, Barbesino G, Caturegli P, Monti D, Cossarizza A, et al (1992) Thyroid and other organ-specific autoantibodies in healthy centenarians. Lancet 339: 1506–1508

Mbawuike I, Acuna CL, Walz KC, Atmar RL, Greenberg SB, Couch RB (1997) Cytokines and impaired CD8+ CTL activity among elderly persons and the enhancing effect of IL-12. Mech Aging Dev 94:25–39

McLaughlin B, O'Malley K, Cotter TG (1986) Age-related differences in granulocytochemiotaxis and degranulation. Clin Sci 70:59–62

McLeod J-D (2000) Apoptotic capability in ageing T cells. Mech Ageing Dev 121:151–159

Medvedev ZA (1990) An attempt at a rational classification of theories of aging. Biol Rev 65:375–398

Michie CA, McLean A, Alcock C, Beverley PC (1992) Lifespan of human lymphocyte subsets defined by CD45 isoforms. Nature 360:264–265

Miller AE (1980) Selective decline in cellular immune response to varicella zoster in the elderly. Neurology 30: 582–587

Miller C, Kelsoe G (1995) Ig V_H hypermutation is absent in the germinal centers of aged mice. J Immunol 155:3377–3384

Miller RA (1989) The cell biology of aging: immunological models. J Gerontol 44:4–8

Miller RA (1991) Aging and immune function. Int Rev Cytol 124:187–215

Mohacsi A, Fulop T Jr, Kozlovszky B, Seres I, Leovey A (1992) Superoxide anion production and intracellular free calcium levels in resting and stimulated polymorphonuclear leukocytes obtained from healthy and arteriosclerotic subjects of various ages. Clin Biochem 25:285–288

Morellini M, Trabace S, Lulli P, Cappellacci S, Brioli G, Orrù D, et al (1992) HLA antigens and aging. Ann NY Acad Sci 663:499–500

Mosmann TR, Coffman RL (1989) Th1 and Th2 cells: different patterns of lymphokine secretion lead to different functional properties. Ann Rev Immunol 7:145–173

Mountz JD, Wu J, Zhou TH, Hsu HC (1997) Cell death and longevity: implications of fas-mediated apoptosis in T-cell senescence. Immunol Rev 160:19–30

Murasko DM, Weiner P, Kaye D (1987) Decline in mitogen induced proliferation of lymphocytes with increasing age. Clin Exp Immunol 70:440–448

Musher DM, Chapman AJ, Goree A, Jonsson S, Brilles D, Baughun RE (1986) Natural and vaccine-related immunity to streptococcus pneumoniae. J Infec Dis 154:245–255

Mysliwska J, Mysliwski A, Romanowski P, Bigda J, Sosnowska D, Foerster J (1992) Monocytes are responsible for depressed natural killer (NK) activity in both young and elderly low NK responders. Gerontology 38:41–49

Nagelkerken L, Hertogh-Huijbregts A, Dobber R, Drager A (1991) Age-related changes in lymphokine production re-

lated to a decreased number of $CD45RB^{hi}$ CD4l+ T cells. Eur J Immunol 21:273–281
Nakazawa T, Houjyo S, Dobashi K, Sato K (1994) Influence of aging and sex on specific IgE antibody production. Intern Med 33:396–401
Negoro S, Hara H, Miyata S, Saiki O, Tanaka T, Yoshizaki K, Igarashi T, et al (1986) Mechanisms of age-related decline in antigen-specific T cell proliferative response: IL-2 receptor expression and recombinant IL-2 induced proliferative response of purified TAC-positive T cells. Mech Ageing Dev 36:223–241
Nijhuis EWP, Remarque EJ, Hinloopen B, van der Pouw-Kraan T, van Lier RAW, Ligthart GJ, Nagelkerken L (1994) Age-related increase in the fraction of CD27-CD4+T cells and IL-4 production as a feature of CD4+ T cell differentiation in vivo. Clin Exp Immunol 96:528–534
Niwa Y, Kasama T, Miyachi Y, Kanoh T (1989) Neutrophil chemotaxis, phagocytosis and parameters of reactive oxygen species in human aging: cross sectional and longitudinal studies. Life Sci 44:1655–1664
Nuorti JP, Butler JC, Crutcher JM, Guevara R, Welch D, Holder P, Elliott JA (1998) An outbreak of multidrug-resistant pneumococcal pneumonia and bacteremia among unvaccinated nursing home residents. N Engl J Med 338:1861–1867
O'Brien T, Blattner W, Waters D (1996) Serum HIV-1 RNA levels and time to development of AIDS in the multicenter Hemophilia Cohort Study. JAMA 276:105–110
Ogawa T, Kitagawa M, Hirokawa K (2000) Age-related changes of human bone marrow: a histometric estimation of proliferative cells, apoptotic cells, T cells, B cells and macrophages. Mech Ageing Dev 117:57–68
Okumura M, Fujii Y, Takeuchi Y, Inada K, Makahara K, Matsuda H (1993a) Age-related accumulation of $LFA\text{-}1^{high}$ cells in CD8+ $CD45RA^{high}$ T cell population. Eur J Immunol 23:1057–1063
Okumura M, Fujii Y, Takeuchi Y, Inada K, Makahara K, Matsuda H (1993b) Both CD45RA+ CD45RA-subpopulations of CD8+ T cells contain cells with high levels of lymphocyte function associated antigen-1 expression, a phenotype of primed T cells. J Immunol 150:429–437
Olshansky SJ, Carnes BA, Cassel C (1990) In search of Methuselah: estimating the upper limits to human longevity. Science 250:634–648
Olsson J, Wikby A, Johansson B, Lofgren S, Nilsson BO, Ferguson FG (2000) Age-related change in peripheral blood T-lymphocyte subpopulations and cytomegalovirus infection in the very old: the Swedish longitudinal OCTO immune study. Mech Ageing Dev 121:187–201
Orson F-M, Saadeh C-K, Lewis D-E, Nelson D-L (1989) Interleukin 2 receptor expression by T cells in human aging. Cell Immunol 124:278–291
Paganelli R, Quinti I, Fagiolo U, Cossarizza A, Ortolani C, Guerra E, Sansoni P, et al (1992) Changes in circulating B cells and immunoglobulin classes and subclasses in a healthy aged population. Clin Exp Immunol 90:351–354
Paganelli R, Scala E, Quinti I, Ansotegui IJ (1994) Humoral immunity in aging. Aging Milano 6:143–150
Paganelli R, Scala E, Rosso R, Cossarizza A, Bertollo L, Barbieri D, Fabrizi A, et al (1996) A shift to THO cytokine production by CD4+ cells in human longevity: studies on two healthy centenarians. Eur J Immunol 26:2030–2034
Pahlavani MA, Richardson A (1996) The effect of age on the expression of interleukin-2. Mech Aging Dev 89:125–154
Paoli de S, Battistini S, Santini GF (1988) Age-related changes in human lymphocyte subsets: progressive reduction of the CD4 CD45R (suppressor inducer) population. Clin Immunol Immunopathol 48:290–296
Pawelec G, Solana R (1997) Immunosenescence. Immunol Today 18:514–516
Pawelec G, Abibzadeh M, Pohla H, Schaudt K (1995) Immunosenescence: ageing of the immune system. Immunol Today 16:420–422
Pawelec G, Effros R-B, Caruso C, Remarque E, Barnett Y, Solana R (1999) T cells and aging. Front Biosci 4D: 216–269
Perez-Guzman C, Vargas MH, Torres-Cruz A, Villarreal-Velarde H (1999) Does aging modify pulmonary tuberculosis? A meta-analytical review. Chest 116:961–967
Pietschmann P, Hahn P, Kudlacek S, Thomas R, Peterlik M (2000) Surface markers and transendothelial migration of dendritic cells from elderly subjects. Exp Gerontol 35: 213–214
Plouffe JF, Breiman RF, Facklam RR (1996) Bacteremia with streptococcus pneumonia. JAMA 275:194–198
Posnett DN, Sinha R, Kabak S, Russo C (1994) Clonal population of T cell in normal elderly humans: the T cell equivalent to „benign monoclonal gammopathy". J Exp Med 179:609–618
Powers DC, Belshe RB (1993) Effect of age on cytotoxic T lymphocyte memory as well as serum and local antibody responses elicited by inactivated influenza virus vaccine. J Infect Dis 167:584–592
Quagliarello VJ, Schield WM (1997) Treatment of bacterial meningitis. N Eng J Med 6:708–715
Quaglino D, Ginaldi L, Furia N, De Martinis M (1996) The effect of age on hemopoiesis. Aging Clin Exp Res 8:1–12
Rabatic S, Sabioncello A, Dekaris D, Kardum I (1988) Age related changes in functions of peripheral blood phagocytes. Mech Aging Dev 45:223–229
Rao KMK (1986) Age-related decline in ligand-induced actin polymerisation in human leukocytes and platelets. J Gerontol 41:561
Rea IM, Stewart M, Campbell P, Alexander HD, Crockard AD, Morris TCM (1986) Changes in lymphocyte subsets, interleukin 2 and soluble interleukin 2 receptor in old and very old age. Gerontology 42:69–78
Riancho JA, Olmos JM, Gonzalez-Macias J (1994) Age-related differences in cytokine secretion. Gerontology 40:8–12
Rich EA, Mincek MA, Armitage KB, Duffy EG, Owen DC, Fayen JD, Hom DL, et al (1993) Accessory function and properties of monocytes from healthy elderly humans for T lymphocyte responses to mitogen and antigen. Gerontology 39:93–108
Rink L, Seyfarth M (1997) Features of immunological investigations in elderly. Z Gerontol Geriatr 30:220–225
Rink L, Gabriel P (2000) Zinc and the immune system. Proc Nutr Soc 59:541–552
Rink L, Cakman I, Kirchner H (1998) Altered cytokine production in the elderly. Mech Ageing Dev 102:199–209
Roberts-Thomson IC, Whittingham S, Young-Chaiyud U, Mackay IR (1974) Ageing, immune response and mortality. Lancet ii:368–370
Robinson KA, Baughman W, Rothrock G, Barrett NL, Pass M, Lexau C, Damaske B, et al (2001) Epidemiology of invasive streptococcus pneumoniae infections in the United States, 1995–1998. JAMA 285:1729–1735
Roitt I, Brostoff J, Male D (2001) Immunology. Mosby, Edinburgh

Rowe JW, Kahn RL (1987) Human age: usual and successful. Science 237:143–149

Ruiz M, Esparza B, Perez C, Barranquero M, Sabino E, Merino F (1995) CD8+ T cell subsets in aging. Immunol Invest 24:891–895

Saltzman RL, Peterson PK (1987) Immunodeficiency of the elderly. Rev Infect Dis 9:1127–1139

Saltzstein SL, Behling CA, Baergen RN (1998) Features of cancer in nonagenarians and centenarians. J Am Geriatr Soc 46:994–998

Sansoni P, Cossarizza A, Brianti V, Fagnoni F, Snelli G, Monti D, Marcato A, et al (1993) Lymphocyte subsets and natural killer cell activity in healthy old people and centenarians. Blood 82:2767–2773

Scheffer C, Zawatzki R, Rink L (2000) Interferon-γ levels finally become stable with increasing age as revealed by using an ELISA corresponding to the bioactivity. Mech Ageing Dev 121:47–58

Schmader K (2001) Herpes zoster in older adults. Clin Infect Dis 32:1481–1486

Schwab R, Hausman P-B, Rinnooy-Kan E, Weksler ME (1985) Immunological studies of ageing. X. Impaired T lymphocytes and normal monocyte response from elderly humans to the mitogenic antibodies OKT3 and Leu 4. Immunology 55:677–684

Schwab R, Pfeffer LM, Szabo P, Gamble G, Schnurr CM, Weksler ME (1990) Defective expression of high affinity IL-2 receptors on activated T cells from aged humans. Int Immunol 2:239–246

Schwab R, Russo C, Weksler ME (1992) Altered major histocompatibility complex-restricted antigen recognition by T cells from elderly humans. Eur J Immunol 22:2989–2993

Schwab R, Szabo P, Manavalan J, Weksler ME, Posnett DN, Pannetier C, Kourilsky P, et al (1997) Expanded CD4+ and CD8+ T cell clones in elderly humans. J Immunol 158:4493–4499

Schwarzenbach HR, Nakagawa T, Conroy MC, de Weck AL (1982) Skin reactivity, basophil degranulation and IgE levels in ageing. Clin Allergy 12:465–473

Seidel A, Arolt V, Hunstiger M, Rink L, Behnisch A, Kirchner H (1995) Cytokine production and serum proteins in depression. Scand J Immunol 41:534–538

Shearer GM (1997) Th1/Th2 changes in aging. Mech Aging Dev 94:1–5

Sindermann J (1992) Dissertation. Medizinische Fakultät, Lübeck

Sindermann J, Kruse A, Frercks HJ, Schütz RM, Kirchner H (1993) Investigations of the lymphokine system in elderly individuals. Mech Ageing Dev 70:149–159

Skies D, Rubinstein E, Carley N, Gioiella L, Lyons R (1996) The importance of comorbidity in HIV-infected patients over 55: a retrospective casecontrol study. Am J Med 101:605–611

Solana R, Alonso MC, Pena J (1999) Natural killer cells in healthy aging. Exp Gerontol 34:435–443

Solana R, Mariani E (2000) NK and NK/T cells in human senescence. Vaccine 18:1613–1620

Song H, Price PW, Cemy J (1997) Age-related changes in antibody repertoire: contribution from T-cells. Immunol Rev 160:55–62

Song LJ, Nagel JE, Chrest FJ, Collins GD, Adler WH (1992) Comparison of CD3 and CD2 activation pathways in T cells from young and elderly adults. Aging (Milano) 4:307–315

Staiano-Coico L, Darzynkiewicz Z, Melamed MR, Weksler ME (1984) Immunological studies of ageing. IX. Impaired proliferation of T lymphocytes detected in elderly humans by flow cytometry. J Immunol 132:1788–1792

Statistisches Bundesamt Wiesbaden (1990–1998) Todesursachen in Deutschland. Gesundheitswesen, Serie 12, Reihe 4

Stead WW, Lofgren JP, Warren E, Thomas C (1985) Tuberculosis as an endemic and nosocomial infection among the elderly in Nursing homes. N Engl J Med 312:1483–1487

Steger MM, Maczek C, Berger P, Grubeck-Loebenstein B (1996a) Vaccination against tetanus in the elderly: do recommended vaccination strategies give sufficient protection. Lancet 348:762

Steger MM, Maczek C, Grubeck-Loebenstein B (1996b) Morphologically and functionally intact dendritic cells can be derived from the peripheral blood of aged individuals. Clin Exp Immunol 105:544–550

Steinmann G, Hartwig M (1995) Immunology of centenarians. Immunol Today 16:549–550

Stohlawetz P, Hahn P, Koller M, Hauer J, Resch H, Smolen J, Pietschmann P (1998) Immunophenotypic characteristics of monocytes in elderly subjects. Scand J Immunol 48: 324–326

Stulnig T, Maczek C, Bock G, Majdic O, Wick G (1995a) Reference intervals for human peripheral blood lymphocyte subpopulations from „healthy" young and aged subjects. Int Arch Allergy Immunol 108:205–210

Stulnig TM, Bühler E, Bock G, Kirchebner C, Schönitzer D, Wick G (1995b) Altered switch in lipid composition during T cell blast transformation in the healthy elderly. J Gerontol 50A:383–390

Takemoto S, Terasaki PI (1988) Donor and recipient age. In: Terasaki P (ed) Clinical transplants. UCLA Tissue Typing Laboratory, Los Angeles, pp 345–356

Talbott MC, Miller LT, Kerkvliet NI (1987) Pyridoxine supplementation: effect on lymphocyte responses in elderly persons. Am J Clin Nutr 46:659–664

Tarazona R, De la Rosa O, Alonso C, Ostos B, Espejo J, Pena J, Solana R (2000) Increased expression of NK cell markers on T lymphocytes in aging and chronic activation of the immune system reflects the accumulation of effector/senescent T cells. Mech Ageing Dev 121:77–88

Taylor AW, Mortensen RF (1991) Effect of alpha-2-macroglobulin of cytokine-mediated human C-reactive protein production. Inflammation 15:61–70

Tesi RJ, Elkhammas EA, Davies EA, et al (1994) Renal transplantation in older people. Lancet 343:461–464

Thoman ML (1997a) Early steps in T cell development are affected by aging. Cell Immunol 178:117–123

Thoman ML (1997b) Effects of the aged microenvironment on CD4+ T cell maturation. Mech Ageing Dev 96:75–88

Thompson AB, Scholer SG, Daughton DM, Potter JF, Rennard SI (1992) Altered epithelial lining fluid parameters in old normal individuals. J Gerontol 47:171–176

Tortorella C, Piazzolla G, Spaccavento F, Pece S, Jirillo E, Antonaci S (1998) Spontaneous and fas-induced apoptotic cell death in aged neutrophils. J Clin Immunol 18:321–329

Tortorella C, Piazzolla G, Spaccavento F, Vella F, Pace L, Antonaci S (2000) Regulatory role of extracellular matrix proteins in neutrophil respiratory burst during aging. Mech Ageing Dev 119:69–82

Trinchieri G (1989) Biology of natural killer cells. Adv Immunol 47:187–196

Troy CJ, Peeling RW, Ellis AG, Hockin JUC, Bennett DA, Murphy MR, Spika JS (1997) Chlamydia pneumoniae as a new source of infectious outbreaks in nursing homes. JAMA 277:1214–1218

Uno K, Nakano K, Maruo N, Onodera H, Mata H, Kurosu I, Akatani K, et al (1996) Determination of interferon-α-producing capacity in whole blood cultures from patients with various diseases and from healthy persons. J Interferon Cytokine Res 16:911–918

Utsuyama M, Hirokawa K, Jurashima C (1992) Differential age-change in the numbers of CD4+CD45RA+ and CD4+CD29+ T cell subsets in human peripheral blood. Mech Ageing Dev 63:57–68

Vallejo AN, Nestel AR, Schirmer M, Weyand CM, Goronzy JJ (1998) Aging-related deficiency of CD28 expression in CD4+ T cells is associated with the loss of gene-specific nuclear factor binding activity. J Biol Chem 273:8119–8129

Varga Z, Kovacs EM, Paragh G, Jacob MP, Robert L, Fulop T Jr (1988) Effect of elastin peptides and N-formyl-methionyl-leucyl phenylalanine on cytosolic free calcium in polymorphonuclear leukocytes of healthy middle-aged and elderly subjects. Clin Biochem 21:127–130

Verghese A, Berk SL (1983) Bacterial pneumonia in the elderly. Medicine 62:271–285

Verthelyi D (2001) Sex hormones as immunomodulators in health and disease. Int J Immunopharmacol 1:983–993

Vir SC, Love AHG (1979) Zinc and copper status in the elderly. Am J Nutr 32:1472–1476

Weksler ME (2000) Changes in the B-cell repertoire with age. Vaccine 18:1624–1628

Wellinghausen N, Driessen C, Rink L (1996a) Stimulation of human peripheral blood mononuclear cells by zinc and related cations. Cytokine 8:767–771

Wellinghausen N, Schromm A, Seydel U, Brandenburg K, Luhm J, Kirchner H, Rink L (1996b) Zinc enhances lipopolysaccharide-induced monokine secretion by alteration of fluidity state of lipopolysaccharide. J Immunol 157:3139–3145

Wenisch C, Patruta S, Daxbock F, Krause R, Horl W (2000) Effect of age on human neutrophil function. J Leukoc Biol 67:40–45

Weyand CM, Brandes JC, Schmidt D, Fulbright JW, Goronzy JJ (1998) Functional properties of CD4+ CD28− T cells in the aging immune system. Mech Ageing Dev 102:131–147

Whisler RL, Williams JW Jr, Newhouse YG (1991a) Human B cell proliferative responses during aging. Reduced RNA synthesis and DNA replication after signal transduction by surface immunoglobulins compared to B cell antigenic determinants CD20 and CD40. Mech Ageing Dev 61:209–222

Whisler RL, Liu BQ, Newhouse YG, Walters JD, Breckenridge MB, Grants IS (1991b) Signal transduction in human B cells during aging: alterations in stimulus-induced phosphorylations of tyrosine and serine/threonine substrates and in cytosolic calcium responsiveness. Lymphokine Cytokine Res 10:463–473

Whisler RL, Liu BQ, Wu LC, Chen M (1993) Reduced activation of transcriptional factor AP-1 among peripheral blood T cells from elderly humans after PHA stimulation: restorative effect of phorbol diesters. Cell Immunol 152:96–109

Whisler RL, Newhouse YG, Grants IS, Hackshaw KV (1995) Differential expression of the alpha- and beta-isoforms of protein kinase C in peripheral blood T and B cells from young and elderly adults. Mech Ageing Dev 77:197–211

Whisler RL, Chen M, Beiqing L, Carle KW (1997a) Impaired induction of c-fos/c-jun genes and of transcriptional regulatory proteins binding distinct c-fos/c-jun promoter elements in activated human T cells during aging. Cell-Immunol 175:41–50

Whisler RL, Bagenstose SE, Newhouse YG, Carle KW (1997b) Expression and catalytic activities of protein tyrosine kinases (PTKs) Fyn and Lck in peripheral blood T cells from elderly humans stimulated through the T cell receptor (TCR)/CD3 complex. Mech Ageing Dev 98:57–73

Whisler RL, Karanfilov CI, Newhouse YG, Fox CC, Lakshmanan RR, Liu B (1998) Phosphorylation and coupling of zeta-chains to activated T-cell receptor (TCR)/CD3 complexes from peripheral blood T-cells of elderly humans. Mech Ageing Dev 105:115–135

Wick G, Grubeck-Loebenstein B (1997) Primary and secondary alterations of immune reactivity in the elderly: impact of dietary factors and disease. Immunol Rev 160:171–184

Wick G, Huber LA, Xu Q, Jarosch E, Schönitzer D, Jürgens G (1991) The decline of the immune response during aging: the role of an altered lipid metabolism. Ann N Y Acad Sci 621:277–290

Wikby A, Johansson B, Ferguson F, Olsson J (1994) Age-related changes in immune parameters in a very old population of Swedish people: a longitudinal study. Exp Gerontol 29:531–541

Wikby A, Maxson P, Olsson J, Johansson B, Ferguson FG (1998) Changes in CD8 and CD4 lymphocyte subsets, T cell proliferation responses and non-survival in the very old: the Swedish longitudinal OCTO-immune study. Mech Ageing Dev 102:187–198

Wikby A, Johansson B, Olsson J, Lofgren S, Nilsson BO, Ferguson F (2002) Expansions of peripheral blood CD8 T-lymphocyte subpopulations and an association with cytomegalovirus seropositivity in the elderly: the Swedish NONA immune study. Exp Gerontol 37:445–453

Wutzler P, Doerr HW (1995) Der Herpes Zoster – ein Morbus Herpes non simplex. Dtsch Med Wochenschr 120:1133–1138

Xu X, Beckman I, Ahern M, Bradley J (1993) A comprehensive analysis of peripheral blood lymphocytes in healthy aged humans by flow cytometry. Immunol Cell Biol 71:549–557

Yancik R (1997) Cancer burden in the aged. Cancer 80:1273–1283

Yancik R, Ries LA (2000) Aging and cancer in America: demographic and epidemiologic perspectives. Hematol Oncol Clin North Am 14:17–24

Yang X, Stedra J, Cerny J (1994) Repertoire diversity of antibody response to bacterial antigens in aged mice. IV. Study of V_H-V_L gene utilization in splenic antibody foci by in situ hybridization. J Immunol 152:2214–2221

Yang X, Sterda J, Cerny J (1996) Relative contribution of T and B cells to hypermutation and selection of antibody in germinal centers of aged mice. J Exp Med 183:959–970

Zettermann RK, Belle SH, Hoofnagle JH, Lawler S, Wei Y, Everhart F, Wiesner RH, et al (1998) Age and liver transplantation. A report of the liver transplant database. Transplantation 66:500–506

Zheng B, Han S, Takahashi Y, Kelsoe G (1997) Immunosenescence and germinal center reaction. Immunol Rev 160:63–77

4.4 Hauterkrankungen

TANJA C. FISCHER und WOLFRAM STERRY

Inhaltsverzeichnis

4.4.1 Einführung

Die Einschätzung des Lebensalters eines Menschen beruht überwiegend auf dem Eindruck und der Beurteilung der sichtbaren Beschaffenheit der Haut und der Haare. In einem kurzen Augenblick ergibt sich dabei aus zahlreichen Kriterien wie der Ebenheit der Haut oder der Faltenbildung, der Pigmentierung, der Gefäßzeichnung und der Durchblutung ein Gesamtbild, das zu einer intuitiven Einschätzung des Alters führt (Scharffetter-Kochanek 2001, Roupe 2001). Bei dieser Beurteilung des biologischen Alters kann es, wie die Erfahrung zeigt, zu deutlichen Abweichungen gegenüber dem tatsächlichen Lebensalter kommen – Menschen erscheinen aufgrund der Haut- und Haarbeschaffenheit jünger oder älter als ihr tatsächliches Lebensalter.

Die molekularen Mechanismen, die diesem Alterungsprozess der Haut zugrunde liegen, sind komplex und werden von intrinsischen (genetischen)

Ganten/Ruckpaul (Hrsg.)
gemeinsam mit A. Ruiz-Torres
Molekularmedizinische Grundlagen
von altersspezifischen Erkrankungen

und extrinsischen (umweltbedingten) Faktoren bestimmt (Resnick 1997). Hinsichtlich der (auch in den vorangehenden Kapiteln dieses Buches eingehend besprochenen) genetisch vorgegebenen Mechanismen unterliegen dabei die Zellen der Haut grundsätzlich in gleicher Weise dem Alterungsprozess wie die Zellen aller anderen Organe (Dalziel 1991). Aufgrund ihrer exponierten Lage wird aber nicht nur der physiologische Alterungsprozess an der Haut besonders offenbar, sondern die Haut ist darüber hinaus in besonderer Weise allen Umwelteinflüssen ausgesetzt, die ebenfalls den Alterungsprozess beeinflussen (Muehlman u. Rahimi 1990).

Gleich welche vielfältigen Ursachen zur intrinsischen Alterung der Haut und ggf. auch zu extrinsischer Hautalterung führen – zu allen Zeiten haben die Menschen versucht, diesen Prozess zu verzögern oder ihm entgegenzuwirken. Die dafür gegenwärtig zur Verfügung stehenden Wirkprinzipien sollen in diesem Kapitel ebenfalls besprochen werden.

Neben der mehr oder weniger gleichförmig am gesamten Integument ablaufenden intrinsischen Hautalterung treten im fortgeschrittenen Lebensalter auch eine Reihe von Hauterkrankungen auf, die als alterstypisch betrachtet werden können (Goldsmith 1997). Der Begriff alterstypisch meint hier, dass diese Erkrankungen durchaus auch im jüngeren Lebensalter auftreten können, weshalb sie nicht als altersspezifisch zu bezeichnen sind. Die epidemiologischen Daten weisen diesen Erkrankungen jedoch einen eindeutigen Gipfel im höheren Lebensalter zu (Gill et al. 2000). Die pathogenetischen Mechanismen, die zu dieser Häufung im fortgeschrittenen Lebensalter führen, ebenso wie deren Klinik und der gegenwärtige Stand der Therapie, werden nachfolgend auch erörtert.

4.4.2 Anatomische und physiologische Grundlagen

Der Aufbau der Haut ist in idealer Weise an die Aufgaben von Abgrenzung und Schutz nach außen einerseits sowie der Aufnahme und Abgabe gegenüber der Umwelt andererseits angepasst. Im Folgenden werden die wesentlichen Merkmale des molekularen und zellulären Aufbaus der Haut besprochen, sofern sie als Grundlage der Hautalterung und der alterstypischen Hauterkrankungen relevant sind (Elias u. Ghadially 2002).

Die Haut (Kutis) besteht aus drei wesentlichen Hauptschichten: der Epidermis („Oberhaut“) und der Dermis (Corium, „Lederhaut“) sowie dem darunter liegenden subkutanen Fettgewebe (Panniculus adiposus). Haare, Nägel, Drüsen (Talg-, Schweiß- und Milchdrüsen, apokrine Drüsen) und Nervenendorgane werden als Hautanhangsgebilde zusammengefasst, die in jeweils eigener Weise dem Alterungsprozess unterliegen.

4.4.2.1 Epidermis

Die Epidermis weist in der lichtmikroskopischen Betrachtung eine typische Schichtengliederung auf, die von unten nach oben (bzw. von innen nach außen) als das Stratum basale, das Stratum spinosum, das Stratum granulosum und das Stratum corneum bezeichnet werden (Abb. 4.4.1). Diese Schichtengliederung ist Ausdruck eines geordneten Differenzierungsprozesses, den die Epithelzellen von teilungs- und stoffwechselaktiven Zellen im Stratum basale unter ständiger Zunahme des Keratingehaltes über kernlose und stoffwechselarme Zellen bis hin zu ihrer Umwandlung als Teil der Hornschicht durchlaufen. Zwischen den Keratinozyten finden sich als eingestreute Zellen Langerhans-Zellen, Merkel-Zellen und Melanozyten.

4.4.2.1.1 Keratinozyten

Die Keratinozyten des Stratum basale synthetisieren die Proteine der Basallamina, mit der sie über spezialisierte Strukturen, den Hemidesmosomen, verbunden sind. Die molekulare Architektur der dermoepidermalen Verbindung ist darauf ausgerichtet, eine Verbindung zwischen den Zytokeratinfilamenten der basalen Keratinozyten und den Kollagenfilamenten (insbesondere Typ IV und Typ VII) der papillären Dermis herzustellen. Proteine der hemidesmosomalen Plaques wie Plektin und bullöses Pemphigoid-(BP-)230-Antigen stellen die Verankerung zwischen den Zytokeratinfilamenten einerseits und den extrazellulären Strukturproteinen wie den α_6-β_4-Integrinen, dem BP-180-Antigen sowie Laminin 5 und Laminin 6 andererseits her. Letztere vermitteln ihrerseits die Verbindung zum dermalen Kollagen (Typ IV, VII).

Untereinander sind die Keratinozyten durch Desmosomen sowie weitere Haftorganellen miteinander verbunden. Die Verbindung erfolgt dabei durch die Vernetzung jeweils gleicher transmembranöser Proteine (Desmoglein 1 und 3 sowie Desmocollin 1 und 3), die über Proteine des desmosomalen Plaque (Plakoglobin, Desmoplakin) mit den Zytokeratinfilamenten verbunden sind.

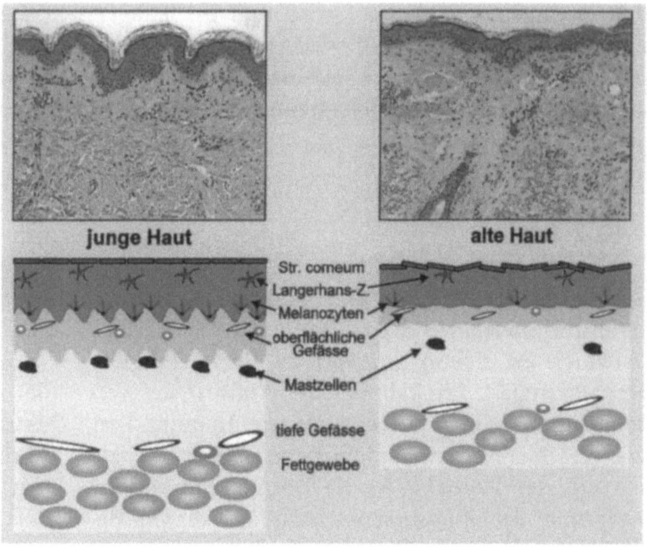

Abb. 4.4.1. Intrinsische Hautalterung: Altersbedingte Veränderungen der gesunden (lichtgeschützten) Haut *(rechte Seite)* gegenüber der jungen Haut *(linke Seite)*. Die histologischen Veränderungen sind jeweils *im unteren Teil* schematisch dargestellt. Es kommt zu einer Abnahme der Hautdicke mit Abflachung der dermoepidermalen Verbindung. Die extrazelluläre Matrix, die hauptsächlich aus Kollagen besteht, sowie die zellulären Bestandteile, insbesondere Fibroblasten, Langerhans-Zellen, Melanozyten und Mastzellen, nehmen ebenfalls deutlich ab. Die Zahl der Gefäße verringert sich vor allem in den dermalen Papillen

Im Verlaufe der Differenzierung des Keratinozyten und der Wanderung vom Stratum basale zum Stratum corneum nimmt der relative Gehalt an Keratin zu. Keratin ist das wesentliche Strukturprotein des Zytoskeletts in epidermalen Zellen (Rothnagel et al. 1994). Der Aufbau des Keratins ist durch 60–90 nm lange Keratinfäden, die aus drei ineinander gewundenen Polypeptidketten bestehen und zusammen eine linkswindende Schraube bilden, gekennzeichnet und ähnelt dem des extrazellulären Kollagens, das allerdings eine rechtswindende Schraube bildet.

4.4.2.1.2 Melanozyten

Die Vorläufer der Melanozyten entstammen der Neuralleiste und wandern in die Epidermis ein. Das physiologische Vorkommen der Melanozyten ist auf das Stratum basale beschränkt, von wo aus jeder Melanozyt über weit verzweigte Fortsätze zu einer epidermalen Melanineinheit von durchschnittlich 36 Keratinozyten verbunden ist. Die Synthese von Melanin erfolgt in Melanosomen. Ausgehend von der Aminosäure Tyrosin entsteht über enzymatische Konversion DOPA und Dopaquinon, aus denen weiter entweder über zyklische Zwischenstufen das gelbe, braune oder schwarze Pigment Eumelanin oder über cysteinhaltige Zwischenprodukte das rötliche Pigment Phäomelanin gebildet werden. Mit Melanin gefüllte Melanosomen werden an die Keratinozyten abgegeben, wo sie oberhalb des Zellkerns positioniert werden und die DNA des Zellkerns vor UV-Licht schützen.

Die Zahl der Melanozyten ist bei den verschiedenen Rassen des Menschen nahezu gleich. Zwischen den Regionen des Körpers variiert die Dichte der Melanozyten pro Quadratmillimeter jedoch erheblich, von etwa 900 im Rumpfbereich über etwa 1200 an den Extremitäten bis zu 2400 im Genitalbereich.

4.4.2.1.3 Antigen präsentierende Zellen („Langerhans-Zellen")

Die Haut übernimmt als äußere Grenzschicht in besonderer Weise Aufgaben der Immunabwehr. Die spezifische Immunabwehr wird durch die Langerhans-Zellen, die aus dem Knochenmark in die Epidermis einwandern, initiiert. Aufgrund ihrer Funktion werden sie als spezialisierte, Antigen präsentierende Zellen bezeichnet und der Gruppe der dendritischen Zellen zugeordnet (Grewe 2001). Durch phagozytotische Aufnahme und lysosomalen Abbau von in die Epidermis eingedrungenen Antigenen und die Präsentation charakteristischer Epitope mittels MHC-II-Molekülen stimulieren sie T-Zellen, die dann für die weitere Steuerung der Immunantwort verantwortlich sind. Die molekularen Mechanismen, die dafür verantwortlich sind, ob ein eingedrungenes Antigen als gefährlich für den Organismus eingestuft wird und die Langerhans-Zellen aktiviert, sind relativ gut geklärt und basieren im Wesentlichen auf dem Umstand, ob gleichzeitig eine Gewebeschädigung auftritt („Danger-Signal") oder nicht.

4.4.2.2 Dermis

Die Dermis ist ein komplexes System aus filamentreichem Bindegewebe, das Makrophagen, Mastzellen sowie ein dichtes Netzwerk an Blutgefäßen und Nerven enthält. Im Rahmen der Antwort auf verschiedenste Stimuli können weitere Immunzellen, wie z.B. Monozyten, Lymphozyten und Granulozyten aus der Blutbahn in die Dermis einwandern. Aufgrund der Zusammensetzung aus diesen Bestandteilen kann eine Pars papillaris und eine Pars reticularis unterschieden werden. Die Pars papillaris liegt als zell-, gefäß- und nervenreiche Schicht direkt unter der Epidermis und bildet mit dieser gemeinsam den aktiven und bei vielen (insbesondere entzündlichen) Erkrankungen auch reaktiven Teil der Haut. Die tiefer gelegene Pars reticularis macht - bezogen auf die gesamte Haut des Körpers - mehr als 90% aus und ist aufgrund des großen Anteils an Kollagen-Typ-I-Fasern insbesondere für die mechanische Widerstandsfähigkeit der Haut verantwortlich.

Obwohl die Regeneration der Dermis nicht wie in der Epidermis in erkennbar geordneter Weise abläuft, kommt es auch hier zur Erneuerung der Zellen und der extrazellulären Matrix.

4.4.2.2.1 Kollagen

Kollagen ist das am häufigsten vorkommende Protein des menschlichen Körpers und mit etwa 75% des Trockengewichts auch Hauptbestandteil der Haut. Etwa 80–85% des dermalen Kollagens entfallen dabei auf Kollagen Typ I, 15–20% auf Kollagen Typ III. Alle Kollagentypen bestehen (ähnlich den Keratinen) aus drei Polypeptidketten, die als rechtsgewundene Schraube zur Kollagenfaser verdrillt sind. Ihre Zusammensetzung zeichnet sich durch den hohen Anteil an Glyzin (ca. 33%), Prolin (6–12%) und Hydroxyprolin (10–16%) aus. Insgesamt besteht die Familie der Kollagenproteine aus mindestens 9 Kollagenmolekülen, deren einzelne Ketten von mindestens 17 Genen kodiert werden. Die Gene für Kollagen Typ I und Typ III haben mit ihrer großen Anzahl relativ kleiner Exons (54 und 108 bp) eine ungewöhnliche Struktur.

Der Metabolismus des Kollagens wird einerseits durch die Synthese und andererseits durch den enzymatischen Abbau gesteuert (Abb. 4.4.2) und bestimmt damit wesentlich die Zusammensetzung und Struktur der Dermis. Die molekularen Mechanismen der Regulation der Kollagenexpression sind noch weitgehend unklar. Die Synthese wird nicht zuletzt durch die begrenzte Lebensdauer und Teilungsfähigkeit der Fibroblasten mitbestimmt.

Der Abbau von Kollagen wird ausschließlich durch spezifische Kollagenasen (EC 3.4.23.7) in Gang gesetzt (Nagase et al. 1992). Diese Enzyme, die zur 23 Mitglieder umfassenden Familie der Matrixmetalloproteinasen (MMP) gehören (MMP-1, MMP-8 und MMP-13), sind alle auf einem gemeinsamen chromosomalen Genlokus kodiert (11q) (Pendas et al. 1996) und haben eine wesentliche Bedeutung für den Metabolismus der Kollagene. Die Aktivität der Kollagenasen wird durch Gewebeinhibitoren der MMP (TIMP) reguliert, so dass die Kollagenstabilität wesentlich durch das Gleichgewicht von MMP und TIMP beeinflusst wird (Giacin u. Gilbert 1977).

4.4.2.2.2 Elastin

Elastinfasern stellen mit ca. 0,6–2% des Trockengewichts nur einen geringen Anteil an der extrazellulären Matrix. Funktionell sind sie jedoch für die Elastizität der Haut besonders bedeutsam (Orlandi et al. 1998). Elastinfasern bestehen aus einer amorphen Komponente, dem Elastin, und einer mikrofibrillären Komponente, den Desmosinen (Karnes et al. 1992). Elastin wird wie Kollagen in der Haut hauptsächlich von den Fibroblasten über die vom Elastingen (7q11.2) kodierte Vorstufe Tropoelastin produziert (Indik et al. 1989, Tassabehji et al. 1998). Die Sequenz enthält zahlreiche hydrophobe Aminosäuren (Glyzin, Prolin, Hydroxyprolin) und Lysinreste, die für eine gummiartige Vernetzung der Fasern (Desmosine) sorgen (Zhang et al. 1999).

Der Abbau von Elastin erfolgt durch spezifische Elastasen, die zur Familie der Serinproteasen gehören. In der Haut ist in erster Linie Elastase 2 (EC 3.4.21.37) relevant, die von Leukozyten (insbesondere von neutrophilen Granulozyten) produziert wird. Das Elastase-2-Gen *(ela2)* ist auf Chromosom 19 (19p13.3) lokalisiert. Durch alternatives Spleißen und posttranslationale Prozessierung entsteht *ela2A* und *ela2B* mit etwa 90% Sequenzhomologie.

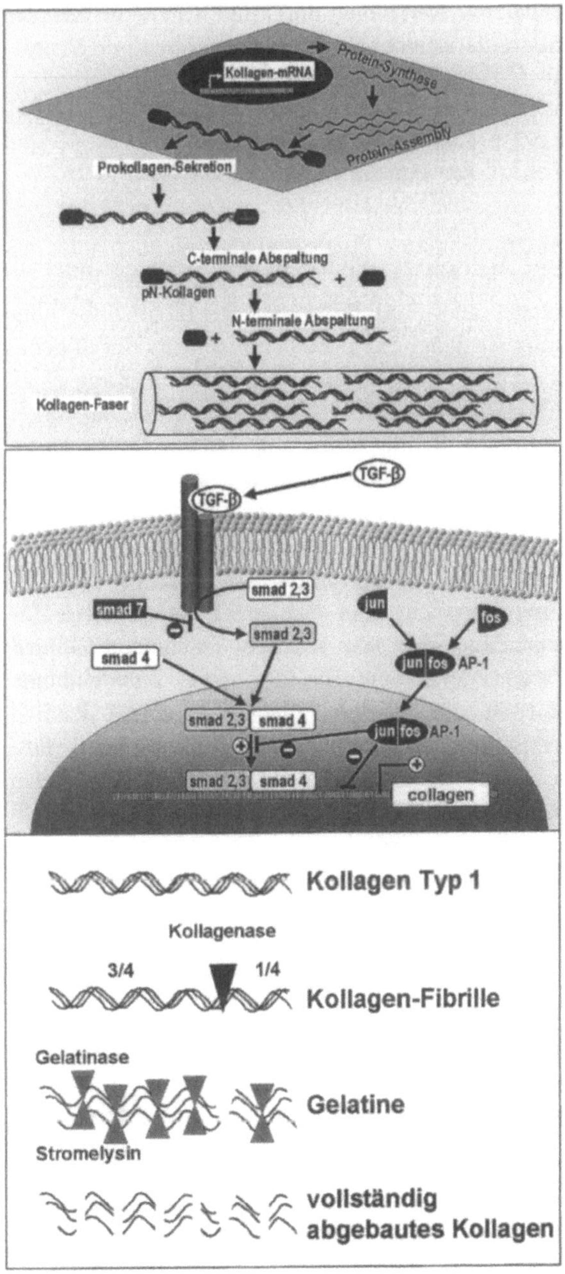

Abb. 4.4.2. Schema des Kollagen-Typ-I-Metabolismus. *Oben:* Biosynthese von Kollagen Typ I. Zunächst erfolgt in den Fibroblasten die Synthese einzelner Prokollagenmoleküle, die dann als Trimere zusammengelagert werden. Die als Tripelhelix angeordneten Prokollagenmoleküle werden in den Extrazellulärraum sezerniert, wo die C- und N-terminale Abspaltung stattfindet. Das so entstandene reife Kollagen lagert sich spontan zu Kollagen-Fasern zusammen. *Mitte:* Regulation der Kollagen-Biosynthese durch TGF-β und AP-1. Durch die Bindung von TGF-β an den TGF-β-Rezeptor werden smad2 und smad3 aktiviert. Dieser Schritt kann durch smad7 blockiert werden. Aktiviertes smad2 und smad3 binden sich mit smad4 und translozieren in den Zellkern, wo sie als Transkriptionsfaktoren die Kollagentranskription anschalten. AP-1, ein Heterodimer aus den Protoonkogenen *jun* und *fos*, verhindert die Kollagentranskription durch eine Blockade der smad2-, -3- und -4-Bindung an die DNA und durch eine direkte Repression der Kollagentranskription. *Unten:* Abbau des Kollagens Typ I durch MMP. Durch eine ungleiche, etwa 3/4 : 1/4-Spaltung an einer spezifischen Spaltstelle wird Kollagen Typ I von der Kollagenase abgebaut. Das entstandene denaturierte Kollagen, auch als Gelatine bezeichnet, wird von Gelatinase und Stromelysin weiter abgebaut

4.4.2.3 Subkutis

Das subkutane Fettgewebe wird nach der anatomischen Definition nicht als Schicht der Haut selbst angesehen, jedoch beziehen viele Hautkrankheiten die Hypodermis mit ein. Die Grenze zwischen Dermis und Hypodermis ist häufig unscharf. In das subkutane Fettgewebe, den Panniculus adiposus, sind die Vater-Pacini-Lamellenkörperchen eingelagert, die als größte Nervenendorgane überhaupt mit ihren um ein zentrales Axon platzierten Lamellen feinste Druckänderungen in ihrer Umgebung wahrnehmen.

4.4.2.4 Hautanhangsgebilde

Als Hautanhangsgebilde werden spezialisierte Strukturen zusammengefasst, die jeweils besonders charakteristisch für die Haut bestimmter Körperregionen sind. Zu diesen Strukturen werden Haare, Nägel, Drüsen (Talg-, Schweiß-, Duft- und Milchdrüsen) und Nervenendorgane gezählt. Die bereits erwähnten Vater-Pacini-Körperchen liegen in der Subkutis, in die auch besonders kräftige Haare hineinreichen. Alle anderen Hautanhangsgebilde liegen in der Dermis. Veränderungen im Rahmen des Alterungsprozesses treten in allen diesen Strukturen auf, im Allgemeinen im Sinne einer verminderten Zahl und einer nachlassenden Funktion der jeweiligen Struktur.

4.4.2.4.1 Haarfollikel und Haare

Haare spielen weniger aufgrund der Funktion als aufgrund ihrer Offensichtlichkeit eine besondere Rolle im Rahmen der Hautalterung. Im Gegensatz zum Tierreich haben Haare beim Menschen keine biologische Funktion, allerdings kommt ihnen in der sozialen Kommunikation eine nicht zu unterschätzende Bedeutung zu.

Der Haarfollikel ist mit seinem komplexen Aufbau aus verschiedenen Zellen epithelialer, mesenchymaler und auch neuroektodermaler Herkunft als ein kleines Organ anzusehen, das im Gegensatz zur Epidermis oder den Nägeln nicht kontinuierlich proliferiert, sondern einen Zyklus durchläuft.

Während der Wachstumsphase (Anagenphase) findet in der Haarpapille die Proliferation der epithelialen Anteile zur Haarmatrix statt, aus der sich dann die innere Wurzelscheide sowie durch Verhornung das Haar bildet. Die Matrix enthält die Melanozyten, die für die Färbung des Haares verantwortlich sind. Die innere Wurzelscheide und das Haar werden durch die äußere Wurzelscheide umkleidet (Rothnagel et al. 1994). Unterhalb des Isthmusbereichs setzt der Musculus arrector pili an, im Bereich des Haartrichters am dermoepidermalen Übergang münden die Ausführungsgänge der Talgdrüsen. Nach einer ca. 3–5-jährigen Wachstumsphase (Kopfhaare) kann der Haarfollikel in eine kurze, nur wenige Tage dauernde Übergangsphase (Katagen) treten. In der Ruhephase (Telogen) ist die mittlerweile kolbenförmige Haarwurzel bis in den Bereich der Talgdrüsen nach oben getreten (Panteleyev et al. 1998). Nach etwa drei Monaten wandert der Haarfollikel wieder tiefer in die Dermis oder die Subkutis und bildet ein neues Haar aus, während das alte Haar ausfällt. Ein irreversibler Haarverlust tritt durch die Zerstörung der Papille ein (Hordinsky et al. 2002).

4.4.3 Intrinsische Hautalterung

Das physiologische Altern, die so genannte „biologische Uhr", wird durch genetische und epigenetische Mechanismen, aber auch durch die Folgen nicht beeinflussbarer Umwelteinflüsse bestimmt (Yaar 1996, Yaar u. Gilchrest 2001b). Das intrinsische Altern der Haut kann daher auch als das „unausweichliche" Altern der Haut bezeichnet werden (Huneke et al. 1996).

Der weitaus stärkste externe Einflussfaktor, der zu einer beschleunigten Hautalterung führt, ist die Sonnenexposition. Am Zustand der nicht sonnenlichtexponierten Haut kann die physiologische oder intrinsische Hautalterung daher näherungsweise abgeschätzt werden (Leveque 2001).

Klinisch ist die gealterte Haut durch Rauheit, Trockenheit (Xerose), ungleichmäßige Pigmentierung, feine Faltenbildung und einen Verlust der Elastizität sowie auch durch meist benigne Neoplasien gekennzeichnet.

4.4.3.1 Genetische Mechanismen der Hautalterung

Auf molekularer Ebene treten ursächlich oder als Folge im Rahmen des Alterungsprozesses Veränderungen aller Stoffklassen auf. Die intrinsische Alterung ist dabei offensichtlich einerseits durch genetisch fixierte Programme vorgegeben (Kang et al. 2001). Andererseits führen die beständig unter normalen Bedingungen ablaufenden Stoffwechselprozesse zu Veränderungen biologischer Makromoleküle (Jin et al. 1994). Wie diese Mechanismen beim intrinsischen Alterungsprozess zusammenwirken, ist bislang ungeklärt. Hinweise zur Klärung verspricht man sich durch die genauere Untersuchung des sehr seltenen Hutchinson-Gilford-Progerie-Syndroms (HGPS), einer Entwicklungsstörung, die bei den Patienten zu einem deutlich beschleunigten Alterungsprozess führt (Beauregard u. Gilchrest 1987). Die betroffenen Kinder fallen im zweiten bis dritten Lebensjahr zuerst durch Hautveränderungen auf. Die Merkmale einer dünnen Unterhaut und einer frühen Faltenbildung zeigen eine deutliche Ähnlichkeit mit der natürlichen Hautalterung (Holbrook u. Byers 1989). Der rasch fortschreitende Alterungsprozess bezieht nahezu alle Organsysteme mit ein und führt durchschnittlich mit 13 Jahren zum vorzeitigen Tod. Die zugrunde liegenden molekulargenetischen Mechanismen konnten bislang noch nicht geklärt werden. Möglicherweise sind bei dieser Erkrankung die tatsächlichen Abläufe der intrinsischen Alterung wie in einem Zeitraffer wiedergegeben (Sweeney u. Weiss 1992, Uitto 2002).

Zu den gesicherten molekularen Mechanismen, die zur intrinsischen Alterung beitragen, zählt der Telomerverlust. Telomere sind mehrfach wiederholte Hexanukleotidsequenzen, die wie Kappen als Schutz auf den Chromosomenenden sitzen. Telomere werden bei der Zellteilung nicht vollständig repliziert, sodass es von Zellteilung zu Zellteilung zu einer kontinuierlichen Verkürzung der Telomere kommt. Diese Begrenzung könnte ein Schlüsselmechanismus des Alterungsprozesses sein (Boukamp 2001).

Anhand progerieähnlicher Syndrome, dem Cockayne-Syndrom und dem Werner-Syndrom (Rapin et al. 2000), konnten weitere molekulargenetische Mechanismen der Alterung geklärt werden (de Boer u. Hoeijmakers 2000). Bei diesen Syndromen fällt eine beschleunigte Hautalterung auf. Die dabei betroffenen Gene kodieren für eine Helikase (Nakura et al. 2000), die für die DNA-Struktur während der Replikation und Transkription von wesentlicher Bedeutung ist (Hadshiew et al. 2000). Helikasen könnte damit ebenfalls eine wesentliche Bedeutung im natürlichen Alterungsprozess zukommen (Bohr et al. 1998, D'Errico et al. 1999).

Neben den Veränderungen der DNA alternder Zellen konnten mittlerweile auch molekulare Mechanismen auf der Ebene der Proteine (Gallop u. Paz 1975, Sell et al. 1991) und deren Degradation als im Rahmen des Alterungsprozesses bedeutsam nachgewiesen werden (Monnier et al. 1996). Insbesondere das Proteasom, der Apparat, der für den Abbau nicht mehr benötigter oder fehlerhafter Proteine verantwortlich ist, soll durch oxidative Schädigung in seiner Funktion eingeschränkt sein und so zum Alterungsprozess beitragen (Stolzing u. Grune 2001). Wie die Proteine des Proteasoms unterliegen alle Proteine der möglichen Schädigung durch Sauerstoffradikale.

Grundsätzlich sind dabei die genetischen Faktoren auch an der extrinsischen Hautalterung beteiligt. Insbesondere bedeutsam sind hier DNA-Reparaturmechanismen wie Helikasen und die Telomerasen, die durch äußere Einflüsse entstandene Schäden an der DNA beheben können. Zu den protektiven Mechanismen, die vor einer oxidativen Schädigung biologischer Makromoleküle schützen, gehören antioxidative Enzyme. Möglicherweise bestehen deutliche interindividuelle genetische Unterschiede in der Enzymausstattung, die für die Varianzen in der Suszeptibilität gegenüber exogener Schädigung verantwortlich sind (Cortopassi u. Liu 1995, Cortopassi et al. 1996).

4.4.4 Extrinsische Hautalterung

Während die intrinsische, chronologische Alterung der Haut nicht beeinflussbar ist und in allen Organen nahezu gleich abläuft, ist die extrinsische Alterung der Haut großen individuellen Schwankungen unterworfen (Uitto 2002). Die extrinsische Alterung addiert sich dabei zu der ohnehin ablaufenden intrinsischen Hautalterung. Drei Faktoren sind für die extrinsische Hautalterung von besonderer Bedeutung: ultraviolettes Licht, Rauchen und oxidativer Stress, z.B. im Rahmen von Entzündungsvorgängen.

Unter diesen drei Faktoren wird als Hauptursache mit einem Anteil von mindestens 80% die Lichtexposition für die extrinsische Alterung verantwortlich gemacht. Die Bedeutung des Lichts wird von manchen Autoren (Yaar u. Gilchrest 2001 a) neuerdings sogar so hoch eingeschätzt, dass die extrinsische Alterung mit dem Begriff Lichtalterung („Photoaging") synonym verwendet wird. In welchem Ausmaß diese äußeren Einwirkungen zum Tragen kommen, wird dabei auch von genetischen Faktoren mitbestimmt (Gilchrest u. Yaar 1992).

4.4.4.1 Licht („Photoaging", Dermatoheliosis)

UV-Licht wird in der Haut in erster Linie durch Nukleinsäuren und durch Proteine als Chromophore absorbiert. Neben der Bildung von reaktiven Sauerstoffspezies durch Energieabsorption kommt es zu einer direkten Molekülschädigung (Abb. 4.4.3) (Trautinger 2001). In der DNA werden unter UVB-Einwirkung benachbart liegende Pyrimidinbasen zu Dimeren umgewandelt (Pang et al. 1994). Letztere können unter weiterer UV-Einwirkung zu so genannten Dewar-Photoprodukten umgewandelt werden (Trautinger 2001). Die funktionelle Bedeutung der Photoprodukte liegt in ihrer blockierenden Wirkung auf die RNA-Synthese und der Aktivierung von Protein P53, die zur Einleitung der Apoptose führen kann.

Derartige Pyrimidindimere werden normalerweise von den Reparaturenzymen exzidiert und anschließend durch die ursprünglichen Basen ersetzt. Die Mehrbildung ist Ausgangspunkt für UVB-bedingte Mutationen, da selten Fehler in der Reparatur vorkommen (Übersicht bei Dlugosz et al. 2002). Im typischen Falle kommt es zum Austausch eines Zytosinmoleküls durch ein Thymidinmolekül oder sogar zum Austausch von zwei hintereinander liegenden Zytosinmolekülen durch zwei hintereinander liegende Thymidinmoleküle. Diese C- nach T- oder CC- nach TT-Mutationen sind gewissermaßen Fußabdrücke, die das UV-Licht im Genom hinterlässt und die auch bei der Analyse von Tumor-DNA Rückschlüsse auf eine UV-Ätiologie erlauben (siehe hierzu auch Abschnitt 4.4.7.2).

Im Gegensatz zum UVB-Licht ist die Einwirkung von UVA-Licht weniger eindeutig nachzuvollziehen, da UVA im Wesentlichen über reaktive Sauerstoffspezies wirkt. Reaktive Sauerstoffspezies können einerseits zu Mutationen führen, denen jedoch keine typischen Mutationsmuster zuzuordnen

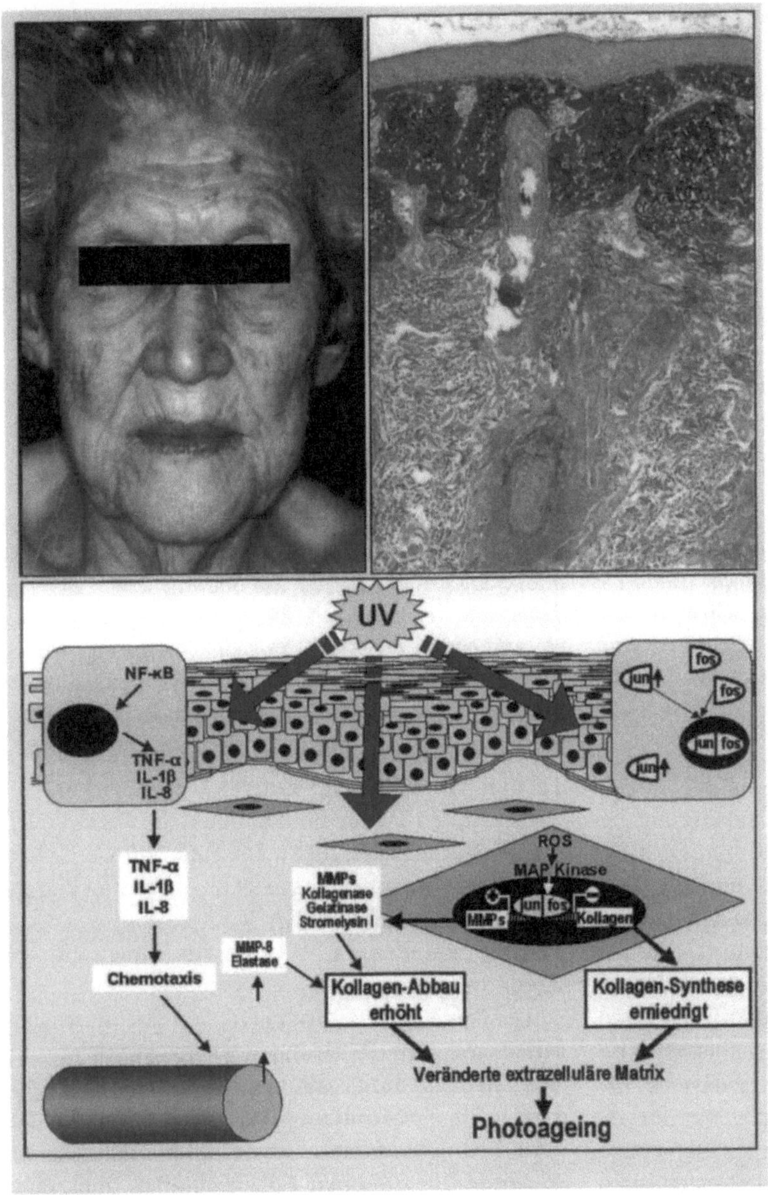

Abb. 4.4.3. Schema der durch UV-Licht verursachten Veränderungen in der Haut. Durch UV-Licht wird die Expression des Transkriptionsfaktors NF-κB angeregt, der über die Zytokine TNF-*α*, IL-1*β* und IL-8 zu einer Entzündung mit Rekrutierung inflammatorischer Zellen aus den Gefäßen führt. Von den Entzündungszellen werden MMP freigesetzt, die zum Kollagenabbau führen. UV-Licht führt auch zur Generierung von Sauerstoffradikalen (ROS) in Keratinozyten und Fibroblasten, die über AP-1-abhängige Mechanismen zu einer verminderten Kollagensynthese und einer vermehrten MMP-Expression führen. Verminderte Kollagenbiosynthese und erhöhter Kollagenabbau durch MMP führen insgesamt zu einer Veränderung der extrazellulären Matrix, die als Lichtschädigung („Photoaging") sichtbar wird

sind. Auf der anderen Seite vermögen reaktive Sauerstoffspezies zahlreiche andere Moleküle der Zellmembranen und eine Vielzahl von intrazytoplasmatischen Proteinen zu beeinträchtigen und lösen damit sowohl genetische als auch degenerative Veränderungen aus. Ganz allgemein kann gesagt werden, dass der Anteil von UVB-Strahlen höher bei der Tumorentstehung einzuschätzen ist, der Anteil von UVA-Strahlen dagegen eine größere Bedeutung bei der Auslösung degenerativer lichtbedingter Schädigungen des Organs Haut hat.

Im Gegensatz zur normalen Hautalterung zeigt die extrinsisch gealterte Haut eine deutliche Pigmentunregelmäßigkeit, die Ausbildung von tiefen Falten und Furchen, eine erhebliche Atrophie, zahlreiche Teleangiektasien sowie verschiedene benigne aber auch prämaligne Läsionen, insbesondere aktinische Keratosen. Demzufolge zeigt sich histologisch in der Epidermis ein Verlust der normalen epidermalen Schichtung zusammen mit zellulären Atypien. Die irreguläre Pigmentierung wird durch eine unregelmäßige Verteilung der Melanozyten reflektiert. Die Abnahme der Langerhans-Zellen ist noch deutlicher ausgeprägt, als dies durch die intrinsische Hautalterung ohnehin bedingt ist.

Histologisches Hauptmerkmal der lichtgeschädigten Haut ist die massive Vermehrung elastotischen Materials in der Dermis, die auch als „solare Elastose" (Abb. 4.4.3) bezeichnet wird (Memon et al. 2000, Millard u. Hawk 2001). Das in der HE-Färbung basophile Material besteht allerdings nur teilweise aus Elastin. Andere extrazelluläre Matrixproteine und -glykoproteine wie Fibrillin und Versican sind ebenfalls wesentlich beteiligt. Das vermehrte Vorkommen von Elastin ist auf eine im Gegensatz zur normalen Hautalterung erhöhte Elastinsyntheserate auf mRNA- und Proteinebene zurückzuführen. Zur Aktivierung der Elastingenexpression tragen freie Sauerstoffradikale wesentlich bei.

Neben der erhöhten Elastinsynthese führt die UV-Exposition zu einem verstärkten Abbau des Kollagens, für den eine gesteigerte Aktivität der MMP verantwortlich ist (Krutmann 2000). Obwohl gleichzeitig mit den MMP auch deren Inhibitoren, die TIMP, induziert werden, scheint das Gleichgewicht unter dem Einfluss des Lichts zugunsten eines vermehrten Abbaus verschoben zu sein (Krutmann 2000).

Insgesamt führen die genannten Veränderungen in der Dermis zu einer lederartigen Konsistenz der Haut, die aufgrund der typischen Felderung und des Auftretens im Nackenbereich bei lange sonnenexponierten Personen auch als „Cutis rhomboidalis nuchae" bezeichnet wird.

4.4.4.2 Rauchen

Die Haut starker Raucher wirkt gegenüber gleichaltrigen Nichtrauchern häufig deutlich vorgealtert. Dennoch wird der relative Anteil des Rauchens an der extrinsischen Alterung kontrovers diskutiert. Während für einige Autoren dem Rauchen als Faktor eine wesentliche Bedeutung zugeschrieben wird (Lahmann et al. 2001), gehen andere Autoren von einer eher untergeordneten Bedeutung des Zigarettenrauchs mit einem Anteil von maximal 6% an der Hautalterung aus (O'Hare et al. 1999).

Die molekularen Wirkungen von Zigarettenrauch im Organismus sind komplex. Für die Einflüsse des Zigarettenrauchs auf die Hautalterung sind in erster Linie die vasoaktiven Wirkungen des Nikotins mit einer folgenden Reduktion der trophischen Versorgung der Haut verantwortlich. Jeder Zug an einer Zigarette enthält etwa 10^{17} oxidative Moleküle, die zu einer Schädigung von biologischen Makromolekülen führen (Balint et al. 2001). In der Folge führt die oxidative Schädigung zu einer vermehrten transkriptionellen Aktivierung der Elastinexpression. Gleichzeitig wurde in der Haut von Rauchern eine deutliche transkriptionelle Erhöhung des Kollagen abbauenden Enzyms MMP-1 bei einer unveränderten Expression des entsprechenden hemmenden Proteins TIMP-1 nachgewiesen. Da Kollagen über 70% des Trockengewichts der Dermis ausmacht, führt eine solche Bilanzverschiebung des Kollagenstoffwechsels durch Rauchen über längere Zeit zu einer Verminderung des dermalen Bindegewebes (Lahmann et al. 2001).

4.4.5 Oxidativer Stress

Sowohl UV-Licht als auch Rauchen entfalten ihre Wirkung über die Bildung von freien Sauerstoffradikalen, die zu einer oxidativen Schädigung aller Klassen biologischer Makromoleküle (Kohlenhydrate, Proteine, Lipide, RNA und DNA) führen. Die transkriptionellen und translationalen Auswirkungen von Sauerstoffradikalen auf die dermale Elastin- und Kollagenbildung wurden bereits besprochen. Auf DNA-Ebene bewirken freie Radikale vor allem Strangbrüche der DNA sowie eine Oxidation von Guanin zu 8-Oxo-7,8-Dihydroguanin (Guyton et al. 1998).

Neben UV-Licht und Rauchen gibt es weitere Quellen von oxidativem Stress. Dazu zählen entzündliche Infiltrationen sowie Sauerstoffradikale, die bei der Xanthinoxidasereaktion anfallen, die im Rahmen des Purinmetabolismus auch in der Haut abläuft. Anteilsmäßig sind diese Quellen jedoch gegenüber den lichtinduzierten Schäden weitaus weniger gravierend. Insgesamt wird die Generierung von freien Sauerstoffradikalen durch UV-Licht und andere Quellen als eine Hauptursache für den vorzeitigen Alterungsprozess angesehen (Beazley et al. 1999). Aufgrund theoretischer Überlegungen wurden Therapieversuche durchgeführt, die ein Aufhalten oder Verzögern der

Hautalterung durch eine lokale oder systemische Supplementierung mit kleinmolekularen Antioxidanzien wie L-Ascorbinsäure (Vitamin C), α-Tocopherol (Vitamin E), Melatonin, β-Carotin oder Carnosin angewendet haben (Deucher 1992, Emerit 1992). Ein schlüssiger wissenschaftlicher Beweis für diese Konzepte durch placebokontrollierte Doppelblindstudien steht allerdings noch aus (Podda u. Grundmann-Kollmann 2001).

4.4.6 Histologische Veränderungen in der alternden Haut

Die gesamte Haut nimmt mit dem Alter an Dicke ab, was hauptsächlich auf eine Verringerung der Dermis zurückzuführen ist (s. Abb. 4.4.1). Die Höhe der Epidermis ist ebenfalls reduziert, wenngleich die anteilige Höhenabnahme geringer ausfällt. Ein regelmäßig anzutreffendes, wesentliches histologisches Merkmal der alternden Haut ist die Abflachung der dermoepidermalen Verbindung, die in der jungen Haut durch die dermalen Papillen wellenartig aussieht (Abb. 4.4.1). Parallel hiermit kommt es auch zu einem Verlust der Kapillarschlingen im Papillarkörper. In der Dermis erfolgt eine Reduktion der elastischen und kollagenen Fasern. Die Zahl der dermalen Gefäße und der residenten Immunzellen geht ebenfalls zurück.

Neben diesen strukturellen Änderungen ist die Haut des alten Menschen auch funktionell in ihren Reaktionsweisen erheblich verändert (Ashcroft et al. 1998). Die Zahl der freien Nervenendigungen und Sinnesorganellen (Meissner-Tastkörperchen) ist verringert (Khalil et al. 1994), was zu einer niedrigeren Schmerz- und Sinnesperzeption führt. Daraus ergibt sich eine höhere Verletzungsgefahr, insbesondere für Brandverletzungen. Die Haut wird irritabler, gleichzeitig jedoch wegen des rarefizierten Gefäßsystems und der reduzierten Zahl an Mastzellen (ca. 30%) auch weniger reagibel. Insgesamt verlaufen entzündliche und immunmediierte Reaktionen deutlich schwächer (Trautinger 2001, Nagaraja et al. 1996). Sonnenbrände treten seltener auf und allergologische Testreaktionen fallen schwächer aus (Kodama et al. 1998).

4.4.6.1 Zelluläre Veränderungen in der alternden Haut

Wie die Zellen des übrigen Körpers auch, so unterliegen die Zellen der Haut dem intrinsischen, genetisch programmierten Alterungsprozess. Man geht seit den bahnbrechenden Arbeiten von Hayflick (1968) davon aus, dass zumindest in vitro menschliche Zellen nur eine begrenzte Zahl an Zellteilungen durchlaufen können. Möglicherweise ist dieses Phänomen durch einen sukzessiven Abbau der chromosomalen Telomere bedingt (Boukamp 2001). Es ist davon auszugehen, dass eine solche Begrenzung der Teilungsfähigkeit auch in vivo auftritt.

4.4.6.2 Molekulare Mechanismen in Keratinozyten und extrazellulärer Matrix

Die im Alter auftretende Abnahme der Epidermishöhe ist durch eine Abnahme der Zahl der Keratinozytenlagen bedingt. Die Epidermis der Rücken- oder Extremitätenhaut besteht in jungen Jahren aus durchschnittlich vier bis fünf Lagen an Keratinozyten, während im Alter nur noch etwa drei Lagen anzutreffen sind (Engelke et al. 1997). Ein verlangsamter epidermaler Turn-over in der Epidermis drückt sich in einer verringerten Mitoserate (^{3}H-Thymidin-markierter Index sinkt von ca. 5% auf ca. 3%) aus. Dadurch kommt es zu einer langsameren Reepithelisation bei der Wundheilung (bis zur doppelten Dauer).

Die Dicke der Hornschicht selbst bleibt gleich, wobei allerdings das Volumen der einzelnen Zellen der Hornschicht zunimmt und gleichzeitig der Interzellularraum entsprechend abnimmt. Damit verbunden ist ein zunehmender transepidermaler Wasserverlust und eine erhöhte perkutane Aufnahme von Medikamenten (Harvell u. Maibach 1994). Auf zellulärer Ebene korrespondiert mit diesen morphologischen Änderungen eine herabgesetzte Proliferationskapazität (Fadeel et al. 1999), ein vermindertes Differenzierungsvermögen (Gandarillas 2000) sowie eine Reduktion der Zytokin- und Wachstumsfaktorbildung. Diesen Phänomenen liegt eine Akkumulation genetischer Änderungen zugrunde, die durch eine herabgesetzte DNA-Reparaturkapazität bedingt sind (Wei 1998, Hadshiew et al. 2000).

Die Synthese der interzellulären Lipidschicht in der Epidermis findet überwiegend in den Keratinosomen („Odland bodies“) der Keratinozyten im Stratum corneum statt und macht etwa 25% der gesamten Lipidsyntheseleistung des Körpers aus. In der jungen Haut besteht die molekulare Zusammensetzung der Lipide zu 37% aus Ceramiden, zu 32% aus Cholesterin, zu 16% aus freien Fettsäuren und zu 15% aus Cholesterinestern. Im Alter nimmt, insbesondere bei Frauen, der Ceramid-3-Anteil zugunsten des Ceramid-2-Anteils ab. Die Abnahme des Interzellularraumes führt auch zu einem Rückgang der Glykosaminoglykane und Proteoglykane, deren Wasserbindungskapazität von wesentlicher Bedeutung für den Hautturgor ist (Bulun et al. 1999).

Funktionell bedingen die Änderungen der Keratinozytenproliferation und -differenzierungen eine Störanfälligkeit der epidermalen Barriere gegen transepidermalen Wasserverlust. Dies ist zum einen durch eine herabgesetzte Lipidsynthesekapazität von Keratinozyten in der Altershaut bedingt (Ghadially et al. 1995), zum andern bei Frauen vermutlich auch durch die postmenopausale Hormonumstellung weiter verstärkt (Denda et al. 1993). Die herabgesetzte Barrierefunktion gegen den transepidermalen Wasserverlust löst an klinischen Veränderungen häufig Trockenheit der Altershaut oder auch Ekzeme in stark xerotischer Altershaut aus, die durch die Zuführung von urea- und lipidhaltigen Externa therapiert werden können.

4.4.6.3 Molekulare Mechanismen in Melanozyten

Pro Lebensdekade kommt es zu einer Abnahme der Melanozytendichte von ca. 10%. Hinzu kommt eine allmähliche Funktionseinbuße mit herabgesetzter Melaninsynthese, die nicht nur zum Teil für den blassen Aspekt der Altershaut verantwortlich ist, sondern auch zum Ergrauen und Weißwerden der Haare sowie zur Depigmentierung der Iris („blaue Augen") bei mehr als der Hälfte der Menschen führt (Fischer et al. 1999). Dem Ergrauen der Schläfen als ein frühes Zeichen des Älterwerdens verdankt übrigens das Os temporale seinen Namen.

4.4.6.4 Molekulare Mechanismen in Langerhans-Zellen

Besonders in chronisch lichtexponierten Hautarealen tritt mit zunehmendem Alter eine Reduktion der Langerhans-Zelldichte auf (Bergfelt 1993). Für andere Antigen präsentierende Zellen des dermalen Immunsystems wurden im Rahmen des Alterungsprozesses eine beeinträchtigte Migrationskapazität und eine verminderte Expression von Adhäsionsmolekülen beschrieben. Die funktionelle Bedeutung solcher Veränderungen immunologischer Abwehrvorgänge im Alter könnte im Zusammenhang mit der Entstehung von Hauttumoren stehen (Grewe 2001).

4.4.6.5 Molekulare Mechanismen in Fibroblasten und extrazellulärer Matrix

Die klassischen Versuche von Hayflick, die eine begrenzte Teilungsfähigkeit in vitro zeigten, wurden mit dermalen Fibroblasten durchgeführt (Hayflick 1968).

Die Proliferationskapazität von Dermafibroblasten, die aus Altershaut entnommen werden, liegt deutlich unter derjenigen von Fibroblasten aus der Haut junger Menschen. Auch die molekulare Grundlage dieses Phänomens konnte zwischenzeitlich erarbeitet werden. Sie liegt zum Teil in einer herabgesetzten Signaltransduktion speziell von wachstumsassoziierten Proteinkinasen. So zeigen Fibroblasten bei älteren Menschen ein herabgesetztes Ansprechen auf den epidermalen Wachstumsfaktor (EGF), wobei hier eine reduzierte Rezeptorzahl auf den Fibroblasten, eine herabgesetzte Ligandenbindung, eine Abnahme der Rezeptorphosphorylierung und eine gegenüber jungen Fibroblasten deutlich verminderte Rezeptorinternalisierung als wichtigste molekulare Ursachen identifiziert werden konnten (Reenstra et al. 1993).

Neben einer Reduktion der Fibroblastenzahl finden sich charakteristische morphologische Veränderungen wie ihr sternförmiges Aussehen und ihr aktiviertes raues endoplasmatisches Retikulum (Uitto 1986, Ma et al. 2001).

Die geschilderten Einschränkungen der Fibroblastenfunktion führen zu einer Herabsetzung der Wundheilungskapazität im Alter. Dieser Vorgang ist von großer klinischer Bedeutung. Im Einzelnen sind hierfür neben der verminderten Proliferationskapazität sowohl der Keratinozyten als auch der Fibroblasten (Gerstein et al. 1993) auch eine herabgesetzte Kollagenfaserproduktion (Elias u. Ghadially 2002) sowie schließlich auch die bereits angesprochene reduzierte Kapazität von proinflammatorischen Zytokinen (Sunderkotter et al. 1997) von Bedeutung. Schließlich konnte gezeigt werden, dass auch der Kollagenstoffwechsel im Alter dramatischen Veränderungen unterliegt: Zum einen ist eine erhöhte Expression von Enzymen, welche die extrazelluläre Matrix degradieren, wie etwa der

Kollagenase, der Metalloproteinase und von Stromelysin, zu finden (Abb. 4.4.2) (Zeng u. Millis 1996), zum anderen gleichzeitig eine verminderte Expression von Inhibitoren dieser degradierenden Enzyme, beispielsweise des TIMP-1 (Khorramizadeh et al. 1999).

Die aus diesen molekularen Veränderungen resultierende erhöhte Anfälligkeit für das Auftreten von chronischen Wunden ist nicht nur ein großes medizinisches Problem, sondern hat auch eine hohe volkswirtschaftliche Bedeutung.

4.4.7 Alterstypische Hauterkrankungen

4.4.7.1 Gutartige Tumoren

Gutartige Tumoren sind ein Kennzeichen der Altershaut und nehmen sowohl an Zahl als auch an Größe mit zunehmendem Lebensalter zu. Besonders häufig sind epitheliale Tumoren der Haut, daneben treten aber auch Bindegewebstumoren auf, wie etwa senile Angiome oder Fibrome.

Unter den benignen Tumoren, deren Häufung im Alter sich sogar im Namen niedergeschlagen hat, sind senile Angiome sowie die Alterswarzen zu nennen.

4.4.7.1.1 Senile Hämangiome

Senile Angiome treten etwa ab dem 30. Lebensjahr auf und sind zumeist am Stamm lokalisiert. Im Laufe der weiteren Lebensjahrzehnte nehmen sie jedoch an Zahl zu, sodass bei einem 70-Jährigen durchaus zwei- bis dreihundert derartiger glasstecknadelkopfgroßer, hellroter, halbkugeliger und etwa 1–2 mm großer Knötchen vorhanden sein können. Die molekulare Pathogenese dieser Gefäßneoplasien ist nicht geklärt, wohl auch deshalb, weil diesen Veränderungen nahezu kein Krankheitswert zukommt und sie sich, falls gewünscht, heutzutage relativ leicht durch elektrokaustische oder lasertherapeutische Maßnahmen behandeln lassen.

4.4.7.1.2 Seborrhoische Keratosen

Seborrhoische Keratosen (so genannte Alterswarzen, Abb. 4.4.4) sind klonale Keratinozytenproliferationen, die sich in der Regel ab der 4. Lebensdekade entwickeln und bevorzugt in den seborrhoischen Arealen (vordere und hintere Schweißrinne) des Stammes entwickeln. Klinisch sind sie durch bis zu 5 cm im Durchmesser große bräunliche bis fast schwarze Plaques gekennzeichnet, die auf der Hautoberfläche aufsitzen. Die Oberfläche zeigt ein stumpfes Aussehen, bei näherer Betrachtung fallen kleine Öffnungen auf, in denen sich Keratin befindet. Eine maligne Entartung der seborrhoischen Keratosen wird nicht beobachtet. Die subjektive Belastung durch seborrhoische Keratosen ist außerordentlich unterschiedlich; bei einzelnen Patienten wird dies als ästhetisch außerordentlich unbefriedigend empfunden, während andere mit Hunderten von seborrhoischen Keratosen übersät sind, ohne dies als unangenehm zu empfinden.

Die in den Lehrbüchern unter dem Begriff Leser-Trélat-Syndrom bekannte schlagartige Ausbreitung von seborrhoischen Keratosen bei Patienten mit internen Malignomen ist nach wie vor umstritten. Naturgemäß treten gerade bei alten Menschen häufig auch Tumoren auf, sodass eine klinische Validierung dieses Phänomens nicht gelungen ist und aus unserer Sicht auch keine entsprechenden Durchuntersuchungen indiziert sind.

4.4.7.1.3 Fibrome

Weiche Fibrome sind vom Bindegewebe ausgehende gutartige Tumoren, die auch bei älteren Menschen häufig multipel sind. Gerade bei adipösen Patienten treten sie im Bereich der Hautfalten auf, also im Nacken, der Axillenregion und im Leistenbereich. Eine über die mechanische oder auch ästhetische Beeinträchtigung hinausgehende Krankheitsbedeutung kommt den Fibromen nicht zu.

4.4.7.1.4 Keratoakanthome

Zahlreiche Adnextumoren treten in chronisch lichtexponierten Hautarealen älterer Menschen auf. Pars pro Toto sei hier das Keratoakanthom genannt, ein vom Haarfollikel ausgehender gutartiger Tumor, der klinisch und auch histologisch einem Plattenepithelkarzinom ähnelt, jedoch einen vollständig gutartigen Verlauf hat. Er unterscheidet sich vom Plattenepithelkarzinom durch seinen symmetrischen Aufbau, allerdings sind die einzelnen proliferierenden Keratinozyten durchaus von Kern- und Zellatypien und atypischen Mitosen gekennzeichnet. Ätiologisch wird das humane Papillomvirus HPV25 dem Keratoakanthom zugeordnet.

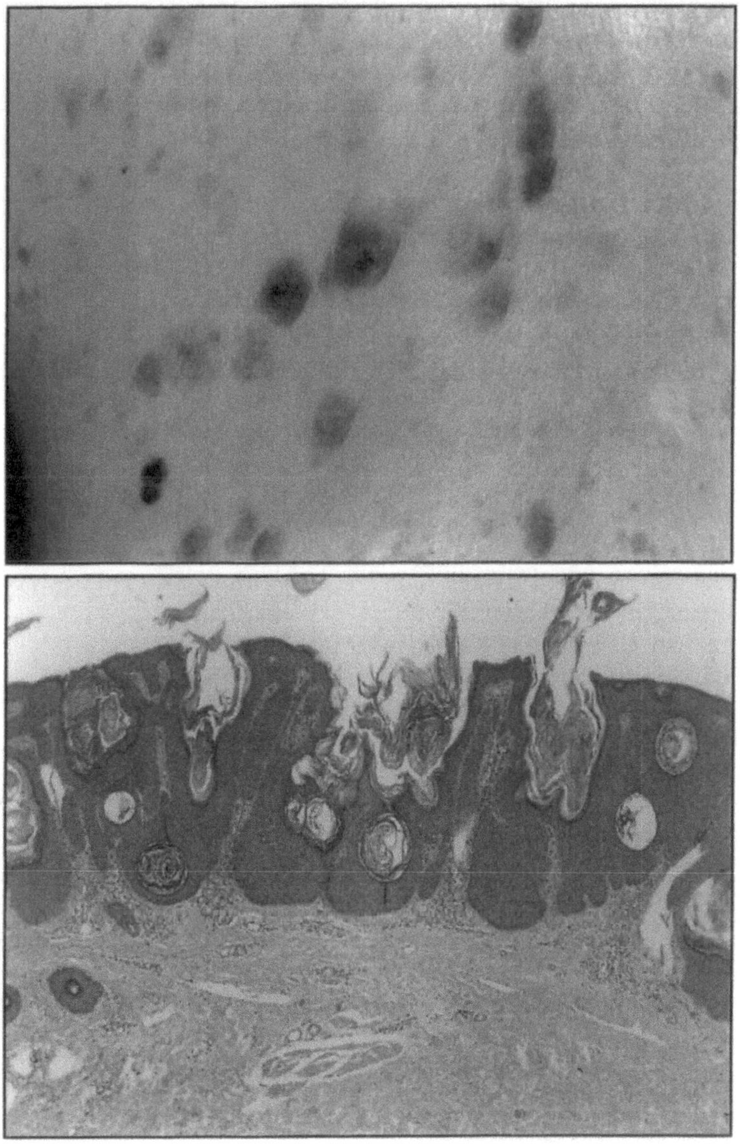

Abb. 4.4.4. Seborrhoische Keratosen („Alterswarzen") sind die häufigsten Neubildungen der Altershaut. Histologisch ist eine Keratinozytenproliferation zu beobachten, wobei die zugrunde liegenden molekularen Mechanismen bislang nicht geklärt wurden

4.4.7.2 Maligne Tumoren

Maligne Tumoren der Haut treten mit zunehmendem Alter exponentiell häufiger auf (Gilchrest 1984). Die Ursachen für diese Zunahme der Inzidenz sind vielfältig: Zum einen sind altersassoziierte Änderungen von T- und B-Lymphozyten detailliert beschrieben worden (Miller 1996), aber auch das lokale Immunsystem der Haut zeigt eine verminderte Reaktionsbereitschaft im höheren Alter. So nimmt die Produktion von Immunzytokinen durch Keratinozyten ab, auch ist die Reduktion von Langerhans-Zellen in der Epidermis mit zunehmendem Alter gut dokumentiert und wird durch die UV-Exposition noch weiter verstärkt (Sauder 1986). Die Abnahme der Melanozyten bedingt wiederum eine herabgesetzte UV-Protektion (Gilchrest 1984) und schließlich kommt es mit zunehmendem Lebensalter auch zu einer verminderten DNA-Reparaturkapazität, welche direkt mit dem Hautkrebsrisiko korreliert (Goukassian et al. 2002).

Daher ist es nicht erstaunlich, dass mit dem zunehmenden Älterwerden der Menschen in den westlichen Industrienationen auch die Inzidenz des Hautkrebses dramatisch zugenommen hat, sodass in den Vereinigten Staaten pro Jahr etwa 1 Million Hautkrebsfälle beobachtet werden (Dlugosz et al. 2002). Mehr als die Hälfte aller Krebserkrankungen in den Vereinigten Staaten betreffen die Haut und obwohl die Mortalität für diese im Wesentlichen epithelialen Krebserkrankungen der

Haut relativ niedrig ist, so hat doch die große Anzahl von Tumoren zur Folge, dass die Mortalität für epitheliale Hauttumoren etwa die gleiche Größe erreicht wie die für den Morbus Hodgkin oder den Gebärmutterkrebs.

4.4.7.2.1 Plattenepithelkarzinom (spinozelluläres Karzinom)

Das Plattenepithelkarzinom zeigt eine eindeutige Zunahme mit dem Alter und tritt ausschließlich in chronisch lichtexponierten Hautarealen auf. Aus diesem Grunde wird auch die In-situ-Phase des Plattenepithelkarzinoms der Haut aktinische Keratose genannt (Abb. 4.4.5).

Obwohl Plattenepithelkarzinome der Haut deutlich seltener als Basaliome sind, sind sie wesentlich aggressiver und gelegentlich tödlich. Klinisch ist das Plattenepithelkarzinom durch eine rötliche, gelegentlich auch bräunliche Farbe gekennzeichnet. Es handelt sich um Knoten oder flache Plaques mit asymmetrischer Form, die im Randbereich eine fingerförmige Infiltration in das umgebende Gewebe erkennen lassen. Zentral liegt häufig eine Ulzeration vor, die nicht selten von Krusten oder Schuppenkrusten bedeckt ist.

Erkenntnisse zur Pathogenese des kutanen Plattenepithelkarzinoms haben sich aus Untersuchungen der sehr häufigen aktinischen Keratosen ergeben. Man weiß, dass etwa nur jede hundertste aktinische Keratose in das invasive Wachstum des Plattenepithelkarzinoms übergeht. Aktinische Keratosen weisen häufig klonale UV-induzierte Mutationen des *p53*-Gens auf. Daher kann davon ausgegangen werden, dass aktinische Keratosen aus einer einzelnen Zelle entstanden sind. In den meisten Fällen sind Kodons betroffen, die Dipyrimidindimere ausbilden können, wie das Kodon 278 oder andere Kodons der DNA bindenden Domäne von *p53*. Darüber hinaus sind eine ganze Reihe weiterer Loci identifiziert worden, bei denen ein Verlust der Heterozygosität beobachtet wurde (Rehman et al. 1994). In der Regel sind verschiedene Gene von dem Verlust der Heterozygosität in einer Läsion betroffen (Abb. 4.4.5). Auch Plattenepithelkarzinome weisen häufig einen Verlust der Heterozygosität (LOH) sowie eine *p53*-Mutation auf, allerdings sind spezifische molekulare Veränderungen, die mit einer Progression oder Metastasierungsneigung assoziiert werden, bislang nicht identifiziert worden. Weitere Gene, von denen UV-bedingte Mutationen bei aktinischen Keratosen und Plattenepithelkarzinomen gefunden wurden, sind das *K-ras*- und das *H-ras*-Gen, die in der

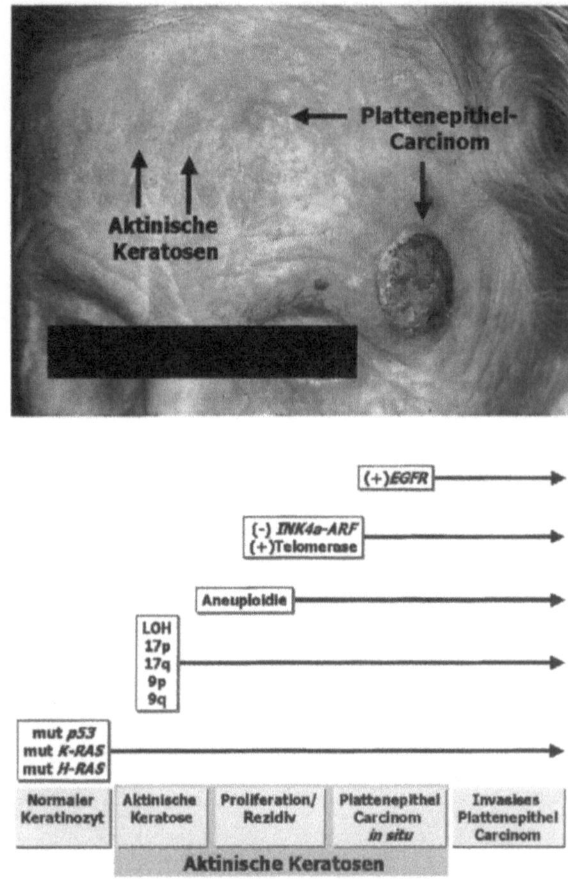

Abb. 4.4.5. Entwicklung des Plattenepithelkarzinoms der Haut (spinozelluläres Karzinom). Ausgehend von der normalen Haut kommt es durch die Einwirkung von UV-Licht zu Mutationen einzelner Basen in den bezeichneten Genen, die dann zur Ausbildung aktinischer Keratosen führen. Nach weiterer Einwirkung führt die genetische Instabilität zu chromosomalen Aberrationen. Insbesondere die vermehrte Aktivität des EGF-Rezeptors führt dann zum invasiven Wachstums mit den Kennzeichen des spinozellulären Karzinoms

Transduktion von Signalen aus dem Extrazellulärraum von Relevanz sind (Dlugosz et al. 2002). Schließlich wurden noch inaktivierende Mutationen des *p16*-Gens sowie aktivierende Mutationen der Telomerase nachgewiesen (Taylor et al. 1996). Auch aktivierende Mutationen des EGF-Rezeptors oder eine Amplifikation des Gens wurden beschrieben (Moghal u. Sternberg 1999).

Kürzlich sind Tiermodelle entwickelt worden, die eine detailliertere Untersuchung der Entwicklung von menschlichen Plattenepithelkarzinomen der Haut erlauben. Ohne hier auf Einzelheiten einzugehen, kann – vereinfacht gesagt – durch selektive Mutation einzelner Onkogene oder Tumorsuppressorgene ein morphologischer Phänotyp der experimentell induzierten Tumoren moduliert werden. Die konsequente Weiterverfolgung dieser wissenschaftlichen Ansätze wird sicherlich zu einem umfassenderen Verständnis der molekularen Einzelschritte bei der Entwicklung von Plattenepithelkarzinomen der Haut führen. In der Abb. 4.4.5 sind die wesentlichen molekularen Schritte zusammengefasst, die beim menschlichen Plattenepithelkarzinom sowie beim experimentellen Plattenepithelkarzinom von Maus und Ratte bekannt sind.

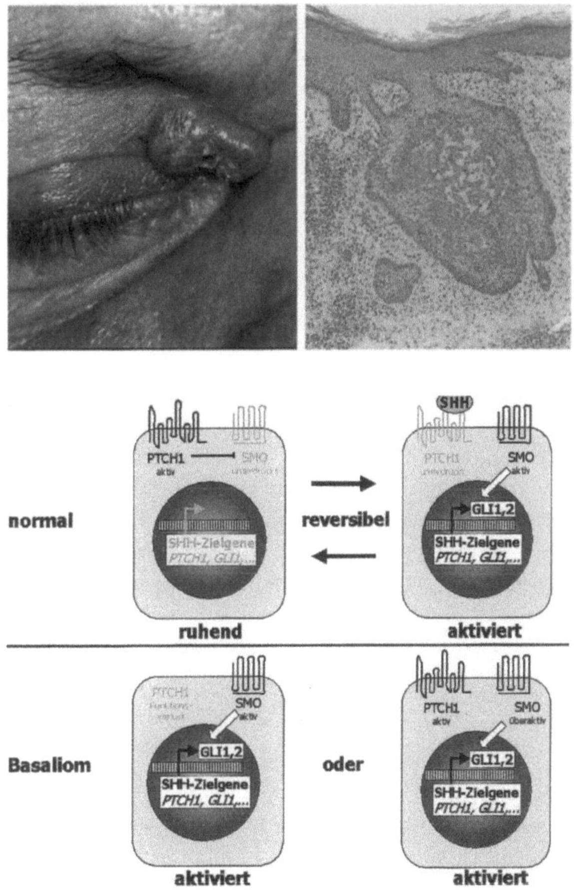

Abb. 4.4.6. Klinik, Histologie und molekulare Mechanismen der Entstehung des Basalioms. Basaliome treten häufig als glatte Knoten auf und wachsen meist nicht invasiv. Gegenwärtige Vorstellungen der molekularen Mechanismen der Tumorentstehung gehen von einer Beteiligung eines oder weniger Faktoren aus. Physiologischerweise kommt es zu einer Hemmung des PTCH1-Rezeptors, wenn dessen Ligand SHH bindet. Der hemmende Einfluss von PTCH1 auf SMO entfällt und induziert die Aktivierung SHH-abhängiger Gene wie *gli1* und anderer Gene, die für die Wachstumskontrolle wichtig sind. Beim Basaliom ist die physiologische Kontrolle durch Mutationen von *ptch* oder durch eine unregulierte Aktivierung von SMO verloren gegangen

4.4.7.2.2 Basaliom

Das Basaliom ist die häufigste Krebsart des Menschen überhaupt. Klinisch ist es durch glatte, wachsartig glänzende, rötliche, gelegentlich auch pigmentierte Knoten charakterisiert, die eine langsame Wachstumstendenz und eine geringe Infiltrationsneigung aufweisen (Abb. 4.4.6). Allerdings zeigt das Basaliom zahlreiche klinische Sonderformen, von denen einige durchaus lokal aggressiv und destruktiv wachsen können und für die Betroffenen zu einem tödlichen Tumor werden. In Ausnahmefällen metastasiert das Basaliom, in der Regel zeigt es jedoch keine Metastasierungstendenz.

Bereits seit langem ist ein Verlust des Chromosoms 9q sowohl in sporadischen als auch in familiären Basaliomen beobachtet worden. Erst vor einigen Jahren ist das auf diesen Chromosomenarmen liegende und für die Entstehung des Basalioms verantwortliche Gen identifiziert worden: Es handelt sich um das *ptch1*-Gen, einen Membranrezeptor für ein Wachstumshormon (SHH, Sonic Hedgehog), welches in nicht aktivierter Form einen weiteren Membranrezeptor inhibiert. Bindet jedoch SHH an das PTCH-Genprodukt, so wird nunmehr eine Aktivierung des bislang gehemmten Membranproteins SMO („smoothened“) induziert und über eine Reihe von Signaltransduktionsmolekülen eine Proliferation der Zelle ausgelöst (Abb. 4.4.6) (Dlugosz et al. 2002).

Dieser Signaltransduktionsweg ist während der Embryogenese zur Induktion des Haarfollikels von entscheidender Bedeutung und wird im Rahmen der Tumorgenese offenbar reaktiviert. Nahezu alle an dem Sonic-Hedgehog-Signaltransduktionsweg beteiligten Moleküle und Gene können durch UV-bedingte Mutationen alteriert sein und zur Entstehung eines Basalioms beitragen. Zwischenzeitlich sind Knock-out- und transgene Mäuse mit den entsprechenden mutierten Genen etabliert worden. Sie zeigen ebenfalls die Ausbildung von Basaliomen.

Obwohl die Standardtherapie des Basalioms in der Exzision liegt, bei Problembasaliomen auch in einer mikroskopisch kontrollierten Exzision, so lassen dennoch diese neuen Erkenntnisse der molekularen Pathogenese des Basalioms auch spezifische, molekular ausgerichtete Therapieansätze erwarten. Das pflanzliche Alkaloid Cyclopamin wirkt ebenfalls als Hemmer des SMO-Proteins und ist der erste derzeit wissenschaftlich evaluierte molekulare Hemmer des Sonic-Hedgehog-Signaltransduktionsweges, der in der Therapie des Basalioms eine Rolle spielen könnte. Dennoch ist es durchaus vorstellbar, dass auch die anderen Mitglieder des Signaltransduktionswegs durch neue Therapeutika beeinflusst werden könnten.

4.4.7.2.3 Malignes Melanom

Das maligne Melanom (Abb. 4.4.7) kommt etwa zwanzigmal seltener vor als alle anderen malignen Tumoren der Haut, es ist aber der Hauttumor, der am häufigsten zum Tode führt. Ein Drittel der Melanome entwickelt sich aus vorher bestehenden Nävi, der Rest sind Neubildungen auf zuvor normal erscheinender Haut. Die jährliche Inzidenz schwankt zwischen einer Neuerkrankung auf 100000 Personen bei Schwarzen und 50/100000 bei der weißen, hellhäutigen Bevölkerung (Slominski et al. 1995). In dieser Bevölkerungsgruppe ist das maligne Melanom der Tumor, der die höchsten Zuwachsraten aufweist (Aubin et al. 2001). Im Gegensatz zum Basaliom und Spinaliom treten etwa 50% der Melanome vor dem 55. Lebensjahr auf. Epidemiologische Untersuchungen deuten darauf hin, dass für diese Zunahme eine Exposition gegenüber dem UV-Spektrum des Sonnenlichtes entscheidend ist. Wenngleich sich UVB-bedingte Mutationen in verschiedenen Genen des Melanoms nachweisen lassen, so darf doch offenbar auch der Einfluss des UVA-Lichtes auf die Melanomentstehung nicht unterschätzt werden (Dlugosz et al. 2002). Eine genaue Risikoabschätzung der relativen Anteile von UVA und UVB steht allerdings noch aus.

Es ist bemerkenswert, dass Melanome nicht durch die lebenslange chronische Lichtexposition induziert werden, wie dies etwa beim Plattenepithelkarzinom und beim Basaliom der Fall ist, sondern durch kurzfristige, sehr intensive UV-Einstrahlungen begünstigt werden (Whiteman et al. 2001).

Unter den molekularen Alterationen, die bei der Melanomentstehung und seiner Progression beobachtet werden können, finden sich keine konstanten Befunde. Stattdessen ist eine Vielzahl von Genen betroffen, von denen der INK4a-Locus auf dem Chromosom 9p21 am häufigsten betroffen ist (Quelle et al. 1995). Interessanterweise sind Keimbahnmutationen dieses Gens auch bei Patienten beobachtet worden, die an einem familiären Melanom leiden. In diesen Fällen geht die Melanomentstehung vom Verlust des gesunden Allels aus (Hussussian et al. 1994). INK4a-Funktionsstörungen, sei es durch Mutationen oder durch epigenetische Mechanismen wie Promoterhypermethylierungen, sind auch beim sporadischen Melanom von Relevanz (Funk et al. 1998). INK4a-ist ein negativer Regulator der Aktivität der cyclinabhängigen Kinase 4 (CDK4) im Retinoblastomgen-Kontrollsystem der Zellteilung, in dem es eine Kontrollfunktion bei der Passage durch die G1-S-Phase des Zellzyklus innehat. Eine zweite relativ häufig gefundene Mutation betrifft die *ras*-Gen-Familie, speziell *N-ras* und *H-ras* (Chin et al. 1998). Kürzlich wurde eine aktivierende Mutation des *braf*-Gens in knapp 70% kutaner maligner Melanome nachgewiesen, welches im *ras*-Signaltransduktionsweg stromabwärts gelegen ist (Davies et al. 2002). Die verschiedenen genetischen Veränderungen, die mit der Progression des malignen Melanoms assoziiert sind, sind in Abb. 4.4.7 dargestellt.

Klinisch lässt sich das Melanom anhand seiner Wachstumscharakteristika in den meisten Fällen auch frühzeitig bereits sicher diagnostizieren. Es handelt sich um asymmetrische, bogig begrenzte, unregelmäßig kontrollierte Pigmentläsionen mit einem Durchmesser >6 mm (sog. ABCD-Regel) (Abb. 4.4.7).

Unter den verschiedenen klinischen Melanomtypen ist speziell das Lentigo-maligna-Melanom, welches in chronisch lichtexponierten Hautarealen auftritt und damit eine Analogie zu den Plattenepithelkarzinomen und Basaliomen aufweist, bevorzugt im höheren Lebensalter zu beobachten. Bemerkenswert ist, dass dieser Subtyp des malignen Melanoms auch eine relativ lange horizontale Wachstumsphase aufweist, bevor die Tumorzellen in ihrer Progression so weit fortgeschritten sind, dass sie auch tiefere Schichten des Coriums durchdringen können.

Molekulare Ansätze zur Therapie des malignen Melanoms sind in den letzten Jahren entwickelt worden. Die Behandlung mit BCL2-Antisense-Oligonukleotid, welches in Kombination mit dem Chemotherapeutikum DTIC gegeben wird, befindet sich bereits in der klinischen Erprobung. BCL2-Antisense-Oligonukleotide sensibilisieren Melanomzellen in vitro, aber auch im Tierversuch gegenüber der durch Chemotherapie induzierten Apoptose. Derzeit laufen in Europa größere klinische Multicenterstudien zur Wirksamkeit dieses Therapieprinzips.

4.4.7.3 Gefäßveränderungen

Wie im gesamten Organismus verändert sich das Blutgefäßsystem der Haut im Laufe des Lebens kontinuierlich. Die Zahl der Kapillaren in der Dermis nimmt kontinuierlich ab (Verlust von bis zu 30% des kumulativen Gefäßquerschnitts) und die Kapillarschleifen sind verkürzt. Die Haut zeigt daher die alterstypische Blässe. Postkapilläre Venulen und Venen nehmen im Bereich der Adventitia an Zellen ab, es kommt zur Weitstellung der Gefäße

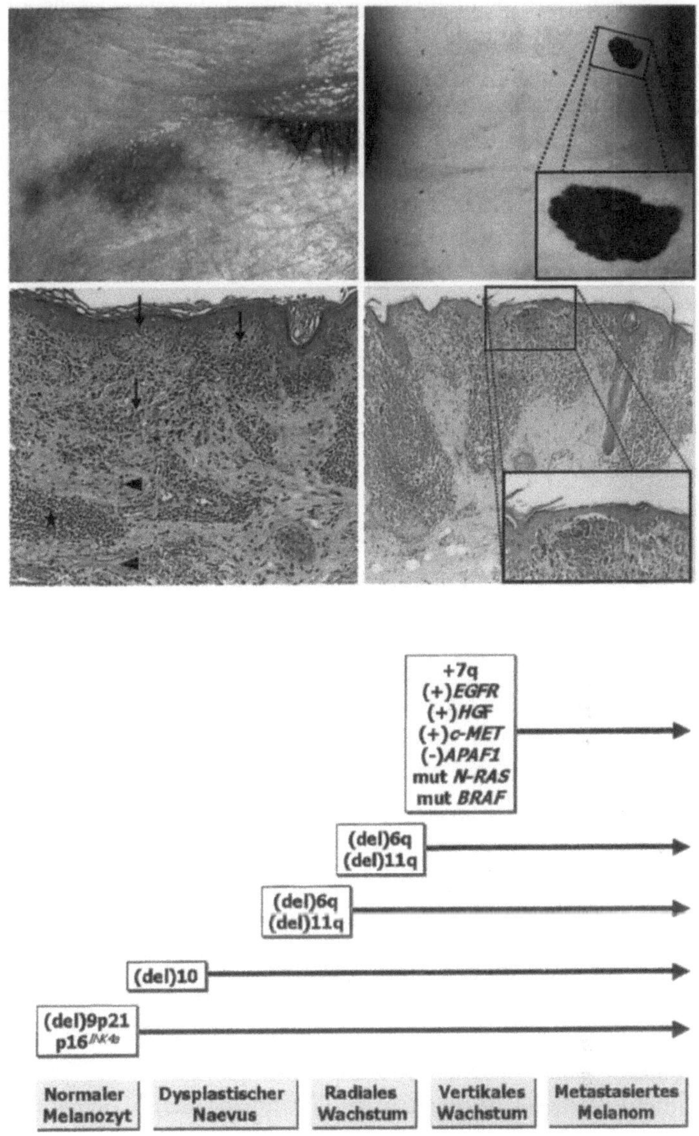

Abb. 4.4.7. Dermatologischer Befund, Histologie und genetische Veränderungen bei der Entstehung des malignen Melanoms. Aus normalen Melanozyten entwickelt sich ein dysplastischer Naevus, wobei der INK4a-Locus des Chromosoms 9p21 mit den Tumorsuppressorgenen $p16^{INK4a}$ und $p19^{ARF}$ von besonderer Bedeutung ist. Bei den dargestellten fortgeschrittenen Stadien, dem Lentigo-maligna-Melanom, kommt es zu einem vertikalen invasiven Wachstum atypischer Melanomzellen *(Pfeile)*. In dieser Phase wird häufig eine Trisomie 7q mit Vermehrung der Rezeptortyrosinkinasen EGFR und c-MET sowie deren Liganden HGF und BRAF beobachtet. Der kausale Zusammenhang mit der Tumorprogression ist allerdings noch nicht bewiesen. *Pfeilspitzen:* UV-bedingte Elastose der Haut, *Stern:* lymphozytäre Infiltrate als Ausdruck einer lokalen Entzündung

und zur Wandstarre. Klinisch machen sich diese Veränderungen als Teleangiektasien sowie als Hämorrhagien nach Trivialtraumen (Purpura seniles) bemerkbar. Veränderungen der Arterien, zumeist als Arteriosklerose, führen zu Durchblutungsstörungen mit resultierenden trophischen Ulzera oder Cholesterinembolien. Die typischen altersbedingten Veränderungen der Venen bestehen in erster Linie in der chronisch-venösen Insuffizienz (CVI).

4.4.7.3.1 Varizenbildung und Ulzera

Primäre Varizen sind anlagebedingte Gefäßstörungen der unteren Extremitäten, die, bedingt durch den aufrechten Gang, ausschließlich beim Menschen auftreten. Neben den genetischen Faktoren (ca. 77%) und hormonellen Einflüssen (Phillips et al. 2001) zählt das fortgeschrittene Lebensalter zu den begünstigenden Faktoren (Gottrup u. Karlsmark 2000).

Die genetisch bedingten Veränderungen betreffen dabei nicht nur die Venen der unteren Extremität, sondern führen in allen Gefäßen zu strukturellen Veränderungen. Grundlage sind die geänderte Zahl und Funktion der Zellen in der Gefäßwand und im umgebenden Gewebe. Daraus folgt eine Veränderung der Zusammensetzung der extrazellulären Matrix und damit der mechanischen Eigenschaften. Eine erniedrigte Synthese von Kollagen Typ 1 und Typ 3 wurde nicht nur in glatten Muskelzellen, sondern auch in umgebenden Zellen wie den dermalen Fibroblasten nachgewiesen (Sansilvestri-Morel et al. 2001, 2002). Für Kollagen Typ 1, das in erster Linie für die Rigidität der Venenwand verantwortlich ist, wurde eine erhöhte Synthese auf transkriptioneller und translationaler Ebene aufgezeigt. Gleichzeitig liegt ein verminderter Abbau durch MMP-2 bei erhöhten TIMP-1-Spiegeln vor. Für Kollagen Typ 3, das für die Elastizität der Gefäße bedeutsam ist, scheint eine vermehrte Synthese nicht aufzutreten, sondern in erster Linie ein verminderter Abbau verantwortlich zu sein (Sansilvestri-Morel et al. 2002). Die wesentlichen Bestandteile der extrazellulären Matrix, die an der Entstehung der CVI beteiligt sind, sind in Tabelle 4.4.1 zusammengefasst. Dabei ist zu berücksichtigen, dass für die Enzyme (MMP) und deren Inhibitoren (TIMP) nicht nur die Verminderung oder Erhöhung bedeutsam sein kann, sondern insbesondere der MMP-TIMP-Quotient entscheidend ist (Badier-Commander et al. 2000).

Chronisch-venöse Insuffizienz. Eine dekompensierte primäre Varikose im Bereich der V. saphena magna mit Insuffizienz der tiefen Venen und Vv. perforantes führt zur chronisch-venösen Insuffizienz. Sie geht mit einer Ödem- und Ekzembildung, einer Hyperpigmentierung und einer Sklerose des Unterschenkels einher. Der Rückstau des Blutes bei defekten Stammvenenklappen über die Perforansvenen bis zu den Venulen der Haut führt zur Plasmaextravasation und zur Ausbildung eiweißreicher Ödeme. Durch den hohen Venendruck kommt es schließlich zu einem punktförmigen Blutaustritt, dessen Resorption durch die Ablagerung von Hämosiderin zur typischen Hyperpigmentierung (Purpura jaune d'ocre) führt. Die reaktive Anregung der Kollagenneogenese bewirkt eine Induration bis hin zur Sklerose. Aus der Ausbildung von Fibrinscheiden um die Venulen resultieren trophische Störungen der Haut mit Gewebeuntergang (Ulcus cruris) mit atropher Narbenbildung, typischerweise im Malleolarbereich (Atrophie blanche).

Tabelle 4.4.1. Veränderungen extrazellulärer Matrixproteine bei der chronisch-venösen Insuffizienz (CVI)

Erhöht	Erniedrigt
Kollagen Typ I	Kollagen Typ III
Kollagen Typ IV	Fibronektin
Tenascin	Elastin
TIMP-1	Laminin
	uPA
	tPA
	PAI-1
	MMP-2

MMP-2 Matrixmetalloproteinase 2, *PAI-1* Plasminogenaktivator-Inhibitor 1, *tPA* Gewebe-Plasminogenaktivator, *uPA* Urokinase-Plasminogenaktivator, *TIMP-1* Gewebeinhibitor der Metalloproteinase.

Ulcus cruris venosum. Die maximale Ausprägung einer CVI wird als Ulcus cruris venosum bezeichnet. Ist der Unterschenkel nahezu komplett betroffen, spricht man von einem Gamaschenulkus. Hier stellt sich durch den gestörten Lymphabfluss distal des Ulkus ein Lymphödem ein, mit Superinfektionen und Erysipeln als häufigen Komplikationen (Paquette u. Falanga 2002). Als molekularer Mechanismus, der zur Ulkusbildung und zu chronischen Wundheilungsstörungen im Alter beitragen kann, wurde eine erniedrigte Fibronektinsynthese (Ashcroft et al. 1997) bei einer gleichzeitig erhöhten Elastaseaktivität (Herrick et al. 1997) nachgewiesen.

Ischämische Drucknekrose. Wird auf die Haut ein konstant hoher Druck ausgeübt, kommt es zu einer Kompression der Venulen mit reversibler Schädigung der Haut und des subkutanen Gewebes (z.B. Aufliegestellen bei bettlägerigen Patienten). Der hypoxische Gewebeschaden bewirkt zunächst eine Permeabilitätssteigerung der Gefäße mit Plasmaexsudation und entzündlicher Reaktion, die sich als Rötung (reaktive Hyperämie) manifestiert (Grad I). Übersteigt der Druck den mittleren Kapillardruck (44 g/cm^2) und hält er länger als 1–2 Stunden an, kommt es zur irreversiblen Schädigung (ischämische Nekrose), die in ihrem Ausmaß von einer oberflächlichen schwärzlichen Schorfbildung bis zu einer tiefen Nekrose (bis zum Knochen) reichen kann (Grad II bis IV). Der Nekrose folgt nach Tagen bis Wochen ein geschwüriger Zerfall. Der tiefe Gewebeverlust wird durch Eiweiß- und Elektrolytverluste verstärkt, die zum Katabolismus und Marasmus führen können. Nekrotisierende Ulzera dienen als Eintrittspforte für eine Superinfektion und Sepsis (Elgart 2002, Martin u. Elewski 2002).

4.4.7.3.2 Teleangiektasie und senile Purpura

Teleangiektasien. Altersbedingte Veränderungen im Bereich postkapillärer Venulen und Venen machen sich häufig als Teleangiektasie bemerkbar. Diese ist durch eine Weitstellung und Wandstarre der Gefäße bei Abnahme der Zellzahl in der Adventitia gekennzeichnet. Die Ausbildung der Teleangiektasien wird durch die Sonnenlichtexposition begünstigt und findet sich daher häufig im Gesichts- und Halsbereich (Erythrosis interfollicularis colli). Bisweilen kann es auch hier zu Hyperpigmentierungen kommen (Erythromelanosis interfollicularis colli). Eine kausale Therapie der irreversiblen Veränderungen ist nicht möglich, daher wird Lichtschutz als Prophylaxe empfohlen.

Senile Purpura. Die im Laufe der Jahre erworbene Schwäche der Gefäßwand und des perivaskulären Bindegewebes geht mit einer verminderten Dehnbarkeit und Reißfestigkeit des Gewebes einher. Bei leichter mechanischer Belastung und kleineren Bagatelltraumen kann es zu punktförmigen bis flächigen Blutungen kommen. Die senile Purpura als häufigste Erscheinungsform ist durch große, polyzyklisch begrenzte Hautblutungen an mechanisch besonders belasteten Körperstellen (wie z. B. Handrücken und Dorsalseiten der Unterarme) gekennzeichnet.

4.4.7.4 Erythematosquamöse Veränderungen

Im Alter treten durch die veränderte Durchblutung und der daraus folgenden trophischen Situation häufiger Hauterkrankungen auf, die mit einer Rötung und Schuppung der Haut einhergehen (van Voorhees et al. 2001).

4.4.7.4.1 Ekzeme und Arzneimittelexantheme

Als Zeichen epidermaler Intoleranzreaktionen zeigen sich in der Altershaut häufig Ekzeme und Arzneimittelexantheme. Häufig betroffen sind Regionen mit venösen Zirkulationsstörungen, z. B. Unterschenkelekzeme. Aufgrund der Durchblutungsstörungen und gehäufter Ulcera cruris im Alter werden vermehrt Externa appliziert. Häufig lässt sich bei Patienten mit Ulzera eine Kontaktsensibilisierung gegenüber Inhaltsstoffen von Salben wie Neomycin, Konservierungsmitteln, Perubalsam oder Salbengrundlagen nachweisen. Diese Sensibilisierungen werden als wesentliche ätiologische Faktoren bei der Entstehung altersbedingter Kontaktekzeme angesehen (Sullivan u. Shear 2002), deren hohe Prävalenz ein großes therapeutisches Problem darstellt. Weitere Faktoren, die zu einer Dermatitis der Altershaut beitragen können, sind chronische Irritationen durch Sekrete aus den Ulzera und die mikrobielle Besiedlung, welche dann auch nummuläre Streuherde entwickeln können (bakterielles Ekzem). Eine verschlechterte Thermoregulation, Teleangiektasien und ein verzögerter Abtransport von Substanzen aus dem Bindegewebe der Haut tragen zur Neigung der Altershaut zu chronischen irritativen Ekzemen bei.

4.4.7.4.2 Alterserythrodermie

Die Alterserythrodermie ist unter den zahlreichen Erythrodermien – gemeinsam mit der paraneoplastischen Erythrodermie – eine Form, die bislang am wenigsten verstanden ist. Das klinische Bild der Alterserythrodermie ist relativ charakteristisch, erfordert jedoch eine sorgfältige Abklärung und Differenzialdiagnose. Typischerweise sind Männer über 70 Jahren von diesem Krankheitsbild betroffen. Innerhalb von einigen Monaten kommt es zu einem ekzemartigen Bild mit Rötung, feinlamellärer Schuppung sowie erheblichem Juckreiz, der das gesamte Integument erfasst. Die Patienten sind wegen der durch den Juckreiz verursachten permanenten Schlafstörungen, aber auch durch die aus Epidermis und Dermis stammenden Zytokine in einem katabolen Zustand, der in aller Regel innerhalb einiger Monate zu einem schlechten Allgemeinzustand führt. Differenzialdiagnostisch sind folgende andere Formen der Erythrodermie durch entsprechende Untersuchungen auszuschließen: persistierende photoallergische und phototoxische Reaktionen, paraneoplastische Erythrodermien, kutane T-Zell-Lymphome sowie Medikamentenhypersensitivitätssyndrome.

Die typische klinische Konstellation eines generalisierten Ekzembildes bei älteren Männern hat dem Krankheitsbild der Alterserythrodermie im amerikanischen Schrifttum den Namen „red man syndrome" und im französischen Schrifttum die Bezeichnung „l'homme rouge" eingetragen.

Die Therapie der Alterserythrodermie gelingt mit topischen Maßnahmen in der Regel nur unbefriedigend, weshalb systemische Immunsuppressiva, etwa Ciclosporin A, über einige Monate zum Einsatz kommen.

4.4.7.5 Blasenbildende Veränderungen (Pemphigusgruppe)

Während eine Reihe von Autoimmunerkrankungen klassischerweise im frühen Lebensalter auftreten, wie etwa der Lupus erythematodes, sind die bullösen Autoimmunerkrankungen der Haut Krankheiten des mittleren oder höheren Lebensalters (Mutasim u. Anhalt 2002). Die Pemphigusgruppe, die durch Antikörper gegen Cadherine der epidermalen Desmosomen charakterisiert ist, tritt in der Regel im mittleren Lebensalter auf, die bullöse Pemphigoidgruppe mit Autoantikörpern gegen hemidesmosomale Strukturproteine ist dagegen typischerweise bei über 60- oder 70-jährigen Patienten zu beobachten (Abb. 4.4.8).

Die molekulare Struktur der Desmosomen und Hemidesmosomen ist in den letzten Jahren, nicht zuletzt auch durch die bei Patienten isolierten Autoantikörper molekular charakterisiert und in ihrer funktionellen Bedeutung detailliert untersucht worden. Ein Überblick über die ultrastrukturelle Morphologie sowie die Desmosomen und Hemidesmosomen ist in Abb. 4.4.8 dargestellt. Die Prädisposition, gegen Autoantigene von Desmosomen oder Hemidesmosomen Autoantikörper zu entwickeln, ist auf einen genetischen Hintergrund fixiert. Hierbei konnten bestimmte HLA-Haplotypen beschrieben werden, die mit dieser Neigung assoziiert sind. Darüber hinaus zeigen Angehörige von Patienten mit bullösen Autoimmundermatosen, speziell mit Pemphigus vulgaris, über die Normwerte erhöhte Titer von Autoantikörpern, die jedoch den Schwellenwert zur Auslösung der Erkrankung nicht überschreiten. Hierzu ist offenbar ein weiteres Ereignis notwendig, das nicht bei allen Prädisponierten eintritt. Ein solches exogenes Ereignis wird beispielsweise an bestimmten Flussläufen Südamerikas häufig ausgelöst, da in diesen geographischen Regionen der Pemphigus foliacius endemisch auftritt (Warren et al. 2000). Die Bindungsspezifität der Autoantikörper entscheidet über die Schwere der Erkrankung, ebenso wie die sich parallel entwickelnde Produktion von Autoantikörpern gegen unterschiedliche Strukturproteine der Desmosomen oder Hemidesmosomen (Zillikens u. Bröcker 1994). So haben Patienten mit einem schweren Pemphigus vulgaris stets Autoantikörper gegen Desmoglein 1 und Desmoglein 3.

Ein besonders altersspezifisches Charakteristikum des bullösen Pemphigoids ist die Tatsache, dass bei älteren Patienten speziell über dem 70. Lebensjahr eine immunsuppressive Therapie nicht ohne weiteres durchzuführen ist. Die klassische immunsuppressive Therapie mit mittelhoch dosierten Glukokortikoiden sowie Azathioprin führt häufig zum Auftreten von sekundären Infektionen, insbesondere Lungenentzündungen, und zu einem nicht selten letalen Verlauf. Aus diesem Grund wurden alternative Therapieverfahren eingesetzt, wobei sich bei Patienten mit bullösem Pemphigoid in einzelnen Fällen bisher nicht erklärbare Therapieerfolge mit systemischen Antibiotika, wie etwa Erythromycin, erzielen lassen. Bei vielen Patienten mit einer niedrig dosierten, einmal pro Woche verabreichten Methotrexatgabe gelingt eine befriedigende therapeutische Einstellung. Einzelne Zentren, vor allem in Frankreich, setzen auf eine rein topische Therapie dieser Erkrankung, wobei die steroidbedingte Atrophie der Haut von diesen Autoren ebenso in Kauf genommen wird wie die zunehmende Infektanfälligkeit des Integuments.

4.4.8 Maßnahmen gegen das frühzeitige Altern der Haut und zur Korrektur der Hautalterungsfolgen

Die entscheidende Maßnahme zur Beeinflussung der vorzeitigen Hautalterung ist die Prophylaxe. Keine Therapie ist in der Lage, durch äußere Einflüsse vorgealterte Haut vollständig wiederherzustellen. Aufgrund der überragenden Bedeutung der UV-Exposition für die vorzeitige Hautalterung kommt dem Lichtschutz damit die zentrale Rolle bei den vorbeugenden Maßnahmen zu. Es ist daher anzuraten, intensive Sonnenbestrahlung und Solarien zu meiden, ggf. sollte eine geeignete Sonnenschutzcreme mit hohen Lichtschutzfaktoren (LSF 30 und höher) aufgetragen werden.

Die weiteren Maßnahmen zur Behandlung der Hautalterungen sind nicht spezifisch und können daher sowohl zur Behandlung der chronologisch (intrinsisch) gealterten Haut als auch der extrinsisch vorgealterten Haut verwendet werden. Falten können durch Operation, durch Einspritzung von Füllmaterialien oder Medikamenten, wie z. B. Botulinumtoxin A, oder durch eine Kombination der verschiedenen Verfahren korrigiert werden.

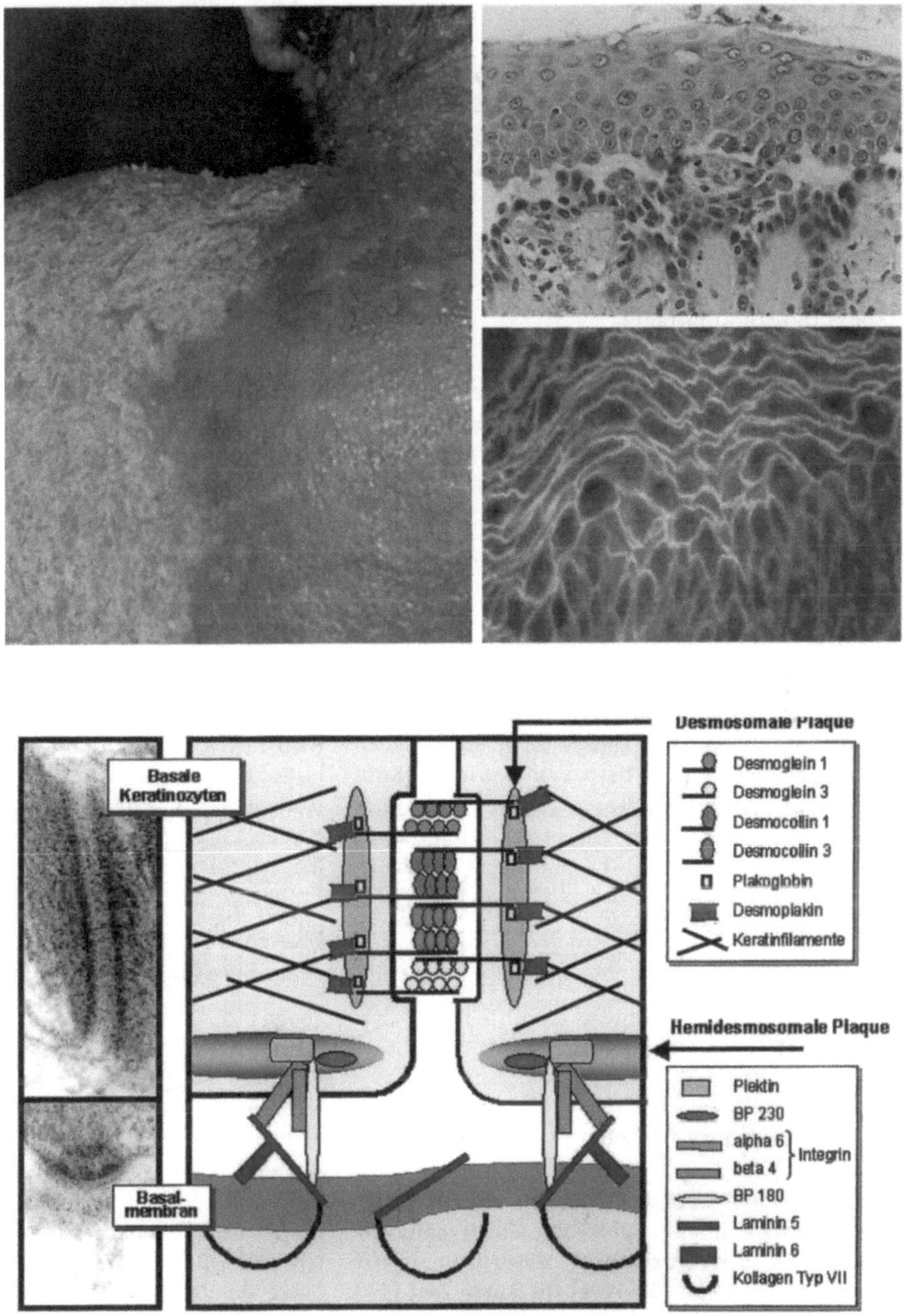

Abb. 4.4.8. Pemphiguserkrankungen sind blasenbildende Erkrankungen der Haut, die durch das Auftreten von Autoantikörpern gegen Proteine der epithelialen Zell-Zell-Verbindungen (Desmosomen) verursacht werden. Histologisch zeigen sich Ablösungen des epithelialen Zellkontaktes. Mit der indirekten Immunfluoreszenz lassen sich die Bindung der Autoantikörper sichtbar machen. Es wurden Antikörper gegen die schematisch dargestellten Strukturproteine der desmosomalen und hemidesmosomalen Verbindungen nachgewiesen

4.4.8.1 Externatherapie

Für die altersbedingten epidermalen Veränderungen, die sich in erster Linie als Hauttrockenheit (Xerose), äußern, ist eine symptomatische Therapie mit rückfettenden Cremes und Salben sowie wasserbindenden Externa (z.B. Urea 5–10%) angezeigt.

4.4.8.2 Topische Retinoide

Retinoide sind natürliche und synthetische Abkömmlinge des All-trans-Retinol (Vitamin A). Sie entfalten ihre Wirkung an nukleären Rezeptoren, die ähnlich wie Glukokortikoidrezeptoren nach der Translokation in den Zellkern auf transkriptioneller Ebene die Expression von Proliferations- und Differenzierungsgenen kontrollieren (Orfanos et al. 1997). Die Retinsäurerezeptoren RARα, -β, -γ binden Retinoide wie Tretinoin und 9-cis-Retinsäure, während die Retinoid-X-Rezeptoren RXRα, -β, -γ nur Retinsäure binden. Durch diese spezifischen Wirkungen lassen sich bereits in geringer Konzentration (0,01–0,05%) Regenerierung und Differenzierung der Keratinozyten gezielt beeinflussen (Fisher u. Voorhees 1998). Über diese epidermalen Effekte hinaus sind auch heraufregulierende Effekte auf die Prokollagensynthese und die Hemmung von MMP beschrieben worden (Griffiths 1999, 2001). Lichtalterungsbedingte degenerative Veränderungen in der Haut könnten damit teilweise wieder ausgeglichen werden (Saurat 1995).

4.4.8.3 Fruchtsäure-Peelings

Peelingverfahren werden eingesetzt, um die Unregelmäßigkeiten in der Epidermis abzutragen. Die verwendeten α-Hydroxysäuren werden in relativ hoher Konzentration (20–70%) für kurze Zeit (2–3 Minuten) auf die Haut aufgetragen und anschließend mit Natriumbicarbonat neutralisiert. Dadurch werden die Zellhaften zwischen den Keratinozyten gelöst und eine Regeneration der Epidermis eingeleitet. Darüber hinaus soll auch eine unspezifische stimulierende Wirkung auf die dermale Kollagensynthese ausgelöst werden, wobei die genauen Mechanismen der Wirkung bislang ungeklärt sind. Weitere chemische Peelingverfahren verwenden stärkere Substanzen wie die Trichloressigsäure (30%, mitteltiefes Peel) oder Phenol (tiefes Peel).

4.4.8.4 Dermabrasio

Eine dem chemischen Peeling entsprechende Abtragung oberer Epidermisschichten kann auch mechanisch erfolgen. Dazu werden mit Diamantstaub versehene Schleifköpfe verwendet, mit denen die Epidermis angeschliffen wird. Die mechanische Zerstörung führt über eine Stimulation der epithelialen Regeneration hinaus auch zur Anregung der dermalen Kollagenbildung.

4.4.8.5 Ablative Laserverfahren

Die chemische und mechanische Hautablation wurde in den letzten Jahren immer mehr durch neue lasermedizinische Verfahren abgelöst, die als Laser-Skin-Resurfacing bezeichnet werden (Rohrer 2001). Die Technik zeichnet sich dadurch aus, dass sie sehr präzise zu steuern und für den Patienten bei bestmöglicher Gewebeschonung wenig belastend ist. Der ursprünglich verwendete CO_2-Laser wird in der letzten Zeit zunehmend durch die Erbium:Yttrium-Aluminium-Granat-(Er:YAG-)Lasertechnologie ersetzt (Kaufmann 2001). Mit einer Wellenlänge von 2940 nm im Infrarotbereich wird die Energie in erster Linie von Wasser und von Proteinen absorbiert. Damit wird erreicht, dass immer die oberste Gewebeschicht abgetragen wird. Eine etwa 125 µm breite Epidermis kann damit bei einer Einzeldosis von 5 J/cm^2 (Eindringtiefe von 20–25 µm, Nekrosezone 5–10 µm) mit einer Gesamtdosis von 25 J/cm^2 entfernt werden (Kaufmann 2001). Da bei der reinen Er:YAG-Lasertherapie nach einem halben Jahr keine deutliche Faltenglättung mehr sichtbar ist, hat sich die Kombination von CO_2- und Er:YAG-Laser als derzeit beste Methode durchgesetzt. Dabei werden zunächst mit dem CO_2-Laser obere Epidermisschichten entfernt und anschließend mit dem Er:YAG-Laser die Nekrosezonen abgetragen. Wie bei der chemischen und der mechanischen Hautablation auch, ist über die epidermale Regeneration von einer Stimulation der dermalen Kollagensynthese auszugehen.

Aufgrund des ablativen Charakters der Behandlung kann es zu einer lange anhaltenden bis dauerhaften Hypopigmentierung oder einer über mehrere Wochen oder Monate bestehenden Hyperpigmentierung oder Rötung kommen. Bei einer Behandlung im Hals- und Dekolletébereich muss mit einem deutlich erhöhten Narbenrisiko gerechnet werden.

4.4.8.6 Botulinumtoxin

Die Injektion von Botulinumtoxin A ist ein vergleichsweise neues Verfahren zur Korrektur mimischer Gesichtsfalten. Botulinumtoxin A ist ein von Clostridium botulinum produziertes Exotoxin, das zu einer schlaffen Lähmung der quer gestreiften Muskulatur führt. Man unterscheidet sieben verschiedene Botulinumtoxine (BoT), die als BoT A–G bezeichnet werden. Therapeutisch genutzt wird derzeit nur BoT A, die Toxine BoT B und F befinden sich in klinischer Prüfung. Das Protein besteht aus zwei Untereinheiten, einer leichten und einer schweren Kette, die über eine Disulfidbrücke verbunden sind. Die schwere Kette (147 kD) ist entscheidend für die aktive Aufnahme in die präsynaptische Nervenendigung, die leichte Kette (52 kD) ist als Zn^{2+}-Protease für die Toxizität verantwortlich. Die hohe Selektivität der toxischen Wirkung gegenüber cholinergen Neuronen beruht auf der neuronalen Aufnahme des Toxins durch rezeptorvermittelte Endozytose. Die Endozytosevesikel werden durch die Aktivität einer ATP-abhängigen Protonenpumpe angesäuert, was zur Spaltung der Disulfidbrücke führt. Die Freisetzung der leichten Kette von BoT führt zur Blockade verschiedener Proteine, die für die Membranbindung und Entleerung der Transmittervesikel benötigt werden. BoT A, C und E inaktivieren das synapsenspezifische Protein SNAP-25, während andere Botulinumtoxine Syntaxin (BoT C) oder Synaptobrevin (BoT B, D, F, G) spalten. Die Inaktivierung bereits eines dieser Proteine aus dem Fusionskomplex verhindert die Verschmelzung des mit Acetylcholin gefüllten Vesikels mit der Plasmamembran, wodurch die Ausschüttung von Acetylcholin in den synaptischen Spalt verhindert wird. Da BoT vorwiegend in motorischen Neuronen aufgenommen werden, resultiert eine schlaffe Lähmung der betroffenen Muskulatur. Nach Injektion in die betroffenen Muskeln setzt innerhalb einiger Tage eine zunehmende Lähmung ein, die über Monate anhält. Die Rückkehr der muskulären Aktivität beruht überwiegend auf der Neubildung von Nervenendigungen und motorischen Endplatten. Intraneuronal scheint ebenfalls eine Spaltung durch Proteasen stattzufinden, deren Restitution nur langsam erfolgt. Lange persistierende, geringe Toxinmengen in den synaptischen Terminalen erklären die lange Wirkungszeit der Botulinumtoxine (Becker-Wegerich et al. 2001).

Die Einspritzung sehr geringer Mengen Botulinumtoxin A hemmt den entsprechenden Muskel im Gesicht. Dadurch wird einer Entstehung bzw. Verstärkung der typischen Stirnfalten und Augenfalten vorgebeugt. Die volle Wirkung entfaltet sich 3–7 Tage nach der Einspritzung und hält 3–6 Monate an. Ein nachhaltiger Effekt – bis zu einem Jahr – wird durch Wiederholungsbehandlungen erzielt.

4.4.8.7 Faltenunterspritzung

Die ersten Füllmaterialen bestanden aus nicht abbaufähigen Materialien, wie z. B. Silikon, Teflon oder Polymethylenmethacrylat (PMMA). Diese Substanzen finden immer seltener Verwendung, da sie eine große Gefahr der Narben- und Granulombildung bergen. Derzeit werden nur vollständig abbaubare Füllstoffe empfohlen. Da es sich dabei häufig um tierische Eiweiße handelt, haben die BSE-Krise und zahlreiche Berichte über Allergien zu einer deutlichen Zurückhaltung der Anwender geführt. Kollagen, als Ersatz für den altersbedingten dermalen Verlust in der Haut, ist bisher nur als tierisches Präparat erhältlich, das zumeist aus der Rinderhaut aufgereinigt und mit Glutaraldehyd vernetzt wird. Aufgrund der häufigen Allergien wird vor der Injektion eine Hautpricktestung empfohlen.

Im Gegensatz zu Kollagen sind für Füllmaterialien wie Poly-L-Milchsäure bislang keine Allergien bekannt geworden. Das Wirkprinzip beruht auf der Volumenzufuhr und der darüber hinausgehenden Wasserbindung des Moleküls. Wie für die ablativen Verfahren wurde auch für Poly-L-Milchsäure die Induktion einer Kollagenneogenese beschrieben. Der Abbau erfolgt über Wochen und Monate durch eine vollständige Depolymerisation in mehreren Schritten über eine Hydratation, Spaltung der kovalenten Bindungen und der Elimination in Form von CO_2. Eine Faltenunterspritzung mit Füllmaterialien sollte nur bei tiefen Stirn-, Glabella- und Nasolabialfalten erfolgen. Die Wirkung lässt sich durch eine Kombination mit Botulinumtoxin (ca. 1 Woche vorher Faltenunterspritzung) verbessern, da durch die Lähmung der mimischen Muskulatur der Füllstoff nicht wegmassiert wird. Alternativ kann Hyaluronsäure, ein Polysaccharid, verwendet werden, das ebenfalls eine Volumenaugmentation durch die stark Wasser bindenden Eigenschaften bewirkt. Die Verwendung von Hyaluronsäure tierischer Herkunft (Hahnenkämme) ist aufgrund der starken Allergenizität (Nahrungsmittelallergie auf Geflügel oder Eier) und potenziellen Krankheitsübertragungen zugunsten von bakteriell synthetisierter, stabilisierter Hyaluronsäure mit nur sehr geringem Proteinanteil aufgegeben worden.

4.4.9 Literatur

Ashcroft GS, Horan MA, Ferguson MW (1997) Aging is associated with reduced deposition of specific extracellular matrix components, an upregulation of angiogenesis, and an altered inflammatory response in a murine incisional wound healing model. J Invest Dermatol 108:430–437

Ashcroft GS, Horan MA, Ferguson MW (1998) Aging alters the inflammatory and endothelial cell adhesion molecule profiles during human cutaneous wound healing. Lab Invest 78:47–58

Aubin F, Humbey O, Humbert P, Laurent R, Mougin C (2001) Melanoma: role of ultraviolet radiation: from physiology to pathology. Presse Med 30:546–551

Badier-Commander C, Verbeuren T, Lebard C, Michel JB, Jacob MP (2000) Increased TIMP/MMP ratio in varicose veins: a possible explanation for extracellular matrix accumulation. J Pathol 192:105–112

Balint B, Donnelly LE, Hanazawa T, Kharitonov SA, Barnes PJ (2001) Increased nitric oxide metabolites in exhaled breath condensate after exposure to tobacco smoke. Thorax 56:456–461

Beauregard S, Gilchrest BA (1987) Syndromes of premature aging. Dermatol Clin 5:109–121

Beazley WD, Gaze D, Panske A, Panzig E, Schallreuter KU (1999) Serum selenium levels and blood glutathione peroxidase activities in vitiligo. Br J Dermatol 141:301–303

Becker-Wegerich P, Rauch L, Ruzicka T (2001) Botulinum toxin A in the therapy of mimic facial lines. Clin Exp Dermatol 26:619–630

Bergfelt L (1993) UV-related skin conditions and Langerhans' cell populations in human skin. Acta Derm Venereol 73:194–196

Boer de J, Hoeijmakers JH (2000) Nucleotide excision repair and human syndromes. Carcinogenesis 21:453–460

Bohr VA, Dianov G, Balajee A, May A, Orren DK (1998) DNA repair and transcription in human premature aging disorders. J Invest Dermatol (Symp Proc) 3:11–13

Boukamp P (2001) Ageing mechanisms: the role of telomere loss. Clin Exp Dermatol 26:562–565

Bulun SE, Zeitoun K, Sasano H, Simpson ER (1999) Aromatase in aging women. Semin Reprod Endocrinol 17:349–358

Chin L, Merlino G, DePinho RA (1998) Malignant melanoma: modern black plague and genetic black box. Genes Dev 12:3467–3481

Cortopassi G, Liu Y (1995) Genotypic selection of mitochondrial and oncogenic mutations in human tissue suggests mechanisms of age-related pathophysiology. Mutat Res 338:151–159

Cortopassi G, Liu Y, Hutchin T (1996) Degeneration of human oncogenes and mitochondrial genes occurs in cells that exhibit age-related pathology. Exp Gerontol 31:253–265

Dalziel KL (1991) Aspects of cutaneous ageing. Clin Exp Dermatol 16:315–323

Davies H, Bignell GR, Cox C, et al (2002) Mutations of the BRAF gene in human cancer. Nature 417:949–954

Denda M, Koyama J, Hori J, et al (1993) Age- and sex-dependent change in stratum corneum sphingolipids. Arch Dermatol Res 285:415–417

D'Errico M, Calcagnile A, Iavarone I, et al (1999) Factors that influence the DNA repair capacity of normal and skin cancer-affected individuals. Cancer Epidemiol Biomarkers Prev 8:553–559

Deucher GP (1992) Antioxidant therapy in the aging process. EXS 62:428–437

Dlugosz A, Merlino G, Yuspa SH (2002) Progress in cutaneous cancer research. J Invest Dermatol (Symp Proc) 7:17–26

Elgart ML (2002) Skin infections and infestations in geriatric patients. Clin Geriatr Med 18:89–101

Elias PM, Ghadially R (2002) The aged epidermal permeability barrier: basis for functional abnormalities. Clin Geriatr Med 18:103–120

Emerit I (1992) Free radicals and aging of the skin. EXS 62:328–341

Engelke M, Jensen JM, Ekanayake-Mudiyanselage S, Proksch E (1997) Effects of xerosis and ageing on epidermal proliferation and differentiation. Br J Dermatol 137:219–225

Fadeel B, Orrenius S, Zhivotovsky B (1999) Apoptosis in human disease: a new skin for the old ceremony? Biochem Biophys Res Commun 266:699–717

Fischer T, Wigger-Alberti W, Elsner P (1999) Melatonin in dermatology. Experimental and clinical aspects. Hautarzt 50:5–11

Fisher GJ, Voorhees JJ (1998) Molecular mechanisms of photoaging and its prevention by retinoic acid: ultraviolet irradiation induces MAP kinase signal transduction cascades that induce Ap-1-regulated matrix metalloproteinases that degrade human skin in vivo. J Invest Dermatol (Symp Proc) 3:61–68

Funk JO, Schiller PI, Barrett MT, Wong DJ, Kind P, Sander CA (1998) p16INK4a expression is frequently decreased and associated with 9p21 loss of heterozygosity in sporadic melanoma. J Cutan Pathol 25:291–296

Gallop PM, Paz MA (1975) Posttranslational protein modifications, with special attention to collagen and elastin. Physiol Rev 55:418–487

Gandarillas A (2000) Epidermal differentiation, apoptosis, and senescence: common pathways? Exp Gerontol 35:53–62

Gerstein AD, Phillips TJ, Rogers GS, Gilchrest BA (1993) Wound healing and aging. Dermatol Clin 11:749–757

Ghadially R, Brown BE, Sequeira-Martin SM, Feingold KR, Elias PM (1995) The aged epidermal permeability barrier. Structural, functional, and lipid biochemical abnormalities in humans and a senescent murine model. J Clin Invest 95:2281–2290

Giacin JR, Gilbert SG (1977) Chemical modification of collagen and the effects on enzyme-binding: mechanistic considerations. Adv Exp Med Biol 86A:441–471

Gilchrest BA (1984) Skin and aging processes. CRC, Boca Raton, pp 67–81

Gilchrest BA, Yaar M (1992) Ageing and photoageing of the skin: observations at the cellular and molecular level. Br J Dermatol 127 (Suppl 41):25–30

Gill D, Merlin K, Plunkett A, Jolley D, Marks R (2000) Population-based surveys on the frequency of common skin diseases in adults – is there a risk of response bias? Clin Exp Dermatol 25:62–66

Goldsmith LA (1997) Genetic skin diseases with altered aging. Arch Dermatol 133:1293–1295

Gottrup F, Karlsmark T (2000) Venous ulcers. An age-related disease, too. Ugeskr Laeger 162:911–914

Goukassian DA, Bagheri S, el-Keeb L, Eller MS, Gilchrest BA (2002) DNA oligonucleotide treatment corrects the age-associated decline in DNA repair capacity. FASEB J 16:754–756

Grewe M (2001) Chronological ageing and photoageing of dendritic cells. Clin Exp Dermatol 26:608–612

Griffiths CE (1999) Drug treatment of photoaged skin. Drugs Aging 14:289–301

Griffiths CE (2001) The role of retinoids in the prevention and repair of aged and photoaged skin. Clin Exp Dermatol 26:613–618

Guyton KZ, Gorospe M, Wang X, et al (1998) Age-related changes in activation of mitogen-activated protein kinase cascades by oxidative stress. J Invest Dermatol (Symp Proc) 3:23–27

Hadshiew IM, Eller MS, Gilchrest BA (2000) Skin aging and photoaging: the role of DNA damage and repair. Am J Contact Dermatol 11:19–25

Harvell JD, Maibach HI (1994) Percutaneous absorption and inflammation in aged skin: a review. J Am Acad Dermatol 31:1015–1021

Hayflick L (1968) Human cells and aging. Sci Am 218:32–37

Herrick S, Ashcroft G, Ireland G, Horan M, McCollum C, Ferguson M (1997) Up-regulation of elastase in acute wounds of healthy aged humans and chronic venous leg ulcers are associated with matrix degradation. Lab Invest 77:281–288

Holbrook KA, Byers PH (1989) Skin is a window on heritable disorders of connective tissue. Am J Med Genet 34: 105–121

Hordinsky M, Sawaya M, Roberts JL (2002) Hair loss and hirsutism in the elderly. Clin Geriatr Med 18:121–133

Huneke RB, Foltz CJ, Van de Woude S, Mandrell TD, Garman RH (1996) Characterization of dermatologic changes in geriatric rhesus macaques. J Med Primatol 25:404–413

Hussussian CJ, Struewing JP, Goldstein AM, et al (1994) Germline p16 mutations in familial melanoma. Nat Genet 8:15–21

Indik Z, Yeh H, Ornstein-Goldstein N, et al (1989) Structure of the elastin gene and alternative splicing of elastin mRNA: implications for human disease. Am J Med Genet 34:81–90

Jin K, Higaki Y, Takagi Y, et al (1994) Analysis of beta-glucocerebrosidase and ceramidase activities in atopic and aged dry skin. Acta Derm Venereol 74:337–340

Kang S, Fisher GJ, Voorhees JJ (2001) Photoaging: pathogenesis, prevention, and treatment. Clin Geriatr Med 17:643–659

Karnes PS, Shamban AT, Olsen DR, Fazio MJ, Falk RE (1992) De Barsy syndrome: report of a case, literature review, and elastin gene expression studies of the skin. Am J Med Genet 42:29–34

Kaufmann R (2001) Role of Erbium:YAG laser in the treatment of aged skin. Clin Exp Dermatol 26:631–636

Khalil Z, Ralevic V, Bassirat M, Dusting GJ, Helme RD (1994) Effects of ageing on sensory nerve function in rat skin. Brain Res 641:265–272

Khorramizadeh MR, Tredget EE, Telasky C, Shen Q, Ghahary A (1999) Aging differentially modulates the expression of collagen and collagenase in dermal fibroblasts. Mol Cell Biochem 194:99–108

Kodama J, Uchida K, Kushiro H, Murakami N, Yutani C (1998) Hereditary angioneurotic edema and thromboembolic diseases. I: How symptoms of acute attacks change with aging. Intern Med 37:440–443

Krutmann J (2000) Ultraviolet A radiation-induced biological effects in human skin: relevance for photoaging and photodermatosis. J Dermatol Sci 23 (Suppl 1):22–26

Lahmann C, Bergemann J, Harrison G, Young AR (2001) Matrix metalloproteinase-1 and skin ageing in smokers. Lancet 357:935–936

Leveque JL (2001) Quantitative assessment of skin aging. Clin Geriatr Med 17:673–689

Ma W, Wlaschek M, Tantcheva-Poor I, et al (2001) Chronological ageing and photoageing of the fibroblasts and the dermal connective tissue. Clin Exp Dermatol 26:592–599

Martin ES, Elewski BE (2002) Cutaneous fungal infections in the elderly. Clin Geriatr Med 18:59–75

Memon AA, Tomenson JA, Bothwell J, Friedmann PS (2000) Prevalence of solar damage and actinic keratosis in a Merseyside population. Br J Dermatol 142:1154–1159

Millard TP, Hawk JL (2001) Photodermatoses in the elderly. Clin Geriatr Med 17:691–714

Miller RA (1996) The aging immune system: primer and prospectus. Science 273:70–74

Moghal N, Sternberg PW (1999) Multiple positive and negative regulators of signaling by the EGF-receptor. Curr Opin Cell Biol 11:190–196

Monnier VM, Nagaraj RH, Portero-Otin M, et al (1996) Structure of advanced Maillard reaction products and their pathological role. Nephrol Dial Transplant 11 (Suppl 5):20–26

Muehlman C, Rahimi F (1990) Aging integumentary system. Podiatric review. J Am Podiatr Med Assoc 80:577–582

Mutasim DF, Anhalt GJ (2002) Bullous diseases in the elderly. Clin Geriatr Med 18:43–58

Nagaraja, Kanwar AJ, Dhar S, Singh S (1996) Frequency and significance of minor clinical features in various age-related subgroups of atopic dermatitis in children. Pediatr Dermatol 13:10–13

Nagase H, Barrett AJ, Woessner JF Jr (1992) Nomenclature and glossary of the matrix metalloproteinases. Matrix (Suppl 1):421–424

Nakura J, Ye L, Morishima A, Kohara K, Miki T (2000) Helicases and aging. Cell Mol Life Sci 57:716–730

O'Hare PM, Fleischer AB Jr, D'Agostino RB Jr, et al (1999) Tobacco smoking contributes little to facial wrinkling. J Eur Acad Dermatol Venereol 12:133–139

Orfanos CE, Zouboulis CC, Almond-Roesler B, Geilen CC (1997) Current use and future potential role of retinoids in dermatology. Drugs 53:358–388

Orlandi A, Bianchi L, Nini G, Spagnoli LG (1998) Familial occurrence of pseudoxanthoma-elasticum-like papillary dermal elastolysis. J Eur Acad Dermatol Venereol 10:175–178

Pang CY, Lee HC, Yang JH, Wei YH (1994) Human skin mitochondrial DNA deletions associated with light exposure. Arch Biochem Biophys 312:534–538

Panteleyev AA, Paus R, Ahmad W, Sundberg JP, Christiano AM (1998) Molecular and functional aspects of the hairless (hr) gene in laboratory rodents and humans. Exp Dermatol 7:249–267

Paquette D, Falanga V (2002) Leg ulcers. Clin Geriatr Med 18:77–88

Pendas AM, Santamaria I, Alvarez MV, Pritchard M, Lopez-Otin C (1996) Fine physical mapping of the human matrix metalloproteinase genes clustered on chromosome 11q22.3. Genomics 37:266–268

Phillips TJ, Demircay Z, Sahu M (2001) Hormonal effects on skin aging. Clin Geriatr Med 17:661–672

Podda M, Grundmann-Kollmann M (2001) Low molecular weight antioxidants and their role in skin ageing. Clin Exp Dermatol 26:578–582

Quelle DE, Zindy F, Ashmun RA, Sherr CJ (1995) Alternative reading frames of the INK4a tumor suppressor gene encode two unrelated proteins capable of inducing cell cycle arrest. Cell 83:993–1000

Rapin I, Lindenbaum Y, Dickson DW, Kraemer KH, Robbins JH (2000) Cockayne syndrome and xeroderma pigmentosum. Neurology 55:1442–1449

Reenstra WR, Yaar M, Gilchrest BA (1993) Effect of donor age on epidermal growth factor processing in man. Exp Cell Res 209:118–122

Rehman I, Quinn AG, Healy E, Rees JL (1994) High frequency of loss of heterozygosity in actinic keratoses, a usually benign disease. Lancet 344:788–789

Resnick B (1997) Dermatologic problems in the elderly. Lippincotts Prim Care Pract 1:14–30

Rohrer TE (2001) Lasers and cosmetic dermatologic surgery for aging skin. Clin Geriatr Med 17:769–794

Rothnagel JA, Longley MA, Holder RA, et al (1994) Genetic disorders of keratin: are scarring alopecias a sub-set? J Dermatol Sci 7 (Suppl):164–169

Roupe G (2001) Skin of the aging human being. Lakartidningen 98:1091–1095

Sansilvestri-Morel P, Rupin A, Badier-Commander C, et al (2001) Imbalance in the synthesis of collagen type I and collagen type III in smooth muscle cells derived from human varicose veins. J Vasc Res 38:560–568

Sansilvestri-Morel P, Rupin A, Jaisson S, Fabiani JN, Verbeuren TJ, Vanhoutte PM (2002) Synthesis of collagen is dysregulated in cultured fibroblasts derived from skin of subjects with varicose veins as it is in venous smooth muscle cells. Circulation 106:479–483

Sauder DN (1986) Effect of age on epidermal immune function. Dermatol Clin 4:447–454

Saurat JH (1995) Retinoids and ageing. Horm Res 43:89–92

Scharffetter-Kochanek K (2001) Skin aging. Clin Exp Dermatol 26:561

Sell DR, Nagaraj RH, Grandhee SK, et al (1991) Pentosidine: a molecular marker for the cumulative damage to proteins in diabetes, aging, and uremia. Diabetes Metab Rev 7:239–251

Slominski A, Ross J, Mihm MC (1995) Cutaneous melanoma: pathology, relevant prognostic indicators and progression. Br Med Bull 51:548–569

Stolzing A, Grune T (2001) The proteasome and its function in the ageing process. Clin Exp Dermatol 26:566–572

Sullivan JR, Shear NH (2002) Drug eruptions and other adverse drug effects in aged skin. Clin Geriatr Med 18:21–42

Sunderkotter C, Kalden H, Luger TA (1997) Aging and the skin immune system. Arch Dermatol 133:1256–1262

Sweeney KJ, Weiss AS (1992) Hyaluronic acid in progeria and the aged phenotype? Gerontology 38:139–152

Tassabehji M, Metcalfe K, Hurst J, et al (1998) An elastin gene mutation producing abnormal tropoelastin and abnormal elastic fibres in a patient with autosomal dominant cutis laxa. Hum Mol Genet 7:1021–1028

Taylor RS, Ramirez RD, Ogoshi M, Chaffins M, Piatyszek MA, Shay JW (1996) Detection of telomerase activity in malignant and nonmalignant skin conditions. J Invest Dermatol 106:759–765

Trautinger F (2001) Mechanisms of photodamage of the skin and its functional consequences for skin ageing. Clin Exp Dermatol 26:573–577

Uitto J (1986) Connective tissue biochemistry of the aging dermis. Age-related alterations in collagen and elastin. Dermatol Clin 4:433–446

Uitto J (2002) Searching for clues to premature aging. Trends Mol Med 8:155–157

Voorhees van A, Vittorio CC, Werth VP (2001) Papulosquamous disorders of the elderly. Clin Geriatr Med 17:739–768

Warren SJ, Lin MS, Giudice GJ, et al (2000) The prevalence of antibodies against desmoglein 1 in endemic pemphigus foliaceus in Brazil. Cooperative Group on Fogo Selvagem Research. N Engl J Med 343:23–30

Wei Q (1998) Effect of aging on DNA repair and skin carcinogenesis: a minireview of population-based studies. J Invest Dermatol (Symp Proc) 3:19–22

Whiteman DC, Whiteman CA, Green AC (2001) Childhood sun exposure as a risk factor for melanoma: a systematic review of epidemiologic studies. Cancer Causes Control 12:69–82

Yaar M (1996) Skin aging: observations at the cellular and molecular levels. Isr J Med Sci 32:1053–1058

Yaar M, Gilchrest BA (2001a) Ageing and photoageing of keratinocytes and melanocytes. Clin Exp Dermatol 26:583–591

Yaar M, Gilchrest BA (2001b) Skin aging: postulated mechanisms and consequent changes in structure and function. Clin Geriatr Med 17:617–630

Zeng G, Millis AJ (1996) Differential regulation of collagenase and stromelysin mRNA in late passage cultures of human fibroblasts. Exp Cell Res 222:150–156

Zhang MC, He L, Giro M, Yong SL, Tiller GE, Davidson JM (1999) Cutis laxa arising from frameshift mutations in exon 30 of the elastin gene (ELN). J Biol Chem 274:981–986

Zillikens D, Bröcker EB (1994) Paraneoplastic pemphigus. Induction of autoantibodies against structural proteins in the skin. Hautarzt 45:827–833

4.5 Ethische Aspekte in der Geriatrie/Gerontopsychiatrie

SIEGFRIED KANOWSKI

Inhaltsverzeichnis

4.5.1 Einführung

4.5.1.1 Der demographische Wandel

Der Anteil älterer Menschen jenseits des 65. Lebensjahres ist in den vergangenen 50 Jahren zunächst in den industrialisierten Ländern kontinuierlich angewachsen. Derselbe Trend zeichnet sich nun auch in den Entwicklungsländern ab. Noch dramatischer ist im gleichen Zeitraum die Zunahme der Weltbevölkerung. Beide Faktoren zusammen bedeuten im Ergebnis, dass unsere Welt in wenigen Jahrzehnten von einer bisher in der Geschichte unvorstellbar hohen Zahl von alten Menschen bevölkert sein wird. Der Anteil Hochaltriger jenseits des 85. Lebensjahres hat in Deutschland und in vergleichbaren Ländern überproportional zugenommen und wird auch in den nächsten Jahrzehnten weiter besonders stark anwachsen. Diese Veränderungen werden Auswirkungen auf das Konzept vom menschlichen Leben und Lebenslauf, das Miteinander der Generationen, die Ressourcenverteilung (Allokationsgerechtigkeit) sowie die Familien- und Sozialpolitik haben, ja vielleicht traditionelle ethische Prinzipien, wie die Ehrfurcht vor der Würde des Alters infrage stellen. Die Gesellschaft und Politik scheinen bisher wenig auf die Lösung der anstehenden Probleme vorbereitet und so verwundert es nicht, dass Ängste und Befürchtungen in negativen Formulierungen wie „Überalterung der Bevölkerung" oder „Rentnerlast" in der öffentlichen Berichterstattung und Diskussion ihren Niederschlag finden. Die Tatsache, dass es innerhalb dieses demographischen Wandels gerade die Zahl der Hochaltrigen ist, die relativ am stärksten zugenommen hat und dieser Trend sich in der absehbaren Zukunft weiter verstärken wird, ist geeignet, die empfundene Bedrohung des gesellschaftlichen Gleichgewichts zwischen Jung und Alt zu verstärken, weil die höchsten Altersstufen besonders mit Vorstellungen von Krankheit, Hilfs- und Pflegebedürftigkeit besetzt sind und demgegenüber die Bewunderung für Menschen, die ein so hohes Lebensalter erreicht haben, in den Hintergrund drängen.

Die unter dem Schlagwort des demographischen Wandels zusammengefassten Veränderungen der Bevölkerungsstruktur stellen ein Bilanzphänomen dar, an dessen Entstehen verschiedene Faktoren

Ganten/Ruckpaul (Hrsg.)
gemeinsam mit A. Ruiz-Torres
Molekularmedizinische Grundlagen
von altersspezifischen Erkrankungen

beteiligt sind und deren jeweils relativer und wechselseitiger Einfluss zeitlichen Schwankungen unterliegt. Waren hinsichtlich der Verlängerung der durchschnittlichen Lebenserwartung zu Beginn des 20. Jahrhunderts die abnehmende Säuglings- und Kindersterblichkeit und die sinkende Sterblichkeit im mittleren Erwachsenenalter von vorrangiger Bedeutung, so ist gegenwärtig der Rückgang der Sterbeziffern im fortgeschrittenen und hohen Alter wesentlich an der noch immer zunehmenden durchschnittlichen Lebenserwartung beteiligt. Zwischen 1980 und 1996 war der Zuwachs der Lebenserwartung im Westteil Deutschlands zu 61% und im Ostteil zu 71% auf die Zunahme der restlichen Lebenserwartung der über 60-Jährigen zurückzuführen. Selbst die verringerte Sterblichkeit der über 80-Jährigen trug noch zu 23% bzw. 31% zu diesem Effekt bei (BMFSFJ 2002). Dies wird auch an dem steilen Anstieg der Zahl derjenigen Personen, die ihren 100. Geburtstag feiern können, deutlich, wozu ihnen bekanntlich der Bundespräsident schriftlich gratuliert. Im Jahre 1965 waren dies 158 Personen, im Jahr 1998 bereits 2948, wovon 2583 Frauen waren (Angaben des Bundespräsidialamtes, l.c.). An dem „Nettoeffekt" der Zunahme des Altenanteils an der Bevölkerungsstruktur sind aber schon gegenwärtig zwei weitere Faktoren, die insgesamt zu einem Rückgang der Bevölkerung in Deutschland führen werden, beteiligt, deren Auswirkungen in der Zukunft aller Voraussicht nach zunehmen wird. Es sind dies die rückläufige Zahl derjenigen Bevölkerungsgruppen, die sich in der Lebensphase der Familienplanung befinden und die insgesamt abnehmende Geburtenrate. Dies spiegelt sich sehr deutlich im „Altenquotienten" wider, der den Anteil der über 60-Jährigen pro hundert 20- bis 59-Jährige angibt. Dieser Quotient wird nach Vorausberechnungen zwischen den Jahren 2000 und 2050 von 41,3 auf 74,7 ansteigen. Die Tabellen 4.5.1 und 4.5.2 fassen die genannten wichtigsten demographischen Faktoren zusammen.

4.5.1.2 Altern aus anthropologischer Sicht

Alt werden und alt sein sind seit der Antike ambivalent betrachtet worden. Die Ambivalenz hat in individuellen Selbstbeschreibungen und gesellschaftlich verankerten positiven und negativen Altersstereotypen vielfältigen Ausdruck gefunden, wie z.B. in Ciceros berühmter Schrift „de senectute" (1977), bei Améry (1968), Simone de Beauvoir (1986), Borscheidt (1989), Bobbio (1997) und Rosenmayr (1983) nachzulesen ist. Während der eine Pol der Sichtweisen sich als Möglichkeit zur Freiheit von alltäglichen, beruflichen sowie sozialen Verpflichtungen und Zwängen beschreiben lässt, stellt sich der andere Pol als unvermeidlicher Rollenverzicht, Abnahme der Entscheidungsspielräume, Einbußen an physischer und mentaler Leistungsfähigkeit bei gleichzeitiger Belastung mit zumeist chronischen körperlichen und psychischen Erkrankungen und Abhängigkeit von Hilfe und Unterstützung durch andere dar. Die einen, die „aktiven" Alten, treten in der Öffentlichkeit durch Reiselust, Erlebnisfreudigkeit und Teilnahme am gesellschaftlichen Leben in Erscheinung, die ande-

Tabelle 4.5.1. Entwicklung der Bevölkerungszahl und des Anteils älterer und hochaltriger Menschen, 1953 bis 2050 (Quellen: GeroStat – Deutsches Zentrum für Altersfragen, Berlin; Statistisches Bundesamt 1996, 2000a; eigene Berechnungen)

Alter (in Jahren)	Kalenderjahr (jeweils 1. Januar)					Zu-/Abnahme	
	1953	1971	2000	2020[1]	2050[1]	1953–2000	2000–2050[1]
Bevölkerungszahl:							
Insgesamt	70163872	78069471	82163475	80339100	70381400	+17,1%	−14,3%
60 und älter	10618429	15567540	18881148	22886300	25199500	+77,8%	+33,5%
80 und älter	783540	1536469	2934837	5068300	7922200	+274,6%	+169,9%
90 und älter	30679	105347	497343	771200	1482600	+1521,1%	+198,1%
Bevölkerungsanteil:							
60 und älter	15,1%	19,9%	23,0%	28,5%	35,8%	+7,8%-Punkte	+12,8%-Punkte
80 und älter	1,1%	2,0%	3,6%	6,3%	11,3%	2,5%-Punkte	+7,7%-Punkte
90 und älter	0,1%	0,1%	0,6%	1,0%	2,1%	+0,5%-Punkte	+1,5%-Punkte
Altenquotient[2]	27,8	39,8	41,3	52,8	74,7		

[1] Die Angaben für die Jahre 2020 und 2050 sind Schätzwerte auf der Grundlage der 9. koordinierten Bevölkerungsvorausberechnung des Statistischen Bundesamtes (Variante 2).
[2] Altenquotient: Bevölkerung im Alter von 60 Jahren und mehr Jahren je hundert 20- bis 59-Jährige.

Tabelle 4.5.2. Entwicklung der – ferneren – durchschnittlichen Lebenserwartung (Quellen: GeroStat – Deutsches Zentrum für Altersfragen, Berlin, Sommer 1996; Statistisches Bundesamt 2000f; eigene Berechnungen)

Vollendete Altersjahre	Deutschland				Früheres Bundesgebiet			Neue Länder und Berlin-Ost		
	1901/10	1932/34	1986/88	1997/99	1949/51	1986/88	1997/99	1952/53	1986/88	1997/99
	Fernere Lebenserwartung (in Jahren) im Alter x									
Männer:										
bei Geburt	44,82	59,86	71,70	74,44	64,56	72,21	74,78	65,06	69,75	73,01
60-Jährige	13,14	15,11	17,24	19,01	16,20	17,55	19,17	15,99	15,95	18,28
80-Jährige	4,38	4,84	5,86	6,91	5,24	6,06	6,99	5,03	5,19	6,53
Frauen:										
bei Geburt	48,33	62,81	78,03	80,57	68,48	78,68	80,72	69,07	75,81	79,96
60-Jährige	14,17	16,07	21,39	23,30	17,46	21,95	23,44	17,75	19,47	22,71
80-Jährige	4,65	5,15	7,27	8,37	5,57	7,57	8,42	5,48	6,21	8,12

ren belasten zunehmend Kranken- und Pflegeversicherung, beide gemeinsam die Renten- und Pensionskassen. Ungelöste ethische Konfliktkonstellationen und ambivalente Einstellungen bergen die Gefahr emotionaler Reaktionen: „Die Alten von der Tiberbrücke zu werfen" (Wahl 2002) oder sie mit traditionsgeleitetem Einverständnis zum Verhungern in die Eiswüste zu schicken (Eskimos) wurden in der Kulturgeschichte der Menschheit unter Mangelbedingungen praktiziert. Die schon genannten Schlagworte von der Überalterung der Gesellschaft und der zunehmenden Rentnerlast könnten ähnliche Tendenzen auch in unserer Gesellschaft im Sinne eines neuen „Ageism" wiederbeleben. Die Euthanasiebewegung gewinnt in den Niederlanden bereits legalisierte Formen der Realität. In Deutschland verhindert die Erinnerung an die Tötung „unwerten Lebens" während des Nationalsozialismus offenbar noch eine solche Entwicklung.

Ohne Zweifel ist die Langlebigkeit eine bei vielen Spezies angelegte biologische Möglichkeit. Auch wenn genetische Determinanten Grenzen für die artspezifischen Lebensspannen setzen, so zeigen sich doch je nach Umweltbedingungen innerhalb einer Art erhebliche Unterschiede der individuellen Lebensdauer. Im Tierreich führen Domestikationsbedingungen, in menschlichen Gesellschaften die fortschreitende Zivilisation zu einer erheblichen Zunahme der durchschnittlichen Lebenserwartung. Fortschreitende Zivilisation wird hier als Verbesserung der Ernährung, der hygienischen, medizinischen und technischen Lebensbedingungen, Ausschaltung akzidenteller Todesursachen und Einführung sozialer Sicherungssysteme verstanden. Prähistorische und historische menschliche Skelettbefunde belegen aus unserer heutigen Perspektive sehr kurze Lebenszeiten. In der Frühgeschichte der Menschheit wurde kaum das dritte Lebensjahrzehnt erreicht. Die aus Versicherungsstatistiken während der letzten 150 Jahre abgeleiteten Sterbekurven nähern sich zunehmend einer Rechteckform als Folge der progressiven Ausschaltung akzidenteller Todesursachen. Diese „Rektangularisierung" bedeutet, dass immer mehr Individuen einer Geburtskohorte zum annähernd gleichen Zeitpunkt sterben, die interindividuelle Varianz des Sterbealters wird geringer. So gesehen ist zunehmende Langlebigkeit der angestrebte, zu erwartende und sichtbare Erfolg zivilisatorischer Bemühungen. Nichtakzeptanz dieses Ergebnisses bedeutet zugleich Ablehnung zivilisatorischen Fortschritts; das Aufhalten des demographischen Wandels hätte die Rücknahme lebenssichernder und -schützender Einrichtungen und Maßnahmen zur Voraussetzung.

Es ist argumentiert worden, dass das Alter aus dem Blickwinkel der Evolutionstheorie als unnützer Luxus zu betrachten sei, weil die Lebensphase nach der generativen Produktivität offensichtlich keinen Selektionsvorteil verschaffe, die Evolution ignoriere gewissermaßen das Alter (Baltes 1997). Der Hauptgrund hierfür ist die Tatsache, dass durch Selektionsmechanismen vermittelter evolutionärer Fortschritt an die weitgehend auf die erste Lebenshälfte beschränkte Phase der Fortpflanzung und Elternschaft gebunden ist. Hinzu kommt, dass in der bisherigen Entwicklungsgeschichte der Menschheit die meisten Individuen so früh starben, dass biologische Alterungsprozesse bzw. deren genetische Basis und dysfunktionelle Konsequenzen gar nicht Gegenstand der Selektion werden konnten („Selektionsneutralität des Alters", s. Martin et al. 1996). Nun ist aber sowohl die phylogenetische als auch die ontogenetische menschliche Entwicklung keinesfalls nur als Ergebnis biologischer Mechanismen zu begreifen, sondern zugleich auch das Produkt der spezifischen Fähigkeit zur Kulturbildung. Obwohl deren Grundlagen mit Sicherheit ebenfalls genetisch verankert sind, stellt sie dennoch einen eigenständigen Prozess dar. Insofern ist es angemessen, von einer biokulturellen Koevolution des Menschen zu reden. Baltes beschreibt drei interagierende Mechanismen, deren dynamische Wechselwirkungen für die Ontogenese der Architektur der menschlichen Lebensspanne und insbesondere des Alters von fundamentaler Bedeutung sind:

- die abnehmende Wirksamkeit evolutionärer Selektionsvorteile mit dem Altern,
- die gleichzeitige Zunahme der Bedeutung kultureller Prozesse und
- die wiederum mit dem Altern abnehmende Effizienz derselben.

Unter Kultur versteht Baltes die Gesamtheit psychologischer, sozialer, materieller und symbolischer (wissensbasierter) Ressourcen.

Der Grund für den Effizienzverlust das Alter kompensierender und unterstützender Kultur liegt in der mit dem Alter sich verringernden Anpassungsfähigkeit (Plastizität). Zwar sind die im Alter und im hohen Alter vorhandenen Anpassungsfähigkeiten selbst von der Alternsforschung lange Zeit unterschätzt worden, dennoch ist der besonders jenseits des 80. Lebensjahres zu beobachtende negative Trend nicht zu bestreiten. Dies lässt sich in der alternspsychologischen Forschung sehr deutlich am Beispiel der Lernfähigkeit dokumentieren. Je älter die Versuchsperson ist, um so höher ist der Zeit- und Übungsbedarf und der Bedarf an kognitiver Unterstützung, um optimale Ergebnisse zu erreichen.

Diese Überlegungen haben eine hohe Plausibilität und sind durch Forschungsergebnisse zahlreicher Autoren gut belegt. Sie sind deshalb hier etwas ausführlicher dargestellt worden, weil sie deutlich werden lassen, ein wie geringer Anteil interindividueller Varianz im Alter sehr wahrscheinlich genetisch und ein wie hoher Anteil demgegenüber kulturell bzw. zivilisatorisch determiniert ist. Die meisten der gegenwärtig mit dem Alter verbundenen ethischen Probleme sind daher in weitaus größerem Maße sozialethischer denn biologischer Natur.

Einer auf das Alter erweiterten psychologischen Entwicklungstheorie legten P.B. Baltes und M.M. Baltes gemeinsam mit anderen Autoren die Prinzipien der Selektion von Zielen und Aufgaben, der Optimierung von auf sie gerichteten Handlungen und der Kompensation von Defiziten als notwendige Voraussetzung erfolgreichen und zufriedenen Alterns zugrunde (SOK-Theorie). Weil diese Prinzipien nicht nur für das Alter, sondern für die gesamte Lebensentwicklung Geltung haben, hat sie nach Ansicht von P.B. Baltes den Charakter einer Metatheorie (Baltes u. Graf 1996). Diese drei Prinzipien bedürfen aber in jeder Lebensphase einer fördernden und unterstützenden Umwelt und im Hinblick auf das Alter der Revision negativer gesellschaftlicher Vorurteile über Autonomie und Abhängigkeit im hohen Alter (Baltes u. Baltes 1990).

Mit der Entwicklung einer Kultur für das Alter ließe sich individuelle Gebrechlichkeit im Alter kompensieren, Morbidität im Sinne von Fries (1980, 1990) auf die letzten Lebensjahre komprimieren und damit eine höhere Lebensqualität für ein zunehmend längeres Leben gewinnen. Damit würden zugleich die Belastungen der Gesellschaft sinken. Allerdings darf nicht übersehen werden, dass die Theorie selbst voraussagt, dass wahrscheinlich kulturelle Kompensationsmechanismen der biologischen Leistungsverluste immer höhere Anstrengungen erfordern, je weiter die durchschnittliche Lebenserwartung verlängert wird. Baltes sieht deshalb, dass dem Druck nach genetischen Interventionstechniken auf längere Sicht nicht auszuweichen sein wird, weil kulturelle und psychologische Interventionen alleine zu schwach sein werden, um im hohen Alter einen Zustand zu erreichen, in dem Gewinne die Verluste an Lebensqualität übertreffen und die menschliche Würde nicht infrage gestellt ist. Auf diesen Aspekt wird in Abschnitt 4.5.2 noch einmal zurückzukommen sein.

Ohne Alter und hohes Alter bleibt das menschliche Leben in der Tat eine unvollendete Architektur, unser Lebensentwurf ein Fragment (Hillmann 2000, Heymel 2001). Das Alter spiegelt unser individuelles Leben, bringt es ins Bewusstsein durch bilanzierende Rückschau; hierin liegt eine Wurzel der weisheitsbildenden Kraft des Alters. Das Alter gibt uns im Rückgriff auf Aristoteles' Idee der Entelechie die Möglichkeit, letzte Hand an unser Leben als ästhetischen Entwurf zu legen und unser Leben als das „Kunstwerk" zu betrachten, das jeder Einzelne nach seinen Fähigkeiten und Kräften für sich schaffen kann. Überhaupt scheinen Platos vier Kardinaltugenden – Weisheit, Tapferkeit, Besonnenheit (Mäßigkeit, Selbstbeherrschung), Gerechtigkeit – dem Alter besonders angemessen. Auch die heute so oft zitierte Würde des Menschen kann – soweit es die durch eigenes Verhalten und eigene Leistung erworbene Würde betrifft – erst am Ende eines Lebens voll erkenntlich werden. Würde und Ansehen bedingen einander. Leider wird heute Würde - neben der jedem Menschen zukommenden, im Grundgesetz geschützten Gattungswürde (s. 4.5.1.3) - fälschlicherweise immer zuerst als das angesehen, was uns die anderen schulden und dabei übersehen, dass wir sie uns erst einmal selbst schulden, indem wir uns der Wertschätzung durch andere als würdig erweisen. Würde und Autonomie haben in der gegenwärtigen christlich-abendländisch geprägten Ethik eine zentrale Bedeutung gewonnen. Das Alter kann durch Gebrechlichkeit und Krankheit die Aufrechterhaltung und Wahrung von Würde und Autonomie gefährden. Deshalb folgen Ausführungen zu beiden Begriffen.

4.5.1.3 Würde und Autonomie im Alter

Im Grundgesetz für die Bundesrepublik Deutschland steht der Schutz der *Würde des Menschen* an erster Stelle. In Artikel 1, Abs. 1 heißt es: „Die Würde des Menschen ist unantastbar. Sie zu achten und zu schützen ist Verpflichtung aller staatlichen Gewalt." Neu in der Verfassungsgeschichte ist, dass im Abs. 3 die in dem nachfolgenden Artikel genannten Grundrechte als unmittelbar geltendes Recht, bindend für „Gesetzgebung, vollziehende Gewalt und Rechtsprechung" und damit im Prinzip für unabänderlich erklärt werden (s. Schwartländer 1998). Der im Grundgesetz verankerte Schutz der Würde des Menschen gilt uneingeschränkt für „jedes menschliche Wesen, unabhängig von seinem Entwicklungszustand, seiner Leistungsfähigkeit und seiner gleichsam subjektiven und objektiven Zuständlichkeit... Sie besteht also für das menschliche Wesen von seiner Empfängnis bis zu seinem Tod, und zwar im Sinne des uneinschränkbaren Selbstwertes, und weist auf seine sittliche Verfasstheit oder auf den Menschen als Subjekt der sittlichen Freiheit hin" (Schwartländer 1998).

Ohne direkten Hinweis im Gesetzestext lässt sich aus den Artikeln 2 und 3 schließen, worin der Gesetzgeber die Konkretisierung der menschlichen Würde wahrscheinlich sieht: nämlich im Recht auf freie Entfaltung der Persönlichkeit, im Recht auf Leben und körperliche Unversehrtheit, in der Unverletzlichkeit der Freiheit der Person und schließlich in der Gleichheit aller Menschen vor dem Gesetz. Die in der französischen Revolution zum Ausdruck kommende Aufklärung hat „Freiheit, Gleichheit, Brüderlichkeit" als allen Menschen zukommende Wesens- und Rechtsansprüche benannt, was auch im ersten Artikel der allgemeinen Erklärung der Menschenrechte aufgenommen wird: „Alle Menschen sind frei und gleich an Würde und Rechten geboren, sie sind mit Vernunft und Gewissen begabt und sollen einander im Geiste der Brüderlichkeit begegnen" (Schwartländer 1998).

Ideengeschichtlich lassen sich die Quellen der menschenrechtlich zu verankernden Würde auf die antike Philosophie und die jüdisch-christliche Tradition zurückführen. In der antiken Philosophie wurde die besondere Natur des Menschen, die seine Würde begründet, vor allem im Besitz der Vernunft und im freien Willen gesehen (Plato u. Aristoteles), während die jüdisch-christliche Religion die menschliche Würde transzendental verankert und auf die „Gottesebenbildlichkeit" des Menschen zurückführt (Schwartländer 1998, Eibach 2001). In dieser transzendentalen Begründung der Menschenwürde sieht Eibach den Grund, „dass alles Leben einer totalen ge- und verbrauchenden Verfügung von Menschen entzogen sein soll." Die Würde kommt, nach Eibach, der ganzen Leiblichkeit, dem Organismus als Lebensträger zu, sie ist unteilbar und nicht graduell abstufbar. Als grundsätzlich hiervon abweichend stellt Eibach die relativierende Sicht der menschlichen Würde durch die „empiristische Philosophie" gegenüber. Sie gehe davon aus, dass „Personsein und Menschenwürde als empirisch feststellbare seelisch-geistige Qualitäten des Lebens (z.B. Selbstbewusstsein, bewusste Interessen) verstanden werden, wie es in der angelsächsischen positivistisch-empiristischen Philosophie der Fall ist, welche die internationale Diskussion über Bioethik prägt." Anatomisches Substrat der menschlichen Würde sei nicht mehr der Organismus als Ganzes, sondern „nur bestimmte Bereiche des Großhirns". Fehlende Entwicklung entsprechender Hirnstrukturen bzw. deren Verlust infolge Krankheit sei „mit dem Fehlen bzw. Verlust des Personseins, das damit nur biologisch-menschliches Leben ist", gleichzusetzen. „Die Teilhabe an der Menschenwürde wird je nach Entwicklungsgrad des Lebens abgestuft gedacht" und: „Mit abnehmender ‚Wertigkeit' ist das Leben immer weniger zu schützen, darf es zunehmend als Mittel zum Zweck (z.B. therapeutischer oder auch rein wissenschaftlicher Art) ge- und verbraucht werden" (Eibach 2001).

Es ist offensichtlich, dass diese relativierende Sicht der empiristischen Philosophie nicht der grundsätzlichen „Unantastbarkeit" der im Grundgesetz verankerten menschenrechtlichen Würde entspricht. Sie lässt sich wohl auch schwerlich mit Kants kategorischem Imperativ vereinbaren: „Handle so, dass Du die Menschheit, sowohl in Deiner Person als in der Person eines jeden anderen, jederzeit zugleich als Zweck, niemals bloß als Mittel brauchst" (Grundlegung zur Metaphysik der Sitten, zit. nach Schwartländer 1998).

Soweit bisher von Menschenwürde die Rede war, geht es also offensichtlich um einen Würdebegriff, der dem Menschen als Gattung im christlichen Sinne der „Gottesebenbildlichkeit" oder in naturwissenschaftlicher Analogiesetzung als „Krönung der evolutionären Entwicklung" zukommt. Es gibt aber daneben einen eher alltäglichen Begriff durch Lebensführung, Handlung und Taten erworbener Würde. Hierzu ist auch die kulturhistorisch sehr unterschiedlich dem Altsein zugeschriebene Ehre bzw. dessen Ansehen zu rechnen. So heißt es bei Cicero über Marcus Valerius Corrus (Corvinus), den vielleicht berühmtesten römischen Konsul, der noch im Alter von 100 Jahren sein Landgut selbst führte: „Und seine späteren Jahre waren dabei noch glücklicher als die mittleren, weil er an Ansehen mehr, an Arbeit aber weniger hatte. Die Krone aber des Alterns ist das Ansehen" und: „Ja, im Alter genießt man, zumal wer Ehrenämter bekleidet, ein Ansehen, das mehr wert ist als alle Sinnenfreuden der Jugend" (Cicero: Über das Greisenalter XVII, 60. u. 61.). Als Gegensatz dazu beschreibt Cicero das Jammern im Alter darüber „dass sie denen gleichgültig geworden seien, die sich früher um sie bemüht hätten" (III, 7. a. a. O.). An solchen Klagen, so meint Cicero, sei jedoch der Charakter schuld und nicht das Alter. Im Kontext dieser Zitate spricht Cicero die Aufgabe oder Verpflichtung des Menschen an, sich durch eine vernunftgeleitete und sittliche Lebensführung im Dienst der Gesellschaft Ehre und Würde im Alter zu verdienen. Dieser Anspruch gewinnt vor allem dann Bedeutung, wenn man bedenkt, dass die gesellschaftlichen Leitbilder des Alters ganz wesentlich vom Auftreten und Verhalten der Älteren selbst mitgeprägt werden. Es ist auch heute unübersehbar, dass alte Menschen, die sich um Politik, Wissenschaft und Kultur verdient gemacht haben, besonderes Ansehen genießen und eine Vorbildfunktion erfüllen. Ein solches an Bildungs- bzw. Kulturhumanismus orientiertes Ideal menschlicher Würde unterliegt jedoch seit Rousseau vehementer Kritik, weil es der auch einfachen Menschen als moralischen Wesen gebührenden Würde nicht gerecht werde (Schwartländer 1998). Auch Luther betrachtete die menschliche Würde als grundsätzlich durch Gottes Gnade, Christi Geburt und Tod verliehen und nicht durch Werke oder Verdienste erworben.

So bleibt denn festzuhalten: Die im Grundgesetz geschützte Würde des Menschen ist allen Menschen als Individuen der Gattung unabhängig von Fähigkeiten, Verdiensten und Alter zu eigen. Hiervon unabhängig und dennoch auch mit dieser Würde verknüpft ist es die Aufgabe eines jeden, die durchaus verfehlt werden kann, ein vernunftgeleitetes, sinnvolles und von sittlichen Prinzipien (im Sinne Kants) geleitetes Leben zu führen und so neben der vorgegebenen Gattungswürde auch eine individuelle zu erwerben. Das Grundgesetz bezieht sich eindeutig auf die allen Menschen zukommende Gattungswürde und stellt sie unabhängig vom Lebensalter und der individuellen Fähigkeiten und Vollkommenheit unter seinen Schutz.

Autonomie und Würde des Menschen stehen in einem so engen Zusammenhang, dass sie oft kurzschlüssig gleichgesetzt werden. Jeder Eingriff in die Freiheit zur Selbstbestimmung (Autonomie) wird, so gesehen, als eine grundsätzliche Verletzung der Würde betrachtet. Dabei findet die Freiheit zur Selbstbestimmung dort ihre Grenze, wo sie die Freiheit anderer verletzt. Ohne auf die komplizierte philosophiegeschichtliche Diskussion des Autonomiebegriffs einzugehen, ist vor allen anderen auf Kant zu verweisen: 1. „Autonomie ist also der Grund der Würde der menschlichen und jeder vernünftigen Natur" (Kant, Grundlegung zur Metaphysik der Sitten, zit. n. Pieper 1989). 2. „Das Prinzip der Autonomie ist also: Nicht anders zu wählen als so, dass die Maximen seiner Wahl in demselben Wollen zugleich als allgemeines Gesetz begriffen seien" (Pieper 1989). Dies impliziert, dass der Mensch nur dann von seiner Autonomie rechten Gebrauch macht, wenn es ihm gelingt, sich von seinen naturwüchsigen (triebhaften, Anm. d. Autors) Begehren zu distanzieren, „um sich vermöge seiner praktischen Vernunftkompetenz zu vergewissern, was er wollen soll" (Pieper 1989). Die Autorin führt dann weiter aus: „Die Befreiung von den Zwängen hebt die naturale Bestimmtheit – die Bedürfnisstruktur vernunftbegabter, aber endlicher Organismen – nicht auf, wohl aber gewinnt derjenige, der sich zu ihr in ein selbstkritisches Verhältnis setzt, indem er die Maximen, die er als seine privaten Handlungsregeln zu befolgen pflegt, problematisiert, einen Freiraum für die Setzung von Prinzipien, durch die die Bedürfnisbefriedigung nach ethischen Kriterien allgemeinverbindlich geregelt wird. Nur ein autonom handelndes Wesen erhebt sich durch Selbstachtung zur Würde der Person, die es auch in anderen Personen aus Freiheit und um der Freiheit willen achtet" (Pieper 1989). Damit ist wieder auf Kant verwiesen, der Freiheit als Voraussetzung zum Verständnis der Autonomie des Willens erklärt (Kant, Grundlagen zur Metaphysik der Sitten, zit. n. Pieper a. a. O.).

In der Geschichte der philosophischen und politischen Aufklärung war der Kampf um Autonomie vor allem auf die Befreiung von herrschenden gesellschaftlichen und politischen Zwängen gerichtet und wurde somit zu einem zentralen Kern der Entwicklung moderner demokratischer Verfassung, die allein unter den politischen Systemen das Recht auf Freiheit und Selbstverwirklichung im Rahmen gesellschaftlicher Einbindung aufrechtzuerhalten vermag. Die Garantie eines notwendigerweise begrenzten, aber dennoch möglichst umfangreichen Raumes autonomer Entscheidungen stellt wahrscheinlich die auf den Kern reduzierte Legitimation der Demokratie dar. Sie bedarf allerdings konsensfähiger ethischer Prinzipien, um den Individuen eine Entscheidungshilfe für die selbstbestimmte Begrenzung der Freiheit des Handelns an die Hand zu geben.

Bewahrung der Autonomie findet jedoch auch auf einer anderen mikrosozialen Ebene statt, nämlich derjenigen der alltäglichen interindividuellen Freiheitsabgrenzungen, z. B. in der Arzt-Patienten-Beziehung. Auch sie ist keineswegs frei von „heteronomen", gesellschaftlichen Einflüssen, wie dieselbe zu gestalten sei. Auf dieser Ebene spielen sich gegenwärtig zentrale medizinethische Diskussionen ab. Auch im Arzt-Patienten-Verhältnis geht es um die Ablösung paternalistischer Bevormundung des Patienten seitens des Arztes durch eine auf Information und Aufklärung begründete einsichtsvolle Konsensbildung zwischen beiden. Dies bedeutet einen Ausgleich des Wissensgefälles zwischen dem Arzt (dem Spezialisten) und dem Laien. Ob dies je vollständig gelingen kann, ist fraglich. Der Arzt muss jedoch für sich selbst anerkennen, dass auch er als Spezialist in vielen Bereichen nur über mehr oder weniger sicheres Wissen verfügt – eine Erkenntnis, die für eine gemeinsame diskursive Entscheidungsfindung und gegen patriarchale Bevormundung spricht.

Hinsichtlich des Autonomiebegriffes ergibt sich die Frage, ob Autonomie jedem menschlichen Wesen gegeben ist oder anders als die grundgesetzlich geschützte Würde an bestimmte Kriterien, wie Selbstbewusstsein, Einsichts- und Entscheidungsfähigkeit zu knüpfen sei. Es ist nicht zu bezweifeln, dass die Fähigkeit zu kritischer Abwägung eigener Willens- und Entscheidungsbildung insbesondere unter der Berücksichtigung der Interessen anderer und unter den Bedingungen krankheitsbedingter kognitiver Einschränkungen und fehlender emotionaler und Realitätskontrolle (z. B. Demenz) graduell eingeschränkt sein kann. Als essenzieller Bestandteil der allgemeinen Menschenwürde wird Autonomie jedoch auch in solcher Weise geschwächten Menschen prinzipiell zugebilligt und praktisch durch rechtliche Substitute, z. B. auf der Basis des Betreuungsrechts, gewährt.

4.5.1.4 Spezifische Vulnerabilität im Alter

Unter Vulnerabilität wird gemeinhin ein erhöhtes Risiko verstanden, auf Belastungen oder schädigende Einflüsse mit Erkrankung zu reagieren. Das Lebensalter selbst kann als Vulnerabilitätsfaktor betrachtet werden; man denke z. B. an Kinderkrankheiten oder die jenseits des 65. Lebensjahres exponentiell ansteigende Demenzprävalenz. Das Lebensalter ist aber wahrscheinlich nur eine Indikatorvariable für unterschiedliche Prozesse, die nicht unbedingt in jedem Fall Alterungsprozesse sein müssen, sondern auch kaskadenähnlichen Abläufen von Vor- und Folgeschäden vorausgegangener Erkrankungen und Funktionsstörungen entsprechen können. Die genaue Kenntnis der Zusammenhänge im Einzelnen und nicht allein das kalendarische Alter bietet erst die Voraussetzungen für konkrete präventive und therapeutische Maßnahmen. Zu unterscheiden ist zwischen somatischen, psychischen und sozialen Risikofaktoren, die ihrerseits meist in Wechselwirkungen miteinander stehen. Solche „Dominoeffekte" sind für das Alter und insbesondere das hohe Alter geradezu typisch.

Für die Altersmedizin wäre die grundsätzliche Unterscheidung zwischen alters*physiologischen* und alters*pathologischen* Risikofaktoren und den damit verknüpften Vulnerabilitäten theoretisch und praktisch gleichermaßen bedeutsam. Sie wäre dies im Hinblick auf Prävention und Therapie, vor allem aber auch sozialethisch, weil die erstgenannten alle Menschen im Alter, die letztgenannten nur die im Alter Erkrankten betreffen. Sozialrechtlich werden die Risiken der physiologischen Alterung über die Rentenversicherung, diejenigen der pathologischen Alterung jedoch über die Krankenversicherung abgedeckt; die Pflegeversicherung tritt in beiden Fällen ein. Leider muss eingeräumt werden, dass diese Unterscheidung unsicher und sehr oft hypothetisch bleibt. Hierin könnte man eine Begründung für die historische Entwicklung sehen, dass Rente wegen Krankheit keineswegs aus der gesetzlichen Krankenversicherung gezahlt wird, sondern der Rentenfond sowohl die altersbegründete als auch die krankheitsbegründete Invaliditätsrente trägt. Trotzdem bleibt festzuhalten, dass altersphysiologische Risiken vom Prinzip her die altersgruppengerechte Gestaltung von Lebensbedingungen unter Heranziehung der gesamtgesellschaftlichen Ressourcen fordern, während für pathologische Altersveränderungen die altersgerechte Gleichbehandlung von Krankheit und Behinderung aus den hierfür bereitgestellten Mitteln das Prinzip ist (Allokationsgerechtigkeit, s. 4.5.5.). Unter dieser Bedingung sind außerdem spezifische ethische Probleme des Umgangs mit Krankheit und Behinderung im Allgemeinen und unter der Bedingung des Alters im Besonderen zu bedenken und zu lösen.

4.5.1.4.1 Körperliche Vulnerabilität

Die *physiologische Alterung* geht mit Leistungsverlusten der einzelnen Organsysteme einher. Dabei handelt es sich sowohl bei intraindividueller als auch bei interindividueller Betrachtung um heterochron ablaufende Prozesse. Sie drücken sich in Abnahme der durchschnittlichen Leistung, vor allem aber in eingeschränkter Belastungsbreite (herabgesetzte Adaptationskapazität) aus. Im Einzelnen können von der Leistungseinschränkung einzelne Organe (Herz, Lunge, Niere) oder Funktionssysteme (Herz-Kreislauf-System, feinmotorische Koordination, Gleichgewichtsregulation) betroffen sein. Eine aus unterschiedlichen Ursachen häufige Folge ist z. B. das mit dem Alter zunehmende Risiko von Stürzen und ihre Folgen. Die physiologischen Leistungseinbußen tragen aber auch dazu bei, dass Rehabilitationsmaßnahmen im Falle von Erkrankungen in ihrem Ergebnis begrenzter sind, längere Zeit in Anspruch nehmen und in der Technik eine spezielle Anpassung an das Alter erfordern.

Ganz im Vordergrund steht aber das mit dem Alter stark ansteigende *Multimorbiditätsrisiko*. Dabei handelt es sich überwiegend um chronische, irreversible (wie bei der Alzheimer-Demenz und degenerativen Skeletterkrankungen) und progressive Erkrankungen, die zwar besserungsfähig und evtl. in ihrem Fortschreiten zu verzögern, aber nicht heilbar sind. So finden sich z. B. mehr als sieben somatische Erkrankungen in der Gruppe der 70- bis 84-Jährigen bereits in einem Drittel der Fälle, bei 85- bis 105-Jährigen hingegen in über der Hälfte der Untersuchten (Wrobel u. Steinhagen-Thiessen 1997). Mit diesem Anstieg der Multi- bzw. Komorbidität geht eine deutliche Erhöhung der Ausgaben im Gesundheitswesen und in der Pflegeversicherung einher. Die Zahl der Pflegebedürftigen steigt von ca. 3% in der Altersgruppe zwischen 65- und 69-Jährigen und auf über 30% in der Gruppe der 85–89-Jährigen (BMFSFJ 2002, S. 251). Die alterstypische Multimorbidität verlangt ärztlicherseits besondere Kenntnisse und Erfahrungen hinsichtlich einer angemessenen Planung von umfassender Diagnostik und Einschätzungen von Behinderungen. Sie sind die Grundlage für eine individuelle Behandlung und die Einleitung von Rehabilitationsbemühungen. Dabei ist es in der Regel nötig, Prioritäten zu setzen, um sinnlose und schädliche Polypragmasie zu vermeiden. Untersuchungen zur medikamentösen Behandlung über 70-Jähriger in der Berliner Altersstudie haben gezeigt, dass Fehlbehandlungen insgesamt häufig, „Unterbehandlung" und „Überbehandlung" etwa gleich häufig sind (Helmchen et al. 1996, Steinhagen-Thiessen u. Borchelt 1996). Daraus folgt, dass der ständige Vorwurf zu hoher Arzneimittelausgaben in der Geriatrie in der volkswirtschaftlichen Gesamtbilanz sehr wahrscheinlich unbegründet ist.

4.5.1.4.2 Psychische Vulnerabilität

Auch auf der psychischen Ebene lassen sich regelhafte, mit dem Altern einhergehende seelische und geistige Veränderungen beobachten. Sie sind zum einen als Folgen der biologischen Hirnalterung (kognitive Leistungseinbußen), zum anderen als entwicklungsdynamische Veränderungen des Erlebens und drittens als Reaktionsbildungen auf die erlebten Alternsveränderungen aufzufassen. Kognitive Leistungseinbußen werden deutlich am Kurzzeitgedächtnis sowie einer Abnahme der Geschwindigkeit der Informationsverarbeitung und der Leistungsfähigkeit der sog. fluiden oder mechanischen Intelligenz, worunter die Fähigkeit zur Lösung unvertrauter Aufgaben zu verstehen ist. Die verbale oder bildungsabhängige, sog. pragmatische Intelligenz bleibt weitgehend altersstabil. Wenn der Alternsprozess sich negativ auf das Erleben auswirkt, zeigen sich Tendenzen zum Festhalten am Althergebrachten (Rigidität), im Erleben der eigenen abnehmenden Effizienz und der emotionalen Resonanzfähigkeit. Mit dem Alter nimmt der Spielraum für Entscheidungen generell, insbesondere aber für die Möglichkeit richtungsändernder Lebensentscheidungen dramatisch ab. Gleichzeitig oder vielleicht sogar gerade deswegen nimmt das Gewicht zu treffender Entscheidungen ebenso deutlich zu. Dies ist zum Beispiel dann der

Fall, wenn es um unumgängliche, quasi von außen aufgezwungene Entscheidungen geht, so z.B. darum, dass die Selbstständigkeit der Lebensführung teilweise an andere zu delegieren oder beim Übergang in die Pflegeheimversorgung nahezu ganz aufzugeben ist.

Aus psychoanalytischer Sicht kann man die psychischen Auswirkungen des Alternsprozesses als eine Reihe von möglichen „narzisstischen“ Kränkungen deuten, die hinzunehmen sind, und wenn sie sich als nicht überwindbar oder kompensierbar erweisen, das Selbstwertgefühl und die Selbstsicherheit empfindlich untergraben können. Der realer werdende und näher rückende Tod kann in diesem Sinne als die stärkste narzisstische Kränkung aufgefasst werden und lässt die Neigung zu oft negativer Lebensbilanzierung verständlich erscheinen: In einem übertragenen Sinne ungedeckte Wechsel und überzogene Konten, die sich scheinbar bis oft weit in die Kindheit zurückverfolgen lassen, werden plötzlich sichtbar und dies unter dem Eindruck, dass sie nicht wieder gutzumachen sind.

Diese hier nur sehr kurz skizzierten kritischen psychischen Aspekte des Alterns stellen Risikofaktoren im Hinblick auf die zwei häufigsten psychischen Erkrankungen, der Demenz und Depression, dar. Es bleibe am Schluss nicht unerwähnt, dass auch die zunehmende Unverlässlichkeit des Körpers die psychische Stabilität erheblich verunsichern kann.

4.5.1.4.3 Soziale Vulnerabilität

Bis zur Einführung der Rentenversicherungspflicht war die Altersarmut weit verbreitet und Reichtum die einzige Sicherung dagegen. Besonders betroffen waren hiervon verwitwete Frauen und dies galt bis in die jüngste Nachkriegsgeschichte für Frauen ohne eigene Rentenansprüche. Betrachtet man gegenwärtig nur die Einkommenssituation, so sind die derzeit in Deutschland lebenden Alten finanziell wohlversorgt bis wohlhabend. Allerdings nehmen bei steigendem Hilfebedarf im Alter die Ausgaben rasch zu. Dies führte vor Einführung der Pflegeversicherung dazu, dass der Anteil derjenigen alten Menschen, die Sozialhilfe in Anspruch nehmen mussten, sehr hoch war. Auch das trifft z. Z. nicht mehr zu. Eine erneut steigende Tendenz dieses Anteils ist jedoch bei denjenigen zu verzeichnen, die auf stationäre Pflege angewiesen sind, weil sich hier wegen der fehlenden Dynamisierung der Pflegeversicherungsleistungen zunehmend eine Kostenschere auftut. Hiervon sind besonders die Hochaltrigen betroffen, von denen – und das sollte nicht übersehen werden – immerhin 19,5% zur einkommensschwachen Bevölkerung mit weniger als 50% des Durchschnittseinkommens gehören. Bei hochaltrigen Frauen liegt der Anteil nach wie vor deutlich höher und beträgt 25% (s. BMFSFJ 2002).

Die gegenwärtig gute materielle Absicherung der alten Menschen ist jedoch keineswegs eine Garantie für die Zukunft. Sie kann sich für die kommenden Generationen in Abhängigkeit von wirtschaftlichen Entwicklungen (Situation auf dem Arbeitsmarkt, Entwicklung individueller Erwerbsbiographien, demographische Entwicklung) wieder entscheidend verschlechtern.

Die soziale Vulnerabilität im Alter ist aber keineswegs nur von materiellen Bedingungen abhängig, sondern von weiteren Faktoren, deren Dynamik der Entwicklungsphase im Kinder- und Jugendalter vergleichbar ist und deshalb ähnliche individuelle Anpassungsleistungen erfordert. Lebenslange bedeutsame soziale Rollen in Beruf und Gesellschaft, von denen das Selbstwertgefühl in erheblichem Maße abhängt, wandeln sich oder können ganz verloren gehen, neue sind schwer zu finden bzw. zu gestalten. Das soziale Netzwerk wird enger, die verbleibenden Beziehungen gewinnen an Bedeutung und gerade deswegen sind konfliktbeladene Beziehungen und unvermeidbare Verluste noch bedrohlicher. Sie reduzieren das mögliche, im Falle eintretender Hilfsbedürftigkeit in Anspruch zu nehmende Hilfs- und Unterstützungspotenzial. Hierdurch werden Ängste gefördert oder ausgelöst, denn es ist alten Menschen sehr wohl bewusst, dass, je länger das Leben dauert, die Notwendigkeit, in irgendeiner Form Hilfe in Anspruch nehmen zu müssen, umso unausweichlicher wird. Hinzu kommt, dass alte Menschen in der Gesellschaft und in sich selbst mit negativen Altersstereotypen konfrontiert werden und entsprechende Resonanzverstärkungen der nächsten Umgebung bzw. negative Reaktionen auf das Alter in der Gesellschaft die Entwicklung eigener möglicher Aktivitäten und Kompensationsfähigkeiten behindern bzw. hemmen. Zwar möchten die meisten Menschen alt werden, aber niemand möchte alt sein oder gar alt aussehen. Gerade gegenwärtig ist die Anti-Aging-Kosmetik und Naturheilkunde in hohem Schwange (zu den negativen Altersstereotypen siehe Kruse u. Schmidt 1998 und zur Sozialanthropologie des Alters Auer 1998). Dass die Alten selbst negative Altersstereotype übernehmen und in sich tragen, ja sogar kultivieren, gehört zu den Paradoxien. Denn allzu gern betrachtet jeder

Alte sich selbst als Ausnahme von der Regel: alt sind immer die anderen. Trotzdem können die negativen Stereotype im Sinne einer „self-fulfilling prophecy“ wirksam werden und zu einer hypochondrischen Einstellung gegenüber dem Altern oder gar zur Gerontophobie führen bzw. den Weg in die Resignation und Depression beschleunigen. Besonders pathogen wird die negative Einstellung zum Alter dann, wenn sie den Betroffenen von Ärzten und anderen Berufsgruppen des Gesundheitswesens entgegengebracht wird. Hierin steckt ein ganz erheblicher Risikofaktor, denn letztlich wird durch Stereotype ein rollenkonformes Verhalten geprägt, und viele alte Menschen müssen „lernen“, dass sie, wenn sie hilfloses und abhängiges Verhalten zeigen, Zuwendung erreichen können (Baltes 1996).

Die Gerontologie ist, kurz zusammengefasst, als eine junge Wissenschaft zu bezeichnen, deren systematische Anfänge in der zweiten Hälfte des 19. Jahrhunderts erwuchsen und von der Medizin ihren Ausgang nahmen. Von einer eigenständigen Entwicklung kann man jedoch erst in den Vierzigerjahren des vorigen Jahrhunderts, also etwa zu Beginn des zweiten Weltkrieges sprechen, als die psychologische Alternsforschung sich intensiv mit der Leistungsfähigkeit im Alter zu beschäftigen begann. Heute ruht die Gerontologie außerdem auf biologischen und soziologischen Fundamenten und der Notwendigkeit zu enger interdisziplinärer Zusammenarbeit. Diese hat der Gerontologie eine sehr dynamische Weiterentwicklung in der zweiten Hälfte des 20. Jahrhunderts beschert. Im Ergebnis hat sich Altern als ein Prozess mit hoher intra- und interindividuellen Variabilität herausgestellt und zum Konzept des differenziellen Alterns unter Aspekten sowohl der Kontinuität als auch Diskontinuität geführt. Die großen Unterschiede, die im Alter zwischen Menschen gleichen Geburtsjahres hinsichtlich ihrer körperlichen und geistigen Leistungsfähigkeit sowie ihrem gesellschaftlichen Engagement und ihrer gesellschaftlichen Einbindung bestehen, entsprechen durchaus der allgemeinen Lebenserfahrung und lassen die Phase der Adoleszenz fast als uniformes Geschehen erscheinen.

Aufgrund der bisherigen Forschung kann Altern nicht als homochroner Vorgang, sondern muss als die Summe heterochroner Prozesse betrachtet werden. Das zeigt sich auf allen drei genannten Ebenen. Biologisch beruht die Variabilität auf der heterochronen Alterung von einzelnen Organen, Organ- und Funktionssystemen. Hinzu tritt der beschleunigende Einfluss von Krankheitsprozessen mit dem Regelfall der Multimorbidität. Der biologische Hintergrund beeinflusst einerseits direkt über die zerebrale Funktion die psychischen Fähigkeiten zur Bewältigung und Kompensation von Leistungseinbußen; andererseits werden dieselben auch durch individuelle biographische und soziale Einflüsse moderiert. Was gemeint ist, lässt sich am Beispiel Depressionen erläutern. Sie können durch Störungen in spezifischen Transmittersystemen hirnorganisch, durch innerpsychische Konstellationen psychogen, durch soziale Belastungen oder soziale Deprivation soziogen und schließlich durch eine Kombination dieser unterschiedlichen pathogenetischen Wege multifaktoriell begründet sein.

Gestützt auf zahlreiche empirische Befunde unterscheidet die Alternsforschung heute mit guten Gründen die „jungen Alten“ (dritter Lebensabschnitt) von den „alten Alten“ (vierter Lebensabschnitt). Sind es bei den ersteren eher innerpsychisch und psychosozial determinierte Risiken bzw. Vulnerabilitäten, die das Erleben des Altseins auslösen, so dominieren bei den Hochaltrigen biologische Risikofaktoren. Insgesamt nimmt jenseits des 85. Lebensjahres die Zahl der alten Personen mit Mehrfachrisiken und ungünstigen Risikokonstellationen signifikant zu (s. Mayer et al. 1996, Smith 2001). Die über 85-Jährigen lassen sich durch einen überwiegenden Anteil von Frauen sowie durch zunehmende Prävalenz psychischer und somatischer Komorbidität und daraus folgende Abhängigkeit von informeller und formeller Hilfe und Unterstützung charakterisieren; das bedeutet zugleich eine höhere Inanspruchnahme medizinischer und pflegerischer Dienste sowie eine gleichfalls deutlich zunehmende Rate institutioneller Betreuung. Die Bundesregierung hat in Anerkennung dieser Tatsache und der Zukunftsperspektive, dass die Zahl der über 85-Jährigen in den nächsten Dekaden besonders stark anwachsen wird, mit guten Gründen ihren 4. Altenbericht der Lebenssituation und den Risiken der Hochaltrigkeit gewidmet (BMFSFJ 2002).

Die hier kurz skizzierten Risikokonstellationen und Vulnerabilitäten werfen eine Reihe ethischer Probleme der Solidarität der Generationen, der Verteilungsgerechtigkeit, der für ein langes Leben zu planenden eigenverantwortlichen Vorsorge, der diagnostischen, therapeutischen, rehabilitativen und pflegerischen Versorgung, der Wahrung von Würde und Autonomie und schließlich auch der Lebensbegrenzung auf. Auf sie wird in den Abschnitten 3 bis 5 dieses Kapitels eingegangen.

4.5.2 Langlebigkeit und Lebensqualität – Beeinflussung der Lebensdauer

Geht man von der durch allgemeine Erfahrung belegten und auch wissenschaftlich bestätigten Annahme aus, dass es bei Pflanzen und Tieren artspezifisch unterschiedliche Lebenserwartungen und maximal erreichbare Lebensspannen gibt und dass zumindest im Bereich höher organisierten tierischen Lebens die durchschnittliche Lebenserwartung unter realen Bedingungen immer unterhalb der maximalen Lebensspanne liegt, so ergeben sich grundsätzlich zwei Fragen:

- Ist es sinnvoll, die durchschnittliche Lebenserwartung so weit wie möglich der maximalen Lebenserwartung anzunähern und, wenn ja, unter welchen Bedingungen?
- Ist eine Erweiterung der maximalen Lebensspanne für die Menschen sinnvoll und zu rechtfertigen?

Der Verlängerung der durchschnittlichen Lebenserwartung und der maximalen Lebensspanne liegen unterschiedliche Interventionstechniken zugrunde: Im ersten Fall sind es Maßnahmen zur Minimierung der Ursachen für den „zufälligen Tod", im zweiten Fall Maßnahmen zur Beeinflussung des „programmierten Todes" und damit sehr wahrscheinlich im Wesentlichen die Beeinflussung genetischer Mechanismen. Je erfolgreicher die Interventionen erster Art sind, um so stärker tritt das Altern als Prozess in Erscheinung und der programmierte Tod rückt näher ins Ziel der Interventionen. Auch das Altern kann durch unspezifische, extrinsische Prozesse, wie z.B. Krankheiten, und intrinsische im Sinne der programmierten Alterung bestimmt werden.

4.5.2.1 Zusammenhang zwischen Lebensverlängerung und Lebensqualität

Was immer wir uns für Ziele setzen, wir möchten möglichst viele davon in unserem Leben erreichen, was immer wir uns wünschen, wir möchten es möglichst lange genießen. Die Furcht vor einem frühen Tode zeitigt den Wunsch nach einem langen Leben als Ausdruck des Überlebenwollens, ohne den Leben nicht denkbar ist. Obwohl das Erreichen eines sehr hohen Lebensalters in der Antike noch selten geschah, war den Menschen der Widerspruch zwischen „alt werden, aber nicht alt sein wollen" bewusst. So ist die Sehnsucht nach einem langen Leben stets auch verbunden mit Furcht vor den Lasten und Einbußen des Alters und löst den Wunsch aus, das Altern als Prozess und die Folgen der Hilflosigkeit und Abhängigkeit von Unterstützung aufzuheben oder wenigstens hinauszuschieben. Auch in der griechischen Mythologie wird ausgedrückt, dass Unsterblichkeit ohne die Garantie ewiger Jugend sinnlos sei und alternsungetrübte Unsterblichkeit wohl nur den Göttern zukomme.

Eos, die Göttin der Morgenröte, erflehte von Zeus die Unsterblichkeit ihres Geliebten Tithonos, einem Bruder oder Sohn des Königs Priamos von Troja, und Zeus gewährte die Bitte. Da sie aber versäumt hatte, auch um ewige Jugend für Tithonos zu bitten, wurde er alt und gebrechlich und konnte nur noch mit einer hohen Flüsterstimme sprechen. Eos teilte nun sein Lager nicht mehr, sperrte ihn in ein Zimmer, behandelte Thitonos wie ein kleines Kind, gab ihm die Speise der Götter und feine Kleider. Schließlich verwandelte er sich in eine Zikade (Kerényi 1951).

Diesem Dilemma trägt auch das Motto der Internationalen Gesellschaft für Gerontologie Rechnung: „To add life to years, not years to life". Anders formuliert, drückt sich hier der Wunsch oder die Forderung aus, dass auch im Alter so viel Lebensqualität vorhanden sein müsse, dass Lebenszufriedenheit möglich werde; darüber hinaus sei Leben nicht sinnvoll. Eine solche Forderung steht in gewissem Gegensatz zu Psalm 91: „Unser Leben währet 70 Jahre, wenn es hoch kommt 80 Jahre, und ist es köstlich gewesen, so ist es Mühe und Arbeit gewesen". Die Einführung des Begriffes der Lebensqualität bedeutet eine deutliche Relativierung des absoluten Wertes von Leben an sich, dessen Gültigkeit ganz besonders für ärztliches Handeln nach dem zweiten Weltkrieg in Deutschland für lange Zeit nicht in Frage gestellt war. Erst die Diskussionen um die Entwicklung der Intensivmedizin und die Zunahme der Lebenserwartung ebenso wie der Kostendruck im Gesundheitswesen haben die öffentliche Diskussion über lebenswertes und lebensunwertes Dasein erneut entfacht.

Die Be- und Zumessung von guter Lebensqualität als eines für legitim gehaltenen Anspruchs des Menschen ist sowohl auf der objektiven als auch auf der subjektiven Ebene – insbesondere bei psychischer Erkrankung (Pukrop 2003) – riskant und ihre Abgrenzung gegenüber älteren Begriffen wie Wohlfahrt, Lebenszufriedenheit und Lebensglück sowie neuerdings „Well-Being" unscharf. Objektive und subjektive Lebensqualität können zudem auseinanderfallen und im Extremfall ein „Zufriedenheitsparadox“ bilden, das gerade für die Situation alter Menschen typisch zu sein scheint (Smith et al. 1996). Auf eine kritische Entwicklung der Dimensionen von Lebensqualität muss an dieser Stelle verzichtet werden. Es sei diesbezüglich auf das Kapitel 3 des 4. Altenberichtes (BMFSFJ 2002, S. 71–78) hingewiesen, dem das nachstehende Vierfelderschema zur Verdeutlichung der Beziehungen von objektiver und subjektiver Lebensqualität entnommen ist (Tabelle 4.5.3). Auch die Formulierung der Menschenrechte hat Bezug zur Definition allgemein garantierter Lebensqualität, wie z. B. des gleichen Zugangs zu angemessenen Gesundheitsleistungen, im Artikel 3, auf die hier ebenfalls im Einzelnen nicht eingegangen werden kann, sondern hier wird auf das entsprechende Stichwort im Lexikon der Bioethik hingewiesen (Hilpert 1998, Luf 1998, ebenso Lanzerath 1998). Auch die Diskussion um Singer (1984) und Kuhse (1987) bleibt außer Betracht; diesbezüglich sei auf die Ausführungen in diesem Text zur Menschenwürde rückverwiesen.

Für den Zusammenhang von Lebensverlängerung und Lebensqualität sei hier zunächst Folgendes prinzipiell festgehalten:

1. Unter den Bedingungen akuter und vor allem akut lebensbedrohender Erkrankungen ist Lebenserhalt oberstes ärztliches Gebot, danach dienen Therapie und Rehabilitation sowohl der Krankheitsbekämpfung als auch der Wiedererlangung der zuvor erfahrenen Lebensqualität. Unter den Bedingungen chronischer Erkrankungen sind beide Gebote zeitgleich und gleichrangig vom Arzt zu beachten.
2. Im Falle der direkten Manipulation der maximalen Lebensspanne bzw. Lebensdauer wird Lebensqualität zu einem dominierenden Kriterium, wenn diese Manipulation überhaupt bejaht wird.

Die indirekte Verlängerung der individuellen und durchschnittlichen kollektiven Lebenserwartung durch die Reduktion von Morbidität und morbiditätsgebundener Mortalität ist ethisch nicht nur ein vertretbares, sondern ein nach wie vor in unserer ethischen Tradition nur schwer bestreitbares Prinzip. Dieses Prinzip wäre nur dann zu relativieren, wenn ärztlich-medizinische Intervention entweder abhängig von der therapeutischen Prognose oder von der noch zu erwartenden Überlebenszeit gewährt würden. In manchen Ländern wird das diskutiert oder ist sogar bereits Praxis, wie z. B. die Verweigerung von Nierentransplantationen jenseits des 60. Lebensjahres in Großbritannien. Eine dritte Beschränkungsmöglichkeit für ärztlich-medizinische Leistungen öffnet sich dann, wenn ein Minimalzustand von menschlicher Funktionsfähigkeit bzw. menschlicher Würde bzw. lebenswerten Lebens definiert wird, unterhalb dessen weder im Interesse der Betroffenen noch der Gesellschaft lebenserhaltende Maßnahmen zu rechtfertigen wären. Diese Position wird vom Autor wegen der Unteilbarkeit der menschlichen Gattungswürde nicht für vertretbar gehalten. Ebenso wenig auch die Begrenzung von Diagnostik, Therapie und Rehabilitation in Abhängigkeit vom Lebensalter oder der Krankheits- bzw. therapeutischen Prognose. Durch eine solche Koppelung würde das Solidaritätsprinzip aufgehoben, welches nach christlich-abendländischem Denken Solidaritätsleistungen dringlicher und intensiver fordert, je stärker die Belastung Betroffener ist (Kanowski 1998).

Tabelle 4.5.3. Wohlfahrtspositionen (Glatzer u. Zapf 1984)

Objektive Lebensbedingungen	Subjektives Wohlbefinden	
	Gut	Schlecht
Gut	Well-Being	Dissonanz
Schlecht	Adaptation	Deprivation

Krankheiten und krankheitsbedingte Behinderungen sind die häufigste Ursache für gravierende Einschränkungen der Lebensqualität im Alter. In über 70% handelt es sich um chronische, meist irreversible oder langsam fortschreitende Prozesse. Ein Teil derselben ist bereits in der ersten Lebenshälfte aufgetreten und die Betroffenen erreichen die Altersphase nur Dank der modernen medizinischen Behandlungs- und Betreuungsmöglichkeiten. Als Beispiele seien der frühe Diabetes mellitus und die Trisomie genannt. Typische Alterserkrankungen, wie der späte Diabetes mellitus, die Alzheimer-Demenz und degenerative Erkrankungen des Skelettsystems sind erst aufgrund des demographischen Wandels häufig und damit zu einem massiven Problem der Gesundheitsversorgung geworden. Die bisherigen Erfolge der Medizin in der Bekämpfung akuter, vor allem lebensbedrohender Erkrankungen sind also einerseits eine wichtige Voraussetzung für die stetige Zunahme der Lebenserwartung, gleichzeitig aber auch die Ursache für die Zunahme chronischer Erkrankungen, deren Bekämpfung die zukünftige Medizin bestimmen muss. Den Zusammenhang zwischen Alter, Morbidität und Lebensqualität versucht die Theorie der „Kompression von Morbidität“ auf einen möglichst minimalen Zeitraum am Ende des Lebens zu analysieren und gleichzeitig zum Ziel weiterer Forschung zu setzen: „A major goal of gerontology is to increase longevity without increasing the number of years spent in a disabled or dependent state“ (Guralnik u. Salive 1994). Die ursprünglich von Fries (1980) formulierte Theorie sagt für die Zukunft eine Abnahme der Zahl der Jahre, die während der letzten Lebensphase durch schwere Erkrankungen und funktionelle Behinderungen belastet seien, voraus. Eine solche positive Perspektive wird durch die Ergebnisse der Göteborger Längsschnittstudien unterstützt (Svanborg 1985), die nachwies, dass der Gesundheitszustand von über 70-Jährigen sich von Geburtskohorte zu Geburtskohorte systematisch verbesserte. Diese Beobachtung kann so interpretiert werden, dass die Zeit der behinderungsfrei verbrachten Lebensjahre im Alter offensichtlich zunimmt und sehr wahrscheinlich zu einer Verkürzung der durch Krankheit und Behinderung charakterisierten Lebensjahre vor dem Lebensende führen wird. In utopischer Spekulation wird sogar die Verschiebung der Multimorbidität auf die Zeit nach dem genetisch programmierten Tod als Ziel medizinischer Forschung gesehen.

Mit diesem Hintergrund dürfte es ethisch außer Frage stehen, dass eine indirekt durch die Reduzierung altersbedingter Multimorbidität und hiermit verknüpfter Mortalität erzeugte Zunahme der durchschnittlichen Lebenserwartung nicht nur vertretbar, sondern zumindest „billigend in Kauf zu nehmen ist“ – eine Formulierung, die an dieser Stelle aus der Rechtsprechung zu einem allerdings ganz gegensätzlichen Thema, nämlich der Inkaufnahme eines nicht intendierten vorzeitigen Todes als Folge palliativer Therapiemaßnahmen, übernommen ist. Die Kompression von Morbidität auf eine möglichst kurze Zeit vor dem Tod würde mit Sicherheit die finanziellen Lasten für die Betroffenen und die Gesamtgesellschaft reduzieren. Hinsichtlich des subjektiv zu ertragenden Leides bleibt allerdings die Frage offen, ob das Produkt bzw. der Quotient aus Leid und Zeitdauer unter Kompressionsbedingungen zunimmt.

4.5.2.2 Genetische Beeinflussung der Lebensspanne

Es ist nun zu überlegen, wie die direkte Manipulation der menschlichen Lebensspanne ethisch zu bewerten ist. Wenn genetische und molekulargenetische Forschungen nicht stärker als gegenwärtig eingeschränkt bzw. gar unterbunden werden, so werden zunehmende Erkenntnisse über Steuerungsvorgänge, die das Altern und schließlich den Tod determinieren, nicht ausbleiben und lassen damit diese Frage für die Zukunft entstehen.

Vorauszuschicken ist zunächst noch einmal eine evolutionstheoretische Perspektive. Hinsichtlich der Langlebigkeit ergibt sich folgendes Problem: Die Existenz des Lebens generell und das Überleben der Arten im speziellen Fall ist auf dem Prinzip einer möglichst zahlreichen Propagation der Individuen gegründet, welches allein in den Nachkommen multiple Neukombinationen genetischen Materials und damit die Kreativität und Anpassungsfähigkeit an bestehende bzw. auch sich wandelnde Umweltbedingungen garantiert. Hieraus folgt in logischer und notwendiger Konsequenz, dass der Tod der Individuen sowohl Voraussetzung für das Überleben der Art als auch die Vermeidung von Überbevölkerung ist. Auf diesem Hintergrund könnte eine wesentliche Verlängerung der maximalen menschlichen Lebensspanne bedenklich erscheinen.

Eine ethische Begründung, die gegen eine direkte genetische Manipulation der Lebensspanne spräche, scheint nicht erkennbar, wenn die dadurch bewirkte Verlängerung der Lebenserwartung nicht eine Verlängerung der krankheits- und behinderungsbelasteten Lebenszeit bewirkt, vielleicht sogar im Gegenteil eher mit einer weiteren Kompression derselben verbunden ist. Baltes (1997) äußert – worauf bereits hingewiesen wurde – dass es trotz der möglicherweise hiermit verknüpften ernsthaften ethischen Fragen und Dilemmata einschließlich eines möglichen Missbrauchs schwer sein würde, der Option genetischer Interventionstechniken zu widerstehen, weil das Ausmaß der biologischen Unvollkommenheit in fortgeschrittenem Alter von radikaler Natur sei. Die Entwicklung kultureller und psychologischer Unterstützungsmaßnahmen werde deshalb allein nicht ausreichen, jene Defizite auszugleichen und einen von den meisten Menschen gewünschten funktionellen Zustand im hohen Alter zu garantieren, in welchem Gewinne die biologischen Verluste überträfen und menschliche Würde gewahrt bliebe.

Als relative ethische Kontraindikation genetischer Verlängerung der Lebensspanne könnte das Argument einer unnatürlichen Bevölkerungszusammensetzung und hieraus abgeleiteter Kosten-Nutzen-Überlegungen herangezogen werden (s. o.). Solche Argumentationen werden schon gegenwärtig kritisch gegen die gesellschaftlichen und ökonomischen Folgelasten des demographischen Wandels eingewandt und führen zu der Schlussfolgerung, dass der Anteil älterer Menschen an der Gesamtbevölkerung und die durchschnittliche Lebenserwartung für Männer und Frauen zu hoch und wirtschaftlich nicht mehr erträglich seien. Der Verlust der Tannenbaum- oder Pyramidenform in der graphisch wiedergegebenen Bevölkerungsstruktur wird als quasi krankhaft angesehen. Es gibt aber keine natürliche normale oder für alle Zeiten gültige optimale Bevölkerungsstruktur; sie ist immer ein Spiegel der Lebens- und Umweltbedingungen und daher säkularem Wandel unterworfen. Ebenso hängt die gesamtgesellschaftliche ökonomische Belastung von den Prinzipien ab, nach denen das Einkommen innerhalb einer Bevölkerung verteilt wird, und es erscheint eher sinnvoll, die Verteilungsprinzipien der Bevölkerungsstruktur als die Bevölkerungsstruktur den Verteilungsprinzipien anzupassen. Ähnliche Überlegungen gelten für die Lebensqualität, die ohne Zweifel ebenfalls säkularem Wandel unterworfen ist, der wiederum von Bevölkerungsstruktur, Ökonomie und nicht zuletzt von den in der Gesellschaft herrschenden Ideologien bestimmt wird. Lebensqualität ist keine unveränderlich über die Zeiten konstante Qualität.

Somit ist wohl generell der Schluss zu ziehen, dass weder indirekte noch direkte Interventionen, die im Ergebnis zu einer Verlängerung der menschlichen Lebensspanne führen oder sie sogar definitiv zum Ziel setzen, als prinzipiell ethisch nicht vertretbar zu beurteilen sind.

4.5.2.3 Hormongaben und das Ziel einer „Verjüngung"

Lange zu leben und dabei jung zu bleiben, ist die paradoxe Utopie, welche die Menschen seit jeher bewegt, den Jungbrunnen zu finden. Die bekannte und vielfach in gerontologischen Texten abgebildete allegorische Darstellung bei Lucas Cranach d. Ä. auf der einen Seite und das ebenso berühmte Buch von Hufeland: „Die Kunst, das menschliche Leben zu verlängern" mögen als Beleg genügen. Einer der ersten, der den Zusammenhang von Altern und veränderter Hormonsekretion in einen theoretischen Zusammenhang gebracht hat, war Hans Selye (1962) mit seiner Stresstheorie des Alterns. Er schloss einen 1962 in Bremen zu diesem Thema gehaltenen Vortrag mit folgenden Worten: „Wir haben auf alle Fälle eine große Zuversicht, dass wir auf diese Weise den Weg zu einer rein systematischen, vollkommen objektivwissenschaftlichen Analyse des Altersphänomens ebnen werden." Schon für ihn stand das Hypophysen-Nebennierenrinden-System im Zentrum stressbedingter Alterserscheinungen und von Anpassungs- bzw. Adaptationskrankheiten. Die Sicht ist heute komplexer und differenzierter geworden, die gegenwärtige Forschung bezieht das gesamte neuroendokrinologische System mit ein (Burns et al. 1994) und schließt darüber hinaus das Zusammenwirken mit einer genetischen Programmierung des Alters nicht aus. Genetische Programme könnten durch Interaktion mit Umweltbedingungen und Bedingungen des inneren Milieus, insbesondere des endokrinen Systems, Alterungsprozesse auf zellulärer Ebene unter Einschluss der Zellen des endokrinen Systems selbst beeinflussen, und zwar sowohl auf der physiologischen als auch auf der pathologischen Ebene. Die Beziehung zwischen Hypothalamus, Hypophyse und Nebenniere ist im Hinblick auf Altersdepressionen in der Psychiatrie hochaktuell und führt möglicherweise zu neuen therapeutischen Ansätzen. Andererseits ist eine hormonelle „Verjüngungskur", das heißt die hormonelle Verlangsamung der physiologischen Alterung, nach wie vor nicht in Sicht und bei den komplexen Zusammenhängen neuroendokrinologischer Regulations- und Rückkoppelungsprozesse auch für die nächste Zukunft nicht zu erwarten. Das Problem unerwünschter Nebenwirkungen spielt dabei eine nicht geringe Rolle (Jockenhövel et al. 2001). Unabhängig davon interessiert im ethischen Zusammenhang auch weniger die Frage, wie eine Verjüngung zu erreichen ist, sondern die Frage, ob dies überhaupt ein wünschenswertes Ziel wäre.

In der Bewertung der menschlichen Lebensphasen stehen einander in idealistischer Polarisierung Jugendkult und Altersverehrung gegenüber. Die Jugend verkörpert Wachstum, Leistungsfähigkeit, Kraft, Flexibilität, Hoffnung und Zukunft, das Alter, Erfahrung, Weisheit, Reflexionsfähigkeit, Distanz, Zurückhaltung und Vorsicht bei Entscheidungen. Beide Bündel von Eigenschaften sind offensichtlich nicht gleichzeitig zu haben, der Übergang vom einen zum anderen setzt Zeit für gelebtes Leben und Sammlung von Erfahrung voraus. Lange leben kann nicht nur uneingeschränkte Leistung und uneingeschränkter Genuss bedeuten, dagegen spricht die unumkehrbare Gerichtetheit biologischer Prozesse im Hinblick auf den notwendigen Tod der Individuen. Der Erhalt der ewigen Jugend erscheint auf den Ebenen physiologischer, psychologischer und philosophischer Betrachtung sinnwidrig. Eine utopische Perspektive der unendlichen „Konservierung" aller lebendigen, weil unsterblichen Individuen würde nur um so dringlicher die Frage nach einem artifiziell und selbstbestimmt herbeigeführten Tod aufwerfen, der, wenn er aus noch voll erhaltener jugendlicher Leistungsfähigkeit heraus gewählt werden müsste, noch sinnloser erschiene. Sprechen solche Überlegungen nun ethisch grundsätzlich gegen „Verjüngungsforschung“ und Verjüngungsmaßnahmen? Die Antwort lautet vermutlich Nein. Der Wunsch nach einem von Alternsprozessen möglichst ungetrübten Leben bei erhaltener Leistungsfähigkeit und Gesundheit ist dem Menschen zutiefst eingeboren und natürlich. Ein grundsätzliches ethisches Gebot, das diesem Wunsch entgegenstünde, ist nicht erkennbar. Es mag sehr wohl philosophische und religiöse Überzeugungen für ein anderes Lebenskonzept geben, dem der Einzelne folgen mag. Ein solches Feld individueller Entscheidungsmöglichkeiten sollte in der Gesellschaft für jeden offen sein.

4.5.3 Probleme ärztlicher Ethik

In seiner Tätigkeit ist der Arzt primär und grundsätzlich dem Wohl des einzelnen Kranken verpflichtet. Die ärztliche Ethik ruht in der allgemeinen sittlichen Pflicht, anderen, die in Not sind, zu helfen, und wendet dieselbe auf die besondere Berufssituation des Arztes an (Höffe 1992). Es ist selbstverständlich, dass der Arzt bei der Ausübung seiner ärztlichen Pflicht keine Unterschiede nach Einkommen, sozialer Stellung oder dem Alter machen darf. Ökonomische Grenzziehungen ergeben sich aus der legitimen Verpflichtung des Arztes zur Wirtschaftlichkeit, die im Rahmen des Krankenversicherungsrechtes und der Bemühungen um Kostendämpfung allerdings zu einem immer drückenderen, den Entscheidungs- und Handlungsspielraum einengenden Zwang für alle Ärzte sowohl im Krankenhaus als auch in der niedergelassenen Praxis geworden sind. Die bereits vor mehr als 20 Jahren schon erkennbare, inzwischen für jedermann evident gewordene und stetig zunehmende Finanzierungskrise im Gesundheitswesen hat sehr verschiedene Ursachen: den medizinischen Fortschritt, den demographischen Wandel und Veränderungen struktureller Bedingungen des Finanzierungsmodus (z.B. die lohnbezogene Finanzierung der gesetzlichen Krankenversicherung, die hohe Arbeitslosigkeit), um nur einige zu nennen. Gesundheitsökonomen sind sich für Deutschland darin einig, dass es sich weniger um eine Kostenexplosion als mehr um eine „Einnahmeimplosion“ handelt. Trotzdem werden auf der politischen Ebene fast ausschließlich Strategien der Kostendämpfung diskutiert und nicht das Problem, wie die Einnahmeseite den veränderten strukturellen Bedingungen angepasst werden könnte. Ivan Illich (1975) war wohl der Erste, der als Ursache dieser Entwicklung die „Übermedikalisierung“ anprangerte und auf die nach seiner Ansicht „krankmachende“ Wirkung naturwissenschaftlich orientierter Apparatemedizin des „Abhörens“ gegenüber dem „Zuhören“ (Illich 1999) hinwies. In besonderer Weise bietet sich für eine auf Leistungsbegrenzung zielende Kritik die Altersmedizin an, wenn auf einen angeblich „übermäßig hohen Medikamentverbrauch“ („Drug-Shopping“) durch die über 60-Jährigen und zu häufige Inanspruchnahme ärztlicher Konsultationen („Doctor-Hopping“) hingewiesen werden kann. Das geschieht sowohl in der Fach- als auch in der Laienpresse. Auf die Tatsache, dass genauere Untersuchungen ergeben haben, dass „Überbehandlung“ und „Unterbehandlung“ nebeneinander und in manchen Bereichen gleich häufig vorkommen, wurde bereits hingewiesen. Bei solcher Kritik wird außerdem die Multimorbidität als Ursache schlicht ignoriert.

4.5.3.1 Diagnostische Maßnahmen im Alter

Schwieriger ist die Frage zu beantworten, ob alte und vor allem sehr alte Menschen eine andere Art von Medizin brauchen als jüngere, eine Medizin nämlich, die von dem Primat umfassender Diagnostik und damit deren Vorrang vor der Therapie befreit ist und Diagnostik nur so weit zulässt, als sie Voraussetzung für eine angemessene Leidensminderung ist und palliativer Therapie gegenüber „aggressiven“ therapeutischen Interventionen den Vorzug einräumt. Goodwin (1999) vertritt mit eindrucksvollen Beispielen eine solche Tendenz mit dem Hintergrund eines eigenen hohen Engagements für die geriatrische Medizin. Goodwin und auch Illich sehen die Diagnostik noch latenter Erkrankungen (von „proto-illnesses“, wie Goodwin formuliert), das heißt die Behandlung von Risikokonstellationen, im einzelnen Falle oft als fragwürdig an, weil sie gerade ältere Menschen mit noch nicht erlebter Krankheit konfrontieren und durch die medikamentöse Behandlung deren Lebensqualität beeinträchtigen könne, ja schließlich sogar in der Folge zusätzlicher diagnostischer Abklärung von weiteren Risikofaktoren – z.B. für die Behandlung – fast zwangsläufig „Multimorbidität“

erzeuge. Goodwin nennt die zunehmend hohe Zahl früh diagnostizierter Prostatakarzinome bei älteren Männern, die jedenfalls subjektiv noch asymptomatisch waren und eine nicht nebenwirkungs- bzw. risikolose Behandlung nach sich ziehen, als ein Exempel seiner Erfahrung. Man darf jedoch die Kehrseite nicht übersehen: Sie besteht in der bei Ärzten nicht selten anzutreffenden Haltung, Beschwerden von Patienten dem Alter zuzuschreiben und eine weitere Diagnostik und damit auch mögliche Behandlung zu unterlassen. Untersuchungen in der Psychiatrie haben dies immer wieder und besonders häufig bei Demenzen und Depressionen bestätigt (Sandholzer u. Stoppe 1996, Sandholzer et al. 1999). Eine solche Einstellung und Haltung sind möglich, wenn man alten Menschen angesichts des „nahe liegenden", gewissermaßen natürlichen Todes ein höheres Maß an Leiden zumisst und die eigene ärztliche Entscheidung der dubiosen Maxime „es lohnt sich nicht mehr" unterstellt. Dubios ist die Maxime dann, wenn nicht gefragt wird, warum es sich nicht mehr lohnt: wegen der eigenen negativ-pessimistischen Sicht auf das Alter, wegen der Belastung der Familie, der Gesellschaft oder weil der Kranke selber meint, es lohne sich nicht mehr. Und wenn er dies selber anscheinend meint, so ist zu fragen, ob es seine grundsätzliche Überzeugung sei oder dem Gefühl entspringe, dass er seinen Angehörigen oder der Gesellschaft zur Last falle oder Ausdruck einer bestehenden Depression ist.

Es wird häufig allgemein und selbst von Ärzten die Ansicht vertreten, dass kostenaufwendige und belastende diagnostische Verfahren im Alter, vor allem jedoch bei Menschen in sehr hohem Lebensalter, besonders kritisch und zurückhaltend eingesetzt werden sollten. Dieser Standpunkt wird einerseits mit der höheren Vulnerabilität und geringeren psychischen und physischen Belastbarkeit älterer Menschen aufgrund von Alternsveränderungen und unter Multimorbiditätsbedingungen begründet. Andererseits wird auch darauf verwiesen, dass bei chronischen, nicht heilbaren Erkrankungen, wie beispielsweise der Alzheimer-Demenz, aus der gewonnenen diagnostischen Sicherheit keine effektive Therapie folgen könne. Im Beispielsfalle sei eine kausale Therapie nicht bekannt und die Wirksamkeit vorhandener Medikamente zweifelhaft. Damit fließen bereits Kosten-Nutzen-Aspekte in die Begründung, die schließlich zu der Frage führen: Sind eine aufwendige Diagnostik und die möglicherweise daraus folgende kostspielige Behandlung bei zunehmend höherem Lebensalter und der damit verbundenen immer kürzer werdenden noch verbleibenden Lebenserwartung überhaupt noch sinnvoll? Das folgende, auf eigenen kasuistischen Erfahrungen beruhende Beispiel möge die Problemsituation konkretisieren.

Eine 82-jährige bettlägerige Patientin mit fortgeschrittener Demenz stürzt nachts aus dem Bett, es besteht der Verdacht auf einen einseitigen Oberschenkelhalsbruch und ein Schädel-Hirn-Trauma mit dem in den nächsten Tagen entstehenden Verdacht einer intrakraniellen Blutung. Aufgrund der fortgeschrittenen Demenz ist sie verbal nicht mehr kommunikationsfähig, reagiert aber noch auf emotionale Zuwendung, was bei der körperlichen Pflege deutlich wird; sie isst und trinkt - mit Unterstützung - noch weitgehend selbständig. Die entstehenden Fragen sind: Soll der Verdacht auf eine Oberschenkelhalsfraktur und auf eine beginnende, langsam voranschreitende intrakranielle Blutung radiologisch abgeklärt werden? Sollen die trotz des hohen Alters mit nur unwesentlich erhöhtem Risiko möglichen chirurgischen Eingriffe in beiden Fällen durchgeführt werden? Zu bedenken ist hierbei, dass Oberschenkelhalsbrüche in der Regel auch bei bettlägerigen Patienten mit spontanen oder lagerungsabhängigen Schmerzen verbunden sind und Hirnblutungen zu Hirndruckzeichen mit Kopfschmerzen, Übelkeit, Erbrechen und weiteren neurologischen Ausfällen führen. Die ärztliche Entscheidung fiel für Diagnostik und Therapie aus. Es sei nicht verhohlen, dass die Neurochirurgen zunächst eine Entfernung der intrakraniellen Blutung mit dem Hinweis auf Alter und Demenzdiagnose ablehnten, im gemeinsamen Konsil sich jedoch überzeugen ließen.

Konsequente und exakte Diagnostik ist die unverzichtbare Grundlage effektiver Beratung, Betreuung und Behandlung von Kranken unter der Voraussetzung, dass sie deren Wunsch entspricht und ihr Einverständnis erhält. Bei nicht einwilligungsfähigen Kranken ist der mutmaßliche Wille zu ermitteln oder das Einverständnis eines evtl. in Gesundheitsfragen bevollmächtigten Angehörigen bzw. nach dem Betreuungsgesetz bestellten Betreuers einzuholen. Die letztere Möglichkeit war im dargestellten Beispiel der Fall. Zu einer zuverlässigen Diagnose zu gelangen, ob überhaupt eine Krankheit vorliegt und wenn ja, welche, ist Teil der berufsethischen Verpflichtung des Arztes. Ihre Unterlassung und daraus evtl. resultierende Behandlungsfehler können zur juristischen Ahndung im Sinne eines Kunstfehlers führen. Die geringere Belastbarkeit im Alter ist kein Argument für eine generelle Einschränkung diagnostischer Maßnahmen. Für viele Verfahren der Routinediagnostik besteht keine altersspezifische Risikoerhöhung und dort, wo sie evtl. gegeben ist, gilt die allgemeine Verpflichtung des Arztes zur Risiko-Nutzen-Abwägung sowie zur verständlichen Aufklärung des Patienten oder seines Rechtsvertreters mit dem Ziel der Wahrung eigener Entscheidungsfähigkeit. Eine exakte Diagnose ist zwar Voraussetzung einer effektiven Behandlung und Beratung, jedoch nicht deren ausschließliche Rechtfertigung. Im Falle chronisch-progressiver, zum Tode führender Erkrankungen können Lebensplanung und damit die Beratung des Patienten und der Angehörigen entscheidend von der Diagnose abhängen. Die Verpflichtung des Arztes ist auch keineswegs nur auf die Heilung von Krankheit beschränkt, sondern umfasst auch die Linderung von Schmerzen und Beschwerden. Die Art, Dauer und Dosierung einer symptomatischen oder palliativen Therapie sind aber ebenfalls abhängig von der zugrunde liegenden Diagnose und weiteren evtl. bestehenden Erkrankungen.

Die Diagnostik und Behandlung von der verbleibenden Überlebenswahrscheinlichkeit abhängig zu machen, erscheint aus ärztlicher Sicht inhuman, denn damit werden dem kranken alten Menschen zwei gleichermaßen negative Botschaften zugemutet: der voraussehbare baldige Tod und die daraus folgende Konsequenz, dass es wegen des Alters keine oder nur geringere Hilfe gibt, als für jüngere Menschen üblich. Hinzu kommt, dass selbst unter Krankheitsbedingungen die individuelle Prognose und Voraussage über die noch verbleibende Lebensspanne wegen der großen Variabilität im Einzelfall in der Praxis ärztlichen Handelns mit großer Unsicherheit belastet ist. Mit einer solchen Haltung wird der Gesellschaft insgesamt der abnehmende Wert des menschlichen Lebens mit dem Alter und der zunehmenden Nähe zum Tode vermittelt.

Die Konsequenz dieser Überlegungen ist, dass eine Begrenzung diagnostischer Maßnahmen allein aufgrund des höheren Lebensalters nicht vertretbar ist, sondern hinsichtlich des Anspruchs, der Notwendigkeit, der Auswahl und Durchführbarkeit diagnostischer Verfahren für ältere Menschen die gleichen Regeln zu gelten haben wie für jüngere und damit auch dieselbe Leistungspflicht seitens der solidarischen Krankenversicherung besteht. Jedenfalls sollte dies die ärztliche Grundhaltung gegenüber alten und hochaltrigen Patienten sein. Sie lässt den notwendigen Spielraum für die eigene Entscheidung des kranken alten Menschen offen, von seinem Recht auf gleiche Behandlung Gebrauch zu machen oder aus eigener Einsicht und Überzeugung darauf partiell oder ganz zu verzichten.

4.5.3.2 Therapieplanung im Alter

Obwohl die Diagnose vor der Therapie steht, ist doch die Behandlung das eigentliche Ziel ärztlichen Tuns. Therapie umfasst Somato-, Psycho- und Soziotherapie und kann unterschiedlichen, wenn auch nicht scharf voneinander zu trennenden Zielen dienen. *Kausale Therapie* bedeutet die Beseitigung aufgetretener Krankheiten, zielt also auf Heilung und Wiederherstellung der Gesundheit. *Syndromorientierte Therapie* strebt über die Beeinflussung eines bestimmten Teils der Pathogenese die funktionelle Remission an, ohne dass alle Bedingungskonstellationen der Krankheitsentstehung bekannt oder beeinflussbar sind. Als Beispiel sei die Insulinsubstitution des Diabetes genannt. *Symptomatische Behandlung* dient der Linderung und Unterdrückung einzelner Symptome, wie z. B. Fieber und Schmerzen, um den Zeitpunkt bis zum Wirken kausaler Therapie zu überbrücken oder den spontanen Heilungs- oder Remissionsprozess zumindest subjektiv zu erleichtern. *Palliative Behandlung* verfolgt sehr ähnliche Ziele, nur unter der Bedingung einer infausten finalen Prognose. Entsprechend lautet die WHO-Definition: „Palliativmedizin ist die aktive ganzheitliche Behandlung von Patienten mit einer progredienten, weit fortgeschrittenen Erkrankung und einer begrenzten Lebenserwartung zu der Zeit, in der die Erkrankung nicht mehr auf eine kurative Behandlung anspricht und die Beherrschung von Schmerzen und Krankheitsbeschwerden sowie von psychologischen, sozialen und spirituellen Problemen höchste Priorität besitzt" (World Health Organization 1990). Sie ist insofern umfassender als die symptomatische Behandlung, als sie die psychosoziale und spirituell-mentale Dimension, also z. B. die Familie und deren Trauerreaktion einbezieht. Der Arzt hat hier die ausdrückliche Aufgabe, die Funktionsfähigkeit und Lebenszufriedenheit trotz infauster Prognose so weit und so lange wie möglich und entgegen der Tendenz zur Einbuße an beidem aufrechtzuerhalten. Palliativtherapie ist als die umfassendste Form humanen Umgangs mit Menschen zu betrachten, die durch Krankheit, Behinderung und nahen Tod schwer belastet und vom Risiko der Vereinsamung bedroht sind; sie ist die volle Konkretisierung des ethischen Gebots zur Liebe des Nächsten in der praktischen Umsetzung solidarischer Hilfe und Unterstützung. Die moderne

Palliativmedizin hat sich ganz wesentlich im Zusammenhang mit Krebserkrankungen und keineswegs im Hinblick auf Erkrankungen des Alters entwickelt. Zugleich ist sie auch die Antwort der Medizin auf angemessene Sterbebegleitung.

Man hat die Medizin der kommenden Jahrzehnte zu Recht als eine Medizin chronischer Erkrankungen bezeichnet. Zwei hauptsächliche Ursachen liegen dieser Entwicklung zugrunde. Zum einen haben die Fortschritte in der Akutmedizin und bei der Behandlung in der ersten Lebenshälfte auftretender chronischer Erkrankungen mit hohem Letalitätsrisiko die Überlebenschancen wesentlich verbessert und damit zum demographischen Wandel nicht unwesentlich beigetragen. Die Verlängerung der Lebenserwartung andererseits hat das Risiko für spät auftretende chronische Erkrankungen und damit deren Prävalenz erst manifest werden lassen. Es darf deshalb nicht verwundern, dass in der Altersmedizin die Multimorbidität chronischer Erkrankungen den Alltag bestimmt und eine kurative Behandlung gegenüber einer symptomatischen und palliativen in den Hintergrund tritt (Wrobel u. Steinhagen-Thiessen 1997). Eine pessimistische Fokussierung auf palliativmedizinisches Denken und Handeln in der Geriatrie kann auch daraus resultieren, dass die Gewinnseite des Alterns nicht recht wahrgenommen wird, sondern die mit dem Alter zunehmende Verlustperspektive vor allem in der Phase der Hochaltrigkeit zu dominieren scheint. Auch die Ergebnisse der modernen Alternsforschung haben diesen Aspekt nicht aus der Welt geschafft. Dennoch dürfen gerade die auch in der Altersmedizin erzielten Fortschritte der Behandlung und Rehabilitation nicht übersehen werden, sondern müssen als Ansporn für die weitere Forschung und auch die Entwicklung kurativer, kausal orientierter Behandlungsverfahren wirksam werden. Im Hinblick auf die demographische Zukunft sind gerontologische und geriatrische Forschung in jeder Hinsicht zu intensivieren. Ethisch geboten ist die einer gegebenen Krankheitskonstellation angemessene Therapie. Wenn kausale Behandlung nicht möglich ist, beanspruchen syndromatische, symptomatische und palliative Behandlung den gleichen Werterang. Eine mögliche Behandlung zu unterlassen, ist nur auf ausdrücklichen Wunsch der Betroffenen erlaubt und erfüllt sonst den strafrechtlich bedrohten Tatbestand unterlassener Hilfeleistung. Auch die Gleichsetzung von Geriatrie und palliativer Behandlung ist ethisch nicht vertretbar. Ein Therapieverzicht sollte vom Arzt keinesfalls unter Hinweis auf das fortgeschrittene Alter angeboten werden (s. auch 4.5.3.3.1).

Geriatriespezifische pharmakologische Probleme ergeben sich einerseits aus den durch alternsphysiologische Prozesse hervorgerufenen Veränderungen der Pharmakokinetik und -dynamik und andererseits aus möglichen pharmakologischen Interaktionen bei gleichzeitiger Gabe mehrerer Medikamente. Mehrfachmedikationen sind bei gegebener Multimorbidität oft nicht zu vermeiden, wegen der damit verbundenen Risiken aber auf das unbedingt Notwendige zu beschränken. Deshalb ist bei erkannter Multimorbidität eine Rangfolge unbedingter, bedingter und nicht notwendiger Behandlung zu erstellen bzw. zwischen sofort erforderlicher und aufschiebbarer Behandlung zu unterscheiden.

Psychische Erkrankungen sind oft ein eigenständiger Teil der Multimorbidität, sie können aber auch als Folge körperlicher Erkrankungen oder Reaktion auf dieselben entstehen. Eine depressive Verarbeitung des Altwerdens selbst kann hinzukommen. Im Alter erhöhte soziale Vulnerabilität und soziale Belastungen müssen von Anfang an erkannt und im Gesamtbehandlungsplan Berücksichtigung finden. Aus diesen Gründen ist in der Geriatrie und vor allem natürlich in der Gerontopsychiatrie eine Fokussierung auf ausschließlich somatische Behandlungsansätze nur in den seltensten Fällen begründbar und Erfolg versprechend. Die mit langem Leben verbundene Biographie enthält den Schlüssel für individuelle Prägungen, die als hintergründige Konfliktsituation, aber auch als vorgeprägte Einstellung zum Krankheitsverständnis und von Behandlungserwartungen zu berücksichtigen sind, um mit den Patienten gemeinsam einen optimierten Behandlungsplan zu entwickeln. Die bei alten kranken Menschen oft sehr unsichere Compliance kann nur aufgrund solcher Übereinstimmung verbessert werden.

Krankheit im Alter ist immer mit Behinderungen der Mobilität, der Bewältigung von Alltagsaufgaben und der sozialen Teilhabe verbunden – teils als Folge der Multimorbidität, teils aber auch als davon unabhängige Folgen des Alternsprozesses. Weil es ebenso wichtig ist, Art und Grad der Behinderung zu erfassen wie die Erscheinungsweisen der Erkrankung, wird in der Altersmedizin nicht nur von Diagnostik, sondern vom umfassenden „Assessment" gesprochen, das außer Krankheitssymptomen und Behinderungen auch das Spektrum noch vorhandener Fähigkeiten erfassen soll. Die Konsequenz ist, dass im Prinzip Diagnostik, Therapie und *Rehabilitation* von vornherein gleichzeitig geplant und parallel konkretisiert werden müssen. Aus der pflegerischen Perspektive hat sich hierfür der Terminus der „aktivierenden Pflege" eingebürgert. Die in Deutschland historisch begründete und durch die Trennung von gesetzlicher Krankenversicherung und Pflegeversicherung noch verstärkte Zersplitterung der jeweils zuständigen Kostenträger steht einer für alte Menschen so besonders notwendigen integrativen Behandlungsplanung entgegen und verhindert in praxi optimalen Erfolg und optimale Effizienz. Schließlich seien noch zwei für die Praxis wichtige Prinzipien im Umgang mit kranken alten Menschen genannt:

1. Diagnostik, Therapie und Rehabilitation brauchen deutlich mehr Zeit als bei Jüngeren und die Belastungsfähigkeit nimmt mit zunehmendem Alter ab.
2. Besonders für die ambulante Situation ist zu bedenken, dass im Alter eingeschränkte Mobilität und Belastungsfähigkeit eigentlich erfordern, dass die wesentlichen Untersuchungen idealiter an einem Ort und unter den Gesichtspunkten der zeitlichen und körperlichen Ökonomie von Geriatrieerfahrenen durchgeführt werden sollten. Dies ist ein nicht unwesentliches Argument für geriatrische/gerontopsychiatrische Spezialeinrichtungen.

Man wird unter Gerechtigkeitsaspekten alten Bürgern den Anspruch zubilligen dürfen, in der medizinischen Versorgung auf Einrichtungen und Experten zu treffen, die in Wissen und Erfahrung auf ihre spezifische Lebenssituation vorbereitet sind.

Alter und Hochaltrigkeit verändern die ärztlichen Handlungsbedingungen für die Diagnostik, Therapie und Rehabilitation. Der Arzt ist auf dem Felde der Alternsmedizin auf besondere Weise gefordert, seinem „pathischen" Gegenüber mit einem einheitlichen, Individualität und Umwelt umfassenden Konzept zu begegnen und ihn nicht als eine Summe von Subsystemen mit Skotomisierungsgefahr zu betrachten. Damit beanspruchen Geriatrie und Gerontopsychiatrie in gewisser Paradoxie für sich den Status „generalistischer" Spezialitäten.

Aus den in diesem Abschnitt beschriebenen veränderten Handlungsbedingungen für den Umgang mit alten Kranken ergeben sich sehr wohl Akzentverschiebungen und Änderungen der Prioritäten von Zielsetzungen gegenüber Jüngeren, jedoch keine gewissermaßen neuen oder anderen ethischen Verhaltensregeln.

4.5.3.3 Die letzte Lebensphase

4.5.3.3.1 Abbruch und Unterlassung von lebenserhaltenden Maßnahmen

Der Arzt hat für das Leben der Patienten eine Garantenpflicht. Dies bedeutet andererseits keine unbedingte Verpflichtung, unaufhaltbar zu Ende gehendes Leben mit allen technisch möglichen Mitteln zu verlängern. Die Entwicklung der Intensivmedizin geht mit ihren technisch-maschinellen Möglichkeiten der Lebenserhaltung offensichtlich weit über den Beginn des Sterbeprozesses und fast den schon eingetretenen Tod hinaus. Dies hat dazu geführt, Fragen nach den Grenzen und der Sinnhaftigkeit der ärztlichen Verpflichtung zur Lebenserhaltung verschärft zu stellen. Damit erhob sich im Hintergrund auch die Frage, ob zunehmendes Lebensalter nicht allein schon unabhängig von der Krankheitsprognose die Bemühungen um die Lebenserhaltung relativieren sollte. Konkret würde dies bedeuten – und darüber muss man sich im Klaren sein – dass bei akuten lebensbedrohlichen Erkrankungen, wie z. B. Schlaganfall, Herzinfarkt oder Ileus, bei über 80-, 90- oder gar 100-Jährigen lebenserhaltende, akuttherapeutische Maßnahmen unterlassen werden sollten und lediglich eine Palliativbehandlung als angemessen betrachtet würde. Die ärztliche Verpflichtung zur Lebenserhaltung hat nicht den natürlichen biologischen Alterstod zum Gegner, gegen den es anzukämpfen gilt, sondern zielt auf den Erhalt des durch Krankheit in seiner Fortexistenz bedrohten Lebens. Bei alten Patienten ergibt sich allerdings das Problem, dass der natürlich zu erwartende und der krankheitsbedingte Tod ununterscheidbar nahe aneinander rücken können. Allerdings ist der natürliche Alterstod bisher eher ein theoretisches Postulat als ein wissenschaftlich beschriebener und erklärbarer Prozess. Pathologen haben oft betont, dass sie einen solchen Tod nie oder nur in den seltensten Ausnahmefällen gesehen haben und dass der Tod auch im Alter immer durch krankhafte Veränderungen verursacht sei.

Unabhängig vom Lebensalter hat der Entscheidung für oder gegen jegliche Therapie immer eine Nutzen-Risiko-Abwägung vorauszugehen und diese kann immer dazu führen, dass von einer Behandlung generell oder von einer bestimmten Behandlung abgeraten und sie im Sinne des Wohls des Kranken (Salus aegroti) unterlassen wird. Wenn der Patient hierzu sein bedachtes Einverständnis gibt, sein Wille und seine Autonomie gewahrt werden (Voluntas aegroti), ergibt sich kein ethisches

Dilemma. Ein solches entsteht erst dann, wenn zugleich eine akute oder langfristige Beeinträchtigung seiner kognitiven Funktionen vorliegt und eine solche autonome Entscheidung nicht zulässt. Dann müssen rechtliche Substitute, wie die Ermittlung des „gemutmaßten Willens" oder die Entscheidung eines rechtlich gestellten Betreuers zum Tragen kommen.

Die ethische Verpflichtung des Arztes zum Lebenserhalt und zur Behandlung von lebensbedrohender Krankheit stößt auf eine Grenze dort, wo nur noch der Sterbevorgang verlängert und damit verbundenes Leiden erhöht würden. Schwierig werden Entscheidungen hier, weil zwischen Behandlungs- und Grundpflege zu unterscheiden ist und die zu sichernden Grundbedürfnisse in besonderem Maße auch Schwerkranken und Sterbenden zu gewähren sind. Richterliche Entscheidungen haben das Recht auf Grundpflege bestätigt, jedoch auch begründet, dass im Einzelfall eine Therapie unter der eben genannten Bedingung unterlassen oder abgebrochen werden kann. Es ist wichtig, an diesem Punkt zwischen *Hilfe beim Sterben* gegenüber der *Hilfe zum Sterben* zu unterscheiden (Lauter 1997). Der Arzt sollte Kranken nicht zum Sterben oder gar zum Tode verhelfen. Beides darf keinesfalls Ziel seiner Handlung sein, sondern kann allenfalls von ihm ausnahmsweise als nicht intendierte „Nebenwirkung" seines Tuns in Kauf genommen werden. Hingegen soll der Arzt dem Sterbenden bis zuletzt persönlichen Beistand leisten, ein Sterben in Würde ermöglichen und dem Erleiden von Schmerz, Atemnot, Angst und Verwirrung entgegenwirken.

Zu lebenserhaltenden Maßnahmen zählen natürlich vor allem künstliche Ernährung und Flüssigkeitszufuhr; ob deren Unterlassung oder Beendigung ethisch vertretbar ist, ist umstritten. Am ehesten wird dies noch für die künstliche Ernährung mittels Infusionen oder durch Sonden angenommen. Bei unterlassener Flüssigkeitszufuhr sind die bekannten Qualen des Verdurstens zu bedenken. Künstliche Flüssigkeitszufuhr ist einerseits eine lebenserhaltende, andererseits aber eine palliative, leidensmindernde Maßnahme, was deren Ambivalenz deutlich macht. Aber auch einen Menschen verhungern zu lassen wird von vielen als ein Widerspruch zur moralischen Verpflichtung und als schwer vereinbar mit ärztlicher und pflegerischer Tradition angesehen. Dieses quasi instinkthaft gesicherte Verhalten ist als ein natürlicher Schutzwall gegen die Vernachlässigung, Abschiebung oder das Sterbenlassen von lästigen oder gar als unnütz betrachteten Personen zu würdigen (Lauter 1997). Deshalb darf die Unterlassung oder der Abbruch von Behandlung, von künstlicher Ernährung und Flüssigkeitszufuhr keinesfalls stillschweigend als Beitrag zur Kostenersparnis akzeptiert werden. Die Verantwortung für Beginn und Beendigung einer Behandlung sowie die Auswahl des optimalen Behandlungsverfahrens trägt der Arzt. Dennoch aber sollte der Arzt seine Entscheidung generell, gerade aber in den hier gemeinten Situationen infauster Prognose nicht solipsistisch treffen. Die früher akzeptierte Grundhaltung paternalistischer Fürsorge kann heute nur noch für wenige Ausnahmesituationen, z. B. in der Notfallmedizin bei akuten Bewusstseinsstörungen, geltende Maxime sein. In allen anderen Situationen sollte der Arzt seine Entscheidung nach ausführlichen Gesprächen und Diskussionen mit den Angehörigen und im Behandlungsteam treffen und seine Entscheidungsbegründung offen darlegen. Denn seine Entscheidung betrifft zwar in erster Linie das Wohl des Patienten, in zweiter Linie aber auch das Wohl der Angehörigen und der beteiligten Mitarbeiter.

4.5.3.3.2 Sterbebegleitung – Sterbehilfe – Beihilfe zum Suizid – Euthanasie

Sterben ist der Vorgang, der unausweichlich zum Tode führt. Solange man nicht tot ist, ist man vorher auch nicht gestorben, es sei denn, intensivmedizinische Maßnahmen haben den Sterbevorgang rückgängig gemacht. Der Sterbeprozess kann unterschiedlich lange dauern; der Beginn ist, je länger das Sterben dauert, auch unter medizinischen Bedingungen sehr schwer feststellbar. Unter etymologischer Betrachtung hat das Sterben offensichtlich eine sehr enge Beziehung zum Tod. So ist im Altnordischen die Ausgangsbedeutung wohl „starr werden" bzw. „erstarren, gefühllos werden, einschlafen". Die etymologische Ableitung des Wortes Tod ist schwieriger; im Litauischen und Altslawischen könnten Beziehungen zu den Verben „schwer atmen, keuchen" oder „würgen, erwürgen" bestehen (Kluge 1989). Die etymologische Rückbesinnung erscheint angebracht, weil für die ethische Diskussion die Hilfe beim Sterben bzw. während des Sterbens im Sinne der Sterbebegleitung unbedingt zu unterscheiden ist von der passiven Sterbehilfe als Verzicht auf lebensverlängernde Maßnahme beim Todkranken und der aktiven Sterbehilfe oder *Sterbenachhilfe* (Schweizerische Akademie der Wissenschaften 1995). Unter den Begriff der aktiven Sterbehilfe fällt selbstverständlich die Beihilfe zum Suizid. Die Euthanasie, im 20. Jahrhundert geprägt durch den deutschen Nationalsozialismus, ist in diesem engen Verständnis beschränkt auf den „Gnadentod" lebensunwerten Lebens ohne oder sogar gegen das Einverständnis der Betroffenen (Schmidt 1985). In der historischen Betrachtung und wörtlichen Ableitung aus dem Griechischen umfasst der Begriff die gesamte Kunst des guten richtigen Todes der leicht, schmerzfrei und unbeschwert zu erreichen sein sollte (Ars moriendi in Ergänzung zu Ars vivendi). In dieser sehr schillernden Begriffsweise umfasste Euthanasie nahezu alles, was in diesem Abschnitt diskutiert wird, verwischt allerdings alle ethisch-moralischen Unterschiede und ist höchst geeignet, ein „slippery slope" von der Lebenserhaltung bis zur zwangsweisen Lebensbeendigung zu eröffnen und lässt nicht unberechtigt schon bei der Diskussion um die sog. passive Sterbehilfe Befürchtungen eines Dammbruchs entstehen. Die nationalsozialistische Euthanasiebewegung ist mit ihren Voraussetzungen, die bis in die zweite Hälfte des 19. Jahrhunderts zurückreichen, ein historisch hinreichend belegtes Beispiel für eine solche Entwicklung. Deren wissenschaftlich-rechtliche Begründung ist mit der berüchtigten Schrift von Karl Binding und Alfred Hoche „Die Freigabe der Vernichtung lebensunwerten Lebens, ihr Maß und ihre Form" von 1920 versucht worden (Wiesing 1998). Die Wiederbelebung der Euthanasiediskussion in den letzten 20 Jahren ist auf die Publikationen von Singer (1984) und Kuhse (1987) zurückzuführen, deren Argumentation in eine gefährliche Nähe des Standpunkts von Binding und Hoche führt. Auch Kuhse und Singer bestreiten die Schutzwürdigkeit von menschlichem Leben, wenn aufgrund schwerer Hirnschädigungen oder Geistesstörungen die eine Person charakterisierenden Eigenschaften unwiderruflich verloren gegangen sind.

Die Vernachlässigung der Sterbebegleitung in der modernen Medizin ist seit Kübler-Ross (1982) und Wienau u. Rosemeyer (1984) allgemein wahrgenommen, aber gerade auch durch die Entwicklung der Intensivmedizin als humaner Auftrag ärztlichen Handelns begriffen worden. Sterbebegleitung bedeutet nicht nur medizinisches, sondern auch psychosoziales Engagement und umfasst die Empathie, das Eingehen auf die individuellen Befürchtungen, Ängste, Wünsche und Hoffnungen, ebenso wie die Antizipation von Verlust und Trauererlebnissen der Angehörigen.

Sterbebegleitung bzw. Sterbebeistand sind ein essenzieller Bestandteil der Palliativmedizin und hier eingebettet in alle Maßnahmen medizinisch-medikamentöser Leidenserleichterung (Radbruch u. Zech 1997). Neben der Intensivmedizin und der Betreuung Krebskranker sind wesentliche Impulse für die Entwicklung der Palliativmedizin und den Umgang mit Sterbenden von der Geriatrie und Gerontopsychiatrie ausgegangen (Kanowski 1984, Nehen 2000).

Die aktive Sterbehilfe, verstanden als Initiierung oder gezielte Beschleunigung des Sterbevorganges und Herbeiführung des Todes ist in der moralischen Bewertung strikt zu unterscheiden von passiver Sterbehilfe im Sinne von Therapieunterlassung, Therapieabbruch, Sterbebeistand und Sterbebegleitung bei Kranken, deren Sterbeprozess aufgrund von diagnostizierter lebensbegrenzender Erkrankung bereits begonnen hat oder in Kürze zu erwarten ist. „Prinzipiell strafbar ist danach auch die *aktive Sterbehilfe*, und zwar unabhängig davon, wer sie betreibt, ob Arzt, Angehöriger oder Dritter, allerdings mit Ausnahme der indirekten Sterbehilfe" (Ehser 1998). Drei weitere Sätze seien aus diesem Beitrag zitiert: „Strafrechtlich ist die Sterbehilfe zwischen dem prinzipiellen Fremdtötungsverbot (§§ 211–213, 217 Strafgesetzbuch) und der Straflosigkeit der Selbsttötung anzusiedeln: Die ‚Tötung auf Verlangen' ist daher grundsätzlich strafbar (§ 216 StGB)..." und „Die eugenische Tötung zwecks ‚Vernichtung unwerten Lebens' ist daher als normaler Totschlag (§ 212 StGB) strafbar..." und schließlich „...weitgehend geklärt ist in Rechtssprechung und Literatur, dass Sterbehilfe in Form von *aktiver Lebensverkürzung* – mit Ausnahme der *indirekten Sterbehilfe* – immer verboten ist." Dem entsprechen auch die am 11.9.1998 von der Bundesärztekammer verabschiedeten „Grundsätze zur ärztlichen Sterbebegleitung" (Bundesärztekammer 1998). Dort heißt es am Schluss der Präambel: „Aktive Sterbehilfe ist unzulässig und mit Strafe bedroht, auch dann, wenn sie auf Verlangen des Patienten geschieht. Mitwirkung des Arztes bei der Selbsttötung widerspricht dem ärztlichen Ethos und kann strafbar sein. Diese Grundsätze können dem Arzt die eigene Verantwortung in der konkreten Situation nicht abnehmen." Der letzte Satz allerdings bedeutet eine gewisse Relativierung im Ausnahmefall, macht dem Arzt jedoch durch den Kontext und mit dem Hintergrund des Strafgesetzbuches klar, dass er bei einer abweichenden Entscheidung ein hohes strafbedrohtes Risiko eingeht, dessen er sich zu rechtfertigen hat. Ähnlich ist die Stellungnahme der Kommission des 4. Altenberichts der Bundesregierung zur Frage der „Alterseuthanasie" und Beihilfe zum Suizid ausgefallen. In der Begründung heißt es unter anderem: „Menschliches Leben darf nie als Mittel zum Zweck (z.B. therapeutischer oder auch rein wissenschaftlicher Art) gebraucht und verbraucht werden. Das verbietet es auch, Patientinnen und Patienten in Endphasen unheilbarer Erkrankungen, denen ein Weiterleben wegen entweder völlig verlorener Erlebnismöglichkeiten oder wegen nicht erträglicher Schmerzen nicht mehr sinnvoll erscheint und die entsprechende Wünsche äußern bzw. geäußert haben, mit ärztlicher Hilfe die Beendigung ihres Lebens zu ermöglichen. Die Gefährlichkeit einer solchen Orientierung wird spätestens dann erkennbar, wenn (wie z.B. in der Praxis der Niederlande) Lebensbeendigung bei Einhaltung vorgegebener formaler Kriterien auch dann ermöglicht wird, wenn die Kranken selbst sich nicht mehr äußern können oder zu eigener Willensbildung nicht mehr fähig sind, also z.B. bei schwer Demenzkranken" (BMFSFJ 2002, S. 358/359). Diese Entschiedenheit der Stellungnahme ist im Hinblick auf das Thema des 4. Altenberichtes, nämlich der Hochaltrigkeit unter besonderer Berücksichtigung der Demenz, zu verstehen.

Diejenigen, welche die aktive Sterbehilfe zunächst unter Begrenzung auf den ausdrücklichen Wunsch oder das Verlangen des von unheilbarer Krankheit Betroffenen rechtfertigen, begründen dies hauptsächlich folgendermaßen:

1. Es sei ein berechtigter Wunsch, wenn die Lebensqualität durch die Krankheit und das damit verbundene Leiden an Angst und Schmerzen, bei Karzinomkranken oft auch an schweren Nebenwirkungen der Therapie so beeinträchtigt ist, dass ein Weiterleben unter diesen Bedingungen und auch ein späteres qualvolles Sterben menschenunwürdig sei. Ein solches Leben sei dem Betreffenden von außen nicht zumutbar und deshalb dürfte seinem Tötungswunsch nachgegeben und Unterstützung und Hilfe gewährt werden.
2. Aus einer ethischen Perspektive, die sich an Handlungsfolgen orientiert, gibt es keine Unterscheidung zwischen einem Verzicht bzw. Abbruch weiterer Behandlung bei der sog. passiven Euthanasie und einer aktiven Handlung, weil moralisch eine Unterlassung ebenso zu bewerten sei wie eine aktive Handlung.

Gewichtige Gegenargumente ergeben sich aus folgenden Überlegungen:

1. Es besteht sehr wohl ein Unterschied des Sinngehalts zwischen einer Hilfe zum Sterben durch Behandlungsverzicht und einer gezielten aktiven Tötung eines Menschen, z.B. mithilfe einer toxischen Substanz, selbst wenn dies seinem Wunsche entspricht und er sein Einverständnis gegeben hat. Im ersteren Fall wird dem natürlichen, ärztlich unbeeinflussten Krankheitsverlauf stattgegeben oder bei Abbruch der Behandlung derselbe wieder hergestellt, welcher den Sterbeprozess einleitet, zeitlich bestimmt und schließlich den Tod herbeiführt. Hier stehen deontologische und konsequenzialistische Logik gegeneinander (Lauter 1997).
2. Vor allem von psychiatrischer Seite wird darauf hingewiesen, dass bei chronischen Erkrankungen selbst dann, wenn der Tod als nahe bevorstehend empfunden wird, das Befinden von Tag zu Tag sehr wechseln kann. Beispielsweise können äußere Einflüsse, wie positiv oder negativ erlebter Besuch von Familienangehörigen oder intensive Zuwendung oder Gleichgültigkeit der Pflegenden, starke positive oder negative Stimmungsschwankungen auslösen. Häufig bestehen auch klinisch manifeste Depressionen, die jedoch von psychiatrisch ungeschultem Personal nicht erkannt werden. Depressionen, gerade bei älteren Kranken, führen aber sehr häufig zu Suizidgedanken bzw. zu dem Wunsch zu sterben. Das bedeutet, dass die Feststellung, wann ein Verlangen wirklich endgültig ist, sehr schwierig zu treffen ist.
3. Dieses Argument gilt auch ganz besonders für die Beurteilung der Beihilfe zum Suizid. Hinsichtlich der Suizidalität zeigt die psychiatrische Erfahrung ebenfalls im Vorfeld des Aktes eine durchaus starke zeitliche Fluktuation in der Intensität der Ausprägung. Suizidalität ist in jedem Fall als ambi- oder gar polyvalent besetzter Handlungswunsch zu betrachten. Der eindeutige Bilanzsuizid kommt, wenn überhaupt, außerordentlich selten vor. Im Verhalten des suizidalen Menschen steckt regelhaft der Appell an die Umgebung zu helfen, der aber sehr oft nicht wahrgenommen wird oder auf den nicht reagiert wird. Suizidalität ist eingespannt zwischen dem Wunsch weiterzuleben und der Furcht und Angst, mit einer vermeintlich als unlösbar angesehenen Situation nicht weiterleben zu können. „Der geäußerte Wunsch nach dem Suizid stellt unter Belastungen durch schwere Krankheit den Wunsch nach menschlicher Zuwendung dar und entspringt vielfach nicht dem freien überlegten Entschluss. Daher wird mit Recht bei Suizidwünschen in der Regel eine Beistands- und Hilfepflicht des behandelnden Arztes zur Lebenserhaltung aufgrund des ärztlichen Behandlungsauftrags oder nach § 323 c StGB angenommen.

Die Rechtsprechung will mit der Bestrafung unterlassener Hilfe in solchen Fällen sozialer Kälte und Gleichgültigkeit gegenüber einem Suizidenten entgegenwirken und für Hilfe bei Isolierung und Verzweiflung sorgen" (BMFSFJ 2000, S. 359). Dass dies auch für betagte alte Menschen zu gelten hat, darauf hat Ernst (1995) hingewiesen. Er hat auch die Gefahr benannt, „dass die Ethik der Lebenserhaltung" durch eine „Ethik der Wirtschaftlichkeit" verdrängt wird.

4. Das häufig in der Argumentation für die aktive Sterbehilfe in Anspruch genommene Mitleidsmotiv ist sowohl grundsätzlich als auch in jedem Einzelfall zu hinterfragen, denn man kann sich oft des Eindrucks nicht erwehren, dass das Nicht-mehr-ansehen-Können des Leiden eines anderen Menschen in Wahrheit meint, das eigene Mit-ihm-Leiden-müssen nicht mehr ertragen zu können, also vom Mitleidenmüssen befreit werden zu wollen. Die Beteiligung solcher Wünsche an der generellen oder einzelfallbezogenen Entscheidungsfindung müsste auf jeden Fall auszuschließen sein. Das scheint aber faktisch kaum möglich, da hierzu die Erforschung der innersten Beweggründe der Beteiligten die Voraussetzung wäre.
5. Ebenso bedenklich ist die Mitbeteiligung ökonomischer Motive an der Diskussion um aktive Sterbehilfe. Natürlich wird das von den Protagonisten stets aufs heftigste bestritten. Ist es aber ein Zufall, dass die Diskussion - zumindest in Deutschland - zu dem Zeitpunkt entstand und mit zunehmender Vehemenz geführt wurde, als die finanziellen Lasten in der öffentlichen Gesundheitsversorgung massiv fühlbar und zugleich die Grenzen der solidarischen Belastbarkeit deutlich wurden? Auch die Euthanasiedebatte während des Nationalsozialismus beruhte nicht ausschließlich auf eugenischen Begründungen und der Berufung auf ein angeblich unwertes Leben, sondern wies ausdrücklich auch auf die volkswirtschaftlichen Belastungen durch kranke und behinderte Menschen hin. Damit wird das subjektive Gefühl eines lebensunwerten Lebens in den Unwert des Betroffenen für die Gesellschaft transponiert. Das gab in der Psychiatrie damals Anlass zur Ausgliederung der Pflegebereiche aus den Heilanstalten und führte zu akribischen Berechnungen der anfallenden Tageskosten, die durch chronisch kranke und geistig behinderte Menschen verursacht wurden.
6. Setzt sich in der Gesellschaft die aktive Sterbehilfe durch, so steht zu befürchten, dass die genannten Gründe einen erheblichen Druck auf chronisch kranke, gebrechliche Behinderte, vor allem aber auch auf alte Menschen entstehen lassen könnten, sich für diesen Weg zu entscheiden: Es könnte als unmoralisch und egoistisch erscheinen, sich der aktiven Sterbehilfe, der Beihilfe zum Suizid zu entziehen (Ernst 1995). In der Altersmedizin sind von Patientinnen und Patienten häufig Äußerungen zu hören wie: „Ich bin ja nur eine unerträgliche Last für meine Angehörigen und verursache hohe Kosten"; „mein Tod wäre doch eine Entlastung für alle."
7. Schließlich ist auf das bereits erwähnte „Dammbruchargument" zu verweisen, welches besagt, dass einer, wenn auch anfangs beschränkten Akzeptanz aktiver Sterbehilfe die Tendenz innewohnt, ihren Geltungsbereich Schritt um Schritt zu erweitern. So wird die strikte Bindung an einen geäußerten, zeitlich stabilen Wunsch zu sterben und ein stabiles Verlangen nach Unterstützung der Selbsttötung damit unterlaufen, dass argumentiert wird, man könne wegen Bewusstseinseinschränkungen bzw. Bewusstlosigkeit den Einwilligungsunfähigen die Erlösung von unerträglichen Leiden nicht allein aus diesem Grunde verweigern und ihnen lang anhaltende Qualen und ein Leben ohne jegliche Lebensqualität zumuten. Die deutsche Vergangenheit und die gegenwärtige Entwicklung in den Niederlanden lassen sich als Beleg für eine solche anscheinend unausweichliche Entwicklung anführen. Euthanasie wird auch bei nicht einwilligungsfähigen Demenzkranken in den Niederlanden als straffrei angesehen, wenn zwei unabhängige Ärzte zu dem gleichen Urteil wie der beantragende gelangen. Dabei wird die Zahl unkontrollierter Dunkelfälle in den Niederlanden als nicht unbedeutend eingeschätzt (Lauter 2000, Stein 2001).

Die Medizinjournalistin Rosemarie Stein bezieht sich im zitierten Artikel auf eine Dissertation (Reuter 2001), deren Ergebnisse Befürchtungen sehr berechtigt erscheinen lassen, dass die Anerkennung rechtmäßiger Tötung auf Verlangen Fernwirkungen im Sinne eines Dammbruches habe und nennt die folgenden Gefahren:

- allgemeiner gravierender Verlust des Vertrauens in die Ärzte,
- Verlust der ärztlichen Integrität,
- schwindende gesellschaftliche Bereitschaft zu kostspieliger Pflege und Behandlung Schwerstkranker,

- missbräuchliche Induktion oder Unterstellung von Sterbewünschen bei Schwerstkranken,
- schwindende allgemeine Bereitschaft zum Schutz menschlichen Lebens und
- Dammbrüche auf dem Weg zur unfreiwilligen Euthanasie.

Stein schließt mit der Bemerkung, dass aufgrund dieser Untersuchung das holländische Euthanasiegesetz keineswegs als Modell für Deutschland betrachtet werden könne.

4.5.3.3.3 Besondere Probleme bei Demenzerkrankungen

Nach derzeitigem Wissen ist das Alter kein kausaler Faktor für Demenz, aber ein wesentlicher Risikofaktor. Die Prävalenz beträgt nämlich bei 65- bis 70-Jährigen knapp unter 2% und steigt quasi exponentiell bis auf 40% bei den über 80-Jährigen mit einer etwas höheren Prävalenzrate bei Frauen (Helmchen et al. 1996). Demenzerkrankungen im Alter, insbesondere die sich spät manifestierende Alzheimer-Demenz als häufigster Typ, sind gegenwärtig ein Problem der Gesundheitsversorgung ersten Ranges mit in den nächsten Dekaden noch stark zunehmender Bedeutung. Sie sind mit einer Reihe ethischer Probleme in der ärztlichen und pflegerischen Versorgung verknüpft, auf die, wie bereits angedeutet, die vorangegangenen Ausführungen vor allem hinsichtlich der letzten Lebensphase beispielhaft zutreffen. Eine ausführliche Darstellung und Diskussion kann hier nicht erfolgen, es sei in diesem Zusammenhang auf die Kapitel 4.6 und 4.7, im 4. Altenbericht zur pflegerischen Versorgung und zur Therapie von Demenzerkrankungen hingewiesen.

Die ethischen Probleme beginnen bereits mit der Aufklärung der Patienten und der Angehörigen bei Beginn und Abschluss der Diagnostik, weil die Alzheimer-Erkrankung aufgrund der für den Patienten und seine Angehörigen zu erwartenden Belastung mit vergleichbaren Schreckensvorstellungen verbunden wird wie etwa Krebserkrankungen. Es ist ein angemessener Weg zu suchen, das Recht auf Aufklärung auch für Demenzkranke ernst zu nehmen, vor allem als Basis für eine zukünftige Lebensplanung, und eine brutale Form der Konfrontation mit der Wahrheit auf jeden Fall zu vermeiden. Schon in dieser Phase muss der Arzt in der Lage sein, die diagnostische Aufklärung des Erkrankten und der Familienangehörigen mit psychotherapeutischer Unterstützung zu begleiten. Oft gelangen die Kranken relativ spät zum Arzt, so dass Aufklärungs- und Einwilligungsfähigkeit in diagnostische und selbstverständlich auch therapeutische Maßnahmen gemindert oder gar aufgehoben sind. Die Beurteilung der Einwilligungsfähigkeit und der Aufklärungs- und Einsichtsfähigkeit stellen erhebliche Anforderungen an die psychiatrische Erfahrung. Einwilligungsfähigkeit ist keine kategorial gegebene, sondern eine dimensionale Eigenschaft. Sie hängt von der Komplexität des zu beurteilenden Zusammenhanges und dem Nutzen-Risiko-Verhältnis zu treffender Entscheidungen durch den Betroffenen ab. Bei hohem Risiko und relativ geringem oder gar fraglichem Nutzen wird man die Ansprüche an die Einwilligungsfähigkeit höher schrauben müssen als im Gegenfalle. Eine feste Beziehung zwischen dem Schweregrad der Demenz und der Einwilligungsfähigkeit kann es demzufolge nicht geben, sondern auch beim Demenzkranken ist die Einwilligungsfähigkeit in jedem Einzelfall und für jede einzelne Situation zu prüfen. Natürlich hängt die Einwilligungsfähigkeit auch davon ab, inwieweit der Aufklärende den Sachverhalt in einer der vorhandenen Auffassungsgabe angemessenen Form darzustellen vermag. Bei einer bereits etwas fortgeschrittenen Demenz können viele Sachverhalte so dargestellt werden, dass Ratlosigkeit oder Unentschiedenheit die Antwort des Kranken ist. Eine solche Verhaltensweise ist sicherlich als unethisch zu betrachten.

Im Hinblick auf die Pflicht zur vollständigen Aufklärung ist zu beachten, dass der Patient und seine Angehörigen nicht nur ein Recht auf Wissen, sondern auch eines auf Nichtwissen haben; auch diese Grenze muss sorgfältig, vorsichtig und diskret ermittelt werden. Prinzipiell darf die Aufklärung von Angehörigen nur mit ausdrücklicher Erlaubnis des Erkrankten erfolgen. Diesbezüglich schwierige Konstellationen sind in der Psychiatrie nicht selten.

Obwohl die sich spät manifestierende Alzheimer-Krankheit in der Regel sporadisch auftritt, sind doch bereits einige genetische Risikofaktoren, z.B. das *apoE4*-Gen, gefunden worden, so dass auch im Falle der Alzheimer-Demenz die bekannten Probleme genetischer Risiko- und Frühdiagnostik und familiengenetischer Beratung praktisch relevant werden können. Insbesondere trifft das für die familiär gehäuft auftretenden präsenilen Formen der Alzheimer-Demenz und auch für die Demenz bei Chorea Huntington zu (Maier u. Heun 1997).

Ein in späteren Stadien der Demenz häufiges ethisches Dilemma entsteht im Bemühen um die Sicherheit für die Patienten und die Vermeidung selbstgefährdenden Verhaltens, welches vor allem unter ambulanten Betreuungsbedingungen – und dies betrifft 70 bis 80% der Demenzkranken – pflegende Angehörige in erhebliche Konflikte bringen kann. Selbstgefährdung entsteht oft durch Vergesslichkeit im Umgang mit Elektro- oder gasbetriebenen Geräten, ferner bei psychomotorischer Unruhe, verbunden mit Orientierungsstörungen und Weglauftendenzen und daraus resultierender Gefährdung im Straßenverkehr, und in späten Stadien bei Gehstörungen und Sturzgefährdung. Eine absolute Respektierung der Autonomie des Patienten kann die Risiken erheblich steigern und kustodiales Verhalten, verbunden mit Zwangsmaßnahmen oder übermäßiger medikamentöser Sedierung, die Autonomie völlig aufheben. Eine hoch dosierte Sedierung erhöht die Sturzgefahr selbst erheblich. Die individuelle Lösung muss einen Mittelweg finden und beteiligte Pflegekräfte und Familienangehörige in die Entscheidung mit einbeziehen. Eine angemessene Milieugestaltung und personell ausreichende Pflege und Betreuung können das Dilemma entscheidend entschärfen.

Ähnliche Betreuungsprobleme können vor allem in der stationären Pflege entstehen, wenn im Stadium fortgeschrittener Demenz desorientierte Patienten umherirren, in das „Territorium" anderer Patienten „eindringen" und dies zu aggressiven Tätlichkeiten führt. In solchen Fällen besteht in der Regel keine sinnvolle Autonomie mehr, die es zu schützen gelte, aber Freiheitsberaubung und Zwang müssen dennoch so weit wie möglich vermieden werden. Wiederum bieten Milieugestaltung, Gruppenaktivitäten und ausreichend dichte personelle Betreuung durch erfahrenes Personal die besten Voraussetzungen zur Vermeidung von Konfliktsituationen und deren Eskalation.

Man muss leider erkennen, dass die ökonomischen Bedingungen der institutionellen Versorgung enge Grenzen setzen und auch zu einer permanenten psychischen Belastung der Pflegenden führen („Burn-out-Syndrom"), weil die tägliche Überforderung die Pflegenden zu einer Aufgabe der eigenen ethischen Ansprüche an eine gute Pflege und Betreuung zwingt. Dabei sei nicht bestritten, dass mangelnde Ausbildung, Flexibilität, Kreativität und inadäquate Supervision durch Leitungskräfte im professionellen Bereich und mangelnde Schulung und Beratung pflegender Familienangehöriger an desolaten Zuständen ebenfalls mit beteiligt sind.

Demenzkranke vernachlässigen in späteren Stadien zunehmend die eigene Körperpflege und Körperhygiene und stellen sie schließlich ganz ein. Aggressive Abwehr seitens der Patienten kann die pflegerische Lösung dieses Problems erheblich erschweren oder nahezu unmöglich machen, es sei denn, die notwendige Körperpflege wird zwangsweise durchgesetzt. Territorialverhalten tritt in diesem Stadium immer deutlicher hervor und das Bett, der eigene Nachttisch werden gegen jeden vermeintlichen Angreifer verteidigt. Zum Schluss ist die Verteidigung des eigenen Körpers die letzte Bastion. Trotzdem kann auf Körperhygiene und Körperpflege im Interesse der Patienten selbst und auch ihrer Umgebung unter den Bedingungen institutioneller Pflege nicht verzichtet werden. Die zwangsweise Durchsetzung gegen den Willen erwachsener, ja alter Menschen ist eine erhebliche Belastung für alle Pflegenden. Geduld, Abpassen des rechten Augenblickes, Erfahrung und Empathie sind lernbare Voraussetzungen für ein möglichst geringes Konfliktniveau bei der Körperpflege.

Die zuletzt beschriebenen Verhaltensweisen von Demenzkranken erinnern sehr stark an Verhalten von Kleinkindern in ähnlichen Situationen. Das Problem in der Demenzpflege ist aber gerade eben dieses: Es geht nicht um kleine Kinder und die Gleichsetzung von Demenzkranken mit kleinen Kindern ist völlig falsch, sondern Demenzkranke sind erwachsene Persönlichkeiten mit einer langen Biographie der Eigenständigkeit. Deshalb ist es vielleicht das wichtigste Prinzip im Umgang mit Demenzkranken, sie nicht wie Kleinkinder zu behandeln, die eine sinnvolle Balance zwischen Autonomie und Anpassung erst noch lernen müssen, sondern die Demenzkranken stets als Menschen anzuerkennen, die bis zum Ausbruch der Krankheit ein selbstständiges Leben geführt haben, und so viel Autonomie wie noch möglich im alltäglichen Umgang zu entdecken, in der Pflege zuzulassen, zu schätzen und zu schützen.

4.5.4 Ethische Probleme der Forschung

Die Forschungsfreiheit ist im Grundgesetz garantiert; sie kann dennoch nicht grenzenlos betrieben werden. Sie findet ihre Grenzen an ethischen Geboten, strafrechtlichen Bestimmungen und den Begrenzungen finanzieller Mittel, vor allem dort, wo die Quellen politischer Entscheidung unterliegen. Die Einhaltung ethischer Gebote wird institutionell von Ethikkommissionen überwacht und durch Berichterstattung und Diskussionen in den Medien öffentlich gemacht. Sie sind säkulärem Wandel unterworfen und es gibt allgemeine und spezielle Ethiken: Individual-, Sozialethik und spezielle Berufsethiken. Multikulturelle Aspekte ethischer Einbindung werden im Zuge der Globalisierung deutlicher und stärker wirksam. Einander widersprechende ethische Prinzipien sind möglich, man bedenke den Antagonismus von Gemeinwohl und Individualwohl, an dem der säkulare Wandel gesellschaftlicher Einstellung historisch auch in unserem Lande besonders deutlich hervortritt.

Die für die Medizin, insbesondere auch die medizinische Forschung, wesentlichen Bestimmungen sind in internationalen Kodices und Deklarationen niedergelegt (revidierte Deklaration von Helsinki/Tokio 1975). Zu unterscheiden ist in der Forschung vor allem zwischen *therapeutischem* und *nichttherapeutischem* Versuch. Während im ersteren Falle die Maßnahmen des Versuchs zugleich der Behandlung der Patienten dienen, ist dies im zweiten Fall nicht so, sondern es steht der Erkenntnisgewinn im Vordergrund und für den einzelnen Teilnehmer ist ein therapeutischer Nutzen nicht zu erwarten. Aber hiermit ist nur eine grobe Unterscheidung gewonnen, im Einzelnen sind die Strukturen der medizinischen Forschung differenzierter und komplizierter. Hinsichtlich eines zu erwartenden Nutzens für die Teilnehmer an medizinischer Forschung muss weiter zwischen *direktem Nutzen* und indirektem bzw. *potenziellem Nutzen* unterschieden werden. Forschung zur Diagnostik mag keinen unmittelbaren Nutzen für die am Versuch teilnehmenden Patienten bieten, dennoch hängt die Effizienz einer Behandlung von optimalen diagnostischen Verfahren und der Präzision ihrer Aussage ab. Konkretere und detailliertere Beschreibungen des Problemfeldes finden sich bei Helmchen u. Lauter (1995); die Publikation stellt gleichzeitig den Bezug zur Demenzforschung, der auch hier im Vordergrund der Betrachtung stehen wird, her.

Von den rechtlichen Voraussetzungen aus betrachtet ist ferner die Unterscheidung zwischen *Heilversuch* und reinem *Humanexperiment* bedeutsam, denn das deutsche Arzneimittelgesetz lässt unter den Bedingungen eines Heilversuchs die Rechtsvertretung eines zur Einwilligung nicht mehr fähigen Kranken nach dem Betreuungsrecht zu. Hingegen verlangt das Humanexperiment ausnahmslos die schriftliche Einwilligung der Versuchsteilnehmer. Für das Humanexperiment ergibt sich im Fall der „Sittenwidrigkeit" der Zielsetzung oder im Versuchsplan enthaltener Einzelmaßnahmen eine ethische Begrenzung – auch bei Zustimmung der Teilnehmer. Unter den Begriff des Humanexperimentes fallen alle Forschungen zur Manipulation von Alternsprozessen an gesunden und erkrankten Probanden, sofern aus dem Versuch selbst keinerlei potenzieller individueller Nutzen abzuleiten ist. Die ethische Rechtfertigung für eine solche Forschung wurde am Beispiel einer möglichen Verlängerung der menschlichen Lebensspanne erörtert (s. 4.5.2.2).

Bei Berücksichtigung der hohen Demenzprävalenz im Alter und deren mit dem demographischen Wandel auch weiterhin zu erwartenden Zunahme ist die Intensivierung der Forschung zu demenziellen Erkrankungen sowohl unter human-individuellen als auch gesellschaftlichen Perspektiven ein dringliches Desiderat. Bis auf die letzten beiden Dekaden des 20. Jahrhunderts muss international die Demenzforschung als ein weitgehend vernachlässigter Bereich bewertet werden. Inzwischen sind erhebliche Fortschritte, gerade auch für die Alzheimer-Erkrankung, hinsichtlich der Pathogenese erzielt worden. Dennoch bestehen große Lücken des Wissens über Entstehungs- und Verlaufsbedingungen. Eine „kausale" Behandlung ist für keine der sog. primären bzw. degenerativen Demenzen in Sicht. Das Besondere für die Demenzforschung besteht nun darin, dass Demenzen in ihrem Verlauf – und das gilt wiederum besonders für die Alzheimer-Demenz – die rechtliche Voraussetzung für die Teilnahme an Forschungsprojekten, nämlich die Einwilligungsfähigkeit, Schritt für Schritt herabsetzen und schließlich ganz auslöschen. Die Forschung ist aber bei allen Fragen zur Ätiologie, Pathogenese, Diagnostik und Therapie auf Patienten angewiesen, weil repräsentative Tier- oder Humanmodelle an Gesunden nicht existieren. Bezüglich der Begründung dieser Situation und konkreter Einzelbeispiele sei wiederum auf die bereits zitierte Publikation verwiesen. Derselben lag die intensive zweijährige Arbeit einer Gruppe von Psychiatern, im Medizinrecht profilierten Juristen, eines evangelischen Theologen und einer Vertreterin der Deutschen Alzheimer Gesellschaft zugrunde (Anm.: der Autor war Mitglied der Arbeitsgruppe). Diese hatte sich selbst die Aufgabe gestellt, die ethische und rechtliche Vertretbarkeit sowie die notwendigen Bedingungen zu untersuchen, unter denen die Einbeziehung nicht einwilligungsfähiger Demenzkranker in der Forschung denkbar wäre, und mit ihren Ergebnissen die öffentliche Diskussion dazu anzuregen. Sie war sich dabei sehr wohl der Gefahr bewusst, mit ihrem Vorstoß in die Nähe nationalsozialistischer Praktiken gerückt zu werden, wie sie aus den Dokumenten zum Nürnberger Ärzteprozess in erschreckender Weise hervorgehen (Mitscherlich u. Mielke 1962).

Die Arbeitsgruppe kam am Ende zu dem Schluss, dass es einen dringlich zu realisierenden Forschungsbedarf auf dem Gebiet der demenziellen Erkrankungen gibt, der auch die Einbeziehung nicht einwilligungsfähiger Demenzkranker unvermeidbar macht. Um dies zu fördern, sollten bestehende rechtliche Forschungshindernisse durch eine volle Ausschöpfung geltenden Rechtes und die Propagierung dieser Möglichkeiten rasch reduziert werden. In Frage kommen hierfür die vom Patienten selbst zum Zeitpunkt noch bestehender Einwilligungsfähigkeit verfasste antizipierte Verfügung oder die Bevollmächtigung einer vertrauenswürdigen Person in gesundheitlichen Angelegenheiten und schließlich bei Verlust der Einwilligungsfähigkeit die Bestellung eines Betreuers für Forschungszwecke, was einige wenige Änderungen im Arzneimittelgesetz und dessen Auslegung verlangte. Diese Substitute können aber nur für den Fall der Forschung mit potenziellem Nutzen für den individuellen Kranken wirksam werden. Der Gesetzgeber hat, so meinte auch die Kommission, Forschung ohne potenziellen individuellen Nutzen an Einwilligungsunfähigen mit Blick auf die Vergangenheit aus guten Gründen ausgeschlossen. Doch dürfen andererseits die Geschehnisse während der NS-Zeit ein Nachdenken über diese Grenzsetzung nicht vollständig blockieren. Weiterführende Überlegungen zu Gesetzesänderungen, welche die Forschung ohne potenziellen individuellen Nutzen auch an einwilligungsunfähigen Kranken ermöglicht, sollten allerdings nur unter zwei Voraussetzungen entwickelt werden:

1. Ein gesellschaftlicher Konsens über die ethische und rechtliche Vertretbarkeit solcher Forschungsprojekte müsste gebildet werden, denn die Forscher dürften mit dieser Problematik nicht allein gelassen werden, und auf jeden Fall müsste vermieden werden, dass sie außerhalb eines gesellschaftlichen Konsenses oder sogar im Widerspruch zu einer möglicherweise ablehnenden Haltung handelten.
2. Zum anderen müssten an solche Forschung hohe Ansprüche hinsichtlich der Qualität von Zielsetzung, Methodik und zu erwartenden Aussagen des Forschungsprojektes sowie auch hinsichtlich des Schutzes der Patienten vor Leiden, Gefahren und Missbrauch gestellt werden. Mit der Forschung verbundene Risiken dürften nicht höher sein als bei etablierten Routinetherapieverfahren. Die ethische Vertretbarkeit beantragter Forschungsprojekte mit Einwilligungsunfähigen müsste in jedem Fall von einer überregionalen, von der beantragenden Forschungsinstitution unabhängigen Kommission geprüft und bewertet werden.

In diesem Zusammenhang erschien es der Arbeitsgruppe sinnvoll, über die Frage einer zentralen Ethikkommission mit allein dieser Aufgabenstellung nachzudenken. Ferner muss nicht nur der Projektantrag auf seine ethische Vertretbarkeit geprüft, sondern auch die Durchführung des Forschungsprojektes überwacht werden, und in diesem Zusammenhang könnte es auch sinnvoll erscheinen, derartige Forschungsprojekte nur an hierfür zertifizierten Forschungseinrichtungen zuzulassen.

Auch die in Deutschland heftig umstrittene und – soweit dem Autor bekannt – bis heute von der Bundesrepublik im Gegensatz zu vielen anderen Ländern nicht unterzeichnete, vom Europarat kurze Zeit später inaugurierte „Konvention zum Schutz der Menschenrechte in der biomedizinischen Forschung" (Bundesministerium der Justiz 1998) sieht unter bestimmten Bedingungen des Schutzes und als Ausnahmefall die Möglichkeit einer Einbeziehung einwilligungsunfähiger Personen in medizinische Forschung vor (Artikel 17). Dass dabei die detaillierte, konkrete Ausformulierung des Schutzes der jeweiligen nationalen Gesetzgebung überlassen ist, ist ein Punkt, der heftig diskutiert worden ist. Die Vorschläge der zuvor zitierten Kommission (Helmchen u. Lauter 1995) können hierfür als Anregung gelten. In den beginnenden Stadien der Alzheimer-Demenz äußern Patienten häufig ein Solidaritätsgefühl mit Erkrankten auch in den nachfolgenden Generationen, zumal die Information, dass bei dieser Erkrankung Erbfaktoren eine Rolle spielen können, weit verbreitet ist. Diese Solidarität wird in einem hohen Maße auch von Familienangehörigen geteilt. Am Schluss ihres Buches ist die Arbeitsgruppe auf die Beziehungen eingegangen, die zwischen therapeutischem Fortschritt, der auch auf der Teilnahmebereitschaft von Kranken basiert, der gesellschaftlichen Solidarität insgesamt – die ja einen Teil der Kosten trägt – und der Solidarität zwischen den Generationen („Generationenvertrag"), die in der Pflege von Alzheimer-Kranken für mindestens zwei Generationen konkret und direkt wirksam wird, bestehen. Gerade diese Ausführungen haben heftigste Kritik ausgelöst, weil offenbar im Zusammenhang mit wissenschaftlicher Forschung jeder Gedanke an ein zu beachtendes Gemeinwohl das im Nationalsozialismus entsetzlich pervertierte Prinzip: „Gemeinwohl geht vor Eigennutz" menetekelhaft und bedrohlich in Erinnerung ruft. Man darf diesen Zusammenhang einer faktischen „Verschmelzung" von inhumaner, oft auch qualitätsloser „Pseudoforschung" und Tötung wider Willen, die in Deutschland mit dem Hintergrund nationalsozialistischer Ideologie möglich wurde und zu der sich Ärzte bereit fanden, natürlich nie vergessen (s. Mitscherlich u. Mielke 1962).

4.5.5 Soziale Ethik – Allokationsgerechtigkeit

Sozialethik behandelt die Verantwortung des Individuums gegenüber den Mitmenschen und Individualethik diejenige für sich selbst. Beide ergänzen einander und sind nicht widerspruchsfrei. Sozialethik geht davon aus, „dass der Mensch keine beziehungslose Monade, sondern 'von Natur aus' ein soziales und politisches Wesen ist" (Höffe 1992). Man kann im Versuch einer systematischen Ordnung die Individualethik als Ethik des „Selbstbezugs" der Sozialethik als Ethik des „Sozialbezugs" gegenüberstellen und als dritte die Ethik des „Gottesbezugs" als transzendentale religiöse Ethik darüber positionieren. Die Individualethik als Wahrnehmung der Pflichten, die man sich selbst gegenüber hat, repräsentiert in Gewissen und Selbstverantwortung, deckt sich weitgehend mit der altehrwürdigen Tugendethik. Sie allein genügt aber wahrscheinlich dem gegenwärtigen Gesellschaftsverständnis nicht mehr: „Die Hinordnung des Menschen auf ein Leben in Gesellschaft als Bedingung der Möglichkeit seiner Entfaltung als Mensch macht es offensichtlich notwendig, sein Handeln Regelungen zu unterwerfen, die ihm sozial vorgegeben sind" (Korff 1998). Damit umfasst Sozialethik Normen menschlichen Handelns in gesellschaftlichen Strukturen „die sich darin der Verfügung durch den Einzelnen, seinem unmittelbaren sittlichen Gestaltungswillen entziehen" (Korff 1998). Betrachtet man den Menschen als von vornherein sozial eingebundenes Wesen, so könnte man entweder zu der Auffassung gelangen, dass die sozialethischen Normen den individualethischen vorausgehen oder im Gegenteil, dass die dem Menschen eingeborenen Tugenden ihn von vornherein gesellschaftsfähig machen und demzufolge sich die sozialethischen aus jenen ableiten. Auf jeden Fall bestehen zwischen beiden Bereichen Wechselwirkungen, ihre jeweiligen Gebote müssen immer wieder neu in ihren wesentlichen Schnittmengen in Übereinstimmung gebracht werden. Kants kategorischer Imperativ vertritt einen universalistischen Anspruch, nach dem der Mensch die Fähigkeit hat, sich selbst Normen seines Handelns zu setzen, von denen er (im eigenen Interesse) annimmt, dass jeder sie befolgen sollte. In diesem Ideal verschmelzen Individual- und Sozialethik und es dürften eigentlich keine Widersprüche zwischen beiden auftreten. In der Wirklichkeit alltäglichen Lebens treten aber Widersprüche und Konfliktsituationen nicht selten auf. Zunächst und in aller Regel sind gesellschaftliche Konflikte Interessenkonflikte, die durch faires Verhandeln ausgeglichen werden sollten. Wo dies nicht in der Sache gelingt, entscheidet in demographisch verfassten Gesellschaften ein mehrheitlich gebildeter Konsens unter Beachtung des Minderheitenschutzes. Sozialethische Normen bestimmen die Grenze des Aushandelbaren. Wenn jedoch ethische Gebote als Waffen im Kampf um Interessendurchsetzung benutzt werden, resultieren Überzeugungskonflikte, deren Aggressionspotenzial ungleich größer ist als das von Interessenkonflikten. Beispiele bieten der Dreißigjährige Krieg und in der jüngsten Vergangenheit der Kapitalismus-Marxismus-Streit um das Eigentumsrecht an den Produktionsmitteln (s. Korff u. Bammerlin 1998). Interessenkonflikte lassen Kompromisse zu. In pluralistischen Gesellschaften ist wohl auch praktizierte „Kompromissethik" unvermeidbar.

Die in der Aufklärung gewonnenen und in der Französischen Revolution zum Dogma erklärten Prinzipien sozialer Ethik – Freiheit, Gleichheit, Brüderlichkeit – können nicht uneingeschränkt gelten und verwirklicht werden. Ein gesellschaftlicher Frieden ist ohne das Hinzufügen von Toleranz, Fairness und Gerechtigkeit nicht vorstellbar. Ebenso wenig ist eine Gesellschaft ohne Solidarität möglich, obwohl dieses Prinzip erst in der jüngeren Vergangenheit zu den Grundwerten gerechnet worden ist, zweifellos aber Beziehungen zur Brüderlichkeit und zur christlichen Nächstenliebe hat. Sie ist in der christlichen, insbesondere auch katholischen Soziallehre mit dem Subsidiaritätsprinzip verknüpft worden und hat ihre den Wohlstand und die Sicherheit fördernde Wirkung in den Sozialversicherungssystemen der Renten- und Krankenversicherung in Deutschland nach Bismarck gefunden.

In der gesetzlichen Krankenversicherung dient das Solidaritätsprinzip zwei Zielen:

1. dem Ausgleich von durch unterschiedliche Einkommen gesetzten Grenzen im Erhalt von Leistungen im Krankheitsfalle,
2. dem Ausgleich unterschiedlich hoher Gesundheitsrisiken, die wiederum durch Unterschiede des Einkommens und der sozialen Schicht beeinflusst werden.

Da die Beiträge zur gesetzlichen Krankenversicherung auf lohn- bzw. gehaltabhängiges Einkommen mit einer oberen Bemessungsgrenze beschränkt sind, ist das System der gesetzlichen Krankenversicherung, zumindest finanziell gesehen, weit von einer Gesamtsolidarität entfernt. Den großen Fortschritt, den die Einführung der solidarischen Krankenversicherung bedeutete, kann man ermessen, wenn man sich daran erinnert, dass zuvor Krankenversorgung und Armenversorgung in hohem Maße identisch waren. Das Solidaritätsprinzip innerhalb der Krankenversicherung wird aufgrund der Finanzierungskrise seit kurzem infrage gestellt. Es wird gefragt, ob die Solidarität sich prinzipiell auf alle möglichen medizinisch-technischen Leistungen oder nur auf einen Basis- bzw. Kernbestand erstrecken und ob letztlich Kostenbegrenzung durch Leistungsbegrenzungen bei bestimmten Bevölkerungsgruppen (z.B. den Alten?) erreicht werden soll bzw. ob über Rationalisierung hinaus auch die Einführung von Rationierung unvermeidbar ist.

Die Folgen des demographischen Wandels haben ohne Zweifel mit wachsenden Ausgaben für die gesundheitliche Versorgung der älteren Bevölkerung zur Finanzkrise in der gesetzlichen Krankenversicherung beigetragen. Gleichzeitig hat aber die negative Entwicklung auf dem Arbeitsmarkt zu einem drastischen Sinken der Einnahmen geführt, weil die Beiträge zur Krankenversicherung ausschließlich gehalts- und lohnabhängig ermittelt werden. Nach Berechnungen der Gesundheitsökonomen ist der Einnahmerückgang von wesentlich größerer Bedeutung als die Ausgaben- und Kostensteigerung. Im Februar 2003 hat das Deutsche Institut für Wirtschaftsforschung festgestellt: „Es gibt keine Kostenexplosion im Gesundheitswesen", denn die Gesundheitsausgaben seien in einem längeren Zeitraum nicht wesentlich stärker gestiegen als die gesamtwirtschaftliche Leistung. Zwischen 1975 und 1998 hat sich der Anteil der Leistungsausgaben der gesetzlichen Krankenversicherung gemessen am Bruttoinlandsprodukt von 5,7 auf 6,9% erhöht; die Behandlungsausgaben stiegen lediglich von 4,7 auf 5,1%. Hingegen stieg der durchschnittliche Beitragssatz um rund 4% (Rabbata 2003). Aus diesen Zahlen lässt sich ableiten, dass der Kosten treibende Anteil der medizinisch-technischen Entwicklung relativ gering ist und angesichts der rasanten Entwicklung als ökonomisch zu bewerten ist. Trotzdem hat die Diskussion um die Allokationsgerechtigkeit an Schärfe zugenommen, besonders unter dem Aspekt der gerechten Verteilung von Ressourcen und Belastungen zwischen den Generationen. Von der Lösung dieses Teilaspektes wird das Schicksal kranker alter Menschen in Zukunft direkt abhängen.

Ein Grundprinzip sozialer Ethik ist ohne Frage das der Gerechtigkeit. Die Frage, was gerecht sei, hat die Menschen seit Beginn der griechischen Philosophie beschäftigt und bisher weder zu einer endgültigen theoretischen noch praktisch-gesellschaftlichen Lösung geführt. Dennoch wird keine Gesellschaft ohne diese Utopie auskommen können, es sei denn, sie verlagert die Einlösung vollständig ins jenseitige Leben. Der Marxismus-Leninismus bot mit der kontrollierten und erzwungenen Besitzgleichheit aller eine scheinbar bestechend einfache Lösung des Gerechtigkeitsproblems, er schaffte aber die Ungleichheit an persönlicher Bedeutung, vor allem im Hinblick auf politisch begründete Privilegien, keineswegs ab. Eine ganz andere Gleichheit hat das Christentum propagiert: die Gleichheit aller Menschen als Geschöpfe Gottes, im Angesicht Gottes und in der Angewiesenheit auf die Gnade Gottes. Zwischen Gerechtigkeit und Gleichheit bestehen Unterschiede: Gerechtigkeit lässt Ungleichheit zu und wirkt der Neidbildung entgegen. Die Forderung nach materieller Gleichheit entspringt in nicht unwesentlichen Anteilen dem Neid und fördert ihn. John Rawls (1979) hat eine umfassende Theorie der Gerechtigkeit moderner pragmatischer Orientierung vorgelegt, die auf zwei Grundsätzen basiert:

1. „Jedermann soll gleiches Recht auf das umfangreichste System gleicher Grundfreiheiten haben, das mit dem gleichen System für alle anderen verträglich ist."
2. „Soziale und wirtschaftliche Ungleichheiten sind so zu gestalten, dass a) vernünftigerweise zu erwarten ist, dass sie zu jedermanns Vorteil dienen und b) sie mit Positionen und Ämtern verbunden sind, die jedem offen stehen." Vorteile und damit Ungleichheiten des Einkommens und der gesellschaftlichen Position lässt Rawls in seiner Theorie soweit zu, als sie dem Wohl der gesellschaftlich am meisten Benachteiligten förderlich sind.

In ihrer Expertise zum 4. Altenbericht über gesundheitsökonomische Aspekte der demographischen Entwicklung gehen Buchner et al. (2002) am Ende ihrer Publikation auf die Diskussion über das Alter als Kriterium für die Rationierung von Gesundheitsleistungen ein. Sie zitieren fünf Punkte, die Mielck u. John (1996) aus den Argumenten von Befürwortern zusammenfassten und die für das Alter als Rationierungskriterien sprechen:

1. einfach festzustellendes Kriterium,
2. hohes Potenzial für Kosteneinsparungen bei älteren Menschen,
3. bei ansonsten gleichen Bedingungen höhere volkswirtschaftliche Produktivität jüngerer Menschen (Humankapitalansatz),
4. bei ansonsten gleichen Bedingungen höherer Gewinn an gesunden Lebensjahren bei jüngeren Menschen (höhere Effizienz),
5. Verzicht auf Diskriminierung gegenüber bestimmten Personengruppen, da jeder Mensch (theoretisch) von den Vorteilen und Nachteilen betroffen ist.

Mielck u. John selbst hätten allerdings eine Rationierung aufgrund des Alters abgelehnt. Buchner et al. weisen denn auch darauf hin, dass ethische Überlegungen in den angeführten Argumenten nicht erkennbar seien, eine Entscheidung aber auf der ethischen Ebene zu dieser Frage getroffen werden müsste (Buchner et al. 2002). Interessant ist in diesem Zusammenhang auch der Hinweis der Autoren auf Untersuchungen, die dafür sprechen, dass der Anstieg der Gesundheitskosten im Alter weniger ein Effekt des kalendarischen Alters als vielmehr ein Effekt der „Restlebenszeit" sei. Einige dieser Untersuchungen belegen, dass die letzten Jahre vor dem Tod, unabhängig vom kalendarischen Alter, die Zahl der in Anspruch genommenen Krankenhaustage und die Behandlungskosten erheblich erhöhen. Für über 80-Jährige ließ sich sogar zeigen, dass sich im Vergleich zu 65- bis 79-Jährigen im letzten Lebensjahr deutlich niedrigere Gesamtausgaben für ärztliche Leistungen und Krankenhausaufenthalte ergaben, hingegen der Anteil der Ausgaben für Pflegeheimaufenthalte und häusliche Pflegeleistungen um ein Vielfaches höher lag. Daraus resultiert u.a., dass Kostenbelastungen nicht budgetspezifisch, sondern volkswirtschaftlich in die Berechnungen eingehen müssen.

Der 4. Altenbericht stellt fest, dass in einer humanen Ethik die grundsätzliche Gleichrangigkeit aller Lebensphasen „... im Sinne eines biologischen, psychologischen und sozialen Konzeptes einer einheitlichen Lebenslaufentwicklung, aus der keine einzelne Lebensphase wegzudenken ist", als Grundlage angesehen werden muss. Dies schließe eine Abwertung des Alters und der Hochaltrigkeit aus. Jede Lebensphase sei von der vorausgehenden bestimmt und habe die ihr eigentümlichen Lebens- und Daseinsaufgaben zu lösen und zu bewältigen (BMFSFJ 2002, S. 355). Damit entfällt auch das Alter als Kriterium für Leistungs- und Kostenbegrenzungen.

Die geriatrische Medizin hat erhebliche Fortschritte gemacht. In der Chirurgie können heute dank schonender Verfahren, verbesserter Anästhesie sowie optimierter Operationsvorbereitung und -nachbereitung Eingriffe im hohen Alter erfolgreich durchgeführt werden, die bis vor wenigen Jahrzehnten noch undenkbar waren und kaum durch erhöhte Mortalität belastet sind. Das kalendarische Alter beeinflusst die therapeutischen Erfolgsaussichten auch in der konservativen Medizin nicht prinzipiell negativ.

Nimmt man die anthropologische und die medizinische Perspektive zusammen, so bietet sich kein Ansatz für eine auf das rein kalendarische Alter bezogene Rationierung. Zudem müsste jede Grenzfestlegung willkürlich getroffen werden und würde die erwähnte große interindividuelle Variabilität von Alternsprozessen nicht berücksichtigen. Welche Argumente bleiben dann übrig?

Es sind im Grunde nur zwei: Man könnte statt des kalendarischen Alters gewissermaßen in umgekehrter Perspektive die abnehmende Überlebenswahrscheinlichkeit (Zahl der noch zu erwartenden Lebensjahre = „Restleben") zum Kriterium erklären, jedoch bliebe es auch hier bei einer willkürlichen Grenzbestimmung und es könnte nur die durchschnittliche geschlechtsdifferente Lebenserwartung für die gesamte Population bzw. definierbare Teilpopulationen hierfür herangezogen werden. Wiederum bliebe individuelle Differenzierung außer Betracht, denn die individuelle Überlebenszeit lässt sich nicht vorhersagen. Ein anderes Verfahren könnte sich theoretisch auf einen „Multimorbiditätsindex" oder bestimmte „Multimorbiditätsprofile" berufen, sofern sie die therapeutische Prognose, die zu erwartende Überlebenszeit und die verbleibende Lebensqualität deutlich negativ beeinflussen. Statistiken, die solche Berechnungen erlaubten, sind dem Autor nicht bekannt. Ethisch kämen derartige Rationierungsbestrebungen, ob sie sich nun am Alter, an der Überlebenswahrscheinlichkeit oder der Prognose orientieren, einer verdeckten Euthanasie gleich. Eine palliativmedizinische Betreuung müsste aus ethischen Überlegungen in jedem Fall gewährt werden und es ist eine offene Frage, ob am Ende ein volkswirtschaftlicher Spareffekt überhaupt erzielt würde.

Höheres Lebensalter kann auch deshalb kein Selektionskriterium für die Verweigerung gesundheitlicher Leistungen und Mittelzuweisung sein, weil dies einer Entsolidarisierung mit dem Alter und einer Aufkündigung des „Generationenvertrages" gleich käme (Lauter u. Meyer 1992). Ernst (1995) hat mit Recht darauf hingewiesen, dass in Zeiten wirtschaftlicher Krisen die öffentliche Meinung und gesellschaftliche Institutionen entweder einen starken moralischen Druck auf eine „freiwillige" Entscheidung zur Lebensbeendigung durch Alter und Krankheit belasteter Mitglieder ausüben oder diese Entscheidung sogar durch Entzug finanzieller Ressourcen erzwingen könnten.

Engelhardt (1988) hat auf die moralischen Spannungen in der Gesundheitspolitik hingewiesen, die sich aus folgenden vier nahezu unvereinbaren Zielen ergeben:

1. Alle sollten die beste medizinische Versorgung bekommen.
2. Es sollte in der Gesundheitsversorgung mehr Gleichheit geben.
3. Die Kosten für die Gesundheitsversorgung sollten im Rahmen bleiben.
4. Die Entscheidungsfreiheit von Erbringer und Verbraucher der Gesundheitsversorgung sollte möglichst gewahrt werden.

Ballantine (1998) sah aus amerikanischer Sicht schon in naher Zukunft die Entwicklung eines Dreiklassensystems der medizinischen Versorgung voraus: Die Wohlhabenden werden aufgrund großzügiger Versicherungsmöglichkeiten Zugang zu allen hochwertigen Behandlungsmöglichkeiten haben, eine mittlere Einkommensgruppe wird sich Patientenorganisationen mit „Pförtnern" anschließen, die über die Notwendigkeit, Art und Dauer der Behandlung durch Spezialisten entscheiden („managed care"), und die Armen, an der Armutsgrenze lebenden oder alten Menschen werden einer Versorgung ausgeliefert sein, die von Rationierungsbestimmungen aufgrund von „Kosteneffektivität auf statistischer Basis" und „Kosten-Nutzen-Schlüssel für die Risikobevölkerung" bestimmt ist, aus der sie nicht ausbrechen können. Ein solches Ergebnis der Entwicklung müsste man wohl als Rationierung mittels eines sich auf sozioökonomische Schichtung gründenden automatischen „Triage-Verfahrens" bezeichnen. In der Diskussion wird von Befürwortern die „Kosten-Nutzen-Berechnung" als gerechteres Verfahren für Rationierungsbestrebungen angeboten. Jedoch stoßen schon reine Kostenberechnungen im Gesundheitswesen und noch viel stärker die Nutzenabschätzungen auf größte Schwierigkeiten. Dies ist schon dann der Fall, wenn verschiedene therapeutische Ansätze bei derselben Krankheit miteinander verglichen werden sollen. Sehr viel höher werden die Schwierigkeiten, wenn zum Zwecke der Prioritätensetzungen unterschiedliche Krankheiten in den Vergleich einbezogen werden und auch der immaterielle Nutzen mit zu berücksichtigen ist. Aus diesen und anderen Gründen hat Brody (1988) eine Rationierung als ethisch nicht vertretbar, theoretisch schlecht begründet und praktisch undurchführbar abgelehnt. Auf seine sorgfältigen, aus der Praxis gestützten Begründungen ebenso wie auf seine Vorschläge von Alternativen sei der Interessierte hingewiesen.

Die Heranziehung des kalendarischen Alters oder der Verlaufs- und Behandlungsprognose von Erkrankungen würde in der Tat bedeuten, dass diejenigen in der Gesellschaft, die zu den am meisten Belasteten zu zählen sind und deshalb der solidarischen Hilfe und Unterstützung in besonderem Maße bedürfen, davon am ehesten ausgeschlossen werden. Wenn Begrenzungen der Leistungen im Gesundheitswesen unausweichlich erscheinen, gleichzeitig aber alle Lebensphasen wie hier vertreten als gleichrangig zu betrachten sind, so ist das Gewicht der Folgen auf alle Altersgruppen gleich zu verteilen.

An dieser Stelle ist es notwendig, kurz auf den Begriff „Generationengerechtigkeit" und den viel zitierten „Generationenvertrag" einzugehen. Der Begriff der Generation kann sehr Verschiedenes beinhalten (Lampert 1998, Baumgartner 1998). In jedem Fall gewinnt der Begriff einen um so konkreteren Sinn, je deutlicher er sich auf einen abgrenzbaren Rahmen kulturellen und gesellschaftlichen Zusammenhangs – in der Regel eines Staates – bezieht; er ist am konkretesten sichtbar in der Familie. Die zwischen Zusammenhalten und Auseinanderfallen angesiedelten Beziehungen zwischen den Generationen sind vom Prinzip her, auch wenn sie aus politischer Sicht als „Vertrag" definiert werden, gar nicht aufkündbar, denn ihre Basis ist biologisch bestimmt. Die sog. Gesellschaftsverträge sind auch im wörtlichen Sinne nie unterzeichnet worden, sondern entsprechen eher einer theoretischen Annahme. Mit dem Hintergrund der Kranken- und Rentenversicherung wird in der Regel von zwei sehr großen und grob definierten Generationen gesprochen, die einander „vertraglich" abgesicherte Solidaritätspflichten leisten: die „produktive", arbeitende Generation einerseits und die „unproduktive", nicht mehr Arbeit leistende andererseits. Mit Blick auf die Alterssicherung durch das Rentensystem wird dieser Solidaritätsbeitrag als sehr einseitig, als unidirektionaler Transfer gesehen. Es ist unschwer zu erkennen, dass zu einem Generationenvertrag noch eine dritte Generation gehört, nämlich die noch nicht „produktive", arbeitende: die Kinder und Jugendlichen. Es ist auch klar, dass jede/jeder Einzelne im Laufe seines Lebens normalerweise alle drei Stadien als „Vertragspartner" durchläuft. Das bedeutet konkret, dass jeder der mittleren Generation für die nachfolgende das leistet, was er selbst als Kind und Jugendlicher von der Familie und von der Gesellschaft empfangen hat und für die vorausgegangene Generation in der Altersversorgung das leistet, wovon er selbst in voraussehbarer Weise eines Tages abhängen wird. Diese doppelte Belastung der mittleren Generation lässt es für die Zukunft als unerlässlich erscheinen, die „Vertragsleistungen" neu zu verhandeln oder sogar die Kündigung des Generationenvertrages als unvermeidlich anzusehen. Die Diskussion des Problems der gerechten Lasten- und Pflichtenverteilung zwischen den Generationen darf sich jedoch nicht ausschließlich an der Höhe der Beiträge zur Renten- und Krankenversicherung orientieren, sondern muss Folgendes mitbedenken:

1. Die Familie ist noch immer ein wesentliches Modell der Gesellschaft, insofern jeder innerhalb dieses Verbandes zuerst soziales Denken und Handeln lernt. Es gibt wohl keine Kultur, die bislang nicht auf die Familie setzte und ohne dieses Modell auskam. Sie dient der Sicherung des Zusammenhalts der Generationen ebenso wie der ontogenetischen Entwicklung auf der Basis des Austausches von emotionaler Zuwendung, Erfahrung und materieller Existenzsicherung. In allen Religionen tief verwurzelt ist auch das Gebot, für die Eltern zu sorgen und sie zu ehren. Im vierten Gebot der christlichen Religion wird dies eindrucksvoll mit der Begründung versehen, dass nur dessen Einhaltung auch dem Adressaten ein langes Leben garantiert. Die Entwicklung der industrialisierten Gesellschaften und die damit verbundene Erhöhung des Lebensstandards für alle Altersgruppen hat einen Teil der materiellen Absicherung von Kindheit, Jugend und Alter von der Familie auf die Gesamtgesellschaft übertragen. Diese Entlastung dient nicht nur dem individuellen Nutzen, sondern gleichzeitig auch dem Erhalt familiärer Strukturen. Die Rücknahme dieser solidarischen Unterstützung könnte die familiären Bindungen als Grundlage des gesellschaftlichen Zusammenhaltes unterminieren, weil sie die Verpflichtungsbelastungen innerhalb der Familie, gerade auch mit Blick auf die zunehmende Zahl älterer Mitglieder, erhöht.
2. „Generationengerechtigkeit ist mehr als Rentenfinanzierung" (Kohli 2002). Die Untersuchung von diesem Autor wie auch die von Schmähl (2002) zeigen, dass ein nicht unwesentlicher Teil der Renteneinnahmen im freiwilligen Transfer an die jüngeren zurückfließt, was bei der Bewertung der Generationengerechtigkeit ebenso Berücksichtigung finden muss wie primär immaterielle Leistungen für Familie und Gesellschaft (z.B. Betreuung von Enkelkindern, gegenseitige Pflege Älterer, Übernahme ehrenamtlicher Verpflichtungen). Diese Ergebnisse zeigen auch, dass entgegen politisch akzentuierten Stellungnahmen die innerfamiliären Generationsbeziehungen zwar nicht belastungs- und konfliktfrei, aber doch bemerkenswert stabil und tragfähig geblieben sind. Mit diesem Hintergrund kommt Walker (2002) sogar zu dem Schluss, dass die Bedrohung der intergenerationalen Solidarität weit stärker von der Politik als von den jüngeren Generationen selbst ausgehe.
3. Eine starke Bedrohung der solidarischen Sicherungssysteme geht vom Rückgang der Erwerbstätigkeit und der zunehmenden Anzahl „unterbrochener Erwerbsbiographien" aus. Sie gefährdet nicht nur die Einnahmesituation der Versicherungssysteme, sondern auch die Fähigkeit und Sicherheit der jetzt Jüngeren, die eigene Alterssicherung über private Rentenversicherung oder Kapitalbildung so zu ergänzen, dass sie die vorgesehenen Kürzungen im gesetzlich gewährten Rentenniveau kompensieren. (Die vielfältigen Aspekte dieser Diskussion werden von kompetenten Autoren in Heft 4, 2002, der Zeitschrift für Gerontologie und Geriatrie dargestellt.)

Abschließend sei die individualethische Perspektive des Alterns und des Alters bedacht, als dessen früher Leitfaden die Schrift Ciceros gelten kann. Die wichtigste Botschaft, die Ältere den Jüngeren vermitteln können, ist, dass der menschliche Lebenszyklus nicht nur aus Knospe und immerwährender, nicht welkender Blüte besteht, sondern dass Herbst und Winter dazugehören, die ihren Sinn und ihre ganz eigene Schönheit haben können. Das Bild vom Alter wird von den Alten selbst geprägt und liegt damit auch in ihrer eigenen Verantwortung. Es gilt, die Balance zwischen Aktivität und Rückzug zu finden, und zwar nicht als ein Ergebnis einmalig zu fällender Entscheidung, sondern als eine in dieser Lebensphase immer wieder zu bestehende Aufgabe, deren Mechanismen die früher erläuterte SOK-Theorie beschreibt. Die Alternsforschung hat in vielen Untersuchungen zeigen können, dass sowohl im geistig-seelischen als auch im körperlichen Bereich bis ins hohe Alter ein großes Maß an Plastizität und Kompensationsfähigkeit besteht, das ausgeschöpft werden kann, solange Krankheit nicht massive Einschränkungen setzt. Die Maxime sollte jedoch nicht sein „du musst", sondern „du kannst". Dort, wo Wollen und Können auf Grenzen stoßen oder die Krankheit zum dominierenden Faktor wird, gewinnt die Fähigkeit an Bedeutung, Einschränkungen oder die Aufgabe von Aktivitäten zu akzeptieren und den „geordneten Rückzug" vor allem dort anzutreten, wo man besser Jüngeren das Feld überlässt. Die Bewahrung von Lebenszufriedenheit bei 63% der befragten Über-70-Jährigen in der Berliner Altersstudie ist als Gelingen der individuellen Anpassungsleistung an die mit dem Alter einhergehenden Veränderungen zu bewerten (Smith et al. 1996).

Die Furcht vor dem vorzeitigen Tod ist für die meisten Menschen der Furcht und Unsicherheit vor der Lebensgestaltung und Lebensbewältigung im Alter gewichen. Diese Ängste werden in der Bewältigung alternsphysiologischer Funktionseinbußen, von Krankheit, Reduzierung des Sozialstatus und sozialer Kontakte, Einbußen an Mitteln der materiellen Existenz und schließlich in Fragen der Sinnerfüllung und Lebensbilanzierung konkret. Die Lebensplanung muss vom Einzelnen unter der Perspektive einer langen Lebensdauer gesehen werden. Dies bedeutet, ein zu erwartendes Mehr an Lebenserfahrung, an Möglichkeiten, Freude, Glück, Leid und Unglück zu erleben, aber auch die Notwendigkeit, sich immer wieder an den rascher werdenden Wechsel des Informationsgehaltes der Welt anpassen zu müssen und mit einem zunehmendem Risiko für Erkrankungen und Behinderungen zu leben. Das eigene Leben zu ertragen, wenn solche Risiken zu realer Last geworden sind, ist ein schweres Schicksal und bleibt dennoch Aufgabe der eigenen inneren und nach außen sichtbaren Lebensgestaltung, um deren Bewältigung wir uns bemühen müssen. Dabei Hilfe zu suchen und in Anspruch zu nehmen, ist legitim und verletzt die Würde des Alters nicht, solange sich solche Ansprüche im Rahmen des gesellschaftlich kodifizierten oder familiären, freundschaftlichen, nachbarschaftlichen Konsenses halten. Dieser ist immer wieder neu zu finden und kann nicht vom Hilfe Suchenden allein bestimmt werden. Solidarische Absicherung entlässt nicht aus der persönlichen Verantwortung für das eigene Lebensschicksal. Auf der finanziellen Ebene bedeutet dies, selbst so weit wie möglich Vorsorge für die Zukunft zu treffen, aber auch bereit zu sein, der statistischen Risikoerwartung entsprechende und dem Einkommen angepasste Beiträge zur solidarischen Krankenversicherung zu entrichten. Die humanitäre Verpflichtung gegenseitiger Hilfeleistung und Unterstützung in Notlagen darf aber keinesfalls nur an den finanziellen Lastenausgleich im Rahmen solidarischer Versicherungssysteme delegiert werden, sondern kann nur im Verein mit freiwillig, aus moralischem Engagement gegebenen natürlichen Ressourcen und Hilfsangeboten funktionieren. Diese umfassen sowohl soziale Mikrostrukturen, wie Familie, Freunde und Nachbarschaft, als auch soziale Makrostrukturen, wie freiwillige Hilfsorganisationen und Verbände. Solche „nicht bezahlbaren" Solidaritätsleistungen können nicht nur von den jüngeren Generationen gefordert werden, sondern müssen auch innerhalb einer Generation geleistet werden, indem gesunde Ältere im Rahmen freiwilliger Hilfsdienste sich um kranke Ältere kümmern. Die familiären Ressourcen werden in naher Zukunft eher schwinden. Die vom Berufsleben her geforderte Mobilität und Dispersion der Familienmitglieder wird diesen Trend weiter verschärfen. Die zu erwartende Abnahme natürlicher familiärer Ressourcen kann wahrscheinlich nur durch die Gründung lokaler bürgerschaftlich organisierter gegenseitiger Hilfen kompensiert werden.

4.5.6 Literatur

Améry J (1968) Über das Altern. Revolte und Resignation. Klett-Cotta, Stuttgart

Auer A (1998) Altern – ethisch. In: Korff W, Beck L, Mikat P (Hrsg) Lexikon der Bioethik, Bd 1. Gütersloher Verlagshaus, S 136–139

Ballantine HT (1998) Aus der Sicht eines Arztes. In: Sass H-M (Hrsg) Ethik und öffentliches Gesundheitswesen. Springer, Berlin Heidelberg New York, S 169–174

Baltes MM (1996) The many faces of dependency in old age. Cambridge University Press, New York

Baltes PB (1997) On the incomplete architecture of human ontogeny. Am Psychol 53:366–380

Baltes PB, Baltes MM (1990) Psychological perspectives on successful aging: the model of selective optimization with compensation. In: Baltes PB, Baltes MM (eds) Successful aging: perspectives from the behavioral sciences. Cambridge University Press, New York, pp 1–34

Baltes PB, Graf P (1996) Psychological aspects of aging: facts and frontiers. In: Magnusson D (ed) The lifespan development of individuals: behavioural, neurobiological and psychosocial perspectives, Cambridge University Press, Cambridge, pp 427–460

Baumgartner A (1998) Generation - ethisch. In: Korff W, Beck L, Mikat P (Hrsg) Lexikon der Bioethik, Bd 2. Gütersloher Verlagshaus, S 16–18

Bobbio N (1997) Vom Alter - de senectute. Wagenbach, Berlin

Borscheid P (1989) Geschichte des Alters. Deutscher Taschenbuchverlag, München

Brody BA (1988) Solidarität und Verteilungsgerechtigkeit. In: Sass H-M (Hrsg) Ethik und öffentliches Gesundheitswesen. Springer, Berlin Heidelberg New York, pp 45–65

Buchner F, Hessel F, Greß S, Wasem J (2002) Gesundheitsökonomische Aspekte des hohen Alters und der demographischen Entwicklung. In: Deutsches Zentrum für Altersfragen (Hrsg) Expertise zum Vierten Altenbericht der Bundesregierung, Bd II. Vincentz, Hannover

Bundesärztekammer (1998) Grundsätze der Bundesärztekammer zur ärztlichen Sterbebegleitung. NJW 46:3406–3407

Bundesministerium für Familie, Senioren, Frauen und Jugend (BMFSFJ) (2002) Vierter Bericht zur Lage der älteren Generation in der Bundesrepublik Deutschland: Risiken, Lebensqualität und Versorgung Hochaltriger - unter besonderer Berücksichtigung demenzieller Erkrankungen. (Bundestagsdrucksache 14/8822)

Bundesministerium der Justiz (BMJ) (1998) Das Übereinkommen zum Schutz der Menschenrechte und der Menschenwürde im Hinblick auf die Anwendung von Biologie und Medizin

Burns RA, Abou-Saleh MT (1994) Neuroendocrinology of ageing. In: Copeland JRM, Abou-Saleh MT, Blazer DG (eds) Principles and practice of geriatric psychiatry. Wiley, Chichester, pp 65–71

Cicero: Cato der Ältere über das Greisenalter. Reclam, Stuttgart (1977) Universalbibliothek Nr. 803

Beauvoir de S (1986) Das Alter. Rowohlt, Reinbek

Deklaration von Helsinki/Tokio 1975 (1976) Dt Ärztebl, S 131–133

Ehser A (1998) Sterbehilfe - rechtlich. In: Korff W, Beck L, Mikat P (Hrsg) Lexikon der Bioethik, Bd 3. Gütersloher Verlagshaus, S 448–451

Eibach U (2001) Gesundheit ist nicht das höchste Gut. Dt Ärztebl 98:899–900

Engelhardt HT (1988) Zielkonflikte in nationalen Gesundheitssystemen. In: Sass H-M (Hrsg) Ethik und öffentliches Gesundheitswesen. Springer, Berlin Heidelberg New York, S 35–45

Ernst K (1995) Alterssuizid - ein ethischer Sonderfall? Z Gerontopsychol 8:39–45

Fries JF (1980) Aging, natural death and the compression of morbidity. N Engl J Med 303:130–135

Fries JF (1990) Medical perspectives upon successful aging. In: Baltes PB, Baltes MM (eds) Successful aging: perspectives from the behavioral sciences. Cambridge University Press, New York, pp 35–49

Glatzer W, Zapf W (1984) Lebensqualität in der Bundesrepublik. Objektive Lebenslagen und subjektives Wohlbefinden. Campus, Frankfurt a. M.

Goodwin JS (1999) Geriatrics and the limits of modern medicine. N Engl J Med 340:1283–1285

Guralnik JM, Salvie ME (1994) Chronological and functional ageing. In: Copeland JRM, Abou-Saleh MT, Blazer DG (eds) Principles and practice of geriatric psychiatry. Wiley, Chichester, pp 91–95

Helmchen H, Lauter H (Hrsg) (1995) Dürfen Ärzte mit Demenzkranken forschen? Thieme, Stuttgart

Helmchen H, Baltes MM, Geiselmann B, Kanowski S, Linden M, Reischies FM, Wagner M, et al (1996) Psychische Erkrankungen im Alter. In: Mayer KU, Baltes PB (Hrsg) Die Berliner Altersstudie. Akademie Verlag, Berlin, S 185–219

Heymel M (2001) Bei den Ergrauten findet man Weisheit. Evangelische Impulse 23:5–10

Hillman J (2000) Der Charakter: Wie wir werden, was wir sind. Psychologie Heute 10:20–27

Hilpert K (1998) Menschenrechte - philosophisch. In: Korff W, Beck L, Mikat P (Hrsg) Lexikon der Bioethik, Bd 2. Gütersloher Verlagshaus, S 670–679

Höffe O (1992) Lexikon der Ethik. Beck, München

Illich I (1975) Medical nemesis: the expropriation of health. Calder & Boyars, London

Illich I (1999) Pathogenese des Gesundheitswahns. Taz, Berlin

Jockenhövel F, Lerchl A, Allolio B (2001) Hormone gegen das Altern - Möglichkeiten und Grenzen. Dt Ärztebl 98:1639–1643

Kanowski S (1984) Altern und Tod - medizinische Überlegungen. In: Winau R, Rosemeier HP (Hrsg) Tod und Sterben. De Gruyter, Berlin, S 252–261

Kanowski S (1998) Alter/Altern - medizinisch. In: Korff W, Beck L, Mikat P (Hrsg) Lexikon der Bioethik, Bd 1. Gütersloher Verlagshaus, S 121–130

Kerényi K (1951) Die Mythologie der Griechen. Rhein-Verlag, Zürich

Kluge F (1989) Etymologisches Wörterbuch der deutschen Sprache. De Gruyter, Berlin

Kohli M (2002) Generationengerechtigkeit ist mehr als Rentenumlage. Z Gerontol Geriat 35:129–138

Korff W (1998) Sozialethik. In: Korff W, Beck L, Mikat P (Hrsg) Lexikon der Bioethik, Bd 3. Gütersloher Verlagshaus, S 377–379

Korff W, Bammerlin R (1998) Konflikt/Konfliktforschung - ethisch. In: Korff W, Beck L, Mikat P (Hrsg) Lexikon der Bioethik, Bd 2. Gütersloher Verlagshaus, S 420–424

Kruse A, Schmidt E (1998) Altern - sozialanthropologisch. In: Korff W, Beck L, Mikat P (Hrsg) Lexikon der Bioethik, Bd 1. Gütersloher Verlagshaus, S 130–136

Kübler-Ross E (1982) Interviews mit Sterbenden. Kreuz, Stuttgart

Kuhse H (1987) The sancticity of life doctrine in medicine. Clarendon, Oxford

Lampert H (1998) Generation - zum Problemstand. In: Korff W, Beck L, Mikat P (Hrsg) Lexikon der Bioethik, Bd 2. Gütersloher Verlagshaus, S 14–16

Lanzerath D (1998) Lebensqualität. In: Korff W, Beck L, Mikat P (Hrsg) Lexikon der Bioethik, Bd 2. Gütersloher Verlagshaus, S 563–569

Lauter H (1997) Ethische Aspekte der Gerontopsychiatrie. In: Förstl H (Hrsg) Lehrbuch der Gerontopsychiatrie. Enke, Stuttgart

Lauter H (2000) Euthanasie: Überlegungen zu Diskussionen und Praktiken im 20. Jahrhundert aus historischer und medizinethischer Sicht. Spektrum 29:86

Lauter H, Meyer JE (1992) Die neue Euthanasiediskussion aus psychiatrischer Sicht. Z Neurol Psychiat 60:441–448

Luf G (1998) Menschenrechte - rechtlich. In: Korff W, Beck L, Mikat P (Hrsg) Lexikon der Bioethik, Bd 2. Gütersloher Verlagshaus, S 679-683

Maier W, Heun R (1997) Genetik gerontopsychiatrischer Erkrankungen am Beispiel der Alzheimer-Demenz. In: Förstl H (Hrsg) Lehrbuch der Gerontopsychiatrie. Enke, Stuttgart, S 16-30

Mayer KU, Baltes PB, Baltes MM, Borchelt M, Delius J, Helmchen H, Linden M, et al (1996) Wissen über das Alter(n): eine Zwischenbilanz der Berliner Altersstudie. In: Mayer KU, Baltes PB (Hrsg) Die Berliner Altersstudie. Akademie Verlag, Berlin, S 599-634

Martin GM, Austad SN, Johnson TE (1996) Genetic analysis of ageing: role of oxidative damage and environmental stresses. Nat Genet 13:25-34

Mielck A, John J (1996) Kostendämpfung im Gesundheitswesen durch Rationierung - was spricht dafür und was dagegen? Das Gesundheitswesen 58:1-9

Mitscherlich A, Mielke F (1962) Medizin ohne Menschlichkeit. Fischer, Frankfurt a. M.

Nehen HG (2000) Sterben und Tod. In: Füsgen J (Hrsg) Der ältere Patient - problemorientierte Diagnostik und Therapie. Urban & Fischer, München, S 665-668

Pieper A (1989) Autonomie. In: Korff W, Beck L, Mikat P (Hrsg) Lexikon der Bioethik, Bd 1. Gütersloher Verlagshaus, 289-293

Pukrop R (2003) Subjektive Lebensqualität. Nervenarzt 74: 48-54

Rabbata S (2003) Gesundheitsreform - neue Finanzquellen. Dt Ärztebl 100:357

Radbruch L, Zech D (1997) Definition, Entwicklung und Ziele der Palliativmedizin. In: Aulbert E, Zech D (Hrsg) Lehrbuch der Palliativmedizin. Schattauer, Stuttgart, S 1-11

Rawls J (1979) Eine Theorie der Gerechtigkeit. Suhrkamp, Frankfurt a. M., S 81 ff

Reuter B (2001) Die gesetzliche Regelung der aktiven ärztlichen Sterbehilfe des Königreiches der Niederlande - ein Modell für die Bundesrepublik Deutschland? Lang, Frankfurt a. M.

Rosenmayr L (1983) Die späte Freiheit. Severin & Siedler, Berlin

Sandholzer H, Stoppe G (1996) Demenzerkrankungen in der hausärztlichen Praxis: Ergebnisse von Befragungen zur Problemerkennung. In: Wächtler C, Hirsch RD, Kortus R, Stoppe G (Hrsg) Demenz - die Herausforderung. Ramin, Singen, S 273-278

Sandholzer H, Breull A, Fischer GC (1999) Früherkennung und Frühbehandlung von kognitiven Funktionseinbußen: eine Studie über eine geriatrische Vorsorgeuntersuchung im unausgelesenen Patientengut der Allgemeinpraxis. Z Gerontol Geriat 32:172-178

Schmähl W (2002) Leben die „Alten" auf Kosten der „Jungen"? Z Gerontol Geriat 35:304-314

Schmidt G (1985) Vom Rassenmythos zu Rassenwahn und Selektion. Nervenarzt 56:337-347

Schwartländer J (1998) Menschenwürde/Personenwürde. In: Korff W, Beck L, Mikat P (Hrsg) Lexikon der Bioethik, Bd 2. Gütersloher Verlagshaus, S 683-687

Schweizerische Akademie der Wissenschaften (1995) Medizinisch-ethische Richtlinien für die ärztliche Betreuung Sterbender und cerebral schwerst geschädigter Patienten. Schweiz Ärztezeitung 76:1223-1226

Selye H (1962) Stress und Altern. Angelsachsen-Verlag, Bremen

Singer P (1984) Praktische Ethik. Reclam, Stuttgart

Smith J (2001) Old age and centenarians. In: Smelser NJ, Baltes PB (eds) International encyclopedia of the social and behavioral sciences. Elsevier, Oxford, pp 10843-10847

Smith J, Fleeson W, Geiselmann B, Settersten R, Kunzmann U (1996) Wohlbefinden im hohen Alter: Vorhersagen aufgrund objektiver Lebensbedingungen und subjektiver Bewertung. In: Mayer KU, Baltes PB (Hrsg) Die Berliner Altersstudie. Akademie Verlag, Berlin, S 497-523

Statistisches Bundesamt (1996) Bevölkerungsstatistische Übersichten 1946 bis 1989 (Teil II). Heft 28 der Sonderreihe mit Beiträgen für das Gebiet der ehemaligen DDR. Statistisches Bundesamt, Wiesbaden

Statistisches Bundesamt (2000a) Bevölkerungsentwicklung Deutschlands bis zum Jahr 2050. Ergebnisse der 9. koordinierten Bevölkerungsvorausberechnung. Statistisches Bundesamt, Wiesbaden

Statistisches Bundesamt (2000f) Statistisches Jahrbuch 2000 für die Bundesrepublik Deutschland. Metzler-Poeschel, Stuttgart

Stein R (2001) Tötung ohne Verlangen. Tagesspiegel 08.05.2001

Steinhagen-Thiesen E, Borchelt M (1996) Morbidität, Medikation und Funktionalität im Alter. In: Mayer KU, Baltes PB (Hrsg) Die Berliner Altersstudie. Akademie Verlag, Berlin, S 151-183

Svanborg A (1985) The Gotenburg longitudinal study of 70-years-olds: clinical reference values in the elderly. In: Bergener M, Ermini M, Stähelin HB (eds) Thresholds in aging. Academic Press, London, pp 231-239

Wahl HW, Rott C (2002) Konzepte und Definition der Hochaltrigkeit. In: Deutsches Zentrum für Altersfragen (Hrsg) Expertisen zum Vierten Altenbericht der Bundesregierung, Bd I. Das hohe Alter - Konzepte Forschungsfelder, Lebensqualität

Walker A (2002) The politics of intergenerational relations. Z Gerontol Geriat 35:297-303

Wiesing U (1998) Euthanasie. In: Korff W, Beck L, Mikat P (Hrsg) Lexikon der Bioethik, Bd 2. Gütersloher Verlagshaus, S 704-706

Winau R, Rosemeier HP (1984 Tod und Sterben. De Gruyter, Berlin

World Health Organization (1990) Cancer pain relief in palliative care. Technical report series 804, Geneva

Wrobel N, Steinhagen-Thiessen E (1997) Geriatrische Krankheitsbilder. In: Aulbert E, Zech D (Hrsg) Lehrbuch der Palliativmedizin. Schattauer, Stuttgart, S 145-166

Chronologie ausgewählter Beiträge zum Altern, zu dessen molekularmedizinischen Grundlagen und von altersspezifischen Erkrankungen

Antonio Ruiz-Torres

Das Interesse für die Dauer des menschlichen Lebens und die Bemühungen, es zu verlängern, datieren seit dem Altertum. Angaben über die maximale Lebenszeit sind im biblischen *Alten Testament* wiederholt zu finden; sie schwanken zwischen 180 Jahren für Isaac und 90 Jahren für Elias bei einem Mittelwert von etwa 125 Jahren aus insgesamt zwölf Angaben. Die Folgen der Alterung finden sich bei *Plato* und *Plutarch*, wobei der Letztgenannte den periodischen Nahrungsverzicht als Gegenmaßnahme propagierte. Die Vorzüge der physischen Aktivität mit dem Ziel, das Leben zu verlängern, wurden schon von *Hippokrates* nicht nur erwähnt, sondern auch bei sich selbst erprobt, offensichtlich mit Erfolg, da er das Alter von 109 Jahren erreichte. Das Interesse an der Verlängerung des Lebens ist auch im Mittelalter gut dokumentiert. Allerdings wurden daraus keine Konsequenzen gezogen. Dagegen bediente man sich des Aberglaubens und der Phantasie. So wurde sogar ohne Scheu die Unsterblichkeit versprochen. An dieser Irreführung beteiligte sich auch eifrig *Paracelsus* mit der Zubereitung eines für das ewige Leben besonderen Elixiers, allerdings mit offensichtlich kläglichem Resultat, da – nicht einmal für die Langlebigkeit des „Entdeckers" nützlich – er trotz Selbsterprobung im Alter von nur 50 Jahren starb.

- *Morgagni*, Giovanni Battista (1682–1771)
  Italienischer Anatom und Arzt aus Padua, begründete die pathologische Anatomie. Beschrieb erstmalig zwei altersabhängige Erkrankungen, nämlich 1719 die „Hyperostosis frontalis interna" bei älteren Frauen mit Fettsucht und Virilismus sowie das klinische Bild des intermittierenden totalen atrioventrikulären Blockes. Letzteres wird später als Syndrom nach ihm, Adam und Stokes, genannt.

- *Parkinson*, James (1755–1825)
  Englischer Arzt, wandte sich zuerst den Geisteswissenschaften zu. Um 1817 beschrieb er in seinem Werk *„Essay on the Shaking Palsy"* die später nach ihm benannte Krankheit. Als typische Alterskrankheit wird sie heute als eine Manifestation der Alterung angesehen. Die Abklärung des Entstehungsmechanismus ist eine der wichtigsten Aufgaben der Alternsforschung.

- *Hufeland*, Christian Wilhelm (1762–1836)
  Professor der Medizin in Berlin, hatte Schiller und Goethe als Patienten. Wurde um 1796 wegen seiner Arbeiten auf dem Gebiet der Lebensverlängerung weltberühmt. Sein Buch *„Makrobiotik oder die Kunst, das menschliche Leben zu verlängern"*, das in alle Sprachen übersetzt wurde, enthält wertvolle Daten und Beobachtungen über die maximale Lebensdauer der Menschen. Die Alterung wird als Herabsetzung der „vitalen Kraft" bei erniedrigter „Erholungskapazität" angesehen, wodurch Parallelen mit dem heutigen Konzept des Alterns offensichtlich werden.

- *Dupuytren*, Guillaume (1778–1835)
  Französischer Chirurg, beschrieb die nach ihm benannte Kontraktur der Handfläche, die durch Fibrose der Palmaraponeurose bei Abnutzung verursacht ist. Unabhängig von ihrer Beziehung zu Lipidstoffwechselstörungen stellt dieses Krankheitsbild ein interessantes Modell zum Studium der Kollagenisierung von Geweben dar.

- *Gompertz*, Benjamin (1779–1865)
  Englischer Naturwissenschaftler, entwarf 1825 die nach ihm benannte mathematische Funktion der Sterblichkeit, deren Beginn der exponentiellen Steigung mit der Feststellung der ersten Alternsveränderungen zusammenfällt. Die Sterblichkeitskurve entsteht aus nur zwei zeit- bzw. altersabhängigen Parametern, nämlich der Zahl der Verstorbenen in einer Altersperiode und der gleichaltrig Lebenden am Anfang dieses Zeitraumes. Die spätere Modifikation durch W. M. Makeham um 1860 diente bei Einführung einer zusätzlichen Dimension der „Rechteckigkeit" und Plateauentstehung der Kurve, wodurch die Interpretation erleichtert ist. Aus diesem Grunde wird häufig von der „Gompertz-Makeham-Funk-

Ganten/Ruckpaul (Hrsg.)
gemeinsam mit A. Ruiz-Torres
Molekularmedizinische Grundlagen
von altersspezifischen Erkrankungen

tion" gesprochen. Die Gompertz-Gleichung ist heute noch für viele Zwecke nützlich, nicht nur für das Anfertigen von Tafeln über die Lebenserwartung, wo sich Änderungen in der Sterblichkeit ergeben haben, sondern auch für das Erstellen von Wachstumsfunktionen.

- *Brown-Séquard,* Charles Edouard (1817–1889)
Französischer Physiologe, mehr intuitiv als kritisch eingestellt. Sah im Nachlassen der hormonellen Aktivität, insbesondere der Geschlechtshormone, eine wesentliche Ursache des Alterns. Seine 1889 durchgeführten Selbstversuche mit Hodenextrakten aus Meerschweinchen und Hunden erbrachten ihm den Ruf, die „Revitalisierung" erfunden zu haben, auf deren Grundlage die moderne *Organtherapie* entstand. Die Übertragung von *Frischzellen,* insbesondere bei P. Niehans in der Schweiz, genoss große Popularität vorwiegend in den Sechzigerjahren des vorigen Jahrhunderts.

- *Virchow,* Rudolf (1821–1902)
Anerkannt als der größte unter den deutschen Medizinern. Wurde Professor für pathologische Anatomie in Berlin, Würzburg (aus politischen Gründen versetzt) und nochmals Berlin, wo er mit 81 Jahren starb. Als Begründer des Konzepts der Zellularpathologie hatte er eine vielseitige und produktive Laufbahn. Er widmete sich nicht nur der Medizin, sondern auch der Anthropologie und Ethnologie sowie den sozialen Problemen seiner damaligen Zeit, für deren Lösung er (in offenkundiger Opposition zu Bismarck) mutig eintrat. Schon 1856 sah Virchow die Arteriosklerose als Folge einer entzündlich-degenerativen Arterienwanderkrankung an, wodurch die Verbindung zum diesbezüglichen heutigen Wissen hinsichtlich der Pathophysiologie und der Altersbeziehung offenkundig ist.

- *Clausius,* Rudolf Emanuel (1822–1888)
Deutscher Physiker, entwarf erstmals den 2. Hauptsatz der Thermodynamik und sprach sich für den Begriff der Entropie aus. Obwohl die Gebiete weit davon entfernt erscheinen, wurde diese Konzeption dennoch zur Grundlage des Verständnisses des Alterns in der modernen Gerontologie.

- *Hutchinson,* Jonathan (1828–1913)
Britischer Arzt, beschrieb 1886 das Krankheitsbild der Vergreisung beim minderwüchsigen Kind, das heute als *Hutchinson-Gildorf-Syndrom* bekannt ist. Diese typische Progerie bei Zwergwuchs mit ausgedehnten Alterungserscheinungen, wie senile Haut und Atherosklerose, führt zu koronaren Durchblutungsstörungen und Apoplexie.

- *Weismann,* August (1834–1914)
Deutscher Biologe, seine Arbeiten sind grundlegend für die Theorien über die Sterblichkeit des Organismus. Sagte den Vorgang der Meiose voraus, indem er erstmalig postulierte, dass die Reduzierung der Chromosomenzahl in germinalen Zellen von Tieren und Pflanzen durch die Trennung von diploiden Chromosomen in zwei haploide Gruppen ohne longitudinale Chromosomenteilung stattfände. 1881 wies er auf die Reparatur und Reproduktion als essenzielle Voraussetzung zum Überleben hin. Während die fehlende Reparatur des abgenutzten Gewebes dessen Todesursache bedeutet, erklärt die Zielsetzung der Reproduktion die Unsterblichkeit der hierfür vorgesehenen Zellen. Er unterschied somit zwischen somatischen und germinalen Zellen und schlug 1885 die Theorie der über Generationen anhaltenden Kontinuität des germinalen Plasmas vor.

- *Metchnikoff,* Ilýa (Elie) (1845–1916)
Russisch-französischer Zoologe und Biologe, widmete sich der Problematik des Alterns mit der Zielsetzung, die Lebensqualität zu verbessern und die Lebensdauer der Menschen zu verlängern. Er betrachtete die Erforschung des Alterns als ein neues Gebiet und schlug vor, es mit dem Terminus *Gerontologie* zu bezeichnen. Bemühte sich erstmalig um 1907, das Altern ursächlich zu erklären und postulierte es mit seiner „Toxinen-Theorie" (durch Darmbakterien freigesetzte Toxine). Metchnikoff erhielt 1908 für seine enzymologischen Arbeiten und für die Entdeckung der Phagozytose den Nobelpreis für Medizin und Physiologie.

- *Wernicke,* Karl (1848–1905)
Deutscher Psychiater und Neurologe. Beschrieb zwei enzephalopathische Krankheitsbilder, die häufig verwechselt werden, da beide als Syndrom nach ihm genannt werden. Während die *Wernicke-Enzephalopathie* einen auf Alkoholismus zurückzuführenden Hirnschaden darstellt, ist die *Wernicke-Demenz* eine Manifestation der vorzeitigen Hirnalterung, daher auch senile Demenz genannt, deren Merkfähigkeitsstörungen ab dem 6. Lebensjahrzehnt aufzutreten pflegen.

- *Pick*, Arnold (1851–1934)
Tschechischer Neurologe und Psychiater. Beschrieb die Demenz durch Atrophie von Hirnanteilen, die als vorzeitige Alterung anzusehen ist, da sie üblicherweise im 3. bis 4. Lebensjahrzehnt auftritt.

- *Gilford*, Hastings (1861–1941)
Britischer Arzt, der sich in zwei Publikationen von 1897 und 1904 mit dem von Hutchinson (s. dort) beschriebenen Bild des greisenhaften Zwergwuchses beschäftigte und ihm die Bezeichnung von Progerie gab. Seine damalige Auffassung, dass sie Folge einer hypophysär-dienzephalen Störung wäre, ist von der heutigen nicht weit entfernt.

- *Alzheimer*, Alois (1864–1915)
Deutscher Psychiater und Pathologe, in Breslau als Professor der Psychologie und später in München als Pathologe, richtete sein Interesse auf das Gebiet der Histopathologie des Gehirns. Publizierte zusammen mit Franz Nissl die *„Pathologische Anatomie der psychischen Erkrankungen"*. 1904 veröffentlichte er mehrere Arbeiten über die Arteriosklerose der Hirngefäße und 1907 beschrieb er bei gealterten Menschen das nach ihm benannte hirnatrophische Krankheitsbild der Demenz. Wegen ihrer im 20. Jahrhundert erwiesenen ansteigenden Morbidität und der starken sozialen Auswirkungen ist heute die Abklärung des Morbus Alzheimer die wichtigste Aufgabe der modernen Alternsforschung.

- *Aschoff*, Ludwig (1866–1942)
Trug entscheidend zur Weltberühmtheit der deutschen Pathologie des 19. und 20. Jahrhunderts bei. Seine Arbeiten auf dem Gebiet von Herz und Kreislauf sind heute noch unerlässlich für die Kardiologie und Fortschritte auf diesem Fachgebiet ohne sie undenkbar. Auch die Gerontologie hat davon viel profitiert. Hervorzuheben sind seine Tierexperimente zur Frage der Arteriosklerose, aus deren Ergebnissen er die Rolle des Fettstoffwechsels in der Pathophysiologie dieser Erkrankung feststellte. Die für die Konzeption des Alterns relevante „Wear-and-tear-Theorie" wurde von Aschoff schon im Zusammenhang mit der Intimaläsion postuliert.

- *Carrel*, Alexis (1873–1944)
Französischer Arzt, wurde Chirurg, arbeitete etwa seit 1902 in der Physiologie. Beschäftigte sich mit der Organtransplantation und bewies die Vorzüge der Unterkühlung, um Blutgefäße lange Zeit aufbewahren zu können. Aus seinen Arbeiten über wachstumsfördernde und -hemmende Serumfaktoren wurde die nach Carrel genannte Alterstheorie der Abnutzung abgeleitet. Er bekam 1912 den Nobelpreis für Physiologie und Medizin.

- *Werner*, Otto (1879–1936)
Deutscher Arzt aus Kiel, beschrieb 1904 das Krankheitsbild der frühzeitigen Alterung bei 4 Geschwistern, die trotz des geringen Alters Katarakt und Hautatrophie zeigten. Dieses nach ihm benannte Syndrom wird heute als Progerie des Erwachsenen angesehen, obwohl es sich zwischen dem 2. und 3. Lebensjahrzehnt manifestiert. Das erbliche Charakteristikum wird auf eine autosomal-rezessive Mutation zurückgeführt.

- *Bogomolets*, Aleksandr Aleksandrovich (1881–1946)
Russischer Physiologe, postulierte die Bindegewebsalterung als Ursache für das Altern des Organismus. Wird von vielen als Vater der Gerontologie anerkannt. Beschäftigte sich mit diversen Fragen des Alterns, insbesondere mit der Fragestellung des Lebenspotenzials. In seinem 1939 erschienenen Buch *„Lebensverlängerung"* erörterte er seine experimentellen Untersuchungen über die Immunstimulierung des Bindegewebes als Maßnahme, um die Lebensspanne günstig zu beeinflussen, wobei ein dafür zubereitetes Serum bei Menschen revitalisierend wirken sollte.

- *Bürger*, Max (1885–1966)
Deutscher Arzt und Direktor der Inneren Universitätsklinik in Leipzig, anerkannt als Begründer der Geriatrie in Deutschland und Wegbereiter der klinischen Alternsforschung. Sein Konzept der *Biomorphose*, die Wandlungen des menschlichen Organismus als Funktion des Alterns, wird heute noch bei deutschsprachigen Geriatern und Gerontologen angewandt. Er stellte erstmalig fest, dass die Synthese von Schilddrüsenhormon mit zunehmendem Alter abnimmt. Mit ihm etablierte sich in Leipzig die Alternsforschung als interdisziplinäre Tradition, die bis zum heutigen Tag erhalten blieb.

- *Verzár*, Fritz (1886–1979)
Geboren in Budapest, wurde 1930 auf den Lehrstuhl für Physiologie in Basel berufen. Gründete 1956 nach seiner Emeritierung das Institut für Experimentelle Gerontologie, die erste Einrichtung für Alternsforschung in Europa, die er bis ins hohe Alter leitete. Seine Arbeiten über die

altersabhängige Dynamik des Kollagens sind grundlegend für die sog. Bindegewebstheorie des Alterns.

- *Marañón*, Gregorio (1887–1960)
Spanischer Arzt, bekannt insbesondere durch seine Arbeiten auf dem Gebiet der Endokrinologie. Er wandte sich aber auch den Geisteswissenschaften zu, sodass er Biographien von Persönlichkeiten der spanischen Geschichte mit klinisch-endokrinologischen Kriterien untersuchte und in zahlreichen Büchern veröffentlichte. Er stellt 1922 etwa gleichzeitig mit dem schwedischen Arzt E. Kylin fest, dass Altersdiabetes und Hypertonie häufig zusammen auftreten, wobei er die Altersabhängigkeit der Morbidität als Charakteristikum herausstellt. Seine Arbeiten gelten als Vorläufer des als metabolisches Syndrom bekannten Krankheitsbildes, dessen Altersspezifität er schon damals erkannte.

- *Gottron*, Heinrich (1890–1974)
Deutscher Dermatologe, beschrieb 1940 das sich im Kindesalter manifestierende Bild der Akrogerie, d.h. einer vorzeitigen Alterung der Haut an Händen, Füßen und Nasenspitze mit lokalem Fettschwund. Wie bei den anderen Progerien weist dieses Krankheitsbild als familiär auftretende Erscheinung auf eine genetische Ursache hin, auf der wesentlich die heutige Annahme von genetischen Ursachen für das Altern beruht.

- *Letterer*, Erich (1895–1982)
Professor der pathologischen Anatomie an der Universität Tübingen, bekannt durch die erstmalige Beschreibung der nach ihm und Siwe genannten Retikulose. Er folgte der Tradition der deutschen Pathologie in Hinblick auf das Studium der Alterung und veröffentlichte wichtige Beiträge, in denen er die Bedeutung regulativer Vorgänge bei diesem Prozess hervorhebt. Schließlich definierte er das Altern als das Resultat der Interaktion zwischen Abnutzung und Regulation.

- *McCay*, Clive Maine (1898–1967)
Nordamerikanischer Ernährungswissenschaftler, stellte bei Ratten 1935 fest, dass die Reduzierung der Nahrung die Lebensdauer verlängert, und hat hiermit ein einzigartiges Modell von hervorragender Bedeutung für die Alternsforschung möglich gemacht. Tatsächlich handelt es sich um das einzige Verfahren, das bei Säugetieren einwandfrei imstande ist, die normale Lebensdauer zu erhöhen.

- *Kment*, Alfred (1911–1989)
Wiener Physiologe an der Veterinärmedizinischen Universität, hat wesentlich zur Gründung der experimentellen Gerontologie in Europa beigetragen. Seine Arbeiten sind für das Verständnis des Alterns von besonderer Bedeutung, da es ihm gelang, die Ergebnisse der Grundlagenforschung auf eine praktische Zielsetzung zu übertragen und mit metaphysischen Kriterien zu interpretieren.

- *Furchgott*, Robert (geb. 1916)
Nordamerikanischer Pharmakologe. Zusammen mit seinem Mitarbeiter L. Ignarro wies er 1986 die Signalübertragung von Nitritoxid in der Gefäßwand nach und bestätigte die Feststellung von F. Murad (1977) hinsichtlich der relaxierenden Wirkung von Nitroglyzerin und ähnlichen Substanzen auf die glatten Muskelzellen durch NO-Freisetzung. Seine Arbeiten sind für die Pathophysiologie, nicht nur der Atherosklerose, sondern auch von anderen altersspezifischen Erkrankungen, inklusive der senilen Impotenz, von ausschlaggebender Bedeutung. Wegen seiner Entdeckung wurden er und die anderen Genannten 1998 mit dem Nobelpreis für Medizin geehrt.

- *Harman*, Denham (geb. 1916)
Emeritierter Professor an der Universität von Nebraska. Berühmt durch seine 1955 veröffentlichte Arbeit über die schädliche Wirkung von freien Radikalen auf biologische Strukturen, sodass er als der Vater dieser Theorie des Alterns („free radical theory of aging") gilt. Urheberrecht hat auch die argentinische Wissenschaftlerin Rebecca Gershman, die 1954 mit eigenen Daten auf die Toxizität des Sauerstoffs durch Bildung von freien Radikalen hinwies. Wenn sich auch der Schaden durch Reaktionen freier Radikale auf praktisch alle Strukturen des Organismus und der Zelle erstrecken kann, konzentrierte Harman sein Hauptinteresse auf die DNA, wobei er 1972 darauf hinweist, dass der Schädigung der mitochondrialen DNA eine Schlüsselrolle beim Altern zukommt (1963 hatten bereits S. Nass und M.M.K. Nass festgestellt, dass Mitochondrien DNA enthalten). Dennoch ist die Bedeutung des mitochondrialen DNA-Schadens im Prozess des Alterns nicht unumstritten, wenn diese auch von Aubrey de

Grey als Alternstheorie speziell ausgearbeitet wurde.

- *Ries*, Werner (geb. 1921)
Professor der Medizin und Kliniknachfolger von Max Bürger, repräsentiert die Fortsetzung der geriatrisch-gerontologischen Schule in Leipzig. Seine Beiträge stehen insbesondere mit den klinischen Bemühungen in Verbindung, das biologische Alter bei Menschen zu ermitteln, wofür er ansteigende und abnehmende Altersvariablen feststellte und standardisierte (*biologischer Index* nach Ries).

- *Frolkis*, Vladimir Veniaminovich (1924–1999)
Setzte in Kiew die Tradition der russischen Physiologen fort, das Altern in den Mittelpunkt ihrer Forschung zu setzen. Als der beste Physiologe nach I.P. Pawlow anerkannt, genoss er hohes Ansehen in der Gerontologie. Sein Buch, 1982 aus dem Russischen übersetzt, *„Aging and Life-Prolonging Processes"* (Springer), ist eine detaillierte Abhandlung des Alterns. Es ist u.a. die Wiedergabe seiner intensiven Alternsforschung, wobei kein Gebiet der Physiologie ausgelassen wird. Frolkis hat sein Leben der Alternsforschung gewidmet und war einer der renommiertesten Vertreter der experimentellen Gerontologie.

- *Beier*, Walter (geb. 1925)
Biophysiker der Universität Leipzig. Hat das Konzept der Vitalität mathematisch beschrieben. Er ermittelte die *maximale Vitalität* als Dimension nach Wachstum und Differenzierung und von diesem Zeitpunkt ab den *Alternsfaktor* mit negativen Vorzeichen. Dadurch lässt sich das Altern – in Übereinstimmung mit medizinischen Befunden – als ein regressiver Prozess während des Erwachsenenalters bis zum Tod darstellen. Seine theoretischen Berechnungen eröffnen die Möglichkeit der praktischen Anwendung, wofür sog. Altersparameter als Variable verwendet werden können. Entgegen dem konventionellen Zeitverständnis hat er auf der Grundlage des theoretischen Ansatzes das Prinzip der *biologischen Zeit* und der *Eigenzeit* erstellt und hiermit auch zur Verständigung des praktisch wichtigen Begriffes des *biologischen Alters* beigetragen.

- *Medvedev*, Zhores A. (geb. 1925)
Russischer Biologe, arbeitete lange Zeit in London. War einer der ersten Wissenschaftler, die sich mit der Frage der Alternsgenetik beschäftigten. Grundlegend sind seine Veröffentlichungen über die Rolle des DNA-Schadens und der entsprechenden Reparatur im Verlauf des Zellalterns und im Zusammenhang mit der Krebsentstehung.

- *Strehler*, B.L. (1925–2001)
Trug entscheidend zur Entwicklung der Gerontologie bei. Während seiner langen Laufbahn auf dem Gebiet der Alternsforschung hat er sich insbesondere mit der Frage des instabilen Genoms als Ursache des Alterns beschäftigt. Neben anderen bahnbrechenden Veröffentlichungen erarbeitete er 1952 eine Liste von genetisch fixierten Mechanismen und umweltbedingten Faktoren als Ursachen des Alterns. 1960 vertrat er die mathematisch fundierte Auffassung, dass die Sterblichkeit des Menschen von dessen Unfähigkeit abhängt, den Energieanforderungen gerecht zu werden. Seine 1962 veröffentlichte Definition des Alterns, die vier Voraussetzungen erfüllen muss (fortschreitend, irreversibel, schädlich und universal), ist heute noch gültig. In den Jahren 1971–1981 widmete er sich dem DNA-Schaden in Zusammenhang mit dem Lebenspotenzial und zeigte, dass – übereinstimmend mit dem Unterschied der jeweiligen Lebensdauer – der Verlust der rRNA produzierenden DNA pro Lebensjahr beim Menschen bedeutend höher liegt als beim Hund.

- *Laron*, Zwi (geb. 1927)
Israelischer Kinderarzt, beschrieb 1966 das nach ihm benannte Syndrom des Zwergwuchses durch IGF-I-Mangel bei erblicher peripherer Wachstumshormonresistenz. Die befallenen Kinder, die trotz normaler oder hoher STH-Sekretion alle Merkmale der Somatotropininsuffizienz aufweisen, zeigen vorzeitige Alterung schon als junge Erwachsene. Wie er 1985 feststellte, liegt der STH-Resistenz eine Alteration im GH-Rezeptor durch Deletion oder Mutation der implizierten Gene zugrunde. Als bisher einziges existierendes Modell zur Erforschung der Physiologie von IGF-I bei Menschen hat die Entdeckung dieses Krankheitsbildes zum Fortschritt der molekularen Endokrinologie wesentlich beigetragen. Die Auswirkungen dieses Syndroms auf die Alternsforschung sind offensichtlich, speziell zur Frage der Modulation des Alterns und der Determinierung des Lebenspotenzials durch IGF-I.

- *Martin*, George M. (geb. 1927)
Nordamerikanischer Arzt, hat transgene Mäuse als Modelle zum Studium diverser Fragen des Alterns eingeführt und ist durch seine Beiträge zur Frage der Genetik in der Biologie und Pathologie des Alterns bekannt geworden. Hervorzuheben sind seine Ergebnisse über die genetischen Varianten beim Werner-Syndrom und bei der Alzheimer-Demenz. Er identifizierte Gene, die abweichend von der natürlichen Selektion eine wichtige Rolle in der Pathologie des Alterns spielen.

- *Hayflick*, Leonard (geb. 1928)
Nordamerikanischer Biologe, heute an der Universität Florida, stellte 1965 fest, dass das Wachstum von menschlichen Fibroblasten in der Kultur auf etwa 50 Replikationen limitiert ist. Diese reproduzierbare Zahl wird als genetische Determination einer somit begrenzten Proliferationsaktivität von diploiden Zellen angesehen. Seine Arbeiten gelten als Vorläufer späterer Untersuchungen über die Telomerlänge als limitierender Schrittmacher der replikativen Lebensdauer bzw. über die Rolle der Telomerase in der Unsterblichkeit von mitotischen Zellen.

- *Kandel*, Eric (geb. 1929)
Durch seine Arbeiten an der Nacktschnecke *Aplysia* konnte Kandel Lern- und Gedächtnisprozesse definierten Verbindungen von Nervenzellen zuordnen. Er identifizierte Gene und Proteine, die solche synaptischen Verbindungen stabilisieren und das Wachstum von neuen Zellen anregen. Die Ergebnisse seiner Forschungen an der *Aplysia* übertrug er auf die sehr viel komplexeren Strukturen bei Mäusen, um die zellulären und molekularen Grundlagen von Verhaltens-, Wahrnehmungs- und Lernprozessen zu verstehen. Für seine Beiträge auf dem Gebiet der Neurowissenschaften erhielt Eric Kandel zusammen mit Arvid Carlsson und Paul Greengard im Jahr 2000 den Nobelpreis für Medizin.

- *Gershon*, David (geb. 1933)
Israelischer Biologe. Seine Untersuchungen stehen in Beziehung zu der 1963 von I.E. Orgel vorgeschlagenen Theorie des Alterns durch „*error catastrophe*“, d.h. als Folge der Akkumulation von Fehlern in der Transkription und Translation. Er hat nämlich festgestellt, dass im gealterten Organismus eine Akkumulation von inaktiven Proteinen als Folge der beim Altern herabgesetzten Wirksamkeit des Eiweißabbausystems stattfindet. Darüber hinaus konnte er zeigen, dass die mit dem Altern einhergehenden Fehler im enzymatischen System eine Abschwächung der Stressantwort bedingen, wobei die Aktivierung dieser spezifischen Gene verlangsamt bzw. herabgesetzt ist. Auf der Grundlage eigener Arbeiten hat er sich gegen diejenige Theorie ausgesprochen, die in der Schädigung der mitochondrialen DNA den Hauptmechanismus des Alterns sieht.

Sachverzeichnis

Ganten/Ruckpaul (Hrsg.)
gemeinsam mit A. Ruiz-Torres
Molekularmedizinische Grundlagen von altersspezifischen Erkrankungen

Q

R

MIX
Papier aus verantwortungsvollen Quellen
Paper from responsible sources
FSC® C105338

If you have any concerns about our products,
you can contact us on
ProductSafety@springernature.com

In case Publisher is established outside the EU,
the EU authorized representative is:
Springer Nature Customer Service Center GmbH
Europaplatz 3, 69115 Heidelberg, Germany

Printed by Libri Plureos GmbH
in Hamburg, Germany